Hurrelmann/Klotz/Haisch (Hrsg.)
Lehrbuch Prävention und Gesundheitsförderung

Verlag Hans Huber
Programmbereich Gesundheit

Wissenschaftlicher Beirat:
Ansgar Gerhardus, Bremen
Felix Gutzwiller, Zürich
Klaus Hurrelmann, Berlin
Petra Kolip, Bielefeld
Doris Schaeffer, Bielefeld

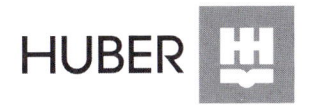

HUBER

Klaus Hurrelmann
Theodor Klotz
Jochen Haisch

Herausgeber

Lehrbuch Prävention und Gesundheitsförderung

4., vollständig überarbeitete Auflage

Verlag Hans Huber

Lektorat: Dr. Klaus Reinhardt
Herstellung: Daniel Berger
Bearbeitung und Druckvorstufe: Martin Janz, Freiburg
Umschlaggestaltung: Claude Borer, Basel
Druck und buchbinderische Verarbeitung: Hubert & Co., Göttingen
Printed in Germany

Bibliografische Information der Deutschen Nationalbibliothek
Die Deutsche Nationalbibliothek verzeichnet diese Publikation in der Deutschen Nationalbibliografie; detaillierte bibliografische Daten sind im Internet über http://dnb.d-nb.de abrufbar

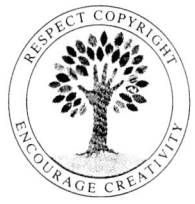

Dieses Werk, einschließlich aller seiner Teile, ist urheberrechtlich geschützt. Jede Verwertung außerhalb der engen Grenzen des Urheberrechtes ist ohne Zustimmung des Verlages unzulässig und strafbar. Das gilt insbesondere für Vervielfältigungen, Übersetzungen, Mikroverfilmungen sowie die Einspeicherung und Verarbeitung in elektronischen Systemen.
Die Wiedergabe von Gebrauchsnamen, Handelsnamen oder Warenbezeichnungen in diesem Werk berechtigt auch ohne besondere Kennzeichnung nicht zu der Annahme, dass solche Namen im Sinne der Warenzeichen-Markenschutz-Gesetzgebung als frei zu betrachten wären und daher von jedermann benutzt werden dürfen.

Anregungen und Zuschriften bitte an:
Verlag Hans Huber
Lektorat Medizin/Gesundheit
Länggass-Strasse 76
CH-3000 Bern 9
Tel: 0041 (0)31 300 4500
verlag@hanshuber.com
www.verlag-hanshuber.com

4. Auflage 2014
© 2014 by Verlag Hans Huber, Hogrefe AG, Bern
(E-Book-ISBN [PDF] 978-3-456-95319-9)
ISBN 978-3-456-85319-2

Inhalt

Vorwort zur vierten Auflage 9

Teil 1   Grundlagen und Konzepte von Prävention und Gesundheitsförderung

1   Krankheitsprävention und Gesundheitsförderung 13
    Klaus Hurrelmann, Theodor Klotz und Jochen Haisch

2   Theorien der Krankheitsprävention und des Gesundheitsverhaltens . . . 25
    Ilse Kryspin-Exner und Nina Pintzinger

3   Konzepte und Strategien der Prävention 36
    Anja Leppin

4   Konzepte und Strategien der Gesundheitsförderung 45
    Thomas Altgeld und Petra Kolip

Teil 2   Prävention und Gesundheitsförderung im Lebenslauf

5   Prävention und Gesundheitsförderung im Kindheitsalter 59
    Michael Erhart, Veronika Ottová-Jordan und Ulrike Ravens-Sieberer

6   Prävention und Gesundheitsförderung im Jugendalter 70
    Martin Pinquart und Rainer K. Silbereisen

7   Prävention und Gesundheitsförderung im Erwachsenenalter 79
    Toni Faltermaier

8   Prävention und Gesundheitsförderung im hohen Alter 89
    Andreas Kruse

Teil 3   Prävention somatischer Störungen und Krankheiten

9   Prävention von Herz-Kreislauf-Krankheiten 103
    Nikos Werner und Michael Böhm

10 Prävention von Krebserkrankungen 114
    Theodor Klotz

11 Prävention von Atemwegserkrankungen 128
    Franz Petermann und Ulrike de Vries

12 Prävention durch körperliche Aktivität 141
    Wildor Hollmann

13 Prävention muskuloskeletaler Erkrankungen   155
    Karsten Dreinhöfer, Peter Koppe, Michael Schäfer und Ralf Decking

14 Prävention von Adipositas   165
    Thomas Böhler und Michael Dziuk

15 Prävention von Diabetes   175
    Andrea Icks und Wolfgang Rathmann

16 Prävention von Infektionskrankheiten   183
    Hedwig Roggendorf, Ursula Schlipköter und Rolf Weitkunat

17 Prävention von Zahn-, Mund- und Kieferkrankheiten.   195
    Harald Strippel

18 Prävention neurologischer Erkrankungen   205
    Albert C. Ludolph und Johannes Brettschneider

19 Prävention somatischer Krankheiten durch die Humangenetik   214
    Stefan Aretz und Peter Propping

Teil 4   Prävention psychosomatischer und psychischer Krankheiten

20 Prävention chronischer Stressbelastung   235
    Johannes Siegrist und Olaf von dem Knesebeck

21 Prävention depressiver Erkrankungen   243
    Walter Rätzel-Kürzdörfer und Manfred Wolfersdorf

22 Prävention von substanzbezogenen Störungen   255
    Gerhard Bühringer und Anneke Bühler

23 Prävention von Anorexia nervosa   266
    Alexa Franke

24 Prävention von Suiziden   274
    Manfred Wolfersdorf

Teil 5   Zielgruppen und Settings der Prävention und Gesundheitsförderung

25 Prävention und Gesundheitsförderung in der Arztpraxis   287
    Jochen Haisch

26 Prävention und Gesundheitsförderung im Krankenhaus   297
    Jürgen M. Pelikan, Hermann Schmied und Christina Dietscher

27 Prävention und Gesundheitsförderung im Öffentlichen Gesundheitsdienst   311
    Manfred Wildner und Uta Nennstiel-Ratzel

28 Prävention und Gesundheitsförderung in Familien und Schulen 321
    Peter-Ernst Schnabel

29 Prävention und Gesundheitsförderung am Arbeitsplatz 333
    Uwe Lenhardt und Rolf Rosenbrock

30 Prävention und Gesundheitsförderung in Kommunen 345
    Alf Trojan und Waldemar Süß

31 Prävention und Gesundheitsförderung bei Männern und Frauen 356
    Martin Merbach und Elmar Brähler

32 Prävention und Gesundheitsförderung bei Migranten 367
    Rainer Hornung

Teil 6   Gesundheitspolitische Umsetzung

33 Gesundheitspolitische Umsetzung von Prävention und Gesundheitsförderung 377
    Kai Mosebach, Friedrich Wilhelm Schwartz und Ulla Walter

34 Prävention gesundheitlicher Ungleichheiten 390
    Simone Weyers und Matthias Richter

35 Präventionspolitik im europäischen Vergleich 399
    Christian Gericke und Reinhard Busse

36 Kosten und Finanzierung von Prävention und Gesundheitsförderung 411
    Evelyn Plamper und Stephanie Stock

37 Neue Medien der Prävention und Gesundheitsförderung 423
    Jacqueline Kerr und Ernesto Ramirez

38 Qualitätsentwicklung und Evaluation in Gesundheitsförderung und Prävention 438
    Petra Kolip

39 Die Zukunft von Prävention und Gesundheitsförderung 449
    Jochen Haisch, Theodor Klotz und Klaus Hurrelmann

Autorinnen und Autoren 457

Sachregister 463

Vorwort zur vierten Auflage

Die hier vorliegende vierte Auflage behält bis auf kleine Abweichungen die Gliederung und die Abfolge der Beiträge aus der vorigen Auflage bei und konzentriert sich auf Aktualisierungen und Ergänzungen. Auch hat es nur einige wenige Änderungen in der Zusammensetzung der Autorenteams gegeben. Neu aufgenommen wurde ein Beitrag zur Evaluation und Qualitätssicherung von Strategien und Programmen der Prävention und Gesundheitsförderung.

Das Lehrbuch «Prävention und Gesundheitsförderung» hat sich unserer Einschätzung nach deshalb als führendes Werk in medizinischen, gesundheitswissenschaftlichen, psychologischen, pädagogischen und soziologischen Studiengängen und Weiterbildungsprogrammen bewährt, weil es ein klares wissenschaftliches Programm verfolgt. Ein leitendes Prinzip dieses Lehrbuches ist es, Ansätze und Strategien aus wissenschaftlichen Disziplinen des biomedizinisch-personenorientierten und des sozialwissenschaftlich-bevölkerungsorientierten Paradigmas zusammenzuführen. Programmatisch wird das Ergänzungsverhältnis der beiden Interventionsformen «Vorbeugung» und «Förderung» betont. Jede Form der Abgrenzung der beiden Interventionsformen voneinander wird als nicht hilfreich erachtet. Sie wird dann unproduktiv oder sogar destruktiv, wenn hierdurch die unterschiedlichen Denk- und Arbeitsweisen der jeweils zugrunde liegenden wissenschaftlichen Disziplinen gegeneinander in Stellung gebracht werden. Gerade weil die Krankheitsprävention dem naturwissenschaftlichen und medizinischen, die Gesundheitsförderung dem bevölkerungs- und sozialwissenschaftlichen Paradigma jeweils nahe steht, ist ihr Ergänzungsverhältnis fruchtbar und Erkenntnis fördernd.

Ein weiteres Mal danken wir den Autorinnen und Autoren der einzelnen Beiträge, die durch ihre Beteiligung zum Ausdruck bringen, dass sie diesem wissenschaftlichen Programm zustimmen und die hier eingeschlagene interdisziplinäre und intersektorale Vorgehensweise befürworten.

Klaus Hurrelmann, Berlin
Theodor Klotz, Weiden
Jochen Haisch, Ulm

1 Grundlagen und Konzepte von Prävention und Gesundheitsförderung

1 Krankheitsprävention und Gesundheitsförderung

Klaus Hurrelmann, Theodor Klotz und Jochen Haisch

Definition von Krankheitsprävention und Gesundheitsförderung

Die Begriffe «Krankheitsprävention» und «Gesundheitsförderung» werden in der internationalen Fachliteratur nicht einheitlich verwendet. Auch im deutschen Sprachraum kommt es zu unterschiedlichen Definitionen. Um eine Begriffsverwirrung zu vermeiden, ist eine Rückbesinnung auf die historische Entstehung der beiden Begriffe hilfreich (Hurrelmann, Laaser und Richter 2012; Raczynski und Di Clemente 1999; Stöckel und Walter 2002):

- Der historisch ältere Begriff «Krankheitsprävention», meist verkürzt als «Prävention» bezeichnet, entwickelte sich in der **Sozialmedizin** des 19. Jahrhunderts aus der Debatte um soziale Hygiene und Volksgesundheit. Unter den Begriffen Vorbeugung, Vorsorge, Prophylaxe oder Prävention wurden alle Ansätze zusammengefasst, die eine **Vermeidung des Auftretens von Krankheiten** und damit die Verringerung ihrer Verbreitung und die Verminderung ihrer Auswirkungen zum Ziel hatten. Der entscheidende Ansatz dafür war, die Auslösefaktoren von Krankheiten zurückzudrängen oder ganz auszuschalten. Um 1900 verdichteten sich die Erkenntnisse, dass vor allem unzureichende hygienische Lebensbedingungen und belastende Arbeitsbedingungen zu diesen Auslösefaktoren gezählt werden mussten und Lebensqualität und Lebensdauer der Bevölkerung schwer beeinträchtigten. Fachwissenschaftlich waren an der Aufdeckung dieser Zusammenhänge vor allem naturwissenschaftliche Disziplinen und innovative Bereiche der Medizin beteiligt. Aus ihren Reihen heraus wurden auch die ersten Ansätze eines vorbeugenden, prophylaktischen und präventiven Handelns formuliert (Abholz 2006).
- Der Begriff «Gesundheitsförderung» (Health Promotion) ist erheblich jünger (Froom und Benbassat 2000). Er entwickelte sich aus den gesundheitspolitischen Debatten der **Weltgesundheitsorganisation** (WHO), in die neben bevölkerungsmedizinischen auch ökonomische, politische, kulturelle und soziale Impulse eingingen. Der Begriff etablierte sich im Anschluss an die Definition von «Gesundheit» in der Gründungskonvention der WHO: «Gesundheit ist der Zustand des völligen körperlichen, psychischen und sozialen Wohlbefindens und nicht nur das Freisein von Krankheit und Gebrechen» (WHO 1946). Bei der Diskussion über Umsetzungsstrategien des Gesundheitsbegriffs wurde bei einer Konferenz in Ottawa (WHO 1986) das Konzept «Gesundheitsförderung» etabliert. Im Unterschied zur Krankheitsprävention mit ihrer im Vordergrund stehenden Vermeidungsstrategie geht es bei der Gesundheitsförderung um eine Promotionsstrategie, bei der Menschen durch die Verbesserung ihrer Lebensbedingungen eine **Stärkung der gesundheitlichen Entfaltungsmöglichkeiten** erfahren sollen. Fachwissenschaftlich waren an der Entwicklung dieses Ansatzes bevölkerungs- und sozialwissenschaftliche Disziplinen einschließlich der Epidemiologie maßgeblich beteiligt. Aus ihren Reihen heraus wurden auch die ersten Ansätze von «Empowerment»-Strategien formuliert (Kickbusch und Altgeld 2012).

Obwohl sich die beiden Begriffe auf unterschiedliche Bezugsrahmen beziehen, haben sie eine Gemeinsamkeit: Sowohl «Krankheitsprävention» als auch «Gesundheitsförderung» beschreiben begrifflich Handlungsschritte, also Formen der «Intervention». Es handelt sich in beiden Fällen um das gezielte Eingreifen von Akteuren, meist öffentlich und/oder professionell autorisierter Personen und Institutionen, um sich abzeichnende oder bereits eingetretene Verschlechterungen der Gesundheit bei einzelnen Personen oder bestimmten Bevölkerungsgruppen zu beeinflussen (Bundeszentrale für gesundheitliche Aufklärung 2011). Der Unterschied der beiden Interventionsformen liegt in ihrer Eingriffslogik, die sich auf verschiedenartige theoretische Grundlagen bezieht. Hieraus kann eine präzise Definition der beiden Begriffe abgeleitet werden:

Krankheitsprävention (oft verkürzt auch nur «Prävention») bezeichnet alle Eingriffshandlungen, die dem Vermeiden des Eintretens oder des Ausbreitens einer Krankheit dienen. Das Eingreifen (Intervenieren) richtet sich auf das Verhindern und Abwenden von Risiken für Eintreten und Ausbreitung von Krankheiten. Voraussetzung eines gezielten Intervenierens ist eine Kenntnis pathogenetischer und pathophysiologischer Dynamiken, also der Entwicklungs- und Verlaufsstadien des Krankheitsgeschehens.

Gesundheitsförderung bezeichnet alle Eingriffshandlungen, die der Stärkung von individuellen Fähigkeiten der Lebensbewältigung dienen. Das Eingreifen (Intervenieren) richtet sich auf die Verbesserung der ökonomischen, kulturellen, sozialen, psychischen, bildungsmäßigen und hygienischen Bedingungen der Lebensgestaltung von einzelnen Personen oder bestimmten Gruppen der Bevölkerung. Voraussetzung eines gezielten Intervenierens ist eine Kenntnis salutogenetischer Dynamiken, vor allem der Ausgangs- und Rahmenbedingungen für das Gesundsein und Gesundbleiben.

Gemeinsames Ziel der beiden Interventionsformen «Krankheitsprävention» und «Gesundheitsförderung» ist, einen sowohl individuellen als auch kollektiven **Gesundheitsgewinn** zu erzielen – einmal durch das Zurückdrängen von Risiken für Krankheiten, zum anderen durch die Förderung von gesundheitlichen Ressourcen.

Dabei beruft sich die Krankheitsprävention auf die Dynamik der Entstehung von Krankheit, die Gesundheitsförderung auf die Dynamik der Entstehung von Gesundheit. Diese analytische Unterscheidung ist auf Antonovsky (1987) zurückzuführen, der auch den bis dahin nicht bekannten Begriff «Salutogenese» prägte. Die pathogenetische und die salutogenetische Dynamik folgen einer unterschiedlichen Sachlogik. Entsprechend bezeichnen die beiden Begriffe Krankheitsprävention und Gesundheitsförderung bei gemeinsamer Zielsetzung unterschiedliche Interventionsformen mit verschiedenartigen Wirkungsprinzipien (Hurrelmann und Richter 2013, S.147).

Das Wirkungsprinzip der Krankheitsprävention

Krankheitsprävention bedeutet im Wortsinn, einer Krankheit zuvorkommen, um sie zu verhindern oder abzuwenden. Zugrunde liegt die Annahme, dass die zukünftige Entwicklung des Krankheitsgeschehens individuell und kollektiv vorhergesagt werden kann. Die Interventionsform Prävention beruht damit auf einer **Zukunftsprognose**, die ihrerseits auf der Abschätzung der Eintrittswahrscheinlichkeit des unerwünschten Ereignisses «Krankheit» aufbaut.

Die zentrale Annahme dabei ist: Werden die Voraussetzungen für das Eintreten der Krankheit früh erkannt und die Regeln des Krankheitsverlaufes antizipiert, können gezielte Interventionen zur Abwendung des Eintritts des Ereignisses «Krankheit» und/oder seiner Folgen eingeleitet werden (Franke 2012). Der Erfolg der präventiven Intervention wird daran gemessen, in welchem Ausmaß der erwartbare Krankheitsausbruch und/oder der sich verschlimmernde Krankheitsverlauf gemindert oder sogar verhindert werden können.

Ausgelöst werden die Interventionshandlungen durch die Identifizierung von «Risikofaktoren», die nachweislich bei der Entstehung und beim Verlauf der Krankheit im Spiel sind. Die wichtigsten Risikofaktoren für die heute am stärksten verbreiteten Krankheiten wie etwa Herz-Kreislauf-Krankheiten, Krebs und Demenz sind Bluthochdruck, hohe Blutfettwerte, Übergewicht, mangelnde Bewegung, schlechte Ernährung und dauerhafte psychische Überlastung («Stress»). Durch die gezielte präventive Intervention wird zu einem Zeitpunkt, zu dem die Risikofaktoren deutlich identifiziert werden können, in die Dynamik der Pathogenese eingegriffen, die daraufhin einen anderen Verlauf nimmt, als es ursprünglich zu erwarten war (Schwartz und Walter 2012). Es wird ein «Gesundheitsgewinn» erzielt, der im Abbau einer zu erwartenden individuellen oder kollektiven Krankheitslast besteht.

Im Idealfall soll so früh eingegriffen werden, dass sich aus den identifizierten Risikofaktoren noch keine erkennbaren Krankheitssymptome gebildet haben («primäre Prävention»). Auch eine Intervention bei bereits manifesten Krankheitssymptomen im Erststadium gilt als aussichtsreich («sekundäre Prävention»). Es handelt sich hierbei um eine medizinische, psychologische oder therapeutische Intervention, deren Spektrum in der Regel von Aufklärung und Beratung über Vorsorgeuntersuchungen (Screening wie etwa Mammographie), Aufforderung zu Verhaltungsänderungen (etwa Tabakabstinenz, Reduktion des Alkoholabusus, körperliche Aktivität, Entspannung) bis zu pharmakologischer Behandlung (etwa Blutdruckeinstellung) reicht (Woolf, Jonas und Kaplan-Liss 2007).

Klassifikation der Risikofaktoren

Die Risikofaktoren können in vier Gruppen eingeteilt werden. Sie können alle auf unterschiedlichen Wegen im weiteren Zeitverlauf zu einer Krankheit führen:
1. **genetische physiologische Dispositionen**, zum Beispiel Arterienverengungen, Gelenkanomalien, Neubildungen und Stoffwechselstörungen;
2. **behaviorale Dispositionen**, zum Beispiel Verhaltensweisen wie Zigarettenrauchen, fettreiche Ernährung, ungeschützter Geschlechtsverkehr und wenig Bewegung;
3. **psychische Dispositionen**, zum Beispiel dauerhafte Überlastungen und Beziehungskonflikte;
4. **ökologische Dispositionen**, zum Beispiel erhöhte Strahlenbelastung durch Uranerze, Mangel an Selen, durch Jahrzehnte lang anhaltende Intensivlandwirtschaft und Ozonbelastung mit erhöhter Sonnenstrahlung.

Die dem Wirkungsprinzip der Prävention zugrunde liegenden Aussagen und Handlungen beruhen auf einer **Wahrscheinlichkeitsbasis**. Dabei handelt es sich um mathematische Analysen wie solche der Stärke des statistischen Zusammenhangs («Korrelation») von einzelnen oder mehreren Risikofaktoren und dem Auftreten von einzelnen oder mehreren Krankheiten in bestimmten Populationen. So kann zum Beispiel statistisch festgestellt werden, dass der Risikofaktor «Bluthochdruck» in der Bevölkerungsgruppe von über 50-jährigen Männern bei 60 % anzutreffen ist und dass von diesen 60 % «Risikofaktorträgern» dreimal so viele Herz-Kreislauf-Krankheiten haben wie die über 50-jährigen Männer ohne Bluthochdruck.

Möglichkeiten der Krankheitsprävention

Die bisherigen Präventionsstrategien bauen auf quantifizierbaren Wahrscheinlichkeitsaussagen über die Wirkung eines Risikofaktors für ganze Bevölkerungsgruppen, aber nicht für Einzelpersonen auf. Deswegen kann einem individuellen Menschen als Adressat der Intervention «Blutdruck senkendes Medikament einnehmen» keine Gewissheit gegeben werden, dass er selbst auch tatsächlich keine Herz-Kreislauf-Erkrankung erlebt. Hierzu wären Erkenntnisse nötig, denen eine individuelle Risikoanalyse zu Grunde liegt (Jeffery 1997). Solche Erkenntnisse liegen bis heute aber nur vereinzelt vor.

Die Forschung im Bereich Gesundheitserziehung zeigt deutlich, wie begrenzt die Möglichkeiten sind, auf der Basis nur von bevölkerungsbezogenen Wahrscheinlichkeitsaussagen einen Menschen zu überzeugen, seine fest im Lebensalltag verankerten behavioralen und psychischen Risikofaktoren zu verändern (Wulfhorst und Hurrelmann 2009). Klassisches Beispiel ist die zwar statistisch starke, aber eben nicht zwangsläufig bei jedem Individuum auftretende Korrelation von Nikotinabusus und Bronchialkarzinom. So gibt es Raucher, die sich als 70-Jährige bester pulmonaler Gesundheit erfreuen und 50-jährige Nichtraucher mit fortgeschrittenem Bronchialkarzinom. Entsprechend schwierig ist es, auf der Basis dieser Information einen Raucher von den Vorteilen der Tabakabstinenz zu überzeugen.

Große Hoffnungen werden aus diesem Grund auf die Beeinflussung der Risikofaktoren mit genetischer physiologischer und psychischer Disposition gesetzt. Unter dem Begriff «**Public Health Genetics**» hat sich ein interessanter Forschungszweig zu den Möglichkeiten der Krankheitsprävention in diesem Bereich etabliert. Die bisherigen Erkenntnisse mahnen aber zur Zurückhaltung. Vieles deutet darauf hin, dass auch in diesem Bereich keine kausalen, schon gar keine monokausalen und damit determinierenden Präventionsstrategien identifiziert werden können. Auch scheint die erfolgreiche Beeinflussung genetischer Krankheitsdispositionen nicht zu garantieren, dass pathogenetische Prozesse sich andere, ebenfalls krankheitsorientierte Verlaufsbahnen als ursprünglich genetisch angelegt suchen. Die vier oben genannten Gruppen von Risikofaktoren (genetische, behaviorale, psychische und ökologische) wirken offenbar in einer noch unbekannten Weise zusammen und beeinflussen sich jeweils gegenseitig. Entscheidend ist, dass es prinzipiell immer bei einer Wahrscheinlichkeitsannahme für das Eintreten einer Erkrankung und/oder eines Erkrankungsverlaufs bleibt, auch wenn Prognosen durch den zunehmenden Erkenntnisgewinn der voranschreitenden Forschung (zum Beispiel zu den Möglichkeiten eines krankheitsspezifischen Überlebens) immer exakter werden (Khoury, Gwinn, Bowen et al. 2012).

Das Wirkungsprinzip der Gesundheitsförderung

Gesundheitsförderung baut auf einem vergleichbaren Wirkungsprinzip wie Krankheitsprävention auf, indem in eine vorhersagbare Verlaufsdynamik von menschlichen Befindlichkeiten eingegriffen wird. Auch bei der Gesundheitsförderung ist das Ziel ein «Gesundheitsgewinn», also eine Verbesserung der Qualität der Befindlichkeit der Adressaten einer Intervention gegenüber den Personen, die keine Intervention erfahren (Hurrelmann und Richter 2013, S. 150).

Im Unterschied zur Krankheitsprävention geht es, wie erwähnt, bei der Gesundheitsförderung nicht um ein Handeln auf der Basis des pathogenetischen, sondern des salutogenetischen Wirkungsprinzips. Das heißt, es sollen nicht Risikofaktoren zurückgedrängt oder ausgeschaltet, sondern **Schutzfaktoren und Ressourcen gestärkt** werden, die als Voraussetzung für die Verbesserung der Gesundheitsentwicklung gelten (Becker 1997). Ziel der Interventionsform der «Promotion» ist es, so früh wie möglich den erwartbaren Verlauf der Entwicklung des gesunden Zustandes eines Menschen oder einer ganzen Gruppe von Menschen mit dem Ziel zu beeinflussen, dass ein höheres Niveau der Gesundheitsqualität erreicht wird, als es ohne die Intervention erwartbar gewesen wäre. Der Gesundheitsgewinn liegt damit in der Herstellung oder der Wiederherstellung einer höheren als der ursprünglich erwartbaren Gesundheitsqualität (Naidoo und Wills 2010; Trojan 2002).

Klassifikation der Schutzfaktoren

Die Schutzfaktoren lassen sich in vier Gruppen einteilen:
1. **soziale und wirtschaftliche Faktoren**, insbesondere gute Bedingungen am Arbeitsplatz und eine gute sozio-ökonomische Lebenslage;
2. **Umweltfaktoren,** insbesondere gute Luft- und Wasserqualität, gute Wohnbedingungen und gute soziale Netzwerke (Freunde, Nachbarschaft);
3. **behaviorale und psychische Faktoren**, insbesondere angemessene Bewegung, Ernährung und Spannungsbewältigung, reduzierter Konsum von legalen und illegalen Drogen, sicheres Gefühl von Kontrolle, Selbstwirksamkeit, Eigenverantwortung, Optimismus, Resilienz und Schutzmotivierung;
4. **Zugang zu gesundheitsrelevanten Leistungen**, insbesondere zu Bildungs- und Sozialangeboten, Transport- und Freizeitmöglichkeiten und direkt auch zu Angeboten der Krankenversorgung, Pflege und Rehabilitation.

Möglichkeiten der Gesundheitsförderung

Auch die dem Wirkungsprinzip der Gesundheitsförderung zugrunde liegenden Aussagen beruhen auf einer Wahrscheinlichkeitsbasis. Wir sind in der Lage anzugeben, wie stark sich die Qualität der Gesundheit von Berufstätigen in einem Betrieb mit umfassendem Arbeitsschutz, flexiblen Arbeitszeiten und Angeboten von Fitnesstraining von der unterscheidet, die Berufstätige in vergleichbaren Betrieben ohne solche Interventionen aufweisen. Wir können angeben, um wie viele Prozentpunkte höher der von Kinderärzten eingeschätzte gute Gesundheitsstatus von Kleinkindern aus Familien ist, die aus finanziell gesicherten Elternhäusern im Unterschied zu Kindern aus armen Elternhäusern kommen (Haisch 2009). Analog zur Krankheitsprävention können wir aber aus diesen statistischen Zusammenhängen nicht kausal schließen, dass sich die Interventionsform «betriebliches Gesundheitsmanagement» oder «finanzielle Familienförderung» bei einem einzelnen Berufstätigen oder einem einzelnen Kind direkt auswirkt.

Das komplementäre Verhältnis der beiden Interventionsformen

Aus den bisherigen Ausführungen lässt sich schließen, dass Krankheitsprävention und Gesundheitsförderung in einem sich gegenseitig ergänzenden, komplementären Verhältnis zueinander stehen.

Die Darstellung der Wirkungsprinzipien der beiden Interventionsformen Krankheitsprävention und Gesundheitsförderung hat deutlich gemacht: Beide orientieren sich am gleichen Ziel und beide folgen einer analogen Sachlogik des Handelns. Beide wollen einen Gesundheitsgewinn erzielen, aber auf unterschiedliche Weise. Bei der Krankheitsprävention soll der Gesundheitsgewinn durch das Zurückdrängen von Krankheitslast erzielt werden, bei der Gesundheitsförderung durch die Stärkung von Gesundheitsressourcen. Dem entsprechend richtet die Prävention ihren Akzent vor allem auf **Risikofaktoren** für Krankheit, die Gesundheitsförderung vor allem auf gesund erhaltende **Schutzfaktoren**. Die beiden Interventionsformen können deshalb als sich ergänzend verstanden werden, wobei je nach Ausgangslage einmal die eine und einmal die andere Interventionsform die angemessene und erfolgversprechende sein kann.

Eine scharfe Abgrenzung der beiden Interventionsformen voneinander ist nicht hilfreich. Sie wird dann unproduktiv oder sogar destruktiv, wenn hierdurch die unterschiedlichen Denk- und Arbeitsweisen der jeweils zugrunde liegenden wissenschaftlichen Disziplinen gegeneinander in Stellung gebracht werden. Wir haben bereits erläutert, warum die Krankheitsprävention dem naturwissenschaftlichen und medizinischen, die Gesundheitsförderung dem bevölkerungs- und sozialwissenschaftlichen Paradigma jeweils nahe steht. Es wäre ineffektiv, würde einer der Interventionsansätze auf Kosten eines anderen zurückgedrängt, es sei denn, hierfür gäbe es empirische Erkenntnisse. Davon kann keine Rede sein. Die in den Beiträgen dieses Lehrbuchs zusammengetragene Evidenz zur Effektivität und Effizienz der beiden Interventionsformen geben keinen Anhaltspunkt dafür, die eine Form der anderen vorzuziehen.

Beide Interventionsformen erfreuen sich einer wachsenden Beachtung in Theorie und Praxis. So ist in den letzten zwei Jahrzehnten ein zuvor nicht bekanntes **Voranschreiten präventiven Denkens und Arbeitens in der Medizin** auffällig. In immer mehr Teilbereichen kurativen Handelns setzt sich der Gedanke durch, nicht erst auf bereits entwickelte Störungen, sondern auf die Anfänge der Störungen zu reagieren. Wenn sich ein Risikofaktor auch nur potenziell in Richtung einer Krankheit entwickeln könnte oder «wenn der Risikobefund (Weite der Bauchaorta, Größe eines Polypen etc.) mit einem bestimmten Maß von benennbarem Risiko verbunden ist, dann wird therapeutisch gehandelt, um Schlimmerem vorzubeugen» (Abholz 2006, S. 52). Auch gesundheitsförderliche Ansätze finden wachsende Unterstützung, besonders in sozialen Einrichtungen wie Schulen und Betrieben, aber auch auf kommunaler und regionaler Basis.

Erkenntnis- und Handlungsprobleme

Prävention und Gesundheitsförderung stehen vor einer Reihe von Erkenntnis- und Handlungsproblemen. Außer der schon erwähnten Problematik, dass ihre Interventionen auf der Basis einer Wahrscheinlichkeitsannahme aufbauen, die auf Bevölkerungsdaten beruht, aber keine individuellen Risikoanalysen vorliegen, sind zu erwähnen:

- Der stark verbreitete Trend, mit kurativen (zum Beispiel chirurgischen und pharmakologischen) Interventionen auf Risiken zu reagieren, die in ihrer Entstehung behaviorale oder psychische Auslöser haben. Das gilt, um zwei Beispiele zum nennen, bei Übergewicht, wenn ausschließlich mit operativer Magenverkleinerung interveniert wird, und beim Aufmerksamkeits-Defizit-Hyperaktivitäts-Syndrom, wenn die Intervention ausschließlich in der Gabe von Methylphenidat besteht.
- Die stark zunehmenden Bemühungen, schwere Krankheiten durch bevölkerungsweite Früherkennungen zu identifizieren, obwohl der greifbare Nutzen für die einzelne untersuchte Frau oder den einzelnen untersuchten Mann bei der sehr geringen Betroffenheitsquote fraglich ist, zum Beispiel bei der Sekundärprävention von onkologischen Erkrankungen durch massenhaftes Screening (etwa Mammographie). Hier stehen bevölkerungsweite Public-Health-Orientierung und individualmedizinische Kurationsorientierung in einem ungelösten Spannungsverhältnis. Auch das Kosten-Nutzen-Verhältnis ist ungeklärt (Bödecker und Kreis 2006; Rose 1992; Suhrke 2009).

Trotz dieser Erkenntnis- und Handlungsprobleme **breiten sich krankheitspräventive und gesundheitsförderliche Ansätze ständig weiter aus** (Haisch, Hurrelmann und Klotz 2006; Walter, Nöcker, Plaumann et al. 2012). Bei der Prävention liegt dies möglicherweise an der historischen Entwicklung des Gesundheitswesens und der damit einhergehenden Vorstellung von Gesundheit, die davon ausgeht, dass völlige Gesundheit den Normalzustand darstellt und stets von einem äußeren Faktor beeinträchtigt wird (etwa einem Unfall, einer Infektion oder belasteter Nahrung), der ausgeschaltet werden kann. Bei der Gesundheitsförderung spielt möglicherweise der in den heutigen Dienstleistungs- und Wissensgesellschaften immer stärker werdende Druck eine Rolle, leistungsfähig und widerstandsfähig zu sein. Das führt zu einer wachsenden Resonanz auf Angebote der Bewegungs-, Entspannungs- und Ernährungsförderung. Die größten Erfolge in diesem Bereich sind bei der kollektiven Korrektur von gesundheitsrelevanten Lebensweisen durch gesetzliche Restriktionen erzielt worden, die auf einzelne Risikofaktoren abstellten. Beispiele sind die Sicherheitsgurtpflicht in Kraftfahrzeugen und das Rauchverbot in öffentlich zugänglichen Räumen, die beide einen erheblichen Gesundheitsgewinn erbracht haben.

Krankheitsprävention und Gesundheitsförderung als Bestandteile der Versorgung

Trotz dieser steigenden Verbreitung spielen Krankheitsprävention und Gesundheitsförderung in den Versorgungssystemen der meisten Länder eine strukturell untergeordnete Rolle. Der wesentliche Grund hierfür ist die Ausrichtung der Versorgungssysteme auf die Kuration und Therapie von Krankheiten. In Deutschland macht der Begriff «Krankenkasse» das symbolisch deutlich: Eine Versicherung übernimmt die Kostenträgerschaft nur dann, wenn ein autorisierter Professioneller, in der Regel ein Arzt, eine Krankheit diagnostiziert hat.

Erste Ansätze der Einbeziehung von Prävention und Gesundheitsförderung

Der noch relativ geringe Stellenwert von Krankheitsprävention und Gesundheitsförderung im Versorgungssystem lässt sich an der **Verteilung der finanziellen Ressourcen** und an den Akzentsetzungen der **gesetzlichen Rahmenregeln** im deutschen Gesundheitssystem aufzeigen:

- Für präventive Ansätze steht nur weniger **als 4 % des gesamten Budgets der gesetzlichen Krankenversicherung** zur Verfügung. Die größten Ausgabeblöcke entfallen auf die Krankenhausbehandlung, die

Arzneimittelversorgung und die ambulante ärztliche Versorgung. Auch die Gesamtausgaben im Infrastruktursektor Gesundheit, welche die Ausgaben der öffentlichen Haushalte und der Arbeitgeber mit aufnehmen, dokumentieren das Übergewicht der Segmente Kuration und Therapie, in welchen auch die professionell einflussreichsten Berufsgruppen arbeiten (Rosenbrock und Michel 2007). Gleichwohl steht Deutschland mit diesen Trends im internationalen Vergleich nicht schlecht da. Durch neue Initiativen versucht der Gesetzgeber auch seit einiger Zeit, das Budget für Prävention und Gesundheitsförderung aufzustocken (Stöckel und Hirschberg 2010).

- Die rechtlichen Rahmenregeln übertragen die Zuständigkeit für Krankheitsprävention und Gesundheitsförderung in Deutschland schwerpunktmäßig den Krankenkassen. Basis für das Handeln der Krankenkassen sind die Bestimmungen des Sozialgesetzbuches (SGB). Nach §1 SGB V hat die Krankenversicherung als Solidargemeinschaft die Aufgabe, die Gesundheit der Versicherten zu erhalten, wiederherzustellen oder ihren Gesundheitszustand zu bessern. Das Krankenkassenversicherungsgesetz von 1883 sieht die zentrale Aufgabe der Krankenkassen in der Bereitstellung von Finanzmitteln für ärztliche Hilfe und Medikamente für kranke Versicherte. Die Krankenkassen sollen, wie ihr Name sagt, erst tätig werden, nachdem Einschränkungen und Probleme der Lebensbedingungen zu einer Krankheit geworden sind. **Strukturell sind Krankenkassen also nicht auf Aufgaben der Prävention vorbereitet**.

Als Reaktion hierauf wurden im Rahmen mehrerer **Gesundheitsreformen** und der damit verbundenen Novellierung des Sozialgesetzbuches (SGB) die Aufgaben der Krankenkassen zur Prävention in den letzten 15 Jahren kontinuierlich erweitert. Inzwischen liegen detaillierte Leitfäden für die Arbeit in diesem Bereich vor (GKV-Spitzenverband 2010). Danach sollen die Krankenkassen Leistungen der primären Prävention unterstützen, die den allgemeinen Gesundheitszustand der Bevölkerung verbessern und einen Beitrag zur Verminderung sozial bedingter Ungleichheit von Gesundheitschancen erbringen (Rosenbrock und Gerlinger 2013). Die Finanzierung dieser Leistungen erfolgt im Wesentlichen über Abgaben nach §20 des SGB V, die von den Krankenkassen der gesetzlichen Krankenversicherung erbracht werden müssen. Erfolgs- und Qualitätsüberprüfungen sind eingeleitet worden (Kolip und Müller 2009).

Grenzen der kurativen Ausrichtung des Versorgungssystems

Ob durch diese Akzentsetzungen tatsächlich eine Neuausrichtung des Versorgungssystems hervorgehen kann, ist noch nicht absehbar (Kirch, Badura und Pfaff 2007). Aus der Logik des traditionell auf Krankheitsheilung ausgerichteten Gesundheitssystems in Deutschland ergibt sich eine klare Schwerpunktsetzung, die **Therapie und Kuration in den Mittelpunkt der Versorgung** stellt. Entsprechend lässt sich der Ist-Zustand des Versorgungssystems in Deutschland wie in Abbildung 1 grafisch darstellen. Nach traditioneller Vorstellung bilden die einzelnen Versorgungssegmente eine Abfolge von Schritten in einem hypothetischen Krankheitsverlauf. Die in der Abbildung zum Ausdruck gebrachte Größe eines Segments symbolisiert sein jeweiliges Gewicht im Versorgungssystem.

Die angesprochenen Bemühungen der Gesundheitspolitik, das Gewicht von Prävention und Gesundheitsförderung zu stärken, ergeben sich aus der Erkenntnis, dass die traditionelle Ausrichtung des Versorgungssystems auf Kuration und Therapie nicht mehr lange aufrechterhalten werden kann.

Neben den finanziellen Belastungen, die eine immer komplexere Therapie mit sich bringt, sind vor allem die **Veränderungen im Krankheitsspektrum** Anlass für eine unausweichliche Umstellung der Gesundheitspolitik. In allen westlichen Gesellschaften, auch durch die steigende Lebenserwartung mit bedingt, wächst der Anteil von Langzeiterkrankungen («chronischen Krankheiten»):

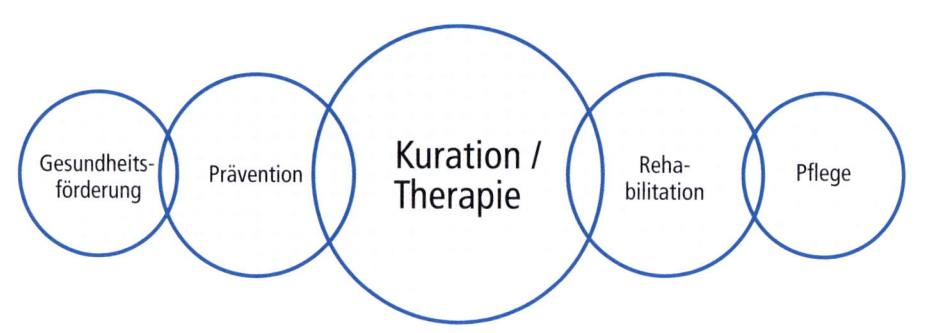

Abbildung 1: Vereinfachte Darstellung des Ist-Zustandes der Gewichte der einzelnen Versorgungssegmente des Gesundheitssystems

- **Chronische Krankheiten** sind durch kurative Intervention nur wenig zu beeinflussen, weil sie nach dem heutigen Stand der Forschung **nicht heilbar** sind. Die demografische Entwicklung verschärft die Situation dramatisch. Voraussichtlich werden im Jahr 2025 fast 30 % der Bevölkerung in den Industrienationen über 65 Jahre alt sein. Diese Alterung der Bevölkerung zieht mit den altersassoziierten Erkrankungen (insbesondere der Demenz) erhebliche soziale Probleme und finanzielle Belastungen nach sich (Schaeffer und Büscher 2009).
- Chronische Krankheiten führen zu einem dauerhaften Verwiesensein der Patientinnen und Patienten auf das gesundheitliche Versorgungssystem, das Sozialsystem und das persönliche soziale Umfeld. Entsprechend wird es in den nächsten Jahrzehnten zu einem **steigenden Versorgungsbedarf** bei den vorherrschenden chronischen Krankheiten kommen, vor allem bei Herz-Kreislaufkrankheiten, Krebserkrankungen, Erkrankungen des Bewegungsapparates, obstruktiven Lungenerkrankungen und Demenz, die oft zusammen auftreten (Multimorbidität) (Robert Koch-Institut 2012).

Die Anforderungen, die sich aus der Verschiebung des Krankheitspanoramas hin zu den chronischen Erkrankungen ergeben, lassen sich strukturell durch eine auf Kuration und Therapie ausgerichtete Gesundheitsversorgung nicht erfüllen. Sie verlangen eine Verbindung aller Segmente miteinander und eine erheblich stärkere Verankerung von Krankheitsprävention und Gesundheitsförderung. Viele der heute vorherrschenden chronischen Krankheiten treten in Kombination miteinander auf und sind zu einem großen Teil auf identische Risikofaktoren zurückzuführen. Eine ständig gesteigerte Investition in die Einzelbehandlung dieser chronischen Krankheiten ist zwar äußerst kostenintensiv, aber oft nicht wirkungsvoll, weil bei Fortbestehen der Risikofaktoren die eine durch eine andere chronische Krankheit «abgelöst» werden kann. Auch besteht bei einer Verstärkung von Investitionen in die Kuration und Therapie die Gefahr, dass diejenigen Bevölkerungsgruppen hiervon besonders profitieren, die einen leichten Zugang zum Versorgungssystem haben. Hierdurch kann sich die ohnehin schon bestehende Ungleichheit des Gesundheitsstatus zwischen verschiedenen Bevölkerungsgruppen weiter verstärken (Richter und Hurrelmann 2009).

Integration von Gesundheitsförderung und Prävention in die Gesundheitsversorgung

Es spricht vieles dafür, dass sich durch die Integration von Prävention und Gesundheitsförderung in die Versorgung die Effektivität der Gesundheitsversorgung und damit das **Niveau der Gesundheitsqualität der gesamten Bevölkerung erhöhen** lassen (McQueen, Kickbusch, Potvin et al. 2007). Werden sie in die Gesundheitsversorgung integriert, können die am meisten verbreiteten Krankheiten, die «großen Killer» der heutigen Zeit, gemeinsam gedrosselt werden. So kann das Risiko sowohl für Herz-Kreislauf- als auch Krebserkrankungen, teilweise zusätzlich noch für Erkrankungen der Atemwege, der Verdauungsorgane und des Muskel-Skelett-Systems, durch eine bessere Ernährung, mehr Bewegung, Tabakabstinenz, die Vermeidung von Übergewicht und ein strukturiertes Entspannungsverhalten reduziert werden.

Setzt das Versorgungssystem aber stattdessen nur auf Behandlung dieser Erkrankungen, nachdem sie ausgebrochen sind und sich verfestigt haben, kann das Ziel eines verbesserten Gesundheitszustandes der gesamten Bevölkerung und vor allem der sozial benachteiligten Bevölkerungsgruppen nur schwer erreicht werden. So lebt ein vom Herzinfarkt geheilter Patient noch lange genug, um einen Schlaganfall zu erleiden. Wird der Herzinfarkt statt durch eine erfolgreiche Behandlung aber durch eine verbesserte Prävention verhindert, sinkt gleichzeitig auch das Risiko für einen Schlaganfall. Gelingt es, Übergewicht durch eine gezielte Prävention zu vermeiden, sinkt nicht nur das Risiko für Diabetes mellitus, sondern auch für Herz-Kreislauf-Störungen wie etwa arterielle Verschlusskrankheiten.

Dennoch ist durch Gesundheitsförderung und Prävention nicht eine unbegrenzt erhöhte Lebenserwartung bei völliger Gesundheit zu erreichen. Es gilt die alte Weisheit: «Jeder Mensch muss irgendwann sterben.» Die entscheidende Frage ist, ob durch Gesundheitsförderung und Prävention am Ende eines möglichst langen und gesunden Lebens eine «Morbiditätskompression» erreicht werden kann. Es gibt Hinweise, dass durch eine solche Verschiebung von schweren chronischen Krankheiten in die allerletzten Lebensjahre die davor liegenden Zeit mit hoher Lebensqualität möglich ist (DKG 2013).

Ein Idealmodell der gesundheitlichen Versorgung

Prävention und Gesundheitsförderung gehören aus diesen Gründen als integraler Bestandteil mit in ein modernes gesundheitliches Versorgungssystem. Sie erhöhen im Zusammenspiel mit Kuration/Therapie, Rehabilitation und Pflege, den anderen wichtigen Segmenten der Versorgung, die Gesundheitsqualität der Bevölkerung, messbar etwa an der Lebensdauer und an der subjektiven Einschätzung der Qualität der Gesundheit.

In **Abbildung 2** wird der wünschenswerte Idealzustand der gesundheitlichen Versorgungsstruktur gezeigt, der **Gesundheitsförderung und Krankheitsprävention als integralen Bestandteil des gesamten Versorgungsgeschehens** aufnimmt. Im Kontrast zu Abbildung 1 wird deutlich: Kuration und Therapie bilden wie bisher das zentrale Segment, allerdings sind sie eng sowohl mit Krankheitsprävention und Gesundheitsförderung als auch Rehabilitation und Pflege verknüpft. Alle um Kuration und Therapie herum gruppierten

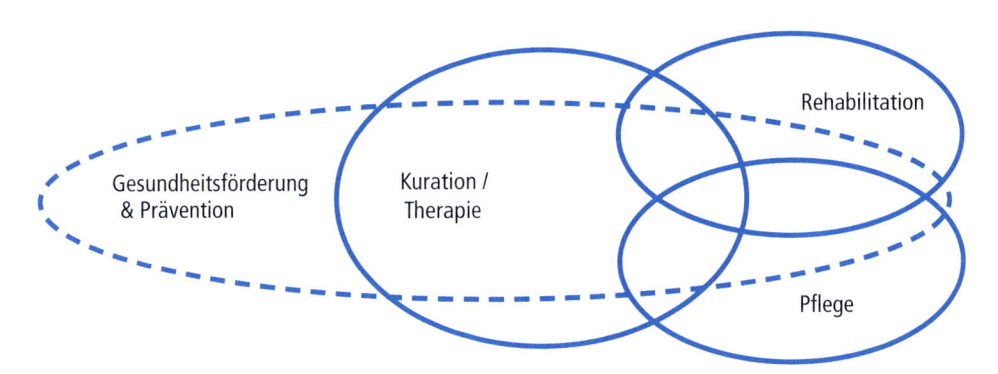

Abbildung 2: Vereinfachte Darstellung des Soll-Zustands der einzelnen Versorgungssegmente des Gesundheitssystems

Versorgungssegmente sind in diesem Modell nicht mehr voneinander getrennt, sondern bilden ein eng verflochtenes Gesamtsystem. Gesundheitsförderung und Prävention sind nach diesem Modell eine konstitutive Komponente aller übrigen Versorgungssegmente.

Gesundheitspolitische Herausforderungen für Prävention und Gesundheitsförderung

Eine gesundheitspolitische Stärkung der Rolle von Prävention und Gesundheitsförderung ist nur im Rahmen eines umfassenden Konzepts der Sozial- und Gesellschaftspolitik zu verwirklichen. Dazu müssen neben dem Gesundheitssystem auch andere Politikbereiche wie Wirtschaft, Arbeit, Bildung, Wissenschaft, Umwelt, Städtebau, Verkehr und Verbraucherschutz berücksichtigt werden («Intersektoraler Ansatz»). Darüber hinaus darf die Finanzierung nicht überwiegend bei den Sozialversicherungsträgern verbleiben, sondern muss verstärkt auch aus Steuern von Bund, Ländern und Gemeinden ergänzt werden (Rosenbrock und Gerlinger 2013).

Inwieweit sich Gesundheitsförderung und Krankheitsprävention im Gesundheitssystem weiter durchsetzen werden, hängt nicht zuletzt davon ab, ob es gelingt, ihren politischen und wirtschaftlichen Nutzen nachzuweisen. Ein wichtiger Aspekt ist dabei der bereits erwähnte immer wichtiger werdende **Ausgleich gesundheitlicher Ungleichheit nach sozialer Lebenslage**. Hier stehen wir in den nächsten Jahren vor großen Herausforderungen:

- Durch Prävention und Gesundheitsförderung potenziell beeinflussbare Erkrankungen und deren Risikofaktoren kommen besonders häufig bei **Menschen mit niedrigem sozialem und ökonomischem Status** vor. Das Problem von Präventionsprogrammen ist aber, dass sie vor allem von den Bevölkerungsgruppen genutzt werden, welche sozial besser gestellt sind. Sie verfügen über einen höheren Bildungsgrad und sind sensibel für Angebote, die sie leistungsfähiger und resilienter machen. Menschen in benachteiligter sozialer Lebenslage werden demgegenüber durch Präventionsprogramme schlecht erreicht. Es kann von einem veritablen «Präventionsdilemma» gesprochen werden, weil gerade diejenigen Gruppen, die von Vorbeugung besonders profitieren, am schwersten erreicht werden. Strategien mit einer **klaren Zielgruppenausrichtung** auf die Lebenslage und Herkunft der jeweiligen Bevölkerungsgruppe haben ambivalente Resultate gezeigt, weil es dadurch zu unbeabsichtigten Stigmatisierungen gekommen ist. Aussichtsreicher erscheinen Ansätze, die in der sozialräumlichen Lebenswelt der Bevölkerungsgruppen verankert sind und von diesen selbst mit gestaltet werden (setting approach) (Hurrelmann und Richter 2013, S. 197).
- Hiermit hängt die Eigenverantwortung eines Menschen für die Aufrechterhaltung seiner Gesundheit und den Umgang mit einer Krankheit zusammen. Die Kompetenz, auf eigene Initiative Informationen über Ursachen und Verläufe von Krankheiten und Anleitungen für den Umgang mit ihnen zu erschließen (health literacy), wird wegen des Voranschreitens von chronisch-degenerativen Krankheiten immer wichtiger. Auch diese Kompetenz ist ungleich in der Bevölkerung verteilt und bei sozial benachteiligten Gruppen unzureichend entwickelt. Deswegen stellt sich die Herausforderung, Ärzte, Therapeuten und andere Gesundheitsprofessionelle darin zu schulen, ihre Klienten auf die Eigenverantwortung als «mündiger Patient» vorzubereiten und bei Bedarf unterstützende Leistungen anzubieten. Erste systematische Ausbildungsprogramme hierfür befinden sich in Erprobung (Haisch 2012).

Prüfungsfragen

1. Definieren Sie den Begriff «Krankheitsprävention».
2. Definieren Sie den Begriff «Gesundheitsförderung».
3. Inwiefern sind Krankheitsprävention und Gesundheitsförderung Interventionsformen?
4. Welches sind die Gemeinsamkeiten der beiden Interventionsformen?
5. Wie lassen sich die strukturellen Rahmenbedingungen für Prävention und Gesundheitsförderung in Deutschland beschreiben?
6. Welche Rolle spielen die Krankenkassen für Prävention und Gesundheitsförderung in Deutschland?
7. Welche Argumente sprechen für eine Stärkung von Prävention und Gesundheitsförderung im Versorgungssystem?
8. Wie könnte ein Prävention und Gesundheitsförderung integrierendes Versorgungssystem in Deutschland aussehen?
9. Welche Ansätze sind nötig, um die Benachteiligung von Menschen mit niedrigem sozioökonomischen Status in der Gesundheitsversorgung auszugleichen?
10. Vor welchen gesundheitspolitischen Herausforderungen stehen Strategien der Prävention und Gesundheitsförderung?

Zitierte Literatur

Abholz, H.H. (2006): Prävention in der Medizin. Prävention und Gesundheitsförderung 1, 51–56.

Antonovsky, A. (1987): Unraveling the mystery of health. San Francisco: Jossey Bass (deutsch: Salutogenese. Zur Entmystifizierung der Gesundheit. Tübingen: dgvt).

Becker, P. (1997): Prävention und Gesundheitsförderung. In R. Schwarzer (Hg.): Gesundheitspsychologie, 2. Aufl. Göttingen: Hogrefe, 517–534.

Bödecker, W. / Kreis, J. (Hg.) (2006): Evidenzbasierung in Gesundheitsförderung und Prävention. Bremerhaven: WNW.

Bundeszentrale für gesundheitliche Aufklärung (Hg.) (2011) Leitbegriffe der Gesundheitsförderung und Prävention. 2. Auflage. Gamburg: Verlag für Gesundheitsförderung.

DKG (2013): Deutscher Krankenhausreport 2013. Berlin: DKG.

Franke, A. (2012): Modelle von Gesundheit und Krankheit. 3. Auflage. Bern: Huber.

Froom, P. / Benbassat, J. (2000): Inconsistencies in the classification of preventive interventions. Preventive Medicine 31, 153–158.

GKV-Spitzenverband (2010): Leitfaden Prävention. Berlin: GKV.

Haisch, J. (2009): Prävention. In J.M. Fegert / A. Streek-Fischer / H.J. Freyberger (Hg.): Psychiatrie und Psychotherapie der Adoleszenz und des jungen Erwachsenenalters. Stuttgart: Schattauer, 574–589.

Haisch, J. (2012): Der mündige Patient und sein Arzt. Heidelberg: Asanger.

Haisch, J. / Hurrelmann, K. / Klotz, T. (Hg.) (2006): Medizinische Prävention und Gesundheitsförderung. Bern: Huber.

Hurrelmann, K. / Richter, M. (2013): Gesundheits- und Medizinsoziologie. 8. Auflage. Weinheim: Beltz Juventa.

Hurrelmann, K. / Laaser, U., Richter, M. (2012): Gesundheitsförderung und Krankheitsprävention. In K. Hurrelmann / O. Razum (Hg.): Handbuch Gesundheitswissenschaften. 5. Auflage. Weinheim: Beltz Juventa, 661–691.

Jeffery, R.W. (1997): Risikoverhalten und Gesundheit. In: R. Weitkunat / J. Haisch / M. Kessler (Hg.): Public Health und Gesundheitspsychologie. Bern: Huber, 126–129.

Jerusalem, M. / Weber, H. (Hg.) (2003): Psychologische Gesundheitsförderung. Diagnostik und Prävention. Göttingen: Hogrefe.

Khoury, M. J./Gwinn, M.,/Bowen, M. S. et al. (2012): Beyond base pairs to bedside: a population perspective on how genomics can improve health. American Journal of Public Health 102, 34–37.

Kickbusch, I./Altgeld T. (2012): Gesundheitsförderung. In F.W. Schwartz (Hg.): Public Health. 3. Auflage. München: Elsevier, Urban und Fischer, 187–194.

Kirch, W./Badura, B./Pfaff, H. (Hg.) (2007): Prävention und Versorgungsforschung. Heidelberg: Springer.

Kolip, P./Müller, V. E. (Hg.) (2009): Qualität von Gesundheitsförderung und Prävention. Bern: Huber.

McQueen, D. V./Kickbusch,I. /Potvin, L. et al. (2007): Health and modernity: the role of theory in health promotion. New York: Springer.

Naidoo, J./Wills, J. (2010): Lehrbuch der Gesundheitsförderung. 2. Auflage. Gamburg.: Verlag für Gesundheitsförderung.

Raczynski, J.M./DiClemente, R.J. (Hg) (1999): Handbook of health promotion and disease prevention. New York: Springer.

Richter, M./Hurrelmann, K. (Hg.) (2009) Gesundheitliche Ungleichheit. 2. Auflage. Wiesbaden: VS.

Robert Koch-Institut (2012): Gesundheitsberichterstattung des Bundes 2010-2012. Berlin: RKI.

Rose, G. (1992): The strategy of preventive medicine. Oxford: Oxford University Press.

Rosenbrock, R./Gerlinger T. (Hg.) (2013): Gesundheitspolitik. 3. Auflage. Bern: Huber.

Rosenbrock, R./Michel, C. (2006): Primäre Prävention. Berlin: MWV.

Schaeffer, D./Büscher, A. (2009): Möglichkeiten der Gesundheitsförderung in der Langzeitversorgung. Zeitschrift für Gerontologie und Geriatrie 42, 441–451.

Schwartz, F.W./Walter, U. (2012): Prävention. In F.W. Schwartz (Hg.): Public Health. 3. Auflage. München: Elsevier, Urban und Fischer, 196–211.

Stöckel, S./Walter, U. (Hg.) (2002): Prävention im 20. Jahrhundert. Weinheim: Juventa.

Stöckel, S./Hirschberg, I. (2010): Prävention und Gesundheitsförderung. Welche Rolle spielt die Gesundheitspolitik? Das Gesundheitswesen 72, 35–40.

Suhrke, M. (2009): Ökonomische Aspekte der Prävention. Eine internationale Perspektive. Das Gesundheitswesen 71, 610–616.

Trojan, A. (2002): Prävention und Gesundheitsförderung. In P. Kolip (Hg.): Gesundheitswissenschaften. Eine Einführung. Weinheim: Juventa, 195–228.

Walter, U./Nöcker, G. /Plaumann, M. et al. (2012): Memorandum Präventionsforschung. Das Gesundheitswesen 74, 673–677.

WHO (1946) Constitution. Genf: WHO.

WHO (1986) Ottawa Charta. Genf: WHO.

Woolf, S. E./Jonas, S./Kaplan-Liss, E. (Hg.) (2007) Health promotion and disease prevention in clinical practice. New York: Lippincott Williams & Wilkins.

Wulfhorst, B./Hurrelmann, K. (Hg.) (2009): Gesundheitserziehung. Bern: Huber.

Leseempfehlungen

Bundeszentrale für gesundheitliche Aufklärung (Hg.) (2011) Leitbegriffe der Gesundheitsförderung und Prävention. 2. Auflage. Gamburg: Verlag für Gesundheitsförderung.

Hurrelmann, K./Razum, O. (Hg.) (2012): Handbuch Gesundheitswissenschaften. 5. Auflage. Weinheim: Beltz Juventa,

Hurrelmann, K./Richter, M. (2012): Gesundheits- und Medizinsoziologie. 8. Auflage. Weinheim: Beltz Juventa.

Woolf, S. E./Jonas, S./Kaplan-Liss, E. (Hg.) (2007) Health Promotion and Disease Prevention in Clinical Practice. New York: Lippincott Williams & Wilkins.

2 Theorien der Krankheitsprävention und des Gesundheitsverhaltens

Ilse Kryspin-Exner und Nina Pintzinger

Im Laufe der vergangenen Jahrzehnte wurde eine Vielzahl von Studien durchgeführt, die Risikopotentiale für somatische Erkrankungen und psychische Störungen untersuchten. Dieses Wissen wurde auf vielfältige Weise in der Bevölkerung verbreitet; heute gibt es kaum eine Zeitung oder Zeitschrift ohne Hinweise auf Risikofaktoren, deren mögliche Bekämpfung und Maßnahmen der Vorbeugung. Das Internet trägt darüber hinaus als «neues» Informationsmedium bei, die Fülle an diesbezüglichen Inhalten zu vermehren, hier häufig in nicht qualitätsgeprüfter Art und Weise, sodass auch fragliche Inhalte verbreitet und damit Bestandteil von Laienkonzepten sowie subjektiver Krankheits- und Gesundheitstheorien werden – dies sowohl in bestimmten Bevölkerungsgruppen als auch bei Einzelindividuen. **Gesundheitsbezogene Webseiten** gehören zu den meist genutzten Seiten im Internet und die Suche nach Gesundheitsinformationen ist einer der häufigsten Gründe zur Verwendung des WWW. 80 % aller Internetnutzer suchen online nach Gesundheitsinformationen, in den USA sind das mehr als die Hälfte aller Erwachsenen (Fox, 2011), und es ist anzunehmen, dass dabei auch häufig Informationen zur Krankheitsprävention gesucht werden. In Europa ist der Prozentsatz etwas niedriger (52 %; Kummervold et al. 2008), sehr wahrscheinlich ist er aber auch hier innerhalb der letzten Jahren angestiegen. Das bedeutet, dass ein ungeheures einschlägiges Informationspotential zur Verfügung steht, dass aber aus diesem häufig kein konkretes Verhalten resultiert. Die Tatsache zu wissen, was der eigenen Gesundheit zuträglich wäre, dieses Wissen aber nicht in Verhalten umzusetzen, ist den meisten Menschen aus dem alltäglichen Leben vertraut.

Nicht nur das Wissen hat sich vermehrt, sondern auch **Auffassungen hinsichtlich Genese von Krankheiten und Störungen** sowie bezüglich daraus abgeleiteter Interventionsformen: Im 19. Jahrhundert lag dem Medizinsystem ein biomedizinisches Modell zugrunde, in welchem Krankheit und Gesundheit als ausschließlich naturwissenschaftlich erfassbare Zustände eines biologischen Organismus angesehen wurden. Im 20. Jahrhundert wurden zunehmend auch soziale und psychische Aspekte in Zusammenhang mit Gesundheit und Krankheit gebracht und das **biopsychosoziale Modell** etabliert. Im Rahmen dieser Änderung der Betrachtung der Ätiologie von Erkrankungen sowie in der Gesundheitsversorgung insgesamt gewann die Annahme, dass Menschen ihre Gesundheit aktiv erhalten und fördern und im Krankheitsfalle selbstständig Beiträge zu Genesung und Rehabilitation leisten können, immer mehr an Bedeutung. Der Fokus wurde von «kurativem» auf «präventives» Denken sowie von Krankheitsprävention in Richtung Schutzfaktoren, Ressourcen und Selbstmanagementstrategien gelenkt (siehe auch Kap. 1).

Aus dem vermehrten Wissen über Krankheitsursachen, dem biopsychosozialen Zugang und aufgrund der vielschichtigen Verbreitung dieser Informationen werden heute nicht ausschließlich oder vordergründig Verhaltensweisen und Umgebungsbedingungen als bedeutsam für die Prävention erachtet, sondern die zugrunde liegenden kognitiven und motivationalen Faktoren wie Einstellungen, Werthaltungen und Ursachenzuschreibung rückten in den Mittelpunkt des Interesses.

Klassifikation von Prävention

Eine gängige Definition beschreibt Prävention als «alle Interventionshandlungen, die sich auf Risikogruppen mit klar erwartbaren, erkennbaren oder bereits im Ansatz eingetretenen Anzeichen von Störungen und Krankheiten richten» (Laaser und Hurrelmann 2000, S. 395). Präventive Maßnahmen sollen das Auftreten von physischen Erkrankungen und psychischen Störungen verhindern oder zumindest verzögern.

Im Laufe der Zeit haben sich verschiedene Klassifikationen von Prävention etabliert: Von der Commission on Chronic Illness (CCI) wurde 1957 eine zweistufige Einteilung in **Primär- und Sekundärprävention** vorgeschlagen. Unter Primärprävention fallen Maßnahmen, die bereits vor der Krankheitsmanifestation ergriffen werden; sekundär-präventive Maßnahmen treten nach einer Krankheitsmanifestation – im Sinne von «Behandlung und Rückfallprophylaxe» – in Kraft. Caplan (1964) unterschied Formen der Prävention anhand des Interventionszeitpunktes und nahm die heute bekannteste Einteilung in **Primär-, Sekundär- und Tertiärprävention** vor. Im Rahmen der Primärprävention soll die Inzidenz einer Erkrankung gesenkt werden, die sekundäre Prävention zielt auf eine Senkung der Prävalenzrate; Maßnahmen, welche der tertiären Prävention zugeordnet werden, sollen die Chronifizierung einer vorliegenden Erkrankung oder Störung verhindern (siehe Kap. 3).

In der praktischen Arbeit mit **Suchterkrankungen** hat sich folgende dreistufige Klassifikation durchgesetzt: Unter Primärprävention wird die «Allgemeine Prophylaxe an unselektierten Personengruppen» verstanden, «Prophylaxe an Hochrisikogruppen vor der Krankheitsmanifestation» wird als Sekundärprävention bezeichnet, und Maßnahmen nach der Krankheitsmanifestation gelten als Tertiärprävention (Uhl 2005). Nach Strasser (1978) lässt sich die allgemeine Prophylaxe weiter aufgliedern in **Primordialprävention**, die auf Veränderungen von gesellschaftlichen Risikofaktoren abzielt, und Primärprävention, welche direkt auf unselektierte Individuen ausgerichtet ist. Auch die **Tertiärprävention**, welche alle Interventionsmaßnahmen nach Krankheitseintritt sowie die Prävention von Folgeschäden bei bestehenden Krankheiten beinhaltet, kann weiter untergliedert werden: 1. «Tertiärprävention Typ A» (Behandlungsmaßnahmen) und 2. «Tertiärprävention Typ B» (Rückfallprophylaxe). Rezidivprophylaxe zählt gemeinsam mit Rehabilitation und Behandlungsmaßnahmen für einen progredienten, lebensverkürzenden Zustand (Palliativmedizin) zu den kompensatorischen Maßnahmen (Uhl 1998).

Gordon (1983) unterscheidet zwischen: 1. universellen Präventionsprogrammen, die auf die allgemeine Prophylaxe der Gesamtbevölkerung abzielen, 2. selektiven Programmen, die an spezielle Gruppen gerichtet sind, und 3. indizierten Programmen, die ihren Fokus auf die Behandlung von Risikogruppen legen.

Präventives Verhalten – protektive Kognitionen

Zählten am Beginn des 20. Jahrhunderts übertragbare Krankheiten und Infektionen, bedingt durch schlechte Lebensbedingungen und mangelnde Hygiene, zu den häufigsten Todesursachen[1], ste-

---

[1] Die beiden Autorinnen dieses Artikels kommen aus Wien und möchten dies deshalb auch an einem Beispiel aus dem Wien der Jahrhundertwende 19./20. Jahrhundert aufzeigen: Tuberkulose war damals auf Grund ihrer Häufigkeit international als «Wiener Krankheit» bekannt. Wien war zu dieser Zeit Schmelztiegel der Monarchie und hatte aufgrund der beginnenden Industrialisierung einen großen Zuzug aus den Kronländern. Schlechte beengte Wohnungsverhältnisse und mangelnde Hygiene waren für die rasche Übertragung dieser Infektionskrankheit mitverantwortlich; damals gab es auch noch keine Antituberkulotika. Die Maßnahmen bestanden darin, vernünftige Wohnverhältnisse zu schaffen, Hygienemaßnahmen in die Wege zu leiten und die Ernährungsbedingungen zu verbessern – soziale Hilfe und organisierte institutionelle Unterstützung nahmen hier ihren Ausgangspunkt. Heute zählen die Tuberkulose betreffend in unserem Lebensraum vernünftige Wohnverhältnisse, Ernährung und Hygiene zur Primärprävention, Röntgen-Reihenuntersuchungen, Tuberkulintests und Untersuchungen im Umfeld von Patienten zur Sekundärprävention, Antituberkulotika, Behandlung von resistenzmindernden Begleiterkrankungen sowie Alkohol- und Nikotinabstinenz zu den tertiärpräventiven Maßnahmen.

hen heute Erkrankungen im Vordergrund, die auf risikoreiche Verhaltensweisen und Lebensstilfaktoren zurückzuführen sind (Maes und van Veldhoven 1989). Beispiele dafür sind Herz-Kreislauferkrankungen, Karzinome und Folgen schwerer Verletzungen etwa durch Autounfälle. Hinzu kommt die zwar erfreuliche Tatsache, dass die Menschen in unserer Zeit ein so hohes Lebensalter erreichen wie nie zuvor, diese Alterung jedoch mit einem Anstieg von Erkrankungen sowie häufiger **Multimorbidität** einhergeht. Entsprechend dieses «Panoramawandels» der Erkrankungen haben sich im Laufe der Zeit auch Ansätze der Prävention und deren Ziele geändert.

Wie bereits im einleitenden Kapitel dargestellt, sind Krankheitsprävention und Gesundheitsförderung zwei Themenbereiche, die zwar keinesfalls unabhängig voneinander gesehen werden können, aber was Modelle und Ziele betrifft, in der Theorie einer getrennten Betrachtung unterzogen werden. Im Bereich der Gesundheitspsychologie hat sich für präventives Handeln der Begriff «**Gesundheitsverhalten**» etabliert. Nach Schwarzer (2004, S. 5) stellt Gesundheitsverhalten eine präventive Lebensweise dar, die Schäden fernhält, Fitness fördert und die Lebenserwartung verlängern kann. Als Beispiele können sportliche Aktivität, gesunde Ernährung, Sonnenschutzverhalten, Kondombenutzung bei neuen Sexualpartnern, Zahnpflege und andere angeführt werden. Ziegelmann (2002, S. 152) definiert Gesundheitsverhalten als «Verhalten, ein Verhaltensmuster, eine Handlung oder eine Gewohnheit, die mit der Erhaltung, der Wiederherstellung oder mit der Verbesserung von Gesundheit im Zusammenhang stehen». Schwarzer (2004) spricht auch von Gesundheitsverhalten, wenn Risikoverhaltensweisen wie beispielsweise Rauchen vermieden werden. Im Rahmen der gesundheitspsychologischen Forschung werden jene psychologischen Prozesse untersucht, welche sich in präventiven Maßnahmen positiv auf die Etablierung gesundheitsförderlicher Verhaltensweisen auswirken (Matterazzo 1980).

In gesundheitspsychologisch orientierten Präventionskonzepten wird der Frage nachgegangen, wie Kognition, Emotion, Motivation, Persönlichkeit und Verhalten die Gesundheit von Einzelpersonen oder bestimmten Gruppen beeinflussen. Daraus wird abgeleitet, welche protektiven Faktoren (Schutzfaktoren) gefördert bzw. aufgebaut werden sollten, um erfolgreich in der Vorbeugung von Krankheiten oder zum Schutz vor Rückfällen eingesetzt werden zu können.

Im Folgenden werden einige psychologische Modelle des Gesundheitsverhaltens exemplarisch dargestellt.

Modelle des Gesundheitsverhaltens

Gesundheitsverhaltensmodelle lassen sich grob in zwei Gruppen unterteilen: in die kontinuierlichen Prädiktionsmodelle und die dynamischen Stadienmodelle (Sniehotta und Schwarzer 2003). Die **kontinuierlichen Prädiktionsmodelle** gehen davon aus, dass bestimmte Variablen (z.B. Selbstwirksamkeitserwartung, Risiko- und Kontrollwahrnehmung, Einstellungen) auf ein bestimmtes Gesundheitsverhalten Einfluss nehmen. Es wird angenommen, dass sich jede Person, je nach Ausprägung auf den Variablen des Modells, auf einem bestimmten Punkt eines Kontinuums einer Verhaltenswahrscheinlichkeit befindet. Die Wahrscheinlichkeit, dass eine Person eine (gesundheitsförderliche) Handlung setzt, steigt, je günstiger die Ausprägung auf den kognitiven und affektiven Variablen des Modells ausfällt. Im Rahmen der kontinuierlichen Prädiktionsmodelle werden im Folgenden das Health-Belief-Modell (HBM, Becker 1974; Rosenstock 1966) und die «Protection Motivation Theory» (PMT, Rogers 1983) erläutert. **Dynamische Stadienmodelle** nehmen an, dass Personen während einer Verhaltensänderung qualitativ unterschiedliche Stadien durchlaufen. Dies bedeutet, dass in jedem dieser Stadien ein anderes Vorhersagemodell für die Verhaltensänderung vorhanden ist. Zu den dynamischen Stadienmodellen zählen das transtheoretische Modell der Verhaltensänderung (Prochaska und Di Clemente 1983), das Prozessmodell präventiven Handelns (Precaution Adoption Process Model, Weinstein und Sandman 1992) und das sozial-kognitive Prozessmodell gesundheitlichen Handelns (Health Action Process Approach, HAPA, Schwarzer 1992).

Kontinuierliche Prädiktionsmodelle

Das **Health-Belief-Modell** (Becker 1974; Rosenstock 1966) wurde bereits in den 1950er-Jahren entwickelt, um mögliche Zielvariablen in Präventionsprogrammen zu ermitteln. Dem Modell liegt die Annahme zugrunde, dass die Wahrscheinlichkeit einer Verhaltensänderung mit dem Ausmaß an wahrgenommener Bedrohung und dem Ausmaß der angenommenen Wirksamkeit einer Verhaltensänderung ansteigt (siehe **Abb. 1**).

Die subjektive Gesundheitsbedrohung setzt sich aus der subjektiven Vulnerabilität und dem Schweregrad einer Erkrankung zusammen. Die Vulnerabilität ergibt sich aus der Einschätzung der Wahrscheinlichkeit einer Erkrankung, der Schweregrad betrifft Annahmen über die Folgen einer Erkrankung. Wer sich für anfällig für eine bestimmte Erkrankung hält und diese als schwerwiegend ansieht, wird demnach eher präventive Maßnahmen ergreifen. Eine Einschätzung der Wirksamkeit einer präventiven Maßnahme wird nach Abwägung der Kosten und Nutzen dieser Maßnahme vorgenommen. Zusätzlich wird das Verhalten auch noch von externen und internen Handlungsreizen (z.B. Symptomwahrnehmung, Gesundheitskampagne in den Medien) gesteuert.

In einer Überarbeitung des Health-Belief-Modells (Becker und Rosenstock 1987) wurde die Gesundheitsmotivation neben der subjektiven Vulnerabilität und dem Schweregrad der Erkrankung als dritter Faktor aufgenommen. Sie bezeichnet die Bereitschaft, gesundheitliche Belange als bedeutsam anzusehen.

Die **Theorie der Schutzmotivation** (Protection Motivation Theory, PMT, Rogers 1983) findet im Bereich der Krankheitsprävention sehr häufig Anwendung. Sie wurde ursprünglich entwickelt, um die Wirkung von Furchtappellen auf nachfolgendes Verhalten zu untersuchen. In einer überarbeiteten Version (Maddux und Rogers 1983; Rogers 1983) wurden zusätzlich zu den Furchtappellen noch weitere umweltbezogene (z.B. Beobachtungslernen) und intrapersonale Prädiktoren (z.B. Persönlichkeitsmerkmale) miteinbezogen (siehe **Abb. 2**).

Gesundheitsrelevante Informationen werden anhand zweier Bewertungsprozesse evaluiert: 1. der Bedrohungseinschätzung und 2. der Einschätzung der Bewältigungsmöglichkeiten. Im Rahmen der Bedrohungseinschätzung wird eine Abwägung von Kosten und Nutzen einer bestimmten Verhaltensweise vorgenommen. Der wahrgenommene Schweregrad einer Gesundheitsbedrohung und die subjektive Vulnerabilität stellen die Kosten eines Verhaltens dar, der Nutzen eines Verhaltens ergibt sich aus den wahrgenommenen Belohnungen. Die Bewältigungseinschätzung setzt sich aus der Selbstwirksamkeitserwartung einer Person, aus der Handlungswirksamkeit und den Handlungskosten zusammen. Das Konzept der Selbstwirksamkeit beruht auf der sozial-kognitiven

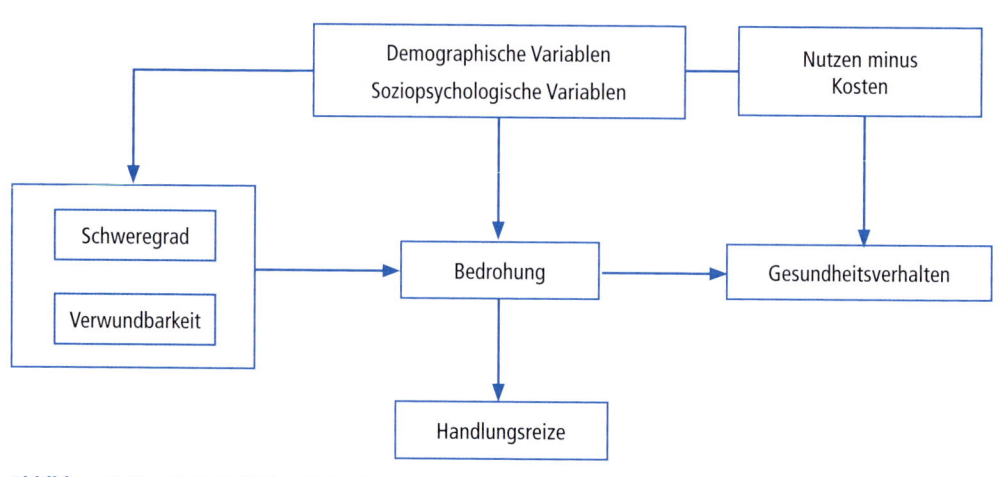

Abbildung 1: Health-Belief-Modell (nach Schwarzer 2004)

Theorie von Bandura (1997), deren zentrale Annahme darin besteht, dass Erwartungen durch subjektive kognitive, emotionale, motivationale und aktionale Prozesse gesteuert werden, im Besonderen durch die Selbstwirksamkeitserwartung und die Konsequenzerwartung in Bezug auf eine Handlung.

Die Selbstwirksamkeitserwartung bezeichnet die Annahme, dass man neue oder schwierige Anforderungen aufgrund der eigenen Kompetenz bewältigen kann. Eine hohe Selbstwirksamkeitserwartung wirkt sich positiv auf die Krankheitsbewältigung aus; selbstwirksame Personen ertragen beispielsweise Schmerzen besser und erholen sich rascher nach Operationen. Studienergebnisse dazu finden sich in Schwarzer (2004).

Die Einschätzung von Bedrohung und Bewältigungsmöglichkeiten führt schließlich zur Bildung einer Schutzmotivation. Das Verhalten wird in der PMT als adaptive oder maladaptive Bewältigung (Coping) erfasst. Als adaptives Verhalten gilt die Aufnahme von präventiven Verhaltensweisen, aber auch die Aufgabe von Risikoverhaltensweisen. Aufgrund der Komplexität dieses Modells wurde in den meisten Studien lediglich eine Auswahl der darin enthaltenen Variablen untersucht.

Dynamische Stadienmodelle

Das **transtheoretische Modell der Verhaltensänderung** (Transtheoretical Model, TTM, Prochaska und DiClemente 1983) wurde ursprünglich zur Beschreibung der Veränderungsbereitschaft im Rahmen der Raucherentwöhnung entwickelt. Später wurde es auch auf andere Problembereiche ausgeweitet und dient nun allgemein der Beschreibung der Änderungsbereitschaft eines konkret definierten Problemverhaltens. Auf einer zeitlichen Dimension sind verschiedene Veränderungsphasen zu beschreiben, welche auf dem Weg zu einer dauerhaften Verhaltensänderung durchschritten werden. Nach der ersten Phase (Absichtslosigkeit; Precontemplation), in der noch ein entsprechendes Problembewusstsein fehlt, folgt die Phase der Absichtsbildung (Contemplation), die vor allem von Ambivalenz gegenüber dem Problemverhalten geprägt ist. Nach der Phase der Vorbereitung (Preparation), in der Personen hoch motiviert sind, unmittelbar mit der Veränderung des problematischen Verhaltens zu beginnen, treten Personen in die Handlungsphase (Action) über, welche die aktivste Phase des Stufenmodells ist. Wird die angestrebte Veränderung stabil seit mehr als sechs Monaten beibehalten, spricht man von der Phase der Aufrechterhaltung (Maintenance). Diese Stufen der Verände-

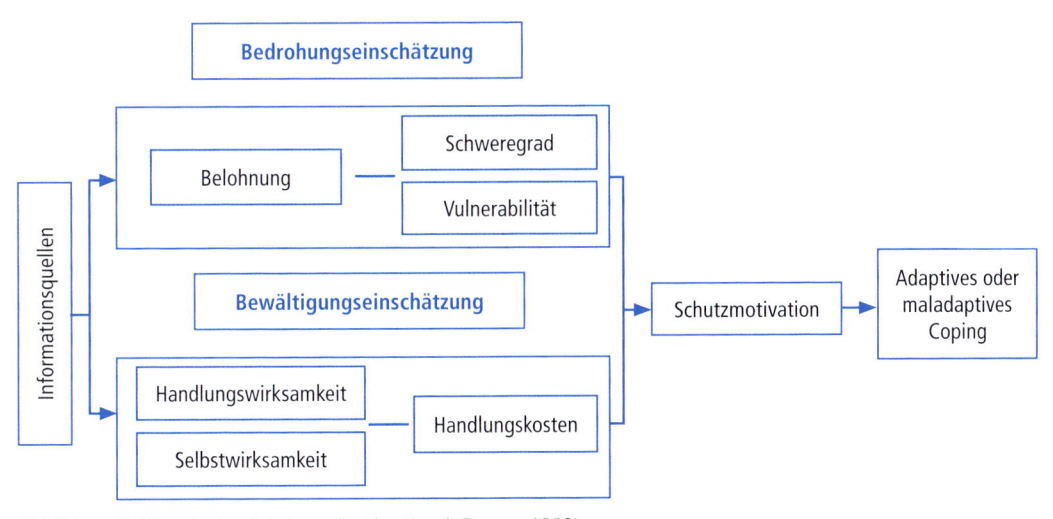

Abbildung 2: Theorie der Schutzmotivation (nach Rogers 1983)

rung werden zwar in aufsteigender Reihenfolge sukzessiv durchschritten, in jeder Phase ist jedoch auch eine Regression in eine vorhergehende Phase möglich. Deshalb sieht das TTM einen spiralförmigen Veränderungsprozess vor, in welchem häufig ein mehrmaliges Durchlaufen der Abschnitte nötig ist, bis ein Verhalten langfristig als stabil betrachtet werden kann. Erst dann hat eine Person das letzte Stadium der dauerhaften Aufrechterhaltung eines Gesundheitsverhaltens (Termination) erreicht (siehe **Abb. 3**).

Der Wechsel von einer Stufe zur nächsten wird durch unterschiedliche kognitiv-affektive und verhaltensorientierte Prozesse beeinflusst, welche in Schwarzer (2004, S. 88) näher dargestellt werden. Zusätzliche sind auch Konstrukte wie Selbstwirksamkeitserwartung, Entscheidungsbalance und Versuchung bedeutsam. Selbstwirksamkeitserwartung bezeichnet im TTM die wahrgenommene Kompetenz, mit Risikosituationen, die einen Rückfall auslösen könnten, erfolgreich umgehen zu können. Im Rahmen der Entscheidungsbalance werden die positiven und negativen Konsequenzerwartungen für das Gesundheitsverhalten reflektiert. Unter Versuchung wird die wahrgenommene Dringlichkeit verstanden, mit der eine Person in einer schwierigen Situation einer früheren, ungesunden Verhaltensweise nachgeben möchte.

Das **Prozessmodell präventiven Handelns** (Precaution Adoption Process Model, Weinstein 1988) soll die Bedeutung einer gesundheitlichen Gefahr für eine Verhaltensänderung aufzeigen. Auch in diesem Modell wird angenommen, dass eine Person während einer Verhaltensänderung verschiedene Stadien durchläuft, welche anhand psychologischer Stufen definiert sind.

Auf der ersten Stufe, «Unkenntnis eines Gesundheitsverhaltens», sind Personen anzusiedeln, die noch nie von einer bestimmten Gesundheitsbedrohung und dem dazugehörigen Gesundheitsverhalten gehört haben. Auf der zweiten Stufe, «Kenntnis des Gesundheitsverhaltens», befinden sich all jene, denen ein bestimmtes Gesundheitsverhalten bekannt ist, die aber keinen persönlichen Bezug dazu aufweisen. Auf der dritten Stufe, «Entscheidung», wägen Personen ab, ob sie handeln sollen oder nicht.

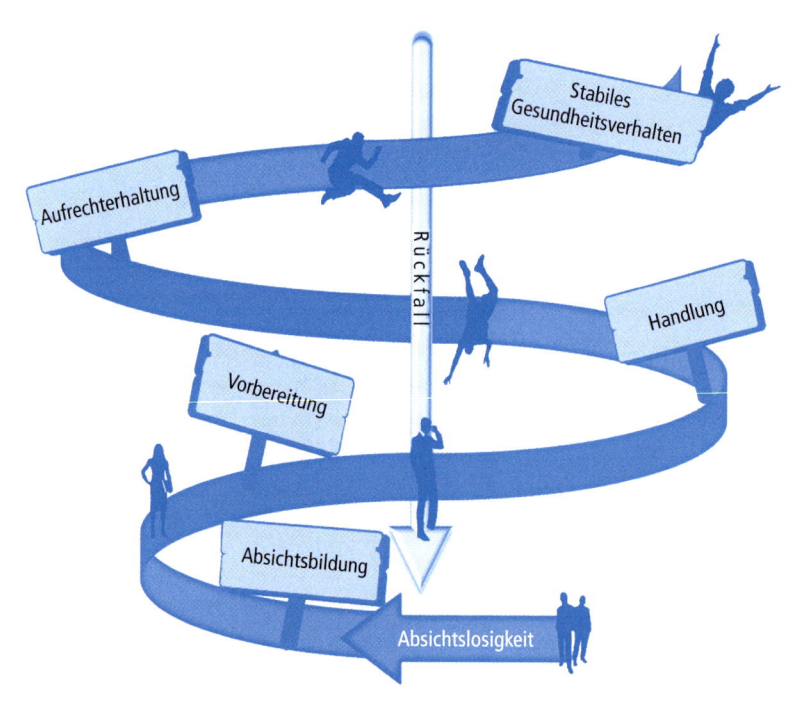

Abbildung 3: Transtheoretisches Modell der Verhaltensänderung (nach Prochaska und DiClemente 1983; 1991)

Von dieser Stufe können zwei weitere erreicht werden: Stufe vier, «Entscheidung nicht zu handeln», oder Stufe fünf, «Entscheidung zu handeln». Entscheiden sich Personen dafür, keine Handlung zu setzen, ist die Handlungssequenz zu Ende. Treten Personen aber in die fünfte Stufe, «Entscheidung zu handeln», ein, muss ein Verhalten eingeleitet werden. Dies ermöglicht dann den Eintritt in die sechste Stufe, die Handlung selbst. Die siebte Stufe berücksichtigt die Aufrechterhaltung eines Gesundheitsverhaltens. Eine erfolgreiche Verhaltensänderung findet statt, wenn die Stufen des Modells in folgender Reihenfolge durchlaufen werden: 1-2-3-5-6-7. Auch hier wird die Möglichkeit eines Rückfalls auf eine vorige Stufe berücksichtigt, allerdings ist ein Rückfall auf Stufe eins ausgeschlossen, da das Wissen um eine Gesundheitsbedrohung auch weiterhin vorhanden bleibt.

Das **sozial-kognitive Prozessmodell gesundheitlichen Handelns** («Health Action Process Approach», HAPA, Schwarzer 1992; 2001) sieht eine Unterscheidung zwischen präintentionalen Motivationsprozessen und postintentionalen Volitionsprozessen vor. In der motivationalen Phase werden Menschen von Überzeugungen und Einstellungen geleitet. Ein Verhalten dauerhaft zu ändern, ist ein schwieriger Prozess, der die vorherige Bildung einer Intention zur Verhaltensänderung erfordert. Intentionen werden durch die Selbstwirksamkeitserwartung, die Handlungsergebniserwartung und die Risikowahrnehmung beeinflusst. Sobald eine Intention gebildet wurde, kann der Übertritt in die volitionale Phase erfolgen. Da die Stadien im HAPA als qualitativ unterschiedlich angesehen werden, wird die volitionale Phase erst erreicht, nachdem die motivationale abgeschlossen wurde. Die volitionale Phase lässt sich in eine präaktionale, eine aktionale und eine postaktionale Phase unterteilen; in der präaktionalen Phase erfolgt die Planung einer Handlung, welche dann in der aktionalen Phase ausgeführt und trotz möglicher Hindernisse aufrechterhalten werden soll. In der postaktionalen Phase kommt es nach Rückfällen entweder zu einer Wiederherstellung des Verhaltens oder zu einer Zielentbindung (Disengagement). Beispielsweise werden viele Versuche der Raucherentwöhnung aufgegeben, weil es den Personen nicht gelingt, dauerhaft ein neues Verhalten zu etablieren. In der volitionalen Phase ist es wichtig, eine Handlung konstruktiv zu planen, sich erreichbare Ziele zu setzen, sich auch selbst zu belohnen und unterschiedliche Bewältigungsmöglichkeiten zur Verfügung zu haben (siehe **Abb. 4**).

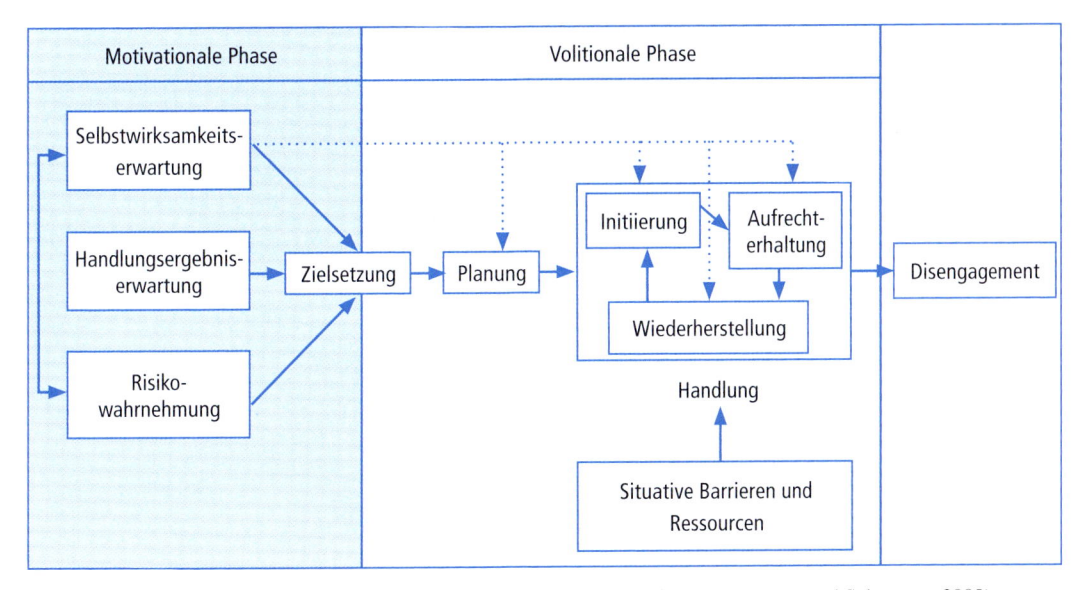

Abbildung 4: Sozial-kognitives Prozessmodell gesundheitlichen Handelns (nach Reuter und Schwarzer 2009)

Präventive Verhaltensweisen sollen möglichst lange aufrechterhalten und nach Rückschlägen wiederhergestellt werden. Dies wird im HAPA-Modell anhand weiterer volitionaler Variablen berücksichtigt: Im Zuge der Bewältigungsplanung (Sniehotta und Schwarzer 2003) werden vorrausschauend Pläne für kritische Situationen gebildet, auch die Fähigkeit zur Handlungskontrolle (z.B. Selbstbeobachtung, bewusstes Wahrnehmen der eigenen Intentionen) ist nützlich für die Aufrechterhaltung eines Gesundheitsverhaltens. Nach Schwarzer und Renner (2000) ist die Selbstwirksamkeit sowohl in der motivationalen Phase als auch in der volitionalen Phase im Sinne einer Aufrechterhaltungs- und Wiederherstellungsselbstwirksamkeit bedeutsam.

Rückfallprophylaxe

Bereits weiter oben wurden mehrfach Rückfälle in frühere Phasen des präventiven Prozesses erwähnt. In der Gesundheitsverhaltensforschung versteht man unter einem Rückfall die **Rückkehr zu ungesunden Risikoverhaltensweisen**: Ein neu erworbenes Gesundheitsverhalten, zum Beispiel eine Ernährungsumstellung, kann nicht dauerhaft aufrechterhalten werden (Keller 2002). Diesbezügliche Kenntnisse stammen vorwiegend aus der Arbeit mit Suchterkrankungen; aber auch bei anderen psychischen Störungen (z.B. Depressionen, Psychosen) hat Rückfallprophylaxe einen wichtigen Stellenwert, heute verbunden mit der Vorstellung, aus dem Rückfallgeschehen zu lernen. Bei der Therapie von Suchterkrankungen war das nicht immer so, denn in den 1960er und 1970er-Jahren wurde ein Rückfall mit einem Ausschluss aus dem Therapiesetting geahndet. Dieser Sanktion lag ein moralisches Betrachtungsmodell des Rückfalls zugrunde, nämlich dass dieser durch Willens- oder Charakterschwäche ausgelöst würde.

Aus einer sozial-kognitiven Perspektive betrachtet, können «Ausrutscher» (lapses) auftreten, die auch als Lernprozess zur positiven Problembewältigung anzusehen sind. Ein Rückfall (relapse) bedeutet demnach eine dauerhafte Rückkehr zu früheren Risikoverhaltensweisen. Ziele einer therapeutischen Intervention wären demnach das Erkennen von Risikosituationen und das Erlernen und Anwenden erfolgreicher Bewältigungsreaktionen.

Dies wird im **Relapse-Prevention-Modell** von Marlatt und Gordon (1985) aufgezeigt (siehe **Abb. 5**).

Als Hochrisikosituationen werden all jene angesehen, die die Kontrolle einer Person über ihr Verhalten gefährden könnten. Dazu zählen ne-

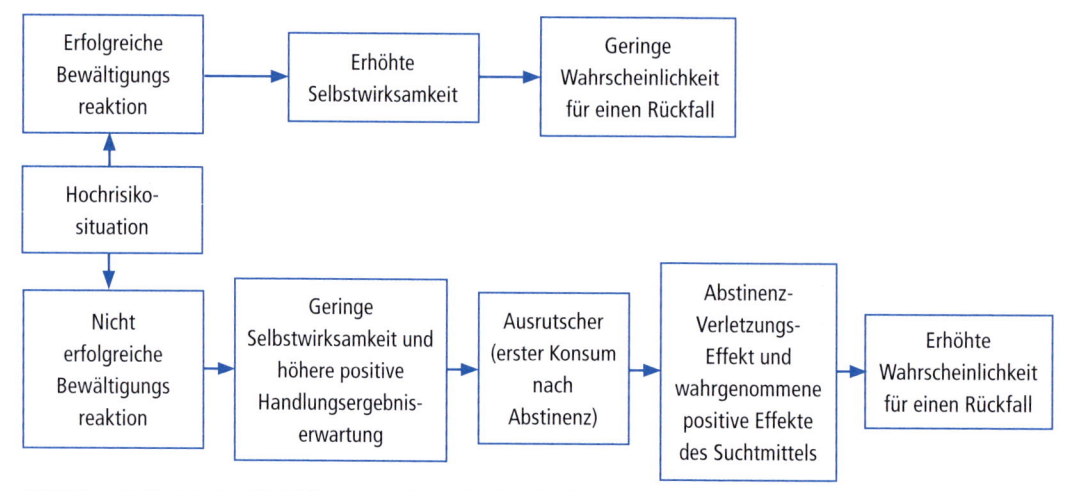

Abbildung 5: Modell des Rückfallprozesses (nach Marlatt 1996)

gative emotionale Zustände (z.B. Angst, Aufregung, Ärger), positive emotionale Zustände (Feste, Jubiläen), negative soziale Situationen (z.B. Konflikte), sozialer Druck (z.B. wenn alle Freunde Alkohol trinken), Begegnung mit suchtmittelbezogenen Stimuli, Austesten der eigenen Willensstärke und unspezifisches Verlangen. In diesem Modell wird angenommen, dass Ausrutscher passieren können und nicht unbedingt zu einem kompletten Rückfall führen müssen. Abhängig von der Ursachenzuschreibung des Ausrutschers kann ein Abstinenz-Verletzungs-Effekt eintreten. Die Person fühlt sich schuldig und attribuiert die Gründe dafür im Sinne von «Ich bin zu schwach», «Ich schaffe das nie» oder «Ich bin alkoholkrank». Dieser wahrgenommene Kontrollverlust und die Möglichkeit, negative Gefühle durch erneuten Konsum abzuwenden, erhöhen die Wahrscheinlichkeit eines Rückfalls in früheres Suchtverhalten.

Resümee

Präventionsmodelle aus dem Zeitverlauf betrachtet, zeigen, dass es zu einer **Verschiebung der Akzentsetzung** gekommen ist: Anfänglich waren Ansatzpunkte der Prävention Verhaltensweisen und Änderung von Umgebungsbedingungen. Später haben gesundheitsrelevante Lebensweisen an Bedeutung gewonnen und heute finden neben den protektiven (Schutz-)Faktoren zunehmend auch wieder riskante und schädigende Einstellungsmuster in der Prävention Beachtung: Feindseligkeit, Aggressivität, übertriebener Ehrgeiz, leichtsinniges Verhalten, Passivität oder Resignation. Wenn auch in der einschlägigen Fachwelt das enge **Ineinandergreifen von Kognitionen** (Absichten, Intentionen, Vorsätze usw.) **und Verhalten** «state of the art» ist, findet sich in der Präventionsliteratur doch noch immer ein Auseinanderklaffen dieser beiden Zugänge. Vordergründig ist eine gute Information, diese kann fehlen, falsch sein oder in einer Informationsüberflutung bestehen: In der heutigen Zeit geht es vielfach darum, die Fülle an Informationen zu Krankheit und Gesundheit auch hinsichtlich Prävention zu selektieren bzw. reduzieren (Beispiel Diätprogramme). Schließlich gilt es in einer sehr biologistisch orientierten Ära gegen ein Vorurteil anzukämpfen: nämlich dass gegen «Anlagen» (genetische Prädisposition) ohnehin nichts zu machen wäre.

Prüfungsfragen

1. Was ist Primordialprävention? Geben Sie ein Beispiel aus dem Suchtbereich.
2. Krankheitsprävention – Gesundheitsverhalten: Welche unterschiedlichen Konzepte liegen diesen Begriffen zugrunde?
3. Was sind kontinuierliche Prädiktionsmodelle im Bereich des Gesundheitsverhaltens?
4. Was wird unter Selbstwirksamkeitserwartung verstanden?
5. In welchen Konzepten des Gesundheitsverhaltens spielt die Motivation eine bedeutsame Rolle?
6. Beschreiben Sie die wesentlichen Charakteristika des transtheoretischen Modells der Verhaltensänderung.
7. Erklären Sie die Begriffe Intention und Volition in Zusammenhang mit präventivem Verhalten.
8. Wie würden Sie Wissen und Verhalten im Bereich der Prävention in Beziehung setzen?
9. Führen Sie schädigende Einstellungsmuster im Bereich der Prävention an.
10. Was versteht man unter Rückfallprophylaxe und welche Bedeutung hat sie im Bereich der Prävention?

Zitierte Literatur

Bandura, A. (1997): Self-efficacy: The exercise of control. New York: Freeman.

Becker, M.H./Rosenstock, I.M. (1987): Comparing social learning theory and the health belief model. In: Ward, W.B. (Ed.): Advances in health education and promotion, Vol. 2. Greenwich, CT: JAI, 245–249.

Caplan, G. (1964): Principles of preventive psychiatry. New York: Basic Books.

Commission on Chronic Illness (1957): Chronic illness in the United States: prevention of chronic illness. Cambridge, MA: Harvard University Press.

Fox, S. (2011): The Social Life of Health Information. Retrieved June 6, 2013, from http://alexa.pewinternet.com/~/media/Files/Reports/2011/PIP_Social_Life_of_Health_Info.pdf

Gordon, R. (1983): An Operational Classification of Disease Prevention. Public Health Report, 98, 2, 107–109.

Keller, S. (2002): Rückfall und Rückfallmanagement. In Schwarzer, R./Jerusalem, M./Weber H. (Hg.): Gesundheitspsychologie von A bis Z. Göttingen: Hogrefe, 479–483.

Knoll, N./Scholz, U./Rieckmann, N. (2005): Einführung in die Gesundheitspsychologie. München: Ernst Reinhardt.

Kummervold, P. E./Chronaki, C. E./Lausen, B./Prokosch H.-U./Rasmussen, J./Santana, S./Staniszewski, A./Wangberg, S. C. (2008): eHealth Trends in Europe 2005-2007: A Population-Based Survey. Journal of Medical Internet Research, 10, e42. Retrieved June 6, 2013, from http://www.jmir.org/2008/4/e42/

Laaser, U./Hurrelmann, K. (2000): Gesundheitsförderung und Krankheitsprävention. In K. Hurrelmann und U. Laaser (Hg.): Handbuch Gesundheitswissenschaften. Weinheim: Juventa, 395–434.

Maddux, J.E./Rogers, R.W. (1983): Protection motivation and self-efficacy: A revides theory of fear appeals and attitude change. Journal of Experimental Social Psychology, 19, 469–479.

Maes S./van Veldhoven, M. (1989): Gesundheitspsychologie: Chancen und Kritik. In: Jacobi, P. (Hg.): Jahrbuch der medizinischen Psychologie 2: Psychologie in der Neurologie. Berlin: Springer Verlag, 245–263.

Marlatt, A.G./Gordon, J.R. (1985): Relapse Prevention. New York: The Guilford Press.

Matterazzo, J.D. (1980): Behavioral health and behavioral medicine: Frontiers for a new health psychology. American Psychologist, 35, 807–817.

Prochaska, J.O./Di Clemente, C.C. (1983): Stages and processes of self-change of smoking: Toward an integrative model of change. Journal of Consulting and Clinical Psychology, 51, 390–395.

Prochaska, J.O./Johnson, S./Lee, P. (1998): The transtheoretical model of behavior change. In: Shumaker, S.A./Schron, E.B. (Eds.): The handbook of health behavior change. New York: Springer, 59–84.

Reuter, T./Schwarzer, R. (2009): Verhalten und Gesundheit. In: Bengel, J./Jerusalem, M. (Hg.): Handbuch der Gesundheitspsychologie und Medizinischen Psychologie. Göttingen: Hogrefe.

Rogers, R.W. (1983): Cognitive and physiological processes in fear appeals and attitude change: A revised theory of protection motivation. In: Cacioppo, J.R./Petty, R.E. (Eds.): Social Psychology: A Sourcebook. New York: The Guilford Press, 153–176.

Rosenstock, I.M. (1966): Why people use health services. Milbank Memorial Fund Quarterly, 44, 94.

Schwarzer, R. (1992): Self-efficacy in the adoption and maintenance of health behaviors: Theoretical approaches and a new model. In: Schwarzer, R. (Ed.): Thought control of action. Washington DC: Hemisphere, 217–242.

Schwarzer, R. (2001): Social cognitive factors in changing health-related behaviors. Current directions in Psychological Science, 10, 47–51.

Schwarzer, R. (2004): Psychologie des Gesundheitsverhaltens. Einführung in die Gesundheitspsychologie. Göttingen: Hogrefe.

Sniehotta, F.F./Schwarzer, R. (2003): Modellierung der Gesundheitsverhaltensänderung. In: Jerusalem M./Weber, H. (2003): Psychologische Gesundheitsförderung. Göttingen: Hogrefe, 677–694.

Strasser, T. (1978): Reflections on cardiovascular diseases. Interdisciplinary Science Reviews, 3, 225–230.

Uhl, A. (2005): Präventionsansätze und –theorien. Wiener Zeitschrift für Suchtforschung, 28, 39–45.

Uhl, A. (1998): Evaluation of Primary Prevention in the Field of Illicit Drugs: Definitions – Concepts – Problems. In: Springer, A./Uhl, A. (Eds.): Evaluation Research in Regard to Primary Prevention of Drug Abuse. A COST-A6 Publication. European Commission Social Sciences, Brussels. Abgerufen am 15.02.2010 unter http://www.api.or.at/lbi/pdf/costa6.pdf.

Weinstein, N.D. (1988): The precaution adoption process. Health Psychology, 7, 355–386.

Weinstein, N.D./Rothman, A.J./Sutton S.R. (1998): Stage theories of health behavior: Conceptual and methodological issues. Health Psychology, 17, 290–99.

Ziegelmann, J.P. (2002): Gesundheits- und Risikoverhalten. In: Schwarzer, R./Jerusalem, M./Weber H. (Hg.): Gesundheitspsychologie von A bis Z. Göttingen: Hogrefe, 152–55.

Leseempfehlungen

Bengel, J./Jerusalem, M. (Hg.) (2009): Handbuch der Gesundheitspsychologie und Medizinischen Psychologie. Göttingen: Hogrefe.

Jerusalem, M./Weber, H. (Hg.) (2003): Psychologische Gesundheitsförderung. Göttingen: Hogrefe.

Schwarzer, R. (2004): Psychologie des Gesundheitsverhaltens. Einführung in die Gesundheitspsychologie. Göttingen: Hogrefe.

von Lengerke, T. (Hg.) (2007): Public Health-Psychologie. Inividuum und Bevölkerung zwischen Verhältnissen und Verhalten. Juventa: Weinheim und München.

3 Konzepte und Strategien der Prävention

Anja Leppin

Was ist Prävention?

Präventionsmaßnahmen dienen dazu, in der Gegenwart etwas zu unternehmen, um unangenehme oder unerwünschte Zustände in der Zukunft zu vermeiden. Im Kontext von Gesundheit und Krankheit bedeutet dies, dass:

Prävention versucht, durch gezielte Interventionsmaßnahmen das Auftreten von Krankheiten oder unerwünschten physischen oder psychischen Zuständen weniger wahrscheinlich zu machen bzw. zu verhindern oder zumindest zu verzögern (Albee und Ryan 1998; Caplan 1964; Laaser und Hurrelmann 2006; Walter und Schwartz 2003).

Anders als Kuration/Therapie setzt Prävention also normalerweise zeitlich vor und nicht nach dem Auftreten von Krankheiten an. (Je nach Begriffsdefinition/Präventionskonzept kann dies allerdings auch anders sein; siehe weiter unten). Gezielte präventive Interventionen verlangen idealerweise ätiologisches Wissen über die Entstehung spezifischer Krankheiten sowie Veränderungswissen (Becker 1997). Vielen Krankheiten liegt jedoch ein **komplexes Bedingungsgefüge multipler Faktoren** zugrunde, und oft sind weder alle möglichen Einflussfaktoren noch die Art ihres kausalen Zusammenwirkens bekannt. Insofern ist Prävention von jeher weniger auf konkrete kausale Eingriffe als auf die **Beeinflussung von Bedingungs- oder Risikofaktoren** für Krankheiten ausgerichtet. Da viele Risikofaktoren, wie z.B. Rauchen oder Bewegungsarmut, ihrerseits multiple Wirkungen haben, das heißt in Hinblick auf verschiedene Krankheiten pathogen wirken, zielt Prävention, anders als Therapie oder Kuration, nicht notwendigerweise auf spezifische Krankheiten, sondern oft auf ganze Krankheitsspektren. Und auch der Adressatenkreis unterscheidet Prävention von Kuration und Therapie. Prävention zielt – zumindest vorrangig – nicht auf einzelne Individuen, sondern setzt – nicht zuletzt aus Effizienzgründen – auf **Breitenwirkung und Community-Orientierung**. Dabei – und dies ist ein weiterer wichtiger Unterschied – wartet sie nicht auf Nachfrage durch Patienten, sondern trägt ihre Maßnahmen in der Regel aktiv an die Adressaten heran (Becker 1997).

Primär-, Sekundär- und Tertiärprävention

Der «Prototyp» von Prävention ist zweifellos die Verhinderung des Neuauftretens einer Krankheit, wo das Einsetzen eines pathogenetischen Prozesses durch die Eindämmung bzw. Ausschaltung von Krankheitsursachen oder die Stärkung von Abwehrmechanismen, wie im Fall von Impfungen, verhindert wird. Darüber hinaus findet sich der Begriff «Prävention» oft aber auch dort, wo es um die Verhinderung fortgeschrittener pathogener Zustände bis hin zum Tod geht. Entlang dieser Progredienz- oder Zeitachse verläuft eine der gängigsten Differenzierungen von Präventionsmaßnahmen in **Primär-, Sekundär- und Tertiärprävention** (Caplan 1964; US Preventive Services Task Force 1996).

Primärprävention

Primärprävention umfasst alle jene Maßnahmen, die **vor dem Erstauftreten** eines unerwünschten Zustands, wie einer Erkrankung, durchgeführt werden, wie z.B. Impfungen (siehe Kap. 16) oder Interventionsprogramme in der Grundschule zur Prävention von Drogenkonsum (siehe Kap. 28). Adressaten primärpräventiver Maßnahmen sind also **Gesunde** oder zumindest Personen ohne manifeste Symptomatik. Primärprävention hat demnach das Ziel, die Inzidenz bestimmter Krankheiten zu senken. Teilweise wird hier noch die primordiale Prävention abgegrenzt, wo es speziell darum geht, bereits dem Auftreten von Risikofaktoren vorzubeugen (Caplan 1964; Laaser und Hurrelmann 2006).

Sekundärprävention

Sekundärprävention dient der **Krankheitsfrüherkennung und Krankheitseindämmung**. Oft ohne eine für die Betroffenen wahrnehmbare Krankheitssymptomatik hat der pathogenetische Prozess hier bereits seinen Anfang genommen. Indem dies mit Hilfe spezieller diagnostischer Maßnahmen festgestellt wird, kann durch therapeutisches Eingreifen ein Fortschreiten der Krankheit jedoch verhindert oder zumindest abgeschwächt werden. Ein klassisches Beispiel für sekundärpräventive Maßnahmen sind individuelle Krankheitsfrüherkennungsuntersuchungen und **Massen-Screenings** (z.B. Mammografien). Ziel ist in diesem Fall die **Eindämmung der Progredienz** von Krankheiten, wie z.B. Brust- oder Darmkrebs. Zur Sekundärprävention gehören aber z.B. auch Programme für Jugendliche, die bereits Drogen konsumieren und bei denen es darum geht, die Entstehung von Abhängigkeit bzw. Sucht zu verhindern oder Frühinterventionen bei verhaltensauffälligen Kleinkindern, die späteren psychischen Störungen oder Problemverhalten vorbeugen sollen. Zielgruppe sekundärpräventiver Maßnahmen sind Personen, die zwar als Gesunde oder Symptomlose an der Präventionsmaßnahme teilnehmen, durch die diagnostische Maßnahme aber zu Patienten werden.

Tertiärprävention

Tertiäre Prävention liegt dagegen immer dann vor, wenn eine **Krankheit oder ein unerwünschter Zustand bereits manifest** geworden ist. Adressaten solcher Maßnahmen sind dementsprechend Patienten und Patientinnen; hierbei geht es darum, Konsequenzen einer Krankheit in ihrer Intensität zu mildern, Folgeschäden zu vermeiden oder Rückfällen bzw. weiteren Manifestationen vorzubeugen. In diesen Bereich gehören beispielsweise rehabilitative Behandlungen nach der Akutbehandlung von Myokardinfarkt oder Krebserkrankungen. Problematisch ist hier natürlich die Begriffsüberschneidung mit der medizinisch-therapeutischen Behandlung sowie der Rehabilitation. So gesehen gibt es keine genuin «präventiven» oder «kurativ-therapeutischen Maßnahmen», sondern es ist eine Frage der Perspektive bzw. der Zielrichtung der Maßnahme, ob eine bestimmte Intervention als kurativer oder als präventiver Eingriff verstanden wird. Im Prinzip kann damit natürlich auch jede medizinische Akutbehandlung mit Blick auf das Ereignis «Tod» als Präventionsmaßnahme bezeichnet werden. Ob die Verwendung eines so wenig trennscharfen Begriffs hilfreich ist, ist allerdings mehr als zweifelhaft. Teilweise wird denn auch dafür plädiert, auf den Terminus Tertiärprävention ganz zu verzichten (Mrazek und Haggerty 1994).

Tabelle 1: Klassifikation von Präventionsmaßnahmen

	Primärprävention	Sekundärprävention	Tertiärprävention
Zeitpunkt der Intervention	Vor Eintreten einer Krankheit	In Frühstadien einer Krankheit	Nach Manifestation/ Akutbehandlung einer Krankheit
Ziel der Intervention	Verringerung der Inzidenz von Krankheiten	Eindämmung der Progredienz oder Chronifizierung einer Krankheit	Verhinderung von Folgeschäden oder Rückfällen
Adressaten der Intervention	Gesunde bzw. Personen ohne Symptomatik	Akutpatienten/ Klienten	Patienten mit chronischer Beeinträchtigung und Rehabilitanden

Probleme definitorischer Abgrenzung

Neben den offensichtlichen Problemen mit dem Terminus «Tertiärprävention» wird die **begriffliche Verwirrung** auch dadurch gefördert, dass die Zuordnung spezifischer Maßnahmen zu den einzelnen Präventionsphasen keinesfalls einheitlich gehandhabt wird. Dabei scheint vor allem die Abgrenzung der Sekundärprävention von primären Präventionsmaßnahmen einerseits und tertiären Maßnahmen andererseits schwierig (Froom und Benbassat 2000). Dies hat nicht zuletzt damit zu tun, dass bereits die **Abgrenzung von Risikofaktoren und Krankheiten** Probleme aufwirft. Je nachdem, ob man z.B. Bluthochdruck bei ansonsten Gesunden als Risikofaktor (für koronare Herzerkrankungen oder Schlaganfall) oder als eigenständige Krankheit definiert, würde man präventive Maßnahmen zur Blutdruckkontrolle als Primär- oder Sekundärprävention einstufen. Darüber hinaus gelten teilweise auch schlicht unterschiedliche Konventionen der Begriffsverwendung. So ist z.B. die «Risikofaktorenprävention» bei Patienten mit koronarer Herzerkrankung, die versucht Risiken wie Hypertonie, Diabetes mellitus, Hypercholesterinämie, Rauchen, Adipositas etc. zu kontrollieren oder zu vermeiden, nach der obigen Definition Tertiärprävention, da es um Personen mit einer manifesten Erkrankung geht. In der Kardiologie wird – vor allem im anglo-amerikanischen Sprachraum – in diesem Zusammenhang jedoch meist von Sekundärprävention gesprochen (Froom und Benbassat 2000; McAlister, Lawson, Teo und Armstrong 2001).

In jedem Fall bleibt der Versuch, einen komplexen kontinuierlichen Prozess wie die Ätiologie (chronischer) Krankheiten in diskrete Kategorien zu zerlegen, letztlich eine Hilfskonstruktion, die Ordnungszwecken dienen kann, aber bis zu einem gewissen Grad auch immer arbiträr ist (Rose, Khaw und Marmot 2008; Froom und Benbassat 2000).

An dieser Stelle müsste auch die spezifische Abgrenzungsproblematik erwähnt werden, die mit den Begriffen **Prävention** und **Gesundheitsförderung** verknüpft ist – stattdessen sei hierzu jedoch auf die ausführliche Diskussion der beiden Konzepte im Beitrag von Altgeld und Kolip (siehe Kap. 4) verwiesen (siehe auch Franzkowiak 2004; Trojan 2002). Hinzugefügt sei hier nur, dass die begriffliche Trennung im deutschsprachigen Raum erheblich strenger gehandhabt wird als z.B. in den anglo-amerikanischen Ländern, vor allem den USA, wo «health promotion» und «disease prevention» meist austauschbar verwendet oder zumindest im gleichen Atemzug genannt und nicht explizit abgegrenzt werden (Cowen 1997; DiClemente und Raczynski 2000).

Strategien der Prävention

Beseitigung von Krankheitsursachen versus Stärkung der Abwehr

Umgesetzt werden kann Prävention vorrangig auf zwei Wegen. Der eine besteht darin, **Krankheitsursachen auszuschalten** bzw. eine **Exposition zu verhindern** oder zu verringern. Beispiele hierfür sind die Ausrottung bestimmter Krankheitserreger wie der Pockenvirus, Versuche, gesundheitsschädigendes Verhalten wie Rauchen oder fettreiche Ernährung zu verhindern bzw. abzubauen oder auch pathogene Bedingungen am Arbeitsplatz zu beseitigen. Alternativ kann – vor allem im Rahmen der Primärprävention – die **Abwehr der Zielorganismen** («host resistance») gestärkt werden, wie z.B. durch eine Grippeimpfung, durch körperliche Aktivität zur unspezifischen **Stärkung des Immunsystems** oder durch Verhaltenstraining zur Kompetenzförderung, wenn es um Prävention von Drogenkonsum oder psychischen Erkrankungen geht.

Universelle versus zielgruppenspezifische Präventionsansätze

Präventionsstrategien unterscheiden sich auch darin, bei wem sie intervenieren, das heißt ob sie bei der Gesamtbevölkerung ansetzen oder nach bestimmten Teil- oder Zielgruppen segmentieren (siehe Leppin 2006). **Universelle Strategien** verzichten auf eine kriteriumsbezogene Auswahl ihrer Adressaten und versuchen, flächendeckend präventiv zu intervenieren. **Zielgruppenspezifische Ansätze** sprechen dagegen immer nur bestimmte Segmente der Bevölkerung an. Hier ist allerdings noch einmal zu unterscheiden, ob tatsächlich nur auf spezifische Teilgruppen präventiv Einfluss genommen werden soll (wie z.B. beim Hochrisiko-Ansatz, siehe weiter unten) oder ob die Gesamtbevölkerung oder doch große Teile hiervon die Adressaten sind, die Botschaften jedoch zielgruppenspezifisch unterschiedlich formuliert, d.h. methodisch umgesetzt werden.

Eine solche zielgruppenspezifische Ansprache gilt inzwischen als unabdingbar für den Erfolg präventiver Arbeit. Die Definition der Zielgruppen kann dabei anhand unterschiedlicher Differenzierungskriterien wie sozio-demografische Merkmale, Kontextmerkmale oder Risikostatus vorgenommen werden. Sozio-demografische Auswahlmerkmale, wie vor allem Alter, Geschlecht oder sozio-kulturelle Merkmale sind wichtige personale **Selektionskriterien zielgruppenspezifischer Präventionsarbeit** (siehe hierzu Kap. 32). **Kontextmerkmale** beziehen sich dagegen auf den sozialen Zusammenhang, in dem Zielgruppen angesprochen werden, also ob die Adressaten präventiver Maßnahmen als Einzelpersonen oder innerhalb eines spezifischen Kontexts z.B. als SchülerInnen verschiedener Schulen einer Stadt, als EinwohnerInnen einer Gemeinde, als MitarbeiterInnen eines bestimmten Betriebs etc. angesprochen werden.

Der Begriff der **universellen Prävention** wird häufig auch nur spezifisch auf den Gegensatz zur **risikobezogenen Zielgruppenauswahl** angewendet, d.h. universelle Ansätze sind all jene, die nicht nach Risikostatus selegieren. Nach dieser Klassifikation stehen **universelle**, bevölkerungsweite Ansätze den **selektiven und indizierten Präventionsstrategien** gegenüber (Gordon 1983).

Geht es um Personengruppen, die Risikofaktoren aufweisen, aber noch nicht erkrankt sind, spricht man von **selektiven Präventionsstrategien**. Präventive Intervention bei Personen, bei denen bereits Vorstufen der Krankheit aufgetreten sind, gehört dagegen zu den **indizierten Präventionsstrategien**. Eine universelle Strategie zur Prävention von Darmkrebs würde z.B. versuchen, mit Hilfe einer Kampagne alle Personen (oder zumindest alle Personen jenseits einer bestimmten Altersgrenze) anzusprechen.

Eine selektive Strategie würde dagegen speziell auf Personen zielen, in deren Familie gehäuft Darmkrebs vorkommt oder die besonders bewegungsarm leben, während eine indizierte Strategie sich auf Menschen konzentrieren würde, bei denen bereits Darmpolypen, also eine Vorstufe des Darmkrebs, diagnostiziert und behandelt wurden.

Hochrisiko-Strategien haben viele Vorzüge (Rose, Khaw und Marmot 2008; Schwartz und Walter 2003). So lassen sich Interventionsmaßnahmen im Rahmen von Hochrisiko-Strategien leichter zuschneiden und umsetzen, da die Zielgruppe zwangsläufig homogener ist; sie lassen sich relativ leicht in die bestehenden Strukturen des medizinischen Versorgungssystems integrieren, und in der Regel ist die **Kosteneffektivität** höher als bei bevölkerungsweiten Maßnahmen. Auf der Negativseite sind dafür allerdings unter anderem **Labeling-Effekte (Stigmatisierung)** und eine Medikalisierung von Prävention in Kauf zu nehmen – Probleme, die bei einer bevölkerungsweiten Strategie eher nicht auftreten.

Darüber hinaus sieht man sich bei der Entscheidung zwischen einer bevölkerungsorientierten und einer Hochrisiko-Strategie vor ein grundlegendes Dilemma gestellt, das von Rose (siehe Rose, Khaw und Marmot 2009) als **Präventionsparadox** bezeichnet wird. Das grundlegende Problem besteht dabei darin, dass einerseits eine sehr große Zahl von Personen eine Präventionsmaßnahme erfolgreich umsetzen muss, damit die gesamtgesellschaftliche Krankheitslast («burden of disease») in relevantem Ausmaß verringert werden kann, was eindeutig für einen bevölkerungsbezogenen Ansatz spricht. Andererseits ist jedoch der **individuelle Profit** bei Gruppen mit hohem Risiko ungleich höher als bei Personen mit mittlerem und niedrigem Risiko, was wiederum ein Argument für den Hochrisiko-Ansatz ist.

Absolut gesehen weisen nur wenige Personen ein extrem hohes Risiko auf, während vor allem die **Gruppen mit mittlerem Risiko**, allein aufgrund ihrer zahlenmäßig viel stärkeren Besetzung, auch mehr Fälle generieren können. Daraus folgt, dass eine bevölkerungsweite Intervention bei Erfolg zwangsläufig deutlich mehr Krankheitsereignisse oder Todesfälle verhindern kann als ein Hochrisiko-Ansatz. Aus Public-

Health-Perspektive ist eine bevölkerungsbezogene Strategie also eindeutig lohnender.

Vom Standpunkt des Individuums stellt sich die Situation allerdings anders dar. So müsste z.B. für den Erfolg einer bevölkerungsweiten Präventionsmaßnahme gegen Herzinfarkt eine große Zahl von Personen ihr Verhalten ändern, die auch ohne eine solche Verhaltensänderung niemals einen Herzinfarkt erlitten hätte. Im Rahmen eines Hochrisiko-Ansatzes müssen dagegen nur solche Personen zur Verhaltensänderung motiviert werden, die aufgrund ihres **hohen absoluten Risikos** auch eine relativ große Wahrscheinlichkeit haben, individuell von der Präventionsmaßnahme zu profitieren.

Prävention kann somit zu Interessenkonflikten führen zwischen dem **kollektiven** Interesse an bevölkerungsweiten Veränderungen einerseits und den Entscheidungen **einzelner** Menschen andererseits, die sehr wohl zu dem Schluss kommen können, dass ihr persönlicher Vorteil durch präventives Verhalten vernachlässigenswert ist. Bekanntermaßen lassen sich Personen aber vor allem dann zu Verhaltensänderungen motivieren, wenn die Vorteile, die sie hierdurch erringen, wahrscheinlich, erheblich und in nicht zu weiter zeitlicher Entfernung auftreten (Rose, Khaw und Marmot 2008; Schwarzer 2004).

Gesundheitliche Vorteile durch **Risikoreduktion** sind in der Gesamtbevölkerung zwar real nachweisbar, aber nur für einen begrenzten Teil derjenigen Menschen, die die präventiven Maßnahmen für sich umsetzen, auch individuell nützlich – und wenn, dann oft auch erst mit erheblicher Zeitverzögerung.

Verhaltens- versus Verhältnisprävention

Präventionsstrategien differieren auch bezüglich des Ansatzpunktes, den sie wählen, um Veränderungen zu erreichen. Letztlich ist das Ziel von Prävention zwar immer, gesundheitliche Veränderungen bei einzelnen Personen oder Bevölkerungsgruppen herbeizuführen. Die entsprechenden Interventionen können jedoch zum einen direkt bei diesen Personen, zum andern in der Umwelt, in der diese Personen leben, ansetzen.

Verhaltensprävention versucht, individuelles (Risiko)Verhalten wie Rauchen oder Bewegungsarmut zu verändern oder Personen zu motivieren, medizinisch-technologische Interventionen wie Impfungen oder Früherkennungsverfahren in Anspruch zu nehmen. **Verhältnispräventiven Maßnahmen** geht es dagegen darum, die ökologischen, sozialen, ökonomischen oder kulturellen Umweltbedingungen zu ändern und somit indirekt Einfluss auf Entstehung und Entwicklung von Krankheiten zu nehmen (Franzkowiak 2003; Laaser und Hurrelmann 2006).

Klassische Beispiele für **verhaltenspräventive Maßnahmen** sind Fernsehspots zur AIDS-Aufklärung, die die Verwendung von Kondomen propagieren, Vorträge im Rahmen einer kardiologischen Rehabilitation, die Patienten darüber informieren, wie bedeutsam Nichtrauchen, körperliche Aktivität und cholesterinarme Ernährung für die Vermeidung eines Reinfarkts sind, aber auch schulische Programme zur Förderung von Lebenskompetenzen bei Kindern und Jugendlichen, durch die diese vor dem Einstieg in den Konsum und Missbrauch psychoaktiver Substanzen wie Tabak, Alkohol oder illegalen Drogen geschützt werden sollen.

Verhältnisprävention setzt dagegen auf Veränderungen in der Umwelt von Individuen, die entweder direkt darauf ausgerichtet sein können, protektive oder positive Gesundheitseffekte zu erreichen, oder die indirekt wirken, indem sie protektives Verhalten von Individuen erleichtern. In den Bereich der Verhältnisprävention fallen z.B. gesetzliche Verbote gesundheitsschädlicher Baustoffe wie Asbest, Interventionen wie eine flächendeckende Fluoridierung des Trinkwassers, ergonomische Maßnahmen an Arbeitsplätzen, die Einführung einer Salatbar in der Cafeteria eines

Tabelle 2: Verhaltens-/Verhältnisprävention

Verhaltensprävention	=	Einflussnahme auf den individuellen Gesundheitszustand oder auf individuelles Gesundheitsverhalten
Verhältnisprävention	=	Einflussnahme auf Gesundheit/Krankheit durch Veränderung der Lebensbedingungen/ Umwelt von Personen

Betriebs, der serienmäßige Einbau von Airbags in Autos, aber unter Umständen auch die Flexibilisierung von Arbeitszeiten oder die Einführung transparenter und partizipativer Entscheidungs- und Führungsstrukturen in Betrieben. Auch die Schaffung präventiver gesundheitlicher Versorgungsstrukturen wie Impfaktionen, Vorsorgeangebote etc. gehört in diesen Bereich, während Maßnahmen, die darauf ausgerichtet sind, die Inanspruchnahme solcher Angebote zu erhöhen, also z.B. Impfkampagnen, dem Bereich der Verhaltensprävention zuzuordnen sind.

Prävention wird heute oft mehr oder weniger mit Verhaltensprävention gleichgesetzt, während Gesundheitsförderung im Kontext des Setting-Ansatzes eher als verhältnisorientiert gilt. Zurückzuführen ist dies sicherlich primär auf die in den 1970er-Jahren eingeleitete massive Orientierung präventiver Leitbilder und präventiver Praxis an der Risikofaktorenmedizin, die individuelles Risikoverhalten zum alles dominierenden Fokus präventiver Bemühungen werden ließ (Niehoff 2002; von Troschke 2002; Walter und Stöckel 2002). Hier muss man jedoch – auch oft diejenigen, die sich heute professionell in Theorie oder Praxis mit Prävention beschäftigen – immer wieder daran erinnern, dass Prävention ihre Wurzeln und ihre **Tradition in den Sozial- und Hygienereformen** des 19. Jahrhunderts hat und insofern immer auch eine genuin verhältnisorientierte Disziplin gewesen ist.

Allerdings ist die definitorische Spannbreite des Begriffs Verhältnisprävention – von sozialreformerischen **Maßnahmen auf der** Makroebene zu Mikro-Interventionen wie ergonomischen Schreibtischstühlen am Arbeitsplatz – extrem weit, womit wieder die Frage nach den Grenzen des Präventionsbegriffs aufgeworfen wird. So könnte man beispielsweise argumentieren, dass Abgabensenkungen oder soziale Transferleistungen für geringverdienende Alleinerziehende präventive Wirkungen bezüglich des Ernährungsverhaltens der Betroffenen und ihrer Kinder haben können, ob eine solche Globalmaßnahme deshalb per se als Krankheitsprävention klassifiziert werden kann oder soll, ist eine andere Frage. Grundsätzlich erscheint es eher sinnvoll, nur solche Maßnahmen einzubeziehen, die intentional (zumindest auch) auf eine Verhinderung gesundheitlicher Probleme gerichtet sind (Cowen 1997).

Methoden der Prävention

So vielfältig die Konzepte und Strategien von Prävention sind, so groß ist auch die Palette der Methoden oder Mittel, die eingesetzt werden, um präventive Ziele in der Praxis umzusetzen. Zu nennen sind hier primär:
- edukative Verfahren
- normativ-regulatorische Verfahren
- ökonomische Anreiz-/«Bestrafungs»-systeme.

Mit Hilfe dieser Methoden geht es darum, die übergreifenden verhaltens- und verhältnispräventiven Ansätze bzw. Strategien konkret umzusetzen, um individuelles Verhalten zu verändern, die physikalische oder soziale Alltagsumwelt präventiv umzugestalten und präventive gesundheitliche Versorgungsstrukturen zur Verfügung zu stellen und deren Inanspruchnahme zu fördern.

Die in der Verhaltensprävention dominierenden **psycho-edukativen Verfahren** setzen auf die Einsicht und Veränderungsmotivation von Individuen und bauen dabei vor allem auf folgende Methoden:
- Information/Aufklärung (z.B. bevölkerungsweite Kampagnen über Gefahren von AIDS und Möglichkeiten, sich zu schützen, individuelle Arzt-Patient-Gespräche über das Rauchen, abschreckende Warnhinweise und -fotos auf Zigarettenschachteln)
- Beratung (z.B. Drogen-/Sucht-/Patientenberatung, Beratung von Personen in Krisensituationen)
- Verhaltens- und Selbstmanagementtraining (z.B. schulische Kompetenzförderungsprogramme, Stressbewältigungsprogramme, Patientenschulungen).

Mit unterschiedlicher Intensität versuchen alle diese Ansätze, bei ihren Adressaten **Motivation und Kompetenz zu stärken**, gesundheitsschädliches Verhalten zu reduzieren und gesundheitsförderliches Verhalten aufzubauen. Sowohl für bevölkerungsweite wie für risikogruppenbezogene Strategien gibt es hier inzwischen eine schier unübersehbare Fülle von Programmen, die bisher allerdings nur partiell evaluiert wurden und ihre Qualität und Wirksamkeit unter Beweis stellen konnten.

Sozio-edukative Aktivitäten reichen über

eine individuelle Verhaltensbeeinflussung hinaus in den Bereich der Verhältnisprävention und versuchen präventive Prozesse in Gruppen oder Organisationen zu initiieren, wobei die Grenze zu **sozial-politischen Aktivierungs- und Mobilisierungsprozessen** hier fließend ist. So geht es z.B. im Rahmen von «Community Advocacy-» und «Community-Development-Strategien» darum, durch Überzeugungsarbeit bei lokalen/regionalen Entscheidungsträgern, Koalitionsbildung und Mobilisierung/Beteiligung von Betroffenen Entscheidungen zugunsten besserer präventiver Versorgungsstrukturen und Angebote auf lokaler und regionaler Ebene herbeizuführen (McKenzie, Neiger und Smeltzer 2005; Minkler, Wilson und Wallerstein 2008). Diese Methoden spielen vor allem in der Gesundheitsförderung eine zentrale Rolle, können aber auch für präventive Ziele eingesetzt werden (siehe Kap. 4).

Normativ-regulatorische Maßnahmen versuchen dagegen, präventive Ziele über Gesetze, Vorschriften, Ge- und Verbote, samt Sanktionsandrohungen bei Missachtung durchzusetzen. Beispiele für solche Maßnahmen im Bereich der Verhaltensprävention sind die Anschnallpflicht, die Promillegrenze und das Verbot, während der Fahrt das Handy ohne Freisprechanlage zu benutzen, oder auch das Rauchverbote für öffentliche Räume und Gebäude. Eine zentrale Rolle spielt diese Art von Maßnahmen in der Verhältnisprävention. Zu nennen sind hier z.B. Emissionsschutzgesetze, Schadstoffverordnungen, Lebensmittelüberwachungsvorschriften, die Arbeitsschutzgesetzgebung oder das Verbot, Alkohol an Jugendliche zu verkaufen.

Daneben existiert die Möglichkeit, über **ökonomische Anreiz- und Bestrafungssysteme** Verhalten und Verhältnisse präventiv zu beeinflussen. Die Erhöhung der Tabaksteuer ist ein klassisches Beispiel für den Versuch, durch Verteuerung gesundheitsschädlicher Produkte Nachfrage- und Konsumverhalten zu ändern. Umgekehrt wären eine Ermäßigung der Krankenkassengebühren bei Inanspruchnahme präventiver Gesundheitsdienstleistungen oder ein Beitragsnachlass für Versicherte, die das Rauchen aufgeben, Beispiele für ein Anreizsystem. Entsprechende Maßnahmen auf der Verhältnisebene wären z.B. Senkungen von Steuern oder Abgaben bei Einführung präventiver Angebote in Betrieben.

Die Palette möglicher präventiver Interventionen ist also groß. Ein Hauptdefizit bisheriger Präventionsarbeit besteht jedoch darin, dass verschiedenste Maßnahmen isoliert voneinander, in Einzelinitiativen ohne Abstimmung und Koordination durchgeführt werden, sozusagen «nebeneinander» und «nacheinander» existieren. Vieles deutet jedoch darauf hin, dass Prävention vor allem dann erfolgreich ist, wenn Maßnahmen miteinander verknüpft sind, aufeinander aufbauen und in einem konsistenten Kontext stehen (Jha, Chaloupka, und Jacob 2006; Weissberg, Kumpfer und Seligman 2003).

Ausblick

Prävention kann als Anwendungsfeld auf eine lange Geschichte zurückblicken, als wissenschaftliches Fach ist sie jedoch noch eine recht junge Disziplin, die aus einer Fülle äußerst heterogener Einflüsse anderer Fachdisziplinen hervorgegangen ist (DiClemente und Raczynski 2000). De facto ist Prävention sowohl als Praxisfeld wie als Gegenstand der Forschung ein **multidisziplinäres Gebiet**, das von der Medizin, von technischen Disziplinen wie auch von den Verhaltenswissenschaften geprägt wurde. In der daraus resultierenden Vielfalt theoretischer Ansätze, von Forschungsmethoden und Praxiskonzepten liegt einerseits ein großes Potenzial und eine Stärke der Prävention, andererseits führt die immer noch mangelnde Integration dieser unterschiedlichen Herangehensweisen zum Teil dazu, dass das Fach nach außen **ein wenig trennscharfes Profil** vermittelt und von vielen Professionen und Interessengruppen zu den unterschiedlichsten Zwecken beansprucht wird. Eine wichtige Aufgabe für die Zukunft wird daher darin bestehen, über eine verstärkte inhaltliche Auseinandersetzung der beteiligten Akteure aus den unterschiedlichen Wissenschaftsdisziplinen und Praxisfeldern dem Fach die **genuin interdisziplinäre Identität** zu verschaffen, die es benötigt, um auch zukünftig einen zentralen Beitrag zu Gesundheitsforschung, Gesundheitspraxis und Gesundheitspolitik leisten zu können.

Die Bedeutung, die der Prävention zukünftig gesellschaftlich beigemessen werden wird,

wird aber auch davon abhängen, inwieweit es gelingt, Belege für die Effektivität und Effizienz verschiedener präventiver Strategien und Methoden zu erbringen. Im letzen Jahrzehnt hat es hier deutliche Fortschritte gegeben. Für einige Teilbereiche (z.B. für präventive Interventionen gegen Stürze bei älteren Menschen, Gillespie et al. 2009, oder für Ansätze der schulischen Prävention von Tabakkonsum, Thomas und Perera 2009) liegen inzwischen aussagekräftige Befunde über die Effektivität verschiedener Strategien und Methoden vor. Trotzdem fällt auf, dass einschlägige Reviews zur wissenschaftlichen Befundlage in vielen wichtigen Bereichen der Prävention – als nur ein Beispiel sei hier die Prävention von Übergewicht genannt – zu dem Schluss kommen, dass es zu wenig vergleichbare und vor allem zu wenig methodisch hochwertige Studien gibt, um wirklich tragfähige Aussagen über die Effektivität oder gar die Effizienz präventiver Ansätze machen zu können (siehe Lemmens, Oenema, Klepp, Henriksen und Brug 2008; Summerbell et al. 2005). Evidenzbasierung von Interventionen ist jedoch die Voraussetzung für eine qualitätsgesicherte Praxis, nicht nur im Rahmen der Therapie, sondern auch der Prävention.

Prüfungsfragen

1. Nennen Sie bitte jeweils ein Beispiel für Primär-, Sekundär- und Tertiärprävention.
2. Was ist das Hauptziel der Primär- verglichen mit der Sekundär- und Tertiärprävention?
3. Ist das Legen eines Bypasses bei koronarer Herzerkrankung eine präventive oder eine kurative Maßnahme? Welche Argumente sprechen für die eine, welche für die andere Variante?
4. Welche Probleme können bei der Zuordnung einzelner präventiver Maßnahmen zu den drei Konzepten Primär-, Sekundär-, und Tertiärprävention auftreten? Erläutern Sie dies bitte an einem Beispiel.
5. Nach welchen Kriterien werden Zielgruppen für präventive Maßnahmen definiert?
6. Nennen Sie Vor- und Nachteile des Hochrisikoansatzes.
7. Was versteht man unter dem Begriff «Präventionsparadox»?
8. Was unterscheidet Verhaltens- von Verhältnisprävention? Nennen Sie bitte je ein typisches Beispiel.
9. Welches sind die am häufigsten eingesetzten Methoden in der Verhaltensprävention?

Zitierte Literatur

Albee, G.W./Ryan, K. (1998): An overview of primary prevention. Journal of Mental Health, 7, 441–449.

Becker, P. (1997): Prävention und Gesundheitsförderung. In R. Schwarzer (Hg.): Gesundheitspsychologie (2. völlig überarb. und erw. Aufl.). Göttingen: Hogrefe, 517–531.

Caplan, G. (1964): Principles of preventive psychiatry. New York: Basic Books.

Cowen, E.L. (1996): The ontogenesis of primary prevention: Lengthy strides and stubbed toes. American Journal of Community Psychology, 24, 235–249.

DiClemente, R.J./Raczynski, J.M. (1999): The importance of health promotion and disease prevention. In: J.M. Raczynski/R.J. DiClemente (Eds.): Handbook of health promotion and disease prevention. New York: Kluwer Academic, 3–9.

Franzkowiak, P. (2004): Prävention. In Bundeszentrale für Gesundheitliche Aufklärung (Hg.): Leitbegriffe der Gesundheitsförderung. Glossar zu Konzepten, Strategien und Methoden in der Gesundheitsförderung (5. Aufl.). Schwabenheim: Fachverlag Peter Sabo, 179–180.

Froom, P./Benbassat, J. (2000): Inconsistencies in the classification of preventive interventions. Preventive Medicine, 31, 153–158.

Gillespie, L.D./Robertson, M.C./Gillespie, W.J./Lamb, S.E./Gates, E./Cumming, R.G./Rowe, B.H. (2009): Interventions for preventing falls in older people living in the community. Cochrane Systematic Reviews, April 15(2): CD007146.

Gordon, R.S. (1983): An operational classification of disease prevention. Public Health Reports, 98, 107–109.

Jha, P./Chaloupka, M.C./Jacob, B. (2006): Reducing the burden of smoking world-wide: Effectiveness of interventions and their coverage. Drug and Alcohol Review, 25, 597–609.

Laaser, U./Hurrelmann, K. (2006): Gesundheitsförderung und Krankheitsprävention. In: K. Hurrelmann/U. Laaser/O. Razum (Hg.): Handbuch Gesundheitswissenschaften. Weinheim: Juventa, 749–780.

Lemmens, V.E./Oenema, A./Klepp K.I./Henriksen, H.B./Brug, J. (2008): Obesity Reviews, 9(5), 446–455.

Leppin, A. (2006): Zielgruppenspezifische Prävention. In: J. Haisch/K. Hurrelmann/T. Klotz (Hg.): Medizinische Prävention und Gesundheitsförderung. Bern: Huber, 17–24.

McAlister, F.A./Lawson, F.M.E./Teo, K.K./Armstrong, P.W. (2001): Randomised trials of secondary prevention programmes in coronary heart disease: systematic review. British Medical Journal, 323, 957–962.

McKenzie, J.F./Neiger, B.L./Smeltzer J.L. (2005): Planning, implementing and evaluating health promotion programs (4th Ed.). San Francisco: Pearson.

Minkler, M./Wilson, N./Wallerstein, N.B. (2008): Improving health through community organization and community building. In K. Glanz/B.K. Rimer/K. Viswanath (Eds.): Health Behavior and Health Education: Theory, Research and Practice. San Francisco: Jossey Bass, 287–312.

Mrazek, P.J./Haggerty, R.J. (1994): Reducing risks for mental health disorders: Frontiers for preventive intervention. Washington, DC: National Academy Press.

Niehoff, J.U. (2002): Leitbilder der Prävention seit den 1970er Jahren. In S. Stöckel/U. Walter (Hg.): Prävention im 20. Jahrhundert. Weinheim: Juventa, 218–230.

Rose, G./Khaw, K-T./Marmot, M. (2008): Rose's strategy of preventive medicine. Oxford: Oxford University Press.

Schwarzer, R. (2004): Psychologie des Gesundheitsverhaltens: Einführung in die Gesundheitspsychologie. Göttingen: Hogrefe.

Summerbell, C.D./Waters, E./Edmunds, L.D./Kelly, S./Brown, T./Campbell, K.J. (2005): Interventions for preventing obesity in children. Cochrane Database Systematic Reviews, July 20(3); CD001871.

Thomas, R./Perera, R. (2009): School-based programmes for preventing smoking. Cochrane Database Systematic Reviews, July 19(3); CD001293.

Trojan, A. (2002): Prävention und Gesundheitsförderung. In P. Kolip (Hg.): Gesundheitswissenschaften. Weinheim: Juventa, 195–228.

U.S. Preventive Services Task Force (1996): Guide to clinical preventive services (2nd Ed.). Baltimore: Williams und Wilkins.

von Troschke, J. (2002): Das Risikofaktorenmodell als handlungsleitendes Paradigma der Prävention in Deutschland. In S. Stöckel/U. Walter (Hg.): Prävention im 20. Jahrhundert. Weinheim: Juventa, 190–203.

Walter, U./Schwartz, F.W. (2003): Prävention. In: F.W.Schwartz et al. (Hg.): Das Public Health Buch (2. Aufl.). München: Urban und Fischer, 189–214.

Walter, U./Stöckel, S. (2002): Prävention und ihre Gestaltung vom Kaiserreich bis zur Jahrtausendwende. In S. Stöckel/U. Walter (Hg.): Prävention im 20. Jahrhundert. Weinheim: Juventa, 273–300.

Weissberg, R.P./Kumpfer, K.L./Seligman, M.E.P. (2003): Prevention that works for children and youth. American Psychologist, 58, 425–432.

Leseempfehlungen

Becker, P. (1997): Prävention und Gesundheitsförderung. In R. Schwarzer (Hg.): Gesundheitspsychologie (2. völlig überarb. und erw. Aufl.). Göttingen: Hogrefe, 517–531.

Laaser, U./Hurrelmann, K. (2006): Gesundheitsförderung und Krankheitsprävention. In: K. Hurrelmann/U. Laaser/O. Razum (Hg.): Handbuch Gesundheitswissenschaften. Weinheim: Juventa, 749–780.

Rose, G./Khaw, K-T./Marmot, M. (2008): Rose's strategy of preventive medicine. Oxford: Oxford University Press.

Stöckel, S./Walter, U. (Hg.) (2002): Prävention im 20. Jahrhundert. Historische Grundlagen und aktuelle Entwicklungen in Deutschland.

Walter, U./Schwartz, F.W. (2003): Prävention. In: F.W.Schwartz et al. (Hg.): Das Public Health Buch (2. Aufl.). München: Urban und Fischer, 189–214.

4 Konzepte und Strategien der Gesundheitsförderung

Thomas Altgeld und Petra Kolip

Was ist Gesundheitsförderung?

Gesundheitsförderung und Prävention[1] verfolgen ähnliche Ziele: Beiden ist gemeinsam, dass sie die Gesundheit von Individuen und Bevölkerungsgruppen fördern wollen und anders als Kuration, Rehabilitation und Pflege nicht nur beim Auftreten von Krankheiten als Interventionen relevant werden. Aber während präventives Denken im Sinne einer Verhinderung von Krankheiten und Störungen seit Etablierung der Präventivmedizin gut in der Medizin verankert ist, ist die Perspektive der Gesundheitsförderung für die Medizin noch Neuland und ungewohnt, weil hier zahlreiche Akteure außerhalb der Medizin das Feld gestalten. Die Begriffe Gesundheitsförderung und Prävention werden häufig synonym benutzt, hinter ihnen stehen aber ganz unterschiedliche Konzepte und Strategien, weil auch die Hintergründe und Traditionen unterschiedliche sind. Während die Krankheitsprävention eng an Epidemiologie und Verhaltensmedizin gebunden ist und mit medizinischen Grundkonzepten Aktionsfelder auch im nicht-medizinischen Bereich sucht (z.B. die Schule für die Suchtprävention oder Sexualaufklärung), hat die Gesundheitsförderung eine Verbindung zu sozialen Bewegungen und ihre – sozialwissenschaftlich fundierten – Grundkonzepte der Partizipation und des Empowerments und der Gestaltung gesundheitsförderlicher Lebensverhältnisse fokussieren auf Lebenswelten. Die Medizin spielt aus diesem Grund hier eher eine Nebenrolle.

Im Folgenden wollen wir zunächst die unterschiedlichen Philosophien und Prinzipien unter Rückgriff auf das Salutogenesemodell von Antonovsky (1979, 1987) erläutern, ehe wir anschließend den historischen Kontext des Konzepts darstellen und die Kernstrategien der Gesundheitsförderung benennen. Dem Settingansatz, also der Arbeit in und mit sozialen Kontexten, kommt besondere Bedeutung zu; deshalb widmen wir ihm den Schwerpunkt des Beitrags, indem wir an zwei Beispielen – Krankenhaus und Schule – verdeutlichen, wie Gesundheitsförderungskonzepte konkret umgesetzt werden. Ein Blick wird am Ende des Beitrags auf die politischen und rechtlichen Rahmenbedingungen geworfen.

Definitionen und Konzepte der Gesundheitsförderung und Prävention

Im Folgenden wird zur Verdeutlichung der Unterschiede ein Rahmenmodell von Gesundheit und Krankheit zugrunde gelegt, das vom Medizinsoziologen Aaron Antonovsky entwickelt wurde und unter der Bezeichnung «**Salutogenese**»[2] die Diskussion um die Verhinderung von Krankheit und Förderung von Gesundheit und Wohlbefinden entscheidend geprägt hat (Antonovsky 1979, 1987). Antonovsky stellte die Krankheits- und Risikoorientierung der Medizin in Frage, da Individuen ständig Risiken

---

1 Wenn im Folgenden von «Prävention» die Rede ist, meint dies immer Primärprävention, also die Reduzierung von Risiken gefährdeter Gruppen (zur Unterscheidung von Primär-, Sekundär- und Tertiärprävention vgl. Kap. 3).

2 Der Neologismus «Salutogenese» wurde von Antonovsky als Gegenbegriff zur Pathogenese geprägt und meint die Entstehung und Aufrechterhaltung von Gesundheit.

ausgesetzt sind, die die körperliche und psychische Gesundheit gefährden. Die relevante Frage ist nach Antonovsky nicht, was macht Menschen krank, sondern, **was hält Menschen trotz Risiken und Belastungen gesund**. Im salutogenetischen Modell werden Gesundheit und Krankheit als die **zwei Pole eines Kontinuums** konzipiert, auf dem Menschen ständig die Position wechseln. Ob jemand stärker in Richtung des Gesundheitspols oder in Richtung des Krankheitspols geht, hängt einerseits von der Zahl und Qualität der Risiken, andererseits von den personalen und sozialen **Schutzfaktoren** und Ressourcen ab (vgl. Kolip 2003), über die ein Mensch verfügt und die in der Lage sind, die Wirkung von Risiken abzumildern. Unterschieden werden Schutzfaktoren und Ressourcen auf personaler Ebene, also z.B. Selbstwertgefühl, Selbstwirksamkeitserwartung, internale Kontrollüberzeugung, aber auch ein stabiles Immunsystems, und auf sozialer Ebene z.B. ein emotional tragendes soziales Netzwerk und soziale Unterstützung, aber auch ein stabiles Sozialsystem.

Kennzeichnend für die Gesundheitsförderung ist, dass sie die Determinanten der Gesundheit verändern will. Insbesondere den sozialen Determinanten wird, vor allem in der britischen Diskussion, verstärkt Aufmerksamkeit geschenkt. Hierzu zählen u.a. soziale Ungleichheit, Arbeitslosigkeit, soziales Kapital, frühkindliche Entwicklung und gesundheitsschädliche Arbeitsbedingungen (WHO 2010; Marmott und Wilkinson 2006). Legt man dieses Rahmenmodell zugrunde, so lässt sich zur Unterscheidung von Gesundheitsförderung und Prävention Folgendes festhalten:

Prävention hat ihren Ausgangspunkt bei spezifizierten Krankheiten oder Störungen und hat das Ziel, diese Risiken zu minimieren oder gänzlich auszuschalten (Beispiele: Impfprogramme, Safer Sex- oder Suchpräventions-Kampagnen). Das zugrunde liegende Modell ist das Risikofaktorenmodell. Gesundheitsförderung setzt an den Schutzfaktoren (auch: Ressourcen) an und will diese fördern (Beispiele: Lebenskompetenzprogramme, die das Selbstwertgefühl und die Problemlösekompetenzen von Kindern steigern sollen, oder gesundheitsförderliche Organisationsentwicklung). Sie hat das Ziel, die Gesundheit und das Wohlbefinden zu steigern. Das zugrunde liegende Modell ist das **Salutogenesemodell**.

Völlig trennscharf sind die Strategien in der Praxis nicht, wie sich am Beispiel der Suchtprävention zeigen lässt. Moderne Suchtpräventionsprogramme, z.B. schulische Interventionsmaßnahmen im Kindes- und frühen Jugendalter, beinhalten mittlerweile beides: Präventionselemente (z.B. Widerstand gegen Gruppendruck im Zusammenhang mit Alkohol und Tabak stärken oder das Wissen über die Wirkungen und Nebenwirkungen von Suchtmitteln vergrößern) und Gesundheitsförderung (Steigerung von Lebenskompetenzen; für ein Beispiel siehe Bühler und Heppekausen 2005). Prävention und Gesundheitsförderung lassen sich nicht gegeneinander ausspielen, sondern müssen sich ergänzen (vgl. Walter et al. 2012). Aber auch wenn in zahlreichen Maßnahmen beide Elemente vertreten sind, so ist die **konzeptionelle Trennung** von Gesundheitsförderung und Prävention bedeutsam, da sich die Blickrichtung und Strategien unterscheiden.

Gesundheitsförderung ist nicht eine andere Facette der Prävention oder gar mit ihr identisch, sondern impliziert einen radikalen **Perspektivenwechsel**, der nicht die Krankheiten in den Blick nimmt, sondern die Determinanten für Gesundheit und Wohlbefinden. Kenneth R. Ginsburg bringt diesen Perspektivenwechsel am Beispiel der Zielrichtung gesundheitsbezogener Interventionen im Jugendalter auf den Punkt: «Is our ultimate goal really to prevent adolescents from behaving in antisocial or dangerous manners? Or is our vision to facilitate the development of individuals who are well prepared to be creative, responsible, and productive humans?» (Ginsburg 2003, 167).

Quer zur Unterscheidung von Prävention und Gesundheitsförderung liegt eine weitere Differenzierung: Gesundheitsbezogene Interventionen können entweder am **Individuum** ansetzen, etwa über die Stärkung des Selbstwertgefühls (Gesundheitsförderung) oder über die Ermunterung zum Tragen eines Fahrradhelms (Prävention). Sie können aber auch am **sozialen Umfeld** oder den **gesellschaftlichen oder recht-**

lichen Rahmenbedingungen ansetzen, z.B. durch Schaffung anregender Lernumwelten in der Schule (Gesundheitsförderung) oder Einrichtung rauchfreier Bahnhöfe (Prävention). Für diese Unterscheidung hat sich das Begriffspaar **Verhaltens- versus Verhältnisprävention** etabliert. Diese Begriffe sind aber verwirrend, denn die Unterscheidung lässt sich nicht nur auf Präventionsmaßnahmen, sondern auch auf Gesundheitsförderung anwenden (Altgeld 2012).

Gesundheitsförderung verfolgt somit das Ziel, über die **Stärkung von Ressourcen** die Gesundheit der Bevölkerung zu verbessern. Ansatzpunkte sind entweder **Individuen**, die befähigt werden sollen, durch selbstbestimmtes Handeln ihre Gesundheitschancen zu erhöhen oder die sozialen, ökologischen und ökonomischen **Rahmenbedingungen**. Gesundheitsförderung ist dann besonders wirkungsvoll, wenn verhaltensbezogene und verhältnisbezogene Interventionsmaßnahmen miteinander kombiniert werden.

In die Planung von Gesundheitsförderungsprogrammen fließt eine Vielzahl von Erkenntnissen mit ein, die in verschiedenen **Human- und Sozialwissenschaften** gewonnen wurde, insbesondere Forschungsergebnisse und Modelle aus der Public-Health-Forschung, der Arbeitswissenschaft und der Organisationsentwicklung, aber auch der Gesundheitspsychologie (z.B. bei der Entwicklung von Maßnahmen zur Förderung sozialer Unterstützung und sozialer Netzwerke) und der Architektur.

Verglichen mit Präventionsmaßnahmen, die sich auf spezifische Risiken richten, scheinen Gesundheitsförderungsansätze auf der theoretischen Ebene weniger konkret zu sein. Sie setzen an den **Ressourcen** wie persönlichen Kompetenzen oder sozialen Netzwerken an, wirken indirekt über die Modifikation von Gesundheitsdeterminanten, und den Interventionen liegt häufig ein komplexes Wirkungsgefüge zugrunde. Aber in der Umsetzung vor Ort werden diese Strategien sehr schnell konkret, weil sie der Vielfalt von Lebenslagen und Lebensumfeldern gerechter werden als Programme, die genau diese Rahmenbedingungen nicht aufgreifen und so sehr schnell quasi programmimmanent «schwer erreichbare Zielgruppen» produzieren (beispielsweise erreichen viele Adipositaspräventionsprogramme nur Frauen mit einem höheren Bildungsniveau) (Altgeld 2007).

Ungewohnt aus medizinischer Perspektive ist zudem, dass sich Gesundheitsförderungsmaßnahmen nicht auf den Gesundheitsbereich begrenzen lassen. Vielmehr sind hieran zahlreiche Akteure beteiligt, da **Gesundheitsförderung eine intersektorale Aufgabe** ist, die den Bildungsbereich, die Stadt- und Verkehrsplanung und die Jugendarbeit, um nur einige zu nennen, einschließt (Kolip 2003). Dies macht Gesundheitsförderung zu einer komplexen Aufgabe. Der **Wirksamkeitsnachweis** ist deshalb eine methodische Herausforderung, für die aber in jüngster Zeit Modelle und Instrumente entwickelt wurden, die der Komplexität und Dynamik von Gesundheitsförderung auch in der Methodik Rechnung tragen (Kolip 2006; Kolip und Müller 2009; siehe auch den Beitrag von Kolip in diesem Band).

Eine stärkere partizipative Ausrichtung der Prävention sowie eine höhere Priorität der Kontextbeeinflussung würde verbunden mit einer ausreichenden Qualitätssicherung die bisherigen Präventionsaktivitäten vom Kopf quasi auf die Füße stellen und damit auch das vermutete gesundheitsökonomische Potenzial der Prävention endlich realisieren. Das entscheidende Kriterium für erfolgreiche Gesundheitsförderungs- und Präventionsansätze ist eine frühzeitige Beteiligung der anvisierten Zielgruppen. Gerade weil Gesundheit und Gesundheitsverhalten eine höchst individuelle Angelegenheit darstellen und subjektive Gesundheitsbegriffe bei jedem Einzelnen anders aussehen, kommt man mit wissensbasierten Präventionsansätzen, die Verhaltensänderungen in heterogenen Alltagssituationen ganz unterschiedlicher Individuen auslösen sollen, nicht weiter. Ein frühzeitiger Einbezug der Zielgruppen schon in die Problemdefinition muss der Goldstandard für Präventions- und Gesundheitsförderungsprogramme werden. Je frühzeitiger die Zielgruppen partizipieren an der Programmgestaltung, desto niedriger sind die Schwellen der Inanspruchnahme und Veränderung von gesundheitsbezogenen Verhaltensweisen.

Bereits 1994 haben Kühn und Rosenbrock auf eine gewisse Selektion von Präventionsprogrammen hingewiesen: «Es lassen sich Regelmäßigkeiten einer «Zuchtwahl» von Präventionskonzepten erkennen. Die soziale Umwelt selektiert und mutiert präventive Ideen, Ansätze und Konzepte in einer Weise, in der die Angepasstesten überleben» (Kühn und Rosenbrock 1994, S. 40). Diese «Zuchtwahl» angepasster, leicht realisierbarer Präventions- und Gesundheitsförderungsprogramme für besser gestellte Bevölkerungsgruppen zeigt, dass in der Gesundheitspolitik nach wie vor ein verkürztes, individualistisches Präventionsverständnis herrscht, das sich am Bildungsbürgertum orientiert, und kein partizipativer Gesundheitsförderungsbegriff, der sich am Alltag der adressierten Individuen ausrichtet und genau diese Gruppen schon in die Themenauswahl einbezieht.

Geschichte der Gesundheitsförderung

Bei der Etablierung der Gesundheitsförderungsidee hat die **Weltgesundheitsorganisation** (WHO) eine Schlüsselrolle eingenommen. In den 1980er-Jahren setzte die WHO neue Akzente in der eigenen Arbeit und fokussierte auf Gesundheitsförderung (Altgeld und Kickbusch 2012). Die **Ottawa-Charta** zur Gesundheitsförderung, die von der ersten internationalen Konferenz der Weltgesundheitsorganisation am 21. November 1986 verabschiedet wurde, gilt als Kristallisationspunkt für ein neues Gesundheitsverständnis und als Startsignal für Gesundheitsförderungsstrategien auf internationaler und nationaler Ebene. Sie greift die Ideen unterschiedlicher sozialer Bewegungen (Umweltbewegung, Bürgerrechtsbewegung) und medizinkritischer Diskussionen (z.B. McKeown 1979; Illich 1977) auf und bündelt sie in einem programmatischen Papier.

Die Weltgesundheitsorganisation selbst hatte zwar in ihrer Verfassung von 1946 bereits eine erweiterte Definition von Gesundheit formuliert: nämlich den «Zustand des vollständigen körperlichen, geistigen und sozialen Wohlbefindens und nicht des Freiseins von Krankheit und Gebrechen» (Franzkowiak und Sabo 1993, S. 60). Aber dies hatte bis Ende der 1970er-Jahre kaum Einfluss auf die Ausgestaltung der Programme der Weltgesundheitsorganisation. Bis 1978 (Verabschiedung der Deklaration von Alma Ata zur Primären Gesundheitsversorgung) ließ sich innerhalb der Prävention und der klassischen Gesundheitserziehung, wie sie von der WHO und anderen Organisationen gestaltet wurde, eine starke Krankheitsorientierung feststellen.

Erst mit der Ottawa-Charta, die 1986 auf der 1. Internationalen Gesundheitsförderungskonferenz verabschiedet wurde, wird die Krankheitsorientierung traditioneller Präventions- und Gesundheitserziehungsprogramme endgültig aufgegeben und ein Programm unter der Leitfrage «Wie lässt sich Gesundheit herstellen?» entwickelt. Gesundheit wird nicht länger als utopisches Ziel und als Aufgabe von Expertinnen und Experten definiert, sondern als Prozess, der in den konkreten Lebenszusammenhängen abläuft.

In der Gesundheitsförderungsprogrammatik spielen auch Fragen und Strategien zur Herstellung gesundheitlicher Chancengleichheit eine wichtige Rolle (Altgeld und Walter 1997, S. 14ff.). Die WHO betont damit den politischen Impetus der Gesundheitsförderung, die einen Beitrag zum **Abbau gesundheitlicher Ungleichheit** leisten soll.

Für die Weiterentwicklung der Gesundheitsförderungsprogrammatik waren die Empfehlungen der nachfolgenden internationalen Konferenzen zur Gesundheitsförderung (Adelaide 1988, Sundsvall 1991, Jakarta 1997, Mexiko 2000, Bangkok 2005 und Nairobi 2009) wesentlich. Dabei werden die in der Ottawa-Charta benannten **Kernstrategien** weiter ausdifferenziert. In den Empfehlungen von Adelaide 1988 etwa wird hervorgehoben, dass für traditionelle Bevölkerungsgruppen, ethnische Minderheiten und MigrantInnen ein **gleichberechtigter Zugang zu Gesundheitsdiensten** zu sichern ist. Ebenso sollte die Eigenständigkeit ihrer jeweiligen (Gesundheits-) Kulturen berücksichtigt werden. In der Stellungnahme der 3. Internationalen Konferenz für gesundheitsförderliche Lebenswelten in Sundsvall (1991) wird eine **Verknüpfung zum Umweltbereich** hergestellt. Dabei wird der Zusammenhang zwischen einer sich verschlechternden Umweltsituation, zunehmender Armut bestimmter Bevölkerungsgruppen und den gesundheitlichen Folgen deutlich herausgestellt. Außerdem finden sich hier auch erstmals deutliche Aussagen zur **Chancenungleichheit zwi-**

schen den Geschlechtern. Die Unterdrückung und sexuelle Ausbeutung von Frauen sowie deren Diskriminierung auf dem Arbeitsmarkt und anderen gesellschaftlichen Gebieten wird in der Erklärung verurteilt, und Maßnahmen zu ihrer Vermeidung werden eingefordert (Franzkowiak und Sabo 1993, S. 119). In der Erklärung der Gesundheitsminister von Mexiko 2000 wird die Ausarbeitung von **nationalen Aktionsplänen zur Gesundheitsförderung** gefordert und in Bangkok 2005 die globale Perspektive von Gesundheit hervorgehoben. In dem Abschlussdokument der Konferenz in Nairobi wird eine stärkere Implementierung von Gesundheitsförderungsansätzen insbesondere im Hinblick auf die sozialen Determinanten von Gesundheit nachdrücklich angemahnt und eine eher kritische Bilanz der bisherigen Aktivitäten auf diesem Feld durch Regierungen gezogen.

In Deutschland hat die Verabschiedung der Ottawa-Charta einen für ein gesundheitspolitisches Dokument ungewöhnlichen «enthusiastischen Aufbruch» (Badura 1997, S. 29) ausgelöst. Sie wurde als «Kern des **New Public Health** und als Markenzeichen innovativer Reformpolitik gefeiert» (ebd.). Aber erst seit Ende der 1990er-Jahre wurden Anstrengungen unternommen, die Gesundheitsförderungsprogrammatik in die nationale Gesundheitspolitik zu implementieren.

Kernstrategien der Gesundheitsförderung

In der Ottawa-Charta wird Gesundheitsförderung definiert als «Prozess, allen Menschen ein höheres Maß an Selbstbestimmung über ihre Gesundheit zu ermöglichen und sie damit zur Stärkung ihrer Gesundheit zu befähigen» (WHO 1986). Individuen und Gruppen sollen ihre Bedürfnisse wahrnehmen und ihre Lebensumstände verändern können.

Der Ansatz der Ottawa-Charta versteht sich als emanzipatorisch – das Schlüsselwort lautete «**Empowerment**» – und politisch, denn das Ziel war und ist es, gesundheitsförderliche Rahmenbedingungen (Lebenswelten) zu schaffen, um mehr Chancengleichheit zu erlangen. Durch die Ottawa-Charta ziehen sich zwei Leitgedanken:

Gesundheitsförderung als Aufgabe aller Politikbereiche (Intersektoralität: Gesundheitsförderung wird als Querschnittsaufgabe gefasst) sowie Stärkung der Kompetenzen, die es Individuen und Gruppen ermöglichen, ihre Bedürfnisse wahrzunehmen, die eigenen Stärken zu erkennen und Einfluss auf ihre Lebensumwelt auszuüben (Altgeld und Kickbusch 2012).

Als Grundsatzdokument bleibt die Ottawa-Charta notwendigerweise in vielen Formulierungen abstrakt. Deshalb wurde flankierend dazu das **Konzept der gesundheitsfördernden Settings** durch die Weltgesundheitsorganisation erarbeitet und ebenfalls 1986 wurde das Gesunde-Städte-Netzwerk gegründet. In den Prinzipien der «Gesunden Stadt» wird der Setting-Ansatz erstmals umgesetzt: «Ein Setting ist ein Sozialzusammenhang, der relativ dauerhaft und auch seinen Mitgliedern auch subjektiv bewußt ist. Dieser Zusammenhang drückt sich aus durch formale Organisation (z.B. Betrieb, Schule), regionale Situation (z.B. Kommune, Stadtteil, Quartier), gleiche Lebenslage (z.B. Rentner/Rentnerinnen, gemeinsame Werte und Präferenezen (z.B. Religion, sexuelle Orientierung) bzw. durch eine Kombination dieser Merkmale. ... Der Settingansatz fokussiert die Lebenswelt der Menschen und damit die Rahmenbedingungen, unter denen Menschen leben, lernen, arbeiten und konsumieren» (Rosenbrock und Hartung, 2011, S. 497).

Dieser Ansatz erlaubt es, sehr kleinräumige Strategien passgenau für das jeweilige soziale System in seinem Sozialraum zu entwickeln, wobei die Grundannahmen, die Qualitätsmerkmale und Kernroutinen der gesundheitsfördernden Settingarbeit stets gleich bleiben, aber die Vorarbeiten, die Art und Anzahl der einzubeziehenden Personen variieren können. Der Begriff der «Lebenswelten», der beispielsweise von der Gesundheitspolitik versucht wurde als leichter verstehbaren Fachbegriff in die deutsche Diskussion einzuführen, gibt diese Aspekte des englischen Settingbegriffs zu wenig wieder.

Der Settingansatz stellt die wichtigste Umsetzungsstrategie der Gesundheitsförderung dar. Ihm liegt die Idee zugrunde, dass Gesundheit kein abstraktes Ziel ist, sondern im Alltag hergestellt und aufrechterhalten wird. Gesundheitsförderung muss im Lebensalltag ansetzen. Die Fokussierung auf definierte Sozialräume, sei es das Quartier, der Betrieb, die Schule oder das Krankenhaus, ermöglicht es, die Zielgruppen und Akteure genauer zu bestimmen, adäquate Zugangswege zu definieren und die vorhandenen Ressourcen zu nutzen.

Im Unterschied zur traditionellen Gesundheitserziehung werden innerhalb des Settingansatzes nicht der einzelne Mensch und sein individuelles Verhalten in den Vordergrund der Interventionen und Maßnahmen gestellt, sondern das soziale System selbst. Dabei können dennoch einzelne Gesundheitsprobleme oder -risiken fokussiert werden, z.B. innerhalb von Gesunde-Stadt-Projekten die Verkehrssituation oder der Impfstatus bestimmter Bevölkerungsgruppen. Der Settingansatz ermöglicht es zudem, **verhaltens- und verhältnisbezogene Maßnahmen** miteinander zu verbinden. Fast alle Settingansätze wurden unter Beteiligung der WHO konzeptionell vorbereitet und innerhalb von internationalen Gesundheitskonferenzen über modellhafte Netzwerke gestartet. Maßgeblich für diesen Start waren eine definierte Grundsatzprogrammatik und eine Selbstverpflichtung von Akteuren zur Erprobung des Ansatzes in ihrem jeweiligen Setting. Auf diese Weise wurden folgende Settings für die Gesundheitsförderung erschlossen:
- gesunde Städte
- gesundheitsfördernde Schulen
- gesundheitsfördernde Betriebe
- gesundheitsfördernde Krankenhäuser
- gesunde Regionen
- gesundheitsfördernde Gefängnisse
- gesundheitsfördernde Hochschulen.

Die Reichweite der jeweiligen Settingansätze ist unterschiedlich groß. Vor allem innerhalb der Bereiche Schule und Betrieb sind vielfältige Aktivitäten zu verzeichnen. Bundesweit reichen die Aktivitäten der Schulen von der klassischen Gesundheitserziehung, z.B. in Form von Unterrichtseinheiten, über themenspezifische Gesundheitsförderungsprojekte bis hin zu verhaltens- und verhältnisbezogenen Setting-Projekten. Eine Studie der Bundesanstalt für Arbeitsschutz und Arbeitsmedizin ermittelte 2008 bundesweit rund 14 % aller Schulen, bei denen ein Arbeiten nach dem Settingansatz erfolgt (Paulus und Witteriede 2008). Dagegen sind innerhalb des Deutschen Gesunde Städte-Netzwerkes nur 64 Kommunen engagiert, allerdings fast alle deutschen Großstädte. Einige Settingansätze haben formalisierte Aufnahmekriterien, Netzwerkstrukturen und Geschäftsstellen aufgebaut (z.B. Gesundheitsfördernde Krankenhäuser), andere sind eher in weniger verbindlichen Strukturen miteinander vernetzt (z.B. Gesundheitsfördernde Betriebe und Gesundheitsfördernde Hochschulen).

Für fast alle Settingansätze wurden **Qualitätskriterien** definiert, die vor allem auf Struktur- und Prozessqualität setzen. Die **Ergebnisqualität** aller genannten Settingansätze ist bislang zu wenig erforscht worden. Erst in jüngster Zeit nimmt auch in Deutschland die Diskussion um die Effekte bevölkerungs- oder gemeindebezogener Interventionen an Fahrt auf. Die Evaluation settingorientierter Gesundheitsförderung konnte beispielsweise im Rahmen des nationalen Aktionsplans der Bundesregierung «IN FORM – Deutschlands Initiative für gesunde Ernährung und mehr Bewegung» durch die Entwicklung von Instrumenten und Handlungsempfehlungen verbessert werden (vgl. Kolip et al. 2013; siehe auch Kolip in diesem Band). Die im folgenden Kapitel ausgewählten Beispiele sollen die Komplexität und die Zielsetzungen des Settingansatzes illustrieren.

Praxis der Gesundheitsförderung in ausgewählten Settings

Gesundheitsfördernde Krankenhäuser

Der Settingansatz des «Gesundheitsfördernden Krankenhauses» ist letztlich eine **Weiterentwicklung der betrieblichen Gesundheitsförderung**, die den besonderen Rahmenbedingungen in Krankenhäusern Rechnung trägt. Er eröffnet im gesamten Krankenhausbereich Möglichkeiten der Entwicklung gesundheitsorientierter Perspektiven, Ziele und Strukturen. Die Kernprinzipien der **Partizipation aller relevanten Gruppen** im Setting werden hier ebenfalls angewandt, d.h. die Beschäftigten (aller Professionen) genauso einbezogen wie Patienten und Patientinnen sowie deren Angehörige. Es geht um den Abbau von Gesundheitsrisiken und die Stärkung von Gesundheitspotenzialen für alle genannten Gruppen. Dies wird erreicht, indem Handlungsbedarfe gemeinsam ermittelt und Routinen verändert werden (vgl. Müller et al. 1997).

1997 wurden auf der «5. Internationalen Konferenz Gesundheitsfördernder Krankenhäuser» in Wien die Ergebnisse eines 1993 gestarteten Modellversuches der Weltgesundheitsorganisation in den «**Wiener Empfehlungen**» zusammengefasst. Diese stellen die Grundlagen und die Handlungsstrategien des gesundheitsfördernden Krankenhauses dar. Die Wiener Empfehlungen zu Gesundheitsfördernden Krankenhäusern halten einführend die **Zielstellungen für ein gesundheitsförderndes Krankenhaus** fest. Ein Gesundheitsförderndes Krankenhaus sollte demnach:

1. Menschenwürde, Gleichheit, Solidarität und berufliche Ethik fördern, wobei es die unterschiedlichen Bedürfnisse, Werte und Kulturen der verschiedenen Bevölkerungsgruppen anerkennt und berücksichtigt
2. orientiert sein an Qualitätsverbesserung, am Wohlbefinden der Patienten, Angehörigen und Mitarbeiter sowie am Schutz der Umwelt und an der Entwicklung der Potenziale des Krankenhauses hin zu einer «lernenden Organisation»
3. sich an einem holistischen Konzept von Gesundheit und Krankenversorgung orientieren und nicht nur kurative Dienstleistungen anbieten; den einzelnen Menschen sowohl als Leistungserbringer wie auch als Patient oder Angehöriger mehr in den Mittelpunkt stellen, Heilungsprozesse fördern und Patienten dabei unterstützen, Verantwortung für ihren Gesundungsprozess bzw. für ihre Gesundheit mit zu übernehmen
4. die effiziente bzw. kosteneffektive Nutzung von Ressourcen nach Maßgabe ihres Beitrages zur Verbesserung der Gesundheit gewährleisten
5. sich soweit wie möglich mit anderen Ebenen des gesundheitlichen Versorgungssystems vernetzen und aktiv mit anderen Einrichtungen und Institutionen in der lokalen Umgebung kooperieren.
(http://www.dngfk.de/fileadmin/user_upload/ website/dngfk/Grundsatzdokumente/1997_ Wiener-Empfehlungen.pdf, Zugriff 5/2013)

Diese eher weit gefassten Zielstellungen legen in der konkreten Umsetzung dann häufig einen Schwerpunkt auf die **Verbesserung der Kommunikation, Information und Ausbildung** im jeweiligen Krankenhaus beispielsweise durch (vgl. ebd.):

- Verbesserung der Kommunikation und Krankenhauskultur zur Förderung der Lebensqualität der Beschäftigten im Krankenhaus, um den Erfordernissen einer berufsgruppenübergreifenden Kooperation gerecht zu werden
- Verbesserung der Kommunikation zwischen den Beschäftigen des Krankenhauses und den Patientinnen und Patienten
- Verstärkung der Angebote und Qualität der Information, Kommunikation, Ausbildungs- und Trainingsprogramme für Patientinnen und Patienten sowie deren Angehörigen im Umgang mit Gesundheit und Krankheit
- Entwicklung einer «Corporate Identity» im Krankenhaus
- Verbesserung der Kommunikation und Zusammenarbeit mit bestehenden Gesundheits- und Sozialdiensten im kommunalen Umfeld, mit lokalen Initiativen der Gesundheitsförderung, Selbsthilfeeinrichtungen und anderen Organisationen mit dem Ziel der Optimierung der Schnitt- bzw. Nahtstellen zwischen verschiedenen Diensten und Akteuren des Gesundheitssektors
- Entwicklung von Informationssystemen, die nicht nur administrativen Zwecken dienen, sondern auch die gesundheitlichen Ergebnisse messen und darstellen.

Ein weiteres Handlungsfeld besteht in der gesundheitsförderlichen Organisationsentwicklung und im Projektmanagement, um bestehende Routinen und die Beteiligung aller davon Betroffenen zu verändern. Zudem wird die Ausbildung des Krankenhauspersonals in den für die Gesundheitsförderung relevanten Bereichen wie Aufklärung, Kommunikation, psychosoziale Fähigkeiten und Fertigkeiten sowie Management verstärkt vorangetrieben.

Heute gibt es über 800 Krankenhäuser, die auf dieser Basis in 20 nationalen und zehn regionalen Netzen in 23 europäischen Ländern organisiert sind. Das **Deutsche Netzwerk Gesund-**

heitsfördernder Krankenhäuser (DNGfK) wurde 1996 in Prien am Chiemsee gegründet. Deutschlandweit organisieren sich mittlerweile über 90 Krankenhäuser, Rehabilitations- und Pflegeeinrichtungen.

Krankenhäuser sind ein relevantes Setting zur Umsetzung einer ressourcenorientierten Gesundheitsförderung unter ganzheitlichen Gesichtspunkten. Es geht um eine gesundheitsförderliche Weiterentwicklung der Organisation Krankenhaus und die Veränderung von Kernroutinen. Einbezogen werden in die Umsetzung die Beschäftigten genauso wie Patientinnen und Patienten sowie deren Angehörige. Wesentliche Elemente sind die Verbesserung von Kommunikationsroutinen nach innen und außen, Qualifizierung des Personals insbesondere auch in «soft skills» sowie Veränderung von Routinen und Angeboten (z.B. die Krankenhausverpflegung oder die Dienstplanorganisation). Inhaltliche Anknüpfungspunkte und vergleichbare Ansätze lassen sich auch in der Qualitätssicherungsansätzen im Krankenhausbereich finden.

Gesundheitsfördernde Schulen

Gesundheitsbezogene Maßnahmen finden – z.B. in Form von **Gesundheitserziehung** – bereits seit Jahrzehnten im schulischen Kontext[3] statt. Diese Maßnahmen orientierten sich überwiegend am **Präventionsparadigma** und nutzen die Schule als Bildungseinrichtung, in der eine gesamte Bevölkerungsgruppe leicht zu erreichen ist. Gesundheitsförderung im oben definierten Sinne hingegen findet erst langsam Eingang in das Setting Schule. Eine Ursache hierfür ist darin zu suchen, dass die **Schnittstellen zwischen Bildungssektor und Gesundheitssektor** marginal sind. Gesetzlich geregelt sind nur die Gruppenprophylaxe zur Prävention von Zahnerkrankungen sowie die Schuleingangsuntersuchungen. Gesundheitsförderung spielt in den jeweiligen Schulgesetzen der Länder nur eine nachrangige Rolle.

Schule als soziales System mit seinen positiven wie negativen Auswirkungen auf die Gesundheit der dort lernenden und arbeitenden Menschen ist erst im Rahmen der Implementation des Setting-Ansatzes stärker ins Blickfeld geraten. Die Weltgesundheitsorganisation hat bereits 1991 auf der Grundlage der Europarat-Empfehlung von 1988 mit dem Aufbau eines **europaweiten Netzwerkes gesundheitsfördernder Schulen** begonnen. In Deutschland kann mittlerweile auf eine mehr als zwanzigjährige Erfahrung mit Modellen zur gesundheitsfördernden/gesunden Schule zurückgeblickt werden. Eine große Herausforderung bleibt in dem Ziel bestehen, die Qualität der schulischen Leistungen von der sozialen Herkunft zu entkoppeln.

Im Rahmen es Modellversuchs «**Gesund leben lernen**» sind in Niedersachsen Instrumente entwickelt worden, die diesen Herausforderungen gerecht werden. Ziele innovativer schulischer Gesundheitsförderung sind immer eng mit der Weiterentwicklung der Schule und der **Verbesserung ihrer Bildungsqualität** verbunden. Neben der klaren Orientierung an den Dimensionen der Schulentwicklung ist die Verminderung sozial bedingter Ungleichheit von Gesundheitschancen und -risiken ein wesentliches Ziel von «Gesund leben lernen» in Niedersachsen (vgl. Landesvereinigung für Gesundheit und Akademie für Sozialmedizin Niedersachsen e.V. 2008). Deshalb sind im ersten Schritt nur Grund-, Haupt- und Förderschulen aus Stadtteilen und Regionen mit erhöhtem Entwicklungsbedarf aufgenommen worden. Ein besonderes Gewicht wird auf die Verbesserung der **Gesundheit von Lehrkräften** gelegt, weil das Konzept davon ausgeht, dass zuerst deren Ressourcen gestärkt und Über- bzw. Fehlbelastungen abgebaut werden müssen, damit neue Kräfte zur Durchführung von Maßnahmen zur Gesundheitsförderung für und mit Schülerinnen und Schülern frei werden. Das Projekt folgt dem Settingansatz und den Prinzipien des betrieblichen Gesundheitsmanagements: Ganzheitlichkeit, Partizipation, Integration und Projektmanagement. Gesundheitsfördernde Schulentwicklung wird als

---

[3] Eine Besonderheit des deutschen Bildungssystems ist die im Grundgesetz der Bundesrepublik Deutschland festgelegte Länderzuständigkeit für das Bildungswesen: die sogenannte «Kulturhoheit der Bundesländer». Deshalb sind die meisten Maßnahmen eher bundeslandspezifisch und kaum bundeslandübergreifend angelegt.

Lernprozess aufgefasst, der strukturiert durchgeführt werden muss. Für das Management des Prozesses werden Steuerungsgruppen einrichtet. Bis 2013 wurden in Niedersachsen mehr als 200 Schulen aller Schulformen in diesem Projekt erreicht und auf dem Weg der gesundheitsfördernden Weiterentwicklung begleitet.

Diese **Steuerungsgruppen Gesundheit**, Gesundheitszirkel und schulinterne Befragungen von Lehrkräften sowie Schülerinnen und Schülern sind Instrumente, die von den Modellschulen gut angenommen werden und weitreichende Veränderungen von Organisationsroutinen ermöglichen. In welchen Feldern können Veränderungen im Sinne einer gesundheitsfördernden Organisationsentwicklung in Schulen ansetzen? Dies beginnt bei einer anderen Gestaltung des Unterrichts, z.B. der Erprobung **neuer Unterrichtsformen** oder der Aufnahme gesundheitsbezogener Elemente (Bewegungspausen oder Klassenfrühstück) in den Unterricht selbst und endet bei der Entwicklung eines Schulprogramms, in dem Gesundheitsförderung einen wichtigen Baustein darstellt. Außerdem spielt die Schulhof-, Klassenraum- und Gebäudegestaltung eine wesentliche Rolle bei der Veränderung von Schulleben. Dazu gehören Schulhöfe, die Bedürfnisse nach Bewegung und Kommunikation genauso befriedigen wie die nach Ruhe und Entspannung. Auch dem Stress- und Aggressionsabbau (z.B. über die Vermittlung einer gewaltfreien Streitkultur, Peermediationsansätze) sowie der Stärkung psychosozialer Kompetenzen kommt eine besondere Rolle zu. Die gesundheitsfördernde Schule ist aber nicht auf die Schulzeit und den geografischen Raum Schule begrenzt, sondern enthält ebenso eine **Öffnung in das kommunale Umfeld** und leistet Beiträge zu einer sinnvollen **Freizeitgestaltung**. Die Öffnung in das kommunale Umfeld wird als wechselseitiger Prozess organisiert, d.h. die Schule mobilisiert zusätzliche Ressourcen (z.B. von Firmen) und stellt gleichzeitig ihre Ressourcen (insbesondere Räume, vor allem Turnhallen) dem Stadtteil zur Verfügung.

Mit dem Setting-Ansatz soll es Schulen ermöglicht werden, Schulentwicklungsprozesse voranzutreiben, die den Lern- und Arbeitsplatz Schule gesundheitsfördernd gestalten. Einbezogen werden dabei sowohl die Schülerinnen und Schüler, die Lehrkräfte, die Väter und Mütter, das nicht unterrichtende Personal sowie das kommunale Umfeld der Schulen. Gesundheitsförderung kann bei der Gestaltung von Schulgebäuden beginnen und hört bei veränderten Interaktionsstrukturen zwischen Eltern, Schülerinnen und Schülern sowie Lehrkräften auf. Gerade die neueren Modellversuche im schulischen Sektor verknüpfen diese Aktivitäten mit dem übergeordneten Ziel, die Bildungsqualität der Schule zu steigern.

Politische und rechtliche Rahmenbedingungen der Gesundheitsförderung in Deutschland

Investitionen in Gesundheit und in Gesundheitsförderung finden in allen **gesellschaftlichen Subsystemen** statt. Wenn jedes Politikfeld irgendwie auch gesundheitsfördernd sein kann, diffundiert die Verantwortung für Gesundheit leicht, zumal Gesundheit als Entscheidungskriterium in anderen Politikfeldern (z.B. Wirtschafts-, Bildungs-, Städtebau- oder Familienpolitik) nicht explizit verankert ist. Die sogenannte «Gesundheitspolitik» selbst organisiert in den meisten westlichen Gesellschaften eher die Rahmenbedingungen der Krankenversorgung und einige eng daran gekoppelte Präventionsprogramme. Finanzierungswege und -quellen der Gesundheitsförderung sind deshalb nur schwer zu gewichten und umfassend zu beschreiben. Volkswirtschaftlich betrachtet haben Ausgaben für Gesundheitsförderung und Prävention im Gegensatz zu Gesundheitsausgaben einen nur geringen Stellenwert.

Der angelsächsische Begriff «**investment for health**» hat sich im deutschen Sprachraum nicht durchgesetzt. Hier wird in der Regel über die stetig wachsenden Kosten der Gesundheitsversorgung diskutiert, nicht aber über Investitionen in Gesundheit. Dies macht auch die nachrangige Stellung der Prävention und Gesundheitsförderung gegenüber der Kuration und Rehabilitation schon begrifflich deutlich. Daran haben die intensiven Diskussionen um drei gescheiterte Präventionsgesetzesanläufe in den letzten fünf Jahren wenig geändert.

In Deutschland erhielten die gesetzlichen Krankenversicherungen (GKV) 1988 als erster Sozialversicherungszweig mit dem **§ 20 des SGB V** eine gesetzliche Grundlage zur Finanzierung von Gesundheitsförderung. Dieser Finanzierungsweg wurde 1996 wieder abgeschafft und erst im Jahr 2000 in begrenzter Form erneut eingeführt, begrenzt durch Richtwerte und die Koppelung der Umsetzung an die «Verminderung sozial bedingter Ungleichheit von Gesundheitschancen». Diesen zentralen Teil des Gesetzesauftrages übersieht die GKV jedoch konsequent. Geradezu gegenläufig zum Gesetzesauftrag investierte sie vier Fünftel der 2011 verausgabten 270 Millionen Euro in verhaltenspräventive Kursangebote, die gut gebildete, weibliche Versicherte mit höherem Einkommen am effektivsten erreichen (Medizinischer Dienst des Spitzen-verbandes Bund der Krankenkassen e.V. und GKV-Spitzenverband, 2012). Der gesundheitliche und gesundheitsökonomische Nutzen dieser Programme wurde bislang zudem nicht evaluiert.

Die Ausgaben in **anderen Sozialversicherungszweigen** liegen weit unter denen der GKV. Die gesetzliche Unfallversicherung erhielt 1996 den gesetzlichen **Auftrag zur Prävention arbeitsbedingter Gesundheitsgefahren (SGB VII, § 14)**. In den Sozialgesetzbüchern Band VI (§ 31), IX (§ 3, § 26, § 44) und XI (§ 7) sind Finanzierungsmöglichkeiten für Primär-, Sekundär- und Tertiärprävention enthalten. Zunehmend wichtiger wird das Engagement nichtöffentlicher, gemeinnütziger Träger, insbesondere das von Stiftungen und Einrichtungen des privaten Sektors.

Nichtstaatliche Einrichtungen erhalten zum Teil Fördergelder aus anderen Sektoren, sie akquirieren und setzen darüber hinaus Eigenmittel, Spenden und Mitgliedsbeiträge in erheblichem Umfang ein. Der Anteil **privater Investitionen in Gesundheitsförderung** wächst angesichts der prekären öffentlichen Haushaltslage. Zunehmende Bedeutung, insbesondere für nichtstaatliche Einrichtungen, hat seit Anfang der 1990er-Jahre das professionelle Fundraising.

Der größte Finanzierungsanteil der gesundheitsfördernden Maßnahmen und Präventionsprogramme wird immer noch aus öffentlichen Mitteln bestritten, auch wenn genaue Übersichten, die alle staatlichen Ebenen und verschiedene Primärpräventionsfelder berücksichtigen, fehlen. Der Bereich organisiert sich quasi urwüchsig als «gesamtgesellschaftliche Aufgabe». **Mischfinanzierungen** zwischen öffentlichen Geldern, Mitteln der Sozialversicherungsträger und privaten Trägern nehmen dennoch zu, was beispielsweise in der Auslobung des deutschen Präventionspreises oder der Veranstaltung des Kindersicherheitstages deutlich wird.

Die Heterogenität der Finanzierungsträger hat die Diskussion um gesetzlich verankerte **gemeinschaftliche Finanzierungsmodelle** in den letzten Jahren intensiver werden lassen. Schon in der Jakarta-Erklärung der WHO (1998) wird der Stellenwert neuer, **sektor- und trägerübergreifender Finanzierungswege** der Gesundheitsförderung auf lokaler, nationaler und weltweiter Ebene besonders herausgestellt. Nur über neue Ansätze zur Bündelung der Aktivitäten von Regierungen, nichtstaatlichen Organisationen, Bildungseinrichtungen und des privaten Sektors kann eine breitere Basis für die Finanzierung der Gesundheitsförderung sichergestellt werden. 2013 ist allerdings der dritte Anlauf für ein Präventionsgesetz im Deutschen Bundestag gescheitert, da die Vorstellungen der Gesetzesentwürfe der jeweiligen Regierungs- und Oppositionsparteien zu weit auseinanderlagen und eine Bundesratsmehrheit für die im Bundestag beschlossenen Gesetzesvorhaben nicht erreicht werden konnte. In anderen deutschsprachigen europäischen Ländern existieren jedoch zum Teil langjährige Vorbilder für eine Gemeinschaftsfinanzierung bzw. eine nationale Stiftung Prävention. Ähnlich verlässliche Gemeinschaftsfinanzierungsstrategien haben sich in Deutschland bisher leider nicht etablieren lassen. Hier wird nach wie vor auf allen Ebenen in träger- statt zielgruppenorientierte Programme mit mehr oder weniger großen Reichweiten investiert. Auch mögliche **Synergieeffekte unterschiedlicher Präventionsansätze** (z.B. Sucht-, Kriminal-, Gewalt- und Unfallprävention) werden nicht genutzt, weil die Finanzierungswege unterschiedlichen Sektoren zugeordnet sind. Mehr Investitionen in integrierte Präventionsansätze und in beteiligungsorientierte, gesundheitsfördernde Settingarbeit, würde Kosten sparen und vor allem die Anfälligkeiten für jedwede neue Präventionsmode drastisch senken.

Prüfungsfragen

1. Was ist der Hauptunterschied zwischen Prävention und Gesundheitsförderung?
2. Was unterscheidet verhaltens- von verhältnisorientierten Ansätzen? Nennen Sie jeweils Beispiele für Prävention und Gesundheitsförderung bei Interventionen im Kindes- und Jugendalter.
3. Warum ist gesundheitliche Chancengleichheit ein wesentliches Ziel von Gesundheitsförderung? Welche Arten gesundheitlicher Chancenungleichheit lassen sich ausdifferenzieren?
4. Welche Beiträge liefert die Gesundheitsförderung zur Herstellung gesundheitlicher Chancengleichheit?
5. Warum ist Schule ein zentrales Setting für die Gesundheitsförderung im Kindes- und Jugendalter? Welche Strategien sind hier erfolgreich?
6. Welche Handlungsfelder werden in gesundheitsfördernden Krankenhäusern vorrangig bearbeitet?
7. Welche anderen Settings sind in der Gesundheitsförderungsarbeit etabliert?
8. Beschreiben Sie die Rolle der Weltgesundheitsorganisation bei der Entwicklung einer Programmatik der Gesundheitsförderung. Welche inhaltlichen Meilensteine der Programmentwicklung spielten dabei eine wesentliche Rolle?
9. Welche Sozialversicherungszweige haben einen gesetzlich verankerten Präventionsauftrag?

Zitierte Literatur

Altgeld, T./Walter, U. (1997): Don't hesitate, innovate. Gesundheitsförderung zwischen Utopie und Realität, in: Altgeld, T./Laser, I./Walter, U. (Hg.) (1997): Wie kann Gesundheit verwirklicht werden? Weinheim und München: Juventa, 13–22.

Altgeld, T./Bächlein, B./Deneke, C. (Hg.) (2006): Diversity Management in der Gesundheitsförderung. Frankfurt: Mabuse.

Altgeld, T. (2012): Prävention – Eine Spielwiese für Einzelaktivitäten heterogener Akteure?. in: GGW, Jg. 12, Heft 2 (April), 7–15.

Altgeld, T./Kickbusch, I. (2012): Gesundheitsförderung. In F.W. Schwartz et al. (Hg.): Das Public Health Buch. Gesundheit und Gesundheitswesen. München: Urban und Fischer, 187–195.

Antonovsky, A. (1979): Health, stress, and coping. San Francisco: Jossey Bass.

Antonovsky, A. (1987): Unraveling the mystery of health. How people manage stress and stay well. San Francisco: Jossey Bass.

Badura, B. (1997): Zehn Jahre Ottawa-Charta: Was bleibt vom enthusiastischen Aufbruch? In: T. Altgeld/I. Laser/U. Walter (Hg.) (1997): Wie kann Gesundheit verwirklicht werden. Weinheim und München: Juventa, 29–35.

Bühler, A./Heppekausen, K. (2005): Gesundheitsförderung durch Lebenskompetenzprogramme in Deutschland – Grundlagen und kommentierte Übersicht. Köln: Bundeszentrale für Gesundheitliche Aufklärung.

Franzkowiak, P./Sabo, P. (Hg.) (1993): Dokumente der Gesundheitsförderung. Mainz: Peter Sabo.

Ginsburg, K.R. (2003): Developing our future: Seeing and expecting the best in youth. Journal of Midwifery und Women's Health, 48, 167–169.

Illich, I. (1977): Die Nemesis der Medizin. Reinbek: Rowohlt.

Jerusalem, M./Weber, H. (Hg.) (2003): Psychologische Gesundheitsförderung. Göttingen: Hogrefe.

Kolip, P. (2003): Ressourcen für Gesundheit. Potenziale und ihre Ausschöpfung. Das Gesundheitswesen, 65, 155–162.

Kolip, P. (2006): Evaluation, Evidenzbasierung und Qualitätsentwicklung. Zentrale Herausforderung für Prävention und Gesundheitsförderung. Prävention und Gesundheitsförderung, Nr. 4/2006, 234–239.

Kolip, P. und Müller, V. (2009): Qualität von Gesundheitsförderung und Prävention. Bern: Huber.

Kolip, P./Gerken, U./Schaefer, I./Mühlbach, A./Gebhardt, B. (2013): Gesundheit fördern in vernetzten Strukturen. Weinheim und Basel: Beltz Juventa.

Kühn, H./Rosenbrock, R. (1994): Präventionspolitik und Gesundheitswissenschaften. Eine Problemskizze. In: Rosenbrock R/Kühn, H/Köhler, M (Hg.). Präventionspoltik. Berlin: Edition Sigma Verlag, 29–54.

Landesvereinigung für Gesundheit und Akademie für Sozialmedizin Niedersachsen e.V. (2008). Gesundheitsmanagement in Schulen – Ein Leitfaden. Hannover: Eigenverlag.

Marmott, M./Wilkinson, R. (2006): Social determinants of health. Second Edition. Oxford: Oxford University Press.

McKeown, T. (1979): The role of medicine. Oxford: Blackwell.

Medizinischer Dienst des Spitzenverbandes Bund der Krankenkassen e.V./GKV-Spitzenverband (Hg.) (2012): Präventionsbericht 2012 – Leistungen der gesetzlichen Krankenversicherung: Primärprävention und betriebliche Gesundheitsförderung. Essen und Berlin: Eigenverlag.

Müller, B./Münch, H./Badura, B. (1997): Gesundheitsförderliche Organisationsgestaltung im Krankenhaus. Weinheim: Juventa.

Paulus, P./Witteriede, H. (2008): Schule-Gesundheit-Bildung: Bilanz und Perspektiven. Dortmund/Berlin/Dresden: Bundesanstalt für Arbeitsschutz und Arbeitsmedizin.

Walter, U./Robra, B.-P./Schwartz, F.W. (2012): Prävention. In F.W. Schwartz et al. (Hg.): Das Public Health Buch. Gesundheit und Gesundheitswesen. München: Urban und Fischer, 196–222.

Rosenbrock, R./Hartung, S. (2011): Settingansatz/Lebensweltansatz. In: Bundeszentrale für gesundheitli-che Aufklärung (Hg.): Leitbegriffe der Gesundheitsförderung und Prävention, Neuuasgabe 2011. Gamburg: Verlag für Gesundheitsförderung, 497–500.

WHO (World Health Organisation) (1986): Ottawa Charta for Health Promotion. Deutsche Übersetzung in P. Franzkowiak/P. Sabo (Hg.): Dokumente der Gesundheitsförderung. Mainz: Peter Sabo.

WHO (World Health Organisation) (2010): Social determinants of health.

Leseempfehlungen

Antonovsky, A. (1987): Unraveling the mystery of health. How people manage stress and stay well. San Francisco: Jossey Bass. (deutsch von Alexa Franke: Salutogenese. Die Entmystifizierung der Gesundheit. Tübingen: DGVT, 1997).

Bundeszentrale für gesundheitliche Aufklärung (Hg.) (2011): Leitbegriffe der Gesundheitsförderung und Prävention, Neuuasgabe 2011. Gamburg: Verlag für Gesundheitsförderung.

Grossmann, R./Scala, K. (2006): Gesundheit durch Projekte fördern – Ein Konzept zur Gesundheitsförderung durch Organisationsentwicklung und Projektmanagement. 5. Auflage. Weinheim und München: Beltz Juventa.

Kolip, P./Ackermann, G./Ruckstuhl, B./Studer. H. (2012): Gesundheitsförderung mit System. quintessenz – Qualitätsentwicklung in Projekten der Gesundheitsförderung dun Prävention. Bern: Huber.

2 Prävention und Gesundheitsförderung im Lebenslauf

5 Prävention und Gesundheitsförderung im Kindheitsalter

Michael Erhart, Veronika Ottová-Jordan und Ulrike Ravens-Sieberer

Das Kindesalter ist die Lebensphase, in der ein Mensch die gravierendsten anatomischen, physiologischen und Verhaltensentwicklungen durchmacht. Innerhalb kurzer Zeit entwickeln sich körperliche Strukturen und Funktionen, motorische, sensorische, kommunikative und kognitive Funktionen und Fähigkeiten, emotionale Regulationen sowie vielfältige soziale Verhaltensweisen und Kompetenzen (Oerter und Montada 2008). Diese Entwicklungen werden bedingt durch das Zusammenspiel von biologischen Anlagen und mannigfaltigen Umwelteinflüssen. Zu Letzteren werden auch die Erziehungseinflüsse durch Eltern und formale Institutionen wie Kindergarten und Schule gezählt. Mit dem Begriff **Sozialisation** wird der Prozess bezeichnet, in dessen Verlauf sich der «mit einer biologischen Ausstattung versehene menschliche Organismus zu einer sozial handlungsfähigen Persönlichkeit bildet, die sich über den Lebenslauf hinweg in Auseinandersetzung mit den Lebensbedingungen weiterentwickelt» (Hurrelmann 2002, S.15).

Das Kindesalter wird vielfach als eine Lebensphase mit relativ geringerer Belastung durch Krankheiten und Behinderungen angesehen. Dennoch hat die Lebensphase der Kindheit eine große Bedeutung für die **Gesundheitsdynamik** im weiteren Lebensverlauf:

Belastungen, die in der Kindheit und Jugend auftreten, können sich auch noch Jahrzehnte später in manifesten Erkrankungen niederschlagen (Dragano und Siegrist 2006). Der Stoffwechsel, die funktionale Kapazität verschiedener physiologischer Systeme und die Immunologie werden in der frühen Kindheit nachhaltig geprägt (Bergmann und Bergmann 2007).

Unter Umständen beeinflussen bereits im Kindes- oder Jugendalter einsetzende **chronische Erkrankungen** die gesundheitliche Situation der Betroffenen lebenslang. Ben-Shlomo und Kuh (2002) unterscheiden daher verschiedene Modelle der Wirkung gesundheitsrelevanter Einflussfaktoren auf den Lebenslauf:

- Nach dem Modell der **Akkumulation von Risiken** addieren sich die schädlichen Einflüsse aus der frühen Lebensphase mit schädlichen Einflüssen aus der späteren Phase zu einem erhöhten Krankheitsrisiko auf. Die schädigenden Einflüsse können dabei entweder unkorreliert (z.B. Alkoholkonsum und Infektionserkrankungen in der Kindheit) oder korreliert sein (z.B. Tabakkonsum und soziale Klassenzugehörigkeit in der Kindheit).
- Das Modell der **kritischen Perioden** postuliert bestimmte Zeitfenster bzw. Entwicklungsphasen, in denen eine besondere Vulnerabilität für schädigende Einflussfaktoren vorliegt. Beispielsweise wirkt Substanzmissbrauch umso schädlicher, je jünger die betreffende Person ist.

Im Kindesalter bilden sich bereits viele gesundheitsrelevante Einflussfaktoren mit einer im Lebenslauf relativ hohen Stabilität aus: Im Rahmen der Sozialisation werden von den Eltern bzw. anderen Bezugspersonen grundlegende Verhaltensmuster angeeignet, z.B. bezüglich der Hygiene, der Ernährung, physischer Aktivität und Muster im Umgang mit dem eigenen Körper und der eigenen Gesundheit. Diese in der Kindheit erworbenen Muster wirken sich unter Umständen noch Jahrzehnte später auf die Gesundheit der Betroffenen aus.

Risiko- und Schutzfaktoren

Für die Prävention und Gesundheitsförderung im Kindesalter bedeutsam ist das Konzept der **Risikofaktoren**. Unter einem Risikofaktor wird ein Charakteristikum einer Person verstanden (z.B. erhöhter Blutdruck), bei deren Vorliegen die Wahrscheinlichkeit erhöht ist, von einer bestimmten Erkrankung (z.B. Herzinfarkt) befallen zu werden. Das Risikofaktorenkonzept berücksichtigt, dass in der Regel nicht ein einzelner, genau zu bezeichnender Faktor als eindeutige Erklärung für das Zustandekommen eines Gesundheitsproblems identifiziert werden kann. Risikofaktoren ermöglichen es, einen bestimmten Krankheitszustand auf einen oder mehrere Ausgangsfaktoren zu beziehen und somit auch die Bedeutung einer kumulativen bzw. spezifischen Kombination zu erkennen. Die genaue Wirkrichtung ist damit allerdings noch nicht bekannt.

Körperliche, psychische und soziale Risikofaktoren und Risikokonstellationen im Lebenslauf erhöhen die Auftretenswahrscheinlichkeit von Symptomen der Gesundheitsbeeinträchtigung. Ob es zu einer Gesundheitsbeeinträchtigung kommt hängt jedoch auch von den einer Person zur Verfügung stehenden Ressourcen ab.

Den Risikofaktoren stehen jedoch auch sogenannte **Schutzfaktoren** oder **Ressourcen** gegenüber, die protektiv gegen die Entwicklung von Erkrankungen wirken und die negativen Auswirkungen von Risikofaktoren abmildern, kompensieren oder davor abschirmen können.

Nachfolgend sind beispielhaft die Schutzfaktoren und Ressourcen genannt, die protektiv gegen die Entwicklung von emotionalen und Verhaltensproblemen wirken. Analog lassen sich aber auch für somatische Erkrankungen Schutzfaktoren und Ressourcen benennen. Grob lassen sich diese Ressourcen in personale, soziale und familiäre Ressourcen unterteilen:

- Zu den **personalen Ressourcen** zählen gesundheitlich förderliche Persönlichkeitsmerkmale wie z.B. eine hohe Selbstwirksamkeitserwartung, also die Überzeugung, Herausforderungen bewältigen zu können bzw. über die zur Bewältigung notwendigen Mittel zu verfügen. Die Arten und Weisen, wie eine Person belastende Lebenssituationen und Anforderungen bewältigt, stellen ebenfalls personale Ressourcen dar (**Muster und Stile der Bewältigung**).
- Zu den **sozialen Ressourcen** werden die mobilisierbaren sozialen Beziehungen zu Freunden und dem sozialen Umfeld gezählt. Eine gute Integration in soziale Beziehungen geht mit einer hohen sozialen Kompetenz und einer Kompetenz zur vorbeugenden Bewältigung gesundheitlicher Krisensituationen einher und kann die Auftretenswahrscheinlichkeit belastender Situationen senken (**Abschirmwirkung**). In Krisen- und Belastungssituationen kann psychische und praktische Hilfe durch soziale Unterstützung zu einer produktiven Verarbeitung der Anforderungen führen und kann dabei helfen, negative Auswirkungen zu reduzieren (**Pufferwirkung**). Die Fähigkeit, mit bereits eingetretenen schweren Gesundheitsstörungen und Krankheiten umzugehen, kann durch soziale Ressourcen gestärkt werden (**Toleranzwirkung**) (Berkmann 1995; Kolip und Lademann 2006).
- Im Kindesalter sind die **familiären Ressourcen** von besonders großer Bedeutung. Hierzu werden die soziale Unterstützung und der Rückhalt durch die Eltern gezählt, sowie ein gut ausgeprägter familiärer Zusammenhalt und ein positives Familienklima (Ravens-Sieberer und Wille 2008).

Grundlegende Ansatzpunkte für die Prävention im Kindesalter sind die Vermeidung, Entschärfung oder Kontrolle von Risikofaktoren sowie die Stärkung von Ressourcen und Schutzfaktoren.

Konkret geht es im Rahmen der Prävention und Gesundheitsförderung bei Kindern darum, Gesundheitsrisiken und Probleme frühzeitig zu erkennen, z.B. durch Screening. Noch vor dem Auftreten erster Krankheitszeichen (**primäre Prävention**) – beziehungsweise nach dem Auftreten von Krankheitssymptomen (**sekundäre Prävention**) – besteht die Aufgabe darin, diese zu beeinflussen und – sofern nicht heilbar – in ihrem Verlauf aufzuhalten und zu kompensieren (**tertiäre Prävention**) (Hurrelmann 2006). Nachfolgend werden beispielhaft Präventionsansätze im Kindesalter vorgestellt.

Primäre Prävention im Kindesalter

Die nachfolgenden Beispiele beziehen sich vor allem auf somatische Gesundheitsprobleme. Von großer Relevanz ist aber natürlich auch die primäre Prävention von emotionalen und Verhaltensproblemen. Hier ist insbesondere die frühzeitige Identifikation von Risikokonstellationen bedeutsam. Sofern erkannte Risikofaktoren nicht vermieden werden können, ist insbesondere die Stärkung von nur schwach ausgebildeten Schutzfaktoren notwendig.

> Die primäre Prävention im Kindesalter lässt sich grob zwei verschiedenen Krankheitskategorien zuordnen:
> Einerseits soll jenen Gesundheitsproblemen, die früh im Kindesalter auftreten können, begegnet werden, noch bevor die ersten beziehungsweise geringsten Krankheitssymptome auftreten.
> Andererseits soll der Entstehung von Krankheiten, die sich erst später entwickeln, frühzeitig vorgebeugt werden.

Gesundheitsprobleme, die früh im Kindesalter auftreten können

- Verschiedene **Infektionserkrankungen** wie z.B. Diphtherie, Polio (Kinderlähmung), Masern und weitere können durch entsprechende Impfungen vermieden werden. Zur Orientierung stehen die Empfehlungen der ständigen Impfkommission des Robert Koch-Instituts in Berlin (www.rki.de) zur Verfügung. Beratungen zu Impffragen können z.B. über die Haus-/Kinderarztpraxen sowie die Beratungsangebote der Krankenkassen bezogen werden.
- **Verletzungen und Sterblichkeit durch Unfälle, Vergiftungen und Einatmen** lassen sich vermeiden durch passive Schutzmaßnahmen wie z.B. Rückhalte- und Sitzsysteme im Auto, geprüfte Kinderwagen, Kindersitze und -möbel sowie altersgerechte, geprüfte Spielzeuge. Die sichere Verwahrung von ätzenden oder giftigen Substanzen, Medikamenten, Zigaretten und Alkoholika zählt ebenfalls zu den passiven Maßnahmen der primären Prävention. Zu den aktiven Maßnahmen zählen die Förderung der motorischen Kompetenz inklusive Gleichgewicht und Körperbeherrschung. Das in Bewegung-Sein fördert auch die Aufnahmebereitschaft der Sinnesorgane. Informationen sind z.B. bei der Bundeszentrale für gesundheitliche Aufklärung (http://www.bzga.de/kindersicherheit) oder der Bundesarbeitsgemeinschaft «Mehr Sicherheit für Kinder e.V.» (http://www.kindersicherheit.de) erhältlich.
- Das Risiko des **Plötzlichen Säuglingstods** kann verringert werden durch Schlafrückenlage des Säuglings, Nichtrauchen und Stillen.
- Das Risiko von Kuhmilch-**Allergien und atopischen Ekzemen** kann durch Stillen oder die Ernährung mit Milchprodukten, die von bestimmten natürlichen, aber als allergieerzeugend geltenden Inhaltsstoffen durch Hydrolyse befreit wurden. Als hilfreich wird auch eine möglichst von allergiefördernden Stoffen freie Ernährung der schwangeren und stillenden Frau gehalten (Holst et al. 2008).
- **Krankheiten durch Nährstoffmangel** wie Rachitis, Blutarmut, Minderwuchs, Karies und andere durch Mangel an Vitaminen, Eisen, Zink, Jod, Fluorid können durch gute Ernährung der werdenden und stillenden Mutter (und später des Kindes) vermieden werden. Bei Flaschenernährung ist auf kommerzielle, geprüfte und altersangepasste Flaschennahrungsprodukte zu achten. Ergänzungen betreffen insbesondere Vitamin D, Fluorid und evtl. Jod und Eisen. Empfehlungen können in Kinderarztpraxen und bei telefonischen Beratungservicen der Krankenkassen erhalten werden.
- **Milchzahnkaries** kann durch regelmäßige Zahnpflege und das Weglassen von Nuckelflaschen zur Beruhigung vermieden werden. Ebenfalls zu vermeiden sind Essen und Trinken über eine längere Dauer (sogenanntes Dauerressen). Die Gabe von Fluoridsupplementen bis zum Alter von drei Jahren (und danach) wirkt ebenfalls protektiv. Sobald die Kinder Zahnpasta ausspucken können, kann

Zahnpasta mit Fluorid verwendet werden. Speisesalz mit Fluor, Jod und Folsäure wirkt ebenfalls risikoreduzierend.
- **Kognitive Entwicklungsdefizite infolge von Sinnesfunktionsstörungen** wie Schwerhörigkeit und Sehstörungen lassen sich durch frühzeitige Behandlung der entsprechenden Beeinträchtigung vermeiden. Beispielsweise durch die Anpassung entsprechender Hörgeräte und Sehhilfen.
- **Infektionen durch mangelnde Hygiene** wie z.B. entsprechende Durchfallerkrankungen oder Hautinfektionen können durch Schulungen von Eltern, Versorgenden und Pflegepersonen in allgemeiner und spezieller Nahrungs- und Körperhygiene vermieden werden.
- **Atemwegserkrankungen durch Passivrauchen** können durch Verzicht auf das Rauchen in der Wohnung und in der Nähe des Kindes vermieden werden (vgl. Bergmann und Bergmann 2007).

Gesundheitsprobleme, die sich später entwickeln, denen aber teilweise früh vorgebeugt werden kann

- Der Entwicklung von **Übergewicht und Adipositas** kann frühzeitig präventiv begegnet werden durch die Reduzierung des Übergewichts der Mutter vor der Schwangerschaft, die Begrenzung der Gewichtszunahme in der Schwangerschaft sowie der Erkennung und Behandlung von Schwangerschaftsdiabetes. Ausreichende körperliche Aktivität während der Schwangerschaft, Stillen über einen Zeitraum von mindestens sechs Monaten und Einführung von Beikost frühestens im 5. Monat verringert das Risiko einer Übergewichtsentwicklung ebenfalls. Auch die Vermeidung hoher Proteinzufuhr zählt zu den Maßnahmen, mittels derer eine ungünstige und langfristig wirksame epigenetische Prägung des kindlichen Stoffwechsels vermieden werden kann.
- Das Risiko von **Karies der bleibenden Zähne und Zahnverlust** kann durch die Prävention der Milchzahnkaries (siehe oben), Versiegelung der Zahnfissuren, Fluoridprophylaxe mit fluoridangereichertem Speisesalz, Fluorzahnpasta und Fluoranwendungen verringert werden. Eine wirksame Zahnpflege und regelmäßige zahnärztliche Kontrollen tragen ebenfalls zur Risikoverringerung bei, ebenso wie die Vermeidung von Daueressen und Dauertrinken von zucker- und säurehaltigen Getränken.
- **Verletzungen und Sterblichkeit durch Unfälle** lassen sich durch die Vermittlung von risikovorbeugenden Verhaltensweisen wie z.B. das Tragen von Helmen (und Gelenkschutz) beim Fahrradfahren (und Inlineskate oder Skateboard) vermeiden. Die Vermittlung umsichtigen Verhaltens im Straßenverkehr, bei Freizeitaktivitäten, und -sportarten sowie im Haushalt trägt ebenso wie der Aufbau motorischer Kompetenz zur Prävention bei. Informationen sind bei der Bundeszentrale für gesundheitliche Aufklärung (http://www.bzga.de/kindersicherheit) oder der Bundesarbeitsgemeinschaft «Mehr Sicherheit für Kinder e.V.» (http://www.kindersicherheit.de) erhältlich.
- Die Auftretenswahrscheinlichkeit von **Diabetes mellitus Typ II** kann durch Maßnahmen der Primärprävention von Übergewicht (siehe oben) und der Vermeidung von Übergewicht verringert werden. Die Entwicklung guter Essgewohnheiten (regelmäßige vitamin- und nährstoffreiche Kost, Begrenzung des Verzehrs von fett- und zuckerhaltigen Nahrungsmitteln) und die Ausbildung guter Bewegungsgewohnheiten (regelmäßige körperliche Aktivität) tragen ebenfalls zur Vermeidung bei.
- Vorzeitige **Herz-Kreislauferkrankungen** können durch Vermeidung von Übergewicht und die Entwicklung guter Ess- (regelmäßige vitamin- und nährstoffreiche Kost, Begrenzung des Verzehrs fett- und zuckerhaltiger Nahrungsmittel) und Bewegungsgewohnheiten (regelmäßige körperliche Aktivität, Begrenzung passiver Freizeitaktivitäten wie Fernsehen, Video, Internet und Computerspiele) vermieden werden.
- Das Risiko eines **Aufmerksamkeits-Defizit/Hyperaktivitätssyndroms** kann durch den Verzicht auf Rauchen in der Schwangerschaft und gute Beschäftigung mit dem Kind verringert werden. Gute Strukturierung, klare Regelungen und ungeteilte Aufmerksam-

keit für das Kind wirken ebenfalls risikoreduzierend.
- **Entwicklungs- und Lernprobleme, Verhaltensprobleme und emotionale Probleme** wie z.B. Ängste, Depressionen, und Selbstwertprobleme können durch einen guten familiären Zusammenhalt, ein Familienklima, das durch Wertschätzung, Akzeptanz und klare Regeln geprägt ist, und ungeteilte Aufmerksamkeitszuteilung in ihrer Auftretenswahrscheinlichkeit vermindert werden. Bedeutsam ist dabei weniger die absolute Zeit an Aufmerksamkeitszuteilung, sondern dass in einer verlässlichen Weise das Kind mit der ihm zugeteilten Aufmerksamkeit rechnen kann. Auch bei der Unterstützung aus der Familie ist es wichtig, dass hier eine Zuverlässigkeit geboten wird (Ravens-Sieberer und Wille 2008).
- **Muskuloskelettale Erkrankungen** können durch Vermeidung von Übergewicht und die Entwicklung guter Bewegungsgewohnheiten (regelmäßige körperliche Aktivität, Begrenzung passiver Freizeitaktivitäten wie Fernsehen, Video, Internet und Computerspiele) vermieden werden (vgl. Bergmann und Bergmann 2007).

Sekundäre Prävention im Kindesalter

Die sekundäre Prävention im Kindes- und Jugendalter betrifft die frühzeitige **Diagnose** von **somatischen** und **psychischen Gesundheitsproblemen**, die Feststellung von entsprechenden Behandlungsbedarfen und die Planung, Durchführung, Steuerung und Bewertung entsprechender therapeutischer Maßnahmen.

Das frühzeitige Erkennen von Gesundheitsproblemen stellt für die sekundäre Prävention eine zentrale Bedeutung dar.

Beispielhaft kann hier das **Stoffwechselscreening** genannt werden, bei dem allen neugeborenen Kindern zwischen dem 3. und 10. Lebenstag einige Tropfen Blut entnommen werden. Dieses Blut wird dann in besonders dafür ausgewiesenen Labors untersucht. Zu den Krankheiten, die so rechtzeitig erkannt werden können, gehören beispielsweise Schilddrüsenunterfunktionen, **Phenylketonurie**, **Galactosämie**, **Adrenogenitales Syndrom**, **Cystinurie**, **Biotinidase-Mangel** und weitere. Die so erkannten Stoffwechselerkrankungen können dann frühzeitig behandelt werden. Schilddrüsenunterfunktionen etwa werden durch Gaben von Schilddrüsenhormonen behandelt. Andere Stoffwechselerkrankungen wie z.B. die Phenylketonurie werden durch spezielle Diäten behandelt. Durch die so gewährleistete frühzeitige Behandlung können die ansonsten mit diesen Erkrankungen verbundenen, schwersten gesundheitlichen Beeinträchtigungen vermieden werden (Bergmann und Bergmann 2007).

Auch das sogenannte **Kinder-Vorsorgeprogramm** stellt ein Krankheitsfrüherkennungsprogramm dar, welches auf die Erkennung erster Anhaltspunkte für körperliche und insbesondere neurologische Störungen und Fehlentwicklungen zielt. Hierdurch soll die rechtzeitige, bedarfsgerechte Behandlung gesichert werden. Seit Längerem ist geplant, dieses Programm an aktuelle Verschiebungen im Gesundheits- und Krankheitsprofil des Kindesalters anzupassen (siehe unten).

Des Weiteren sollen Eltern zusätzliche gesundheitsfördernde Informationen erhalten. Die Kinder werden dafür zu festgelegten Terminen ihrem Kinder- oder Hausarzt vorgestellt. Insgesamt sind neun **Vorsorgetermine** vorgesehen, zu denen sich der untersuchende Arzt auch sonst ein Bild von der Gesundheit der Kinder machen kann. Die Vorsorgetermine finden unmittelbar nach der Geburt (**U1**), am 3.–10. Lebenstag (**U2**), in der 4.–6. Woche (**U3**), im 3.–4. Monat (**U4**), im 6.–7. Monat (**U5**), im 10.–12. Monat (**U6**), im 21.–24. Monat (**U7**), im 43.–48. Monat (**U8**) und im 60.–64. Monat (**U9**) statt (Bergmann und Bergmann 2007).

Besondere Bedeutung haben die frühzeitige **Erkennung und Behandlung emotionaler und Verhaltensprobleme** sowie vielfältiger **Entwicklungs- und Lernstörungen**. Diese psychischen Störungen und Probleme können bereits im Kindesalter auftreten. Die Abschätzung der entsprechenden Prävalenzen ist mit diversen methodischen Schwierigkeiten verbunden, entsprechend unterschiedlich fallen die geschätzten Raten aus. Nach einer Überblicksarbeit von Barkmann und Schulte-Markwort (2004) liegt der Prozentsatz der psychisch auffällig klassifizierten Kinder und Jugendlichen bei etwa 17 %. Aber auch unterhalb einer Störungsbild-relevanten Klassifikation können psychische und Verhaltensprobleme die Betroffenen beeinträchtigen. Nach vorläufigen Schätzungen aus dem «Kinder- und Jugendgesundheitssurvey» (KiGGS) des Robert Koch-Instituts bzw. der Studie «Befragung zum Seelischen Wohlbefinden und Verhalten» (BELLA) fanden sich beispielsweise unter den 7- bis 10-jährigen Kindern in Deutschland immerhin bei 5,6 % deutliche Hinweise auf **Depressionen**, bei 6,3 % Anzeichen von **Angststörungen**, bei 3,9–6,4 % Zeichen einer **Aufmerksamkeitsdefizit und Hyperaktivitätsstörung** und bei 8,7 % fanden sich Symptome von **Störungen des Sozialverhaltens**. Zum Teil traten auch mehrere Probleme gleichzeitig auf. Die genannten Prozentzahlen können daher nicht zu einem Gesamtprozentsatz aufsummiert werden (Ravens-Sieberer et al. 2008).

Eine frühzeitige diagnostische Feststellung und eine bedarfsgerechte **psychologische, psychotherapeutische oder psychiatrische Behandlung** sind bei entsprechenden Schweregraden notwendig. Derzeit ist allerdings im Bereich der emotionalen und Verhaltensprobleme eine deutliche Unterversorgung festzustellen. Aus den Ergebnissen der BELLA-Studie geht hervor, dass bei weniger als der Hälfte der Kinder mit deutlichen emotionalen und Verhaltensproblemen ein entsprechender Behandlungsbedarf erkannt wird (Ravens-Sieberer et al. 2008), was zur Folge hat, dass diese Störungen und Probleme auch häufig nicht adäquat behandelt werden.

Tertiäre Prävention im Kindesalter

Die tertiäre Prävention im Kindesalter umfasst die vielfältigen **rehabilitativen und kompensatorischen Maßnahmen**, die z.B. von sozialpädiatrischen Zentren, Spezialkliniken oder Ambulanzen (Rehabilitationseinrichtungen) angeboten werden.

In den letzten Jahrzehnten haben sich Veränderungen im Gesundheits- und Krankheitsprofil der Kinder vollzogen, die für die primäre, sekundäre und insbesondere auch tertiäre Prävention bedeutsam sind.

Die Mehrheit der Bevölkerung in den hoch entwickelten westlichen Gesellschaften lebt heutzutage – aufgrund der Bekämpfung des **materiellen Elends**, verbesserten **hygienischen Bedingungen** und **weitreichenden Krankenversicherungs- und Versorgungsstrukturen** – unter verhältnismäßig günstigen Lebensbedingungen. Gleichzeitig hat der **medizinische Fortschritt** zu einer erfolgreichen Bekämpfung der sogenannten **akuten Erkrankungen** beigetragen, die durch mikrobiologische Krankheitserreger wie Viren oder Bakterien ausgelöst werden und zu verschiedenen Arten von Infektionen führen (Palfrey 2005). Infolge der verbesserten medizinischen Versorgung führen heutzutage viele **chronisch-degenerativen Erkrankungen** nicht mehr notwendigerweise zu einer Verkürzung der Lebenszeit. Bei anderen chronischen Erkrankungen konnte zumindest die durchschnittliche Lebenserwartung deutlich verlängert werden, im Falle der zystischen Fibrose etwa von ca. 18 Jahren auf geschätzte über 40 Jahre bei den in den 1990er-Jahren geborenen Patienten. Damit einhergehend ist die Verbreitung der akuten Erkrankungen deutlich zurückgegangen, wohingegen die lebenslang anhaltenden gesundheitlichen Beeinträchtigungen zugenommen haben (Ravens-Sieberer und Wille 2008).

Auch im Kindes- und Jugendalter herrschen heute **chronische Krankheiten** vor. Hierunter werden Krankheiten verstanden, die wenigstens ein Jahr lang anhalten und mindestens einmal im Quartal ärztlich behandelt werden müssen. Weiter sind es auch Krankheiten, die entweder Resultat eines länger andauernden Prozesses degenerativer Veränderung sind oder dauernde somatische bzw. psychische Schäden oder Behinderungen zur Folge haben. Chronische Erkrankungen und Verletzungen – wie z.B. **angeborene Fehlbildungen**, **Schäden des zentralen Nervensystems**, **Taubheit** oder **Blindheit** – können in der Regel nicht (vollständig) geheilt, sondern nur in der Ausprägung ihrer Symptomatik eingedämmt und somit in ihren Folgen erträglicher gemacht werden. Dennoch kann die **körperliche** als auch **psychische** und **soziale Funktionsfähigkeit** auf Dauer beeinträchtigt und das alltägliche Leben nachhaltig erschwert sein (Warschburger 2000).

Die chronischen Krankheiten im Kindesalter haben die noch in den 1950er-Jahren vorherrschenden «**Kinderkrankheiten**» wie **Keuchhusten**, **Windpocken**, **Scharlach**, **Masern**, **Röteln** und **Mumps**, aber auch die Tuberkulose als Herausforderungen an das Gesundheitssystem «abgelöst». Durch hochwirksame Medikamente, weitverbreitete Schutzimpfungen und eine effiziente Umwelthygiene spielen Letztere gegenwärtig eine untergeordnete Rolle. Demgegenüber leiden heute in Deutschland etwa 1,5 Millionen Kinder und Jugendliche unter einer oder mehreren chronischen Erkrankungen (Hoepner-Stamos 1999; Petermann 2003; Warschburger 2000). Zu den verbreiteten chronischen Krankheiten des Kindesalters gehören **Erkrankungen aus dem atopischen Formenkreis** wie z.B. **Asthma** und **Neurodermitis**, **Stoffwechselerkrankungen** wie etwa **Diabetes**, verschiedene **neuronale Erkrankungen** wie z.B. **Epilepsien** oder **Zerebralparesen**, Erkrankungen des Bewegungsapparates, aber auch Herz- und Kreislauferkrankungen (Kamtsiuris et al. 2007). Etwa 8,7 % der 3- bis 17-Jährigen sind von Übergewicht betroffen, bei zusätzlichen 6,3 % kommt es zu krankhaften Formen, der sogenannten Adipositas (Kurth und Schaffrath Rosario 2007).

Schwerwiegende Erkrankungen treten zwar seltener auf, sind zum Teil jedoch mit besonders massiven Folgen für die Gesundheitsdynamik im gesamten Lebensverlauf verbunden, wie z.B. die **zystische Fibrose**, **Krebserkrankungen** oder die **juvenile rheumatoide Arthritis**. Auch die im vorigen Abschnitt erwähnten **emotionalen und Verhaltensprobleme**, Entwicklungs- und Lernstörungen können chronifizieren und werden dann zu den chronischen Erkrankungen gezählt.

Präventionsressourcen

Grundsätzlich verfügen **Familien** über ein erhebliches **Präventionspotenzial**, gleichzeitig kann der familiäre Kontext jedoch auch bedeutsame **Risiken** für die gesundheitliche Verfassung und Entwicklung von Kindern erzeugen. Die Möglichkeiten der externen Beeinflussung von Familien sind jedoch begrenzt: Familiäre Alltagsprozesse lassen sich kaum von außen steuern. Familien tendieren außerdem dazu, sich bis zu einem bestimmten Grad gegenüber ihrer Umwelt abzuschotten und die Betreuung und Versorgung von Kindern unabhängig durchzuführen. Externe Bedingungen können damit zwar auf die eigendynamischen Prozesse von Familien einwirken, aber kaum gezielt Einfluss nehmen (Herth 2008).

Einen Ansatzpunkt für die Prävention und Gesundheitsförderung stellt die **Förderung der Elternkompetenz** dar: Im Rahmen von Elterntrainings soll das grundsätzliche Erziehungsverhalten der Eltern verbessert werden – im Sinne einer primären Prävention am besten, bevor es zu Auffälligkeiten gekommen ist.

Andere Angebote können auch über Kinderarztpraxen angeboten werden. Spezielle Schulungsprogramme für Eltern neurodermitiskranker Kinder (Staab et al. 2006) oder Asthmaschulungen für Eltern asthmakranker Kinder – oder die Kinder selbst (Lob-Corzilius und Petermann 1997) – werden beispielsweise durch speziell ausgebildete Trainer über Pädiater oder Hausarztpraxen angeboten. Informationen über entsprechende Maßnahmen können bei der Bundeszentrale für gesundheitliche Aufklärung (www.bzga.de) oder den Leitlinien der Arbeitsgemeinschaft der Wissenschaftlichen Medizinischen Fachgesellschaften (AWMF) (http://awmf.org) bezogen werden. Insbesondere für die Eltern bieten sich aber auch die Beratungsdienste der Krankenkassen an.

Viele Präventionsaspekte bedürfen einer entsprechenden Ausbildung der Eltern, vielfach besteht auch eine entsprechende Nachfrage. Dennoch stehen hierfür derzeit keine flächendeckenden Programme zur Verfügung. Einschlägige Informationen sind über die Beratungs- und Informationsdienste der Krankenkassen verfügbar, auch die Bundeszentrale für gesundheitliche Aufklärung stellt Informationen zur Verfügung. Für Stillberatungen stehen freie Stillgruppen (www.afs-stillen.de) oder die «La Leche Liga» zur Verfügung (www.lalecheliga.de).

Die **Stärkung familialer Stressbewältigungskompetenzen** stellt einen weiteren Ansatzpunkt dar: Dies dient der Vermeidung von familiären Überlastungen und daraus resultierenden Beziehungsstörungen und Krisen sowie Beeinträchtigungen der psychosozialen Versorgung der Kinder. Einerseits sollten Familien im Krisenfall einen guten Zugang zu **Beratungs- und Hilfesystemen** in ihrem unmittelbaren Lebensfeld haben. Andererseits könnte das Auftreten solcher Krisen durch systematische **Entlastungen vom alltäglichen Erziehungs- und Haushaltsaufwand** bereits im Vorfeld vermieden werden. Hierzu zählen Ganztagsbetreuungen von Kindern in Tageseinrichtungen und Schulen. Eine pädagogisch anspruchsvolle Tages- oder Hortbetreuung könnte dabei auch Defizite im Erziehungs- und Versorgungsverhalten der Eltern kompensieren (Herth 2008).

Die häufigsten Ansprechpartner für Eltern stellen wohl nach wie vor die **Kinder- und Hausarztpraxen** dar. Verschiedene Schulungsangebote (z.B. Asthmaschulungen) werden daher auch über Kinder- und Hausarztpraxen angeboten. Junge Eltern kontaktieren darüber hinaus auch gerne Hebammen, zu denen sie während der Schwangerschaft und Geburtsvorbereitung ein Vertrauensverhältnis aufgebaut haben (Bergmann und Bergmann 2007).

Kindertagesstätten und Kindergärten werden zunehmend zu Handlungsfeldern der Gesundheitsförderung und Prävention. In diesem Zusammenhang zu nennen sind z.B. Forschungsprojekte, die auf eine **Kompetenzförderung von Kindern und deren Eltern und der Erzieherinnen und Erzieher** zielen. Dies kann auf drei Ebenen erfolgen: erstens die Konzipierung und Durchführung von Fortbildungsmaßnahmen für Erzieher und Erzieherinnen, die dann multiplikatorisch diese Kompetenzen bzw. Informationen weitervermitteln; zweitens die fachliche Unterstützungsangebote für die Begleitung entsprechender Projekte; drittens die Erarbeitung von Medienmaterialen zum Thema Kompetenzentwicklung für Kindertagesstätten. Andere Projekte zielen auf die Elternbildung in Kooperation mit Kindertageseinrichtungen (Wustmann 2008).

Kooperationspartner auf dem Gebiet der Sekundär und Tertiärprävention sind in Deutschland vor allem die **Kinder- und Hausarztpraxen**. Diese kooperieren mit anderen Spezialisten, wie z.B. **Hals-Nasen-Ohren-Arzt**, **Augenarzt**, **Orthopäde**, **Chirurg** und insbesondere auch **Psychologe**, **Psychotherapeut**, **Psychiater**, **Ökotrophologe**, **Sprach- und Physiothera-** **peut**. Für die tertiäre Prävention spielen insbesondere die sozialpädiatrischen Zentren sowie ambulante und stationäre **Rehabilitationseinrichtungen** eine Rolle.

Qualitätsmanagement und Bewertung von Präventionsmaßnahmen

Die Wirksamkeit von Präventionsmaßnahmen sollte grundsätzlich wissenschaftlich abgesichert werden. Während in der kurativen Medizin **systematische Studien** unterschiedlicher Typen zum Nachweis von **Wirksamkeit, Angemessenheit, Verträglichkeit, Akzeptanz** und zum **Kosten-Nutzen-Verhältnis** etabliert sind, wurden entsprechende Studien im Bereich der Prävention bisher seltener durchgeführt.

Ein Beispiel hierfür stellt die Überprüfung der Wirksamkeit **ambulanter Neurodermatitisschulung** in einer kontrollierten deutschen Multicenterstudie dar (Staab et al. 2006). Die Schulung wurde bei etwa 1000 Patienten bzw. deren Eltern nach einem Jahr Wartezeit durchgeführt. Die Evaluation der Wirksamkeit erfolgte separat für: 1. Eltern mit neurodermatitiskranken Kindern im Alter von 0 bis 7 Jahren, 2. Eltern mit neurodermatitiskranken Kindern im Alter von 8 bis 12 Jahren sowie 3. Jugendliche im Alter von 13 bis 18 Jahren. Nach einer interdisziplinär mit einem Arzt, einem Psychologen und einer Diätassistentin über eine Dauer von 6 mal 2 Stunden durchgeführten ambulanten Neurodermatitisschulung konnte in allen Altersgruppen eine signifikante Verbesserung des Hautzustandes festgestellt werden. Im Vergleich zu den wartenden Gruppen verbesserte sich der **Hautscore** signifikant deutlicher in den geschulten Gruppen. Deutliche Verbesserungen ergaben sich auch in der **gesundheitsbezogenen Lebensqualität** der Betroffenen.

Ein wichtiges Ergebnis war, dass die Schulungsteilnehmer nach einem halben Jahr sowohl in ihrer Wahrnehmung bezüglich der Krankheit als auch in ihrem Verhalten beim Umgang mit Neurodermatitis deutlich verbesserte Fähigkeiten zeigten. Auch ein Jahr nach dem Training besaßen die meisten der positiven Schulungsergebnisse noch Gültigkeit. Die Angst ist ein Jahr später deutlich reduziert, Krankenhausaufenthalte und Schulfehltage hatten signifikant abgenommen (Staab et al. 2006).

Für einige Aspekte der Prävention im Kindesalter gibt es eine Art Surveillance. Die **Ständige Impfkommission am Robert Koch-Institut** in Berlin etwa erfasst das Vorkommen und die Verbreitung von Erkrankungen, denen durch Impfungen vorgebeugt werden kann. Darüber hinaus werden der Impfstatus in der Bevölkerung und das Auftreten unerwünschter Nebenwirkungen erfasst. Die Informationen werden z.B. über Meldungen von Sentinel-Praxen und Gesundheitsämtern erlangt. Weiterhin werden serologische Messungen zur Frage der Immunität vorgenommen. Auf ähnliche Art und Weise werden in regelmäßigen Abständen Informationen zur Zahngesundheit von Kindern und Jugendlichen durch die Deutsche Arbeitsgemeinschaft für Jugendzahnpflege (http://www.daj.de) gesammelt.

Zur Sicherstellung einer wirksamen Prävention bedarf es einer **externen Qualitätssicherung** sowie einem **internen Qualitätsmanagement** der Präventions-Anbietenden und -Durchführenden. Dazu zählt beispielsweise der Vergleich zwischen mehreren Asthmatrainern hinsichtlich der Zufriedenheit der Kursteilnehmer und Teilnehmerinnen.

Ausblick

Das Setting der werdenden oder jungen **Familie** stellt ein erhebliches Potenzial für die frühe Prävention dar. Dennoch wird dieser Ansatzpunkt in Deutschland derzeit kaum ausgeschöpft.

Diese Vernachlässigung ignoriert die erhebliche Nachfrage, die es dafür gibt, und berücksichtigt auch nicht, dass junge Eltern die vermittelten Kenntnisse und Fähigkeiten gut in eigenes Verhalten umsetzen (Bergmann und Bergmann 2003). Außerdem werden der Lebensstil, das Gesundheitsverhalten, der Stoffwechsel und Allergien schon früh geprägt (Bergmann und Bergmann 2007).

Manche der in diesem Kapitel genannten Aspekte der Prävention erscheinen trivial. Dennoch muss das gesicherte Wissen wirklich gekannt und die Fähigkeit zur Vermittlung dieses Wissens und der entsprechenden praktischen Umsetzung gelernt sein. Somit besteht ein Bedarf an ausgebildeten Personen, die Prävention und Gesundheitsförderung im Kindesalter vermitteln. Die von den Eltern am besten akzeptierten Berater sind **Kinderarzt**, **Kinderkrankenschwestern und Pfleger**, **Hebammen** und während der Schwangerschaft auch **Frauenarzt**. Mit einbezogen werden sollten auch **Erzieher**, **Betreuer**, sonstige **Pädagogen**, **Psychologen** und **Sozialarbeiter**. Hierfür sollten entsprechende Bildungsangebote bereitgestellt werden, die das Thema Prävention am besten bereits mit in die Ausbildung integrieren. Dies ist beispielsweise in der neuen Ausbildungsordnung für Ärzte/Ärztinnen explizit verankert.

Erfreulicherweise haben die vielfältigen **Akteure im Public-Health-Bereich** die Bedeutung der Prävention allgemein erkannt. So steht die Gesundheitspolitik zunehmend hinter der Prävention, die Krankenkassen vermitteln, unterstützen und finanzieren entsprechende Angebote. Wünschenswert wäre dennoch die stärkere explizite Berücksichtigung der Prävention im Kindesalter. Als wünschenswert wurde auch erachtet, dass die **Kranken- und Rentenversicherungsträger** ein Dach für die Aus- und Weiterbildung auf dem Gebiet der Prävention und Gesundheitsförderung mit einem starken Schwerpunkt auf der Prävention bei Kindern etablieren. Damit könnte auch die Verantwortung für das Qualitätsmanagement und die Qualitätskontrolle übernommen werden.

Deutlich wird, dass es ein Bedarf an **wissenschaftlich gesicherten Erkenntnissen** über die Wirksamkeit der Maßnahmen gibt sowie den Bedingungen, die mit dem Erfolg und Misserfolg entsprechender Maßnahmen in Beziehung stehen. Hierfür sind wissenschaftliche Anwendungsstudien (z.B. randomisierte Interventionsstudien) gefordert. Außerdem ist ein wissenschaftlich fundiertes, sowohl internes als auch externes Qualitätsmanagement entsprechender Einrichtungen und Anbieter erforderlich. Gegenwärtig bereits existierende Präventionskonzepte müssen weiter- und neu entwickelt werden. Diese Entwicklungen sollten insbesondere aktuelle Veränderungen in den Bedingungen, die zum Erfolg oder Misserfolg von Präventionsmaßnahmen beitragen, berücksichtigen.

Insbesondere die **Identifikation von Präventionsbedarfen** und die Zuführung zu bedarfsgerechter Prävention gerade bei schwer erreichbaren Personengruppen stellt eine Herausforderung an die zukünftige Gestaltung von Präventionkonzepten und Maßnahmen dar. Prävention ist für die Population der Kinder von besonderer Bedeutung, da diese naturgegeben kaum die Möglichkeit haben, unvorteilhafte Lebensumstände aus eigener Kraft zu verändern oder diese zu verlassen.

Prüfungsfragen

1. Welche Bedeutung hat das Kindesalter für die Gesundheitsdynamik im weiteren Lebensverlauf? Nennen Sie zwei wichtige Aspekte.
2. Welche Schutzfaktoren für die psychische Gesundheit kennen Sie? Nennen Sie je ein Beispiel aus den drei Hauptbereichen.
3. Welche vermeidbaren Gesundheitsprobleme können früh im Kindesalter auftreten?
4. Was sind Krankheiten, die sich erst später entwickeln, denen man aber teilweise frühzeitig vorbeugen kann?
5. Was sind wichtige Maßnahmen zur sekundären Prävention im Kindesalter?
6. Skizzieren Sie die wichtigsten Veränderungen im Gesundheits- und Krankheitsprofil der Kinderbevölkerung.
7. Nennen Sie wichtige Ressourcen und Kooperationspartner der Primärprävention bei Kindern.
8. Skizzieren Sie wichtige Aspekte zur Qualitätssicherung in der Prävention.

Zitierte Literatur

Barkmann, C./Schulte-Markwort, M. (2004): Prävalenz psychischer Auffälligkeiten bei Kindern und Jugendlichen in Deutschland - ein systematischer Literaturüberblick. Psychiatrische Praxis, 31, 1–10.

Ben-Shlomo, Y./Kuh, D. (2002): A life course approach to chronic disease epidemiology: conceptual models, empirical challenges and interdisciplinary perspectives. International Journal of Epidemiology, 31, 285–293.

Bergmann, K.E./Bergmann, R.L. (2007): Prävention und Gesundheitsförderung im Kindesalter. In K. Hurrelmann/T. Klotz/J. Haisch (Hg.): Lehrbuch Prävention und Gesundheitsförderung, 55–62. Bern: Huber.

Bergmann, K.E./Bergmann, R.L. (2003): Health Promotion and Disease Prevention in the Family. Communicating knowledge, competence, and health behaviour. Berlin, New York: De Gruyter.

Berkmann, L.F. (1995): The role of social relations in health promotion. Psychosomatic Medicine, 57, 245–254.

Dragano, N./Siegrist, J. (2006): Die Lebenslaufperspektive sozialer Ungleichheit: Konzepte und Forschungsergebnisse. In M. Richter/K. Hurrelmann (Hg.): Gesundheitliche Ungleichheit: Grundlagen, Probleme, Perspektiven, 199–220. Wiesbaden: VS Verlag für Sozialwissenschaften.

Hoepner-Stamos, F. (1999): Chronische Erkrankungen im Jugendalter. Psychosoziale Folgen schwerer und leichter Beeinträchtigungen. Weinheim: Juventa.

Herth, A. (2008): Familiale Einflussfaktoren auf die Kinder- und Jugendgesundheit und Konsequenzen für die Praxis. In T. Bals/A. Hanses/W. Melzer (Ed.): Gesundheitsförderung in pädagogischen Settings. Ein Überblick über Präventionsansätze in zielgruppenorientierten Lebenswelten, 29–50. Weinheim: Juventa Verlag.

Høst, A./Halken, S./Muraro, A./Dreborg, S./Niggemann, B./Aalberse, R./Arshad, S.H./von Berg, A./Carlsen, K.-H./Duschén, K./Eigenmann, P.A./Hill, D./Jones, C./Mellon, M./Oldeus, G./Oranje, A./Pascual, C./Prescott, S./Sampson, H./Svartengren, M./Wahn, U./Warner, J.A./Warner, J.O./Vandenplas, Y./Wickman, M./Zeiger, R.S. (2008): Dietary prevention of allergic diseases in infants and small children. Pediatric Allergy and Immunology, 19; 1–4.

Hurrelmann, K. (2002): Einführung in die Sozialisationstheorie. Weinheim: Beltz.

Hurrelmann, K. (2006): Gesundheitssoziologie (6. Auflage). Weinheim: Juventa.

Kamtsiuris, P./Atzpodien, K./Ellert, U./Schlack, R./Schlaud, M. (2007): Prävalenz von somatischen Erkrankungen bei Kindern und Jugendlichen in Deutschland. Bundesgesundheitsblatt – Gesundheitsforschung – Gesundheitsschutz, 50, 686–700.

Kolip, P./Lademann, J. (2006): Familie und Gesundheit. In Hurrelmann, K./Laaser, U./Razum, O. (Hg.): Handbuch Gesundheitswissenschaften (4. Aufl.), 633–659. Weinheim: Juventa.

Kurth, B.M./Schaffrath Rosario, A. (2007): The prevalence of overweight and obese children and adolescents living in Germany. Results from the German Health Interview and Examination Survey for Children and Adolescents (KiGGS). Bundesgesundheitsblatt – Gesundheitsforschung – Gesundheitsschutz, 50, 736–743.

Lob-Corzlius, T./Petermann, F. (1997): Asthmaschulungen – Wirksamkeit bei Kindern und Jugendlichen. Weinheim: Beltz, Psychologie Verlags Union.

Oerter, R./Montada, L. (Hg.) (2008): Entwicklungspsychologie. 6., vollst. überarbeitete Auflage. Weinheim: Beltz Psychologie Verlags Union (PVU).

Palfrey, J.S./Tonniges, T.F./Green, M./Richmond, J. (2005) Introduction: Adressing the Millenial Morbidity – The Context of Community Pediatrics. Pediatrics, 115, 1121–1123.

Petermann, F. (Hg.) (2003): Lehrbuch der klinischen Kinderpsychologie (5. Auflage). Göttingen: Hogrefe.

Ravens-Sieberer, U./Wille, N. (2008): Die Bedeutung familiärer, sozialer und personaler Schutzfaktoren für das Wohlbefinden von Kindern und Jugendlichen. In T. Bals/A. Hanses/W. Melzer (Hg.): Gesundheitsförderung in pädagogischen Settings. Ein Überblick über Präventionsansätze in zielgruppenorientierten Lebenswelten, 51–63. Weinheim: Juventa Verlag.

Ravens-Sieberer U./Wille N./Erhart M./Bettge S./Wittchen H.-U./Rothenberger A./Herpertz-Dahlmann B./Resch F./Hölling H./Bullinger M./Barkmann C./Schulte-Markwort M./Döpfner M. (2008): Prevalence of mental health problems among children and adolescents in Germany: results of the BELLA study within the National Health Interview and Examination Survey. European Child und Adolescent Psychiatry, 17, 22–33.

Schnell, G. (2001): Kostenanalyse. In K.W. Lauterbach/M. Schrappe (Hg.): Gesundheitsökonomie und Qualitätsmanagement.

Schöffski, O./v.d. Schulenburg, J.-M. (2000): Gesundheitsökonomische Evaluationen. Berlin, Heidelberg, New York: Springer.

Staab, D./Diepgen, T.L./Fartasch, M./Kupfer, J./Lob-Corzilius, T./Ring, J./Scheewe, S./Scheidt, R./Schmid-Ott, G./Schnopp, C./Szcepanski, R./Werfel, T./Wittenmeier, M./Wahn, U./Gieler, U. (2006): Age related, structured educational programmes for the management of atopic dermatitis in children and adolescents: multicentre, randomised controlled trial. BMJ, 332, 933–938.

Warschburger, P. (2000): Chronisch kranke Kinder und jugendliche. Stuttgart: Kohlhammer.

Wustmann, C. (2008): Gesundheitsförderung im Setting Kindertageseinrichtungen. In T. Bals/A. Hanses/W. Melzer (Hg.): Gesundheitsförderung in pädagogischen Settings. Ein Überblick über Präventionsansätze in zielgruppenorientierten Lebenswelten, 183–193. Weinheim: Juventa Verlag.

6 Prävention und Gesundheitsförderung im Jugendalter

Martin Pinquart und Rainer K. Silbereisen

Gesundheitsverhalten umfasst sowohl **gesundheitsförderliche Verhaltensweisen** wie ausreichende Bewegung, gesunde Ernährung, Zahnhygiene, Verhütungsmittelgebrauch, Tragen eines Sturzhelms beim Motorradfahren als auch gesundheitsgefährdende Verhaltensweisen wie Alkohol- und Drogenkonsum. Viele **gesundheitsgefährdende Verhaltensweisen** sind miteinander **korreliert**, das heißt, wer raucht, konsumiert z.B. auch mit größerer Wahrscheinlichkeit Alkohol und andere psychoaktive Substanzen und zeigt eher Verhaltensweisen, die andere Menschen oder sich selbst schädigen können, wie z.B. riskantes sexuelles Verhalten (Jessor 1991).

Im **Jugendalter** entstehen und verfestigen sich viele gesundheitsbezogene Verhaltensweisen (z.B. Alkoholkonsum, Rauchen, Ernährungsgewohnheiten), und Verhaltensweisen der Jugendlichen sind die wichtigsten Ursachen für Todesfälle in diesem Altersabschnitt (z.B. Unfälle, Suizid). Damit ist das Jugendalter ein wichtiges **Zeitfenster** für Präventionsmaßnahmen.

Die Gestaltung solcher Maßnahmen erfordert, die **Entstehungsbedingungen und Entwicklungspfade** gesundheitlicher Verhaltensweisen zu verstehen. Am Anfang unseres Beitrags stehen verschiedene Entwicklungspfade riskanter gesundheitsbezogener Verhaltensweisen, gefolgt von Ausführungen zu dabei wirkenden Motiven, Risiko- und Schutzfaktoren sowie Konsequenzen für wirksame Formen der Prävention und Gesundheitsförderung.

Verlaufsformen des Gesundheitsverhaltens im Jugendalter

Die meisten gesundheitsbezogenen Verhaltensweisen zeigen **systematische Veränderungen mit dem Lebensalter** (Abb. 1): Alkohol- und Drogengebrauch, ungesunde Ernährungsgewohnheiten und riskantes Verhalten im Straßenverkehr steigen in ihrer Prävalenz im Jugendalter im Durchschnitt an und sinken nach Erreichen des jungen Erwachsenenalters Mitte des dritten Lebensjahrzehnts wieder ab. Eine zweite Gruppe von gesundheitsbezogenen Verhaltensweisen zeigt im Mittel einen Abfall im Jugendalter, ohne dass danach wieder ein Anstieg beobachtet wird (z.B. sportliche Aktivität). Eine dritte Gruppe, wie die Körperpflege und der Gebrauch von Kontrazeptiva, nimmt dagegen im Jugendalter im Mittel zu (Pinquart und Silbereisen 2002).

Neben bereichsspezifischen **mittleren Verlaufsformen** bestehen zudem bedeutsame interindividuelle Unterschiede: Anhand von Studien zum Verlauf des Risikoverhaltens (Moffitt 2006) und Substanzkonsums (Tucker et al. 2003) können **verschiedene Entwicklungspfade** unterschieden werden: Der schon beschriebene Anstieg riskanten Gesundheitsverhaltens im Jugendalter und der Abfall im jungen Erwachsenenalter trifft für eine größere Gruppe von Jugendlichen zu (auf das Jugendalter beschränktes **Risikoverhalten**). Eine Minderheit ist jedoch schon in der Kindheit auffällig und führt das Risikoverhalten im Erwachsenenalter fort und steigert es teilweise weiter (über die Lebensspanne anhaltendes Risikoverhalten). Ein früher Beginn riskanten Gesundheitsverhaltens geht im Mittel mit einem ungünstigeren späteren Verlauf einher (Peters et al. 2009). Bei frühem Alkoholkonsum scheint dieser Zusammenhang zumindest teilweise durch stärkere Auswirkungen auf die Entwicklung des Gehirns vermittelt zu werden. Darüber hinaus gibt es auch eine Gruppe, die während des Jugendalters relativ konstant kein oder nur sehr wenig riskantes Gesundheitsverhalten zeigt, wobei einige von diesen Personen im Zusammenhang mit Schwierigkeiten bei der Bewältigung von Aufgaben des Erwachsenenalters später auffällig werden können.

Gründe für die Zunahme negativen Gesundheitsverhaltens im Jugendalter

Da sich im Jugendalter fast alle gesundheitsbezogenen Verhaltensweisen deutlich mit dem Lebensalter verändern, liegt es nahe, nach entwicklungsbezogenen Einflüssen auf das Verhalten zu suchen. Hierbei gibt es zwei einander ergänzende Erklärungsansätze.

Ein Anstieg riskanter Verhaltensweisen im Jugendalter hängt zum einen damit zusammen, dass durch **neurobiologische Veränderungen im Gehirn** die Erregungssuche zum Beginn der Pubertät deutlich ansteigt. Jugendliche reagieren dadurch stärker als Kinder auf erregende Stimuli, wie zum Beispiel riskante Verhaltensweisen. Die selbstregulatorischen Kompetenzen, welche riskantes Verhalten begrenzen, nehmen dagegen erst allmählich im Jugendalter zu. Folglich können Jugendliche anfangs zum Beispiel noch schlecht Gruppendruck widerstehen, vor allem dann, wenn das Zusammensein mit Gleichaltrigen starke positive Emotionen auslöst. Gründe für riskantes Verhalten Jugendlicher liegen also nicht darin, dass diese mögliche Risiken von Verhaltensweisen allgemein schlechter als Erwachsene abschätzen können (im Sinne kognitiver Defizite), sondern im **Einfluss emotionaler und sozialer Faktoren** auf die Entscheidung (Steinberg 2010).

Zum anderen werden von Jugendlichen einige riskante gesundheitsbezogene Verhaltensweisen gezeigt, um die Lösung von **Entwicklungsaufgaben** voranzutreiben. Der Begriff «Entwicklungsaufgaben» beschreibt hierbei Schritte auf dem Weg zum Erwachsenwerden, wie das Erreichen zunehmender **Unabhängigkeit** von den Eltern, der Aufbau von **Peerbeziehungen**

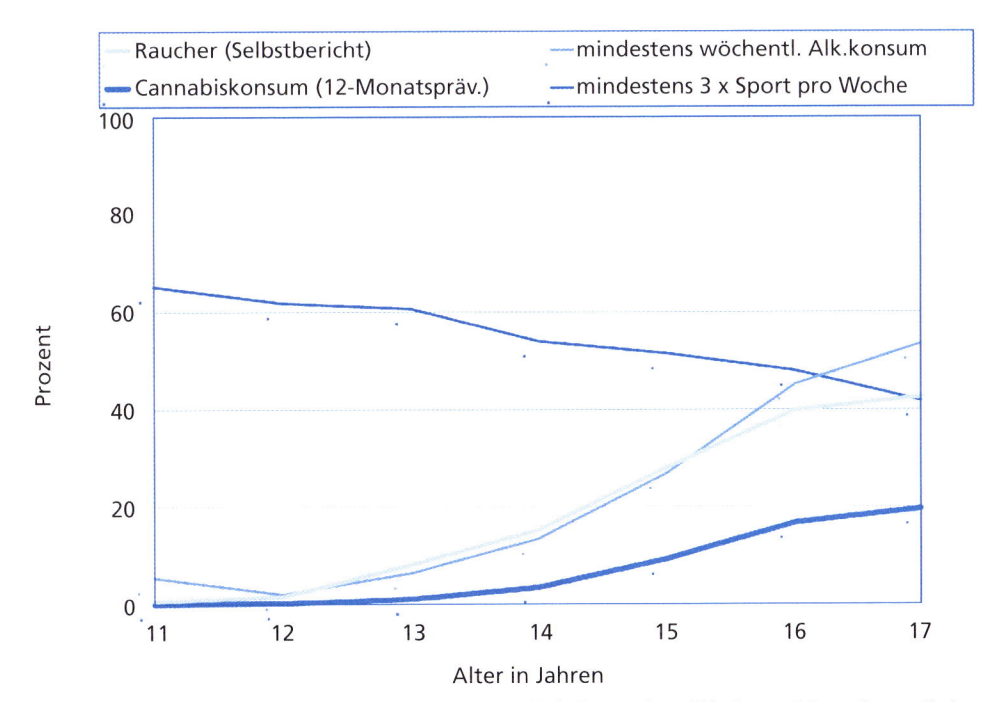

Abbildung 1: Altersunterschiede in gesundheitsbezogenen Verhaltensweisen (Kinder- und Jugendgesundheitssurvey; Bundesgesundheitsblatt, 2007, Heft 5)

und **Partnerschaftsbeziehungen**, die Auseinandersetzung mit der **körperlichen Entwicklung** und die **Identitätsentwicklung** (Hurrelmann und Quenzel 2012). Die Entwicklungsaufgaben sind häufig nicht leicht zu bewältigen, da der Erwachsenenstatus und die Handlungsbedingungen zu dessen Erreichung nicht klar definiert sind, da Entwicklungsbereiche komplex vernetzt sind (mehr Zeit mit Freunden zu verbringen gerät oft in Widerspruch zum geforderten schulischen Engagement) und da die Lösung der Entwicklungsaufgaben durch ungünstige **gesellschaftliche Rahmenbedingungen** erschwert sein kann (etwa wenn Ausbildungsplätze nur in ungenügender Zahl vorhanden sind). Zusätzlich erschwerend kommt hinzu, dass Jugendliche zu einem Zeitpunkt die körperliche Reife erreichen, in dem ihnen die sozialen Privilegien des Erwachsenenalters noch nicht eingeräumt werden (etwa das Recht auf Erwerb der Fahrerlaubnis). Durch die Verlängerung der schulischen und beruflichen Ausbildung wird zum Beispiel die soziale und wirtschaftliche Selbstständigkeit hinausgezögert.

Gesundheitsbezogene Verhaltensweisen werden von Jugendlichen häufig als **Mittel zur Bewältigung ihrer Entwicklungsaufgaben** genutzt (zur Übersicht, Pinquart und Silbereisen 2002).

So vergrößern z.B. Jugendliche mit einem höheren **legalen Substanzkonsum** ihren Freundeskreis stärker als andere Gleichaltrige, sie gewinnen stärker an **Ansehen bei den Peers**, verstärken ihr **Zugehörigkeitsgefühl** zur Gruppe der Gleichaltrigen und haben mit größerer Wahrscheinlichkeit im Folgejahr eine Partnerschaft aufgebaut. Auch andere gesundheitsbezogene Verhaltensweisen – wie Sport zu treiben, Diät zu halten (vor allem von weiblichen Jugendlichen) oder riskantes Verhalten im Straßenverkehr (bei männlichen Jugendlichen) – dienen als Mittel, um Anerkennung bei Gleichaltrigen zu finden. Jugendliche nutzen zudem gesundheitsbezogene Verhaltensweisen, die durch die Eltern missbilligt werden oder verboten sind, als Mittel, um sich von den Eltern zu distanzieren und Autonomie zu gewinnen. Zum Jugendalter als Zeit des **Sich-Ausprobierens** gehört das Experimentieren mit legalen und illegalen Substanzen: Viele Jugendliche nennen z.B. als Konsummotiv, etwas Neues zu erleben und Selbsterfahrung zu machen. Riskantes Gesundheitsverhalten – wie etwa riskantes Fahrverhalten oder das Ausüben von Extremsportarten – kann dazu beitragen, seine Grenzen auszutesten, Selbstbestätigung zu erhalten oder Einzigartigkeit zu demonstrieren. Riskantes gesundheitsbezogenes Verhalten wird ebenso zur Auseinandersetzung mit der **männlichen und weiblichen Geschlechtsrolle** genutzt (etwa von männlichen Jugendlichen, um Mut und Stärke zu demonstrieren). Die gesundheitlichen Folgen (wie Unwohlsein, Schwindel und Kopfschmerz nach übermäßigem Alkoholkonsum) sind hier meist vorübergehender Natur. Allerdings tragen einige riskante gesundheitsbezogene Verhaltensweisen im Jugendalter auch zu gesundheitlichen Problemen im Erwachsenenalter bei; man denke etwa an Folgen von sexuell übertragbaren Erkrankungen wie der HIV-Infektion.

Einige risikobehaftete gesundheitsbezogene Verhaltensweisen – wie der Konsum von Alkohol und Nikotin und die frühe Aufnahme sexueller Aktivitäten – können als Versuch verstanden werden, die Privilegien des Erwachsenenalters einzufordern, die den Jugendlichen von der Gesellschaft aufgrund ihres Alters noch nicht gewährt werden oder die aufgrund mangelnder Kompetenzen nicht auf weniger riskanten Wegen erreicht werden können. Hier nimmt das riskante Verhalten am Ende des Jugendalters wieder ab, wenn die Entwicklungsaufgaben der Jugend bewältigt wurden und wenn die Anforderungen des Erwachsenenalters nur noch schlecht mit dem bisherigen Verhalten vereinbar sind (etwa Einschränkung des Alkoholkonsums im Zusammenhang mit der Elternschaft und Berufstätigkeit).

Riskantere gesundheitsbezogene Verhaltensweisen – wie der Konsum harter Drogen, körperliche Gewalt gegen andere Menschen oder S-Bahn-Surfen – werden dagegen nur von einer Minderheit der Jugendlichen gezeigt, denen vermutlich die Ressourcen zu einer altersnormativen Bewältigung ihrer Entwicklungsaufgaben fehlen und die somit Misserfolge bei der Bewältigung dieser Aufgaben haben (vgl. die **Problemverhaltenstheorie** von Jessor 1991).

Kompetenzdefizite – wie etwa Probleme bei der Impulskontrolle und eine hohe Bereitschaft zu aggressivem Verhalten – reichen bei diesen Jugendlichen meist schon bis in die frühe Kindheit zurück (Caspi 2000). Mit den steigenden Entwicklungsanforderungen im Jugendalter führen die Kompetenzdefizite zu zunehmenden Misserfolgserlebnissen.

Einflussfaktoren auf interindividuelle Unterschiede im Gesundheitsverhalten

Wie schon in Bezug auf unterschiedliche Entwicklungsverläufe angedeutet, gibt es ein beträchtliches Ausmaß interindividueller Unterschiede im Gesundheitsverhalten. Obwohl z.B. fast alle Jugendlichen erste Erfahrungen mit Alkohol machen, kommt es nur bei einem Teil zum Missbrauch. Diese Unterschiede werden über positives Gesundheitsverhalten hemmende und förderliche Faktoren (**Risiko- und Schutzfaktoren**) erklärt (Jessor, Turbin und Costa 1998). Da negative bzw. positive gesundheitsbezogene Verhaltensweisen oftmals gemeinsam auftreten, liegt es auf der Hand, dass viele Einflussfaktoren ebenso bereichsübergreifend wirken. Darüber hinaus gibt es aber auch Faktoren, die vor allem eine Verhaltensweise beeinflussen, wie etwa die Verfügbarkeit von Alkohol und illegalen Drogen den Substanzkonsum.

Personale Bedingungen

Die **Einstellung zu gesundheitsbezogenen Verhaltensweisen** (die Erwartung über damit verbundene positive Konsequenzen), eine hohe Bereitschaft, sie auszuführen und das Vertrauen in die eigenen entsprechenden Fähigkeiten, sind erste wichtige Prädiktoren des Verhaltens, da sie nahe am Verhalten ansetzen (Peters et al. 2009). Hierbei sind für die Jugendlichen die **unmittelbaren Konsequenzen** meist wichtiger als die längerfristigen und der Nutzen des Verhaltens für die Bewältigung subjektiv bedeutsamer Entwicklungsaufgaben einflussreicher als schwer vorstellbare und unsicher erscheinende langfristige Gesundheitsfolgen.

Zweitens spielen auch **allgemeine Persönlichkeitsfaktoren** eine Rolle. Probleme der Selbststeuerung während der Kindheit (Aufmerksamkeitsstörungen, mangelnde Impulskontrolle, eine Neigung zu aggressivem Verhalten) begünstigen riskantes Gesundheitsverhalten im Jugendalter (Caspi 2000). Wer bereits in der Kindheit Probleme mit der **Selbstkontrolle** hatte, wird sich z.B. schwer tun, einen verantwortungsvollen Umgang mit Alkohol zu lernen und Gefahrensituationen aus dem Weg zu gehen. Zudem fehlen diesen Jugendlichen oft auch weitere **Ressourcen für die Bewältigung ihrer täglichen Aufgaben** (wie etwa soziale Kompetenz und Problemlösefähigkeiten). Allerdings ist auch ein zu hohes Maß von Selbstkontrolle nicht günstig für die jugendliche Entwicklung. Zwar greifen stark gehemmte und ängstliche Kinder im Jugendalter seltener zu Alkohol und Cannabis als Gleichaltrige, da ihnen altersangemessene soziale Kontakte und die damit verbundenen Gelegenheiten zum Substanzkonsum fehlen; sie sind jedoch insgesamt schlechter psychosozial angepasst als jene Gleichaltrigen, die gelegentlich in geringen Mengen Alkohol und Cannabis konsumierten (Shedler und Block 1990). Ein hoher Selbstwert, positive Zukunftserwartungen, Selbstsicherheit und allgemeine **soziale Kompetenz** wie auch Kompetenz im Umgang mit Risikosituationen (z.B. bei Aufforderungen zum Drogenkonsum) gehen dagegen mit positivem Gesundheitsverhalten einher (Fors, Crepaz und Hayes 1999).

Drittens variiert das Ausmaß des Problemverhaltens in Abhängigkeit vom **Zeitpunkt der Pubertät**. Jugendliche, die früh in die Pubertät kommen, machen früher und auch vorübergehend mehr Erfahrungen mit Alkohol und Drogen; sie werden früher sexuell aktiv und haben ein erhöhtes Risiko, schon im Jugendalter Eltern zu werden. Dies wird unter anderem damit erklärt, dass sie durch ihr reifer wirkendes Aussehen eher Umgang mit älteren Jugendlichen finden und deren Verhaltensweisen übernehmen, etwa um eigene Irritationen wegen der körperlichen Entwicklung zu überwinden (Weichold und Silbereisen 2008).

Die meisten Unterschiede zwischen früh Pubertierenden und anderen Jugendlichen verschwinden später wieder, wenn die anderen Jugendlichen aufholen, wobei allerdings Spätfolgen im Erwachsenenalter bekannt sind, etwa im Zusammenhang mit früher Elternschaft (Weichold und Silbereisen 2008). Selbstkontrollprobleme in Kindheit und Jugend beeinflussen dagegen mit großer Wahrscheinlichkeit auch das Gesundheitsverhalten im Erwachsenenalter (Caspi 2000).

Kontextfaktoren

Bedingungen der Familie, Schule, Peergruppe, Nachbarschaft und Gesellschaft beeinflussen ebenso das Gesundheitsverhalten Jugendlicher.

Das Modell des **elterlichen Verhaltens**, elterliche Vorgaben und Kontrolle sowie das allgemeine familiäre Klima beeinflussen das **Gesundheitsverhalten der Jugendlichen**. So sagt positives Gesundheitsverhalten der Eltern gleichgerichtetes Verhalten der Jugendlichen vorher (Jessor et al. 1998). In Familien mit geringem Zusammenhalt, die keine klaren Regeln setzen und wo Eltern kaum über das Verhalten ihrer Kinder informiert sind, zeigen Jugendliche dagegen besonders viel riskantes Gesundheitsverhalten (z.B. Fors et al. 1999).

Das Gesundheitsverhalten und diesbezügliche Normen der **Freunde oder Peergruppe** sind ebenfalls eng mit dem Gesundheitsverhalten der Jugendlichen verbunden, wie etwa dem Substanzkonsum, Ernährungs- und Schlafgewohnheiten, Sporttreiben und Verhütungsmittelgebrauch (Jessor et al. 1998; Peters et al. 2009). Hinter diesem Zusammenhang verbirgt sich aber teilweise ein Selektionseffekt, da Jugendliche gezielt solche Peers suchen, die ihre schon etablierten Gewohnheiten teilen.

Durch die Lehrer **Unterstützung** zu erfahren, die Teilnahme an **organisierten schulischen Freizeitaktivitäten** und eine hohe **Verbundenheit mit der Schule** gehen mit positiverem Gesundheitsverhalten einher (Jessor et al. 1998; Fors et al. 1999).

Bedingungen im breiteren sozialen Umfeld, wie der **Nachbarschaft**, sollen hier nur kurz erwähnt werden, etwa die **Zugänglichkeit zu Substanzen, gesunden/ungesunden Nahrungsmitteln und Verhütungsmitteln**, die öffentliche Sensibilisierung für Folgen von Risikoverhalten und das Ausmaß **sozialer Kontrolle** in der Nachbarschaft, welches riskantem gesundheitsbezogenen Verhalten entgegenwirkt (Peters et al., 2009).

Internationale Vergleichsstudien zeigen zudem, dass in Staaten mit geringerem gesellschaftlichen Wohlstand mehr riskante gesundheitsbezogene Verhaltensweisen – wie Tabakkonsum und riskantes Sexualverhalten – auftreten und die Mortalität Jugendlicher erhöht ist. Ähnliche Befunde gibt es in Bezug auf eine höhere Einkommensungleichheit (Viner et al. 2011).

Für einige der genannten Faktoren ist bekannt, dass sich ihr Einfluss im Laufe des Jugendalters verändert. Die Meta-Analyse von Allen et al. (2003) zeigt in diesem Altersbereich eine Zunahme des **Einflusses der Gleichaltrigen** auf den Substanzkonsum. Mit wachsendem Alter der Jugendlichen stieg ebenso der elterliche Einfluss auf den Konsum der meisten Substanzen leicht an, abgesehen von harten Drogen. Im Erwachsenenalter, wenn weniger Zeit mit Eltern und Peers verbracht wird, sinken diese Einflüsse allerdings wahrscheinlich wieder ab.

Ansätze zur Prävention und Gesundheitsförderung

Die meisten der bisher vorliegenden gesundheitsbezogenen Präventionsprogramme für Jugendliche sind auf eine Form von **Risikoverhalten** ausgerichtet wie etwa auf Substanzkonsum, riskantes Sexualverhalten oder die Prävention von Gewalt oder depressiven Symptomen. **Tabelle 1** fasst die Ergebnisse von Meta-Analysen zu Präventionsprogrammen zusammen. Wir beziehen uns hierbei nur auf die (Teil-)Befunde zur Prävention im Jugendalter. Im Posttest unmittelbar nach Beendigung der Intervention werden statistisch signifikante Effekte der Präventionsprogramme von d = .11 Standardabweichungseinheiten (Substanzkonsum; Tobler et al. 2001) bis zu d = .61 (antisoziales Verhalten; Beelmann u. Lösel 2006) gefunden. Im Mittel haben die Präventionsprogramme somit **kleine Effektstärken**. Programme setzen dabei auf unterschiedlichen Ebenen an (Catalano et al. 2012), wie Veränderrungen struktureller Umweltfaktoren (wie der Zugänglichkeit von Alkohol oder Verhütungsmitteln), der Familie (z.B. Verbesserung des Elternverhaltens), Schule (z.B. schulbasierte Wissensvermittlung), Peergruppe (z.B. Veränderung von Normen der Peergruppe) und dem Individuum (z.B. Kompetenzförderung).

Die Förderung von **Lebenskompetenzen** gilt derzeit als der erfolgreichste Einzelansatz in der ressourcenorientierten Gesundheitsförderung und Suchtprävention. In der Meta-Analyse von Suchtpräventionsprogrammen fanden z.B. Tobler et al. (2000) einen Effekt von Lebenskompetenztrainings auf den Substanzkonsum von d = .17, während der Effekt einer reinen Wissensvermittlung nur d = .08 betrug. Lebenskompetenztrainings zielen auf eine Förderung solcher psychosozialer Fertigkeiten, die Kinder und Jugendliche befähigen, Anforderungen und Schwierigkeiten des täglichen Lebens erfolgreich zu bewältigen und angemessenen Kontakt mit Mitmenschen zu haben. Lebenskompetent ist danach, wer sich selbst gut kennt und mag, Einfühlungsvermögen zeigt, kritisch und kreativ denkt, kommunizieren und Beziehungen führen kann, überlegte Entscheidungen trifft, erfolgreich Probleme löst, sowie Gefühle und Stress bewältigen kann. Die Jugendlichen sollen mit Hilfe der Interventionen lernen, ihr Leben ohne Zuflucht zu riskanten Verhaltensweisen zu bewältigen. Ein Training allgemeiner Lebenskompetenzen wird hierbei meist kombiniert mit einer problemspezifischen Komponente wie etwa der Wissensvermittlung über die Verbreitung riskanter Verhaltensweisen unter Gleichaltrigen und dem Einüben von Fähigkeiten, um Gruppendruck (wie etwa Konsumangeboten durch Peers) zu widerstehen (**Standfestigkeitstraining**, z.B. Weichold u. Silbereisen 2013).

Universelle Präventionsprogramme waren im Mittel weniger erfolgreich als selektive oder indizierte Präventionsmaßnahmen. Ursachen dafür liegen unter anderem in der oft einseitigen Ausrichtung universeller Programme auf die wenig effektive Wissensvermittlung, im verengten Fokus auf einen einzelnen Risiko- oder Schutzfak-

Tabelle 1: Ergebnisse von Meta-Analysen zu Präventionsprogrammen mit Jugendlichen

Autoren	Art der Prävention	Zielvariable	Alter	Effektstärke
Beelmann/Lösel 2006	universell, selektiv, indiziert; Kompetenztraining	antisoziales Verhalten	12+	d=.61 (Posttest) d=.78 (Follow-up)
DuBois et al. 2000	universell, selektiv; Mentorenprogramme	psychische Anpassung	ca. 14+	d=.15 Standardabweichungen
Durlak/Wells 1997	universell; affektive Bildung	psychische Anpassung	11+	d=.33
Johnson et al. 2011	universell, selektiv; HIV-Prävention	Kondomgebrauch	11+	d=.14
		Sexuell übertragbare Erkrankungen	11+	d=.33
Lundahl et al. 2006	universell, selektiv, indiziert; Elterntraining	antisoziales Verhalten	12+	d=.27
Teubert/Pinquart 2011	universell, selektiv, indiziert; Prävention von Angstsymptomen	Angstsymptome/-störungen	11-18	d=.21 (Posttest) d=.11 (Follow-up)
Tobler et al. 2000	universell; Prävention von Substanzkonsum	Substanzkonsum	ca. 12-14	d=.11
			ca. 15-18	d=.18
Stice et al. 2009	universell, selektiv; Prävention von Depression	Depression	13.5+	d=.23
Wilson et al. 2003	universell; schul-basierte Prävention von Aggression	antisoziales Verhalten	11-13	d=.23
			14+	d=.44

tor, dem Ansetzen an verhaltensfernen distalen Bedingungen statt an den näher mit dem Verhalten verbundenen Kompetenzen und Einstellungen sowie in der Tatsache, dass Primärprävention bei jenen Teilnehmern keine Veränderung bewirken kann, die sowieso nicht das problematische Verhalten gezeigt hätten.

Überdurchschnittlich effektive Interventionen richteten sich an Jugendliche mit Risikofaktoren oder bereits vorhandenen Symptomen (selektive und indizierte Prävention); sie sind theoretisch gut begründet, erfordern eine aktive Mitwirkung der Teilnehmer, ermöglichen somit ein interaktives Lernen (etwa über Rollenspiele und Kleingruppenarbeit) und kombinieren verschiedene Interventionsstrategien. Zudem sind mehr Stunden umfassende Programme im Mittel etwas wirksamer als kurze Interventionen (z.B. Beelmann u. Lösel 2006).

Die Gestaltung von Präventionsmaßnahmen muss das Alter bzw. den Entwicklungsstand der Teilnehmer berücksichtigen. Häufig wird betont, dass Interventionen möglichst früh einsetzen sollen, bevor sich z.B. gesundheitsriskante Verhaltensweisen herausgebildet und verfestigt haben. Träfe dies uneingeschränkt zu, dann sollte man eher bei Kindern als bei Jugendlichen Prävention betreiben. Wenn problematische Verhaltensweisen allerdings erst massiv im Jugendalter auftreten, so liegt ein günstiger Zeitpunkt der Präventionsmaßnahmen beim Übergang zum Jugendalter oder in der (frühen) Jugend. So werden z.B. höhere Effekte der Prävention von Substanzkonsum (Tobler et al. 2000) und Depression (Stice et al. 2009) bei Jugendlichen als bei Kindern gefunden. Ebenso sind stärker kognitiv ausgerichtete Interventionen bei Jugendlichen erfolgreicher als bei Kindern, weil letzteren noch die notwendigen Fähigkeiten zum abstrakten Denken fehlen (McCart et al. 2006). Dagegen sind Elterntrainings im Mittel effektiver zur Veränderung des Verhaltens von Kindern als von Jugendlichen, unter anderem weil die mit den Eltern verbrachte Zeit im Jugendalter abnimmt und der Einfluss Gleichaltriger an Bedeutung gewinnt (Lundahl et al. 2006; McCart et al. 2006).

Aus den Bedingungen und Entwicklungspfaden von riskanten gesundheitlichen Verhaltensweisen im Jugendalter und aus der Forschung zur Wirksamkeit von Präventionsmaßnahmen im Jugendalter lassen sich fünf **Schlussfolgerungen** für die Gesundheitsförderung ableiten:

1. Aufgrund der unterschiedlichen Entwicklungspfade sind **differenzielle Maßnahmen zur Gesundheitsförderung** notwendig: Universelle Prävention mit dem Ziel des Hinauszögerns altersunangemessener gesundheitsbezogener Verhaltensweisen und der Verhinderung riskanter Verhaltensweisen (wie Fahren bei Trunkenheit) sind für jene Jugendlichen sinnvoll, die vergleichsweise wenig Risikofaktoren aufweisen. Für Jugendliche, die bereits in der Kindheit auffällig wurden und die deutliche Defizite in der Verhaltensregulation zeigen, sind universelle Präventionsmaßnahmen zu wenig. Hier sind therapeutische Maßnahmen notwendig, die möglichst schon im Vorschul- oder Grundschulalter einsetzen sollten und im Jugendalter mit selektivpräventiven Maßnahmen für auffällige Jugendliche zu koppeln sind.

2. Da verschiedene Problemverhaltensweisen häufig gemeinsam auftreten und es **geteilte Risiko- und Schutzfaktoren** gibt, sind besonders solche Interventionen nützlich, die zugleich die Veränderung verschiedenartiger gesundheitsbezogener Verhaltensweisen anstreben.

3. Weil aus Sicht der Jugendlichen die längerfristigen gesundheitlichen Konsequenzen ihres Verhaltens sekundär gegenüber den unmittelbaren Konsequenzen für die Bewältigung ihrer Entwicklungsaufgaben sind, hat eine **ausschließliche Wissensvermittlung** über gesundheitliche (Spät-)Folgen des Risikoverhaltens wenig Aussicht auf Erfolg. So zeigt z.B. die Meta-Analyse von Tobler et al. (2000) über mehr als 200 schulbasierte Präventionsstudien, dass nur auf Wissensvermittlung ausgerichtete Maßnahmen keinen Effekt auf den Substanzkonsum der Jugendlichen hatten.

4. Da gesundheitsbezogenes Verhalten eng mit der Bewältigung der Entwicklungsaufgaben der Jugendlichen verbunden ist und ein diesbezügliches Kompetenzdefizit riskantes Verhalten fördert, sind ressourcenerhöhende Maßnahmen zu empfehlen, welche die **Fähigkeit zur Bewältigung von Entwicklungs-**

aufgaben fördern bzw. allgemein günstige Bedingungen für die Förderung der Entwicklung Jugendlicher liefern. Hierbei sollten gezielt Selbstregulationsfähigkeiten gefördert werden, die bei der Erklärung von riskanten Verhaltensweisen Jugendlicher eine große Rolle spielen (Steinberg 2010).
5. Wegen der Vielzahl der Einflussfaktoren auf das Gesundheitsverhalten sind **multimodale Interventionen** sinnvoll, die verschiedene Einflussfaktoren und Kontexte (etwa Familie, Schule, Kommune) einbeziehen und interdisziplinär vorgehen (z.B. Mitwirkung von Lehrern, Sozialarbeitern, Ärzten, Psychologen, Kommunalpolitikern). So lässt sich z.B. die Förderung allgemeiner Lebenskompetenzen mit der Förderung von Widerstandsfähigkeiten gegen das Angebot von Alkohol oder illegalen Drogen durch Peers, der Vermittlung von Wissen über die tatsächliche Verbreitung des Substanzkonsums unter Gleichaltrigen und der Bereitstellung von konstruktiven Möglichkeiten zur Freizeitgestaltung verbinden.

Prüfungsfragen

1. Warum spielt das Jugendalter eine besondere Rolle für die Prävention und Gesundheitsförderung?
2. Welche durchschnittlichen Veränderungen treten bei gesundheitsbezogenen Verhaltensweisen im Jugendalter auf?
3. Welche differenziellen Entwicklungspfade werden dabei beobachtet?
4. Wie kann man erklären, dass viele gesundheitlich riskante Verhaltensweisen im Jugendalter im Mittel zunehmen und im jungen Erwachsenenalter wieder absinken?
5. Nennen Sie wichtige Einflussfaktoren auf das Gesundheitsverhalten Jugendlicher.
6. Welche Schlussfolgerungen lassen sich aus den Motiven und Bedingungen gesundheitsbezogenen Verhaltens für die Prävention und Gesundheitsförderung ziehen?
7. Wie wirksam sind Präventionsprogramme im Jugendalter?
8. Worauf beruht die geringe Wirksamkeit vieler Programme?
9. Was versteht man unter Lebenskompetenztrainings?
10. Welche Faktoren tragen zu einer überdurchschnittlichen Effektivität von Präventionsprogrammen bei?

Zitierte Literatur

Allen, M./Donohue, W.A./Griffin, A./Ryan, D./Turner, M.M. (2003): Comparing the influence of parents and peers on the choice to use drugs. Criminal Justice and Behavior, 30, 163–186.

Beelmann, A./Lösel, F. (2006): Child social skills training in developmental crime prevention: Effects on antisocial behaviour and social competence. Psicothema, 18, 603–610.

Caspi, A. (2000): The child is the father of the man: Personality continuities from childhood to adulthood. Journal of Personality and Social Psychology, 78, 158–172.

Catalano, R.F./Fagan, A.A./Gavin, L.E./Greenberg, M.T./Irwin, C.E. / Ross, D.A./Shek, DT. (2012): Worldwide application of prevention science in adolescent health. Lancet, 379, 1653-1664.

DuBois D.L./Holloway B.E./Valentine J.C./Cooper H. (2002): Effectiveness of mentoring programs for youth: A meta-analytic review. American Journal of Community Psychology, 30, 157–197.

Durlak, J.A./Wells, A.M. (1997): Primary prevention mental health programs for children and adolescents: A meta-analytic review. American Journal of Community Psychology, 25, 115–152.

Fors, S.W./Crepaz, N./Hayes, D.M. (1999): Key factors that protect against health risks in youth: Further evidence. American Journal of Health Behavior, 23, 368–380.

Hurrelmann, K./Quenzel, G. (2012): Lebensphase Jugend. Weinheim: Juventa. 11. Aufl.

Jessor, R. (1991): Risk behavior in adolescence: A psychosocial framework for understanding and action. Journal of Adolescent Health, 12, 597–605.

Jessor, R./Turbin, M.S./Costa, F.M. (1998): Protective factors in adolescent health behavior. Journal of Personality and Social Psychology, 75, 788–800.

Johnson, B.T./Scott-Sheldon, L.A./Huedo-Medina, T.B./Carey, M.P. (2011): Interventions to reduce sexual risk for human immunodeficiency virus in adolescents. Archives of Pediatrics and Adolescent Medicine, 165, 77–84.

Lundahl, B./Risser, H.J./Lovejoy, M.C. (2006): A meta-analysis of parent training: Moderators and follow-up effects. Clinical Psychology Review, 26, 86–104.

McCart, M.R./Priester, P.E./Davies, W.H./Azen, R. (2006): Differential effectiveness of behavioral parent-training and cognitive-behavioral therapy for antisocial youth: A meta-analysis. Journal of Abnormal Child Psychology, 34, 527–543.

Moffitt, T.E. (2006): Life course persistent versus adolescence limited antisocial behavior. In D. Cicchetti/D.J. Cohen (Eds.): Handbook of developmental psychopathology. New York: Wiley, 570–588.

Peters, L.W./Wiefferink, C.H./Hoekstra, F./Buijs, G.J./Dam, G.T./Paulussen, T.G. (2009): A review of similarities between domain-specific determinants of four health behaviors among adolescents. Health Education Research, 24, 198–223.

Pinquart, M./Silbereisen, R.K. (2002): Gesundheitsverhalten im Kindes- und Jugendalter: Entwicklungspsychologische Erklärungsansätze. Bundesgesundheitsblatt, 45, 873–878.

Shedler, J./Block, J. (1990): Adolescent drug use and psychological health: A longitudinal inquiry. American Psychologist, 45, 612–630.

Steinberg, L. (2010): A dual systems model of adolescent risk-taking. Developmental Psychobiology, 52, 216–224.

Stice, E./Shaw, H./Bohon, C./Marti, C.N/Rohde, P. (2009): A meta-analytic review of depression prevention programs for children and adolescents: Factors that predict magnitude of intervention effects. Journal of Consulting und Clinical Psychology, 77, 486–503.

Teubert, D./Pinquart, M. (2011): A meta-analysis on the prevention of symptoms of anxiety in children and adolescents. Journal of Anxiety Disorders, 25, 1046–1059.

Tobler, N.S./Roona, M.R./Ochshorn, P./Marshall, D.G./Streke, A.V./Stackpole, K.M. (2000): School-based adolescent drug prevention programs: 1998 meta-analysis. Journal of Primary Prevention, 20, 275–336.

Tucker, J.S./Orlando, M./Ellickson, P.L. (2003): Patterns and correlates of binge drinking trajectories from early adolescence to young adulthood. Health Psychology, 22, 79–87.

Viner, R.M./Ozer. E-M./Denny, S./Marmot, M./Resnick, M./Fatusi, A./Currie, C. (2012): Adolescence and the social determinants of health. Lancet, 28, 379, 1641–52.

Weichold, K./Silbereisen, R.K. (2008): Pubertät und psychosoziale Anpassung. In M. Hasselhorn/R.K. Silbereisen (Hg.): Entwicklungspsychologie des Jugendalters. Göttingen: Hogrefe, 3–53.

Weichold, K./Silbereisen, R.K. (2013): Suchtprävention in der Schule. Göttingen: Hogrefe.

Wilson, S.J./Lipsey, M.W./Derzon, J.H. (2003). The effects of school-based intervention programs on aggressive behavior: A meta-analysis. Journal of Consulting and Clinical Psychology, 71, 136–149.

Leseempfehlungen

Donohue, W.T./Benuto, L.T./Tolle, L.W. (Hg.) (2013). Handbook of adolescent health psychology. New York: Springer.

Lohaus, A./Jerusalem, M./Klein-Hessling, J. (2006): Gesundheitsförderung im Kindes- und Jugendalter. Göttingen: Hogrefe.

Röhrle, B. (Hg.). (2007). Prävention und Gesundheitsförderung Band 3: Kinder und Jugendliche. Tübingen: DGVT-Verlag.

7 Prävention und Gesundheitsförderung im Erwachsenenalter

Toni Faltermaier

Oft wird mit der Prävention die Überzeugung verbunden, je früher sie einsetze, umso besser sei sie. Daraus wird dann die besondere Bedeutung von präventiven Maßnahmen in Kindheit und Jugend abgeleitet. Grundsätzlich ist diese Argumentation nicht falsch, dennoch wäre es ein großer Fehler, die verschiedenen Lebensphasen gegeneinander auszuspielen und etwa die Phase des Erwachsenenalters als weniger wichtig für die Prävention zu bewerten.

Erstens stellt das **Erwachsenenleben die längste Lebensphase** dar und erreicht durch die steigende Lebenserwartung heute eine mittlere Altersspanne von fast 60 Jahren. Zweitens werden gerade in dieser Altersphase sehr viele und ganz **entscheidende gesundheitliche Einflüsse** wirksam; deshalb ergeben sich viele sinnvolle Ansatzpunkte für präventive Maßnahmen, zumal in mindestens der Hälfte dieser Zeit der durchschnittliche Erwachsene davon ausgehen kann, noch überwiegend gesund zu sein. Und drittens sind manche präventive Interventionen nur bei Erwachsenen möglich oder erfordern für sie einen besonderen Zugang. Erwachsene haben etwa eine Schlüsselrolle für die Gesundheit von Kindern und Jugendlichen: Sie sind für sie in gesundheitlicher Hinsicht entscheidende Vorbilder und Gestalter. Insofern stehen die verschiedenen Lebensphasen in Bezug auf Gesundheit in einem unauflöslichen **Wechselverhältnis**. Dies und die Tatsache, dass gesundheitliche Prozesse wesentlich langfristig wirksam sind, macht es notwendig, sie möglichst in allen Altersphasen und im Laufe des Lebens immer wieder zum Thema zu machen.

Jeder Praxisansatz bedarf zum einen der wissenschaftlichen Fundierung durch empirisch möglichst gut belegte Theorien, und er sollte zum anderen empirisch evaluiert werden. Für eine angemessene Prävention von verschiedenen Krankheiten benötigen wir **ätiologische Theorien**; eine Praxis der Gesundheitsförderung sollte sich zudem auch an **salutogenetischen Theorien** orientieren. Im Folgenden werden daher zunächst einige konzeptionelle Grundlagen für die Prävention und Gesundheitsförderung im Erwachsenenalter gelegt; dann werden verschiedene Ansätze und Strategien für ihre praktische Umsetzung beschrieben und diskutiert.

Konzeptionelle Grundlagen von Prävention und Gesundheitsförderung

Gesundheit im Erwachsenenalter

Wie kann man das Erwachsenenalter theoretisch angemessen fassen und welche Rolle spielt die Gesundheit im Leben von Erwachsenen?

Die Formulierung einer universellen Struktur des Erwachsenenlebens etwa in Form einer Phasen- oder Stufentheorie erweist sich angesichts von gesellschaftlichen Entwicklungen, die zunehmend eine Individualisierung und Pluralisierung von Lebensläufen mit sich bringen, immer mehr als illusorisch, oft sogar als ideologisch.

Dennoch benötigen wir für wissenschaftliche Analysen immer Ordnungskriterien. In wissenschaftlichen Disziplinen, die sich mit dem Erwachsenenalter aus unterschiedlichen Perspektiven befassen (z.B. der Entwicklungspsychologie des Erwachsenenalters, Lebenslaufsoziologie, Erwachsenenpädagogik, Gerontologie), haben sich **pragmatische Einteilungen** ergeben, in denen jedoch die Altersgrenzen immer als variabel gedacht sind.

So wird häufig ein frühes (ca. 20–40 Jahre), mittleres (ca. 40–60 Jahre) und spätes Erwachsenenalter (ca. 60–80 Jahre) unterschieden (Faltermaier, Mayring, Saup und Strehmel 2013). Eine grobe Strukturierung ergibt sich auch, wenn spezifische Einschnitte im Leben, **Übergänge zwischen sozialen Rollen** oder Lebensereignisse, herangezogen werden (ebd.). Daraus resultieren z.B. Lebensphasen, die eng mit Veränderungen der beruflichen Rolle verknüpft sind: Der Beginn und Abschluss einer beruflichen Ausbildung und der Eintritt in die Arbeitswelt markieren eine erste Phase, dann werden in der beruflichen Laufbahn in der Regel verschiedene erwünschte oder unerwünschte Veränderungen (z.B. Arbeitsplatzwechsel, beruflicher Aufstieg oder Abstieg, Arbeitslosigkeit) durchlaufen; schließlich endet diese soziale Rolle mit dem Eintritt in den beruflichen Ruhestand.

Eine korrespondierende, durch die familiäre Rolle bedingte Lebensstruktur beginnt mit der Gründung einer Familie (erste Elternschaft), durchläuft Änderungen, die mit dem Heranwachsen der Kinder verbunden sind, und endet zumindest äußerlich, wenn das letzte Kind das Elternhaus verlassen hat («empty nest»). **Normalbiografien** dieser Art werden zwar heute angesichts geringerer normativer Vorgaben seltener, sind aber nach wie vor wirksam.

Je nach theoretischer Perspektive werden unterschiedliche Prozesse im Lebenslauf Erwachsener hervorgehoben. Eine Reihe von **Konzepten** ermöglicht uns eine theoretische und empirische Erfassung des Erwachsenenalters (Faltermaier et al. 2013; Hurrelmann, Walper und Grundmann 2007):

- **Entwicklungsaufgaben**: Dieses Konzept formuliert für jeden Entwicklungsabschnitt spezifische Aufgaben, die Menschen in dieser Phase zu bewältigen haben und die mitbestimmen, ob sie sich positiv weiterentwickeln oder stagnieren. Für das frühe Erwachsenenalter sind das beispielsweise die Partnerwahl, die Familiengründung (erstes Kind) und der Beginn einer beruflichen Karriere.
- **Belastung und Bewältigung**: Diese sehr populären Konzepte thematisieren psychisch belastende Momente im Lebenslauf Erwachsener (z.B. berufliche Belastungen, soziale Belastungen mit engen Bezugspersonen) und postulieren, dass eine erfolgreiche Bewältigung dieser Belastungen eine Chance für die Weiterentwicklung darstellt, eine nicht gelingende Bewältigung dagegen Krisen oder gesundheitliche Probleme mit sich bringen kann.
- **Soziale Übergänge und Lebensereignisse**: Diese Konzepte konzentrieren sich auf relativ abrupte, einschneidende und emotional bedeutsame **Veränderungen im Lebenslauf** oder im Passungsgefüge von Person und Umwelt, die wegen der damit verbundenen Labilisierung der Lebenssituation zur persönlichen Veränderung beitragen können. Man unterscheidet normative Lebensereignisse, die durch soziale Normen geregelt sind (z.B. Heirat, Geburt des ersten Kindes, Ruhestand) – sie werden vom überwiegenden Teil der Bevölkerung erlebt und sind erwartbar oder sogar planbar –, von non-normativen Ereignissen, eher individuelle Lebensveränderungen (z.B. eine Krankheit, die Trennung vom Lebenspartner), die oft unerwartet eintreten und eher eine Minderheit von Menschen betreffen. Derartige Ereignisse bringen für das Individuum einen deutlichen Anpassungsdruck und Handlungszwänge mit sich. Die Art des Umgangs mit diesen Lebensveränderungen, d.h. das Bewältigungshandeln der Betroffenen, entscheidet mit darüber, ob sich positive Folgen für die persönliche Weiterentwicklung ergeben oder ob sich negative krisenhafte Verläufe ergeben.
- **Sozialisation**: Auch dieses Konzept betont die Veränderung der Lebenssituation, allerdings werden hier mehr die **kontinuierlichen Anforderungen** und ihre **Lerneffekte** thematisiert, die etwa mit einer neuen sozialen Rolle verbunden sind. Die allmähliche Sozialisation in die Berufswelt, die Auseinandersetzung mit Anforderungen einer neuen Stelle oder einer verantwortlichen Position in einem Unternehmen, das Hineinwachsen in die Elternrolle und ihren (mit dem Alter der Kinder) wandelnden Anforderungen, die intensiven Erfahrungen und Herausforderungen eines Lebens in einer intimen Lebensgemeinschaft – sie sind Beispiele dafür, dass im

Erwachsenenleben nahezu unmerkliche persönliche Veränderungsprozesse erfolgen, die mit den neuen Anforderungen einer sozialen Rolle und mit vielen individuellen Lernprozessen verbunden sind.
- **Subjektive Ziele**: Dieses Konzept betont den aktiven **Beitrag des Individuums** als Subjekt zu seiner eigenen Entwicklung. Menschen sind in der Lage, sich reflexiv zu sich selbst zu verhalten und die eigene Entwicklung bewusst mitzusteuern. Sie können sich in ihrem Leben kurz- oder langfristige Ziele setzen und diese aktiv verfolgen. Dazu gehört etwa die Entwicklung beruflicher Ziele und ihre Verfolgung in der beruflichen Karriere, die Planung der familiären Entwicklung (Zahl und Zeitpunkt von Kindern sowie Förderung ihrer Fähigkeiten, des familiären Wohnumfeldes) oder die Entwicklung spezieller Interessen (z.B. das Erlernen einer Sportart, einer Sprache, das Kennenlernen anderer Kulturen).

Diese fünf theoretischen Konzepte zeigen jeweils unterschiedliche Perspektiven auf das Erwachsenenalter.

Jeder Ansatz hat seine Berechtigung, aber auch seine Grenzen. Es ist daher in der Regel sinnvoll, mehrere dieser Konzepte heranzuziehen, um Entwicklungsprozesse Erwachsener zu erklären. Viele lassen sich im übergeordneten Konzept der Identität integrieren, das heute so verstanden wird, dass sich nach einer oft krisenhaften Findung der **Identität** in der Adoleszenz die Identität eines Menschen auch im Laufe des Erwachsenenalters immer wieder weiterentwickeln kann (Faltermaier et al. 2013; Keupp, Akbe, Gmür et al. 1999).

Gesundheit ist natürlich auch ein zentrales Thema des Erwachsenenalters (Faltermaier et al. 2013). Vordergründig erscheint es weniger in frühen als vielmehr in späteren Altersphasen von Bedeutung zu sein, da die Prävalenz ernster Krankheiten erst nach dem 50. Lebensjahr deutlich ansteigt. Die Wahrscheinlichkeit von schweren Krankheiten wie Herz-/Kreislauferkrankungen oder Krebserkrankungen steigt mit dem Alter deutlich an, entsprechend erhöhen sich auch die Mortalitätsraten und die **Prävalenzraten von chronischen Erkrankungen**. Das höhere Alter ist zudem von einer zunehmenden **Multimorbidität** gekennzeichnet, dem gleichzeitigen Auftreten mehrerer Krankheiten bei einer Person.

Gleichfalls lässt sich beobachten, dass auch die Häufigkeit von leichteren gesundheitlichen Einschränkungen und Alltagserkrankungen im mittleren bis ins spätere Erwachsenenalter zunimmt. Gesundheit wird somit – wenn man die auftretenden Krankheiten und Beschwerden betrachtet – spätestens im mittleren Erwachsenenalter für immer mehr Menschen zu einer objektiven Tatsache; eigene Krankheiten oder Krankheiten von Bezugspersonen werden zunehmend zu bedeutsamen Lebensereignissen. Das verändert auch die **subjektive Sicht auf die eigene Gesundheit**. Die im mittleren und späten Erwachsenenalter nicht mehr selbstverständliche Verfügbarkeit von Gesundheit macht sie zunehmend zum Thema und lässt Fragen entstehen, wie sie möglichst lange zu erhalten ist. Persönliche **Reflexionsprozesse** und öffentliche **Gesundheitsdiskurse** haben heute die Gesundheit für viele Menschen zu einem wichtigen Lebensthema gemacht, was zu deutlichen Umgewichtungen in ihren Lebenszielen und -prioritäten führen kann.

Wenn nun auf dem Hintergrund dieser Skizze des Erwachsenenalters die Frage gestellt wird, welche Ansatzpunkte für Prävention und Gesundheitsförderung möglich sind, dann müssen wir uns zunächst mit gesundheitswissenschaftlichen Theorien und empirischen Erkenntnissen auseinandersetzen, die Grundlagen für ein präventives bzw. gesundheitsförderndes Handeln abgeben können: Damit sind wissenschaftliche Erkenntnisse erstens über die Ätiologie von Krankheiten und zweitens über die Genese von Gesundheit (Salutogenese) angesprochen. Wir werden uns zunächst mit den erworbenen, damit potenziell veränderbaren gesundheitlichen Risiken und anschließend mit den gesundheitlichen Ressourcen beschäftigen.

Gesundheitliche Risiken in der Lebenssituation und Lebensweise

Wir verfügen heute nach mehr als fünf Jahrzehnten gesundheitswissenschaftlicher Forschung über substanzielle empirische Erkenntnisse über die Ätiologie von Krankheiten, insbesondere über die psychosozialen Bedingungen der gut untersuchten und verbreiteten Herzkreislauferkrankungen, Krebserkrankungen oder Infektionskrankheiten.

Bedingungen, die empirisch nachweisbar die Wahrscheinlichkeit einer Bevölkerungsgruppe erhöhen, eine dieser Krankheiten zu erleiden, werden als **Risikofaktoren** bezeichnet; in der Regel trägt erst das langfristige Zusammenwirken mehrerer dieser Faktoren zu einer bedeutsamen Gefährdung von Menschen bei.

Empirisch lassen sich zunehmend generelle Risikofaktoren nachweisen, die das Risiko nicht nur für eine, sondern für mehrere Erkrankungen erhöhen. Als gut belegte **psychosoziale Risikobedingungen** gelten heute vor allem Stressoren, Risikoverhaltensweisen, spezifische Persönlichkeitsmerkmale, soziostrukturelle und soziale Bedingungen; durch nachweisbare Interaktionen zwischen diesen Faktoren und über physiologische Wirkungsmechanismen (im kardiovaskulären, endokrinologischen und immunologischen System) lassen sich einige Pfade belegen, die zu körperlichen Krankheiten führen können. In dieser Weise stellen sie insgesamt ein empirisch gut belegtes Modell der psychosozialen Krankheitsätiologie dar (Adler und Matthews 1994; Faltermaier 2005).

Stressoren oder psychische Belastungen können als die am längsten und besten untersuchten psychosozialen Risiken gelten. Die breit akzeptierte psychologische Stresskonzeption von Lazarus sieht Stress als eine **Wechselwirkung (Transaktion) zwischen Umwelt und Person**, bei der externe oder interne Anforderungen die **Anpassungskapazitäten** der Person beanspruchen oder übersteigen. Nicht die situativen Stressoren allein, vielmehr auch ihre kognitive Einschätzung durch die betroffene Person entscheiden über die somatischen Auswirkungen. Drei Arten von Stressoren werden unterschieden und in teilweise eigenständigen Forschungsrichtungen untersucht: belastende Lebensereignisse, Dauerbelastungen und Alltagsärgernisse («daily hassles») (Faltermaier 2005; Geyer 1999; Siegrist 2005).

Riskante Lebensweisen: Als verhaltensbedingte Risikofaktoren sind insbesondere Rauchen, übermäßiger Alkoholkonsum, sexuelles Risikoverhalten, riskante Ernährungsgewohnheiten und Bewegungsmangel gut belegt. Gesundheitspsychologische Forschungen untersuchen jeweils die Determinanten eines Risikoverhaltens und ihrer Veränderung (Schwarzer 2004). Die weitergehende Frage, wie sich riskante Verhaltensweisen kombinieren und zu riskanten Lebensstilen werden, ist bisher noch wenig untersucht. Forschungsergebnisse (z.B. Blaxter 1990) zeigen jedoch, dass die Bedingungen riskanter Lebensweisen nicht nur in individuellen Überzeugungen liegen, sondern sich auch durch **soziokulturelle Verhältnisse** (Geschlecht, soziale Schicht, Alter) und durch **soziale Netzwerke** erklären lassen. Männer, sozial Benachteiligte, jüngere Erwachsene und sozial weniger integrierte Menschen leben gesundheitlich riskanter als ihre jeweiligen Gegenpole (Faltermaier 2005).

Riskante Persönlichkeitsmerkmale: Ein weiterer wichtiger Einfluss auf die Genese von Krankheiten zeigte sich in bestimmten personalen Dispositionen: Lange Zeit galt das «Typ-A-Verhaltensmuster» als gut nachgewiesener Risikofaktor für Koronare Herzerkrankungen: Es enthält ein Bündel von Merkmalen wie Ungeduld und Hektik, Aggressivität, ehrgeiziges und konkurrentes Leistungsstreben sowie Ärger und Feindseligkeit. Die neuere Forschung hat jedoch einige widersprüchliche Ergebnisse erbracht und konzeptionelle Probleme und methodische Schwächen mit dem Typ-A-Konstrukt konstatiert. Daher hat man sich stärker auf spezifische Merkmale konzentriert und fand dabei Ärger, Feindseligkeit und Aggression als wirksame Komponenten des Typ-A-Musters (Kupfer 1993). Allgemein scheint eine persönliche Disposition zu negativen Gefühlen wie Ängstlichkeit, Depressivität, emotionale Labilität und geringes Selbstwertgefühl («Neurotizismus») mit einer höheren Gefährdung für Krankheiten verbunden zu sein (Adler und Matthews 1994).

Riskante Lebensbedingungen: Gesundheitliche Risiken in den sozialen Verhältnissen werden vor allem durch sozialepidemiologische Studien nahegelegt, die immer wieder deutliche Unterschiede zwischen Bevölkerungsgruppen in der Mortalität und Morbidität erbracht haben (Lampert 2011). Insbesondere bestehen deutliche gesundheitliche Differenzen zwischen den sozialen Schichten (nach Einkommen, Bildungsstand oder beruflichem Status), zwischen den Geschlechtern, zwischen Kulturen und nach dem Grad der sozialen Integration.

Diese Ergebnisse deuten darauf hin, dass gesundheitliche Risiken vor allem in der **Lebenssituation** von materiell ärmeren, sozial benachteiligten oder gering gebildeten Menschen liegen, dass Menschen gefährdeter sind, wenn sie allein leben oder sozial isoliert sind, dass für viele Krankheiten Männer ein höheres Risiko haben als Frauen (bei einigen aber auch umgekehrt), dass Migranten ein generell größeres Gefährdungspotenzial aufweisen und dass schließlich Menschen spezifischen Risiken ausgesetzt sind, wenn sie mit Umweltnoxen konfrontiert sind, in schlechten Wohnverhältnissen leben sowie dauerhaft in Berufen mit massiven Risiken oder Belastungen (Lärm, Schadstoffe, einseitige Beanspruchungen etc.) arbeiten.

Gesundheitliche Ressourcen in der Lebenssituation und Lebensweise

Eine alternative theoretische Perspektive bietet die **Salutogenese**: Sie stellt die Frage, wie und unter welchen Bedingungen die Gesundheit erhalten bleibt bzw. sogar gefördert werden kann. Die Salutogenese kann allerdings noch nicht auf jenen Umfang an empirischer Forschung verweisen wie die Ätiologieforschung.

Das von Antonovsky (1987) entwickelte theoretische Modell der **Salutogenese** formuliert als Zielvariable Gesundheit, die als Kontinuum konzipiert ist (nicht als Dichotomie von Gesundheit und Krankheit), und als Erklärungskonzepte die (erfolgreiche) Bewältigung von Stressoren, allgemeine Widerstandsressourcen und das Kohärenzgefühl («Sense of Coherence»). Zudem können als gesunderhaltende Kräfte auch die gesundheitlichen Handlungskompetenzen von Menschen und ihre subjektiven Gesundheitsvorstellungen (Faltermaier, 2005) herangezogen werden.

Im Folgenden soll auf einige dieser gesundheitlichen Ressourcen näher eingegangen werden (vgl. Antonowsky 1987; Faltermaier 2005):

Personal-psychische Ressourcen: Sie umfassen psychische Merkmale und Kompetenzen der Person, die wesentliche Grundlagen für die erfolgreiche Bewältigung von Stressoren darstellen. Dabei sind erstens spezifische kognitive Merkmale wie Kontrollüberzeugungen oder Selbstwirksamkeitsüberzeugungen von großer Bedeutung. Zweitens stellen komplexe Persönlichkeitskonstrukte wie Selbstwertgefühl, Intelligenz, eine stabile Identität und insbesondere ein hohes Kohärenzgefühl allgemeine Grundlagen für effektives Handeln dar.

Das von Antonovsky (1987) als zentrale Kraft der Salutogenese formulierte Konstrukt des **Kohärenzgefühls** lässt sich als basale Lebensorientierung eines Menschen verstehen, dass das eigene Leben im Prinzip verstehbar, bewältigbar und sinnhaft ist. Auf dieser Grundlage seien Menschen besser in der Lage, die im Leben unweigerlich auf sie zukommenden Stressoren und Risiken zu bewältigen; das wiederum hält sie gesund (vgl. Wydler, Kolip und Abel 2010). Drittens sind schließlich **Handlungskompetenzen** (z.B. soziale Kompetenzen, rationale und flexible Copingstile) erforderlich, um Bewältigungshandlungen auch effektiv umzusetzen.

Sozial-interpersonale Ressourcen umfassen gesundheitliche Ressourcen in der sozialen Umwelt. Hier ist insbesondere das **soziale Netzwerk** einer Person zu nennen, das möglichst stabile und vielfältige Beziehungen enthalten sollte, um in Belastungssituationen auch flexible und wirksame **soziale Unterstützung** leisten zu können. Dabei spielt vor allem die emotionale Unterstützung durch eng vertraute Personen eine wichtige Rolle; aber auch «schwache» Bindungen können für instrumentelle Hilfen bedeutungsvoll sein.

Materielle und kulturelle Ressourcen werden oft übersehen, doch die Verfügbarkeit über finanzielle Mittel, Güter und Dienstleistungen stellt eine wesentliche Grundlage für die Bewältigung vieler Belastungen (z.B. Erwerbslosigkeit, Wohnungsprobleme) dar. Gleichfalls können kulturelle Ressourcen wie die Einbindung in kulturelle Überzeugungs- und Unterstützungssysteme (z.B. religiös-weltanschauliche Überzeugungen) bei Bedarf nicht nur konkrete Hilfen leisten, sondern auch Erklärungen und Sinn für die eigene Lebenswelt geben, damit auch das Kohärenzgefühl als salutogene Kraft fördern.

Gesundheitskompetenzen: Menschen sind heute zunehmend für ihre Gesundheit motiviert und verfügen über das Wissen und die Kompetenzen, um sich ihre Gesundheit in Rahmen ihres Alltagslebens auch selbst erhalten zu können. Die Gesundheitsforschung hat sich inzwischen mit den Gesundheitsvorstellungen von medizinischen Laien, ihren Handlungskompetenzen und den Leistungen des «Laiengesundheitssystems» intensiver auseinandergesetzt. Es zeigt sich, dass erwachsene Menschen aller sozialen Schichten durchaus recht differenzierte Vorstellungen von Gesundheit entwickeln können. Dabei fällt auf, dass in der Bevölkerung häufig ein positiver Gesundheitsbegriff vertreten wird und dass viele Menschen komplexe «subjektive Theorien» darüber formulieren, was ihre Gesundheit gefährden und was sie erhalten kann (Faltermaier 2003, 2005). Dem entsprechend zeigen heute immer mehr Menschen Aktivitäten in ihrem Alltag zur Erhaltung der Gesundheit, auch wenn sie in der Umsetzung oft hinter dem zurückbleiben, was sie selbst für wünschenswert halten. **Gesundheitsselbsthilfe im Alltag** ist umfangreich und vielfältig; und sie stellt ein reiches Muster von Anknüpfungspunkten für professionelle Projekte der Gesundheitsförderung dar.

Ansätze und Strategien der Prävention und Gesundheitsförderung bei Erwachsenen

Primäre Prävention zielt darauf, die Entstehung von Krankheiten zu verhindern, indem an ihren potenziellen Ursachen, den Krankheitsrisiken angesetzt wird. Dabei wird unterschieden zwischen einer **Verhaltensprävention**, die durch eine Veränderung konkreten Risikoverhaltens ihre Ziele erreichen möchte, und einer **Verhältnisprävention**, die an strukturellen Risikobedingungen, an riskanten Lebensverhältnissen ansetzt. Die Gesundheitsförderung hat dagegen das Ziel, Gesundheit auch positiv zu fördern, in dem sie salutogene Kräfte stärkt und gesundheitliche Ressourcen fördert. Sie steht in der Tradition der Ottawa-Charta zur Gesundheitsförderung, die von der WHO 1986 verabschiedet wurde und eine breite internationale Bewegung ausgelöst hat (Blättner & Waller 2011, Faltermaier & Wihofszky 2011).

Prävention und Gesundheitsförderung schließen sich aber keineswegs aus, sie können sich vielmehr **sinnvoll ergänzen**. In diesem Sinne wird ein integrativer Ansatz vertreten, der einen gleichzeitigen Abbau von gesundheitlichen Risiken und eine Förderung von gesundheitlichen Ressourcen als optimale Strategie sieht.

Zudem wird davon ausgegangen, dass verhaltens- und verhältnisbezogene Strategien keine wirklichen Alternativen darstellen, sondern möglichst miteinander zu verbinden sind.

Gesundheitsförderung als professionelle Praxis muss ihre Zielgruppen an der Veränderung beteiligen, da es um deren Lebensalltag und Lebensweisen geht, da deren Kompetenzen gebraucht werden und nur dadurch langfristige Wirkungen zu erzielen sind. **Partizipation** ist daher ein notwendiges Grundprinzip und «**empowerment**», d.h. die Befähigung der Menschen, ihre gesundheitlichen Belange selbst in die Hand zu nehmen, eine sinnvolle Strategie der Gesundheitsförderung (Faltermaier & Wihofszky 2012).

Für die Prävention und Gesundheitsförderung im Erwachsenenalter kommen folgende Ansätze in Betracht, die in diesem Rahmen aber nur selektiv ausgeführt werden können:

Settingbezogene Ansätze

Prävention und Gesundheitsförderung haben sich häufig auf überschaubare Bereiche oder Institutionen konzentriert, für Erwachsene sind insbesondere die Settings von Betrieb, Familie und Kommune von Bedeutung (Faltermaier 2005). Insbesondere die **Gesundheitsförderung im Betrieb** (Ducki 2003; Bamberg et al. 2011) hat den großen Vorteil, dass sich am Arbeitsplatz zentrale und langfristige Einflüsse auf die Gesundheit Erwachsener konzentrieren und zwar sowohl Risiken als auch Ressourcen. Daher wären von erfolgreichen und nachhaltigen betrieblichen Strategien der Veränderung große gesundheitliche Effekte zu erwarten. Angesichts des demographischen Wandels, der Kosten von krankheitsbedingten Fehlzeiten und des erkennbaren Fachkräftemangels sind Betriebe zunehmend interessiert, in die Gesundheit ihrer Mitarbeiter zu investieren.

Andererseits sind betriebliche Strukturen oft besonders resistent gegen Veränderungen, und die Unternehmensziele werden oft in (falscher) Diskrepanz zu den Zielen einer Gesundheitsförderung gesehen. Aus diesen Gründen dominieren im Betrieb immer noch Ansätze der Aufklärung oder der Verhaltensänderung, die aber selten langfristige Wirkungen zeigen; strukturelle Ansätze der Gesundheitsförderung sind aufwendiger und werden entsprechend selten realisiert; aber auch hier zeigt sich allmählich ein Umdenken.

Ein Ansatz der **Gesundheitsförderung in der Familie** könnte eine ähnlich große Bedeutung haben, weil sich dort zentrale Risiken und Ressourcen sowie Menschen aus verschiedenen Generationen versammeln und die Eltern als Multiplikatoren in gesundheitlichen Fragen eine zentrale Rolle einnehmen (Schnabel 2001; vgl. auch Schnabel, i. d. Bd.). Die Familie spielt aber bis heute (im Gegensatz zur Schule) in der Praxis kaum eine Rolle, vermutlich weil ein professioneller Zugang zur privaten Sphäre nur für wenige Familien akzeptabel ist. Eine größere Tradition hat die Gesundheitsförderung im Setting der **Stadt oder Gemeinde** (vgl. Trojan, i. d. Bd.) und scheint heute angesichts großer kultureller und sozialer Diversität eine zunehmende Bedeutung zu gewinnen.

Zielgruppenbezogene Ansätze

Angebote der Gesundheitsförderung sollten spezifisch auf Zielgruppen mit hohem Bedarf zugeschnitten werden. Dabei erhebt sich die Frage, welche Gruppen besonders von der Gesundheitsförderung profitieren würden.

Traditionell werden Menschen, die einem besonderen Risiko unterliegen, als besonders geeignet für Präventionsprogramme gesehen. Das kann ein spezifischer Risikofaktor (z.B. Übergewicht) oder ein spezielles Risikoverhalten (z.B. Rauchen) sein, die Intervention wird entsprechend für die Risikogruppe entworfen. Diese Strategie hat allerdings auch deutliche Nachteile, weil Menschen damit leicht auf ihr Risikomerkmal reduziert werden; sie sind oft schwer zu erreichen, weil damit **stigmatisierende Prozesse** verbunden sein können und weil die Interventionen oft sehr vereinfachend auf eine Beseitigung eines Risikomerkmals reduziert werden.

Eine komplexere Strategie würde eine Konstellation von mehreren Risiken heranziehen, die sich aus der Lebenssituation ergeben, und daraus Zielgruppen bestimmen: Die **Konzentration auf sozial benachteiligte Gruppen**, die in materieller oder sozialer Deprivation leben, wäre ein prominentes Beispiel für eine gesundheitlich multiple Risikogruppe.

Eine andere **Definition von Zielgruppen** ergibt sich daraus, dass soziale Gruppen sich in ihrer Lebenssituation und Lebensweise stark unterscheiden und daher nicht nur unterschiedliche Risiken und Ressourcen aufweisen, sondern auch besondere professionelle Zugänge notwendig werden: Geschlechtersensible Gesundheitsförderung bei Frauen und bei Männern (Altgeld 2004; Altgeld und Kolip 2006), kultursensible Gesundheitsförderung bei Menschen mit Migrationshintergrund (vgl. Hornung, i. d. Bd.) oder der Ansatz an spezifischen Berufsgruppen in ihren Settings (z.B. Lehrende, Pflegepersonal) wären Beispiele für diese Strategie.

Ansatzpunkte im Lebenslauf Erwachsener

Weiter gehende Überlegungen zu den Zielgruppen und Ansätzen einer Gesundheitsförderung sollen nun auf spezifische Phasen und Themen des Erwachsenenalters bezogen werden.

Es gibt erstens **Übergangsphasen** im ganzen Lebenslauf, in denen Erwachsene ein hohes Maß an gesundheitlichen Belastungen haben und ihre Gefährdung entsprechend hoch ist: Der **Berufseinstieg** und die **Familiengründung** im frühen Erwachsenenalter, die Phasen großer beruflicher Karriereschritte und die sich **ablösenden Kinder** im mittleren Alter sowie der Übergang in den **beruflichen Ruhestand** im späten Erwachsenenleben (vgl. Faltermaier u.a. 2013). In diesen Phasen können gleichzeitig aber auch Sensibilisierungen für gesundheitliche Fragen erfolgen (ebd.), weil sich entweder durch eine Überforderung oft auch gesundheitliche Grenzen bemerkbar machen oder weil sich neue Aspekte im Leben eröffnen (das Kleinkind als Gegenentwurf zur durchrationalisierten Arbeitswelt). Die Verunsicherungen der eigenen Identität in diesen Phasen machen Menschen manchmal offener für Veränderungen und sind damit interessant für Ansatzpunkte der Gesundheitsförderung, die ja immer etwas mit der **Motivierung** von Menschen zu tun hat.

Noch stärker verunsichernd sind zweitens unerwünschte **Verlustereignisse** und Krisen im Lebenslauf (vgl. Filipp & Aymann 2010): Das Erleben einer Arbeitslosigkeit, eines beruflichen Abstiegs (oder ausbleibenden Aufstiegs), einer Partnertrennung oder Krankheit oder eines Todesfalls bei Nahestehenden. Die Bewältigung dieser Ereignisse ist schwierig, bedeutet Trauerarbeit und stellt Sinnfragen. Gesundheit wird als Wert oft dann höher gewichtet, wenn sich andere Ziele als vergeblich erwiesen haben.

Einen noch direkteren Bezug zu Gesundheit haben drittens schließlich **Körperereignisse**, also Lebensereignisse, die deutliche körperliche Veränderungen mit sich bringen: **Schwangerschaft** und Geburt, **Klimakterium** oder eine **ernste Krankheit** sind Erfahrungen, die Aufmerksamkeit auf den eigenen Körper lenken und damit für gesundheitliche Prozesse sensibilisieren, die beim «Schweigen der Organe» gar nicht wahrgenommen werden.

In einer kontinuierlicheren Form finden solche körperlichen Prozesse beim **Altern** statt, d.h. wenn in der Lebensmitte erste Alterszeichen (graue Haare, Falten) wahrgenommen werden, kleinere Leistungseinbußen verspürt werden oder sich Beschwerden und alltägliche Krankheiten anhäufen. Auch diese Erfahrungen machen eigene Grenzen und Endlichkeit sichtbar, sie sensibilisieren damit auch für gesundheitliche Fragen (Faltermaier u.a. 2013).

Personale und strukturelle Ansätze

Prävention und Gesundheitsförderung haben konzeptionell und methodisch je nach Zielsetzung einen weiten Bereich von Möglichkeiten. Es dominieren heute jedoch Ansätze der Verhaltensänderung, die sich in nahezu stereotyper Weise auf die Veränderung des Ernährungs-, Bewegungs- und Rauchverhaltens beschränken und Entspannungsverfahren als Universalmittel gegen Stress einsetzen.

Typisch ist dabei meist die Setzung des Änderungsziels durch Professionelle und die Intervention durch Trainingsverfahren in Gruppen. Dennoch gibt es einige konzeptionell anspruchsvolle und empirisch evaluierte Programme der Gesundheitsförderung für Erwachsene (vgl. Kaluza 2004). In der Regel wird dabei jedoch weder eine umfassende Analyse der individuellen Risiken und Ressourcen vorgenommen noch die gesundheitlichen Kompetenzen einer Person oder Gruppe systematisch einbezogen. Ansätze einer **subjekt- und kompetenzorientierten Gesundheitsberatung** bei Erwachsenen könnten diese Analyse personaler und sozialer Risiken und Ressourcen von Personen sowie ihrer lebensweltlich-biografischen Voraussetzungen sinnvoll mit motivierenden Arbeit mit den Überzeugungen, Kompetenzen und Lebensperspektiven verbinden (Faltermaier 2004). Idealerweise sollten aber möglichst personale und strukturelle Ansätze der Gesundheitsförderung verbunden werden (Faltermaier 2005), wenn etwa in betrieblichen Settings sowohl Arbeitsbedingungen als auch personale Motive, Ressourcen und Kompetenzen einbezogen werden (vgl. Bamberg u.a. 2011).

Prüfungsfragen

1. Begründen Sie die Notwendigkeit der Prävention im Erwachsenenalter.
2. Mit welchen theoretischen Konzepten lassen sich Entwicklungsprozesse im Erwachsenenalter beschreiben?
3. Welche Rolle spielt die Gesundheit im Lebenslauf von Erwachsenen?
4. Welche gesundheitlichen Risiken lassen sich im Erwachsenenalter beschreiben und wie sind sie zu begründen?
5. Welche gesundheitlichen Ressourcen lassen im Erwachsenenalter beschreiben und wie sind sie zu begründen?
6. Klären und differenzieren Sie die Begriffe und Strategien der Prävention und Gesundheitsförderung.
7. Was sind settingbezogene Ansätze der Prävention und Gesundheitsförderung und wie lassen sich diese im Erwachsenenalter umsetzen?
8. Beschreiben Sie wichtige Zielgruppen von Erwachsenen und auf sie bezogene präventive Maßnahmen.
9. Was sind kritische Lebensereignisse und Übergangsphasen im Erwachsenenalter und was bedeuten sie für die Möglichkeiten der Prävention und Gesundheitsförderung?
10. Inwiefern können die gesundheitlichen Kompetenzen von erwachsenen Laien für die Prävention und Gesundheitsförderung genutzt werden?

Zitierte Literatur

Adler, N./Matthews, K. (1994): Health psychology: Why do some people get sick and some stay well? Annual Review of Psychology, 45, 229–259.

Altgeld, T. (Hg.) (2004): Männergesundheit. Weinheim: Juventa.

Altgeld, T./Kolip, P. (Hg.) (2006): Geschlechtergerechte Gesundheitsförderung und Prävention. Weinheim: Juventa.

Antonovsky, A. (1987): Unraveling the mystery of health. London: Jossey-Bass.

Bamberg, E., Ducki, A. & Metz, A. (Hg.) (2011). Gesundheitsförderung & Gesundheitsmanagement in der Arbeitswelt- ein Handbuch. Göttingen: Hogrefe.

Blättner, B. & Waller, H. (2011). Gesundheitswissenschaft. Eine Einführung in Grundlagen, Theorie und Anwendung (5., vollst. überarb. und erw. Auflage). Stuttgart: Kohlhammer.

Blaxter, M. (1990): Health and lifestyle. London: Routlege.

Ducki, A. (2003). Prävention in Betrieben. In M. Jerusalem & H. Weber (Hg.), Psychologische Gesundheitsförderung. Diagnostik und Prävention (S.499-514). Göttingen: Hogrefe.

Faltermaier, T. (2003): Subjektive Theorien von Gesundheit und Krankheit. In M. Jerusalem/H. Weber (Hg.): Psychologische Gesundheitsförderung. Diagnostik und Prävention, 57–77. Göttingen: Hogrefe.

Faltermaier, T. (2004). Gesundheitsberatung. In F. Nestmann/F. Engel/U. Sickendiek (Hg.): Handbuch der Beratung. Band 2: Ansätze, Methoden und Felder, 1063-1081. Tübingen: DGVT-Verlag.

Faltermaier, T. (2005): Gesundheitspsychologie. Stuttgart: Kohlhammer.

Faltermaier, T./Mayring, P./Saup, W./Strehmel, P. (2013): Entwicklungspsychologie des Erwachsenenalters (3. vollst. überarbeitete Auflage). Stuttgart: Kohlhammer.

Faltermaier, T. & Wihofszky, P. (2011). Gesundheitsförderung und Prävention im Kontext von Public Health. In T. Schott & C. Hornberg (Hg.), Die Gesellschaft und ihre Gesundheit. 20 Jahre Public Health in Deutschland: Bilanz und Ausblick einer Wissenschaft (S.257-274). Wiesbaden: VS Verlag für Sozialwissenschaften.

Faltermaier, T. & Wihofszky, P. (2012). Partizipation in der Gesundheitsförderung: Salutogenese – Subjekt – Lebenswelt. In R. Rosenbrock & S. Hartung (Hg.), Handbuch Partizipation und Gesundheit, 102–113. Bern: Huber.

Filipp, S.-H. & Aymanns, P. (2010). Kritische Lebensereignisse und Lebenskrisen. Vom Umgang mit den Schattenseiten des Lebens. Stuttgart: Kohlhammer.

Geyer, S. (1999): Macht Unglück krank? Lebenskrisen und die Entwicklung von Krankheiten. Weinheim, München: Juventa.

Hurrelmann, K./Laaser, U./Razum, O. (Hg.) (2006): Handbuch Gesundheitswissenschaften. Weinheim: Juventa.

Hurrelmann, K.,/Walper, S./Grundmann, M. (Hg.) (2007): Handbuch der Sozialisationsforschung (7. vollst. überarbeitete Aufl.). Weinheim: Juventa.

Jerusalem, M./Weber, H. (Hg.) (2003): Psychologische Gesundheitsförderung. Diagnostik und Prävention. Göttingen: Hogrefe.

Kaluza, G. (2004): Psychologische Gesundheitsförderung und Prävention im Erwachsenenalter. Eine Sammlung empirisch evaluierter Interventionsprogramme. Zeitschrift für Gesundheitspsychologie, 14 (4), 171–196.

Keupp, H./Ahbe, T./Gmür, W./Höfer, R./Mitzscherlich, B./Kraus, W./Straus, F. (1999): Identitätstransformationen. Das Patchwork der Identitäten in der Spätmoderne. Reinbek: Rowohlt.

Lampert, T. (2011): Armut und Gesundheit. In In T. Schott & C. Hornberg (Hg.), Die Gesellschaft und ihre Gesundheit. 20 Jahre Public Health in Deutschland: Bilanz und Ausblick einer Wissenschaft, 575–59. Wiesbaden: VS Verlag für Sozialwissenschaften.

Schnabel, P.-E. (2001): Familie und Gesundheit. Bedingungen, Möglichkeiten und Konzepte der Gesundheitsförderung. Weinheim: Juventa.

Schwarzer, R. (2004): Psychologie des Gesundheitsverhaltens (3. erw. Aufl.). Göttingen: Hogrefe.

Siegrist, J. (2005). Stress am Arbeitsplatz. In R. Schwarzer (Hg.), Gesundheitspsychologie. Enzyklopädie der Psychologie C/X/1, 304–319. Göttingen: Hogrefe.

Wydler, H./Kolip, P./Abel, T. (Hg.) (2010): Salutogenese und Kohärenzgefühl. Grundlagen, Empirie und Praxis eines gesundheitswissenschaftlichen Konzepts (4. Aufl.). Weinheim: Juventa.

Leseempfehlungen

Faltermaier, T. (2005): Gesundheitspsychologie. Stuttgart: Kohlhammer.

Jerusalem, M./Weber, H. (Hg.) (2003): Psychologische Gesundheitsförderung. Diagnostik und Prävention. Göttingen: Hogrefe.

Blättner, B. & Waller, H. (2011). Gesundheitswissenschaft. Eine Einführung in Grundlagen, Theorie und Anwendung (5., vollst. überarb. und erw. Auflage). Stuttgart: Kohlhammer.

8 Prävention und Gesundheitsförderung im hohen Alter

Andreas Kruse

Die Entwicklung des Individuums ist über die gesamte Lebensspanne als ein **gradueller Veränderungsprozess** zu verstehen. In der römisch-lateinischen Philosophie wurde diese Erkenntnis wie folgt umschrieben: Natura non facit saltum; dies heißt: Die Natur kennt keine Sprünge. Das in dieser Aussage angedeutete Bild der «Stufenleiter der Natur» (scala naturae) geht von der Annahme aus, dass die natürlichen biologischen und psychologischen Prozesse über den gesamten Lebenslauf als **kontinuierliche Veränderungsreihe** zu verstehen sind.

Hieraus lassen sich drei Folgerungen ziehen. Erstens: Die körperliche Leistungsfähigkeit und Anpassungsfähigkeit nimmt nicht ab einem bestimmten Lebensalter plötzlich ab, sondern sie geht allmählich zurück. Zweitens: Bei gesunder Lebensführung und ausreichender körperlicher Aktivität in früheren Lebensjahren bleiben körperliche Leistungsfähigkeit und Anpassungsfähigkeit im hohen Alter länger erhalten. Drittens: Im seelisch-geistigen Bereich kann das höhere Lebensalter sogar mit einem Zuwachs an Wissen, Erfahrungen und Handlungskompetenz einhergehen – unter der Voraussetzung, dass Menschen in früheren Lebensjahren **Wissenssysteme und effektive Handlungsstrategien** entwickelt haben. Es ist also durchaus möglich, dass alte Menschen über «bereichsspezifische Expertise» verfügen, zum Beispiel im beruflichen Bereich. Diese Aussage gilt nicht nur für die höheren Berufsgruppen, sondern für alle Berufsgruppen (Kruse und Packebusch 2006; Kruse und Schmitt 2006; Staudinger und Heidemeier 2009).

Gesundheitsbegriff und Präventionsziele im Alter

Gesundheit im Alter wird in Arbeiten zur Präventionsforschung als ein **mehrdimensionales Konstrukt** verstanden, das sich aus fünf Dimensionen zusammensetzt:
1. Fehlen von Krankheiten und Krankheitssymptomen
2. optimaler funktionaler Status
3. aktive, selbstverantwortliche, persönlich zufrieden stellende Lebensgestaltung
4. gelingende Bewältigung von Belastungen und Krisen
5. individuell angemessenes System medizinisch-pflegerischer und sozialer Unterstützung.

Aus dieser Definition von Gesundheit lässt sich folgendes **Präventionsziel für das hohe Alter** ableiten: Vermeidung von Erkrankungen und Funktionseinbußen, Erhaltung der funktionalen Unabhängigkeit, Erhaltung der aktiven Lebensgestaltung, Vermeidung von psychischen Erkrankungen aufgrund von Überforderung, Aufrechterhaltung eines angemessenen Systems der Unterstützung (Kruse 2002; Kümpers und Rosenbrock 2010).

Der Sachverständigenrat für die Konzertierte Aktion im Gesundheitswesen legt eine Definition von Gesundheit im Alter vor, die sich an den verschiedenen **Dimensionen des Alterns** (der physischen, der psychischen, der sozialen Dimension) orientiert und somit vermeidet, das Altern ausschließlich als einen körperlich determinierten Prozess zu verstehen (Kommission 2001). In dem Bericht des Sachverständigenrates heißt es:

Die hohen präventiven Potentiale bei älteren Menschen werden unterschätzt. Um diese

Potentiale zu realisieren, sollten sich die Maßnahmen und Strategien nicht allein auf die Verhütung von Krankheiten beziehen, sondern vielmehr den gesamten Alternsprozess mit seinen funktionellen Einschränkungen und dem drohenden oder tatsächlichen Verlust an körperlicher und mentaler Fitness sowie den daraus resultierenden Problemen der sozialen Integration berücksichtigen.

Gesundheitsförderung und Prävention im Alter haben folgende Ziele:
1. die Erhaltung einer aktiven, selbstständigen **Lebensführung**
2. die Erhaltung körperlicher und geistiger **Leistungsfähigkeit**
3. die Vermeidung von körperlichen und psychischen **Erkrankungen**
4. die Aufrechterhaltung eines angemessenen Systems der **Unterstützung**

In Bezug auf den optimalen funktionalen Status als Merkmal von Gesundheit gewinnt das **Konzept der aktiven Lebenserwartung** (Katz et al. 1983; Salomon et al. 2013) große Bedeutung. Diesem Konzept liegt die Annahme zugrunde, dass Erkrankungen nicht notwendigerweise zu Behinderungen führen. Des Weiteren wird angenommen, dass sich Erfolge der Prävention, Therapie und Pflege nicht allein in dem Hinausschieben von Erkrankungen («**Kompression der Morbidität**») (Fries, Green und Levine 1989; Fries 2013), sondern auch im späteren Auftreten von Behinderungen widerspiegeln (Han et al. 2013; Manton, Stallard und Corder 1997).

In mehreren Untersuchungen konnte gezeigt werden, dass die steigende Lebenserwartung vor allem mit einem **Gewinn an aktiven Jahren** einhergeht (Caprara et al. 2013; Rechel et al. 2013). Mit dem Begriff «aktive Jahre» wird dabei die aktive, selbstverantwortliche Lebensführung beschrieben, wie sich diese in der selbstständigen Ausführung der Aktivitäten des täglichen Lebens widerspiegelt. Die 1917 geborenen Männer hatten im Alter von 67 bis 70 Jahren im Durchschnitt 73 % ihrer Lebensjahre in Aktivität verbracht, die 1917 geborenen Frauen 72,5 %. Für die 1927 geborenen Männer lag der Anteil der aktiven Jahre mit 81,5 % deutlich höher. Gleiches gilt für die 1927 geborenen Frauen, die im Alter von 67 bis 70 Jahren 77 % ihrer Lebensjahre in Aktivität verbracht hatten (Unger 2002).

Vor dem Hintergrund dieser Ergebnisse lässt sich die **Vermeidung von Behinderungen** als ein bedeutsames Ziel der Prävention werten. In diesem Kontext kommt dem «**präventiven Hausbesuch**», der auf die Früherkennung von Risikofaktoren für Erkrankungen und für Funktionseinbußen zielt, große Bedeutung zu (Kruse 2002; v. Renteln-Kruse et al. 2003; Stuck 2001).

Veränderungen von Lebens- und Umweltbedingungen als Präventionsziele

Jette (2001) sieht eine zentrale Aufgabe der Prävention darin, Strategien zu entwickeln, mit deren Hilfe den Behinderungen als Hauptfolgen von chronischen Erkrankungen im Alter vorgebeugt werden soll. Er zeigt auf, dass der Übergang von chronischen Erkrankungen zu Funktionseinschränkungen wie auch von Funktionseinschränkungen zur Behinderung durch außerhalb der Person liegende («**extraindividuelle**») und durch in der Person liegende («**intraindividuelle**») Faktoren beeinflusst ist. Erstere umfassen Merkmale der räumlichen, der sozialen und der infrastrukturellen Umwelt, letztere Lebensstil, subjektive Deutung und Bewältigung der chronischen Erkrankung, Anpassung von Aktivitäten an die Erkrankung sowie die Fähigkeit zur Kompensation eingetretener Einschränkungen.

Den Ansatzpunkt der Prävention bildet somit nicht allein das Individuum. Vielmehr sind individuelle Bemühungen um Aufrechterhaltung oder Wiedergewinnung von **Mobilität** und **Selbstständigkeit** vor dem Hintergrund der räumlichen, der sozialen, der institutionellen und der rechtlichen Umwelt zu betrachten. Bei der Entwicklung von Präventionskonzepten sind demnach auch Möglichkeiten sozialer **Partizipation** sowie die **Zugänglichkeit** sozialer, kultureller und medizinisch-pflegerischer Angebote für alle Menschen zu berücksichtigen (Kruse 2002).

Dabei ist zu fordern, dass das Gesundheitssystem in stärkerem Maße (bzw. überhaupt erst) als ein Ort der Förderung und Erhaltung von Gesundheit angesehen wird, wobei der Begriff Gesundheit ausdrücklich nicht (wie im klassischen Verständnis) nur als Freisein von Krankheiten definiert, sondern auch auf die Verwirklichung individueller Bedürfnisse und Werte, auf Lebenszufriedenheit und Wohlbefinden sowie auf Kompetenzüberzeugungen und Bewältigungsstrategien bezogen wird. Indem angenommen wird, dass das jeweilige Ausmaß an individueller Gesundheit sowohl von Merkmalen der Person als auch von Merkmalen ihrer räumlichen, sozialen, infrastrukturellen und rechtlichen Umwelt beeinflusst ist, verweist der Bereich der Prävention und Gesundheitsförderung nicht nur (und nicht notwendigerweise primär) auf die Verantwortung des Individuums, sondern berührt auch die Frage nach der Verwirklichung von Chancengleichheit, **gruppenspezifischen Zugangsbarrieren** und gesellschaftlicher Verantwortung (Walter et al. 1999; Kuhlmey und Schaeffer 2008; Naegele 2010).

Auch wenn im Bereich der Prävention und Gesundheitsförderung Interventionsmaßnahmen nach wie vor deutlich häufiger am Individuum als an dessen Entwicklungskontext ansetzen, sind das Auftreten und der Verlauf **chronischer Erkrankungen** sowohl vom persönlichen Verhalten als auch von Fehlanreizen und gesundheitlichen Belastungen **aus der räumlichen, sozialen, institutionellen und rechtlichen Umwelt beeinflusst**. Damit ist eine grundlegende Prämisse der Entwicklung von Strategien benannt, durch deren Implementierung das Auftreten von Gesundheitsbelastungen reduziert und gesundheitsdienliche Ressourcen vermehrt werden sollen.

Ansatzpunkte der Gesundheitsförderung und Prävention bilden zum einen **persönliche Faktoren** wie Lebensstil, Alltagsgestaltung, Gesundheitsverhalten, subjektive Deutung und Bewältigung von Belastungen, Fähigkeit zur Kompensation von Einschränkungen. Zum anderen sind **Umweltfaktoren** von Bedeutung, wie zum Beispiel die Gestaltung der Wohnung (Barrierefreiheit, Ausstattung mit Hilfsmitteln) sowie die Ausstattung des Wohnumfeldes mit Dienstleistungen (Infrastruktur).

Verknüpfung von Prävention und Gesundheitsförderung

Auch wenn sich Prävention und Gesundheitsförderung begrifflich eindeutig voneinander abgrenzen lassen – Prävention bezieht sich auf die Vermeidung von gesundheitlichen Komplikationen, Gesundheitsförderung auf die Steigerung von gesundheitlichen Ressourcen –, sind beide eng **miteinander verknüpft**. So verweist die Tatsache, dass spezifische Krankheiten in ihrem Auftreten und in ihrem Verlauf durch nachgewiesenermaßen wirksame, risikoarme und kostengünstige Maßnahmen beeinflusst werden können, auf vorhandene Präventionspotenziale (Böhm, Tesch-Römer und Ziese 2009; Kruse et al. 2002).

Dies lässt sich anhand eines Beispiels – der Hypertonie – veranschaulichen. Aus den Erhebungen des Robert Koch-Instituts ergibt sich für die 60-69-jährigen Frauen in Deutschland eine Prävalenz der Hypertonie (syst. Blutdruck ≥140 mmHg und/oder diast. Blutdruck ≥90 mmHg und/oder Einnahme hypertensiver Medikamente) von 81 %, für die 70-79-jährigen Frauuen von 85,7 %, für die 60-69-jährigen Männer von 78,9 % und für die 70-79-jährigen Männer von 88,5 % (Jansen, Strube und Starker, 2008). Durch **verhaltensmedizinische Maßnahmen** kann ein mäßig erhöhter Blutdruck auch ohne medikamentöse Behandlung effektiv gesenkt werden: ein Beispiel für die Präventionspotenziale im Alter. Wie aus **Tabelle 1** hervorgeht, ist die Senkung des Bluthochdrucks mit einem **erheblichen Einsparpotenzial** verbunden.

In Tabelle 1 sind die Risikofaktoren für ischämische Herzkrankheiten angeführt (linke Spalte). Weiterhin ist aufgeführt, wie hoch das Einsparpotenzial allein in Bezug auf diese beiden Krankheiten wäre, wenn die entsprechenden Risikofaktoren vollständig kontrolliert würden. Bei den Angaben zum Einsparpotenzial wird zwischen **Behandlungsausgaben** und **Krankheitsfolgeausgaben** differenziert. Wie diese Tabelle deutlich macht, sind die Einsparpotenziale in Bezug auf die Risikofaktoren sehr hoch. Die Umsetzung von Präventionspotenzialen ist demnach nicht nur mit einer Steigerung der Lebensqualität, sondern auch mit einer deutlichen

Tabelle 1: Reduktion der jährlichen Gesundheitsausgaben für Behandlung und Krankheitsfolgeleistungen bei ischämischen Herzkrankheiten und Herzinfarkt bei realistisch erreichbarer Elimination der jeweiligen Risikofaktoren (in Millionen Euro)

Risikofaktor	Reduktion der Behandlungsausgaben	Reduktion der Krankheitsfolgeausgaben	Reduktion der Gesamtausgaben
Ischämische Herzkrankheiten			
erhöhte Cholesterinwerte	2083	819	2902
erhöhter Blutdruck	822	323	1145
Herzinfarkt			
erhöhte Cholesterinwerte	372-419	142-160	514-578
Stressmanagement	342	130	471
Rauchen + Übergewicht + fehlende Bewegung + erhöhter Blutdruck	386	148	553

Einsparung von Kosten verbunden. Die Nutzung der Präventionspotenziale hängt mit dem **Gesundheitsbewusstsein der jeweiligen Zielgruppe** sowie mit deren gesundheitsbezogenen Wissensbeständen und Kompetenzen zusammen, also mit zielgruppenspezifischen Merkmalen, die sich durch Maßnahmen der Gesundheitsförderung positiv beeinflussen lassen. Besondere Aufmerksamkeit ist dabei hoch **belasteten Bevölkerungsgruppen** sowie **sozial benachteiligten Menschen** entgegen zu bringen.

Zur Bedeutung spezifischer Präventionsmaßnahmen für Gesundheit im Alter

Körperliche Aktivität

Der Förderung körperlicher Aktivität kommt im Rahmen von Maßnahmen der Prävention und Gesundheitsförderung besondere Bedeutung zu, da von ihr selbst gesundheitlich stark beeinträchtigte ältere Menschen profitieren.

Das Niveau der körperlichen Tätigkeit ist bei den meisten älteren Menschen zu niedrig. Aus diesem Grunde sind zu fordern:
- die **Schaffung von körperlichen Betätigungsmöglichkeiten**, die Interesse wecken und einer möglichst großen Anzahl von älteren Menschen offen stehen
- die **Gesundheitserziehung**
- die Bereitstellung von Möglichkeiten **professioneller Unterstützung** für Trainingsprogramme sowie
- die Schaffung von **Sicherheit** und angenehmer Atmosphäre als eine Voraussetzung von Trainingsprogrammen.

Unabhängig vom Lebensalter wird durch regelmäßige physische Aktivität eine Verbesserung der Gesundheit erreicht (Schäfer et al. 2006; Kruse 2007).

Körperliche Aktivität hat einen positiven Einfluss auf die **funktionale Gesundheit**, das heißt auf die Fähigkeit, Aktivitäten des täglichen Lebens kompetent auszuführen. In einer Längsschnittstudie von Atchley und Scala (1998) wurde nachgewiesen, dass physische Aktivität bei Nachfolgeuntersuchungen mit einem höheren Maß an funktionaler Kapazität einhergeht. Körperliche Aktivität bestimmt somit die Funktionsfähigkeit im täglichen Leben mit. Durch eine Stärkung der Muskulatur und Förderung des Gleichgewichtssinns wird zu einer **Prävention von Stürzen** beigetragen.

Mit körperlicher Aktivität und Sport sollte so früh wie möglich begonnen werden. Ältere Menschen sollten allerdings nur dann intensiv trainieren, wenn eine eingehende ärztliche Untersuchung keine Erkrankung festgestellt hat, bei der eine sportliche Betätigung negative Folgen haben könnte, wie beispielsweise eine fortgeschrittene Erkrankung der Arterien.

Körperliche Aktivität ist der wichtigste Faktor, der vor Stürzen schützt (Skelton 2001) und die Leistungsfähigkeit des Bewegungsapparates und des Herz-Kreislauf-Systems erhält.

Ungeübte Anfänger sollten sich bei Aufnahme eines **Ausdauertrainings** zunächst nur mit etwa 50 % der maximalen Leistungsfähigkeit belasten, bei täglichem Training kann die Belastung allmählich auf 60 bis 70 % gesteigert werden. Dies bedeutet eine empfohlene Steigerung der Pulsfrequenz beim 66- bis 70-Jährigen von 99 auf 135 Pulsschläge/min. (Als Faustregel gilt für Untrainierte die Baumsche Formel: 180 minus Lebensalter pro Minute).

Die **optimale Belastung** wird beim präventiv wirksamen Sport bei 70 % der maximalen Belastbarkeit des älteren Menschen erreicht, durch Training wird die Leistungsfähigkeit erhöht, und das Leistungsniveau kann durch weitere Steigerung des Belastungspulses erweitert werden. Die Gesamt-Trainingsbelastung für Ältere sollte **langfristig** aufgebaut und nur langsam gesteigert werden. Auf Häufigkeit und Umfang sollte mehr Gewicht gelegt werden als auf Intensität. Jede Trainingseinheit sollte mindestens ein ausreichendes Aufwärmen und Abwärmen, Dehnen und Kräftigen der Muskulatur sowie Ausdauerbelastung enthalten. Nach jeder Trainingseinheit sollte vollständige Erholung gewährleistet sein (Meusel 1999, 2004).

Angemessenes Ernährungsverhalten

Eine weitere wesentliche Zielsetzung von Maßnahmen der Prävention und Gesundheitsförderung stellt die Förderung eines **angemessenen Ernährungsverhaltens** im Alter dar. Bedeutsame Kriterien angemessenen Ernährungsverhaltens bilden dabei die **Anpassung der Energiezufuhr an den veränderten Bedarf**, eine eiweiß-, vitamin- und ballaststoffreiche Nahrungszusammensetzung mit viel Obst und wenig Milchfett bei zugleich vielseitiger Lebensmittelauswahl, die Verteilung der Nahrungsaufnahme auf mehrere kleine Mahlzeiten sowie eine ausreichende Flüssigkeitszufuhr (Schroll et al. 1996).

Durch ein angemessenes Ernährungsverhalten können Mangelzustände vermieden und körpereigene Ressourcen bewahrt werden. So kann der körpereigene Schutz vor biochemischen Fehlreaktionen durch eine ausreichende Zufuhr der Vitamine A, C und E, von Retinoiden sowie von Koenzymen, die nachgewiesenermaßen Schädigungen durch freie Radikale reduzieren, verstärkt werden. Die notwendigen Vitamine können bei Störungen der Resorption durch entsprechende Präparate zugeführt werden, sie sind aber auch ausreichend in der Nahrung zu finden.

Die Bedeutung der Ernährung als Ansatzpunkt von Maßnahmen der Prävention und Gesundheitsförderung wird insbesondere auch vor dem Hintergrund der **Gefahr einer mit dem Alter rückläufigen Nahrungsmittelaufnahme** deutlich. Ältere Menschen trinken nicht nur häufig zu wenig, sondern die Nahrungsmittelaufnahme ist oft so gering, dass die notwendige Zufuhr an Vitaminen nicht mehr gewährleistet ist (Moreiras et al. 1996). Aus den genannten Gründen sind neben der Vermittlung von Kenntnissen über gesunde Ernährung zu fordern:

- eine **Einbeziehung des Ernährungsverhaltens** in das geriatrische Assessment
- eine **Senkung von Kosten** für gesunde Nahrungsmittel bzw. eine gezielte Unterstützung von Menschen, die aufgrund ihrer finanziellen Situation nicht in der Lage sind, sich gesund zu ernähren
- **gesetzliche Regelungen** zur Etikettierung von Nahrungsmitteln, die dem Verbraucher eine Identifikation von (potenziellen) Schadstoffen und eine Beurteilung der Qualität des jeweiligen Produktes erlaubt.

Mit zunehmendem Alter findet sich eine **Abnahme von Grundumsatz**, von Energiezufuhr und Energieverbrauch für körperliche Aktivität. Es besteht ein enger Zusammenhang mit der altersbegleitenden Abnahme der fettfreien Körpermasse. Die empfohlene Energiezufuhr beträgt mit 19 bis 24 Jahren bei Männern durchschnittlich 2600 kcal, bei Frauen 2200 kcal, bei über 65-jährigen Männern 1900 kcal, bei über 65-jährigen Frauen 1700 kcal. Diese Abnahme des Energiebedarfs ist zu zwei Dritteln auf die abnehmende körperliche Aktivität zurückzuführen. Die empfohlene tägliche Proteinmenge erfährt im Vergleich zu jüngeren Erwachsenen bei älteren Menschen eine Erhöhung von 0,8 auf 1 bis 1,25 g/kg Körpergewicht. Aufgrund des **niedrigen Energiebedarfs** im Alter ist bei leicht erhöhtem Proteinbedarf eine höhere Nährstoffdichte erforderlich.

Generell wird empfohlen, dass beim Gesunden die Fettzufuhr 25 bis 30 %, der Gesamtenergiemenge nicht überschreitet. Der Kohlehydratanteil soll nicht unter 50 % liegen. Im Alter sollte darauf geachtet werden, dass der Anteil komplexer Kohlenhydrate – Getreide, Kartoffeln, stärkehaltige Lebensmittel – erhöht wird. Die Nahrungsaufnahme in Form von Zucker sollte 10 % nicht überschreiten.

Bei einem geringeren Energiebedarf im Alter bei gleichzeitig unverändertem bzw. erhöhtem Bedarf an Nährstoffen kann die Nährstoffversorgung nur durch Steigerung der Nährstoffdichte gewährleistet werden. Durch **bewusste Wahl nährstoffreicher Lebensmittel** kann die Gefahr einer nicht ausreichenden Nährstoffaufnahme vermieden werden (Volkert 1997, 2011).

Unfallschutz

Der Unfallschutz wird übereinstimmend als eine Aufgabe angesehen, der unter **volkswirtschaftlichen Kosten-Nutzen-Erwägungen** besondere Aufmerksamkeit zu schenken ist (Eurolink Age 1999): Ein Drittel der über 65-Jährigen stürzt mindestens einmal im Jahr. Die meisten Unfälle ereignen sich im Haushalt. Danach folgen Unfälle im Straßenverkehr, Verbrennungen und Verbrühungen. Im Zusammenhang mit dem Unfallschutz im Alter sind insbesondere folgende Maßnahmen zu fordern:
- Interventionen zur **Erhöhung der körperlichen Aktivität**, auch zur positiven Beeinflussung des Gleichgewichtssinns
- **Kampagnen** zur Sicherheit im Alter
- die Integration von **Hausbegehungen und Wohnungsberatung** in die geriatrische Beurteilung («Assessment»)
- die **Beratung** älterer Menschen bei der Nutzung von Technik
- die verbesserte Schaltung von Ampelphasen
- Programme zur **Sicherheit** im Straßenverkehr
- die Gabe von Vitamin D und ernährungsergänzenden Kalziumpräparaten mit dem Ziel, einer **Osteoporose entgegenzuwirken**.

Kognitive Aktivität

Aus den Ergebnissen einer Studie von Wilson et al. (1999) lässt sich folgern, dass das allgemeine **Ausmaß an kognitiver Aktivität** für die kognitive Leistungsfähigkeit im Alter von ähnlicher Bedeutung ist wie die **Teilnahme an kognitiven Trainings**. In dieser Untersuchung wurden 6162 Personen im Alter von 65 Jahren und mehr darüber befragt, inwieweit sie kognitiven Aktivitäten wie z.B. Zeitung lesen regelmäßig nachgehen, und hinsichtlich ihrer kognitiven Leistungsfähigkeit getestet. Zwischen dem Ausmaß an kognitiver Aktivität und dem Lebensalter bestand nur ein schwacher Zusammenhang; stärkere Zusammenhänge bestanden dagegen mit dem **Bildungsstand und dem Einkommen**. Nach Kontrolle des Einflusses soziodemografischer Variablen zeigte sich eine statistisch bedeutsame **Beziehung zwischen dem Ausmaß an kognitiver Aktivität und der kognitiven Leistungsfähigkeit**.

Dieses Ergebnis wird durch weitere Untersuchungen gestützt. Befunde der MacArthur-Studie lassen die Folgerung zu, dass die Dominanz monotoner Tätigkeiten im Berufsleben dazu beitragen kann, dass die geistige Flexibilität zurückgeht, während **Problemlösefähigkeiten** von Menschen, die sich im Beruf immer wieder mit neuen Aufgaben und Herausforderungen auseinandersetzen mussten und die auch nach Austritt aus dem Beruf neue Aufgaben und Herausforderungen gesucht haben, im Alter keine wesentliche Veränderung zeigen (Rowe und Kahn 1998). Rowe und Kahn (1998, 63) fassen die Ergebnisse wie folgt zusammen:

Just as we must keep our physical selves active, so we must keep our minds busy in our later years if we want it to continue to function well. Use it or lose it is a mental, not just a physical phenomenon.

Befunde aus der Victoria Longitudinal Study deuten darauf hin, dass ein hohes Maß an kognitiver Aktivität Gedächtnisfunktionen im Alter positiv beeinflusst. Ein Nachlassen von kognitiver Aktivität bewirkt auch das Nachlassen von kognitiven Fähigkeiten im Bereich des Gedächtnisses. Ältere Menschen hingegen, die **kognitiv herausfordernden Tätigkeiten** nachgehen, weisen nur in geringerem Maße kognitive Einbußen auf; jene Menschen, die auch weiterhin kognitiv aktiv bleiben, zeigen im Längsschnitt nur vergleichsweise **geringe kognitive Einbußen** (Hultsch et al. 1999).

In Laboruntersuchungen, in denen spezielle Gedächtnisstrategien für das freie Erinnern von Wörtern und Zahlen vermittelt wurden, zeigten ältere Teilnehmer nach dem Gedächtnistraining deutlich bessere Leistungen. In einer Untersuchung von Kliegl et al. (1989) wurden 20 gesunde ältere Menschen zwischen 65 und 83 Jahren in der sogenannten «Loci-Methode» unterwiesen, bei der 40 neue Stimuli mit einer vertrauten Sequenz von Orten innerhalb einer kognitiven Landkarte assoziiert werden sollen. Vor dem Erlernen der Loci-Methode lag die Durchschnittsleistung bei 3,1 in ihrer Reihenfolge korrekt wiedergegebenen Substantiven. Dieser Durchschnittswert für Lern-Leistungen konnte im Verlauf des Trainingsprogramms auf 32,4 gesteigert werden. Neben dieser Verbesserung der Gedächtnisleistung älterer Menschen durch Vermittlung und Übung einer effektiven Abrufstrategie zeigte sich in dieser Studie auch, dass die Trainingsgewinne einer Vergleichsgruppe jüngerer Menschen (20 bis 24 Jahre) signifikant höher ausfielen: Hier waren fast alle Teilnehmerinnen und Teilnehmer nach dem Training in der Lage, die komplette Sequenz korrekt wiederzugeben; die Durchschnittsleistung bei selbst gewählter Darbietungszeit verbesserte sich von 4,8 auf 39,8.

Bei einer allgemeinen Interpretation dieser Studie – wie auch vergleichbarer Untersuchungen zur kognitiven Intervention (Reijnders, van Heugten und van Boxtel 2013) – ist das auch im Alter erkennbare **latente kognitive Potenzial** hervorzuheben. Dieses ist im Sinne eines Entwicklungspotenzials zu definieren, bei dessen Realisierung stabile Verbesserungen einer Funktion erzielt werden. Das latente kognitive Potenzial zeigt sich darin, dass nach kontinuierlich angebotenem, funktionsspezifischem Training neue kognitive Strategien erworben und mit Erfolg eingesetzt werden können. Diese Trainingseffekte sind auch in jenen Bereichen der Informationsverarbeitung erkennbar, die in hohem Maße von physiologischen Prozessen bestimmt sind und damit altersbezogene Verluste aufweisen. Mit anderen Worten: Der **durch Training erzielte Leistungszuwachs** lässt sich also auch bei einem alternden Zentral-Nerven-System nachweisen, welches zunehmende Defizite in der Präzision und Geschwindigkeit der Erregungsübertragung zeigt. Allerdings ist zu berücksichtigen, dass die latenten kognitiven Potenziale im Alter geringer sind als in früheren Lebensaltern.

Das Ausmaß der **kognitiven Aktivität** ist von Bedeutung für die kognitive Leistungsfähigkeit; durch die wiederkehrende Beschäftigung mit neuen Aufgaben und Herausforderungen nimmt die geistige Flexibilität zu; die Problemlösefähigkeit kann bis ins hohe Alter unverändert bleiben.

Abbau sozialer Ungleichheit

Auch der Abbau sozialer Ungleichheit im Bereich der Gesundheit ist als eine vordringliche Aufgabe von Prävention und Gesundheitsförderung anzusehen (Geene und Gold 2000; Kommission 2006).

Sozioökonomische Unterschiede in der Gesundheit finden sich trotz verschiedener Krankheitsmuster in ganz Europa. Zwischen dem **sozialen Status und den Morbiditäts- und Mortalitätsraten besteht eine annähernd lineare Beziehung**; eine Erhöhung des sozialen Status ist gleichbedeutend mit einer geringeren Wahrscheinlichkeit, zu erkranken oder vorzeitig zu sterben (Strawbridge, Cohen, Shema und Kaplan 1996).

Für diese Beziehung verantwortlich sind zum einen **schichtspezifische Unterschiede** in den Rauchmustern, in den Ernährungsmustern sowie in den Mustern körperlicher Aktivität. Zum anderen finden sich in unteren sozialen Schichten häufiger berufliche Tätigkeiten, die auf Dauer mit gesundheitlichen Beeinträchtigungen verbunden sind, sowie allgemein der individuellen Gesundheit abträgliche physikalische und soziale Umweltbedingungen. Empirische Untersuchungen zur Entwicklung von sozialer Ungleichheit über die Lebensspanne legen die Annahme nahe, dass sich soziale Ungleichheiten in der Leistungsfähigkeit und Unabhängigkeit im Alter nicht reduzieren, sondern, im Gegenteil, im Sinne einer **Kumulationshypothese** (Mayer und Wagner 1996) verstärken (Strawbridge et al. 1996).

Als eine Möglichkeit, soziale Ungleichheit im Bereich der Gesundheit abzubauen, werden vor allem Aktionen seitens der Krankenkassen diskutiert. Einschränkend ist allerdings festzustellen, dass mit älteren Menschen hier bislang noch keine ausreichenden Erfahrungen gewonnen wurden und Aktionen der Krankenkassen sicher durch weitere Strategien ergänzt werden müssen (Gunning Schepers und Gepkens 1996; Kümpers und Rosenbrock 2010).

Eine spezifische Präventionsstrategie: Der präventive Hausbesuch

Der präventive Hausbesuch bildet eine sehr gute Möglichkeit zur **Kooperation zwischen Pflege und Medizin** sowie zur Nutzung der Potenziale einer **präventiven Pflege**. Anfang der 1960er-Jahre konnte in Großbritannien der Nachweis erbracht werden, dass im Privathaushalt lebende ältere Menschen in vielen Fällen unentdeckte körperliche, psychische und soziale Probleme haben, deren Lösung durch rechtzeitig erfolgte individuelle Beratung möglich wäre (Williamson et al. 1964).

Mit dem Begriff des **präventiven Hausbesuchs** soll zum Ausdruck gebracht werden, dass diese Besuche als Methode zur Früherkennung von Risikofaktoren und Erkrankungen, zur frühzeitigen Intervention bei bestehenden Risikofaktoren und Erkrankungen sowie zur gezielten Beeinflussung von Merkmalen des Lebensstils, der Lebenslage und der Umwelt mit dem Ziel der Vermeidung von Risikofaktoren und Erkrankungen zu verstehen sind.

Präventive Hausbesuche erfolgen selbstverständlich nur unter der Bedingung, dass jene älteren Menschen, denen das Angebot eines solchen Hausbesuchs unterbreitet wurde, ihre **Zustimmung** zu diesem gegeben haben. Keinesfalls werden solche Hausbesuche gegen den Willen älterer Menschen ausgeführt.

Ihnen ist auch **keine Kontrollfunktion** zuzuordnen. Sie sind vielmehr als ein Angebot an ältere Menschen zu verstehen, Fragen der eigenen Gesundheit und Selbstständigkeit zu thematisieren (Patzelt et al. 2012).

Die Effekte des präventiven Hausbesuchs wurden in der Santa-Monica-Studie überprüft (Stuck et al. 1993). Die Hausbesuche wurden von Gesundheitsschwestern ausgeführt, die über eine einjährige Erfahrung in der Gemeindepflege verfügten. Darüber hinaus hatten sie an einem siebenmonatigen Kurs teilgenommen, der Konzepte der Gesundheitsberatung und des Managements gesundheitlicher Probleme sowie spezielle Themenbereiche der Gerontologie und der Geriatrie umfasste. Die Gesundheitsschwestern suchten in einem Zeitraum von drei Jahren in dreimonatigen Abständen die Wohnungen von 215 über 75-jährigen Personen auf und erfassten mit strukturierten Assessment-Instrumenten die körperliche, psychische und soziale Situation sowie die Bedingungen der Wohnung und des Wohnumfeldes.

Die Ergebnisse des Assessments wurden in einem Team mit Geriatern besprochen; im Laufe dieser Gespräche wurden individuelle Empfehlungen erarbeitet, die schließlich von den Schwestern an die Teilnehmer weitergegeben wurden. Darüber hinaus wurden eine allgemeine Gesundheitsberatung angeboten und, sofern notwendig, spezifische Dienstleistungen vermittelt oder Hausärzte kontaktiert.

Zwei Ergebnisse der Studie seien hier genannt: 1. Nach drei Jahren zeigte die Interventionsgruppe im Durchschnitt einen statistisch signifikant **besseren funktionalen Status** als die Kontrollgruppe. 2. Nach drei Jahren war die **Abhängigkeit** der Interventionsgruppe im Durchschnitt statistisch **signifikant geringer** als die Abhängigkeit der Kontrollgruppe.

Dem Konzept des präventiven Hausbesuchs liegt ein umfassendes Verständnis von **Gesundheitsberatung** zugrunde. Gesundheitsberatung umfasst zum einen die Beratung mit Blick auf **individuelle Risikofaktoren** und Risikosituationen. Zu nennen ist zum Beispiel das Beratungsgespräch über mögliche Sturzrisiken in der Wohnung und die Notwendigkeit, blutdrucksenkende Medikamente regelmäßig einzunehmen. Gesundheitsberatung umfasst zum anderen die Beratung im Hinblick auf **allgemeine Themenbereiche**. Zu nennen sind zum Beispiel Fragen der Ernährung sowie der körperlichen, geistigen und sozialen Aktivität im Alter. Auch die bestehenden medizinischen, pflegerischen und sozialen Dienste in der Kommune bilden einen bedeutenden Gegenstand der Gesundheitsberatung.

Prüfungsfragen

1. Welche Dimensionen von Gesundheit lassen sich in Arbeiten zur Präventionsforschung unterscheiden und welche Präventionsziele lassen sich aus diesen Dimensionen ableiten?
2. Welche Annahmen liegen dem Konstrukt der Lebenserwartung zugrunde?
3. Von welchen extraindividuellen und intraindividuellen Faktoren ist Gesundheit nach Jette beeinflusst?
4. Wie kann man Prävention und Gesundheitsförderung begrifflich voneinander abgrenzen?
5. Durch welche verhaltensmedizinischen Maßnahmen kann ein erhöhter Blutdruck gesenkt werden?
6. Welche Maßnahmen bieten sich zur Förderung körperlicher Aktivität bei älteren Menschen an?
7. Nennen Sie bedeutende Kriterien angemessener Ernährung im Alter.
8. Was versteht man unter latenten kognitiven Potenzialen und wie verändern sich diese im Alternsprozess?
9. Wie kann man den empirisch nachgewiesenen Zusammenhang zwischen sozialem Status und Morbidität/Mortalität erklären?
10. Erläutern Sie die Maßnahme des präventiven Hausbesuchs und die mit dieser Maßnahme erzielten Effekte.

Literatur

Atchley, R.C./Scala, M.A. (1998): Long-range antecedents of functional capability in later life. Journal of Aging and Health, 10, 3–19.

Böhm, K./Tesch-Römer, C./Ziese, T. (Hg.): Gesundheit und Krankheit im Alter. Berlin: Robert Koch-Institut.

Caprara, M./Molina, M.A./Schettini, R./Santacreu, M./Orosa, T./Mendoza-Bunez, M./Rojas, M./Fernandez-Ballesteros (2013): Active aging promotion: Results from the Vital Aging Program. Current Gerontology and Geriatrics Research, Article ID 817813, 14 pages, doi.org/10.1155/2013/817813.

Eurolink Age (1999): Wissenschaftlich fundierte Strategien zur Förderung der Gesundheit älterer Menschen. Ein Bericht von Eurolink Age für die Europäische Kommission. London: Eurolink Age.

Fries, J.F. (2012): The theory and practice of active aging. Current Gerontology and Geriatrics Research, Article ID 420637, 7 pages, doi: 10.1155/2012/420637.

Fries, J.F./Green, L.W./Levine, S. (1989): Health promotion and the compression of morbidity. Lancet, 1, 481–483.

Geene, R./Gold, C. (Hg.) (2000): Gesundheit für alle! Wie können arme Menschen von präventiver und kurativer Gesundheitsversorgung erreicht werden? Berlin: b_books.

Gunning Schepers, L.J./Gepkens, A. (1996): Reviews of interventions to reduce social inequalities in health: Research and policy implications. Health Education Journal, 55, 226–238.

Han, L./Allore, H./Murphy, T./Gill, T./Peduzzi, P./Lin, H. (2013): Dynamics of functional aging based on latent-class trajectories of activities of daily living. Annals of Epidemiology, 23, 87–92.

Hultsch, D.F./Hertzog, C./Small, B.J./Dixon, R.A. (1999): Use it or lose it: Engaged lifestyle as a buffer of cognitive aging? Psychology and Aging, 14, 245–263.

Jansen, K./Strube, H./Starker, A. (2008): Hypertonie. Gesundheitsberichterstattung des Bundes, 43. Berlin: Robert Koch-Institut.

Jette, A.M. (2001): Korrelierende Faktoren der Behinderung bei älteren Menschen. Das geriatrische Assessment. Stuttgart: Schattauer, 49–82.

Katz, S./Branch, L.G./Branson, M.H./Papsidero, J.A./Beck, J.C./Geer, D.S. (1983a): Active life-expectancy. New English Journal of Medicine, 309, 1218–1224.

Kliegl, R./Smith, J./Baltes, P.B. (1989): Testing the limits and the study of age differences in cognitive plasticity and mnemonic skill. Developmental Psychology, 25, 247–256.

Kommission (2001a): Sachverständigenrat für die Konzertierte Aktion im Gesundheitswesen. Gutachten 2000/2001. Bedarfsgerechtigkeit und Wirtschaftlichkeit. Band 1: Zielbildung, Prävention, Nutzenorientierung und Partizipation. Baden-Baden: Nomos.

Kommission (2006). Potenziale des Alters in Wirtschaft und Gesellschaft. Fünfter Altenbericht der Bundesregierung. Berlin: Bundesministerium für Familie, Senioren, Frauen und Jugend.

Kruse, A. (2002): Gesund altern. Stand der Prävention und Entwicklung ergänzender Präventionsstrategien. Baden-Baden: Nomos.

Kruse, A. (2007): Präventions- und Trainingsansätze im höheren Alter. In J. Brandtstädter und U. Lindenberger (Hg.), Entwicklungspsychologie der Lebensspanne, 624–655. Stuttgart: Kohlhammer.

Kruse, A./Gaber, E./Heuft, G./Oster, P./Re, S./SchulzNieswandt, F. (2002): Gesundheit im Alter. Gesundheitsbericht für die Bundesrepublik Deutschland. Berlin: Verlag Robert Koch-Institut.

Kruse, A./Knappe, E./Schulz-Nieswandt, F./Schwartz, F.W./Wilbers, J. (2003): Kostenentwicklung im Gesundheitswesen: Verursachen ältere Menschen höhere Gesundheitskosten? Stuttgart: AOK Baden-Württemberg.

Kruse, A./Packebusch, L. (2006). Alternsgerechte Arbeitsgestaltung. In B. Zimolong/U. Konradt (Hg.), Enzyklopädie der Psychologie – Ingenieurpsychologie, 425–458. Göttingen: Hogrefe.

Kruse, A./Schmitt, E. (2006): Adult education. In J. Birren (Hg.), Encyclopedia of Ageing, 41–49. London: Elsevier.

Kümpers, S./Rosenbrock, R. (2010): Gesundheitspolitik für ältere und alte Menschen. In G. Naegele (Hg.), Soziale Lebenslaufpolitik, 281–308. Wiesbaden: Verlag für Sozialwissenschaften.

Kuhlmey, A./Schaeffer, D. (Hg.) (2008): Alter, Gesundheit und Krankheit. Bern: Verlag Huber.

Manton, K.G./Stallard, E./Corder, L.S. (1997): Changes in the age dependence of mortality and disability: cohort and other determinants. Demography, 34, 135–157.

Mayer, K.U./Wagner M. (1996): Lebenslagen und soziale Ungleichheit im Alter. In K.U. Mayer/P.B. Baltes (Hg.), Die Berliner Altersstudie. Berlin: Akademie, 251–276.

Meusel, H. (1999): Sport für Ältere. Bewegung – Sportarten – Training. Stuttgart: Schattauer.

Meusel, H. (2004): Bewegung und Sport. In A. Kruse (Hg.): Enzyklopädie der Gerontologie, 255–272. Bern: Huber.

Moreiras, O./van Staveren, W.A./Amorim Cruz, J.A./Carbajal, A./de Henauw, S./Grunenberger, F. (1996): Longitudinal changes in the intake of energy and macronutrients of elderly Europeans. European Journal of Clinical Nutrition, 50, Suppl. 2, 77–85.

Naegele, G. (Hg.) (2010): Sozial Lebenslaufpolitik. Wiesbaden: Verlag für Sozialwissenschaften.

Patzelt, C./Deitermann, B./Heim, S./Krauth, C./Theile, G./Hummers-Pradier, E./Walter, U. (2012): Wie können ältere Menschen für die Inspruchnahme des präventiven Hausbesuches motiviert werden? Public Health Forum, 20, 14e1–14e3.

Rechel, B./Grundy, E./Robine, J.-M./Cylus, J./Mackenbach, P./Knai, C./McKee, M. (2013): Ageing in the European Union. Lancet, 381, 1312–1322.

Reijnders, J./van Heugten, C./van Boxtel, M. (2013): Cognitive interventions in healthy older adults and people with mild cognitive impairment: A systematic review. Ageing Research Reviews, 12, 263-275.

Rentelen-Kruse, W.v./Anders, J./Dapp, U./Meier-Baumgartner, H.P. (2003): Präventive Hausbesuche durch eine speziell fortgebildete Pflegefachkraft bei 60-jährigen und älteren Personen in Hamburg. Zeitschrift für Gerontologie und Geriatrie, 36, 378–391.

Rowe, J.W./Kahn, R.L. (1998): Successful aging. New York: Pantheon Books.

Salomon, J.A./Wang, H./Freeman, M.K./Vos, T./Flaxman, A.D./Lopez, A.D./Murray, C.J.L. (2013): Healthy life expectancy for 187 countries, 1990–2010: a systematic analysis for the Global Burden Disease Study 2010. Lancet, 380, 2144–2162.

Schäfer, S./Huxhold, O./Lindenberger, U. (2006): Healthy mind in healthy body? A review of sensorimotor-cognitive interdependencies in old age. European Review of Aging and Physical Activity, 3: 45–54.

Schroll, K./Carbajal, A./Decarli, B./Martins, I./Grunenberger, F./Blauw, Y.H. (1996): Food patterns of elderly Europeans. European Journal of Clinical Nutrition, 50, Suppl. 2, 86–100.

Skelton, D.A. (2001): Effects of physical activity on postural stability. Age and Ageing, 30, 33–39.

Staudinger, U. M./Heidemeier, H. (Eds.). (2009): Altern, Bildung und lebenslanges Lernen (Altern in Deutschland Band 2) (Vol. 100). Stuttgart: Wissenschaftliche Verlagsgesellschaft.

Strawbridge, W.J./Cohen, R.D./Shema, S.J./Kaplan, G.A. (1996): Successful aging: predictors and associated activities. American Journal of Epidemiology, 144, 135–141.

Stuck, A. (2001): Präventive Hausbesuche mit geriatrischem Assessment. In E. Steinhagen-Thiessen (Hg.): Das geriatrische Assessment. Stuttgart: Schattauer, 155–167.

Stuck, A.E./Rubenstein, L.Z./Steiner, A.E. (1993): Inhome preventive health care for older persons: results of a 3-year-randomized controlled study. The Gerontologist, 33, 309–310.

Unger, R. (2002): Soziale Differenzierung der aktiven Lebenserwartung im internationalen Vergleich. Phil. Dissertation. Heidelberg: Ruprecht-Karls-Universität.

Volkert, D. (1997): Ernährung im Alter. Wiesbaden: Quelle und Meyer.

Volkert, D. (2011): Leitlinien und Standards zur Ernährung in der Geriatrie. Zeitschrift für Gerontologie und Geriatrie, 44, 91–99.

Walter, U./Schwartz, F.W./Seidler, A. (1999): Alter und Krankheit aus sozialmedizinischer Sicht. In B. Jansen/F. Karl/H. Radebold/R. Schmitz-Scherzer (Hg.), Soziale Gerontologie. Weinheim: Beltz, 230–255.

Williamson, J./Stokoe, I.H./Gray, S. (1964): Old people at home: Their unreported needs. Lancet, 1, 1117–1120.

Wilson, R.S./Bennett, D.A./Beckett, L.A./Morris, M.C./Gilley, D.W./Bienais, J.L./Scherr, P.A./Evans, D.A. (1999): Cognitive activity in older persons from a geographically defined population. Journal of Gerontology, 54, 155–160.

Leseempfehlung

Kruse, A., Wahl, H.W. (2009): Zukunft Altern – individuelle und gesellschaftliche Weichenstellungen. Heidelberg: Verlag Spektrum.

3 Prävention somatischer Störungen und Krankheiten

9 Prävention von Herz-Kreislauf-Krankheiten

Nikos Werner und Michael Böhm

Epidemiologie kardiovaskulärer Erkrankungen

Kardiovaskuläre Erkrankungen sind die häufigsten Erkrankungs- und Todesursachen in den westlichen Industrienationen. Die **chronische ischämische Herzkrankheit**, der **akute Myokardinfarkt**, die **Herzinsuffizienz** und der **ischämische Schlaganfall** (in dieser Reihenfolge) stellen nach wie vor in Deutschland nach Angaben des Statistischen Bundesamtes die häufigsten Todesursachen bei Männern und auch bei Frauen dar. Die den kardiovaskulären Erkrankungen zugrunde liegende Ursache ist meist die Atherosklerose. Trotz wesentlicher Fortschritte auf dem Gebiet der Diagnostik und Therapie verstirbt weiterhin ein Großteil der Patienten vorzeitig an kardiovaskulären Erkrankungen. Die mit einer verbesserten Therapie einhergehende hohe Morbidität führt zu einer erheblichen sozioökonomischen Belastung.

Die **hohe Inzidenz und Prävalenz kardiovaskulärer Erkrankungen** in den Industrienationen korrelieren eng mit den Lebensverhältnissen und sozialen und ökonomischen Bedingungen. Die positive Beeinflussung von kardiovaskulären Risikofaktoren führt zu einer signifikant verminderten Morbidität und Mortalität insbesondere bei Patienten mit bekannter oder noch unentdeckter koronarer Herzerkrankung.

Das kardiovaskuläre Kontinuum

Die Atherosklerose ist eine progressiv-fortschreitende, multifaktorielle, chronisch-inflammatorische Erkrankung, der in der Regel eine Schädigung der das Gefäß auskleidenden Endothelzellschicht zugrunde liegt. **Kardiovaskuläre Risikofaktoren** wie arterielle Hypertonie, Diabetes mellitus, Hyperlipidämie, Nikotin aber auch Lebensalter und männliches Geschlecht führen durch eine mechanische und/oder chemische **Schädigung der Endothelzellschicht** zu einem vermehrten Einwandern von Entzündungszellen, Makrophagen und zu einer Ansammlung von Lipiden in der Gefäßwand. Das nachfolgende Wachstum von glatten Gefäßmuskelzellen führt schließlich zur Entstehung einer atherosklerotischen Plaque. Bereits bei Kindern im Alter von drei Jahren lassen sich sogenannte «fatty streaks» nachweisen, aus denen im Laufe der Jahrzehnte eine stenosierende Lumeneinengung der Gefäße resultieren kann. Die klinischen Manifestationsformen der Atherosklerose sind am Herzen die **koronare Herzkrankheit (KHK)**, die zu Angina pectoris, Herzinfarkt und Herzinsuffizienz führt (**Abb. 1**). Weitere Organmanifestationen sind der **ischämische Apoplex**, die **periphere arterielle Verschlusskrankheit (pAVK)**, das **Aortenaneurysma** und die **Nierenarterienstenose**. Die Ätiologie des Myokardinfarktes, des ischämischen Apoplex und der pAVK sind ähnlich. Zahlreiche Interventionsstudien haben gezeigt, dass die verschiedenen Therapieformen der beschriebenen Erkrankungen nicht nur kardiale Ereignisse, sondern auch nicht-kardiale Ereignisse wie Schlaganfall und pAVK positiv beeinflussen. Hieraus ergab sich

Koronare
Herzkrankheit

Atherosklerose

Ischämie

Endotheliale Dysfunktion

Myokardinfarkt

Risikofaktoren

Herzinsuffizienz

- Hypertonie
- Hyperlipidämie
- Hyperinsulinämie
- Diabetes mellitus
- Nikotin

Terminale Herzinsuffizienz

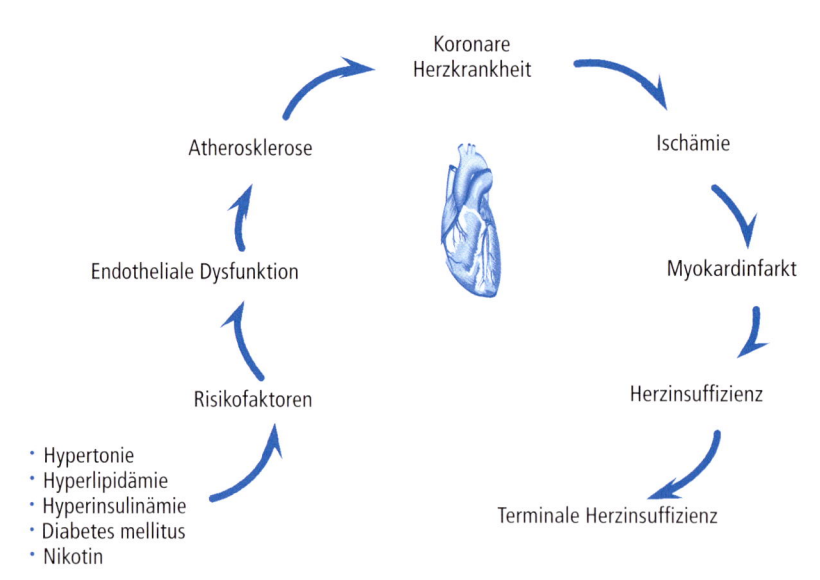

Abbildung 1: Kardiovaskuläres Kontinuum. Kardiale Risikofaktoren führen durch mechanische und chemische Alteration der gefäßauskleidenden Endothelzellschicht zur endothelialen Dysfunktion, dem frühesten pathomorphologischen Korrelat der Atherosklerose. Im weiteren Verlauf kommt es zu einer Manifestation einer (stenosierenden) koronaren Herzerkrankung mit Ischämie und häufig Myokardinfarkt. Die Entwicklung einer ischämischen Herzinsuffizienz mit dem Endstadium, der terminalen Herzinsuffizienz stellt den Endpunkt des Kontinuums dar.

in den letzten Jahren ein Paradigmenwechsel in der präventiven Medizin.

Die Initiierung präventiver Maßnahmen ergibt sich nicht mehr allein aus dem Risiko für ein kardiales Ereignis, sondern berücksichtigt insgesamt ein erhöhtes Risiko für ein vaskuläres Geschehen. Präventive Maßnahmen führen demnach nicht nur zu einer Reduktion der koronaren Herzkrankheit, sondern in ähnlichem Ausmaße auch zu einer Reduktion von Apoplex und pAVK.

Ursache aller vaskulären Erkrankungen ist also die Atherosklerose, ein Ungleichgewicht zwischen schädigenden Noxen und regenerativem Potenzial des Organismus. Als wesentliche, **unabhängige Risikofaktoren** gelten die arterielle Hypertonie, Diabetes mellitus, Nikotinabusus und Lipidstoffwechselstörungen (erhöhtes Gesamt- und LDL-Cholesterin, erniedrigtes HDL-Cholesterin). Neben diesen beeinflussbaren, klassischen Risikofaktoren existieren weitere, **nicht-beeinflussbare Risikofaktoren** wie Lebensalter, männliches Geschlecht und genetische Disposition, die einen erheblichen Einfluss auf das Entstehen einer Atherosklerose haben. Darüber hinaus existiert eine weitere Zahl von **prädisponierenden Risikofaktoren**. Hierzu zählen Adipositas, abdominelle Adipositas, mangelnde körperliche Aktivität, psychosoziale Faktoren und ethnische Charakteristika.

Eine effektive präventive Therapiestrategie muss zunächst sowohl die **Patienten identifizieren**, die ein hohes Risiko für das Entstehen einer Atherosklerose haben, als auch die Patienten, die bereits eine manifeste Atherosklerose haben, ohne hiervon zu wissen. Diese Patienten müssen über ihr Risiko **informiert und aufgeklärt** werden, um eine Sensibilisierung für die Erkrankung zu erreichen. Der weitere Schwerpunkt einer präventiven Therapie muss auf der **Einstellung der beeinflussbaren Risikofaktoren** liegen.

Risikostratifizierung

Die Komplexität atherogener Risikofaktoren macht eine effektive Primär- und Sekundärprävention der koronaren Herzkrankheit schwierig. In den letzten Jahren wurden basierend auf großen epidemiologischen Studien (**Framingham-**

Bestimmung des globalen Risikos

Niedriges Risiko
SCORE < 5%
10-Jahres Risiko < 6%
< 10 Punkte Framingham
< 37 Punkte Procam
⇨ Re-Evaluation in 5 J.

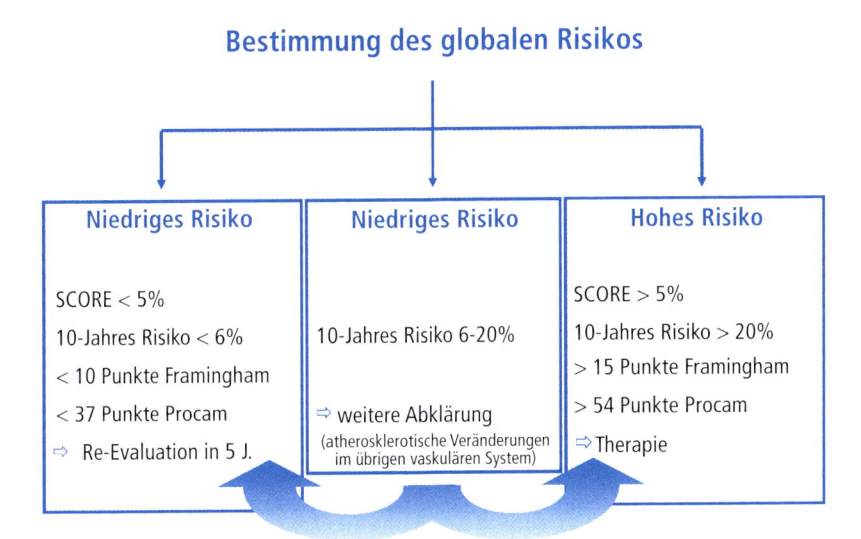

Niedriges Risiko
10-Jahres Risiko 6-20%
⇨ weitere Abklärung
(atherosklerotische Veränderungen im übrigen vaskulären System)

Hohes Risiko
SCORE > 5%
10-Jahres Risiko > 20%
> 15 Punkte Framingham
> 54 Punkte Procam
⇨ Therapie

Abbildung 2: Risikostratifizierung. Aufgrund des multifaktoriellen Charakters der Atherosklerose sollte bei allen nicht-symptomatischen Patienten ohne Hinweis auf eine kardiovaskuläre Erkrankung das globale Risiko mittels Risiko-Scores erhoben werden. Eine präventive Therapie sollte sich an der Risikobewertung orientieren.

Studie, **Procam-Studie**) Risikobewertungsstrategien entwickelt, die für jeden individuellen Patienten aufgrund der Gesamtheit der vorliegenden Risikofaktoren ein prädiktives **Risikoprofil** erstellen.

Die Erfassung des **individuellen Risikoprofils** eines jeden Patienten ist demnach der wichtigste und erste Schritt in der Primärprävention und leitet die nachfolgende Therapiestrategie, da basierend auf dem individuellen Risikoprofil eine mehr oder weniger intensivierte Prävention erfolgen muss.

Nach den Daten der MRFIT-Studie (Multiple Risk Factor Intervention Trial) und der Nurses Health study (Stamler 1986; Stampfer 2000) machen die Hauptrisikofaktoren über 80 % des Risikos für eine vorzeitige Manifestation einer KHK aus. Die «Interheart»-Studie belegt, dass darüber hinaus die genannten Risikofaktoren zu 90 % für den akuten Herzinfarkt verantwortlich sind (Yusuf 2004).

Die derzeitigen **Leitlinien** zur Prävention bei kardiovaskulären Erkrankungen basieren auf der Bestimmung des absoluten Risikos, in den nächsten zehn Jahren einen kardialen Endpunkt wie Myokardinfarkt oder kardialen Tod zu erreichen.

Gegenwärtig existieren **vier Risikokategorien**:
1. Hochrisiko-Patienten mit diagnostizierter KHK oder vaskulären Erkrankungen im Bereich der übrigen Gefäße (symptomatische Stenose der Arteria carotis, Aortenaneurysma, periphere arterielle Verschlusskrankheit). Diese Patienten müssen einer Sekundärprävention zugeführt werden
2. Patienten mit Diabetes mellitus oder einem absoluten Risiko von > 20 %, innerhalb der nächsten zehn Jahre ein kardiovaskuläres Ereignis zu erleiden
3. Patienten mit zwei oder mehr Risikofaktoren und einem moderaten Risiko von 10–20 % für ein kardiovaskuläres Ereignis in den nächsten zehn Jahren
4. die Gruppe der Patienten mit niedrigem Risiko, die nur einen oder keinen Risikofaktor haben.

Das globale Risiko eines Patienten lässt sich mit dem **Framingham-Risk-Score** oder dem **Procam-Score** errechnen (Assmann 2002; D'Agostino 2001). Dabei werden die einzelnen Risikofaktoren basierend auf den epidemiologischen Daten unterschiedlich gewichtet und anhand der Gesamtsumme einer Risikogruppe zugeordnet (**Abb. 2**).

Problematisch sind diese **Score-Systeme** in dem Sinne, dass sie prinzipiell nur bei der Bevölkerungsgruppe angewendet werden dürfen, die in der zugrundeliegenden Studie untersucht wurde. So hat sich gezeigt, dass der Framingham-Risk-Score das kardiovaskuläre Risiko bei Patienten in Europa überschätzt (Hense 2003). Die **Länder- und Regionen-spezifischen Unterschiede** werden durch diese Score-Systeme nicht ausreichend berücksichtigt und erschweren die Risikostratifizierung. Die «Third Task Force of the European and other Societies on Cardiovascular Disease Prevention in Clinical Practice» schlägt deshalb die Benutzung des **Score-Modells** (Systematic Coronary Risk Evaluation) vor (De Backer 2003). Vorteile dieses Modells sind vor allem die **länderspezifische Übertragbarkeit** und die Berücksichtigung der heterogenen kardiovaskulären Mortalität innerhalb der europäischen Bevölkerung (niedriges Risiko in Deutschland, Belgien, Frankreich, Griechenland, Italien, Luxemburg, Spanien, Schweiz, Portugal, hohes Risiko u.a. in Osteuropa). Das Score-Risk-Assessment-System basiert auf den Ergebnissen zahlreicher, prospektiver europäischer Studien. Ein zentrales Element dieses Systems ist die Angabe einer **absoluten 10-Jahres-Wahrscheinlichkeit** für ein tödliches kardiovaskuläres Ereignis. Durch die Verwendung des Endpunkts «tödliches Ereignis» liegt die Schwelle für ein hohes Risiko bei ≥ 5 % im Gegensatz zu den Score-Systemen mit kombiniertem koronarem Endpunkt wo die Schwelle bei ≥ 20 % liegt (Abb. 2). In das Score-System gehen die folgenden Risikofaktoren ein: Alter, Geschlecht, Nikotinabusus, systolischer Blutdruck und Gesamtcholesterin.

Primär- und Sekundärprävention kardiovaskulärer Erkrankungen

Eine präventive Strategie ist dann am effektivsten, wenn sie vor allem den Patienten zu Gute kommt, die das höchste Risiko für eine kardiovaskuläre Erkrankung haben. Nach den europäischen Leitlinien sollte die Priorität für strenge Präventionsstrategien vor allem bei den folgenden Patientengruppen liegen:

- Patienten mit KHK, pAVK und zerebrovaskulären atherosklerotischen Erkrankungen
- Asymptomatische Patienten mit einem hohen Risiko für atherosklerotische kardiovaskuläre Erkrankungen. Dies umfasst im einzelnen Patienten mit multiplen Risikofaktoren und einem 10-Jahres-Risiko für ein tödliches kardiovaskuläres Ereignis von ≥ 5 %, Patienten mit einzelnen, isoliert ausgeprägten Risikofaktoren (Gesamtcholesterin > 320 mg/dl, LDL-Cholesterin > 240 mg/dl, arterielle Hypertonie ≥ 180/110 mmHg) sowie Typ II Diabetiker
- Verwandte von Patienten mit frühzeitiger kardiovaskulärer Erkrankung.

In der klinischen Praxis gestaltet sich die Umsetzung von Leitlinien zur kardiovaskulären Prävention schwierig. Im Vordergrund steht die **Änderung von ungesunden Lebensgewohnheiten**, die dem Patienten aufgezeigt und vermittelt werden müssen. Dabei besteht eine große Kluft zwischen theoretisch implementierten Leitlinien und der Vermittlung der Inhalte durch den Arzt. Zwingende Voraussetzung zur Steigerung der Effektivität und praktischen Umsetzung der ärztlichen Ratschläge ist eine **gefestigte Beziehung zwischen Arzt und Patient**. Dabei nimmt die Vermittlung des Zusammenhangs von eigenen Verhaltensweisen, Gesundheit und Krankheit einen wichtigen Stellenwert ein. Der Patient sollte dabei **Risikofaktoren bei sich selbst** erkennen können und gemeinsam mit dem Arzt Strategien entwickeln, diese zu verändern. Durch konsequentes Monitoring und ärztlicher Unterstützung und Bestätigung lässt sich so eine maximale Wirkung erreichen.

Nikotinkarenz

Der **atherogene Effekt** von Nikotin wird vor allem durch eine Hyperfibrinogenämie und eine vermehrte Thrombozytenaktivierung mit erheblicher Steigerung der Thrombogenität vermittelt. Darüber hinaus kommt es durch Nikotin zu einer Sympathikusaktivierung und einer Senkung des HDL-Cholesterins.

Eine Nikotinkarenz führt nach ca. fünf bis zehn Jahren zu einem kardiovaskulären Risiko, das mit dem eines Nichtrauchers vergleichbar ist.

Die tägliche Menge an Zigaretten und die Anzahl der Jahre korrelieren eng mit dem Risiko für eine Atherosklerose. Kommt es zu einem akuten Myokardinfarkt, ist die Mortalität bei Rauchern etwa doppelt so hoch. Die kardiale Gesamtmortalität liegt bei Rauchern ca. 60–70 % über der von Nichtrauchern.

Sowohl bei der Primärprävention als auch in der Sekundärprävention muss das therapeutische Ziel die **absolute Nikotinkarenz** sein. Therapeutisch stehen hierfür eine Reihe validierter **Raucherentwöhnungsprogramme** zur Verfügung, die zu Beginn der Therapie durch eine Nikotinersatztherapie in Form von Nikotinpflastern oder eine medikamentöse Therapie (z.B. Bupropion, Vareniclin) unterstützt werden können.

Gesundheitsbewusste Ernährung und Gewichtsreduktion

Länderspezifische Unterschiede in der Ernährungsweise erklären einen Teil der regionenspezifischen Prävalenz und Inzidenz kardiovaskulärer Erkrankungen. Die **mediterrane Diät** ist dabei offensichtlich deutlich weniger atherogen als andere Ernährungsformen. Eine **gesunde Diät** vermindert das Risiko für kardiovaskuläre Erkrankungen durch Gewichtsreduktion, Senkung des arteriellen Blutdrucks und eine verbesserte Stoffwechsellage (Lipide und Glukose). Nach den gegenwärtigen Empfehlungen sollte die Energieaufnahme durch Nahrungsmittel am idealen Körpergewicht orientiert sein, wobei der Anteil an Fetten maximal 30 % betragen sollte. Ungesättigte Fettsäuren sind gegenüber gesättigten Fettsäuren zu bevorzugen. Die maximale Cholesterinzufuhr sollte weniger als 300 mg/Tag betragen. Darüber hinaus erscheint die bevorzugte Aufnahme von Gemüse und Obst sowie Vollkornprodukten, Fisch (**omega-3-Fettsäuren**) und magerem Fleisch nicht nur zu einer Reduktion kardiovaskulärer Ereignisse zu führen, sondern auch die Inzidenz von Malignomen (insbesondere des Kolonkarzinoms) zu senken.

Gewichtsreduktion muss forciert angestrebt werden bei Patienten mit einem Body-Mass-Index von über 25 kg/m2. Darüber hinaus ist ein vermehrter **abdomineller Fettanteil** mit einem erhöhten Atheroskleroserisiko verbunden. Die Grenzwerte, gemessen als Taillenumfang, betragen bei Männern 94 cm bzw. 80 cm bei Frauen. Eine Gewichtsreduktion sollte langsam und konstant erfolgen, um sogenannte Jo-Jo-Effekte zu vermeiden. Eine medikamentöse Gewichtsreduktion bleibt weiterhin umstritten, chirurgische Maßnahmen sind nur bei Adipositas permagna mit begleitender engmaschiger psychosozialer Betreuung indiziert (vergleiche auch Kap. 14).

Moderater Alkoholkonsum

Beobachtungsstudien zeigen, dass moderater Alkoholgenuss mit einem geringeren kardiovaskulären Risiko assoziiert ist. Gegenwärtig geht man davon aus, dass antioxidative Effekte, die **Erhöhung des HDL-Cholesterins** sowie anti-thrombotische und vasodilatierende Effekte hierfür verantwortlich sind. Insbesondere die **Inhaltsstoffe des Rotweins** vermitteln offensichtlich eine protektive Wirkung an der Gefäßwand. Das sogenannte «**French Paradox**» beschreibt die Beobachtung, dass trotz annährend gleich verteiltem Fettanteil in der Ernährung, Franzosen eine ca. auf die Hälfte reduzierte Sterblichkeit haben im Vergleich zu Amerikanern. Offensichtlich spielt dabei der Rotweinkonsum eine entscheidende Rolle (Criqui 1994). Ob und inwieweit einzelne Inhaltsstoffe des Rotweins hier eine Rolle spielen (Rosenkranz 2002), müssen weitere Untersuchungen zeigen. Mit **steigendem Alkoholkonsum** (> 30 g/Tag) nimmt jedoch das Risiko für Hypertonie, Herzinsuffizienz, Schlaganfall und plötzlichem Herztod zu. Nach den aktuellen Leitlinien sollte der Alkoholkonsum bei Männern 20 g/Tag, und bei Frauen 10 g/Tag nicht überschreiten.

Vermeidung der arteriellen Hypertonie

Die akute oder chronische Erhöhung des Blutdrucks führt zu **Endorganschäden an Nieren, Herz, Gehirn** sowie an den großen und kleinen Gefäßen. Bereits bei Vorliegen einer milden arteriellen Hypertonie besteht ein um ein vielfaches erhöhtes Risiko für eine KHK und ein bis zu 4-fach erhöhtes Risiko für einen Myokardinfarkt. Aus der Framingham-Studie ist eine fast lineare Beziehung zwischen Blutdruck und kardiovaskulär-bedingter Mortalität bekannt

(Stokes 1989). Die **hypertensive Herzerkrankung** als kardiale Folge der chronischen Hypertonie umschreibt die Summe und Interaktionen kardialer Organmanifestationen. Hierzu zählen vor allem die **Myokardhypertrophie** und die **koronare Mikroangiopathie**. Im Gegensatz zur koronaren Makroangiopathie wird die Mikroangiopathie im koronaren und peripheren Gefäßsystem als eine Hypertonie-spezifische Folge angesehen.

Eine arterielle Hypertonie liegt vor, wenn die Blutdruckwerte regelmäßig unter Alltagsbedingungen >140/90 mmHg betragen. Nach den aktuellen Leitlinien der Fachgesellschaften sollte der **Zielblutdruck** in der Primärprävention bei <140/90 mmHg liegen. Ein eindeutiger Nutzen einer Blutdruckreduktion auf <130/80 mmHg wie in der Vergangenheit für Hochrisikogruppen postuliert, scheint keinen weiteren zusätzlichen Nutzen zu bringen. Weitere Studien sind hier sicherlich notwendig.

Im Vordergrund der Therapie der arteriellen Hypertonie steht die Primärprävention. Die **nichtmedikamentöse Basisbehandlung** der arteriellen Hypertonie in Form einer kochsalzarmen, kalorien- und fettreduzierten Diät sowie einer täglichen Ausdauerbelastung und einer begleitenden Reduktion assoziierter Risikofaktoren (Nikotinabusus, Hypercholesterinämie, Adipositas) sind notwendige Maßnahmen, die einer pharmakologischen Therapie vorausgehen bzw. sie begleiten sollten.

Die Entscheidung, ob und wann eine pharmakologische Intervention begonnen werden sollte, hängt neben den Blutdruckwerten maßgeblich auch von den begleitenden Risikofaktoren ab. **Score-Systeme** zur Stratifizierung des Risikos einer kardiovaskulären Erkrankung sollten bei der Frage nach einer pharmakologischen Intervention bei Patienten mit Blutdruckwerten unter 160/100 mmHg und 0–2 begleitenden Risikofaktoren zu Rate gezogen werden (D'Agostino 2001). Bei Patienten mit Blutdruckwerten > 160/100 mmHg oder bei Vorliegen von Endorganschäden, Diabetes mellitus oder weiteren begleitenden Risikofaktoren besteht auch bei nur hochnormalen Blutdruckwerten bereits die Indikation für eine **pharmakologische Therapie**.

Für die Pharmakotherapie der arteriellen Hypertonie steht eine Reihe von Substanzklassen zur Verfügung, die eine effektive Blutdrucksenkung bewirken. **Diuretika, Betablocker, ACE-Hemmer und Calciumantagonisten** gelten, wie auch die Gruppe der **AT1-Antagonisten**, bei der leichten bis mittelschweren Hypertonie als Mittel der ersten Wahl.

In der Regel sollte mit einer **Monotherapie** begonnen werden, die bei ungenügendem Effekt (Blutdruck weiter > 140/90 mmHg) durch eine weitere Wirkstoffgruppe ergänzt werden sollte (Kombinationstherapie) (Zidek 2003). Dabei ist die **Kombinationstherapie** häufig einer maximierten Monotherapie überlegen, da zum einen durch verschiedene Angriffspunkte der Antihypertensiva eine effektivere Blutdrucksenkung zu erreichen ist, zum anderen die Nebenwirkungen bei Dosissteigerungen einer Monotherapie deutlich vermehrt sind. Die Leitlinien der deutschen und internationalen Fachgesellschaften lassen prinzipiell mit wenigen Ausnahmen die Kombination aller zur Monotherapie geeigneten Substanzen zu.

Körperliche Aktivität

Durch zunehmend sitzende Tätigkeiten und weniger körperliche Aktivität schon im Kindesalter, sollte in allen Altersgruppen auf eine **ausreichende körperliche Betätigung** geachtet werden. Nach den gegenwärtigen Leitlinien sollte drei bis fünf Mal pro Woche für 30 Minuten eine körperliche Anstrengung erfolgen, die die Herzfrequenz auf 60 bis 75 % der durchschnittlichen Herzfrequenz steigert. Diese Leitlinien gelten sowohl für die Primär- als auch für die Sekundärprävention. Bei Patienten mit bestehender koronarer Herzkrankheit sollte vor Initiierung einer entsprechenden körperlichen Aktivität eine sorgfältige klinische Untersuchung, inklusive Belastungs-EKG erfolgen (Pearson 2002). Häufig sind diese Patienten aufgrund ihrer Erkrankungen und wiederholten Angina-pectoris-Beschwerden verunsichert und schränken ihre Bewegung noch weiter ein. Hier empfiehlt sich der Anschluss an **Koronarsportgruppen** mit fachkundiger Anleitung und Aufsicht durch einen Arzt.

Reduktion der Lipide

Zahlreiche große, randomisierte, prospektive Studien zur Primär- und Sekundärprävention haben gezeigt, dass eine Reduktion der Lipide eng korreliert mit einer **verminderten Mortalität** (LIPID Study Group 1998; Packard 1998; Pekkanen 1990; Sacks 1996; Sacks 2000; Scandinavian Simvastatin Study Group 1994; Shepherd 1995). Dies ließ sich unabhängig von Geschlecht, Alter, Begleiterkrankungen und unabhängig von den Ausgangscholesterinwerten nachweisen. Interessanterweise profitierten Patienten mit als normal erachteten Cholesterin-Plasmakonzentrationen ebenso wie Patienten mit deutlich erhöhten Werten. Die **Hypercholesterinämie** setzt ebenso wie die arterielle Hypertonie ein differenziertes Vorgehen, basierend auf einer Risikostratifizierung voraus. Dabei gelten unterschiedliche Leitlinien für Patienten mit bekannter KHK oder hohem Risiko und für Patienten in Niedrigrisikogruppen. Patienten mit familiär vererbten Hypercholesterinämie stellen eine weitere Gruppe dar, der besonderes Augenmerk geschenkt werden muss.

Die **Empfehlungen zu Grenzwerten bei Gesamt- und LDL-Cholesterin** sind nach wie vor Gegenstand von Diskussionen. Nach den aktuellen europäischen Empfehlungen sollte der LDL-Cholesterin-Schwellenwert für eine medikamentöse Therapie bei einem kardiovaskulären Risiko von ≥1% bis < 5% bei ≥ 155 mg/dl (4,0 mmol/l) liegen, wenn Lebensstiländerungen keine Lipidkontrolle erbringen. Bei hohem Risiko (>5%-<10%) wird empfohlen bei ≥ 155 mg/dl direkt eine medikamentöse Therapie einzuleiten. Bei manifester KHK oder KHK Äquivalent erfolgt die medikamentöse Therapie mit Statinen bereits bei ≥ 100 mg/dl (2,5 mmol/l). Bislang existieren **keine speziellen Leitlinien für HDL-Cholesterin**, obwohl bei Männern ein HDL < 1 mmol/l (40 mg/dl) und bei Frauen < 1,2 mmol/l (46 mg/dl) mit einem erhöhten Risiko assoziiert sind. Gleiches gilt für **Triglyzeride** > 1,7 mmol/l (150 mg/dl).

Diabetes mellitus

Vergleiche hierzu Kapitel 15.

Prophylaktische medikamentöse Therapien

In der Primär- und Sekundärprävention existieren einige wenige Medikamentengruppen, die in großen prospektiven, randomisierten und Placebo-kontrollierten Studien einen wesentlichen Effekt auf Morbidität und Mortalität gezeigt haben.

In der **Sekundärprävention** zählt bei Vorliegen einer manifesten Atherosklerose **Acetylsalicylsäure** zur obligaten Standardmedikation (Gaspoz 2002). Randomisierte Studien zur **Primärprävention** durch Aspirin zeigten eine Reduktion der Letalität überwiegend durch Reduktion der Myokardinfarktrate (Hansson 1998; The Thrombosis Prevention Trial 1998). Allerdings zeigt eine 2009 publizierte Metaanalyse, dass die Aspirintherapie in der Primärprophylaxe aufgrund eines höheren Blutungsrisikos möglicherweise nicht sinnvoll ist (Antithrombotic Trialists' [ATT] Collaboration 2009). Gegenwärtig empfehlen die aktuellen Leitlinien keine Aspirin-Therapie bei der Primärprävention.

Eine **Betablockertherapie** nach Myokardinfarkt führt zu einer signifikanten Reduktion der Sterblichkeit, kardialem Tod, plötzlichem Herzstillstand und Tod durch Arrhythmien (Gottlieb 1998; Yusuf 1993). Während der ersten Stunden nach einem **akuten Myokardinfarkt** führen Betablocker zu einer Reduktion des myokardialen Sauerstoffbedarfs durch Reduktion der Herzfrequenz, des systemischen Blutdrucks und der myokardialen Kontraktilität. Durch eine verlängerte Diastole kommt es zu einer **Verbesserung der myokardialen Perfusion**, insbesondere in den subendokardialen Anteilen. Betablocker reduzieren die Infarktgröße, die mit einem Infarkt assoziierten Komplikationen und die Reinfarktrate.

Zahlreiche große, randomisierte Studien haben die Rolle von ACE-Hemmern nach Myokardinfarkt und bei der Herzinsuffizienz untersucht (CONSENSUS Trial Study Group 1987; Dickstein 2002; Garg 1995; Laufs 2002; The SOLVD Investigators 1991). Bei Patienten nach Myokardinfarkt **reduzieren ACE-Hemmer signifikant die Mortalität**. Patienten mit eingeschränkter LV-Funktion oder klinisch manifester Herzinsuffizienz zeigen eine signifikante Verbesserung der linksventrikulären Funktion, eine verminderte Mortalität und eine Reduktion des Risikos für die Entwicklung einer Herzinsuffizienz. In der **Heart Outcomes Prevention Evaluation Study (HOPE)** (Yusuf 2000) zeigte sich, dass der ACE-Hemmer Ramipril auch die Letalität und Morbidität bei Hochrisiko-Patienten (manifeste koronare Herzkrankheit oder Diabetes mellitus mit einem weiteren Risikofaktor) ohne begleitende Herzinsuffizienz signifikant vermindern kann. Die **AT1-Rezeptor-Antagonisten** vermitteln eine Hemmung des Renin-Angiotensin-Systems durch direkte Blockierung des Angiotensin II am Rezeptor. Patienten mit arterieller Hypertonie und gesicherter linksventrikulärer Hypertrophie zeigen unter AT1-Rezeptorblockade im Vergleich zu Betablockern eine signifikante Reduktion der kardiovaskulären Mortalität, von Schlaganfall und Myokardinfarkt (Dahlof 2002). Darüber hinaus führt die AT1-Rezeptorblockade zu einer ausgeprägten Rückbildung der linksventrikulären Hypertrophie.

Die ONTARGET-Studie zeigt, dass der AT1-Rezeptor-Antagonist Telmisartan bei Patienten mit hohem kardiovaskulärem Risiko genauso effektiv Herzinfarkte, Schlaganfälle, Herzinsuffizienz und Todesfälle verhindern kann wie Ramipril. Eine Kombinationstherapie von ACE-Hemmer und AT1-Rezeptor-Antagonisten erhöht die Nebenwirkungsrate und sollte bis auf wenige Ausnahmen nicht in der Standardtherapie eingesetzt werden. Die günstige prognostische Wirkung der Cholesterinsenkung durch Statine bei Patienten mit Atherosklerose ist klar belegt. Der Effekt ist ganz überwiegend Folge der LDL-Cholesterinsenkung. Daneben bestehen pleiotrope vaskuloprotektive Effekte.

Zusammenfassung

Ziele der kardiovaskulären Primärprävention bei Patienten mit hohem Risiko für eine kardiovaskuläre Erkrankung sind:
- Erfassung des globalen Risikos durch Risikostratifizierung (Score, Framingham-Risk-Score, Procam-Score, Europäischer SCORE)
- gesundheitsbewusste Lebensgewohnheiten implementieren (Nikotinkarenz, gesunde ausgewogene Ernährung, ausreichende körperliche Bewegung)
- Einstellung einer arteriellen Hypertonie und Hyperlipidämie entsprechend den Leitlinien der nationalen und internationalen Fachgesellschaften mittels nicht-medikamentöser und medikamentöser Maßnahmen (Antihypertensiva und Statine).

Ziele der kardiovaskulären Sekundärprävention bei Patienten mit manifester kardiovaskulärer Erkrankung sind:
- gesundheitsbewusste Lebensgewohnheiten implementieren (Nikotinkarenz, gesunde ausgewogene Ernährung, ausreichende körperliche Bewegung)
- Thrombozytenaggregationshemmung mit Aspirin
- Einstellung einer arteriellen Hypertonie und Hyperlipidämie entsprechend den Leitlinien der nationalen und internationalen Fachgesellschaften mittels nicht-medikamentöser und medikamentöser Maßnahmen (Antihypertensiva und Statine)
- ACE-Hemmer und Betablocker entsprechend den zugrundeliegenden Begleiterkrankungen (kardiovaskuläres Kontinuum).

Prüfungsfragen

1. Nennen Sie die häufigsten Erkrankungs- und Todesursachen in den westlichen Industrienationen.
2. Welche Effekte hat der Nikotinkonsum für das kardiovaskuläre Risiko?
3. Welches sind die Organmanifestationen der Atherosklerose?
4. Wie ist nach den derzeitigen Richtlinien ein Hochrisiko-Patient definiert?
5. Was ist die Funktion von Score-Systemen zur Abschätzung des kardiovaskulären Risikos?
6. Was besagt das sogenannte «French Paradox»?
7. Wie sollte der Zielblutdruck bei Diabetikern sein?
8. Welche ist die beste Vorgehensweise bei der Einstellung der arteriellen Hypertonie?
9. Nennen Sie präventive Vorgehensweisen bei der Hyperlipidämie.
10. In welchen Fällen sind Mono- oder Kombinationstherapien bei arterieller Hypertonie angezeigt?

Zitierte Literatur

Antithrombotic Trialists' (ATT) Collaboration. Baigent, C./Blackwell, L./Collins/Emberson, J./Godwin, J./Peto, R./Buring, J./Hennekens, C./Kearney, P./Meade T./Patrono, C./Roncaglioni, MC./Zanchetti, A. (2009): Aspirin in the primary and secondary prevention of vascular disease: collaborative meta-analysis of individual participant data from randomised trials. Lancet, 373: 1849–1860.

Assmann, G./Cullen, P./Schulte, H. (2002): Simple scoring scheme for calculating the risk of acute coronary events based on the 10-year follow-up of the prospective cardiovascular Munster (PROCAM) study. Circulation. 105, 310–315.

Cholesterol and Recurrent Events Trial investigators. Sacks, F.M./Pfeffer, M.A./Moye, L.A./Rouleau, J.L./Rutherford, J.D./Cole, T.G./Brown, L./Warnica, J.W./Arnold, J.M./Wun, C.C./Davis, B.R./Braunwald, E. (1996): The effect of pravastatin on coronary events after myocardial infarction in patients with average cholesterol levels. New England Medical Journal, 335, 1001–1009.

Criqui, M.H./Ringel, B.L. (1994): Does diet or alcohol explain the French paradox? Lancet, 344, 1719–1723.

D'Agostino, R.B. Sr./Grundy, S./Sullivan, L.M./Wilson, P. (2002): Validation of the Framingham coronary heart disease prediction scores: results of a multiple ethnic groups investigation. Journal of the American Medical Association, 286, 180–187.

Dahlof, B./Devercux, R.B./Kjeldsen, S.E./Julius, S./Beevers, G/Faire, U./Fyhrquist, F./Ibsen, H./Kristiansson, K./Lederballe-Pedersen, O./Lindholm, L.H./Nieminen, M.S./Omvik, P./Oparil, S./Wedel, H. (2002): Cardiovascular morbidity and mortality in the Losartan Intervention For Endpoint reduction in hypertension study (LIFE): a randomised trial against atenolol. Lancet, 359, 995–1003.

De Backer, G./Ambrosioni, E./Borch-Johnsen, K./Brotons, C./Cifkova, R./Dallongeville, J./Ebrahim, S./Faergeman, O./Graham, I./Mancia, G./Manger, C.V./Orth-Gomer, K./Perk, J./Pyorala, K./Rodicio, J.L./Sans, S./Sansoy, V./Sechtem, U./Silber, S./Thomsen, T./Wood, D. (2003): European guidelines on cardiovascular disease prevention in clinical practice. Third Joint Task Force of European and Other Societies on Cardiovascular Disease Prevention in Clinical Practice. European Heart Journal, 24, 1601–1610.

Dickstein, K./Kjekshus, J. (2002): Effects of losartan and captopril on mortality and morbidity in high-risk patients after acute myocardial infarction: the OPTIMAAL randomised trial. Optimal Trial in Myocardial Infarction with Angiotensin II Antagonist Losartan. Lancet, 360, 752–760.

Garg, R./Yusuf, S. (1995): Overview of randomized trials of angiotensin-converting enzyme inhibitors on mortality and morbidity in patients with heart failure. Collaborative Group on ACE Inhibitor Trials. Journal of the American Medical Association, 273, 1450–1456.

Gaspoz, J.M./Coxson, P.G./Goldman, P.A./Williams, L.W./Kuntz, K.M./Hunink, M.G./Goldman, L. (2002): Cost effectiveness of aspirin, clopidogrel, or both for secondary prevention of coronary heart disease. New England Journal of Medicine, 346, 1800–1806.

Gottlieb, S.S./McCarter, R.J./Vogel, R.A. (1998): Effect of beta-blockade on mortality among high-risk and low-risk patients after myocardial infarction. New England Journal of Medicine, 339, 489–497.

Hansson, L./Zanchetti, A./Carruthers, S.G./Dahlof, B./Elmfeldt, D./Julius, S./Menard, J./Rahn, K.H./Wedel, H./Westerling, S. (1998): Effects of intensive blood-pressure lowering and low-dose aspirin in patients with hypertension: principal results of the Hypertension Optimal Treatment (HOT) randomised trial. HOT Study Group. Lancet, 351, 1755–1762.

Hense, H.W./Schulte, H./Lowel, H./Assmann, G./Keil, U. (2003): Framingham risk function overestimates risk of coronary heart disease in men and women from Germany – results from the MONICA Augsburg and the PROCAM cohorts. European Heart Journal, 24, 937–945.

Lauer, M.S. (2002): Clinical practice. Aspirin for primary prevention of coronary events. New England Medical Journal, 346, 1468–1474.

Laufs, U./Böhm, M. (2000): The cardiovascular risk factor obesity. Deutsche Medizinische Wochenschrift 125, 262–268.

Packard, C.J. (1998): Influence of pravastatin and plasma lipids on clinical events in the West of Scotland Coronary Prevention Study (WOSCOPS). Circulation, 97, 1440–1445.

Pearson, T.A. et al. (2002): AHA Guidelines for Primary Prevention of Cardiovascular Disease and Stroke. American Heart Association Science Advisory and Coordinating Committee. Circulation, 106, 388–391.

Pekkanen, J./Linn, S./Heiss, G./Suchindran, C.M./Leon, A./Rifkind, B.M./Tyroler, H.A. (1990): Ten-year mortality from cardiovascular disease in relation to cholesterol level among men with and without preexisting cardiovascular disease [see comments]. New England Medical Journal, 322, 1700–1707.

Rosenkranz, S./Knirel, D./Dietrich, H./Flesch, M./Erdmann, E./Böhm, M. (2002): Inhibition of the PDGF receptor by red wine flavonoids provides a molecular explanation for the «French paradox». FASEB Journal, 16, 1958–1960.

Sacks, F.M./Tonkin, A.M./Shepherd, J./Braunwald, E./Cobbe, S./Hawkins, C.M./Keech, A./Packard, C./Simes, J./Byington, R./Furberg, C.D. (2000): Effect of pravastatin on coronary disease events in subgroups defined by coronary risk factors: the Prospective Pravastatin Pooling Project. Circulation, 102, 1893–1900.

Scandinavian Simvastatin Study Group (1994): Randomised trial of cholesterol lowering in 4444 patients with coronary heart disease: the Scandinavian Simvastatin Survival Study (4S). Lancet, 344, 1383–1389.

Shepherd, J./Cobbe, S.M./Ford, I./Isles, C.G./Lorimer, A.R./MacFarlane, P.W./McKillop, J.H./Packard, C.J. (1995): Prevention of coronary heart disease with pravastatin in men with hypercholesterolemia. West of Scotland Coronary Prevention Study Group. New England Journal of Medicine, 333, 1301–1307.

Stamler, J./Wentworth, D./Neaton, J.D. (1986): Is relationship between serum cholesterol and risk of premature death from coronary heart disease continuous and graded? Findings in 356,222 primary screenees of the Multiple Risk Factor Intervention Trial (MRFIT). Journal of the American Medical Association, 256, 2823–2828.

Stampfer, M.J./Hu, F.B./Manson, J.E./Rimm, E.B./Willett, W.C. (2000): Primary prevention of coronary heart disease in women through diet and lifestyle. New England Journal of Medicine; 343, 16–22.

Stokes, J. III/Kannel, W.B./Wolf, P.A./D'Agostino, R.B./Cupples, L.A. (1989): Blood pressure as a risk factor for cardiovascular disease. The Framingham Study – 30 years of follow-up. Hypertension, 13, I13–I18.

The CONSENSUS Trial Study Group (1987): Effects of enalapril on mortality in severe congestive heart failure. Results of the Cooperative North Scandinavian Enalapril Survival Study (CONSENSUS). New England Medical Journal, 316, 1429–1435.

The Long-Term Intervention with Pravastatin in Ischaemic Disease (LIPID) Study Group (1998):

Prevention of cardiovascular events and death with pravastatin in patients with coronary heart disease and a broad range of initial cholesterol levels. New England Journal of Medicine, 339, 1349–1357.

The Medical Research Council's General Practice Research Framework (1998): Thrombosis prevention trial: randomised trial of low-intensity oral anticoagulation with warfarin and low-dose aspirin in the primary prevention of ischaemic heart disease in men at increased risk. Lancet, 351, 233–241.

The ONTARGET Investigators (2008): Telmisartan, Ramipril, or Both in Patients at High Risk for Vascular Events. New England Journal of Medicine, 358, 1547–1559.

The SOLVD Investigators (1991): Effect of enalapril on survival in patients with reduced left ventricular ejection fractions and congestive heart failureNew England Medical Journal, 325, 293–302.

Yusuf, S./Lessem, J./Jha, P./Lonn, E. (1993): Primary and secondary prevention of myocardial infarction and strokes: an update of randomly allocated, controlled trials. Journal of Hypertension (Suppl.), 11, S61–S73.

Yusuf, S./Sleight, P./Pogue, J./Bosch, J./Davies, R./Dagenais, G. (2000): Effects of an angiotensin-converting-enzyme inhibitor, ramipril, on cardiovascular events in high-risk patients. The Heart Outcomes Prevention Evaluation Study Investigators. New England Medical Journal, 342, 145–153.

Yusuf, S./Hawken, S./Ounpuu, S./Dans, T./Avezum, A./Lanas, F./McQueen, M./Zudaj, A./Pais, P./Varigos, J./Lisheng, L./INTERHEART Study Investigators (2004): Effect of potentially modifiable risk factors associated with myocardial infarction in 52 countries (The Interheart-Study): case-control study. Lancet, 364, 937–952.

Zidek, W./Dusing, R./Haller, H./Middeke, M./Paul, M./Schmieder, R./Schrader, J. (2003): New recommendations of the German Society of Hypertension for the drug treatment of hypertension. Deutsche Medizinische Wochenschrift, 128, 2468–2469.

Leseempfehlungen

Deutsche Gesellschaft für Kardiologie: http://www.dgk.org.

European Society of Cardiology: http://www.escardio.org.

American Heart Association: http://www.americanheart.org.

Risikoberechnung nach dem EURO Score für Deutschland: http://www.bnk.de/transfer/euro.htm.

10 Prävention von Krebserkrankungen

Theodor Klotz

Epidemiologische Grundlagen

Bösartige Tumorerkrankungen stehen in den westlichen Industrienationen an zweiter Stelle der **Todesursachenstatistik**. Die Todesursache «Krebs» wird dabei im höheren Alter relativ häufiger, was auf die demografische Entwicklung in den Industrienationen zurückzuführen ist. Im Jahr 2000 hat sich die Anzahl der Krebsneuerkrankungen (Rohe Inzidenz – d.h. Neuerkrankungen pro 10 000 Einwohner pro Jahr) im Vergleich zum Jahr 1970 verdoppelt (Hossfeld und Hegewisch-Becker 2000). Eine weitere absolute Zunahme lässt sich auch für den Zeitraum 2000 bis 2010 zeigen, wobei dies immer vor dem Hintergrund der demographischen Entwicklung zu sehen werden muss (Robert Koch-Institut 2010). Aufgrund der unterschiedlichen Struktur der regionalen Tumorregister in der BRD und einer nicht optimalen bundesweiten Todesursachenstatisitk war die Datenbasis zur Inzidenz, Prävalenz und den Überlebensraten verbesserungsfähig. Durch eine gesetzliche Neuregelung wurde ab dem Jahre 2013 ein flächendeckender Abgleich der Tumorregister im Sinne eines bundesweiten Registers eingeführt. Es bleibt zu hoffen, dass sich die Datenbasis deutlich verbessert.

246 000 Männer und 223 000 Frauen sind in der BRD im Jahre 2008 an Krebs erkrankt (Deutsche Krebsgesellschaft 2008). Die häufigsten Krebsarten beim Mann sind bezüglich Inzidenz Prostata- (27%), Darm- (15%) und Lungenkarzinome (14%). Beim weiblichen Geschlecht führen in der Inzidenz der Brustkrebs (31%), gefolgt vom Darm- (13%) und Lungenkrebs (7%). Die Inzidenz stimmt beim männlichen Geschlecht nicht mit Rangfolge bei den Krebstodesfällen überein. Hier ist beim Mann der Lungenkrebs, gefolgt vom Darm- und Prostatakrebs, führend. Diese Diskrepanz hat beim männlichen Geschlecht Einfluss auf die Diskussion zur Sekundärprävention.

Unter epidemiologischen und gesundheitswissenschaftlichen Gesichtspunkten müssen Krebserkrankungen von einigen Ausnahmen abgesehen als **altersassoziierte Erkrankungen** betrachtet werden. Das Risiko, an epithelialen Tumoren, d.h. an Karzinomen zu erkranken und zu sterben, steigt mit zunehmendem Alter fast logarithmisch an. Dabei sind die Daten aus den amtlichen Krebsregistern, die mittlerweile in vielen Regionen der BRD etabliert sind, für die Analyse der Tumorerkrankungen unentbehrlich (z.B. Tumorregister Saarland, Tumorregister Regensburg, Tumorregister München). Die Einrichtung eines für die BRD flächendeckenden Registers ist geplant.

Als häufigste Tumoren lassen sich eindeutig die **epithelialen Malignome**, d.h. Karzinome (z.B. Mammakarzinom, Dickdarmkarzinom etc.) identifizieren. **Inzidenz und Mortalität** zeigen allerdings für einzelne Krebserkrankungen ein sehr differenziertes Bild: So spielen z.B. Weichteiltumore (Sarkome) oder Hodentumore keine epidemiologisch relevante Rolle. In den letzten Jahrzehnten haben sich folgende Veränderungen der Inzidenz und Mortalität gezeigt, die vor allem für präventive Ansätze von Bedeutung sind:
- Die Inzidenz des Mammakarzinoms ist steigend; es ist die häufigste onkologische Todesursache der Frau. Ein Teil des Inzidenzanstiegs erklärt sich durch das mittlerweile etablierte Mammografiescreening (Sekundärprävention).
- Das Prostatakarzinom ist zum beherrschenden Tumor des alten Mannes geworden mit einem

jährlichen Inzidenzanstieg von ca. 5 %. Dieser Inzidenzanstieg ist vor allem durch eine verbesserte Diagnostik und die Altersassoziation erklärbar (PSA-gestütztes Screening).
- Die Lungenkrebsinzidenz ist bei Frauen steigend.
- Die Mortalität des Lungenkrebses sinkt.
- Die Inzidenz des malignen Melanoms (Hautkrebs) steigt.
- Die Mortalität des Darmkrebses sinkt bei beiden Geschlechtern.
- Die Inzidenzen der Harnblasenkarzinome, Dickdarmkarzinome und Nierenzellkarzinome steigen aufgrund der Altersassoziation stetig.
- Hodentumoren stellen die häufigsten Karzinome des jungen Mannes (20 bis 40 Jahre) dar. Es ist ein langsamer, aber steter Inzidenzanstieg zu beobachten. Epidemiologisch handelt es sich um keine relevante Todesursache des jungen Mannes.
- Inzidenz und Mortalität des Magenkarzinoms waren im Jahre 2007 nur halb so hoch wie im Jahr 1990 und sanken im Jahre 2010 sehr langsam weiter.

Entscheidend unter dem Gesichtspunkt Prävention und Gesundheitsförderung ist, dass die Zunahme der Tumorinzidenzen bei den meisten Tumoren *nicht* mit einer Zunahme der tumorbedingten Mortalität einhergeht. Dies bedeutet, dass durch die modernen diagnostischen und therapeutischen Verfahren sehr viele Tumoren früh diagnostiziert und geheilt werden bzw. eine Progression verhindert werden kann. Auf der anderen Seite steigt die Prävalenz durch die Altersassozation für die meisten Krebserkrankungen und die verbesserten Überlebensraten stetig.

Für die Analyse kommt erschwerend hinzu, dass nicht prinzipiell jede diagnostizierte Krebserkrankung Einfluss auf die Lebenserwartung hat. Eine Reihe von sogenannten «Alterskrebsen» (z.B. bestimmte Hautkrebsarten, Prostatakrebs, Alterslymphome) werden für das einzelne Individuum nicht mehr relevant, da die Lebenserwartung durch **Komorbiditäten** (z.B. Morbus Alzheimer, Diabetes, Herzkreislauferkrankungen) stärker beeinflusst wird. Dies steht im Widerspruch zur oft geäußerten subjektiven Wahrnehmung, die neben der Zunahme von Tumoren auch eine höhere «gefühlte» krebsspezifische Mortalität vermittelt.

Ob und inwieweit ein Individuum durch eine diagnostizierte Tumorerkrankung bezüglich **Lebensqualität und Lebenserwartung** beeinträchtigt wird, ist Gegenstand aktueller, sehr kontrovers geführter Diskussionen. Dabei ist klar, dass z.B. ein Prostatakarzinom eines 80-Jährigen anders zu werten ist als bei einem 60-jährigen Patienten. Aller Regelungsversuche und Leitlinien zum Trotz kann die Entscheidung der klinischen Relevanz einer Tumorerkrankung mit nachfolgender Therapiekonsequenz nur in der individuellen Arzt-Patienten-Beziehung getroffen werden, wobei medizinische Komorbiditäten, Alter und soziales Umfeld zu berücksichtigen sind (Baille et al 2000, RKI 2010, S3-Leitlinien Onkologie).

Inzidenz und Mortalität von Tumorerkrankungen sind differenziert zu betrachten. Nicht jede Tumorerkrankung beeinflusst Lebenserwartung oder Lebensqualität. Ca. 25 % aller Todesfälle sind krebsbedingt. Der Inizidenzanstieg betrifft vor allem epitheliale Tumore (Karzinome). Mit Abstand stärkster Risikofaktor für Tumorerkrankungen ist das Alter.

Genetische Grundlagen

Die genetische Basis für Tumorerkrankungen ist unstrittig und muss für alle präventiven Ansätze berücksichtigt werden. Durch eine Vielzahl von Befunden ist die **genetische und molekularbiologische Basis** von Krebserkrankungen belegt:
- Je älter ein Mensch ist, desto häufiger kommt es zu genetischen Defekten mit dem Risiko der Krebsentstehung (z.B. p53-Tumorsuppressorgen-Defekte).
- Alle Kanzerogene sind potenziell mutagen, d.h. erbgutverändernd bzw. -schädigend. Bei hoher Lebenserwartung nimmt daher Penetranz von Kanzerogenen zu, einen Krebs auszulösen (z.B. Harnblasenkarzinom).
- Manche Genstörungen sind pathognomonisch für bestimmte Krebserkrankungen.
- Die Entwicklung von der einzelnen Tumorzelle über die Progression bis zum klinisch

manifesten Tumor ist für viele Krebsentitäten mittels der Gentheorie zumindest teilweise beschreibbar.
- Genetische Tiermodelle (transgene Tiere) sind etablierte Beweise für die genetische Basis von Tumorerkrankungen.
- Seit Langem sind sogenannte «Krebsfamilien» bekannt, welche eine fast 100-prozentige Penetranz für bestimmte Tumorerkrankungen aufweisen (z.B. Brustkrebs).

Eine grundlegende Ursache für den altersassoziierten Inzidenzanstieg von Tumorerkrankungen besteht in der Akkumulation von umwelt- bzw. verhaltensbezogenen **Risikofaktoren**. Diese werden, je nach genetischer Basis, vom alternden Immunsystem des Organismus nicht mehr kompensiert und führen schließlich über molekularbiologische Mechanismen in eine manifeste Krebserkrankung. Je nach Art des Risikofaktors und der Zeitdauer der Einwirkung besteht eine mehr oder weniger hohe Wahrscheinlichkeit, einen Tumor zu entwickeln. Wichtig ist, dass durch körpereigene Regulations- und Schutzmechanismen maligne Zellklone und sogar manifeste Tumoren in weitem Ausmaß wieder eliminiert werden können. Im Rahmen dieser Hypothese lässt sich erklären, warum aufgrund der Zunahme der Lebenserwartung onkologische Erkrankungen zu einem beherrschenden Problem der Gesundheitsversorgung geworden sind. Konzeptionell lassen sich auch Tumoren eingliedern, deren Entstehung eindeutig mit einer viralen Ätiologie (z.B. primäres Leberzellkarzinom, Zervixkarzinom) oder radiogenen Belastung assoziiert sind. Die «umweltbezogenen» Risikofaktoren sind dann z.B. ein infektiöses Agens oder radioaktive Strahlung.

Umwelt- und verhaltensbezogene Risikofaktoren beeinflussen in Abhängigkeit von der individuellen genetischen Basis die Wahrscheinlichkeit für eine Krebsentstehung. Dies erklärt zumindest teilweise die altersassoziierte Zunahme von Tumorerkrankungen.

Molekulargenetisches Mehrschrittmodell der Karzinogenese

Jeder bösartige Tumor steht am Ende einer **Kette von genetischen Ereignissen**. Eine einzelne Mutation im Bereich der Erbsubstanz ist in der Regel nicht ausreichend, um zu einem Krebs zu führen. Mehrere Kontrollpunkte in der Zellteilung (z.B. Tumorsuppressorgen p53) müssen umgangen werden, damit sich aus einer körpereigenen Zelle ein maligner Zellklon differenziert, dem Immunsystem entkommt und schließlich durch ungeregelte Proliferation zum manifesten klinischen Krebs führt. Am Beispiel des Kolonkarzinoms als einer der häufigsten epithelialen Tumoren werden mit Hilfe dieses Mehrschrittmodells der Karzinogenese die grundlegenden Prinzipien der Tumorentstehung deutlich (**Abb. 1**). Erst das Zusammenspiel einer Reihe von Ereignissen führt zum manifesten Darmkrebs (Fearon 1997). Mittlerweile darf dieses Modell in einigen Bereichen als überholt angesehen werden. Primär- und Sekundärprävention lassen sich in dieses Modell einfach integrieren und veranschaulichen.

Nach dem gegenwärtigen Kenntnisstand ist die Zahl der sogenannten «Tumorinitiierungen» sehr hoch, d.h. täglich «entarten» in jedem Menschen Tausende von Körperzellen. Dabei wird deutlich, dass die kanzerogene Kaskade, die auf molekulargenetischen Mechanismen beruht, keineswegs schicksalsmäßig abläuft, sondern durch **umweltbezogene Faktoren** (z.B. Ernährung) beeinflusst werden kann. Gerade für das Kolonkarzinom ist die epidemiologische Datenlage, was den Effekt primärpräventiver Maßnahmen zur Reduktion der Krebsentstehung angeht, relativ gut (Biesalski 1997, Swart 2005). Hieraus ergibt sich die These, dass sich durch präventive und gesundheitsfördernde Maßnahmen eine **Reduktion des Erkrankungsrisikos** für Tumorerkrankungen erreichen lässt. Inwieweit durch eine präventive Beeinflussung des körpereigenen Immunsystems das Erkrankungsrisiko beeinflusst werden kann, ist seit Jahren Gegenstand der Diskussion. Entscheidend ist, ob die Progression einer einzelnen entarteten Zelle zum malignen Klon und schließlich zum klinischen Krebs verhindert werden kann. Der Sinn und die Effizienz der verschiedenen Formen von Prävention für die Onkologie sind mittlerweile unstritten. Allerdings ist unser Wissen bezüglich des Zusammenspiels von präventiven Maßnahmen und molekulargenetischen Ereignissen als dürftig zu bezeichnen.

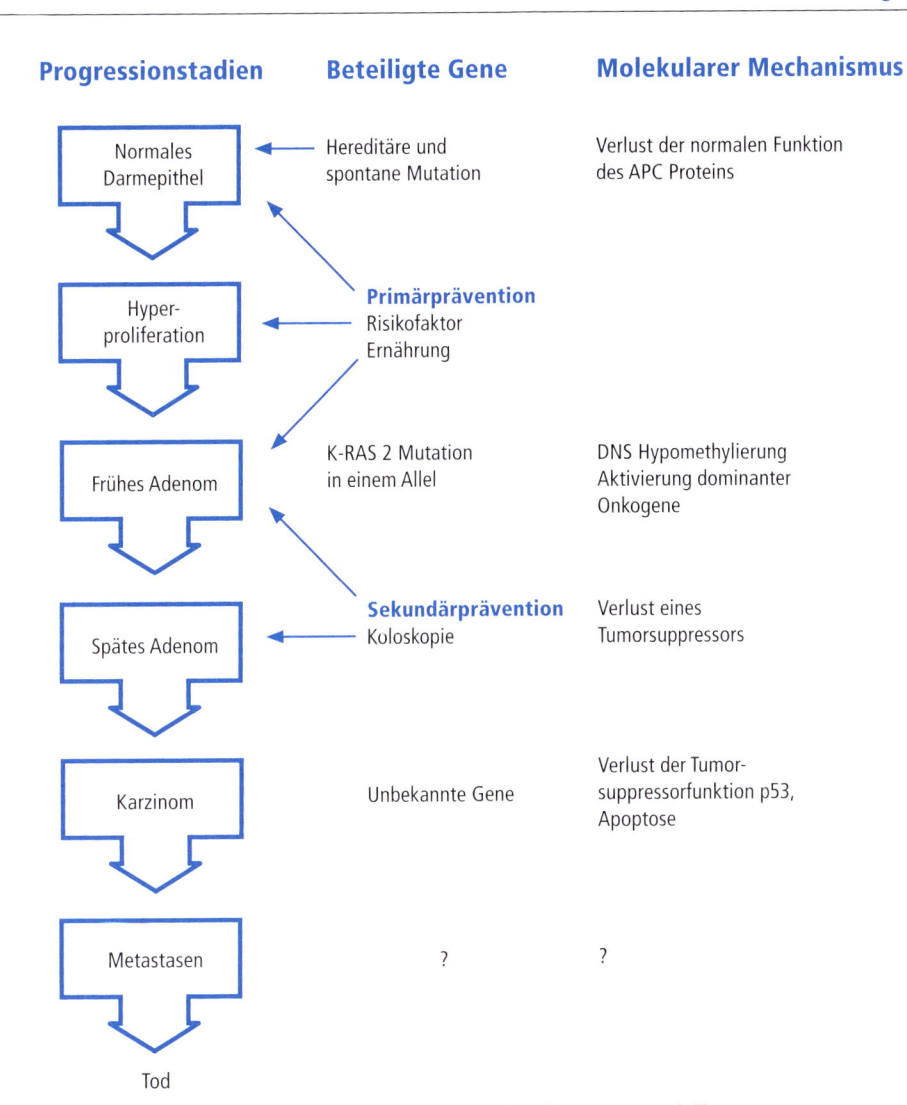

Progressionstadien	Beteiligte Gene	Molekularer Mechanismus
Normales Darmepithel	Hereditäre und spontane Mutation	Verlust der normalen Funktion des APC Proteins
Hyperproliferation	**Primärprävention** Risikofaktor Ernährung	
Frühes Adenom	K-RAS 2 Mutation in einem Allel	DNS Hypomethylierung Aktivierung dominanter Onkogene
Spätes Adenom	**Sekundärprävention** Koloskopie	Verlust eines Tumorsuppressors
Karzinom	Unbekannte Gene	Verlust der Tumorsuppressorfunktion p53, Apoptose
Metastasen	?	?
Tod		

Abbildung 1: Modifiziertes Mehrschrittmodell der Kolonkarzinogenese nach Fearon

Etablierte molekulargenetische Mehrschrittmodelle der Kanzerogenese erlauben prinzipiell den Einfluss von präventiven und gesundheitsfördernden Maßnahmen, die an jedem Punkt zu einer Unterbrechung oder Verzögerung der Tumorentstehung und Progression führen können.

Unspezifische Krebsprävention und Gesundheitsförderung

Prävention bei onkologischen Erkrankungen wird in Primär-, Sekundär- und Tertiärprävention unterteilt. Gesundheitswissenschaftlich ist die Primärprävention und Gesundheitsförderung, d.h. die prinzipielle **Verhinderung einer Tumorerkrankung** von besonderem Interesse, da sie auch Maßnahmen außerhalb der klassischen klinischen Medizin beinhaltet. Eine sinnvolle Unterscheidung von unspezifischer Gesundheitsförderung und Primärprävention ist dabei allerdings nur selten möglich. Hilfreich auch für onkologische Betrachtungen ist das lange etablierte biopsychosoziale Krankheitsmodell (**Abb. 2**).

Die zugrundeliegende aktuelle These lautet: «Eine effektive Primärprävention und Gesund-

Risikofaktoren
Genetische Disposition
Verhalten, Beruf
soziale Umwelt
Region/Wohnort

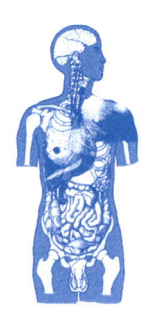

Schutzfaktoren
Gene (z.B. Immunkompetenz)
Einkommen
psychische Ressourcen

Abbildung 2: Biopsychosoziales Krankheitsmodell

heitsförderung reduziert die Kosten der klinisch-kurativen Medizin und verbessert die Lebensqualität und Lebenserwartung von Patienten.» Dies gilt nicht nur für onkologische Erkrankungen, sondern z.B. auch für Herz-Kreislauferkrankungen oder Diabetes mellitus. Es hat sich gezeigt, dass Primärprävention und Gesundheitsförderung u.a. Lebensgewohnheiten (Lifestyle), soziale Umstände, psychische Faktoren, Ernährungsgewohnheiten zum Inhalt haben und diese Faktoren für das Auftreten einer onkologischen Erkrankung eine entscheidende Relevanz besitzen. Je nach Quelle werden bis zu 70 % aller Tumorerkrankungen ursächlich auf sogenannte **Lifestyle-Faktoren** zurückgeführt – d.h. diese Tumoren wären prinzipiell vermeidbar (Osborne 2001, Kiecolt-Glaser 2003, Leyk 2009). Unter Berücksichtigung des oben angeführten Modells der Kanzerogenese lässt sich dies leicht begründen, da umwelt- und verhaltensassoziierte Faktoren in jedem Lebensalter mit den molekulargenetischen Ereignissen interagieren. Damit wird klar, dass auch von gesundheitspolitischer Seite unter dem Blickpunkt des Kostendrucks Prävention und Gesundheitsförderung in Zukunft ein hoher Stellenwert zukommen muss.

Onkologische Primärprävention und Sekundärprävention

Sekundärprävention im Sinne einer **Vorsorge oder Früherkennung** einer malignen Erkrankung soll in den nachfolgenden Abschnitten nur eine untergeordnete Rolle spielen, zumal Sinn und Art von Sekundärprävention sehr spezifisch von der einzelnen Tumorart abhängen (z.B. PSA-Screening beim Prostatakarzinom, Mammografiescreening beim Brustkrebs). Diese gilt in noch größerem Ausmaß für die Tertiärprävention, d.h. Nachsorge nach überstandener Tumorerkrankung.

Sekundärprävention ist fast immer tumorspezifisch. Onkologische Primärprävention und Gesundheitsförderung können tumorspezifisch sein, sind es jedoch in der Regel nicht.

Es besteht mittlerweile Konsens, dass Gesundheitsförderung besonders effektiv ist, wenn sie im frühen Lebensalter beginnt. In der Kindheit werden Lebensgewohnheiten wie Ess-, Trink-, Konsum-, Arbeits- und Freizeitverhalten geprägt, die sich gravierend für den Rest des Lebens auswirken. Dies gilt natürlich gerade für Tumorerkrankungen. Beispiele sind Nikotinabusus und Suchtverhalten. So haben in den Hauptschulen bereits 20,4 % der Jungen, in den Realschulen 14,7 % und in den Gymnasien 13 % Raucherfahrung. Die Rate der tabakassoziierten onkologischen Erkrankungen (Lungenkrebs) bei chronischem Nikotinabusus reagiert mit einer Latenz von ca. 20 Jahren, wobei deutliche **geschlechtsspezifische Unterschiede** bestehen. Der Risikofaktor Tabakkonsum hat für das weibliche Geschlecht eine höhere Bedeutung, da eine höhere Vulnerabilität des weiblichen Bronchialsystems zu bestehen scheint. Dies erklärt zum Teil die steigende Bronchialkarzinom-Inzidenz bei Frauen. Ähnliches gilt für das Epithel des Harntrakts. An diesen Beispielen wird deutlich, wie vielschichtig das **Zusammenspiel von Risikofaktoren** (Nikotinabusus), sozialen Faktoren (Schultyp, Erziehung, Bildung) und geschlechtsspezifischen Faktoren (Epithelvulnerabilität, Genetik) für primärpräventive Fragestellungen ist.

Primärprävention für onkologische Erkrankungen muss Lebensgewohnheiten, soziale Faktoren, Risikofaktoren und gesellschaftliche Wandlungsprozesse berücksichtigen. Die langfristige Effektivität von Primärprävention und Gesundheitsförderung hängt gerade für onkologische Erkrankungen vom Lebensalter der Intervention ab. Die Evaluation von Primärprävention und Gesundheitsförderung ist sehr schwierig.

Unspezifische Primärprävention für onkologische Erkrankungen unterteilt sich nach dem gegenwärtigen Kenntnisstand hauptsächlich in folgende Bereiche:
- Vermeidung von Nikotinabusus (Bronchialkarzinom, Ösophaguskarzinom)
- adäquate Ernährung und Vermeidung von Übergewicht (Darmtumoren, Pankreaskarzinom, Prostatakarzinom)
- Ausgleich von Mikronährstoffdefiziten (Darmtumoren)
- Vermeidung bekannter Kanzerogene (Blasenkarzinom, Lymphome, Nierenkarzinom)
- adäquates Sonnenlicht, UV-Exposition (Hautkrebs)
- körperliche Aktivität/Sport (Darmkrebs, Prostatakarzinom)
- hygienische Maßnahmen (Leberzellkarzinom, Zervixkarzinom).

Gesichert ist bisher nur, dass obige Faktoren die Inzidenz von Tumoren beeinflussen können. Dabei besteht weder ein kausaler noch ein linearer Zusammenhang (Bidoli et al. 2003, Galloway 2000, Friedenreich 2001). Nur selten ist die kanzerogene Potenz eindeutig (Dioxin, aromatische Amine). Die **quantitativen Risikoerhöhungen (Odds-Ratios)** sind je nach Publikation sehr unterschiedlich. Am Beispiel körperliche Aktivität/Sport sollen die komplexen Interaktionen Lifestyle-Immunsystem veranschaulicht werden (Friedenreich 2001, Leyk 2009).

Gesundheitspolitische Aspekte am Beispiel von Sport und Prävention

Immer mehr rückt das Thema Sport als Mittel zur Prävention und Therapieunterstützung in den Fokus des öffentlichen Interesses. Leider ist dieses Interesse u.a. von politischen Entscheidungsträgern durch die Vorstellung geprägt, durch eine Prävention z.B. mittels Sport den Schlüssel zu einer Kostenreduktion im Gesundheitswesen gefunden zu haben. Das Stichwort lautet «**Kompression der Morbidität** – salopp formuliert: «Fit in die Kiste»; d.h. die Zeitdauer einer relevanten Erkrankung bis zum Tod soll durch gesundheitsfördernde, präventive Maßnahmen in jüngeren Jahren verkürzt werden. Dieser Ansatz mag im Individualfall schlüssig sein. Epidemiologische Studien legen jedoch nahe, dass sich z.B. durch eine Prävention mittels körperlicher Aktivität die gesundheitsbezogenen Gesamtkosten in einer überalternden Gesellschaft nur fraglich senken lassen, sondern dass vor allem die **Lebensqualität älterer Bevölkerungsgruppen** positiv beeinflusst wird. Dies gilt insbesondere unter dem Aspekt einer deutlichen Steigerung der Lebenserwartung (Lebenserwartungsgewinn seit 1990 ca. drei Jahre (!) für beide Geschlechter).

Die entscheidenden Faktoren «Alter» und «medizinischer Fortschritt» als wesentliche Kostentreiber können durch gesundheitsfördernde Maßnahmen wahrscheinlich nicht wesentlich beeinflusst werden. Dennoch hat körperliche Aktivität ohne Zweifel eine zentrale Bedeutung für die Gesundheitsförderung. Zur öffentlichkeitswirksamen Betrachtung von Sport im Rahmen onkologischer Erkrankungen trugen u.a. Auftritte von Hochleistungssportlern bei, die Tumorerkrankungen überstanden haben. Hier ist z.B. der mehrmalige Tour de France-Sieger Lance Armstrong zu nennen, der eine metastasierte Hodentumorerkrankung erfolgreich überwand und in den Spitzensport zurückkehrte. Diese Einzelberichte lassen jedoch keine generellen Rückschlüsse auf den Einfluss von Sport auf Tumorerkrankungen zu.

Der günstige Einfluss einer sportlichen Aktivität auf das Körpergewicht ist eindeutig und braucht hier nicht näher erläutert zu werden. Ebenso ist die Relevanz des Risikofaktors «Adipositas» für Herz-Kreislauferkrankungen,

Diabetes mellitus und Gelenkerkrankungen unstrittig. Sport gilt als präventive Maßnahme für Krebserkrankungen und vor allem als Katalysator für eine Änderung der Lebensführung zur Verringerung verhaltensbezogener Tumorrisiken (Galloway 2000, Willer 2003, Leyk 2009). Allerdings gilt auch hier der Grundsatz der «goldenen Mitte». Die Reduktion des Erkrankungsrisikos verläuft U-förmig (Adams et al. 2007). Dass heißt, sehr niedrige BMI (Body Mass Index) und sehr hohe BMI erhöhen das Mortalitätsrisiko. (**Abb. 3**).

Die Aktivierung des **körpereigenen Immunsystems** stellt für die Hypothese des Einflusses von Sport auf das Tumorrisiko den entscheidenden Faktor dar. Bei ca. 350 Milliarden Zellteilungen täglich bei einem Erwachsenen ist die Entstehung von bösartigen Mutationen durchaus (siehe oben Kanzerogenese) wahrscheinlich. Hier tritt im Normalfall eine intakte Immunabwehr in Kraft, die ständig in Alarmbereitschaft Tumorzellen unterhalb einer kritischen Anzahl zerstört. Das Immunsystem reagiert nach einer sportlichen Betätigung mit einer gut belegten, seit Längerem bekannten, gesteigerten Aktivität von Makrophagen, Killerzellen, B-Lymphozyten etc. Vergleichbar ist diese Stimulation des Immunsystems von Seiten der messbaren immunologischen Parameter mit einer Infektion durch gering virulente Erreger.

Obwohl die Mechanismen des präventiven Effekts von körperlicher Aktivität bzw. die erhöhte qualitative Kapazität des Immunsystems für eine Zerstörung von Tumorzellen nicht abschließend geklärt sind, haben eine Vielzahl von epidemiologischen Studien den Zusammenhang von körperlicher Aktivität und Krebsrisiko beim Menschen evaluiert. Die meisten Studien weisen hier einen protektiven Effekt nach. Allerdings sind die zusätzlichen Einflussfaktoren erheblich, was die adäquate Interpretation von Studienergebnissen stark erschwert (Dimeo et al. 1998). Hier hat sich in den letzten zehn Jahren kein entscheidender weiterer Erkenntnisgewinn ergeben. Ein wesentlicher Punkt ist, dass körperliche Aktivität neben den immunologischen Vorgängen eine **Reduktion von Risikoverhalten** und Erhöhung von Wohlbefinden quasi «beiläufig» erzwingt. Hier sind Nikotinabusus, Übergewicht, Ernährung und Stressabbau anzuführen.

Die Auswirkungen einer unspezifischen onkologischen Prävention sind multifaktoriell und wirken in der Regel synergistisch. So verändert eine erhöhte körperliche Aktivität (Katalysatoreffekt) das Ernährungsverhalten und reduziert Nikotinabusus. Eine Gewichtsabnahme durch körperliche Aktivität in den Bereich des Untergewichts (BMI <20) erhöht jedoch das Mortalitätsrisiko.

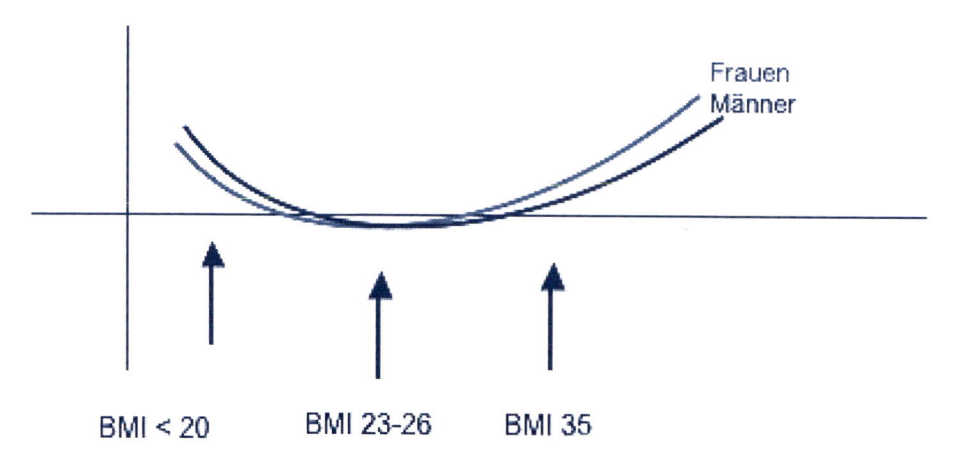

Abbildung 3: Mortalitätsrisiko in Abhängigkeit vom BMI (Body Mass Index)

Prävention epidemiologisch relevanter Tumoren

Eine erschöpfende Darstellung der Empfehlungen für präventive Maßnahmen für einzelne Tumoren würde den Rahmen dieses Beitrags sprengen. Diesbezüglich sei auf die einzelnen Fachbereiche oder S3-Leitlinien der medizinischen Gesellschaften verwiesen. Dennoch lassen sich einige übergeordnete Aspekte herausarbeiten.

So spielen **Ernährung**, Vermeidung von **infektiösen oder kanzerogenen Risikofaktoren** und **körperliche Aktivität** in Abhängigkeit von der **genetischen Disposition** eine wesentliche Rolle. Die Datenlage gilt in vielen Bereichen als eindeutig, auch wenn in der Regel nur allgemeine Empfehlungen gegeben werden können. So fand z.B. bereits 1997 eine Konsensuskonferenz der WHO mit dem Thema «Ernährung in der Prävention von Krebs» statt (Biesalski 1997). Hygienische Empfehlungen zur Prävention bestimmter Tumoren (z.B. Zervixkarzinom, Peniskarzinom) haben seit mehr als 15 Jahren einen Stellenwert (Klug et al. 2003). In der täglichen Praxis gehen Empfehlungen zur Primärprävention mit einer spezifischen Sekundärprävention (Vorsorge) Hand in Hand. Hier sind z.B. als **klassische Vorsorgemaßnahmen** das Mammografiescreening für das Mammakarzinom oder der PSA-Bluttest (prostataspezifisches Antigen) für das Prostatakarzinom anzuführen (Schleider et al. 2002, Hölzel 2003).

An Beispielen epidemiologisch relevanter Tumoren soll das Spektrum und die Komplexität von primärpräventiven Maßnahmen dargestellt werden. Es reicht von anerkannter Asbestentsorgung für die Prävention von Lungenkarzinomen, über unspezifische, aber epidemiologisch effektive Ernährungsempfehlungen bis hin zu hygienischen Maßnahmen zur Vermeidung von kanzerogenen Infektionen. Ebenfalls konnten mehrere Arbeitsgruppen einen Einfluss von psychologischen Faktoren (Dysstress) auf das Immunsystem und sekundär auf die Tumorbiologie bzw. Krebsentstehung nachweisen (Kiecolt-Glaser et al. 2003). Dabei muss betont werden, dass die wissenschaftliche Datenlage insgesamt als noch nicht befriedigend zu bezeichnen ist. In diesem Kontext sind ebenfalls die widersprüchlichen Angaben zur **medikamentösen Primärprä**vention von Tumoren zu sehen. In einigen aktuellen Studien (z.B. Select-Studie) mit hohem Evidenzgrad (Level Ib) haben sich eine Reihe von Vitaminen und Spurenelementen allerdings als präventiv *nicht* wirksam für eine Tumorrisikoreduktion erwiesen (Selen, Vitamin E, Vitamin C).

Prostatakarzinom

Das Prostatakarzinom ist für die Problematik einer Inzidenzsteigerung durch Ernährungsfaktoren und Screeninguntersuchungen beispielhaft. So werden immer mehr klinisch inapparente Tumoren durch die **PSA-Serodiagnostik** (**p**rosta**ta**spezifisches **A**ntigen – Normwert < 4 ng/ml) im Rahmen der Sekundärprävention früh erfasst, was zu einem «unechten» Inzidenzanstieg geführt hat. Wesentlich dabei ist, dass sich aggressive Tumoren nur ungenau von «harmlosen» Tumoren unterscheiden lassen und daher der positive Effekt dieser Früherkennung in Hinblick auf den Endpunkt Mortalitätsreduktion bisher erst ansatzweise nachgewiesen werden konnte. Dies gilt vor allem für hochbetagte Männer (> 75. Lebensjahr). Aus diesem Grund konnte sich ein PSA-Screening bei den gesundheitspolitischen Entscheidungsträgern in der BRD nicht durchsetzen. Der aktuelle Stand der sehr kontroversen Diskussion um den Nutzen von **Screeninguntersuchungen** stellt die Situation verschärft dar. So müssen 1055 Männer sich einem PSA-gestützten Screening unterziehen, 11 Jahre (!) nachbobachtet werden, um ein Männerleben zu retten, allerdings mit dem Preis von 37 «unnötigen» Mehrbehandlungen (Schröder et al. 2012, Dubben 2009).

Epidemiologische Studien und Migrationsuntersuchungen haben gezeigt, dass Zusammenhänge zwischen Prostatakarzinom und Ernährungsfaktoren bestehen. Anders ist die geringe Inzidenz von klinisch relevanten Tumoren, z.B. Prostatakrebs im asiatischen Raum, nicht zu erklären. So kommt es nach Immigration, z.B. von Japan in die USA, in den entsprechenden Bevölkerungsgruppen in den nächsten Generationen zu einem Inzidenzanstieg von manifesten Prostatakarzinomen. Im Detail zeigten sich in Kohortenstudien Zusammenhänge bezüglich der Einnahme von sogenannten Phytoöstrogenen oder speziellen pflanzlichen Produkten (z.B. Soja, Tomaten) und der Tumorinzidenz.

Interessant ist, dass auch bei japanischen Männern die sogenannten zellulären Vorstufen von Tumoren fast ebenso häufig sind wie z.B. bei Europäern; diese Vorstufen entwickeln sich aber nicht zum klinischen Tumor weiter. Dies bedeutet, dass ausgehend von dem obigen molekulargenetischen Modell präventive Faktoren regional unterschiedlich Einfluss auf eine Tumorprogression nehmen.

Pflanzliche Nahrungskomponenten haben in einer Vielzahl von Studien positive Effekte bei Prostataerkrankungen gezeigt. Offenbar vermindern Isoflavone, Lignane, Lykopin etc. das Prostatakarzinomrisiko. Durch die regional unterschiedliche Aufnahme dieser Substanzen mit der Nahrung (asiatische Kost, Mittelmeerdiät) lässt sich zumindest teilweise die unterschiedliche regionale Inzidenz von Prostatakarzinomen erklären. Problematisch ist, dass kaum konkrete Einzelempfehlungen abgeben werden können, da sowohl die **Qualität** als auch die **Quantität** der verfügbaren pflanzlichen Komponenten stark schwanken und ein multifaktorielles Zusammenspiel sicher ist. Dies bedeutet auf der anderen Seite, dass nur sehr allgemeine Ernährungsempfehlungen gegeben werden können. Sicher ist, dass eine reichliche Aufnahme von Sojaprodukten, faserreichem Gemüse und insbesondere Tomatenprodukten positive Effekte auf das onkologische Risiko speziell beim Prostatakarzinom hat.

Das Prostatakarzinom hat einen besonderen Stellenwert in Hinblick auf Prävention, da erstmals bei einem epidemiologisch relevanten Tumor die Wirksamkeit einer **medikamentösen Primärprävention** nachgewiesen wurde (Evidenzgrad Ib). Die Einnahme der 5alpha-Reductase-Inhibitoren (Finasteride oder Dutasteride) als medikamentöse Primärprävenion führt zu einer Reduktion der Inzidenz von Prostatakarzinomen um 25% (Andriole G et al. 2009, Thompson IM et al. 2003). Die gesundheitspolitische Bedeutung dieser Studien ist noch nicht abschließend definiert.

Bronchialkarzinom (Lungenkrebs)

In ca. 90% der Fälle von Bronchialkarzinomen stellt Nikotinabusus den entscheidenden Risikofaktor dar. Es findet sich jedoch eine Vielzahl von Hinweisen, dass eine hohe Zufuhr von Gemüse und Früchten mit einem niedrigeren Risiko assoziiert ist. Bisher bestehen aufgrund der **Dominanz des Risikofaktors «Rauchen»** jedoch keine eindeutigen Belege, dass isolierte Nahrungskomponenten wesentlich für die Prävention und Therapie sind.

Epidemiologisch relevant ist die Tatsache, dass das weibliche Bronchialepithel für eine Reihe von tabakassoziierten Noxen im Vergleich besonders vulnerabel ist. Dies bedeutet, dass in den nächsten Jahren durch die veränderten Rauchgewohnheiten junger Mädchen mit einem deutlichen Anstieg der weiblichen Bronchialkarzinominzidenz zu rechnen ist. Einige Schätzungen behaupten, dass das Bronchialkarzinom beim weiblichen Geschlecht das Mammakarzinom in der Inzidenz in ca. 20 Jahren einholen wird.

Chronische Asbestexposition ist ein anerkannter Risikofaktor für Bronchialkarzinome und Pleuramesotheliome. Primärprävention beinhaltet hier die Entsorgung von Altlasten und die Verwendung von unproblematischen Bau- und Dämmstoffen. Die Notwendigkeit dieser präventiven Maßnahmen ist mittlerweile unstrittig, sodass in den nächsten Jahren mit einem weiteren Rückgang von asbestbedingten Lungentumoren zu rechnen ist.

Brustkrebs

Es existieren keine eindeutigen Studien, die einen Zusammenhang zwischen der Aufnahme von Mikronährstoffen und der Entwicklung eines Mammakarzinoms belegen. Andererseits findet sich eine Reihe von Hinweisen auf **ernährungsbedingte Zusammenhänge**. Aus tierexperimentellen Studien lässt sich ableiten, dass eine Erhöhung der Zufuhr gesättigter tierischer Fette mit einer erhöhten Inzidenz von Tumoren einhergeht. Für den Menschen scheint insbesondere der Gesamtenergiegehalt der Nahrung einen Risikofaktor darzustellen. Dies erklärt auch, dass Übergewicht das Brustkrebsrisiko erhöht und die Prognose bei postmenopausalen Patientinnen verschlechtert. Die Interaktion mit körperlicher Aktivität konnte ebenfalls nachgewiesen werden. Regelmäßige körperliche Aktivität verringert das Brustkrebsrisiko. Mittlerweile liegen gerade für den Brustkrebs eine nichtüberschaubare Fülle von Daten bezüglich protektiver oder risikosteigernder Faktoren vor, die Einfluss auf die Tumorinzidenz und Progression nehmen (z.B. Kinderlosigkeit, Stillstatus, berufliche Tätigkeit, Hormonsubstitution etc.)

Die **genetischen Aspekte** zeigen auch beim Brustkrebs eine hohe Dominanz (u.a. BRCA 1/2). So weist die Altersgruppe der 45- bis 65-jährigen Frauen ein stark erhöhtes Risiko auf, wenn Verwandte ersten Grades an einem Brustkrebs erkrankt sind. Eine genetische Beratung von sogenannten Risikofamilien, um Genträger zu identifizieren (z.B. BRCA 1/2-Trägerinnen) ist möglich. Die präventiven Maßnahmen reichen von einem intensivierten Screening bis hin zur prophylaktischen Brustdrüsenentfernung.

In diesem Zusammenhang ist belegt, wie effektiv Screeninguntersuchungen im Rahmen der Sekundärprävention oder Vorsorge sein können. Es besteht im Intervall zwischen 2 und 50 mm Tumordurchmesser ein nahezu linearer Zusammenhang zur Sterblichkeit (Hölzel 2003). Das 15-Jahres-Überleben steigt mit jedem um einen Millimeter kleineren Tumor, der erkannt wird, um etwa 1,3 %. Die Effektivität des **Mammografiescreening** wird durch die Erfahrungen in England, Holland und USA bestätigt, da dort ein Rückgang der Brustkrebsmortalität durch Screeningprogramme belegt werden konnte. Am Beispiel Brustkrebs wird deutlich, dass weder Primär- noch Sekundärprävention isoliert betrachtet werden kann. Prinzipiell gilt jedoch auch für den Brustkrebs der Frau, dass für ein Leben, welches durch das Mammografiescreening gerettet wird, eine hohe Anzahl von «unnötigen» Mehrbehandlungen in Kauf genommen werden muss (Dubben 2009, Raffle 2009).

Magenkrebs

Das Bakterium **Helicobacter pylori** scheint nicht nur als Risikofaktor für peptische Ulzera, sondern auch für die Frühstadien eines Magenkarzinoms eine Rolle zu spielen. Insofern werden primärpräventive Maßnahmen noch komplexer, da sie ein quasi ubiquitäres infektiöses Agens berücksichtigen müssen. Die Infektion muss zudem keineswegs immer symptomatisch verlaufen. Bei Patienten mit Helicobacter-pylori-Infektion ist die **Eradikation** mittels einer speziellen antibiotischen Therapie auch als präventiv wirksam für das Magenkarzinom anzusehen (S3-Leitlinie Helicobacter pylori und gastroduodenale Ulkuskrankheit, 2008). Gesichert ist ein Einfluss der Ernährung auf die Inzidenz von Magenkarzinomen. Die Abnahme des Verzehrs von geräucherten und gepökelten Lebensmitteln scheint in den Industrienationen für den Rückgang der Inzidenz mit verantwortlich zu sein. Es gelten die allgemeinen Empfehlungen, die im Kindesalter begonnen werden sollen.

Zervixkarzinom (Gebärmutterhalskrebs) und Peniskarzinom

Ein Großteil der Zervixkarzinome ist durch Papillomviren bedingt. Tatsächlich finden sich in 90 % aller Zervixkarzinome Hinweise für eine **HPV-Infektion**. Ähnliches gilt für das Peniskarzinom. Im Bezug auf die tumorigene Virulenz wird zwischen Hochrisikotypen (HPV Typ 16 und 18) und Niedrigrisikotypen (HPV Typ 6 und 11) unterschieden. Damit können diese Erkrankungen als bedingt sexuell übertragbare Erkrankung gewertet werden. Unter primärpräventiven Aspekten spielt die Sexualhygiene (Kondom) bei unbekannten Partnern, ähnlich wie bei der HIV-Infektion, eine entscheidende Rolle.

Für Männer weist die Beschneidung bei Vorhandensein einer Phimose (Vorhautverengung) einen präventiven Aspekt sowohl für das Zervix- als auch für das Peniskarzinom auf. Verständlich wird dies unter der Berücksichtigung der erleichterten Infektion von Schleimhäuten mit Papillomviren im retinierten Vorhautsekret (Smegma) bei Phimose. Die Wertigkeit einer Beschneidung lässt sich jedoch nur belegen, wenn die Akzeptanz einer **regelmäßigen Genitalhygiene** nicht vorhanden ist. Für Frauen vor dem ersten Geschlechtsverkehr ist seit ca. drei Jahren die **HPV-Impfung** als Präventionsmaßnahme möglich und wird von einigen Fachgesellschaften empfohlen. Die Evaluation der Wirksamkeit HPV-Impfung in Hinblick auf die Reduktion der Inzidenz des Gebärmutterhalskrebses ist nicht abgeschlossen. Jedoch darf die primärpräventive Wirksamkeit der HPV-Impfung als sehr wahrscheinlich angesehen werden.

Kolonkarzinom (Darmkrebs)

Die lange Entwicklungszeit von Darmtumoren macht es schwierig, zwischen genetischen und Umweltfaktoren zu unterscheiden. Einigkeit besteht, dass die allgemeinen **Ernährungsempfehlungen**, verbunden mit körperlicher Aktivität das Risiko eines Darmtumors senken. Epidemiologische Studien zeigen einen inversen Zusammenhang zwischen Gemüsezufuhr und kolorektalem Krebsrisiko. Die Zufuhr von raffinierten Zerealien (z.B. Cornflakes) und Zucker scheint mit einem erhöhtem Risiko verbunden zu sein. Die Datenlage ist jedoch in vielen Bereichen widersprüchlich, was zum Beispiel den Verzehr von Eiweiß und tierischen Fetten (Omega-3-Fettsäuren vs. Omega-6-Fettsäuren) angeht.

Selbst bei optimierter Ernährung besteht in den westlichen Industrienationen ein erhöhtes Darmkrebsrisiko. Daher hat sich als Sekundärprävention seit dem Jahr 2003 eine ab dem 55. Lebensjahr durchgeführte **Darmspiegelung** als Vorsorgeleistung der gesetzlichen Kostenträger etabliert. Interessant ist, dass die Vorsorgeleistung «Darmspiegelung zur Verhütung von Darmkrebs» auch in den Medien ein starkes Echo fand. Eine Senkung der Mortalität an Darmkrebs darf durch diese Vorsorgeleistung als wahrscheinlich betrachtet werden.

Hodenkarzinom

Es existieren keine schlüssigen Daten, ob primärpräventive Maßnahmen für das Hodenkarzinom eine Rolle spielen. Gesichert ist ein Inzidenzanstieg in den letzten Jahrzehnten. Entwicklungsbedingte Anomalien wie der Hodenhochstand haben einen belegten hohen Einfluss auf das Hodentumorrisiko. So weist ein Patient mit Hodenhochstand selbst nach Korrekturoperation ein bis zu 30-fach (!) erhöhtes Risiko auf. Sekundärprävention im Sinne einer regelmäßigen monatlichen Selbstuntersuchung hat einen hohen Stellenwert.

Harnblasenkarzinom

Das Harnblasenkarzinom gilt als typischer **Umweltkrebs und Alterskrebs**. Die Inzidenz ist steigend. Prävention von Blasenkrebs hat einen besonderen Stellenwert unter dem Blickwinkel der **Expositionsprophylaxe**. Seit der Beobachtung einer Häufung dieses Tumors bei Beschäftigten in der industriellen Anilinherstellung vor über hundert Jahren wurde eine große Zahl chemischer Verbindungen identifiziert, die das Übergangsepithel des Harntraktes schädigen können. Im Vordergrund stehen hierbei Vertreter der aromatischen Amine. Der berufliche Kontakt mit diesen Karzinogenen und Ko-Karzinogenen erhöht das Risiko, an Harnblasenkrebs zu erkranken. Für eine Reihe vornehmlich industriell verwendeter chemischer Stoffe ist der Nachweis der Kanzerogenität gesichert. Sie gehören zum größten Teil zur Gruppe der aromatischen Amine; hinzu kommen Aminoverbindungen des Benzols und andere Stoffe. Die Erkrankung wird daher gegebenenfalls als Berufserkrankung anerkannt. Inzwischen konnte ein erhöhtes Risiko auch bei Zigarettenrauchern belegt werden, wenn auch in einem geringeren Ausmaß als beim Lungenkrebs. Die Daten zeigen ebenfalls eine **höhere Vulnerabilität** der Harnblasenschleimhaut beim weiblichen Geschlecht durch kanzerogene Stoffe des Tabakkonsum, was sich in einem höheren Malignitätsgrad von Transitionalzellkarzinomen bei Frauen manifestiert.

Ein wichtiger toxikologischer und genetischer Aspekt der Krebsentstehung kann am Beispiel des Blasenkarzinoms exemplarisch und «par excellence» dargestellt werden: Die Aktivität von Enzymen, die eine chemische Verbindung entweder zum Karzinogen aktivieren oder aber «entgiften», ist von Mensch zu Mensch verschieden und genetisch programmiert. Verschiedene Formen ein und desselben Gens, sogenannte **Polymorphismen,** bringen unterschiedlich effektive und unterschiedlich schnelle Enzyme («Isoformen») für den Stoffwechsel einer chemischen Noxe hervor, die zu interindividuellen Unterschieden im Krebsrisiko innerhalb der menschlichen Population führen. So konnte nachgewiesen werden, dass die Aktivität des Enzyms Acetyltransferase, das eine wichtige Rolle im Metabolismus aromatischer Amine spielt, mit dem Risiko für Blasenkarzinome verbunden ist: Genetisch und somit enzymatisch als «Langsame Acetylierer» ausgestattete Personen weisen ein erhöhtes Blasenkrebsrisiko bei **gleicher Exposition** auf. Auch an diesem Beispiel wird deutlich, dass nur die gemeinsame Betrachtung von genetischen und umweltassoziierten Faktoren für die onkologische Prävention Sinn macht.

Spezifische onkologische Gesundheitsförderung und Primärprävention hängt streng von der einzelnen Tumorart ab. Die Erfordernisse reichen von einer Infektionsprophylaxe, über Ernährungsempfehlungen bis zur medikamentösen Primärprävention und weiter bis zur Berücksichtigung der Berufsexposition. Präventive Maßnahmen vor dem Hintergrund von genetischen Dispositionen (z.B. Brustkrebs) gewinnen an Stellenwert. Aus diesem Grund werden zukünftig Programme für eine individualisierte Primär- und Sekundärprävention entwickelt, die genetische Dispositionen und Umweltfaktoren berücksichtigen.

Fazit und Ausblick

Gesundheitsförderung und Prävention sind im Hinblick auf onkologische Erkrankungen von hoher Bedeutung, wobei die Zusammenhänge nur im Ansatz geklärt sind. Die Menge an Einzelbefunden ist kaum überschaubar. Aus diesem Grund überwiegen noch die **unspezifischen allgemeinen Empfehlungen**, die zwar wichtig, aber für das einzelne Individuum zu wenig spezifisch sind, was zu Akzeptanzproblemen führt. Eindeutig ist, dass Gesundheitsförderung und Prävention auch von onkologischen Erkrankungen bei Kindern und Jugendlichen ansetzen müssen. Eckpunkte stellen dabei Ernährung, körperliche Aktivität und Expositionsprophylaxe dar. Die Interaktionen von sozialen Faktoren und regionalen Unterschieden sind erheblich.

Die spezifische individualisierte **medikamentöse Primärprävention** wird in der Zukunft eine höhere Bedeutung erlangen. Eine Reihe von Studien kann eine Risikoreduktion bei Tumorerkrankungen belegen.

Allerdings ist eine unspezifische Chemoprävention (z.B. Vitamin C, E etc.) nach der gegenwärtigen Studienlage eher nachteilig bzw. wirkungslos.

Primärprävention durch **Impfungen gegen Tumoren**, die durch ein infektiöses Agens mit verursacht sind, sind sinnvoll und werden an Stellenwert gewinnen.

Die Diskussion um die Effizienz von Programmen im Bereich der **Sekundärprävention bzw. Screening** ist im vollen Gange. Die **Problematik der Überbehandlung** bei häufigen, aber selten zum Tode führenden Tumoren macht eine spezifische risikostratifizierte Sekundärprävention notwendig.

Aufgrund der Fortschritte in der **prädiktiven Diagnostik** wird sich in Zukunft für jedes Individuum ein Risikoprofil für onkologische Erkrankungen erstellen lassen, welches die individuellen genetischen **und** umweltbezogenen Dispositionen berücksichtigt. Beispiele sind das Mammakarzinom, der Darmkrebs und das Harnblasenkarzinom. Auf der Basis dieses Risikoprofils kann dann eine **individualisierte Primär- und Sekundärprävention** aufbauen, die naturgemäß eine höhere Akzeptanz aufweist.

Prüfungsfragen

1. Nennen Sie mindestens drei epidemiologische relevante Tumorarten, die eine steigende Inzidenz aufweisen. Gibt es Tumorarten mit abnehmender Inzidenz?
2. Bedeutet eine erhöhte Tumorinzidenz immer eine erhöhte Tumormortalität? Wenn nein, warum nicht? Nennen Sie Beispiele. Was bedeutet dies für die Prävention?
3. Wie erklärt sich die altersassoziierte Zunahme von Tumorerkrankungen?
4. Worin unterscheiden sich onkologische Primärprävention und Sekundärprävention?
5. Nennen Sie Beispiele für eine unspezifische onkologische Primärprävention.
6. Nennen Sie Beispiele für eine spezifische onkologische Primärprävention.
7. Ein 35-jähriger Patient wünscht eine Beratung bezüglich Maßnahmen, die er selbst ergreifen kann, um sein allgemeines Tumorrisiko zu reduzieren. Was raten Sie?
8. Eine 45-jährige gesunde Patientin wünscht eine spezifische Beratung bezüglich des Risikos eines Mammakarzinoms; ihre Mutter ist an diesem Karzinom verstorben. Welche primär- und sekundärpräventiven Maßnahmen raten Sie?
9. Eine 30-jährige Mutter wünscht von Ihnen eine Beratung, wie sie ihre Kinder ernähren soll. Großvater und Urgroßvater sind an einem Prostatakarzinom bzw. Darmkarzinom gestorben. Was raten Sie?
10. In welcher Altersklasse ist Gesundheitsförderung und Prävention besonders effektiv? Warum?

Zitierte Literatur

Adams TD, Gress RE, Smith SC, Halverson RC, Simper SC, Rosamond WD, LaMonte MJ, Stroup AM, Hunt SC. Long-term Mortality after Gastric Bypss Surgery. NEJM (2007) 357, 753-761.

Baillie, L./Bassett-Smith, J./Broughton, S.: Using communicative action in the primary prevention of cancer. Health Educ Behav (2000) 27(4), 442–453.

Bidoli, E./Bosetti, C./La Vecchia, C./Levi, F./Parpinel, M./Talamini, R./Negri, E./Maso, L.D./Franceschi, S.: Mirconutrients and laryngeal cancer risk in Italy and Switzerland: a case-control study. Cancer Causes (2003) 14(5), 477–484.

Biesalski, H.K.: Die Bedeutung der Ernährung in der Prävention und Therapie von Krebs. Dtsch Ärztebl (1997) 94, Heft 51–52, A-3477-2480.

Buset, M.: Primary prevention of colorectal cancer. Acta Gastroenterol Belg (2003) 66(1), 20–27.

Dimeo, F./Rumberger, B.G./Keul, J.: Aerobic exercise as therapy for cancer fatigue. Med Sci Exer (1998) 30, 475–578.

Fearon, E.R.: Human Cancer Syndromes: Clues to the Origin and nature of cancer. Review: Tumorgenetics. Science (1997) 278, 1043–1050.

Friedenreich, C.M.: Physical activity and cancer prevention: from observational to intervention research. Cancer Epidemiol Biomarkers Prev (2001) 10(4), 287–301.

Deutsche Krebsgesellschaft 2008 – www.krebsgesellschaft.de

Galloway, M.T./Jokl, P.: Aging Sucessfully: the importance of physical activity in maintaining health and function. J Am Acad Ortho Sur (2000) 8, 37–44.

Hölzel, D.: Evaluation des Bayerischen Mammographie-Screenings. Bayerisches Ärzteblatt (2003) 8–9, 416–418.

Hossfeld, D.K./Hegewisch-Becker, S.: Klinische Aspekte der internistischen Onkologie. In: Gerok, W./Huber, C./Meinertz, T./Zeidler, H. (Hg.): Die Innere Medizin. Schattauer, Stuttgart, New York, 2000.

Leyk, D.: Bedeutung regelmäßiger körperlicher Aktivität in Prävention und Therapie. Dtsch Ärztebl Int 2009; 106(44), 713–714.

Osborne, M.P.: Cancer Prevention. Annals of the New York academy of Sciences, Volume 952, New York, 2001.

Kiecolt-Glaser, J.K./Robles, T.F./Heffner, K.L./Loving, T.J./Glaser, R.: Psycho-oncology and cancer: psychoneuroimmunology and cancer. Annals of Oncology (2003) 13(suppl. 4), 166–169.

Klug, S.J./Blettner, M.: Zervixkarzinom, HPV-Infektion und Screening. Dtsch Ärtzebl (2003) 100: A 132–136.

Raffle, A./Gray, J.A.M.: Screening, Huber, Bern, 2009.

Robert Koch-Institut, RKI 2008 und 2010.

Schröder et al. ERPC-prevention study. NEJM (2012) 366, 11–18.

S3-Leitlinie Helicobacter pylori und gastroduodenale Ulkuskrankheit, 2008.

Schleider, S.A./Schwarz-Boeger, U./Joant, W./Kiechle, M.: Primary and secondary breast cancer prevention. Knowledge, assessment and participation among the female population of Schleswig-Holstein. Zentralbl Gynakol (2002) 124(4): 207–212.

Swart, E./Ihle, P.: Routinedaten im Gesundheitswesen, Huber, Bern, 2005.

Willer, A.: Reduction of the individual cancer risk by physical exercise. Onkologie (2003) 26, 283–289.

Leseempfehlungen

Curry, S.J./Byers, T./Hewitt, M. (eds.) (2003): Cancer prevention and early detection. The National academies press, Washington.

Hurrelmann, K./Kolip, P. (2002): Geschlecht, Gesundheit und Krankheit. Bern, Göttingen, Toronto, Seattle: Huber.

Raffle, A./Gray, J.A.M. (2009): Screening, Bern, Göttingen, Toronto, Seattle: Huber.

11 Prävention von Atemwegserkrankungen

Franz Petermann und Ulrike de Vries

Hintergrund

Unter der Rubrik «Atemwegserkrankungen» kommt unter gesundheitswissenschaftlicher Perspektive vor allem dem Asthma bronchiale und der COPD eine zentrale Bedeutung zu. Das Asthma bronchiale und die chronisch obstruktive Lungenerkrankung (COPD) werden unter dem Begriff «Chronisch obstruktive Atemwegserkrankungen» subsumiert. Beide Krankheitsbilder treten häufig auf (im Falle der COPD zunehmend) und spielen in unserem Gesundheitswesen eine große Rolle (Konietzko und Fabel 2005). Maßnahmen zur Prävention sind daher höchst relevant, da sie dazu beitragen können, die Krankheitslast für den Betroffenen und für die Gesellschaft zu reduzieren.

Asthma: Krankheitsbild und Epidemiologie

Asthma bronchiale stellt eine episodisch auftretende und chronisch-rezidivierende Erkrankung der Atemwege dar. Es liegt eine Bronchokonstriktion mit meist nachweisbarer bronchialer Hyperreagibilität sowie eine Atemwegsentzündung mit charakteristischen Befunden vor, wie etwa Epitheldefekt, Hypertrophie der glatten Muskelzellen sowie mögliche vernarbende Reparaturprozesse mit irreversiblen Gewebeschäden (Kroegel 2002). Die Symptome treten spontan auf und sind unter Therapie oft reversibel, zeigen jedoch große intra- und interindividuelle Schwankungen in ihrem Auftreten. Die Betroffenen leiden unter Episoden von Atembeschwerden und Luftnot (Atemgeräusche, Kurzatmigkeit, Husten, Brustenge), vorwiegend nachts und am frühen Morgen und/oder bei Auslöserkontakt (NVL 2009). Trotz unterschiedlicher Operationalisierung der Erkrankung aufgrund verschiedener Diagnosekriterien kann davon ausgegangen werden, dass ein ärztlich diagnostiziertes Asthma bronchiale bei etwa 10 % der Kinder (ISAAC 1998) und 5 % der erwachsenen Bevölkerung vorliegt (Janson et al. 1997). Epidemiologische Studien aus Deutschland geben Prävalenzen in Höhe von 9–14 % für Kinder und 4–5 % für Erwachsene an (Heinrich et al. 2002).

Für die Entwicklung des Asthmas im Kindes- und Jugendalter bilden Allergien den wichtigsten prädisponierenden Faktor; bei Erwachsenen liegt ein sogenanntes allergisches (extrinsisches) Asthma bei ca. 80 % der Betroffenen vor (ENFUMOSA 2003, Kroegel 2002, NVL 2009). Häufig zeigt sich hierbei eine genetisch bedingte Bereitschaft zur IgE-Antikörperproduktion gegen Allergene (Atopie) wie Pollen, Hausstaubmilben oder Tierproteine. Seltener sind Allergene wie Schimmelpilze oder bestimmte Nahrungsmittel wie Hühnereiweiß, Milcheiweiß sowie Soja und Weizen verantwortlich. Ein nicht-allergisches (intrinsisches) Asthma wird dagegen durch Atemwegsinfektionen und nicht-allergische Auslöser wie etwa Kaltluft, verschiedene Arzneimittel oder körperliche Bewegung getriggert. Mischformen können vorkommen; insbesondere können bei einem zunächst vorliegenden extrinsischen Asthma im Krankheitsverlauf zunehmend nicht-allergische Auslöser relevant werden.

Bei einem nicht unerheblichen Teil der Betroffenen (ca. 9–15 %) können berufsbedingte Noxen bzw. Arbeitsstoffe, etwa Stäube oder Dämpfe, zumindest zum Teil, als ursächlich für die Erkrankung angenommen werden oder ein bestehendes Asthma verschlimmern

(Übersicht bei Mapp et al. 2005). Bei bestehender Erkrankung haben psychosoziale Faktoren aufgrund der krankheitsbedingten privaten und beruflichen Einschränkungen der Betroffenen einen großen Einfluss auf die Entwicklung und den Verlauf des Asthmas sowie auf die Lebensqualität und Compliance. Ebenso können häufig vorliegende psychische Komorbiditäten, etwa Angst und Depression, die Erkrankung selbst, das Selbstmanagement der Patienten und letztlich den Therapieerfolg negativ beeinflussen (Petermann und de Vries 2007, Schneider et al. 2008).

COPD: Krankheitsbild und Epidemiologie

Der Begriff «COPD» (chronic obstructive pulmonary disease) bezieht sich auf die chronisch obstruktive Bronchitis, das Lungenemphysem und eine Kombination dieser Erkrankungen. Bei der COPD ist die Lungentätigkeit funktionell dauerhaft eingeschränkt, was sich bei den Betroffenen durch chronischen Husten, vermehrter Sputumbildung, Atemnot, insbesondere bei Belastung, und dadurch eingeschränkter physischer Belastbarkeit zeigt. Physiologisch besteht eine progredient verlaufende Atemwegsobstruktion mit eingeschränktem Gasaustausch. Eine COPD wird diagnostiziert, wenn Husten und Auswurf über einen Zeitraum von mindestens drei Monaten in zwei aufeinanderfolgenden Jahren bestehen. Bei einem Lungenemphysem liegt eine irreversible Erweiterung und Zerstörung der Bronchiolen vor. Darüber hinaus ist die COPD, nicht zuletzt aufgrund der vermehrten Atemarbeit, mit weiteren Einschränkungen verbunden, etwa kardiologischen Erkrankungen, Gewichtsverlust, Muskelschwäche und endokrinologischen Störungen, sodass sie zunehmend als Systemerkrankung verstanden wird (Vogelmeier et al. 2007).

Die Entwicklung einer COPD wird durch eine Reihe von Risikofaktoren verursacht; hierzu zählt eine genetische Prädisposition (z.B. der rezessiv vererbte Alpha-1-Protease-Inhibitor-Mangel), niedriges Geburtsgewicht bzw. vermindertes Lungenwachstum, bronchiale Hyperreaktivität, häufige Atemwegsinfektionen in der Kindheit sowie die Exposition mit berufsbedingten und Umweltschadstoffen. Unzweifelhaft ist jedoch, dass Tabakrauch mit direkter Dosis-Wirkungsbeziehung den wichtigsten Risikofaktor darstellt (Vogelmeier et al. 2007).

Zuverlässige Angaben zur Prävalenz der klinisch relevanten COPD in Deutschland liegen nicht vor, dennoch geht man von einer Größenordnung von 4–6 % bei Erwachsenen aus, verbunden mit der Unterstellung einer erheblichen Dunkelziffer (The Aspect Consortium 2004). Weltweit erfährt die Inzidenz, Mortalität und Morbidität der COPD einen aufsteigenden Trend: Es wird erwartet, dass sie in der Rangfolge der häufigsten Todesursachen 2020 bereits den dritten Platz nach den koronaren Herzkrankheiten und zerebrovaskulären Erkrankungen einnehmen wird (derzeit vierthäufigste Todesursache; vgl. Murray et al. 1997).

Primärprävention bei Atemwegserkrankungen

Maßnahmen zur primären Prävention bei Asthma bronchiale und COPD richten sich vorwiegend an gesunde Personen ohne erkennbares Risiko für die Entwicklung einer allergischen Erkrankung (Vorliegen einer genetischen Disposition für Atopien oder den o.g. Risikofaktoren für COPD) und umfassen somit spezifische Maßnahmen zur Gesundheitsförderung der Allgemeinbevölkerung. Primärpräventive Maßnahmen sollen einerseits krankheitsverursachende oder -belastende Faktoren im Lebensumfeld und im Berufsalltag der Betroffenen abbauen, andererseits die Toleranz der Betroffenen gegenüber diesen Faktoren erhöhen (NVL 2009). Da jedoch die genauen Ursachen zumindest für die Entstehung von Asthma bronchiale bislang nicht hinreichend geklärt sind, vielmehr wird ein multifaktorielles Ursachengefüge angenommen (Kroegel 2002), lassen sich hier nur bedingt Aussagen zu wirksamen primärpräventiven Maßnahmen ableiten, die zwar meist auf den Ergebnissen umfangreicher Studien beruhen, dennoch als vorläufig zu bewerten sind. Zudem ist die Beurteilung der Ergebnisse zu verschiedenen Interventionsstudien dadurch erschwert, dass nur bedingt qualitativ hochwertige (i.S. einer Evidenzbeurteilung) Studiendesigns durchgeführt werden können; beispielsweise lassen sich Parameter wie «Stillen» oder «Haustierhaltung» nicht ohne Weiteres in einem randomisierten Design prüfen. Zur Beurteilung der Maßnahmen sollte zudem kritisch die praktische Relevanz und Durchführbarkeit der Maßnahmen beachtet werden. Hervorzuheben ist, dass präventive Interventionen für Asthma weitaus vielfältiger ausfallen, da hier das Spektrum Atopie bzw. Allergenkarenz im Gegensatz zur COPD relevant ist (vgl. **Tab. 1**).

Ernährungsbedingte Faktoren

Die Vermeidung potenziell atopisch wirksamer Lebensmittel, etwa Kuhmilch, Eier oder Nüsse, wie auch bspw. das ausschließliche Stillen des Kindes (mit oder ohne gleichzeitige hypoallergene Ernährung der Mutter), sind als potenziell präventive Maßnahmen gegen Asthma in vielen Studien mit unterschiedlichen Ergebnissen geprüft worden. Der inzwischen aktualisierten S3-Leitlinie der Deutschen Gesellschaft für Allergologie und Klinische Immunologie (DGAKI) (Muche-Borowski et al. 2009) zufolge kann jedoch aufgrund der teilweise heterogenen bis widersprüchlichen Studienergebnisse keine eindeutige Befürwortung oder Ablehnung bestimmter Lebensmittel gemacht werden (Abrahamsson et al. 2007).

Stillen. Die präventive Wirkung eines mehrmonatigen Stillens auf die Entstehung eines Asthmas beim Kind wird kontrovers diskutiert. Einige Studien weisen auf einen protektiven Einfluss hinsichtlich einiger auf Asthma hinweisender Symptome («wheezing») und der atopischen Dermatitis in der frühen Kindheit hin (Kull et al. 2004, Schoetzau et al. 2002). Gdalevich et al. (2001) kommen in ihrem systematischen Review anhand von zwölf Studien insgesamt zu einem Odds Ratio (OR) für den Schutz vor atopischen Erkrankungen wie Asthma durch Stillen von 0.70. Die Effekte waren für Kinder aus Familien mit vorliegender atopischer Disposition deutlicher als jene aus Studien mit gemischter Population (OR = 0,52 gegenüber OR = 0,73). Jedoch zeigen insbesondere Langzeitstudien, dass das Stillen die Entstehung von Asthma und Allergien nicht mit Sicherheit verhindert (Matheson et al. 2007). Trotz unklarer Datenlage wird das Stillen dennoch aufgrund wesentlicher Vorteile für das Kind empfohlen (Friedman und Zeiger 2005, Gahagan 2007, NVL 2009).

Gabe von Muttermilchersatz bzw. hydrolysierte Säuglingsnahrung. Durch ausschließliche Gabe von partiell oder extensiv hydrolysierter Säuglingsnahrung anstelle Muttermilch konnte die Inzidenz anderer atopischer Erkrankungen wie die atopische Dermatitis gesenkt werden. Die Asthmaprävalenz wird durch das Füttern von Kuhmilchprodukten jedoch offenbar nicht beeinflusst (von Berg et al. 2008). Einer Säuglingsnahrung auf Sojabasis oder unter Verwendung von anderen Milchsorten kann derzeit kein protektiver Einfluss auf die Entwicklung

Tabelle 1: Bisher untersuchte Faktoren zur Prävention bei Asthma und COPD

Asthma	COPD
• Prä- und postnatale Ernährung • Tierhaltung • Körpergewicht • Hausstaubmilben • Allergenkarenz	• Vermeidung von Tabakrauch • Schutzimpfungen • Immuntherapie • Berufliche Exposition mit Schadstoffen • Pharmakotherapie • Physiotherapie • Patientenschulung

einer Asthmaerkrankung zugesprochen werden (Muche-Borowski et al. 2009). Zusätzlich liegen gesundheitliche Bedenken bei der Gabe von Produkten auf Sojabasis bei Säuglingen vor (Ernährungskommission der Deutschen Gesellschaft für Kinder- und Jugendmedizin und Ernährungskommission der Schweizerischen Gesellschaft für Pädiatrie 2006).

Hypoallergene Diät der Mutter während der Schwangerschaft und Stillphase. Ein protektiver Einfluss einer allergenarmen Ernährung der Mutter während der Schwangerschaft und Stillphase, etwa Meidung von Kuhmilch, Eiern oder Nüssen, konnte bislang nicht nachgewiesen werden (Kramer et al. 2006). Dies gilt auch für Mütter mit erhöhtem Atopierisiko. Zusätzlich muss auf die Gefahr der Mangelernährung hingewiesen werden.

Späte Einführung von Beikost. Die Studienergebnisse zum Zusammenhang zwischen der verzögerten (nach dem 4. Lebensmonat) Gabe von Beikost und der Entstehung von Allergien beim Kind sind widersprüchlich, bzw. es liegen kaum Ergebnisse spezifisch für Asthma vor (Tricon et al. 2006). Eine endgültige Empfehlung für diese Maßnahme kann somit nicht gegeben werden (NVL 2009).

Vermeidung von Tabakrauch

Rauchen und Passivrauchen kommt im Rahmen der Prävention von Asthma und COPD eine große Bedeutung zu. Die aktive und passive Exposition gegenüber Tabakrauch erhöht insbesondere das Asthmarisiko des Kindes. Dies gilt besonders während der Schwangerschaft (NVL 2009). Das Passivrauchen in der Schwangerschaft und postnatal ist mit dem Risiko einer verschlechterten Lungenfunktion des Kindes assoziiert (Moshammer et al. 2006). Eine Metaanalyse zur Exposition gegenüber Tabakrauch zeigt eine 30-prozentige Risikoerhöhung für die Entwicklung von Asthma bei Kindern (Vork et al. 2007). Aufgrund dessen sollte regelmäßig der Rauchstatus bzw. die Passivrauchexposition der Familie thematisiert, ärztlicherseits dokumentiert und entsprechende Hilfen (ärztliche Begleitung, Teilnahme am Nichtrauchertraining) angeboten werden.

Für die Entwicklung einer COPD ist das Tabakrauchen ebenfalls ein entscheidender Risikofaktor (Andreas 2007), wobei das Risiko mit dem Ausmaß der Tabakrauchexposition steigt. Präventive Maßnahmen, wie die Gesundheitserziehung und Aufklärung in den Medien und in Schulen sowie die Einhaltung gesetzlicher Regelungen zur rauchfreien Umwelt, haben sich hierbei als erfolgreich erwiesen (Fichtenberg et al. 2002).

Tierhaltung

Liegt kein erhöhtes Allergierisiko bzw. eine familiäre Disposition für die Entwicklung atopischer Erkrankungen vor, ist die Vermeidung von Tierkontakten (Hund, Katze) nicht nötig (Apelberg et al. 2001, Muche-Borowski et al. 2009). In einer Studie von Apelberg et al. (2001) ergab sich, dass eine Haustierhaltung für die Entwicklung von Asthma bronchiale keine große Bedeutung besitzt. Je nach Alter schwanken die Odds Ratios bez. der Entwicklung von Asthma zwischen 0,8 und 1,2.

Erhöhter Body-Mass-Index

Es bestehen Hinweise darauf, dass Übergewicht bzw. ein über der Norm liegender Body-Mass-Index (BMI) mit einem erhöhten Risiko zur Neuentwicklung von ärztlich diagnostiziertem Asthma bronchiale einhergeht, das unabhängig von allergologischen Faktoren zu sein scheint (Gilliland et al. 2003). Nicht geklärt, aber vorstellbar wäre, dass bei Vorliegen asthmatypischer Beschwerden auch oder ausschließlich mechanische Atemwegsbehinderungen eine Rolle spielen.

Hausstaubmilben

In Anbetracht des hohen Allergenpotenzials von Hausstaubmilbenkot wurde mehrfach untersucht, ob eine geringere häusliche Milbenbelastung, etwa durch Einhüllen der Matratze und Bettwäsche (Encasings), das Asthmarisiko senken kann. Derzeit kann kein eindeutiger primärpräventiver Effekt dieser Maßnahme auf die Entstehung einer Milbenallergie bzw. Asthma abgeleitet werden (Marks et al. 2006).

Impfungen

Es liegen bisher keine überzeugenden Belege dafür vor, dass Routineimpfungen in der Kindheit das Allergierisiko erhöhen, jedoch Hinweise darauf, dass diese Maßnahmen das Asthmarisiko senken können (Martignon et al. 2005).

Unspezifische Stimulation des Immunsystems

Einer Stimulation des Immunsystems in der frühen Kindheit, etwa durch vermehrten Kontakt mit Allergenen (z.B. durch Leben auf Bauernhof, Besuch Kindergarten, Geschwisterkinder), kann ein schützender Einfluss auf das Asthmarisiko zugesprochen werden (Ege et al. 2006). Allerdings lässt sich eine hieraus abgeleitete Empfehlung für die Allgemeinbevölkerung nicht umsetzen.

Berufliche Exposition

Zur Prävention eines berufsbedingten Asthmas ist die Meidung bzw. Verringerung des Kontaktes mit potenziell asthmaauslösenden Stoffen unabdingbar (Nicholson et al. 2005). Für einige Arbeitsumgebungen konnte die Wirksamkeit dieser Maßnahmen belegt werden, etwa bei Exposition mit Säureanhydriden oder Latex in Gesundheitsberufen (Übersicht bei Nicholson et al. 2005).

Sekundärprävention bei Atemwegserkrankungen

Sekundärpräventive Interventionen umfassen die Vermeidung bzw. Eindämmung von relevanten Allergenen und Substanzen, Aufklärung und Beratung der Patienten hinsichtlich notwendiger Lebensstil- und Verhaltensänderungen (z.B. bei Nikotinabusus oder bei der Berufswahl) sowie pharmakologische Prophylaxe und Hyposensibilisierung (Buhl et al. 2006, Konietzko und Fabel 2005).

Die sekundäre Prävention bei Atemwegserkrankungen richtet sich an Personen mit ersten Krankheitszeichen wie etwa eine nachweisbare bronchiale Hyperreagibilität oder ein subklinisches Krankheitsstadium (z.B. eine chronische Bronchitis). Für Asthma liegt dieses Risiko vor bei Kindern oder Nachkommen aus Familien mit mindestens einem Elternteil/Geschwister mit allergischer Sensibilisierung oder manifester Erkrankung aus dem atopischen Formenkreis sowie bei Personen, die irgendwann im Leben unter einer allergischen Erkrankung litten. Entsprechende Maßnahmen haben das Ziel, die Manifestierung der Erkrankung, Symptomwechsel oder neue Symptome zu verhindern (NVL 2009).

Vermeidung von Tabakrauch

Aktives Tabakrauchen führt zu einer Reihe von negativen gesundheitlichen Folgen bei Asthmatikern (Übersicht bei Vork et al. 2007). Neben der ohnehin schon empfindlichen Atemwegssituation kommen bei rauchenden Asthmatikern zusätzliche Gewebsschädigungen hinzu, die die Verschlechterung der Lungenkapazität beschleunigen und damit die Krankheitsprognose verschlechtern (Thomson et al. 2004). Hinzu kommt, dass die Wirkung asthmaspezifischer Medikamente (Kortikoide) sowohl als Inhalat als auch in der systemischen Anwendung durch die Rauchexposition herabgesetzt und damit der Therapieerfolg gefährdet ist (Chauduri et al. 2003). Im Vergleich zu nichtrauchenden Asthmatikern zeigten sich bei den Rauchern erhöhte Morbiditätsraten, etwa eine schlechtere Asthmakontrolle, häufigere Exazerbationen und dadurch häufigere Krankenhausaufenthalte (Chauduri et al. 2008, Gallefoss und Bakke 2003, Thomson et al. 2004).

Mittlerweile konnte belegt werden, dass sich auch Passivrauchen bei Asthmatikern negativ auf den Asthmaschweregrad und die Lungenfunktion auswirkt (Eisner 2005, Mannino et al. 2002). Besonders betroffen sind Kinder, die Tabakrauch ausgesetzt sind. Bei ihnen verschlechtert sich die Lungenfunktion bzw. zeigt sich ein ungünstiger Krankheitsverlauf mit häufigeren Exazerbationen (Noonan et al. 2007). Nahmen die rauchenden Eltern an einer Maßnahme zur Tabakentwöhnung teil und fiel die Rauchexposition dann weg oder reduzierte sich, verbesserte sich das Asthma der Kinder erheblich (Wilson et al. 2001).

Jaakkola und Jaakkola (2006) geben in ihrer

Metaanalyse ein relatives Risiko vom 1,4 an, mit dem sich eine durch Passivrauchen verursachte COPD entwickeln kann. Der Tabakrauch beeinflusst dabei erheblich verschiedene Lungenfunktionsparameter und verschlechtert die Lungenkapazität mit zunehmender Dauer der Exposition. Die Vermeidung des Tabakrauchens ist damit eine der effektivsten Maßnahmen, um das COPD-Risiko zu verringern.

Maßnahmen zur Raucherentwöhnung sind daher als Prävention generell anzuraten (NVL 2009). Hierzu stehen Maßnahmen im Kurssystem, etwa von den Krankenkassen angeboten, oder ärztlich begleitete Kurse in den Praxen zur Verfügung. Hinzu kommen Abstinenzversuche in Eigenregie der Betroffenen. Entsprechende Kurse enthalten meist verhaltenstherapeutische Bausteine, etwa Reizkontrolle, Aufbau von Alternativverhalten (zum Rauchen), und nutzen mehr oder weniger Nikotinersatzprodukte (etwa Nikotinpflaster). Aussagen für Asthmakranke über die Wirksamkeit dieser Maßnahmen, das heißt Abstinenzraten, sind begrenzt, da kaum Studien vorliegen, in denen ausschließlich die Gruppe der Asthmatiker untersucht wurde. Einzelne Ergebnisse weisen jedoch darauf hin, dass sich die Qualität der Asthmakontrolle, Lungenfunktion und die Symptomatik besserten, insofern die Patienten eine Abstinenz erreicht hatten (Chaudhuri et al. 2006).

Studien zur Effektivität von Nichtraucherprogrammen liegen für den Bereich COPD häufiger vor, nicht zuletzt auch aufgrund des hohen Risikopotenzials des Rauchens hinsichtlich der Entstehung einer COPD. Nichtraucherprogramme, insbesondere wenn sie verschiedene Komponenten wie ärztliche Beratung, verhaltenstherapeutische Gruppentherapie und Nikotinersatzprodukte enthielten, konnten die Morbidität deutlich senken (Wagena et al. 2004). Nach derzeitigen Empfehlungen umfasst eine erfolgversprechende Raucherentwöhnung u.a. die systematische Analyse der Rauchgewohnheiten bei jedem Patienten mit Verdacht auf COPD verbunden mit einer stetigen Empfehlung zum Rauchverzicht und dessen Dokumentation bei jedem Arztbesuch (s. Arzneimittelkommission der Deutschen Ärzteschaft 2001).

Tierhaltung

Da nicht sicher ausgeschlossen werden kann, dass bei sensibilisierten Personen die Haltung von felltragenden Haustieren einen Risikofaktor für die Asthmaentstehung darstellt, oder ob etwa die Katzenhaltung eine Toleranzentwicklung fördert, sollte die Anschaffung der Tiere in Atopikerfamilien vermieden werden (Anyo et al. 2002, NVL 2009). Dies gilt gleichermaßen für die Haltung von Katzen, Hunden, felltragenden Nagetieren und Federtieren.

Hausstaubmilbenexposition

Maßnahmen zur Verringerung der Hausstaubmilbenexposition umfassen etwa das Einhüllen der Matratze, Decken und Kissen mit milbendichten Bezügen bzw. häufiges heißes Waschen der Bettwäsche (und Kuscheltiere) und die Vermeidung von Wohnmaterialien, in denen sich Staub festsetzen kann (Teppiche, Vorhänge etc.), insbesondere im Schlafbereich. Die Konzentration der Hausstaubmilbenbelastung im Bett hängt auch vom Innenraumklima ab (Feuchtigkeit). Eine Verringerung der Innenraumfeuchtigkeit ist daher eine weitere Möglichkeit, auf die Milbenbelastung Einfluss zu nehmen. In einer Reihe von Studien scheinen derartige Maßnahmen eine Krankheitsverbesserung bzw. eine Verringerung des durchschnittlichen Medikamentenverbrauches zu zeigen. Dennoch lassen diese Daten keinen Rückschluss darauf zu, dass generell entsprechende Karenzmaßnahmen in Risikofamilien zur Sekundärprävention zu empfehlen sind (NVL 2009).

Vermeidung weiterer Allergene

Die Vermeidung anderer allergisch wirksamer Substanzen und Umgebungen wie etwa die Eindämmung von Schimmelpilzsporen durch ein nicht zu feuchtes Innenraumklima ist bei sensibilisierten asymptomatischen Personen sicherlich sinnvoll. Jedoch liegen derzeit keine aussagekräftigen Belege für die Effektivität dieser sekundären Präventionsmaßnahmen vor (NVL 2009). Eine Ausnahme bilden Risikoberufe.

Berufliche Exposition

Da die Atopie einen Risikofaktor für die Entwicklung eines berufsbedingten Asthmas darstellt (Nicholson et al. 2005), ist eine entsprechende Berufs- und ärztliche Beratung vor Aufnahme einer Tätigkeit wünschenswert (Nolting et al. 2007), in der Praxis jedoch kaum durchführbar, da der prädiktive Wert einer allergischen Sensibilisierung offenbar zu gering ist, um daraus weitreichende Berufsentscheidungen abhängig machen zu können (Nicholson et al. 2005). In der SOLAR-Studie (Radon et al. 2006) konnte gezeigt werden, dass asthmakranke Jugendliche dieselben risikobehafteten Berufe anstreben wie gesunde Jugendliche. Aus der Fortführung der SOLAR-Studie sind in Zukunft evidenzbasierte Empfehlungen zur Berufswahl zu erwarten.

Der pathogene Einfluss berufsbedingter Noxen, etwa von Chemikalien, Gasen und organischen Stäuben, auf das COPD-Risiko wird häufig unterschätzt. Nach Hnizdo et al. (2002) sowie auch nach Schätzung der American Thoracic Society (Balmes et al. 2003) beträgt der Anteil arbeitsplatzbedingter Schadstoffeinwirkung auf das COPD-Risiko 10–20 %.

Bei Personen, die bereits im Berufsleben stehen, umfassen sekundärpräventive Maßnahmen zunächst die Verringerung der Schadstoffexposition sowie Beratung und Schulung zum Arbeitsschutz (Schmid et al. 2009).

Weiterhin fällt in diesen Bereich die Früherkennung von arbeitsplatzbezogenen Symptomen, etwa durch serielle Untersuchungen (Fragebögen/Lungenfunktionsdiagnostik/Prick-Testungen, spezifische IgE-Bestimmungen; Nicholson et al. 2005) und ggf. Umgestaltung des Arbeitsplatzes. Beispielsweise konnte gezeigt werden, dass sich bei auf Platinsalze sensibilisierten Arbeitern (positiver Pricktest) ein Wechsel des Arbeitsumfeldes günstig auf die Asthmaanfallrate auswirkt (Merget et al. 2001).

Immuntherapie

Im Sinne einer Sekundärprävention ist eine mehrjährige, sogenannte «subcutane allergenspezifische Immuntherapie» (SCIT), etwa durch Baum- oder Gräserpollenallergene, eine vielversprechende Maßnahme, die den Allergenstatus des Betroffenen günstig beeinflussen kann. Möller et al. (2002) konnte hierzu in einer kontrollierten Studie zeigen, dass Kinder, die bereits erste Asthmasymptome aufwiesen, nach dreijähriger SCIT signifikant weniger Asthmasymptome zeigten als die unbehandelten Kinder. Zu ähnlichen, auch langfristigen Effekten kommen Niggemann et al. (2006) sowie Jacobson et al. (2007).

Tertiärprävention bei Atemwegserkrankungen

Bei manifester Atemwegserkrankung zielt die Tertiärprävention darauf ab, die Beschwerden zu lindern, die Erkrankung zu kontrollieren und einer Verschlechterung entgegenzuwirken. Letzteres umfasst die Verhütung von Langzeitschäden (stetiger Verlust der Lungenkapazität) und Komplikationen (Exazerbationen, Asthmaanfälle, Mortalität). Die Tertiärprävention enthält eine Reihe von Maßnahmen, einschließlich Allergenkarenz, Pharmakotherapie, Immuntherapie, Physio- und ggf. Psychotherapie sowie Patientenschulung und Trainings zur Verhaltensänderung. Die medizinische Rehabilitation, in der diese Maßnahmen gebündelt werden, wird oftmals mit der tertiären Prävention gleichgesetzt (NVL 2009).

Tabakrauch

Bei manifestierter COPD sind multimodale Raucherentwöhnungsprogramme in der Lage, den Verlauf der Erkrankung (Anzahl der Exazerbationen und Mortalität) positiv zu beeinflussen (Anthonisen et al. 2005, Donaldson et al. 2002, van der Meer et al. 2004). Eine erfolgreiche Entwöhnung gelingt umso besser, je mehr die subjektiven respiratorischen Beschwerden des Patienten mitberücksichtigt werden: Symptomatische Raucher zeigen eine höhere Bereitschaft, mit dem Rauchen aufzuhören, als asymptomatische, so sie ihre Beschwerden auf ihr Rauchen zurückführen (Bednarek et al. 2006).

Allergenkarenzmaßnahmen

Bei bestehendem allergisch bedingten Asthma kann der Kontakt mit dem Allergen eine Verschlechterung der Erkrankung und bedrohliche Exazerbationen hervorrufen, wobei dieses Risiko insbesondere bei hohen Pollen- und Schimmelpilzkonzentrationen besteht (Héguy et al. 2008). Daher ist die Vermeidung des Allergens wichtige Grundlage der Asthmatherapie (NVL 2009). Da meist mehrere Allergene betroffen sind, sollten die eingeleiteten Maßnahmen alle Allergene einbeziehen. Beispielsweise sollte bei einer Allergie gegen Pollen in der entsprechenden Pollensaison der Aufenthalt auf Wiesen und im Wald vermieden und die Fenster geschlossen gehalten werden.

Neben der spezifischen Allergenkarenz sollten auch unspezifische Atemwegsirritanzien, etwa Rauch, Staub, bestimmte Gerüche, Kaltluft, gemieden werden, da auch sie zu Asthmaanfällen führen können (Kroegel et al. 2002).

Reduktion von Hausstaubmilben

Über die Wirksamkeit der bereits erwähnten Maßnahmen zur Vermeidung von Hausstaubmilbenkontakt (z.B. Encasing) liegen für sensibilisierte erwachsene Patienten mit manifestem Asthma uneinheitliche Aussagen und Empfehlungen vor. Gotzsche und Johansen (2008) sowie Woodcock et al. (2003; nur Wirkung von Encasing), letztere nach placebokontrollierter Studie, bewerten physikalische und chemische (Aufbringung von Anti-Milbensprays) Methoden als klinisch nicht wirksam zur Symptomreduktion. Schoenecker et al. (2001) konnten hingegen einen günstigen Einfluss des Encasings auf Symptome und den Medikamentenverbrauch nachweisen.

Die Aussagen zur Milbenprävention bei sensibilisierten Kindern sind eindeutiger. Hier konnten durch mechanische, chemische und hygienische Maßnahmen (wöchentliches heißes Waschen von Bettzeug) teilweise eine erhebliche Besserung der bronchialen Hyperreagibilität sowie der Symptomatik erzielt werden (Morgan et al. 2004).

Tierkontakt

Bei sensibilisierten Personen mit Tierhaarallergie und manifestem Asthma weist der Kontakt insbesondere mit Katzen- und Hundeallergenen teilweise bedrohliche Folgen für den Krankheitsverlauf auf. Eine Vermeidung von Tierkontakten ist daher dringend anzuraten (NVL 2009). Diese Forderung ist für viele Betroffene schwer umzusetzen, da einerseits die Trennung von dem Haustier mit emotionalen Problemen verbunden ist; andererseits sind die Betroffenen auch außerhalb ihres Wohnumfeldes mit Tierallergenen konfrontiert, beispielsweise bei Katzenhaaren auf der Kleidung anderer Personen. Zusätzlich verbleiben Tierallergene noch lange Zeit in der Wohnung, sodass eine Besserung der Symptomatik erst verzögert eintritt und viele Menschen an der Sinnhaftigkeit der Maßnahme zweifeln lässt.

Berufliche Exposition

Allergene im beruflichen Umfeld lassen sich durch geeignete Maßnahmen meist gut vermeiden (s.o.) (Vandenplas et al. 2002), wobei ein Zusammenhang zwischen Expositionsdauer und Prognose besteht: Je früher Karenzmaßnahmen durchgeführt werden, desto günstiger wirkt sich dies auf die Prognose und letztlich auf das Risiko eines Berufsasthmas aus (Rachiotis et al. 2007).

Liegt bei atemwegskranken Arbeitnehmern nachweislich eine Verschlechterung der Erkrankung durch die Arbeitsbedingungen vor, muss neben der Verringerung der Exposition (ggf. Arbeitsplatzwechsel) das Therapiekonzept des Patienten angepasst werden (Tarlo et al. 2008). Liegt bereits ein Berufsasthma vor, ist dessen Prognose als eher ungünstig zu bezeichnen; das heißt bei ca. 70 % der Betroffenen greifen Maßnahmen wie Expositionskarenz nicht mehr (Rachiotis et al. 2007). Die Prognose des Berufsasthmas ist umso besser, je weniger Zeit zwischen ersten Symptomen und Diagnosestellung lag und umso besser die Lungenfunktion des Betroffenen vor Ausbruch der Erkrankung war (Nicholson et al. 2005).

Pharmakotherapie

Neben der kausalen Therapie ist die medikamentöse Behandlung elementarer Bestandteil der tertiären Prävention bei Asthma und COPD. Sie hat das Ziel, die Erkrankung zu kontrollieren und insbesondere Langzeitfolgen, wie etwa pathologische Veränderungen der Atemwege (Remodelling), die durch die persistierende Atemwegsentzündung zu befürchten sind, zu verhindern (O'Byrne et al. 2006). Die entsprechenden Medikamente werden eingeteilt in Bedarfstherapeutika mit schneller antiobstruktiver symptomatischer Wirkung und Langzeittherapeutika (NVL 2009). Die Zusammenstellung und Dosierung der Medikamente richtet sich nach dem Grad der Asthmakontrolle, im Falle der COPD anhand der Symptomatik, und kann im Krankheitsverlauf variieren.

Schutzimpfungen

Um Patienten mit COPD vor Atemwegsinfektionen zu schützen, die ihrerseits zu erheblicher Verschlechterung der Erkrankung führen können, sollten Influenza- bzw. Pneumokokkenschutzimpfungen regelhaft durchgeführt werden (Vogelmeier et al. 2007).

Physiotherapie

Als nicht-medikamentöses Therapieelement können physiotherapeutische Maßnahmen für Atemwegskranke hilfreich sein zur Verbesserung der Atemtechnik, Verringerung von Atemnot und Hustenreiz und Stärkung der Atemhilfsmuskulatur (Kroegel et al. 2002). Besonders wichtig sind Techniken zur Selbsthilfe bei Atemnot, etwa dosiertes Ausatmen (Lippenbremse), Erlernen von Körperhaltungen, die die Atmung erleichtern (z.B. Kutschersitz), und die Sensibilisierung zur Wahrnehmung von Frühsymptomen einer Atemwegsverschlechterung (Interozeption; Weise et al. 2008). Die Effektivität physiotherapeutischer Maßnahmen wurde inzwischen belegt. So konnte durch die korrekte Durchführung eine Verbesserung der Asthmakontrolle bzw. eine Verringerung des Medikamentenbedarfs erzielt werden (Cowie et al. 2008).

Patientenschulung

Als Patientenschulungen werden mehrteilige interaktive Gruppenprogramme für Menschen mit überwiegend chronischen Erkrankungen verstanden. Dieses spezielle Versorgungsangebot wird heute als essentieller Bestandteil der pneumologischen Therapie gesehen (NVL 2009, Vogelmeier et al. 2007). Patientenschulungen finden in unterschiedlichen Settings, Rahmen- und unter verschiedenen Durchführungsbedingungen statt. Im stationären oder ambulanten Setting werden evaluierte, nicht-evaluierte oder selbstentwickelte Programme oder Teile dieser eingesetzt. Geschult werden Erwachsene, Kinder oder Eltern in unterschiedlichen Gruppengrößen und -zusammensetzungen. Häufig werden Patientenschulungsprogramme durch weitere Maßnahmen wie Verhaltensübungen, Entspannungstrainings und Sporttherapie ergänzt (Petermann 1997).

Schulungen für Patienten mit Asthma und COPD enthalten meist folgende Komponenten (vgl. zusammenfassend Petermann 1997):
- Informationen über Krankheit und Behandlung
- Training von Fertigkeiten zur Selbstdiagnostik und -behandlung (z.B. Prüfung der Lungenfunktion mit dem Peak-Flow)
- Motivierung zum Abbau von Risikoverhalten (z.B. Rauchen, Übergewicht, Bewegungsmangel) und Aufbau eines gesundheitsförderlichen Lebensstil (z.B. gesunde Ernährung, körperliche Aktivität)
- Verbesserung der Stressbewältigung (z.B. Entspannungsverfahren)
- Training sozialer Kompetenzen (z.B. zur Inanspruchnahme sozialer Unterstützung und Arzt-Patient-Kommunikation)
- psychosoziale Unterstützung, um krankheits- und behandlungsbedingte Ängste und depressives Verhalten zu vermindern.

Bei schwerkranken COPD-Patienten mit deutlicher Einschränkung der Lungenfunktion oder Patienten mit Lungenemphysem müssen Schulungsmaßnahmen um Information über apparative Therapieformen bzw. intermittierende Selbstbeatmung erweitert werden.

Es hat sich gezeigt, dass strukturierte Schulungen für Patienten mit Asthma und COPD effektiv und effizient (kostensparend) sind (Übersicht bei Devine 1996). So verbessern sie die Selbstmanagementfähigkeiten der Patienten mit optimaler Symptomkontrolle, verringern die Zahl der Asthmaanfälle und Notfallsituationen und verbessern die Lebensqualität. Nicht zuletzt wirken sie sich günstig auf gesundheitsökonomische Parameter wie Krankenhaus-, Arbeitsunfähigkeits- bzw. Schulfehltage aus (Couturaud et al. 2002, Guevara et al. 2003, Perneger et al. 2002).

Prüfungsfragen

1. Wie hoch ist die Prävalenz von Asthma bronchiale bei Kindern und bei Erwachsenen?
2. Wie unterscheiden sich Asthma und COPD hinsichtlich der Reversibilität der Symptomatik?
3. Warum wird COPD auch als Systemerkrankung verstanden?
4. Welcher ist der wichtigste prädisponierende Faktor bei der Entwicklung eines Asthmas im Kindesalter?
5. Wie beeinflussen berufsbedingte Noxen ein bestehendes Asthma und wie wirken diese sich auf eine COPD-Erkrankung aus?
6. Welchen präventiven Effekt besitzt das mehrmonatige Stillen in Bezug auf das Asthma?
7. Welcher Zusammenhang besteht zwischen dem Ausmaß der Tabakexposition und dem Risiko für eine COPD?
8. Welche Maßnahmen existieren, um die berufliche Exposition mit Schadstoffen im Beruf zu verringern?
9. Welche allgemeinen Komponenten sind in Schulungsprogrammen für Atemwegspatienten enthalten?
10. Welche gesundheitsökonomischen Parameter können durch die Teilnahme an einer Patientenschulung beeinflusst werden?

Zitierte Literatur

Abrahamsson, T.R./Jakobsson, T./Bottcher, M.F. et al. (2007): Probiotics in prevention of IgE-associated eczema: a double-blind, randomized, placebocontrolled trial. Journal of Allergy and Clinical Immunology 119, 1174–1180.

Andreas, S. (2007): COPD: Ursachen - Zusammenhänge - Prävention. In H. Lingner/K. Schultz/F.-W. Schwartz (Hg.): Volkskrankheit Asthma/COPD. Berlin: Springer, 91–99.

Anthonisen, N.R./Skeans, M.A./Wise, R.A. et al. (2005): The effects of a smoking cessation intervention on 14.5-year mortality: a randomized clinical trial. Annals of Internal Medicine 142, 233–239.

Anyo, G./Brunekreef, B./de Meer, G. et al. (2002): Early, current and past pet ownership: associations with sensitization, bronchial responsiveness and allergic symptoms in school children. Clinical and Experimental Allergy 32, 361–366.

Apelberg, B.J./Aoki, Y./Jaakkola, J.J. (2001): Systematic review: Exposure to pets and risk of asthma and asthma-like symptoms. Journal of Allergy and Clinical Immunology 107, 455–460.

Arzneimittelkommission der Deutschen Ärzteschaft (2001). Empfehlungen zur Therapie der Tabakabhängigkeit. Köln: AVP-Reihe.

Bednarek, M./Gorecka, D./Wielgomas, J. et al. (2006): Smokers with airway obstruction are more likely to quit smoking. Thorax 61, 869–873.

Buhl, R./Berdel, D./Crié, C.P. et al. (2006): Leitlinie zur Diagnostik und Therapie von Patienten mit Asthma bronchiale. Pneumologie 60, 139–183.

Chaudhuri, R./Livingston, E./McMahon, A.D. et al. (2006): Effects of smoking cessation on lung function and airway inflammation in smokers with asthma. American Journal of Respiratory and Critical Care Medicine 174, 127–133.

Chaudhuri, R./Livingston, E./McMahon, A.D. et al. (2003): Cigarette smoking impairs the therapeutic response to oral corticosteroids in chronic asthma. American Journal of Respiratory and Critical Care Medicine 168, 1308–1311.

Chaudhuri, R./McSharry, C./McCoard, A. et al. (2008): Role of symptoms and lung function in determining asthma control in smokers with asthma. Allergy 63, 132–135.

Couturaud, F./Proust, A./Frachon, I. et al. (2002): Education and selfmanagement: a one-year randomized trial in stable adult asthmatic patients. Journal of Asthma 39, 493–500.

Cowie, R.L./Conley, D.P./Underwood, M.F. et al. (2008): A randomised controlled trial of the Buteyko technique as an adjunct to conventional management of asthma. Respiratory Medicine 102, 726–732.

Devine, E.C. (1996): Meta-analysis of the effects of psychoeducational care in adults with asthma. Research in Nursing and Health 19, 367–376.

Donaldson, G.C./Seemungal, T.A.R./Bhowmik, A. et al. (2002): Relationship between exacerbation frequency and lung function decline in chronic obstructive pulmonary disease. Thorax 57, 847–852.

Ege, M.J./Bieli, C./Frei, R. et al. (2006): Prenatal farm exposure is related to the expression of receptors of the innate immunity and to atopic sensitization in school-age children. Journal of Allergy and Clinical Immunology 117, 817–823.

Eisner, M.D./Klein, J./Hammond, S.K. et al. (2005): Directly measured second hand smoke exposure and asthma health outcomes. Thorax 60, 814–821.

ENFUMOSA European Network for Understanding Mechanisms of Severe Asthma (2003): The ENFUMOSA cross-sectional European multicentre study of the clinical phenotype of chronic severe asthma. European Respiratory Journal 22, 470–477.

Ernährungskommission der Deutschen Gesellschaft für Kinder- und Jugendmedizin und Ernährungskommission der Schweizerischen Gesellschaft für Pädiatrie (2006): Stellungnahme zur Verwendung von Säuglingsnahrungen auf Sojaeiweißbasis. Monatsschrift Kinderheilkunde 154, 913–916.

Fichtenberg, C.M./Glantz, S.A. (2002): Effect of smoke-free workplaces on smoking behaviour: systematic review. BMJ 325, 188.

Friedman, N.J./Zeiger, R.S. (2005): The role of breast-feeding in the development of allergies and asthma. Journal of Allergy and Clinical Immunology 115, 1238–1248.

Gahagan, S. (2007): Breast feeding and the risk of allergy and asthma. BMJ 335, 782–783.

Gallefoss, F./Bakke, P.S. (2003): Does smoking affect the outcome of patient education and selfmanagement in asthmatics? Patient Education and Counseling 49, 91–97.

Gdalevich, M./Mimouni, D./Mimouni, M. (2001): Breast-feeding and the risk of bronchial asthma in childhood: a systematic review with meta-analysis of prospective studies, Journal of Pediatrics 139, 261–266.

Gilliland, F.D./Berhane, K./Islam, T. et.al. (2003): Obesity and the risk of newly diagnosed asthma in school-age children. American Journal of Epidemiology 158, 406–415.

Gotzsche, P.C./Johansen, H.K. (2008): House dust mite control measures for asthma. Cochrane Database Syst Rev 2, CD001187.

Guevara, J.P./Wolf, F.M./Grum, C.M. et al. (2003): Effects of educational interventions for selfmanagement of asthma in children and adolescents: systematic review and meta-analysis. BMJ 326, 1308–1309.

Héguy, L./Garneau, M./Goldberg, M.S. (2008): Associations between grass and weed pollen and emergency department visits for asthma among children in Montreal. Environmental Research 106, 203–211.

Heinrich, J./Richter, K./Frye, C. et al. (2002): Die Europäische Studie zu Atemwegserkrankungen bei Erwachsenen (ECRHS). Bisherige Ergebnisse und der Beitrag der beiden Studienzentren. Pneumologie 56, 297–303.

ISAAC Steering Committee (1998): Worldwide variations in the prevalence of asthma symptoms: the International Study of Asthma and Allergies in Childhood (ISAAC). European Respiratory Journal 12, 315–335.

Jacobsen, L./Niggemann, B./Dreborg, S. et al. (2007): Specific immunotherapy has long-term preventive effect of seasonal and perennial asthma: 10-year follow-up on the PAT study. Allergy 62, 943–948.

Jaakkola, M.S./Jaakkola, J.J. (2006): Impact of smoke-free workplace legislation on exposure and health: possibilities for prevention. European Respiratory Journal 28, 397–408.

Janson, C./Chinn, S./Jarvis, D. et al. (1997): Physician-diagnosed asthma and drug utilization in the European Community Respiratory Health Survey. European Respiratory Journal 10, 1796–1802.

Konietzko, N./Fabel, H. (2005). Weißbuch Lunge. Stuttgart: Thieme.

Kramer, M.S./Chalmers, B./Hodnett E.D. et al. (2001): Promotion of Breastfeeding Intervention

Trial (PROBIT): a randomized trial in the Republic of Belarus. JAMA 285, 413–420.

Kramer, M.S./Kakuma, R. (2006): Maternal dietary antigen avoidance during pregnancy or lactation, or both, for preventing or treating atopic disease in the child. Cochrane Database 3, CD000133.

Kroegel, C. (2002): Asthma bronchiale. Pathogenetische Grundlagen, Diagnostik und Therapie. Stuttgart: Thieme.

Kull, I./Almqvist, C./Lilja, G. et al. (2004): Breastfeeding reduces the risk of asthma during the first 4 years of life, Journal of Allergy and Clinical Immunology 114, 755–760.

Mannino, D.M./Homa, D.M./Redd, S.C. (2002): Involuntary smoking and asthma severity in children: data from the Third National Health and Nutrition Examination Survey. Chest 122, 409–415.

Mapp, C.E./Boschetto, P./Maestrelli, P. et al. (2005): Occupational asthma. American Journal of Respiratory and Critical Care Medicine 172, 280–305.

Marks, G.B./Mihrshahi, S./Kemp, A.S. et al. (2006): Prevention of asthma during the first 5 years of life: a randomized controlled trial. Journal of Allergy and Clinical Immunology 118, 53–61.

Martignon, G./Oryszczyn, M.P./Annesi-Maesano, I. (2005): Does childhood immunization against infectious diseases protect from the development of atopic disease? Pediatric Allergy and Immunology 16, 193–200.

Matheson, M.C./Erbas, B./Balasuriya, A. et al. (2007): Breast-feeding and atopic disease: a cohort study from childhood to middle age. Journal of Allergy and Clinical Immunology 120, 1051–1057.

Merget, R./Caspari, C./Dierkes-Globisch, A. et al. (2001): Effectiveness of a medical surveillance program for the prevention of occupational asthma caused by platinum salts: a nested case-control study. Journal of Allergy and Clinical Immunology 107, 707–712.

Morgan, W.J./Crain, E.F./Gruchalla, R.S. et al. (2004): Results of a home-based environmental intervention among urban children with asthma. New England Journal of Medicine 351, 1068–1080.

Moshammer, H./Hoek, G./Luttmann-Gibson, H. et al. (2006): Parental smoking and lung function in children: an international study. American Journal of Respiratory and Critical Care Medicine 173, 1255–1263.

Muche-Borowski, C./Kopp, M./Reese, I. et al. (2009): Klinische Leitlinie: Alllergieprävention. Deutsches Ärzteblatt International 106, 625–631.

Murray, C.J./Lopez, A.D. (1997): Mortality by cause for eight regions of the world: Global Burden of Disease Study. Lancet 349, 1269–1276.

Nicholson, P.J./Cullinan, P./Taylor, A.J. et al. (2005): Evidence based guidelines for the prevention, identification, and management of occupational asthma. Occupational and Environmental Medicine 62, 290–299.

Niggemann, B./Jacobsen, L./Dreborg, S. et al. (2006): Five-year follow-up on the PAT study: specific immunotherapy and long-term prevention of asthma in children. Allergy 61, 855–859.

Nolting, H.D./Loos, S./Niemann, D. (2007): Allergie und Berufswahl. Struktur- und Prozessevaluation eines regionalen Modellvorhabens verbesserter Berufsberatung zur Vermeidung bzw. Verminderung berufsbedingter allergischer Erkrankungen. Bremerhaven: Wirtschaftsverl. NW.

Noonan, C.W./Ward, T.J. (2007): Environmental tobacco smoke, woodstove heating and risk of asthma symptoms. Journal of Asthma 44, 735–738.

NVL Nationale Versorgungsleitlinie Asthma Langfassung (2. Aufl.) (2009). Konsultationsfassung Version 1.0 Stand 9.2.2009. Verfügbar unter: http://www.versorgungsleitlinien.de/themen/asthma/index_html [05.02.2010].

O'Byrne, P.M./Pedersen, S./Busse, W.W. et al. (2006): Effects of early intervention with inhaled budenoside on lung function in newly diagnosed asthma. Chest 129, 1478–1485.

Perneger, T.V./Sudre, P./Muntner, P. et al. (2002): Effect of patient education on self-management skills and health status in patients with asthma: a randomized trial. American Journal of Medicine 113, 7–14.

Petermann, F. (Hg.) (1997): Patientenschulung und Patientenberatung. Göttingen: Hogrefe.

Petermann, F./de Vries, U. (2007): Asthma und Psyche. In H. Lingner/K. Schultz/F.-W. Schwartz (Hg.): Volkskrankheit Asthma/COPD. Heidelberg: Springer, 149–153.

Rachiotis, G./Savani, R./Brant, A. et al. (2007): Outcome of occupational asthma after cessation of exposure: a systematic review. Thorax 62, 147–152.

Schmid, K./Jungert, B./Hager, M. et al. (2009): Is there a need for special preventive medical checkups in employees exposed to experimental animal dust? Int Archives of Occupational and Environmental Health 82, 319–327.

Schneider, A./Lowe, B./Meyer, F.J. et al. (2008): Depression and panic disorder as predictors of health outcomes for patients with asthma in primary care. Respiratory Medicine 102, 359–366.

Schoenecker, I./Grübl, A./Bartels, P. et al. (2001): Klinische Effekte der Allergenreduktion durch Encasing – eine Metaanalyse. Allergo Journal 10, 95–99.

Schoetzau, A./Filipiak-Pittroff, B./Franke, K. et al. (2002): Effect of exclusive breast-feeding and early solid food avoidance on the incidence of atopic dermatitis in high-risk infants at 1 year of age, Pediatric Allergy and Immunology 13, 234–242.

Sly, P.D./Holt, P.G. (2002): Breast is best for preventing asthma and allergies--or is it? Lancet 360, 887–888.

Tarlo, S.M./Balmes, J./Balkissoon R. et al. (2008): Diagnosis and management of work-related asthma: American College Of Chest Physicians Consensus Statement. Chest 134, 1–41.

The Aspect Consortium (2004): Tobacco or health in the european union. Luxemburg: Office for Official Publications of the European Communities.

Thomson, N.C./Chaudhuri, R./Livingston E. (2004): Asthma and cigarette smoking. European Respiratory Journal 24, 822–833.

Tricon, S./Willers, S./Smit, H.A. et al. (2006): Nutrition and allergic disease. Clinical and Experimental Allergy Reviews 6, 117–188.

Vandenplas, O./Jamart, J./Delwiche, J.P. et al. (2002): A. Occupational asthma caused by natural rubber latex: outcome according to cessation or reduction of exposure. Journal of Allergy and Clinical Immunology 109, 125–130.

Vogelmeier, C./Buhl, R./Criée, C.P. et al. (2007): Leitlinie der Deutschen Atemwegsliga und der Deutschen Gesellschaft für Pneumologie und Beatmungsmedizin zur Diagnostik und Therapie von Patienten mit chronisch obstruktiver Bronchitis und Lungenemphysem (COPD). Pneumologie 61, e1–e40.

von Berg, A./Filipiak-Pittroff, B./Kramer, U. et al. (2008): Preventive effect of hydrolyzed infant formulas persists until age 6 years: long-term results from the German Infant Nutritional Intervention Study (GINI). Journal of Allergy and Clinical Immunology 121, 1442–1447.

Vork, K.L./Broadwin, R.L./Blaisdell, R.J. (2007): Developing asthma in childhood from exposure to secondhand tobacco smoke: insights from a meta-regression. Environmental Health Perspectives 115, 1394–1400.

Wagena, E.J./van der Meer, R.M./Ostelo, R.J. et al. (2004): The efficacy of smoking cessation strategies in people with chronic obstructive pulmonary disease: results from a systematic review. Respiratory Medicine 98, 805–815.

Weise, S./Kardos, P./Pfeiffer-Kascha, D. et al. (2008): Deutsche Atemwegsliga. Empfehlungen zur physiotherapeutischen Atemtherapie. München: Dustri.

Wilson, S.R./Yamada, E.G./Sudhakar, R. et al. (2001): A controlled trial of an environmental tobacco smoke reduction intervention in low-income children with asthma. Chest 120, 1709–1722.

Woodcock, A./Forster, L./Matthews, E. et al. (2003): A. Control of exposure to mite allergen and allergenimpermeable bed covers for adults with asthma. New England Journal of Medicine 349, 225–236.

Leseempfehlungen

Busse, W.W./Lemanske, R.F. (2005). Asthma prevention. London: Informa Healthcare.

Lingner, H./Schultz, K./Schwartz, F.-W. (2007): Volkskrankheit Asthma/COPD. Heidelberg: Springer.

Petermann, F. (Hg.) (1997): Patientenschulung und Patientenberatung (2., vollst. überarb. und erweit. Aufl.). Göttingen: Hogrefe.

12 Prävention durch körperliche Aktivität

Wildor Hollmann

Die Medizin befindet sich heute zweifellos in der größten Umbruchsituation ihrer Geschichte. Es handelt sich um die **Verlagerung der Schwerpunkte** in Forschung, Lehre und Praxis von der Therapie auf die Prävention. Es wird in zukünftigen Jahrzehnten weniger darauf ankommen, eine Krankheit zu heilen – das wird gewissermaßen eine Selbstverständlichkeit sein – als vielmehr das Auftreten einer Erkrankung zu verhüten. Der Fortschritt des Wissens, kombiniert mit dem der technischen Entwicklungen, wird mit Sicherheit eines nahenden Tages die Medizin in den gewünschten Stand versetzen.

Im Vordergrund sowohl des individuellen als auch des allgemein gesellschaftlichen Interesses stehen Herz-Kreislauferkrankungen, Stoffwechselkrankheiten, Krebsleiden, Schäden am Halte- und Bewegungsapparat sowie altersbedingte, körperliche und geistige Leistungseinbußen. In allen genannten Fällen kommt heute schon der Prävention eine wesentliche Rolle zu. Dabei wird im Folgenden nur von der Begegnung des **Risikofaktors «Bewegungsmangel»** die Rede sein.

Der Weg zur Präventivmedizin

Nach Ende des Zweiten Weltkrieges wurden in rasanter Folge immer neue Methoden und Möglichkeiten ersonnen, um vor körperlichen Anstrengungen zu schützen. Auto, Fahrstuhl und Rolltreppe entheben des Gehens und des Treppensteigens, Fließband und Automation sowie die Mikroelektronik verdrängen körperliche Anstrengung aus der Industriearbeit, Staubsauger und Spülmaschine sowie automatische Heizung entlasten die Hausarbeit. Die Wandlung unseres Lebensstils hat zwar unsere Umwelt verändert, aber nicht die Grundprinzipien unseres Erbguts. Wie vor Jahrtausenden gilt die Regel: Qualität und Quantität der Funktion bestimmen Struktur und Leistungsfähigkeit eines Organs. Der elementare Funktionsreiz zur Ausbildung und Kräftigung von Herz, Kreislauf, Atmung, Stoffwechsel, inneren Organen wie insbesondere dem Gehirn, ferner dem Halte- und Bewegungsapparat des Körpers ist muskuläre Beanspruchung. Bleibt sie in ihrer Qualität und Intensität chronisch unterhalb einer kritischen Schwelle, resultieren Inaktivitätsatrophien und Leistungseinbußen. Das gilt sogar für das Gehirn. Dank der Fortschritte der Medizin und Hygiene im 20. und 21. Jahrhundert verzeichnet die Personenzahl hohen und höchsten Alters einen stetigen Zuwachs. Es gilt aber nicht, eine Rekordzahl an Jahresringen anzubringen, sondern es sollen hinzugewonnene Lebensjahre lebenswert gestaltet werden können. Dazu gehört eine entsprechende körperliche und geistige Gesundheits- und Leistungsfähigkeit.

Neue klinische Erkenntnisse beruhen in der Reihenfolge auf experimentellen Untersuchungen an gesunden, um dort das Verhalten gezielt angesprochener Organe unter artifiziell veränderten Umgebungsbedingungen zu ermitteln. Bei Vorliegen gesundheitlich positiver Ergebnisse folgt die Anwendung an einem freiwilligen Patientenkollektiv. Der wissenschaftlich wichtigste und instruktivste Schritt ist jedoch die epidemiologische Aussage. Hier wird das Verhalten von ausgewählten Kriterien an einer großen Bevölkerungszahl über Jahrzehnte hinweg untersucht. Die bewährteste diesbezügliche Untersuchungsreihe stellte die Framingham-Studie dar. Sie wurde 1948 entwickelt und startete 1949 (Kannel 1987). Aus dieser Studie entstand 1962 die erste Publikation, in welcher der Begriff «Risikofaktor» definiert wurde. Es handelt sich um einen Faktor, dessen Abweichung von Normalwerten eine Gefährdung der betreffenden Person hinsichtlich einer bestimmten Erkrankung anzeigt.

Das Kriterium «Bewegungsmangel» stand anfangs nicht im Programm der Framingham-Studie, da ihm keine Bedeutung beigemessen wurde. Erst in den 1970er Jahren begann man, auch Bewegungsmangel in die Beobachtung einzubeziehen. Das war ca. 25 Jahre nach den deutschen und skandinavischen experimentellen Untersuchungen über Bewegungsmangel und die Effekte von Minimal-Trainingsprogrammen. Lange Zeit bestritt man jedoch – vor allem in den USA – jede gesundheitliche Bedeutung von körperlichem Training. Führende amerikanische Epidemiologen vertraten in Wort und Publikation noch in den 1970er Jahren die gesundheitsbezogene Bedeutungslosigkeit von Sport (Heyden 1976). Im Gegensatz hierzu hatte Knipping in Köln schon 1953 mit einem Drehkurbelergometertraining drei Monate nach einem Herzinfarkt begonnen. Beckmann in Ohlstadt bemühte sich um die Rehabilitation von funktionellen Herz-Kreislaufstörungen durch körperliche Bewegung. Sportärzte wie Mellerowicz in Berlin, Hollmann in Köln, Reindell und Roskamm in Freiburg, Sjöstrand und Astrand in Stockholm u.a. erhoben eindeutige Befunde über die gesundheitliche Gefährdung durch Bewegungsmangel und deren Kompensation durch körperliches Training. Es folgten sportmedizinische epidemiologische Studien von Morris et al. 1980, Blair et al. 1989, Paffenbarger et al. 1993, Kaplan et al. 1996, Hakim et al. 1999, Lee et al. 2001 u.a.

1994 führte die Weltgesundheitsorganisation (WHO) in Verbindung mit dem Weltverband für Sportmedizin (FIMS) in Köln zu diesem Thema ein Symposium durch, welches mit der sogenannten «Kölner Deklaration 1994» endete. Darin wurde offiziell Bewegungsmangel als einer wichtigsten Risikofaktoren anerkannt.

Dem war in Bezug auf die Behandlung des Herzinfarktpatienten eine lange Geschichte vorangegangen. Nach der Währungsreform am 20. Juni 1948 stieg in der Bundesrepublik Deutschland die Zahl der Herzinfarkttoden so rapide an, dass man geradezu von einer Epidemie sprach. Die Ursachen waren weitgehend unbekannt.

Nach international üblichem Muster musste der Herzinfarktpatient zwischen vier und acht Wochen eine absolute Bettruhe hinnehmen, selbst der Toilettenbesuch war verboten. In den USA ging man stellenweise zur Befestigung an Extremitäten am Rumpf über, um jede Bewegung auch im Bett zu vermeiden. 1952 entwickelten Levin und Lown in den USA eine sogenannte «Lehnstuhltherapie». Es war der Beginn einer Abwendung von absoluter Ruhigstellung des Patienten im Bett. Vor- und nachmittags gestattete man einen 30-minütiger Aufenthalt in einem Lehnstuhl. Dennoch aber blieb die konventionelle Haltung der meisten Ärzte sowohl im europäischen als auch im amerikanischen Raum unverändert: Bewegung beim Herzinfarktpatienten galt als todbringend.

1966 fand der Weltkongress für Sportmedizin in Hannover statt. Die sportmedizinischen Forschungsergebnisse von Deutschland, Schweden und der CSSR stimmten in einem Punkt völlig überein: Allgemeine aerobe dynamische Ausdauerbelastung war ein wirksames Mittel zur Prävention und Therapie des Herzinfarktes. Deshalb gründete der Autor in Verbindung mit sechs weiteren Kollegen aus fünf Nationen eine ad hoc-Kommission um eine Eingabe an die Weltgesundheitsorganisation (WHO) zu erarbeiten, wonach die absolute Bettruhe des Herzinfarktpatienten durch Bewegung und Training zu ersetzen sei. Král, Lehrstuhlinhaber für Sportmedizin an der Universität Prag, wurde zum Vorsitzenden gewählt. Die WHO griff das Problem auf, doch es dauerte immerhin noch 11 Jahre, bis 1977 anlässlich eines WHO-Symposiums in Luxemburg die von der Sportmedizin vorgegebenen Leitlinien zur offiziellen Stellungnahme erklärt wurden.

Erst seit Anfang der 1990er-Jahre gilt **körperliche Inaktivität als gesicherter Risikofaktor**. Einschlägige Statements erschienen seitens des Weltverbandes für Sportmedizin (FIMS) und des Royal College of Physicians in Großbritannien 1991, der American Heart Association 1992 und vor allem eine gemeinsame Erklärung der Weltgesundheitsorganisation (WHO) und des Weltverbandes für Sportmedizin (FIMS) in der Deklaration von Köln 1994. Seit 1998 wird auch von der Deutschen Gesellschaft für Kardiologie regelmäßige **körperliche Aktivität als Präventionsmaßnahme** empfohlen (WHO/FIMS 1994).

Die höchsten Kosten im Sozialwesen der USA verursachen Fettstoffwechselstörungen, an zweiter Stelle bereits Bewegungsmangel. Ähnliche Ergebnisse dürften für Deutschland zutreffen. 30 % aller Deutschen sind körperlich kaum aktiv, 45 % treiben keinerlei Sport und nur 13 % bewegen sich soviel, dass ein präventiver Effekt gesichert erscheint.

Experimentelle Untersuchungen zum Bewegungsmangel

Unter Bewegungsmangel verstehen wir unserer Definition nach muskuläre Beanspruchung, die chronisch unterhalb einer Reizschwelle liegt, deren Überschreitung notwendig ist zur Entwicklung bzw. zum Erhalt einer durchschnittlichen funktionellen Kapazität. Anders formuliert: Bewegungsmangel ist bei einer gesunden Person von durchschnittlicher Leistungsfähigkeit die **chronische Unterlassung** einer Beanspruchung von mehr als 30 % der maximalen statischen Kraft bzw. etwa 50 % der maximalen Kreislaufleistungsfähigkeit (Hollmann 1965; Hollmann und Hettinger 2000).

Angesichts der von Jahr zu Jahr drastisch wachsenden Zahl von Herzinfarkttoten in der Bundesrepublik Deutschland in den 1950er-Jahren stellten wir uns in der Medizinischen Universitätsklinik Köln 1955 die Frage, welche offenbar lebensstilbedingten Faktoren hierfür verantwortlich sein könnten. Bewegungsmangel oder körperliche Aktivität existierten in damaligen Überlegungen nicht. Darum begannen wir entsprechende experimentelle Untersuchungen. Gesunde männliche Sportstudenten unterzogen sich einer mehrtägigen bis mehrwöchigen absoluten Bettruhe. Die Befunde waren:
- Eine 9-tägige Bettruhe verursachte eine Abnahme der Leistungsfähigkeit von Herz, Kreislauf, Atmung und Stoffwechsel (maximale Sauerstoffaufnahme) um 16 %.
- Die röntgenologisch in zwei Ebenen an der liegenden Person bestimmte Herzgröße verminderte sich um 10 %.
- Bei einer standardisierten Belastung von 190 W auf dem Fahrradergometer waren in der 3. Arbeitsminute die Herzfrequenz, das Atemminutenvolumen und die Laktatbildung hoch signifikant erhöht.

- Nach einer 11- bzw. 28-tägigen Bettruhe verminderte sich das Blutvolumen um 530 bzw. 720 ml (Plasmavolumenverlust 490 bzw. 540 ml, Erythrozytenverlust 20 bzw. 190 ml) (Hollmann 1965).

Stoffwechseluntersuchungen betrafen Untersuchungen der Blutzuckerbelastungskurve von 20- bis 56-jährigen Personen nach 6- bis 20-wöchiger Bettruhe sowie nach 1- bis 4-wöchiger Gehfähigkeit. Im Staub-Traugott-Test wurden 30 g Glukose verabfolgt, was sich nach 60 Minuten wiederholte. Es ergab sich ein Verhalten der Blutzuckerbelastungskurve analog dem von Diabetikern bzw. Prädiabetikern. Nach einem 1- bis 4-wöchigen Gehtraining normalisierten sich die Befunde vollständig (**Abb. 1**; Hollmann 1965).

Zum Zeitpunkt der Untersuchungen (1963) war eine wissenschaftliche Erklärung dieser Stoffwechselbefunde noch nicht möglich. Heute ist jedoch bekannt, dass Bewegungsmangel die **Insulinrezeptoren**, welche sich speziell in den Skelettmuskelfasern Typ I (langsame Muskelfasern) befinden, zahlenmäßig hoch signifikant reduziert und darüber hinaus eine verminderte Sensitivität für Insulin zur Folge hat. Dementsprechend muss die Bauchspeicheldrüse ver-

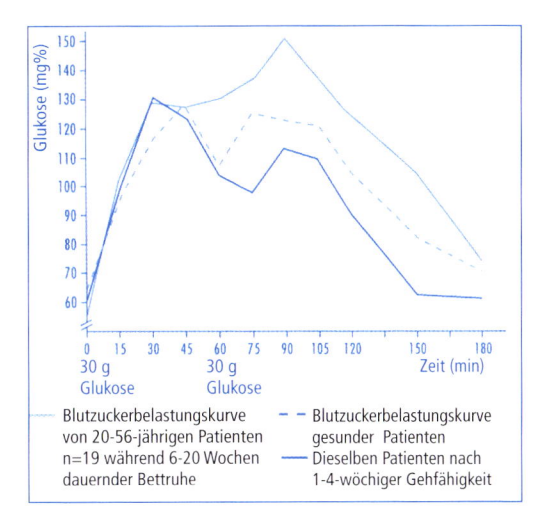

Abbildung 1: Die Blutzuckerbelastungskurve von 20- bis 56-jährigen Patienten (n = 19) nach 6- bis 20-wöchiger Bettruhe sowie nach 1- bis 4-wöchiger Gehfähigkeit. Zum Vergleich die Blutzuckerbelastungskurven einer Gruppe gesunder Probanden (nach Hollmann 1965).

mehrt Insulin produzieren, um durch einen höheren Insulin-Blutspiegel eine **Kohlenhydratdeponierung** in der Muskelzelle zu erreichen.

Insulin besitzt jedoch nicht nur segensreiche Folgen, sondern ein erhöhter Insulinspiegel im Blut besitzt gesundheitlich negative Auswirkungen auf Muskulatur, Fettgewebe, Leber und Gehirn. So bewirkt Insulin eine **Hemmung der Fettsäurenfreisetzung** aus Fettgewebe. Übergewicht und Fettleibigkeit (Adipositas) werden hierdurch gefördert. Die Leber wird durch hohe Insulinspiegel stimuliert, zusätzliche Blutfettsäuren in Transport-Triglyceride umzuwandeln. Eine Konsequenz kann die **Fettleber** sein mit weiter zunehmender Insulinunempfindlichkeit. Während normalerweise die Leber zwei Drittel des im Blut zirkulierenden Insulins abbaut, kann dies nun immer schlechter bewerkstelligt werden, womit Insulin länger in der Blutbahn verweilt. Um sich selbst vor einer Verfettung zu schützen, vermindert die Leber die LDL-Cholesterinrezeptoren an der Oberfläche der Leberzellen. Das Ergebnis ist eine verzögerte Ausfilterung von Cholesterin aus dem Blut mit Erhöhung des LDL-Cholesterinspiegels bei gleichzeitiger Behinderung der Entstehung von schützendem HDL-Cholesterin. Das gestörte Verhältnis von LDL- zu HDL-Cholesterin im Blut erhöht die Gefährdung in Richtung Herzinfarkt.

Werden über längere Zeit dem Körper mehr Energien (Kalorien) zugeführt, als es dem Energieverbrauch entspricht, resultiert **Übergewicht**. Es wird vielfach von einer **Hypertonie** begleitet, dem wichtigsten Risikofaktor. Eine hohe Insulinkonzentration im Blut regt in den Nieren die Wiederaufnahme von Kochsalz an, welches Wasser bindet. Das Ergebnis kann ein sogenannter Volumen-Bluthochdruck sein. Gleichzeitig wird das sympathische Nervensystem durch eine erhöhte Insulinkonzentration aktiviert. Das Resultat ist ein Widerstandshochdruck. Hypertrophie des Herzens und die Tendenz zu einer späteren **Herzmuskelinsuffizienz** können hierdurch ausgelöst werden.

Eine mehrtägige Bettruhe lässt ferner die Herzfrequenz ansteigen. Das bedeutet einen Mehrbedarf an Sauerstoff für den Herzmuskel. Liegt aber bereits eine Störung in der Sauerstoffversorgung des Herzmuskels vor, ist dieser Effekt denkbar unerwünscht. Darum formulierten wir bereits 1964/1965: **Bettruhe stellt keine Entlastung, sondern eine Belastung für das Herz dar** (Hollmann 1965; Hollmann und Hettinger 2000).

Führt Bewegungsmangel zum Übergewicht, entstehen schnell in der beschriebenen Form Hypertonie, Fettstoffwechselstörungen und schließlich der Diabetes mellitus Typ 2. Man spricht von einem «metabolischen Syndrom». Seine Auswirkungen beschränken sich nicht auf die Körperperipherie, sondern betreffen auch das Gehirn, in welchem Fehlsteuerungen auftreten.

Das summarische Ergebnis zahlreicher Regulationsstörungen ist die **Arteriosklerose**. Einstmals als «Alterserscheinung» angesehen, wissen wir heute, dass es sich um einen pathologischen Prozess handelt, der schon in den ersten Lebensjahrzehnten einsetzen kann. Als ein gesundheitlich negatives Ergebnis des Sauerstoffstoffwechsels (aerober Stoffwechsel) entstehen sogenannte «freie Radikale». Es handelt sich um Substanzen, die als «Elektronenräuber» tätig werden und u.a. Zellmembranen schädigen. Sie oxidieren das LDL-Cholesterin, welches sich an die Arterienwand anheftet. Immunologische Reaktionen veranlassen eine vermehrte Funktion von «Fresszellen» des Immunsystems, die in die Gefäßwand einwandern. Dort wandeln sie sich in sogenannte Schaumzellen um mit nachfolgender chronischer Entzündungsreaktion. Es findet nun eine vermehrte Proliferation von Bindegewebs- und Muskelzellen statt mit zunehmender Verkalkung. Diese fibrösen Plaques buckeln sich in das Gefäßinnere vor und beengen die Blutstrombahn. Ein Aufplatzen des Plaques führt zum Versuch der lokalen Blutungsstillung mit Anlagerung von Thrombozyten, wodurch die Gefäßwandveränderung bis zu einem totalen Verschluss führen kann. Die Mehrzahl aller **Herzinfarkte** basiert auf diesem Vorgang.

Die entscheidenden Risikofaktoren für die Arteriosklerose sind das **metabolische Syndrom** (Bewegungsmangel, Übergewicht, Fettstoffwechselstörung, Hypertonie, erhöhter Insulinspiegel) sowie Rauchen und übermäßiger Alkoholkonsum. Eine besondere Bedeutung aber kommt dabei sicherlich dem Bewegungsmangel zu, da er letztlich der Auslöser ist für die Entstehung des Grundübels, nämlich einem Missverhältnis zwischen Energiezufuhr und Energieverbrauch des Körpers.

Experimentelle Untersuchungen zum körperlichen Training

Die beschriebenen Untersuchungen zum Bewegungsmangel zählten international zu den ersten dieser Art. Ein medizinisches Wissen über Zusammenhänge mit der Gesundheit bestand damals noch nicht. Darum begannen wir 1958 im Kölner Institut für Kreislaufforschung und Sportmedizin mit gezielten experimentellen Untersuchungen zur Beantwortung der Frage: Welche Qualität, Quantität und Intensität einer Belastung ist notwendig, um **gesundheitlich wünschenswerte Adaptationen** im Körper zu erzielen? Es konnte sich keineswegs um Programme für den Leistungssportler handeln, sondern nur für sportungewohnte, an Bewegungsmangel leidende Personen. Ziel sollte es sein, mit einem Minimum an Zeitaufwand ein Maximum an gesundheitlich wertvoller Adaptation zu erzielen. Eine Zusammenfassung der wichtigsten Resultate lautet:

- Es muss sich um dynamische Beanspruchungen von aerobem Charakter großer Muskelgruppen handeln (z.B. Gehen, Wandern, Laufen, Radfahren, Skilanglaufen, Schwimmen, Bergwandern, Treppensteigen).
- Bei untrainierten Personen können mit diesen Belastungsformen Trainingseffekte bereits mit einer solchen Belastungsintensität erzielt werden, welche bei männlichen und weiblichen Personen unterhalb des 50. Lebensjahres einer Pulsfrequenz von 110/min entsprechen. Das erfordert aber eine mehrmals wöchentliche Belastung von mindestens einer Stunde Dauer. Arbeitet man jedoch mit Herzfrequenzen von 150/min bei Personen unterhalb des 50. Lebensjahres, so lassen sich bereits bei einem täglich 5-minütigen Training nach einigen Wochen nennenswerte Herz-Kreislaufanpassungen registrieren. Eine täglich 10-minütige Belastung mit einer Pulsfrequenz von 150 bis 160/min (= 70 % der maximalen Herz-Kreislaufleistungsfähigkeit) unterscheidet sich hämodynamisch nach einem 8- bis 10-wöchigem Training nur unwesentlich von einer 20- bis 30-minütigen Arbeitsdauer.
- Mit derartigen Minimal-Trainigsprogrammen erreicht man, wie sich in den 1970er-Jahren herausstellte, im Wesentlichen jedoch nur das Herz-Kreislaufsystem sowie die Atmung (**Abb. 2**). Der Stoffwechsel bleibt hiervon weitgehend unberührt. Nachdem 1969 erstmals die Differenzierung zwischen HDL, LDL- und VLDL-Cholesterin beschrieben worden war, konnte festgestellt werden, dass zur Vergrößerung des gesundheitlich nützlichen HDL und zur Verminderung des gesundheitlich schädlichen LDL die genannte Belastungsdauer unzureichend war. Man musste

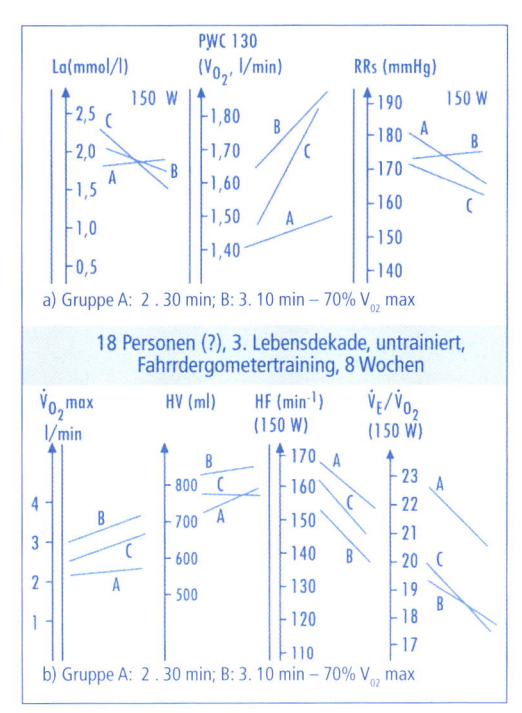

Abbildung 2: Der Einfluss unterschiedlicher Minimal-Trainingsprogramme (Gruppe A: 2 Mal wöchentlich 30 min, Gruppe B: 3 Mal wöchentlich 5 min, Gruppe C: 3 Mal wöchentlich 10 min, Belastungsintensität jeweils 70 % der individuellen maximalen Sauerstoffaufnahme) auf untrainiert gewesene männliche Personen des 3. Lebensjahrzehnts. Die Belastungen erfolgten im Sitzen auf dem Fahrradergometer (HV = Herzvolumen; HF = Herzfrequenz; VE/VO2 = Atemäquivalent; PWC 130 = O2-Aufnahme bei Herzfrequenz 130/min; RRs = systolischer Blutdruck; nach Hollmann und Schwarz 1965).

wenigstens 20 Minuten, besser 25 Minuten als Minimum trainieren, um solche metabolischen Effekte erzielen zu können (Dufaux et al. 1979, 1982).

Eine Pulsfrequenz von 130/min stellt bei untrainierten männlichen und weiblichen Personen unterhalb des 50. Lebensjahres einen guten Kompromiss dar zwischen Beanspruchungsgefühl einerseits, notwendiger Belastungsdauer und dennoch zu erzielendem Trainingseffekt andererseits. Aus diesen Erfahrungen gelangten wir zu der Empfehlung, sich bei den genannten körperlichen Betätigungsformen im Hinblick auf die Belastungsintensität nach der Faustregel zu richten: 180 minus Lebensalter in Jahren = Pulsfrequenz im Training (Ein 70-Jähriger sollte danach z.B. mit der Pulsfrequenz 110/min sein Programm absolvieren, ein 10-Jähriger mit 170/min). Dabei wird eine Ruhepulsfrequenz von 60–70/min vorausgesetzt (Hollmann 1965; Hollmann und Hettinger 2000).

Die Amerikanische Gesellschaft für Herz- und Kreislaufforschung (1990) und das Amerikanische College für Sportmedizin (1990) geben als Empfehlungen an: Es sollten körperliche Betätigungsformen bzw. Sportarten mit Ansprüchen auf allgemeine **aerobe dynamische Ausdauer mindestens dreimal wöchentlich** durchgeführt werden, wobei die Belastungsintensität Pulszahlen um 130/min entsprechen sollte bei einer Belastungsdauer von jeweils mindestens 30–60 min. Diese Angaben stimmen also weitgehend mit unseren Vorschlägen aus den 1960er und 1970er-Jahren überein.

Seit ca. eineinhalb Jahrzehnten bevorzugt man in der Präventivmedizin die Ausdrucksweise «Körperliche Aktivität» gegenüber «Sport» oder «Training» (Löllgen 2003). Der Grund besteht darin, dass allein schon die **systematische Ausnutzung von Ausdauerbeanspruchungen** im Alltagsleben die Wahrscheinlichkeit des Auftretens von Herz-Kreislauferkrankungen signifikant verringert und die Lebenserwartung verlängert. Eine dieser Maßnahmen stellt das **Treppensteigen** dar. Bereits in den 1970er-Jahren konnten wir feststellen, dass auch hiermit hoch signifikante Verbesserungen der kardiopulmonalen Leistungsfähigkeit zu erreichen sind (Hollmann und Hettinger 2000). Die heutigen Faustregeln lauten: ein Minimum von täglich 200 erstiegenen Treppenstufen verhindert Erscheinungen von Bewegungsmangel im Bereich von Herz, Kreislauf, Atmung, Stoffwechsel und hormonelle Steuerung. 600 Treppenstufen täglich lassen bei Personen von durchschnittlicher Leistungsfähigkeit signifikante Leistungssteigerungen erkennen. Bezüglich der Beanspruchungsintensität gilt auch hier die oben genannte Pulsfrequenz-Faustregel, falls es sich um gesunde Personen handelt. Liegen pathologische Veränderungen vor, können nur individuelle, niemals generelle ärztliche Empfehlungen ausgesprochen werden.

Die motorischen Hauptbeanspruchungsformen

Auf der Basis unserer experimentellen Erfahrungen formulierten wir 1967 fünf motorische Hauptbeanspruchungsformen:
- Koordination
- Flexibilität
- Kraft
- Schnelligkeit
- Ausdauer.

Hiervon sind dynamische Kraft und Schnelligkeit physikalisch exakt definierbare Begriffe, nicht aber statische Kraft oder Ausdauer. Alle Begriffe haben hingegen das psychosomatische Moment gemeinsam.

Die begriffliche Trennung ist aus theoretischen und praktischen Gründen wichtig. Ein Charakteristikum des lebenden Organismus ist seine spezifische Reaktionsmöglichkeit. Eine Anpassung erfolgt stets in Ausrichtung auf die Art des Reizes. Daher kann eine Reizqualität nicht oder nur ungenügend durch eine andere ersetzt werden.

Koordination

Der Definition nach verstehen wir unter der Koordination das **Zusammenwirken von Zentralnervensystem und Skelettmuskulatur** innerhalb eines gezielten Bewegungsablaufes (populäre Begriffe hierzu sind Geschicklichkeit und

Gewandtheit, in Verbindung mit einem Gerät Technik). Bewegungsmangel lässt die koordinative Qualität absinken. Die Konsequenz ist ein vergrößerter Sauerstoff- und damit Energieverbrauch für eine gegebene physikalische Leistung. Durch Übung des betreffenden Bewegungsablaufes kann gegebenenfalls bis in ein hohes Alter eine hohe qualitative Leistungsfähigkeit aufrechterhalten werden.

Maßnahmen zum Erhalt oder zur Vergrößerung der koordinativen Qualität speziell beim älteren und alten Menschen sind: Das Gehen über eine gedachte schmale Linie (z.B. Teppichrand), Rückwärtsgehen, Rückwärtsgehen verbunden mit Rückwärtszählen, Ballwerfen und -fangen.

Von **Geschicklichkeits- und Gewandtheitsübungen** profitiert vor allem das **Zentralnervensystem**, insbesondere das Gehirn. Jede Bewegung führt im zugehörigen regionalen Gehirnabschnitt zu einer Mehrdurchblutung. Sie wird begleitet von der vermehrten Produktion zahlreicher Nervenübertragungsstoffe (Neurotransmitter) sowie von Nervenwachstumsfaktoren, ferner von Neuproduktionen von Nervenzellen im Gehirn. Aus letzterem Grund sind selbst koordinative Beanspruchungen kleiner Muskelgruppen wie beim **Klavierspielen** – hier ist nur 2 % der Körpermasse im Einsatz – von erheblicher Bedeutung für die Gehirn- und damit auch geistige Schulung, weil die menschlichen Finger in einer Größenordnung von ca. 50–60 % des Gehirns repräsentiert sind. Kleine Ursachen üben hier also eine große Wirkung aus. Altersbedingten Verlusten kann vorgebeugt werden (Hollmann et al. 2003).

Flexibilität

Flexibilität stellt den willkürlichen Bewegungsbereich in einem oder in mehreren Gelenken dar. Eine Verbesserung ist durch dynamische und statische Dehnungsübungen möglich. Streckungsübungen (stretching) können vor sportlichen oder sonstigen körperlichen Beanspruchungen Verletzungen vorbeugen. Übertriebene Stretchingmaßnahmen beinhalten Schädigungsmöglichkeiten.

Kraft

Die Haupterscheinungsformen der Kraft beim Menschen sind **statische** und **dynamische Kraft**. Basisform von zahlreichen unterschiedlichen Kraftbegriffen ist die statische Kraft. Man versteht darunter diejenige Spannung, die ein Muskel oder eine Muskelgruppe in einer gegebenen Position willkürlich gegen einen fixierten Widerstand auszuüben vermag.

Bewegungsmangel vermindert die Maximalkraft eines Muskels. Eine 8-tägige absolute Bettruhe lässt die Kraft der Skelettmuskulatur – je nach Ausgangszustand – zwischen 10 und 20 % abnehmen. Ursache ist vor allem eine **Abnahme des Muskelfaserquerschnitts** sowie der intermuskulären und der intramuskulären Koordination. Täglich 30-minütig durchgeführte, statische Beanspruchungen der Beinstreckmuskulatur gegen ein Fünftel der Maximalkraft über eine Zeitspanne von je einer Minute verringerten den Verlust an Muskelkraft um 80 %. Vergleichbares dynamisches Krafttraining war weniger wirksam.

Jenseits der 3. Lebensdekade nimmt die Kraft physiologischer Weise pro Lebensdekade um durchschnittlich 6 % ab. Ursachen sind vor allem eine durch zunehmende **körperliche Inaktivität** hervorgerufene Reduzierung des Muskelfaserquerschnitts sowie ein Absterben von schnellen Muskelfasern. Letzteres kann nicht durch Training kompensiert werden, ersteres hingegen nahezu vollständig. In Untersuchungen an 87 bis 96-jährigen männlichen Personen konnte eine Krafttrainierbarkeit nachgewiesen werden, welche prozentual der von jungen Menschen gleichwertig ist (Lexell und Downham 1992).

Vom gesundheitlichen Standpunkt aus ist eine gut erhaltene Skelettmuskulatur nicht nur bedeutsam für die Funktion des Halte- und Bewegungsapparates, sondern sie stellt auch die Voraussetzung dar zur physiologisch notwendigen Beanspruchung des kardiopulmonalen Systems sowie des Zentralnervensystems, insbesondere des Gehirns. Letztere Kenntnis ist das Forschungsergebnis der vergangenen ca. 20 Jahre. Es konnte ein intensives **Biofeedback-System** zwischen der Skelettmuskulatur und bestimmten Gehirngebieten registriert werden, insbesondere dem limbischen System, verbunden mit psychischen Auswirkungen. Es ist durchaus denkbar, dass manche im Alter auftretenden depressiven Zustände mit der Auswirkung von ungenügenden Stimulationen seitens des Muskelstoffwechsels auf bestimmte Gehirnbereiche zurückzuführen sind, wodurch sich biochemische und strukturelle Konstellationen im Gehirn ändern (Abb. 3).

Nach dem heutigen Wissensstand scheint es ausreichend zu sein, die großen Skelettmuskelgruppen 5- bis 10-mal täglich je fünf Sekunden lang mit einer Intensität von 70 % der Maximalkraft statisch zu belasten. Damit kann offenbar dem alternsbedingten Muskelabbau innerhalb der nächsten 24 Stunden entgegengewirkt werden.

Wichtig ist die Feststellung, dass es mit keiner Form von statischem Krafttraining möglich ist, gesundheitlich nützliche Adaptationen im Herz-Kreislauf-Atmungssystem zu erzielen. Man kann also mit Krafttraining dieser Art keine Trainingseffekte auf das Herz setzen. Hingegen kann sehr wohl der Stoffwechsel günstig beeinflusst werden, indem HDL-Cholesterin zunimmt, LDL- und Gesamtcholesterin abnimmt. Bei aeroben dynamischen Arbeiten sinkt darüber hinaus nach mehrwöchigem Krafttraining der Laktatspiegel, weil eine gegebene physikalische Leistung mit einer größeren Muskelmasse bestritten werden kann.

Der Vorteil des statischen Krafttrainings betrifft vor allem den Halte- und Bewegungsapparat. So kann einer Osteoporose vorgebeugt bzw. eine bestehende Osteoporose verbessert werden. Es konnten parallele Zusammenhänge zwischen alternsbedingtem Rückgang der Skelettmuskulatur und einer Verminderung der Knochendichte beobachtet werden.

Schnelligkeit

Schnelligkeit beinhaltet die **pro Zeiteinheit zurückgelegte Wegstrecke**, im biologischen Bereich die Abwicklung einer gegebenen motorischen Aktion pro Zeiteinheit. Gleichgültig, ob es sich um zyklische oder azyklische Bewegungen handelt, stehen stets anaerobe Stoffwechselvorgänge im Zentrum. Das betrifft vor allem maximale dynamische Belastungen mit einer 40- bis 60-sekündigen Belastungsdauer (in der Leichtathletik z.B. 400-m-Lauf). Bei dieser Beanspruchungsform entstehen die höchsten Milchsäurewerte und die dementsprechend geringsten pH-

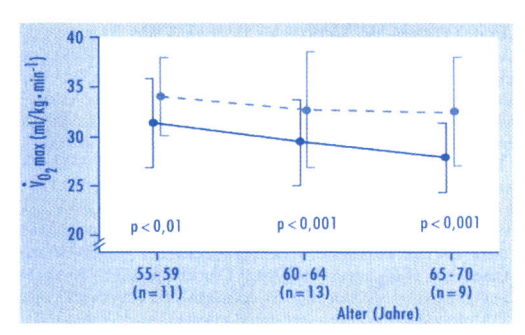

Abbildung 3: Die maximale O_2-Aufnahme (ml/kg · min^{-1}) vor (——) und nach (- - - -) einem 8-wöchigen Ausdauertraining von jahrzehntelang untrainiert gewesenen männlichen Personen des 55.–70. Lebensjahres (nach Liesen et al. 1975)

Werte im Blut. Anaerobe Belastungen aber sind nicht gesundheitsfördernd. Darum werden sie hier nicht näher besprochen.

Ausdauer

Ausdauer ist identisch mit **Ermüdungs-Widerstandsfähigkeit**. Je nach Größenordnung der eingesetzten Muskulatur – weniger oder mehr als $1/6$ der gesamten Skelettmuskulatur – spricht man von lokaler Muskelausdauer oder allgemeiner Ausdauer. Weitere Differenzierungen erfolgen nach dynamisch und statisch bzw. aerob und anaerob.

Lokale aerobe dynamische Muskelausdauer liegt dann vor, wenn eine dynamische Arbeit mit kleinen bis mittelgroßen Muskelgruppen (z.B. eines Arms oder eines Beins) durchgeführt wird. Die lokale aerobe dynamische Muskelausdauer ist für die Präventivmedizin, die Bewegungstherapie und die Rehabilitation sowie für den Leistungssportler gleichermaßen von sehr großer Bedeutung. Hier spielen sich diejenigen Durchblutungs- und Stoffwechselmechanismen ab, für welche das **kardiopulmonale System** (Herz, Kreislauf, Atmung, hormonelle Steuerung) letztlich nur den Diener darstellt. Das primäre Regulanz ist in diesem Sinne die Körperperipherie, deren Bedarfsdeckung in möglichst kompletter und ökonomischer Weise die Aufgabe der zentralen Regulation darstellt. Die physiologischen Grundlagen zur Verbesserung der lokalen aeroben dynamischen Ausdauer beruhen auf:

- Vergrößerung des intrazellulären O_2-Angebots
- vermehrte Enzymaktivität des aeroben Stoffwechsels
- Vermehrung des Myoglobins
- Vergrößerung der lokalen Kohlenhydratdepots.

Das vermutlich wichtigste Moment für die Größenordnung der lokalen dynamischen Ausdauer ist das lokale Durchblutungsvermögen. Es kann durch dynamische Trainingsmaßnahmen der betreffenden Extremität hoch signifikant verbessert werden.

Die trainingsbedingten Leistungssteigerungen beruhen auf:
- Verbesserung der Kapillarisierung (Erweiterung und Schlängelung vorhandener Kapillaren sowie echte Kapillarneubildung)
- Verbesserung der Endothelfunktion
- Zunahme der Erythrozytenflexibilität
- Vergrößerung des Arteriolenquerschnitts
- Zunahme des Mitochondrienvolumens
- Vergrößerung der aeroben Enzymaktivität
- Zunahme der Myoglobinmenge
- Vergrößerung des intramuskulären Kohlenhydratdepots.

Die gesundheitliche Bedeutung dieser Adaptationen besteht in einer Verminderung des peripheren sympathischen Antriebs auf das Herz. Die Konsequenz ist unter anderem eine Verminderung von Herzfrequenz, systolischem Blutdruck und Katecholaminfreisetzung, was sauerstoffsparend wirkt für gegebene Herzleistungen.

Unter der allgemeinen aeroben dynamischen Ausdauer verstehen wir aerobe Ausdauerleistungen mittels dynamischer Arbeit unter Einsatz von mehr als $1/7$ bis $1/6$ der gesamten Skelettmuskulatur mit einer Zeitspanne von mehr als drei Minuten.

Die zuverlässigsten Parameter zur Messung der allgemeinen aeroben dynamischen Ausdauer sind die **maximale Sauerstoffaufnahme/min** und die **aerob-anaerobe Schwelle** (2–4 mmol/l Laktat). Die wichtigsten leistungsbegrenzenden Einzelfaktoren dürften das maximale Herzminutenvolumen und die maximale Diffusionskapazität in den Lungen sein. Das maximale Herzzeitvolumen hängt bei einer gesunden Person einerseits von der Herzgröße (Herzvolumen), andererseits vom Schlagvolumen (Ejektionsfraktion des linken Ventrikels) ab.

Bewegungsmangel reduziert schon in wenigen Tagen das Herzvolumen und das Schlagvolumen, damit das maximal mögliche Herzzeitvolumen. Entsprechend sinkt die körperliche Leistungsfähigkeit. Dieser Befund geht einher mit einer Verminderung der Kapillarisierung sowohl in der Skelettmuskulatur als auch am Herzen sowie mit einem Rückgang des Mitochondrienvolumens in der Skelettmuskelzelle. Alle genannten Veränderungen begünstigen alterungsbedingte Leistungsrückgänge sowie in der früher beschriebenen Weise arteriosklerotische Gefäßveränderungen. Körperliches Training in der ebenfalls beschriebenen Form verbessert die Leistungsfähigkeit des Herzens, die Sauerstoffversorgung sowohl des Herzens als auch der Skelettmuskulatur, die Fließeigenschaften des Blutes, die biochemischen Funktionen des Gefäßendothels sowie den Fett und Kohlenhydratstoffwechsel (**Abb. 3, 4, Tab. 1**).

Altersbedingt geht die maximale Sauerstoffaufnahme jenseits der 3. Lebensdekade um durchschnittlich 8–10 % pro Lebensdekade zurück, falls kein Ausdauertraining betrieben wird. Ausdauertraining vermindert die Quote um die Hälfte (**Abb. 5**).

Gehirn und körperliche Aktivität

Die heutigen bildgebenden Verfahren mit der Möglichkeit von Gedankendarstellungen im Gehirn haben auch das Wissen um den Einfluss von Bewegungsmangel einerseits, qualitativ und quantitativ unterschiedlicher körperlicher Aktivität andererseits auf das Gehirn sowie die Psyche und kognitive Leistungsfähigkeiten in ungeahntem Maße erweitert. Das neu entstandene interdisziplinäre Forschungsgebiet nennen wir «Bewegungs-Neurowissenschaft». **Körperliche Inaktivität** begünstigt den Abbau von Synapsen, Dendriten und Spines und beeinträchtigt die kognitive Leistungsfähigkeit. Umgekehrt beeinflusst **körperliche Aktivität**

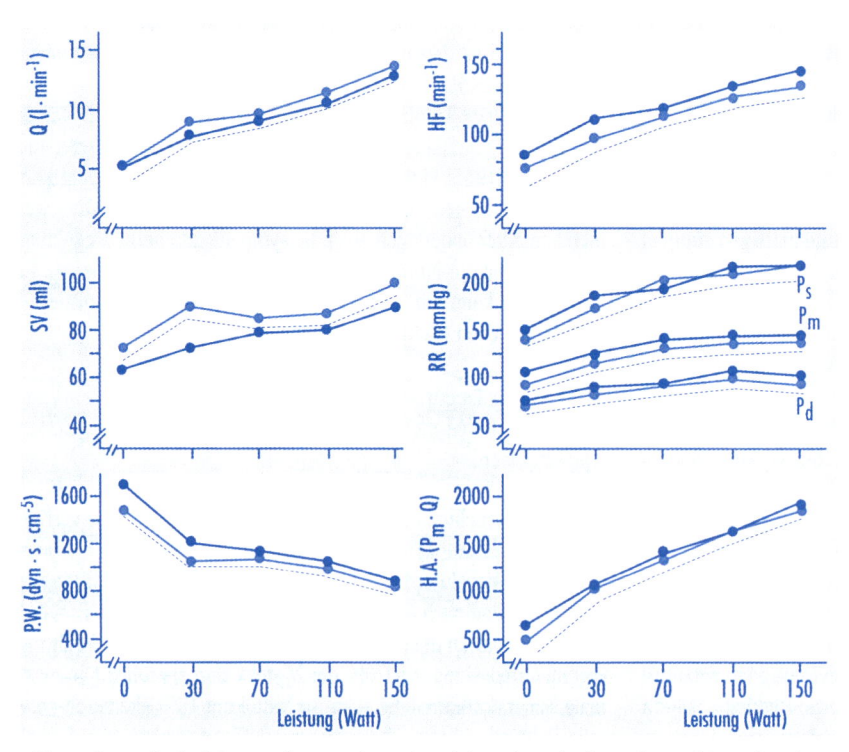

Abbildung 4: Hämodynamische Messgrößen vor (———) und (- - -) nach einem 8-wöchigen Ausdauertraining des in Abbildung 4 genannten Personenkreises (Q = Herzzeitvolumen; SV = Herzschlagvolumen; P.W. = peripherer Widerstand; HA = Herzarbeit; HF = Herzfrequenz; RR = Blutdruck) (nach Rost et al. 1975)

Tabelle 1: Enzymaktivitäten im M. vastus lat. vor und nach Ausdauertraining untrainiert gewesener männlicher Personen vom 55. bis 70. Lebensjahr. Die Qualität der Richtungsänderungen ist identisch mit der von jungen Menschen nach Training (A = vor Arbeit; B = nach Arbeit; die in Klammern angegebenen Zahlen beziehen sich auf die Probandenzahl) (nach Suominen et al. 1977)

Enzyme		vor Training (1)	pA-B	nach Training (2)	pA-B	p1-2 (A)
CPK ($\mu mol \cdot g^{-1} \cdot min^{-1}$)	(A)	1823 ± 90 (16)	<0,02	2001 ± 74 (16)	<0,001	<0,05
	(B)	1594 ± 102 (16)		1629 ± 106 (16)		
HK ($\mu mol \cdot g^{-1} \cdot min^{-1}$)	(A)	0,548 ± 0,034 (22)	<0,001	0,540 ± 0,033 (22)	<0,01	n.s.
	(B)	0,404 ± 0,028 (22)		0,423 ± 0,038 (22)		
LDH ($\mu mol \cdot g^{-1} \cdot min^{-1}$)	(A)	138,4 ± 10,0 (22)	<0,001	166,2 ± 12,9 (22)	<0,025	<0,025
	(B)	111,7 ± 6,2 (22)		147,0 ± 13,1 (22)		
MDH ($\mu mol \cdot g^{-1} \cdot min^{-1}$)	(A)	144,3 ± 10,5 (22)	<0,025	208,6 ± 12,1 (22)	<0,001	<0,001
	(B)	126,9 ± 11,1 (22)		177,8 ± 13,6 (22)		
SDH ($\mu mol \cdot g^{-1} \cdot min^{-1}$)	(A)	0,354 ± 0,017 (15)	n.s.	0,514 ± 0,028 (15)	<0,05	<0,001
	(B)	0,340 ± 0,017 (15)		0,458 ± 0,017 (15)		

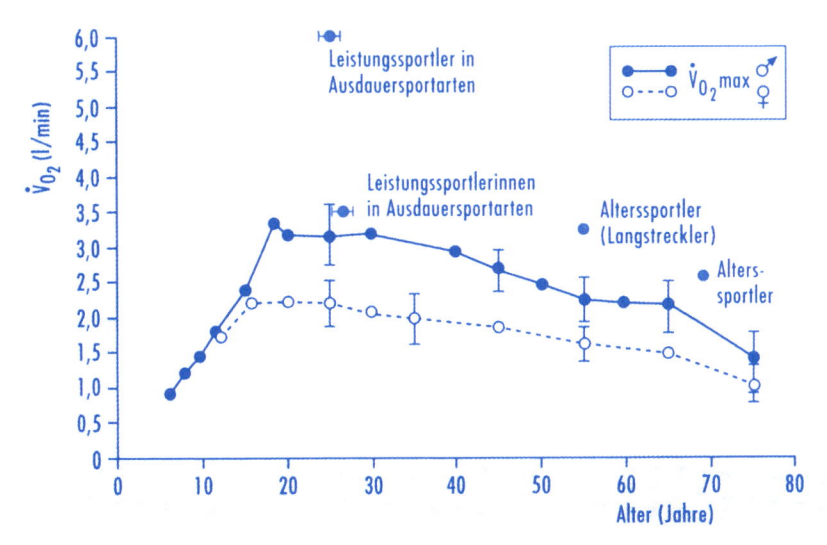

Abbildung 5: Die maximale Sauerstoffaufnahme, das Bruttokriterium der Leistungsfähigkeit von Herz, Kreislauf, Atmung und Stoffwechsel, bei männlichen und weiblichen Personen vom 8. bis 80. Lebensjahr. Ausdauertrainierte Personen besitzen eine signifikant höhere maximale O_2-Aufnahme (n = 2834) (nach Hollmann 1963).

Gehirnstrukturen und -funktionen. Jede dynamische aerobe muskuläre Beanspruchung veranlasst eine regionale Mehrdurchblutung in Gehirnabschnitten, verbunden mit einer vermehrten Produktion von Neurotransmittern und Nervenwachstumsfaktoren (Brain Derived Neurotrophic Factors = BDNF). Hierdurch wird körperliche Bewegung zu einem **stimulativen Faktor** für Synapsen- und Spinebildung sowie für die Neubildung von Neuronen und Blutgefäßen im Gehirn. Veränderungen im metabolischen Geschehen des menschlichen Gehirns bei dosierter körperlicher Arbeit spielen hierbei ebenso eine Rolle wie endogene opioide Peptide, der Aminosäurentransport an der Blut-Hirn-Schranke und Neurotransmitterbeeinflussungen. Körperliche Bewegung **mobilisiert auch Genexpressionen** mit Auswirkungen auf die Gehirnplastizität. Für die positive psychische Beeinflussung durch körperliche Aktivität sind vermehrte Serotoninproduktion im limbischen System, verstärkte Ausschüttung von opioiden Peptiden und Dopaminwirkung verantwortlich. Hierdurch zählt körperliche Bewegung heute zu dem Standardinstrumentarium bei der Prävention und **Therapie von Depression und Furcht**.

Sowohl aus gesundheitlichen als auch aus leistungsbezogenen Gründen kann darum eine Beanspruchung auf Koordination sowie auf aerobe dynamische Ausdauer zum Erhalt bzw. zur Verbesserung von Gehirnstrukturen, Gehirnleistungsfähigkeit und Gehirngesundheit ebenso empfohlen werden, wie es seit Jahrzehnten für das kardio-pulmonal-metabolische System geschieht.

Gäbe es ein Medikament, welches alle genannten Adaptationen hämodynamischer, metabolischer und psychischer Art an körperliche Bewegung in sich vereinigen würde – es würde wohl das Medikament des Jahrhunderts genannt werden. Leider steht seiner praktischen Anwendung das physikalische Gesetz der Trägheit im Wege.

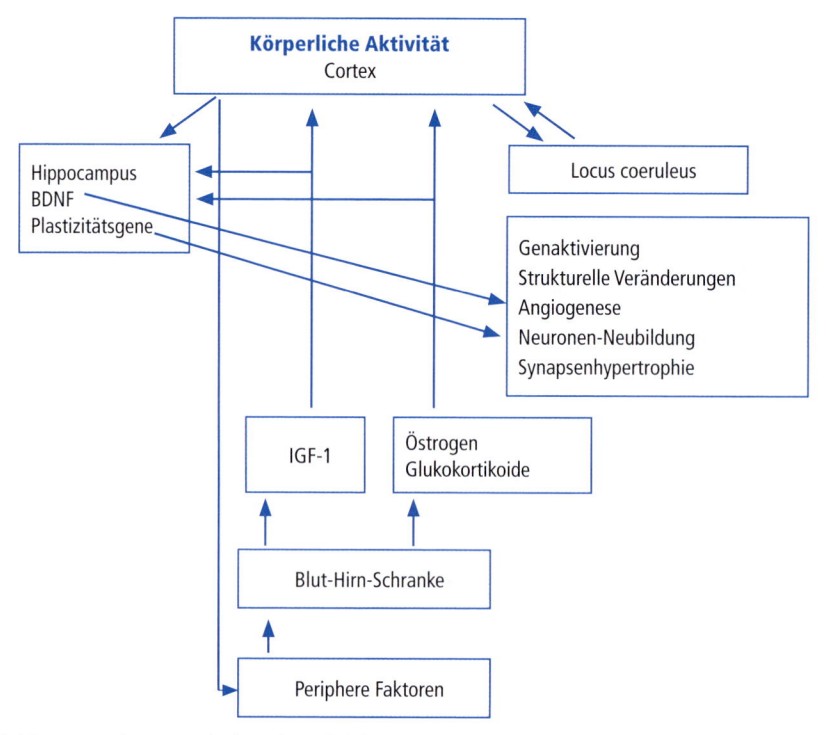

Abbildung 6: Zusammenhänge zwischen dem Gehirncortex und der Körperperipherie bei körperlicher Aktivität und der Einfluss auf Faktoren zur Hirnplastizität (nach Hollmann et al. 2003)

Prüfungsfragen

1. Was ist Bewegungsmangel?
2. Durch welche Extremform von Bewegungsmangel lassen sich experimentelle Untersuchungen zur gesundheitlichen Bedeutung durchführen?
3. Welches sind hämodynamische Auswirkungen von Bewegungsmangel (Herz, Kreislauf und Atmung)?
4. Welches sind stoffwechselbezogene Auswirkungen von Bewegungsmangel?
5. Welches sind die wichtigsten Effekte eines Minimal-Trainingsprogrammes für das Herz-Kreislaufsystem?
6. Welches sind die wichtigsten Effekte eines Minimal-Trainingsprogrammes auf den Stoffwechsel?
7. Wie ist ein allgemeines aerobes dynamisches Ausdauertrainingsprogramm beschaffen?
8. Was sind die motorischen Hauptbeanspruchungsformen?
9. Was besagen epidemiologische Studien über die gesundheitliche Bedeutung von Bewegungsmangel bzw. von körperlicher Aktivität?
10. Welches sind die Einflüsse von Bewegungsmangel bzw. von Beanspruchung auf Koordination und aerober Ausdauer auf das Gehirn?

Zitierte Literatur

Blair, S.H./Kohl, H.W./Paffenbarger, R.S./Clark, D.G./Cooper, K.H./Gibbons, L.W. (1989): Physical fitness and all-cause mortality. JAMA 262, 2395–2341.

Dufaux, B./Assmann, G./Hollmann, W. (1982): Plasmalipoproteins and physical activity: A review. International Journal of Sports Medicine 3, 122–128.

Dufaux, B./Liesen, H./Rost, R./Heck, H./Hollmann, W. (1979): Über den Einfluss eines Ausdauertrainings auf die Serum-Lipoproteine unter besonderer Berücksichtigung der Alpha-Lipoproteine (HDL) bei jungen und älteren Personen. Deutsche Zeitschrift für Sportmedizin 30, 123–129.

Dufaux, B./Order, U./Hollmann, W. (1982): C-reaktives Protein und Immunkomplexe nach Belastung und Training. Deutsche Zeitschrift für Sportmedizin 14, 252–258.

Hakim, A.A./Curb, J.D./Petrovitch, H./Rodriguez, B.L./Yano, K./Ross, G.W./White, L.R./Abbott, R.D. (1999): Effects of walking on coronary heart disease in elderly men: The Honolulu Heart Program. Circulation 100, 9–13.

Hambrecht, R./Niebauer, J./Marburger, C./Grunze, M./Kalberer, B./Hauer K./Schlierf, G./Gübler, W./Schuler, G. (1993): Various intensities of leisure time physical activity in patients with coronary artery disease: Effects on cardiorespiratory fitness and progression of coronary atherosclerotic lesions. J Am Coll Cardiol 22, 468–472.

Heck, H./Rost, R./Hollmann, W. (1984): Normwerte des Blutdrucks bei der Fahrradergometrie. Deutsche Zeitschrift für Sportmedizin 35, 243–250.

Hein, H.O./Suadicani, P./Gyntelberg, F. (1992): Physical fitness or physical activity as a predictor of ischaemic heart disease? A 17-year follow up in the Copenhagen Male Study. J Int Med 232, 471–479.

Heyden, S. (1974): Risikofaktoren für das Herz. Mannheim: Boehringer.

Heyden, S. (1976): Brief an Hollmann von 1.11.

Hollmann, W. (1959): Der Arbeits- und Trainingseinfluss auf Kreislauf und Atmung. Darmstadt: Steinkopff.

Hollmann, W. (1965): Körperliches Training als Prävention von Herz-Kreislaufkrankheiten (Hufeland-Preisarbeit 1964). Stuttgart: Hippokrates.

Hollmann, W./Hettinger, Th. (2000): Sportmedizin – Grundlagen für Arbeit, Training und Präventivmedizin. Stuttgart: Schattauer (4. Aufl.).

Hollmann, W./Kurz, D./Mester, J. (Eds.) (2001): Current results on health and physical activity. Schorndorf-Stuttgart: Hofmann-Schattauer.

Hollmann, W./Strüder, H.K./Tagarakis C.V.M. (2003): Körperliche Aktivität fördert Gehirngesundheit und -leistungsfähigkeit – Übersicht und eigene Befunde. Nervenheilkunde 9.

Hollmann, W./Strüder, H.K./Predel, H.G./Tagarakis, C.V.M. (2006): Spiroergometrie. Stuttgart/New York: Schattauer.

Hollmann, W./Strüder, H.K./Diehl, J./Tagarakis C.V.M. (2009): Sportmedizin - Grundlagen für körperliche Aktivität, Training und Präventivmedizin. Stuttgart: Schattauer.

Kannel, W.B. (1987): New perspectives on cardiovascular risk factors. American Heart Journal 114, 213–223.

Kaplan, G.A./Strawbridge, W.J./Cohen, R.D./Hungeford, L.R. (1996): Natural history of leisure-time physical activity and its correlates: Associations with mortality from all causes and cardiovascular disease over 28 years. American Journal of Epidemiology 144, 793–797.

Lee, I.-M./Rexrode, K.M./Cook, N.R./Manson, J.E./Buring, J.E. (2001): Physical activity and coronary heart disease in women. JAMA 285, 1447–1454.

Lexell, J./Downham, D.Y. (1992): What is the effect of aging on type II muscle fibres? J Neurol Sci 107, 250–256.

Liesen, H./Hollmann, W. (1981): Ausdauersport und Stoffwechsel. Schorndorf: Hofmann.

Liesen, H./Hollmann, W. (1976): Leistungsverbesserung und Muskelstoffwechseladaptationen durch Ausdauertraining im Alter. Geriatr 6, 150–158.

Löllgen, H. (2003): Primärprävention kardialer Erkrankungen. Deutsches Ärzteblatt 100, A987–996.

Lynsch, J./Helmrich, S.P./Lakka, T.A./Kaplan, G.A./Cohen, R.D./Salonen, R./Salonen, J. (1996): Moderately intense physical activities and high levels of cardiorespiratory fitness reduce the risk of non-insulin-dependent diabetes mellitus in middle-aged men. Arch int Med 156, 1307–1314.

Mader, A. (1990): Aktive Belastungsadaptation und Regulation der Proteinsynthese auf zellulärer Ebene. Ein Beitrag zum Mechanismus der Trainingswirkung und der Kompensation von funktionellen Mehrbelastungen von Organen. Deutsche Zeitschrift für Sportmedizin 41, 40–48.

Manson, J.E./Hu, F.B./Rich-Edwards, J.W./Colditz, G.A./Stampfer, M.J./Willet, W.C./Speizer, F.E./Hennekens, C.H. (1999): A prospective study of walking as compared with wiggeries exercise in the prevention of coronary heart disease in women. New England Journal of Medicine 341, 650–658.

Morris, J.N./Clayton, D.G./Everitt, M.G./Semmence, A.M./Burgess, E.H. (1990): Exercise in leisure time: Coronary attack and death rates. Br Heart J 63, 325–334.

Paffenbarger, R.S./Hyde, R.T./Wing, A.L./Lee, I.-M./Jung, D.L./Kampert, J.B. (1993): The association of changes in physical activity and other lifestyle characteristics with mortality in men. New England Journal of Medicine 328, 538–545.

Rost, R./Hollmann, W./Schüller, H. (1976): Der Einfluss von körperlicher Aktivität auf das Blutdruckverhalten. Acta Cardiol 12/13, 121–128.

Rost, R./Dreisbach, W. (1975): Zur wissenschaftlichen Begründung körperlichen Trainings als Mittel der Prävention und Rehabilitation bei älteren Menschen. II: Veränderung im Bereich der zentralen Hämodynamik durch körperliches Training. Sportarzt und Sportmedizin 2, 26–34.

Sandvik, L./Erikssen, L./Thaulow, E./Erikssen, G./Mundal, R./Rodahl, K. (1993): Physical fitness as a predictor of mortality among healthy, middle-aged Norwegian men. New England Journal of Medicine 328, 553–557.

Schuler, G./Hambrecht, R. (1998): Sekundärprävention der koronaren Herzerkrankung: Die Rolle der Rehabilitation. Deutsches Ärzteblatt 95, A-1233–1240.

Sherman, S.E./D'Agostino, R.B./Silbershatz, H./Kannel, W.B. (1999): Comparison of past versus recent physical activity in the prevention of premature death and coronary artery disease. Am Heart J 138, 900–907.

Stamler, J./Stamler, R./Neaton, J.D./Wentworth, D./Daviglus, M./Garside D./Dyre, A.R./Liu, K./Greenland, P. (1999): Low risk-factor profile and long-term cardiovascular and nonvascular mortality and life expectancy. JAMA 282, 2012–2018.

Suominen, H./Heikkinen, E./Liesen, H./Michel, D./Hollmann, W. (1977): Effects of 8 weeks' endurance training on skeletal muscle metabolism in 56–70-year-old sedentary men. Eur J Appl Physiol 37, 173–179.

Völker, K. (1990): Das Blutdruckverhalten im statischen Stufentest und im ambulanten 24-h-Profil in Beziehung zur Blutdruckreaktion im Fahrradergometertest sowie das ANP-Verhalten bei unterschiedlichen Belastungsbedingungen. Habil.-Schrift Deutsche Sporthochschule, Köln.

Wannamethee, S.G./Sharper, A.G. (2001): Physical activity in the prevention of cardiovascular disease. Sports Med 31, 101–114.

WHO/FIMS (1994): Health promotion and physical activity. Declaration of Cologne. Joint meeting of WHO and FIMS. The Club of Cologne (Ed.), Sport und Buch Strauß, Köln.

Leseempfehlungen

Hollmann W./Strüder, H.K. (2009): Sportmedizin – Grundlagen für körperliche Aktivität, Training und Präventivmedizin. Stuttgart: Schattauer (5. Aufl.).

Mensink, G. (1997): Movement and Circulation. – Population studies on physical activity and cardiovascular disease risk. Ponsen und Looijen BV, Wageningen/Holland.

The Club of Cologne (1996): Gesundheitsförderung und körperliche Aktivität. Ministerium für Arbeit, Gesundheit und Soziales des Landes NRW. Köln: Sport und Buch Strauß.

13 Prävention muskuloskeletaler Erkrankungen

Karsten Dreinhöfer, Peter Koppe, Michael Schäfer und Ralf Decking

Stellenwert der präventiven Orthopädie

Definition der Orthopädie und Charakterisierung der wichtigsten Arbeitsschwerpunkte

Die Orthopädie umfasst die Erkennung, Prävention, Behandlung und Rehabilitation von angeborenen und erworbenen Formveränderungen, Funktionsstörungen, Erkrankungen und Verletzungen der Stütz- und Bewegungsorgane. Die Stütz- und Bewegungsorgane stellen das größte Organsystem des menschlichen Körpers dar, sodass Veränderungen, Funktionsstörungen oder Verletzungen der einzelnen Strukturen in hoher Anzahl auftreten können. Diese form- oder schmerzbedingten Funktionseinschränkungen führen zu Einschränkungen in der Lebensführung und zur Verminderung der Lebensqualität. Darüber hinaus bedingt eine Chronifizierung der Erkrankung hohe Kosten durch Invalidisierung und Berentung.

Ziel der Orthopädie ist ein bestmöglicher Erhalt bzw. die Wiederherstellung von Form und Funktion der Bewegungsorgane. So sind es die wesentlichen Aufgaben der Orthopädie, beim Kind und Jugendlichen die Erlangung der möglichen Mobilität zu unterstützen, im weiteren Leben zu erhalten und im Alter gegebenenfalls wieder zu erlangen.

Der Begriff **Orthopädie** setzt sich aus den Begriffen Orthos = gerade und paidon = das Kind zusammen und stammt aus dem späten 17. Jahrhundert. In dem Begriff spiegelt sich das damalig ausgeprägte Phänomen massiv «verbogener» Extremitätenknochen bei Kindern durch das Krankheitsbild der Rachitis wider. Vor allem Mangelernährung aber auch Abschirmung der Sonnenstrahlung aufgrund von Smog waren erste Konsequenzen von Ernährungsumstellungen und ausgeprägter Umweltverschmutzung im Zuge der Industrialisierung. Nachdem dieses Krankheitsbild so häufig war, dass es den Namen für die neue Fachdisziplin Orthopädie gab, sind heutzutage die «gebogenen Kinderknochen» zumindest in der westlichen Welt weitestgehend verschwunden. Nach der Entdeckung der Bedeutung des Vitamin D im Jahr 1922 konnte die Mangelrachitis durch präventive (nutritive) Maßnahmen, z.B. Lebertran fast vollständig eradiziert werden.

Die Orthopädie entstand als ein Fachgebiet, weil es Hoffnung auf Heilung der früher verbreiteten Krankheiten und Probleme wie Knochentuberkulose, chronische Knocheneiterung, Poliomyelits (Kinderlähmung), fehlverheilte Knochenbrüche, Skoliosen und Klumpfüße gab. Viele dieser Erkrankungen konnten durch präventive, oft noch nicht einmal unmittelbar orthopädische Maßnahmen, systematisch reduziert werden. Heutzutage gehören in den Industrieländern vor allem noch die Skoliose, die Hüftgelenksdysplasie und der Klumpfuß zu den häufig diagnosti-zierten orthopädischen Krankheitsbildern des Kindes- und Jugendalters. (Niethart 2009). Aufgrund der längeren Lebenserwartung und Überalterung der Bevölkerung nehmen aber nun vor allem die degenerativen Erkrankungen der Älteren und Hochbetagten zu. Für diese Erkrankungen sind neue und andere präventive Strategien vonnöten.

Erkrankungen der Haltungs- und Bewegungsorgane sind sehr häufig und ihre Bedeutung für den Einzelnen und die Gesellschaft groß: Die aktuelle Global Burden of Diesease Studie hat gezeigt, dass sie der weltweit häufigste Grund für lang anhaltende schwere Schmerzen und körperliche Beeinträchtigungen sind (Murray 2012, Vos 2012). Diese Erkrankungen beeinflussen zudem wesentlich die psychosoziale Situation der Betroffenen, aber auch ihrer Familie und Umgebung. In Europa leiden 20 bis 30 % der Erwachsenen zu jeder Zeit unter Schmerzen der Haltungs- und Bewegungsorgane. Allein die Erkrankungen der Haltungs- und Bewegungsorgane, ohne Berücksichtigung der sehr umfangreichen Verletzungsfolgen, sind bereits verantwortlich für 25 % der gesamten Krankheitskosten in der EU. In Deutschland sind diese Erkrankungen die zweithäufigste Ursache für einen Arztbesuch; jeder dritte Patient in einer Allgemeinmedizinerpraxis hat muskuloskeletale Beschwerden. Die Erkrankungen und Verletzungen der Haltungs- und Bewegungsorgane sind verantwortlich für 40 % der Arbeitsunfähigkeitszeiten und der frühzeitigen Berentungen (Dreinhöfer 2007).

In ganz Europa wird die Belastung durch muskuloskeletale Erkrankungen in den nächsten Jahren dramatisch ansteigen. Die Prävalenz der meisten dieser Erkrankungen nimmt mit dem Alter deutlich zu und ist wesentlich durch den individuellen Lebensstil wie z.B. Übergewicht, Rauchen und Bewegungsmangel beeinflusst. Mit der zunehmenden Anzahl älterer Menschen und der veränderten Lebensführung wird diese Belastung in den nächsten Jahrzehnten enorm zunehmen. Dieses wurde bereits vor mehr als zehn Jahren von den Vereinten Nationen (UN) und der Weltgesundheitsorganisation (WHO) erkannt und hat zur Proklamation des Jahrzehnts der Knochen- und Gelenkerkrankungen (Bone and Joint Decade 2000-2010) geführt (Dreinhöfer 2000, Lidgren 2012).

Die Behandlung degenerativer, entzündlicher und posttraumatischer Veränderungen stellt eine Hauptaufgabe der Orthopädie dar. Die Prävention dieser Erkrankungen bewirkt nicht nur eine Minderung oder Vermeidung von Leid bei den betroffenen Menschen. Sie hat eine große sozio-ökonomische Bedeutung, da kostenintensive Therapien und ggf. Berentung oder gar Pflegebedürftigkeit hohe direkte und indirekte Kosten verursachen.

Logik eines vorbeugenden Arbeitens in der Orthopädie

Die Prävention spielt in der gesamten Orthopädie eine große Rolle: Die Gesundheitsförderung und **primäre Prävention** ermöglichen es, das Auftreten einer Erkrankung zu verhindern; die **sekundäre Prävention** verhindert die volle Ausprägung-, und die **tertiäre Prävention** mildert die körperlichen und sozialen Konsequenzen eines Krankheitsbildes.

Primärprävention: Seit der Einführung der Vorsorgeuntersuchungen im Kindesalter in der Bundesrepublik Deutschland werden vor allem Hüftgelenkanomalien und andere angeborene Fehlbildungen oder Erkrankungen des Skelettsystems erfasst. Bei Vorhandensein von Risikofaktoren wie Hypermobilität, Gelenkfehlstellung, Stoffwechselstörung können wiederholte Über- und Fehlbelastungen zu einem frühzeitigen Auftreten von degenerativen Gelenkerkrankungen beim Erwachsenen führen. Ziel der Primärprävention ist es, durch Lebensstiländerungen oder Anpassung der oft einseitigen beruflichen Anforderungen die Belastung der Haltungs- und Bewegungsorgane zu verringern und somit die Erkrankungsinzidenz zu reduzieren.

Sekundärprävention: Bereits im Kindesalter und Jugendalter werden auch die Prinzipien der sekundärpräventiven Maßnahmen angewandt, in dem beispielsweise Säuglinge mit sonographisch diagnostizierten, sogenannten Hüftreifungsstörungen frühzeitig einer Behandlung zugeführt werden. Durch eine entsprechend frühzeitig begonnene Therapie lässt sich in den meisten Fällen eine normale Hüftgelenkentwicklung im Verlauf des weiteren Wachstums erreichen.

Tertiärprävention: Maßnahmen der Tertiärprävention sollen die Ausprägung der Konsequenzen bei Patienten mit der Erkrankung reduzieren. Hierzu zählen zum Beispiel operative Eingriffe bei ausgeprägten Hüftdysplasien (Umstellungsosteotomie), um einen frühzeitigen Gelenkverschleiß zu vermeiden. Auch bei chronischen Gelenkerkrankungen und Wirbelsäulenerkrankungen kann durch adäquate Aufklärung und Schulung der Patienten die Ausprägung von Krankheitssymptomen reduziert werden. Patienten mit ausgeprägten Gelenkarthrosen haben häufig starke Schmerzen und werden dadurch in ihrer Mobilität zunehmend eingeschränkt. Die Implantation von Hüft- und Kniegelenksendoprothesen ermöglicht es als tertiärer Präventionsansatz eine weitere Immobilität zu verhindern und erlaubt nach erfolgreicher Operation eine schmerzfreie Mobilisation und Bewältigung der täglichen Aktivitäten.

Bisherige Umsetzung präventiver Ansätze

Es steht eine Vielzahl von Präventivmaßnahmen zur Früherkennung von Erkrankungen und Erkrankungsrisiken im muskuloskelettalen Bereich zur Verfügung. Im Rahmen der standardisierten Untersuchungsreihe (U1–U10) von Säuglingen und Kindern können viele anlagebedingte Veränderungen, Risikofaktoren und Erkrankungen mit hoher Sensitivität erkannt werden. Derzeit werden nur noch wenige Screeningverfahren nach Erreichen des Jugendalters angewendet. Die U9-Untersuchung im Schuleintrittsalter und die U10-Untersuchung in der Pubertät sind die letzten Routine-Screeningverfahren in dieser Entwicklungsphase. Von besonderer Bedeutung sind, neben Entwicklungsstörungen und psychologischen Auffälligkeiten, Haltungsfehler sowie erhebliche Haltungsschwächen. Ein besonderer Vorteil von Screeningmaßnahmen und präventiven Ansätze in dieser Altersgruppe besteht darin, dass man das natürliche Wachstum nutzen und ein «gelenktes Auswachsen» der Deformitäten im weiteren Wachstum fördern kann.

Hüftgelenksanomalien

Der wohl bedeutendste sekundärpräventive Ansatz in der Bundesrepublik Deutschland wurde durch den flächendeckenden Einsatz der Hüftgelenksonographie von Säuglingen ermöglicht. Die derzeitige Screeningrate der Neugeborenen in der ersten Lebenswoche liegt bei 26 bis 44 %; innerhalb der ersten drei Lebensmonate konnte eine Rate von 92 % erreicht werden (Ihme 2008).

In der frühen Entwicklung von Neugeborenen und Kleinkindern führen Dysplasien (Verknöcherungsstörung des Pfannenerkers) und/oder Luxationen des Hüftgelenkes (Dezentrierung) ohne Behandlung zu einer ausgeprägten Gelenkfehlform und im Endstadium zu einem schweren Gelenkschaden (sekundäre Arthrose). Schon im Kindes- und frühen Erwachsenenalter werden operative Therapiemaßnahmen bis hin zum endoprothetischen Gelenkersatz notwendig. Die Inzidenz dieser Erkrankungen wird in Deutschland mit 2 bis 5 % angenommen, wobei Mädchen eine wesentlich höhere Erkrankungsrate als Jungen haben (Nelitz 2008).

Obligatorisch bei Neugeborenen ist eine klinische Stabilitätsprüfung beider Hüftgelenke. Als Standardmethode der bildgebenden Diagnostik in den ersten Lebenstagen und -wochen hat sich die Ultraschalluntersuchung etabliert. Die radiologische Diagnostik ist erst bei fortgeschrittener Ossifikation des Gelenkes einsetzbar (ca. 3. Lebensmonat) und ist aufgrund der Strahlenbelastung als Screeningmethode nicht anwendbar.

Die konservative Behandlung der Hüftreifungsstörung ist aufgrund des schnellen Knochenwachstums in den ersten Lebensmonaten umso aussichtsreicher und kürzer, je früher mit der Therapie begonnen wird. In den meisten Fällen kann durch eine rein konservative Therapie mit Reposition und unterschiedliche Retentionsverfahren (Spreizhose, Pavlik-Bandage, Becken-Bein-Gips) erfolgreich durchgeführt werden (Ihme 2008, Nelitz 2008).

Bei zeitgerechter Screeninguntersuchung wurden operative Therapiemaßnahmen nur noch bei 0,26 pro 1000 Neugeborene notwendig; zuvor lag die Rate bei 1 von 1000 Neugeborenen (von Kries 2012).

Angeborener Klumpfuß

Neben den Hüftgelenkanomalien können im Rahmen der Säuglingsvorsorgeuntersuchungen weitere kongenitale Fehlbildungen erkannt und frühzeitig einer Therapie zugeführt werden. Der angeborene Klumpfuß stellt die zweithäufigste Skelettfehlform dar (1 pro 1000 Neugeborene) und ist unbehandelt limitierend für Beruf, Sport und alltägliche Belastungen. Fehlstellungen der Gelenke und Fehlformen der Fußknochen können schon in der zweiten Lebensdekade über eine pathologische Belastung zu Arthrosen des unteren und oberen Sprunggelenkes und zu Druckgeschwüren der überbelasteten Haut führen. Eine frühzeitige konservative Therapie, gegebenenfalls auch eine frühe operative Korrektur, kann den Verlauf entscheidend begünstigen (Dobbs 2009, Delbrück 2013).

Unterschiedliche ätiologische Faktoren, wie genetische und embryonale Defekte, mechanische Störungen der Fußentwicklung und Muskelanomalien, werden diskutiert. Die Diagnose wird nach dem klinischen Bild gestellt; Röntgenaufnahmen sind erst bei fortgeschrittener Verknöcherung der Fußwurzelknochen (ab 3. Lebensmonat) relevant. Eine Initialbehandlung durch manuelle Redression und anschließender Fixierung durch unterschiedliche Verband- und Gipstechniken ist eine wichtige Voraussetzung zur gewünschten Wachstumslenkung und Schaffung eines freibeweglichen Fußes mit normaler Stellung und Belastbarkeit vor dem Laufbeginn. Abhängig vom Erfolg dieser Behandlung, der verbliebenen Fehlstellung und vom Schweregrad des Klumpfußes muss die Notwendigkeit zur operativen Therapie nur bei einigen wenigen Patienten überprüft werden. Im Allgemeinen ist jedoch bei unmittelbar nach der Geburt einsetzender konservativer Therapie und gegebenenfalls zweizeitiger operativer Korrektur ein gutes bzw. befriedigendes Ergebnis zu erzielen (Steinmann 2009, Delbrück 2013).

Haltungsfehlern und Haltungsschwächen

Die Form und Haltung der Wirbelsäule wird – abgesehen von anatomischen Begrenzungen durch Knochenbau, Bandapparat, Gelenkform und Körpergröße – durch die Muskulatur und ihre Leistungsfähigkeit bestimmt. Grundsätzlich ist der Mensch bemüht, eine möglichst ergonomische Körperhaltung auszubilden. In der Frontalebene lässt sich der achsgerechte Aufbau der Wirbelsäule mit dem Lot vom Dornfortsatz des Vertebra prominens augenscheinlich überprüfen. In der Sagittalebene bilden sich nicht eindeutig definierbare Krümmungen aus, wobei auch hier das Lot vom inneren Gehörgang auf das Promontorium fallen sollte.

Die sagittale Wirbelsäulenkrümmung wird gerade im Kindes- und Jugendalter durch funktionelle Belastungen geformt, soweit anlagebedingte und nicht angeborene das Wachstum beeinflussende Faktoren ausgeschlossen sind. Einseitige Wirbelsäulenbelastungen und Zwangshaltungen können bei Schulkindern mit einer schwach ausgeprägten Rückenmuskulatur zum Haltungsfehler und schließlich zum Haltungsschaden führen. Nur durch entsprechendes Training der Rückenmuskulatur, zusätzlichen Sportunterricht, insbesondere aber Sonderturnen und Krankengymnastik, und Optimierung der Sitzmöbel lässt sich eine Schädigung bei diesen Kindern vermeiden (Stücker 2003).

Muskulär bedingte Veränderungen der sagittalen Wirbelsäulenkrümmung sind im Kindes- und Jugendalter oftmals symptomarm. Ihre Folgen machen sich aber meist im späteren Berufsleben bemerkbar, wenn sich durch die Monotonie der beruflichen Tätigkeiten Kreuz-, Rücken- und Nackenschmerzen einstellen.

Haltungsinsuffizienzen gelten ebenfalls als Risikofaktor für Rückenschmerzen. Bei der Un-tersuchung von Schulkindern zeigten sich bei 8–9-Jährigen Haltungsinsuffizienzen bei 34–50%, bei den 12–15-Jährigen bei 19–40% (Ihme 2002, Mahlknecht 2007). In einer aktuellen Metaanalyse zur Prävalenz von Rückenschmerzen gaben fast 40% der Befragten an, schon einmal Rückenschmerzen gehabt zu haben, 12% hatten Rückenschmerzen zum Zeitpunkt der Untersuchung (Calvo-Munoz 2013). Isolierte Haltungsschwächen gehen häufig mit Muskelverkürzungen einher und können normalerweise gut durch körperliche Aktivität und Muskelaufbau angegangen werden und entsprechend Rückenprobleme vermeiden helfen.

Daneben können aber auch strukturelle Probleme existieren, wie z.B. die Kyphose in Folge der Scheuermannschen Krankheit, deren Inzidenz mit 2–8% angegeben wird. Bei den meisten dieser Jugendlichen kommt es während der Pubertät bei vermehrter Biegebelastung und schwacher Rückenmuskulatur zu Schäden an den Knochen-Knorpel-Übergängen der Deck- und Bodenplatten der Wirbelkörper und zu keilförmigen Verformungen der Wirbelkörper. Durch eine adäquate Behandlung kann zumeist eine weitere Verkrümmung vermieden werden. Hierzu sind krankengymnastische und zum Teil auch orthetische Maßnahmen (Korsett) notwendig, die es dann der wachsenden Wirbelsäule erlauben, sich wieder einzurichten und gerade aufzubauen (Akbar 2011).

Skoliose

Grundsätzlich von den Haltungsveränderungen zu unterscheiden ist die Skoliose, eine strukturelle und nicht vollständig korrigierbare Seitverbiegung der Wirbelsäule mit Rotationskomponente (Moe 1978). Bei 85 % aller Skoliosen lässt sich keine ätiologische Ursache verifizieren. Sie werden als idiopathisch bezeichnet, wenngleich auch hier der Einfluss einer verändert wirkenden Rückenmuskulatur auf das Wirbelsäulenwachstum angenommen wird. Der übrige Anteil der Skoliosen ist auf nachweisbare Ursachen zurückzuführen wie neurologische Grunderkrankungen, Muskel- und Systemerkrankungen sowie kongenitale Fehlbildungen.

Je nach Erkrankungsbeginn werden die idiopathischen Formen in infantile Skoliosen (bis 4 Jahre), juvenile Skoliose (bis 10 Jahre) und adoleszente Skoliosen eingeteilt (Moe 1978). Die Inzidenz der Skoliose wird in der Weltliteratur zwischen 1 % und 13 % angegeben, wobei die große Streuung dieser Angaben auf Definitionsunterschiede zurückzuführen ist.

Oftmals werden geringe Skoliosen aufgrund des initialen klinischen Befundes zufällig festgestellt. Mittelgradige Deformitäten werden zunächst als kosmetisch störend empfunden und führen zu weiteren diagnostischen Maßnahmen. Obligatorisch ist die klinische Untersuchung am entkleideten Patienten. Beim Vorneigetest werden bereits kleinste Niveauunterschiede im Bereich des Rückens deutlich, sodass dieser Test als Screeningmethode angewendet werden kann. Form und Ausmaß der Skoliosen lassen sich hiernach durch großformatige Röntgenaufnahmen der gesamten Wirbelsäule bestimmen.

Eine Therapienotwendigkeit wird durch die Ätiologie, das Ausmaß bzw. ein kurzfristiges Fortschreiten der Deformität sowie durch das Alter des Patienten bestimmt. Während des verstärkten Körperlängenwachstums (Pubertät) besteht die stärkste Progression. Unbehandelt können bei hochgradigen Skoliosen frühzeitige Degenerationen der betroffenen Segmente bis hin zu neurologischen Defiziten durch eine Myelonkompression resultieren. Durch die Rumpfdeformierung können sich zusätzlich kardiopulmonale Einschränkungen einstellen.

Bei einer geringen Skoliose (bis 30 Grad nach Cobb) wird eine korrigierende physiotherapeutische Übungstherapie zur Kräftigung der Rückenmuskulatur und Wirbelsäulenaufrichtung durchgeführt. Fehlstellungen zwischen 30 und 50 Grad bedürfen einer zusätzlichen korrigierenden Retention durch ein Korsett (Katz 2010). Bei hochgradigen Deformitäten (> 50 Grad) ist in der Regel die operative Therapie angezeigt. Dieser Stufenplan demonstriert die Notwendigkeit des frühzeitigen Erkrankungsnachweises, da zu Beginn Physiotherapie mit ggf. Korsettretention gute Therapiechancen haben (Radl 2011). Ziel der physiotherapeutischen Intervention ist die Progression der Skoliose aufzuhalten und bei ausgeprägteren Befunden die Vitalkapazität der Lunge zu verbessern – präventive Maßnahmen, um Mobilität und Belastbarkeit zu erhalten und zu verbessern.

Osteoporose

Die Osteoporose ist eine Erkrankung, die durch eine Abnahme der Knochendichte aufgrund des übermäßig raschen Abbau der Knochensubstanz und -struktur gekennzeichnet ist. Die Erkrankung ist in Deutschland, in den meisten Teilen Europas und weltweit immer noch eine unterdiagnostizierte und untertherapierte Krankheit. Klinisch fallen erst die osteoporosebedingten Knochenbrüche auf. Hieraus resultieren häufig Schmerzen, der Verlust der Mobilität, die Unfähigkeit, sich selbst zu versorgen, und in vielen Fällen der Tod der Betroffen. Das Lebenszeitrisiko einer Frau über 50 Jahre für eine osteoporosebedingte Fraktur beträgt 40 %. In der Europäischen Union tritt alle 30 Sekunden eine osteoporotisch bedingte Fraktur auf. Am häufigsten kommt es zu Brüchen der Handgelenkes, der Wirbelkörper und des Schenkelhalses. Gegenwärtig sind rund 6,3 Millionen der über 50 Jahre alten Bundesbürger von Osteoporose betroffen, d.h. rund jedem Fünften dieser Altersgruppe. Mit dem Alter nimmt die Häufigkeit erheblich zu: Bei den über 74-Jährigen ist es bereits mehr als jeder Dritte. Die Anzahl der Neuerkrankungen pro Jahr beträgt in Deutschland in der Altersgruppe der über

50-Jährigen rund 885 000 Menschen, also etwa zwei Prozent dieser Altersgruppe. Elf von 100 Osteoporose-Patienten erleiden innerhalb eines Jahres mindestens einen Knochenbruch (Hadji 2013).

Insbesondere die Anzahl der hüftgelenksnahen Frakturen, von denen die meisten osteoporosebedingt sind, wird sich aufgrund der demographischen Veränderung in den kommenden 50 Jahren in Europa von etwa 500 000 auf nahezu 1 Million verdoppeln. Innerhalb des ersten Jahres nach einer Schenkelhalsfraktur sterben etwa 20 % der Patienten, weitere 30 % werden pflegebedürftig, die wenigsten erreichen wieder ihre funktionelle Unabhängigkeit.

Präventiv beeinflussbare Risiken sind chronischer Bewegungsmangel, Körpergewicht, Zigarettenrauchen, Alkoholkonsum, Hormonstatus (frühe Menopause, Hypogonadismus), Fehlernährung, und Medikamente (Glukokortikoide). Durch gezielte Risikominderung, inklusive adäquater Ernährung (ausreichende Kalzium- und Vitamin D-Aufnahme), kann das Auftreten einer Osteoporose deutlich reduziert werden. Bei vorliegenden Risikofaktoren könnte durch eine frühzeitige Diagnosestellung (Knochendichtemessung) und eine konsequente medikamentöse Therapieeinleitung ein Großteil der osteoporosebedingten Frakturen vermieden werden (Dreinhöfer 2008). Es gibt Schätzungen, dass bereits durch eine forcierte Identifikation und ein besseres Management der Betroffenen die jährliche Rate an immobilisierenden Frakturen um 25 % gesenkt werden könnte (DVO 2009).

Trotz dieses Wissens um die Wichtigkeit und Effizienz dieser Maßnahmen erhalten nur ca. 30 % der Betroffenen die richtigen und ausreichenden Medikamente. Aber auch bei diesen ist die Therapietreue gering: Nach 12 Monaten nehmen weniger als 25 % der Betroffenen das verordneten Medikamente noch ein (Hadji 2013).

Nach dem ersten Frakturereignis ist das Risiko für weitere Brüche um etwa 4 bis 5 Mal erhöht, sodass spätestens zu diesem Zeitpunkt eine therapeutische Intervention im Sinne einer Tertiärprävention erfolgen sollte. Hierzu zählen die medikamentöse Behandlung der Osteoporose, die Sturzvermeidung und die lokalen Schutzmaßnahmen wie z.B. die Verwendung von Hüftprotektoren bei hospitalisierten Patienten (Dreinhöfer 2004). Von diesen Hochrisikopatienten erhielten nur 50 % eine spezifische Osteoporose-Therapie und sind dadurch hochgradig gefährdet, weitere Knochenbrüche zu erleiden (Hadji 2013).

Eine effektive Prävention vor dem ersten Auftreten eines Knochenbruchs und spätestens nach dem ersten Frakturereignis kann viel persönliches Leid vermeiden und hohe Kosten für die Fraktur- und Folgebehandlungen ersparen.

Perspektiven präventivmedizinischer Ansätze in der Orthopädie

Mobilität entwickeln – Bewegungserziehung und Sport im Kindes- und Jugendalter

Gerade in unserer Zeit, die geprägt ist durch Bewegungsmangel, Überernährung, Genussmittelmissbrauch und steigender Reizüberflutung, sollte dem Sport im Kindes- und Jugendalter besondere Aufmerksamkeit gewidmet werden.

Übergewicht und Adipositas bei Kindern und Jugendlichen haben in Deutschland ein erschrec-kendes Ausmaß angenommen. Aktuelle Untersuchungen des KIGGS-Studie zeigen, dass 15 % der Kinder und Jugendlichen Übergewicht haben, bei 6 % der 3- bis 17-Jährigen ist es so ausgeprägt, dass man von manifester Adipositas spricht (RKI 2008). Durch das hohe Gewicht kommt es unter anderem zu einer vermehrten Belastung des Achsenskelettes mit einer gesteigerten Prävalenz der Epiphyseolysis capitis femoris, der Achsfehlstellung der Beine (Ge-nu varum et valgum), von Frakturen und zudem zu Gangstörungen (Schönau 2013).

Bewegungstraining stellt die Grundlage für die Körperhaltung, die Bewegungsleistung und die allgemeine Leistungsfähigkeit dar (Tomkinson 2003). Insbesondere durch den bekannten Zusammenhang zwischen motorischer und geistiger Entwicklung beeinflussen Spiel und Sport im Kindesalter die maximalen körperlichen und geistigen Möglichkeiten für das weitere Leben. Es ist zweckmäßig, das Bewegungstraining eng an die körperlichen und psychischen Entwicklungsphasen von Kindern und Jugendlichen anzupassen. Dieser präventivmedizinische Ansatz dient nicht nur der

Vermeidung von Erkrankungen auf orthopädischem Fachgebiet, sondern trägt durch Training der Herz-Kreislauffunktion zur Vermeidung von kardio-pulmonalen Krankheitsbildern und metabolischen Erkrankungen bei.

Gerade der Schulung von Bewegungskoordination, Flexibilität und Gelenkbeweglichkeit kommt eine besondere Bedeutung im Kindesalter (6. bis 10. Lebensjahr) zu (Drenowatz 2013). Es gilt, die Grundbewegungsformen zu entwickeln und koordiniert zu verbinden. Mit Erreichen der Pubertät ist die Entwicklung von Schnelligkeit, Ausdauer und Kraft mit in die Bewegungsschulung einzubeziehen. Mit Abschluss der Pubertät ist die Ausformung der Muskulatur mit voller Belastbarkeit, bei noch nicht vollständiger Skelettentwicklung, abgeschlossen. Ein Auftrainieren der Rumpf- und Rückenmuskulatur ist in dieser Altersphase wünschenswert zur Haltungskontrolle oder -korrektur; ein übermäßiges Trainieren muss bei weiter bestehendem Missverhältnis zwischen Muskelkraft und Skelettbelastbarkeit vermieden werden. Im Rahmen der KIGGS Untersuchung fanden sich 25 % der 3- bis 10-Jährigen sportlich inaktiv. Dies entspricht 1,5 Millionen Kindern. Im Alter von 11 bis 17 Jahren sind 10 % der Jungen und 20 % der Mädchen sportlich nicht aktiv. Das entspricht ca. 300 000 Jungen und 600 000 Mädchen. (RKI 2008) 30 % der Kinder und Jugendlichen nehmen weniger als einmal wöchentlich an organisiertem Sport teil, 60 % ein oder zweimal (Drenowatz 2013).

Eine Sonderstellung nehmen Kinder mit einem Hypermobilitätssyndrom ein. Sie können anhand der deutlich vermehrten Überstreckbarkeit der Gelenke identifiziert werden (Clinch 2011). Präventiv steht bei nachgewiesener generalisierter Hypermobilität der Gelenkschutz vor Überlastung und fortwährender Überdehnung und eine Stabilisierung der Muskulatur im Vordergrund. Durch gezielte sportliche Aktivitäten und Schulung der motorischen Fähigkeiten von Kindern und Jugendlichen kann die Entwicklung ihrer Stütz- und Bewegungsorgane kontrolliert und optimiert werden, verbesserte Voraussetzungen für ihr weiteres Leben geschaffen werden und frühzeitige Gelenkschäden durch Überbelastungen vermieden werden.

Mobilität sinnvoll nutzen – Sport und Belastung im Erwachsenenalter

Die Frage der Bedeutung von körperlicher Aktivität in der Prävention und auch die Frage zur Bedeutung von Sport in der Ätiologie der Arthrose können auf Grund fehlender kontrollierter Studien nicht sicher beantwortet werden. Empirische Beobachtungen sprechen dafür, dass eine moderate und regelmäßige körperliche Aktivität das Arthroserisiko eher verringert. Die steigende Lebenserwartung bei gleichzeitigem Bewegungsmangel in den westeuropäischen Industrienationen führt zu einem vermehrten Auftreten von Arthrosen der lasttragenden Gelenke. Um möglichst sinnvoll mit dem eigenen Bewegungsapparat und den Gelenken umzugehen, sind Empfehlungen für die richtige Sportart und die richtige Belastungsintensität für die Patienten mit Risikofaktoren für eine Arthroseentwicklung wichtig (Schäfer 2009).

Es gilt als gesichert, dass neben natürlichen Alterungsprozessen des Gelenkknorpels weitere Faktoren Einfluss auf den Arthroseprozess haben. Nicht beeinflussbare Faktoren stellen dabei Geschlecht und genetische Prädisposition dar. Als beeinflussbare Risikofaktoren gelten Übergewicht, hormonelle Einflüsse, Gelenkdeformitäten, -traumata und -überbelastungen. Extreme Beanspruchungen der Kniegelenke, wie das häufige Beugen unter großer Last, sind berufliche Faktoren, die nachweislich eine Gonarthrose fördern können (Günther 2002).

Unter einem gesunden Lebensstil verstehen wir heute vor allem eine ausgewogene Ernährung und regelmäßige körperliche Bewegung. Beides trägt zur Erhaltung der Funktionsfähigkeit der Stütz- und Bewegungsorgane bei. Wechselseitige Druck- und Scherbelastungen innerhalb bestimmter Belastungsgrenzen unterstützen den Nährstofftransport (Diffusion) in das Knorpelgewebe. Körperliche Belastungen wie Schwimmen, Radfahren, Skilanglauf, Eislaufen, Wandern und Fitnesstraining führen zu dynamischen Beanspruchungen der Gelenke, die als günstig für den Knorpelstoffwechsel angesehen werden (Schäfer 2009).

Die Entstehung von Übergewicht führt dagegen zu einem Circulus vitiosus, da einerseits das erhöhte Körpergewicht die mechanische Belastung auf den Knorpel erhöht, und andererseits im Zuge der Gewichtszunahme regelhaft eine Abnahme der körperlichen Aktivität beobachtet wird. Bei manifester Adipositas konnte eine signifikante relative Risikoreduktion für das Auftreten einer Kniegelenksarthrose durch eine Gewichtsreduktion ermittelt werden (Felson 1992). Zusätzlich wird durch Kontrolle des Körpergewichts eine wesentliche Risikoreduktion für das Auftreten kardio-vaskulärer Erkrankungen erreicht.

Mobilität erhalten oder wiedererlangen – Sport im Alter und gezielte medizinische Interventionen

Eine regelmäßige und maßvolle körperliche Belastung wird auch im höheren Lebensalter und bei Arthrosepatienten als sinnvoll angesehen (Brosseau 2011, Hochberg 2012). Die wichtigsten Ziele des Sports sind dabei neben Funktionserhaltung bzw. Funktionsverbesserung auch positive psychologische Effekte wie Ablenkung von der Schmerzwahrnehmung, Stimmungsaufhellung und das Erleben von körperlicher Leistungsfähigkeit.

Unter Berücksichtigung der Veränderungen von Gelenkstrukturen mit zunehmendem Alter bestehen generelle Richtlinien für sportliche Betätigungen bei Arthrose, die jeweils individueller Abwandlung bedürfen. Es sollten Sportarten ohne große Impulsbelastung, ohne Extrembewegungen der Gelenke, insbesondere intensive Rotationen, und mit gleichmäßig rhythmischen Bewegungen und geringen Bewegungsenergien ausgewählt werden. Unter Berücksichtigung des Hauptzieles «Mobilitätsverbesserung» eignen sich zunächst eher die klassischen Ausdauersportarten wie Schwimmen, Radfahren (ggf. Ergometer), Dauerlauf und Skilanglauf sowie neue, gelenkschonende Aktivitäten wie Aquajogging und Nordic Walking. Sport sollte als «Sonderform der aktiven physiotherapeutischen Therapie» verstanden werden (Puhl 1992; Schäfer 2009).

Um diese Ziel zu erreichen sind zum Teil gezielte medizinische Intervention notwendig: Bei degenerativen Veränderungen der Wirbelsäule wie zum Beispiel der Spinalkanalstenose kann zuerst durch konservative Therapiemaßnahmen versucht werden die Mobilität zu sichern. Im fortgeschrittenen Stadium kann versucht werden durch eine operative Therapie wie z.B. die operative Erweiterung des Spinalkanals den Bewegungsumfang zu verbessern.

Auch bei der Arthrose der großen Gelenke können zuerst die konservative Therapie, später operative gelenkerhaltende- oder gelenkersetzende Therapiemaßnahmen (Umstellungsosteotomien/Endoprothesen) die Mobilität sichern und wieder herstellen. Diese können dann wieder präventiv gegen die Folgen der Immobilisierung wie Stoffwechselveränderungen (z.B. Diabetes mellitus), gastrointestinale Funktionsstörungen, Herz-Kreislauf-Störungen/Bluthochdruck mit dem Risiko von Herzinfarkt und Schlaganfällen mit fatalen Folgen wirksam sein.

Die «Gesamtgesundheit des Menschen», die das Funktionieren aller inneren Organe und des zentralen und peripheren Nervensystems, ebenso wie das Funktionieren der Haltungs- und Bewegungsorgane einschließt, ist ohne Mobilität des Menschen nicht denkbar. In diesem Sinne ist die Mobilität des Menschen unverzichtbare Grundvoraussetzung für seine Gesamtgesundheit.

Jede Maßnahme, die die Mobilität des Menschen sichert, erhält oder zurückgewinnt, muss zugleich als präventive Maßnahme für die Gesamtgesundheit des Individuums gesehen werden. Dieser Gedanke gilt in gleicher Weise mit inzwischen sehr hoher Bedeutung im Alter, wenn eine drohende Immobilität durch schmerzhafte, zerstörende Gelenkerkrankungen durch die Implantation einer Endoprothese abgewendet werden kann.

Für die Gesamtpopulation gilt, dass natürlich alle Interventionen der modernen Medizin zum Scheitern verurteilt sind, solange nicht die entscheidenden Risikofaktoren wie z.B. chronischer Bewegungsmangel, Fehlernährung, hohes Körpergewicht, Zigarettenrauchen und Alkoholkon-sum systematisch reduziert werden. Hier erscheint insbesondere in den Sozialstaaten, in denen bisher nur die Folgen falschen Verhaltens therapiert werden, ohne das Begünstigen von Risikofaktoren in irgend einer Form zu sanktionieren, eine wirklich durchgreifende Prävention in der muskuloskeletalen Medizin nur schwer realisierbar.

Prüfungsfragen

1. Welche Risikofaktoren beeinflussen die Entstehung einer Hüft- oder Kniegelenksarthrose?
2. Nennen Sie Präventivmaßnahmen zur Vermeidung degenerativer Gelenkerkrankungen.
3. Welche Risikofaktoren beeinflussen die Entstehung einer Osteoporose?
4. Nennen Sie mögliche Ursachen einer Wirbelsäulendeformität.
5. Warum ist die Pubertät sowohl eine vulnerable als auch günstige Phase bei der Skoliose?
6. Wann sind Therapiemaßnahmen bei einer Skoliose notwendig?
7. Nennen Sie eine Ursache eines strukturellen Haltungsschadens.
8. Welches ist die häufigste kongenitale Fußdeformität?
9. Beschreiben Sie die Therapieprinzipien der Hüftgelenksdysplasie.
10. Welche präventiven Ansätze sollen durch Bewegungstraining im Kindesalter erreicht werden?

Zitierte Literatur

Akbar M./Wiedenhöfer B. (2011): Korrektur der Adoleszentenkyphose. Orthopäde. 40, 682–689.

Brosseau L./Wells G.A./Tugwell P. et al. (2011): Ottawa Panel evidence-based clinical practice guidelines for the management of osteoarthritis in adults who are obese or overweight. Phys Ther 91, 843–861.

Calvo-Muñoz I./Gómez-Conesa A./Sánchez-Meca J. (2013): Prevalence of low back pain in children and adolescents, a meta-analysis. BMC Pediatr. 26, 14.

Clinch J./Deere K./Sayers A./Palmer S./Riddoch C./Tobias J.H./Clark E.M. (2011): Epidemiology of generalized joint laxity (hypermobility) in fourteen-year-old children from the UK: a population-based evaluation. Arthritis Rheum 63, 2819–2827.

Dachverband Osteologie e.V. (2009): DVO-Leitlinie 2009 zur Prophylaxe, Diagnostik und Therapie der Osteoporose bei Erwachsenen. Langfassung. Osteologie 18, 304–328.

Delbrück H./Schaltenbrand M./Schröder S./Rauschmann M./Schwenninger C. (2013): Klumpfußbehandlung im Wandel der Zeit. Orthopäde. 42, 427–433.

Dimeglio A./Canavese F. (2012): The French functional physical therapy method for the treatment of congenital clubfoot. J Pediatr Orthop B. 21, 28–39.

Dobbs M.B./Gurnett C.A. (2009): Update on clubfoot: etiology and treatment. Clin Orthop Relat Res. 467, 1146–1153.

Dreinhöfer KE (2000): Bone and Joint Decade 2000–2010: Prävention und Management effizienter gestalten. Dtsch Arztebl 97, A-3478.

Dreinhöfer K.E./Anderson M./Féron J.M./Herrera A./Hube R./Johnell O./Lidgren L./Miles K./Tarantino U./Simpson H./Wallace W.A. (2004): Multinational survey of osteoporotic fracture management. Osteoporos Int. Suppl 2, S44–53.

Dreinhöfer KE (2007): Bone and Joint Decade – Chancen für Orthopädie und Unfallchirurgie. Z. Orthop Unfall 145, 399–402.

Dreinhöfer KE./Weilbach S. (2008): Osteoporose. In: M. Raschke (Hg.): Alterstraumatologie. Prophylaxe, Therapie und Rehabilitation. München Elsevier, Urban & Fischer, 2008, 64–82.

Drenowatz C./Steiner R.P./Brandstetter S./Klenk J./Wabitsch M./Steinacker J.M. (2013): Organized sports, overweight, and physical fitness in primary school children in Germany. J Obes. 2013, 935245.

Felson D.T./Zhang Y./Anthony J.M./Naimark A./Anderson J.J. (1992): Weight loss reduces the risk for symptomatic knee osteoarthritis in women. The Framingham Study. Annuals of Internal Medicine 116 (7), 535–539.

Günther K.P./Puhl W./Brenner H./Stürmer T (2002): Klinische Epidemiologie von Hüft- und Kniegelenksarthrosen. Zeitschrift für Rheumatologie 61, 244–249.

Ihme N./Gossen D./Olszynska B./Lorani A./Kochs A. (2002): Ist die Haltungsschwäche von Kindern und Jugendlichen instrumentell verifizierbar ? Z Orthop Ihre Grenzgeb. 140, 415–422.

Ihme N./Altenhofen L./von Kries R./Niethard F.U. (2008): Sonographisches Hüftscreening in Deutschland. Orthopäde 37, 541–546.

Hadji P./Klein S./Gothe H./Häussler B./Kless T./Schmidt T./Steinle T./Verheyen F./Linder R. (2013): The epidemiology of osteoporosis--Bone Evaluation Study (BEST): an analysis of routine health insurance data. Dtsch Arztebl Int. 2013 Jan; 110(4), 52–57.

Hochberg M.C./Altman R.D./April K.T./Benkhalti M./Guyatt G./McGowan J./Towheed T./Welch V./Wells G./Tugwell P./ American College of Rheumatology (2012): American College of Rheumatology 2012 recommendations for the use of nonpharmacologic and pharmacologic therapies in osteoarthritis of the hand, hip, and knee. Arthritis Care Res 64, 465-474.

Katz D.E./Herring J.A./Browne R.H./Kelly D.M./Birch J.G. (2010): Brace wear control of curve progression in adolescent idiopathic scoliosis. J Bone Joint Surg Am. 92, 1343–1352.

Lidgren L. (2012): Looking back at the start of the Bone And Joint Decade – what have we learnt? Best Pract Res Clin Rheumatol. 26, 169–171.

Mahlknecht, J.F. (2007): Die Prävalenz von Haltungsstörungen bei Kindern und Jugendlichen: eine Quer-schnittsanalyse. Z Orthop Unfall. 145, 338–342.

Moe J.H./Winter B.R./Bradford D.S./Lonstein J.E. (1978): Scoliosis and other spinal deformities. Philadel-phia, London, Toronto, W.B. Sanders.

Murray C.J./Vos T./Lozano R. et al. (2012): Disability-adjusted life years (DALYs) for 291 diseases and injuries in 21 regions, 1990–2010: a systematic analysis for the Global Burden of Disease Study 2010. Lancet 380, 2197–2223.

Nelitz M./Reichel H. (2008): Konservative Behandlung der Hüftreifungsstörung. Orthopäde 37, 552–555.

Niethard, FU (2009): Kinderorthopädie. Stuttgart: Thieme.

Puhl W./Maier P./Günther K.P. (1992): Effects of physical activity on degenerative joint disease, Rheuma-tology, vol. 16, 129–141.

Radl R./Maafe M./Ziegler S. (2011): Skoliose. Orthopäde 40, 449–462.

Robert Koch-Institut (2008): Erkennen – Bewerten – Handeln: Zur Gesundheit von Kindern und Jugendlichen in Deutschland. Berlin: RKI

Schäfer M./Dreinhöfer K. (2009): Sport und Arthrose. Z Rheumatol. 68, 804–810.

Schönau E (2013): Kindliche Adipositas – Folgen für den Bewegungsapparat und Therapieansätze. Bun-desgesundheitsblatt Gesundheitsforschung Gesundheitsschutz. 56, 528–531.

Steinman S./Richards B.S./Faulks S./Kaipus K. (2009): A comparison of two nonoperative methods of idiopathic clubfoot correction: the Ponseti method and the French functional (physiotherapy) method. Surgical technique. J Bone Joint Surg Am. 91 Suppl 2, 299–312.

Stücker R (2003): Haltungsschäden bei Kindern und Jugendlichen – Untersuchung und Beratung. Kinder- und Jugendarzt 34, 936–938.

Tomkinson./G.R. / Leger./L.A. / Olds./T.S. / Cazorla, G. (2003): Secular trends in the performance of children and adolescents (1980–2000): an analysis of 55 studies of the 20m shuttle run test in 11 countries. Sports Medicine, 33 (4), 285–300.

von Kries R./Ihme N./Altenhofen L./Niethard F.U./Krauspe R./Rückinger S. (2012): General ultrasound screening reduces the rate of first operative procedures for developmental dysplasia of the hip: a case-control study. J Pediatr 160, 271–275.

Vos T./Flaxman A.D./Naghavi M. et al. (2012): Years lived with disability (YLDs) for 1160 sequelae of 289 diseases and injuries 1990–2010: a systematic analysis for the Global Burden of Disease Study 2010. Lancet 380, 2163–2196.

14 Prävention von Adipositas

Thomas Böhler und Michael Dziuk

Definition von Übergewicht und Adipositas

Übergewicht wird definiert als erhöhter Gesamtkörperfettgehalt bezogen auf die Körpermasse, bei **Adipositas** ist dieses Verhältnis krankhaft erhöht. In nationalen und internationalen Leitlinien wird empfohlen, den **Body-Mass-Index** (BMI = Körpergewicht in kg/Körpergröße in m^2) zur Beurteilung von Übergewicht und Adipositas im Rahmen von Screeninguntersuchungen und Verlaufsbeobachtungen zu verwenden. Allgemein anerkannte Grundlage der Einteilung der Adipositas bei Erwachsenen ist die WHO-Klassifikation, die neben Normalgewicht (BMI 18,5 kg/m^2–24,9 kg/m^2), Übergewicht (oder auch Präadipositas: BMI 25 kg/m^2–29,9 kg/m^2), Adipositas I° (BMI 30 kg/m^2–34,9 kg/m^2), Adipositas II° (BMI 35 kg/m^2–39,9 kg/m^2) und Adipositas III° (BMI ≥ 40 kg/m^2) unterscheidet (Hauner et al. 2007).

Als Referenz für deutsche Kinder werden die von der Arbeitsgemeinschaft Adipositas im Kindes- und Jugendalter (AGA) der Deutschen Adipositas-Gesellschaft veröffentlichten Perzentilenkurven für den BMI (Kromeyer-Hauschild et al. 2001) zugrunde gelegt. Übergewicht liegt demnach über der 90. Perzentile, Adipositas bei Überschreiten der 97. alters- und geschlechtsspezifischen Perzentile dieser Referenzdaten vor; eine extreme Adipositas wird bei BMI-Werten über der 99,5. Perzentile diagnostiziert.

Epidemiologie

Übergewicht und Adipositas stellen nach Angaben der WHO das größte chronische Gesundheitsproblem dar. Etwa 60 Prozent aller Menschen haben ein zu hohes Körpergewicht, etwa ein Viertel aller Erwachsenen sind adipös. Dies wurde in einer internationalen Studie an 69 409 Männern und 98 750 Frauen im Alter zwischen 18 und 80 Jahren aus zufällig ausgewählten städtischen und ländlichen Gebieten in 63 Ländern auf fünf Kontinenten festgestellt (Balkau et al. 2007). Mögliche Folgen wie kardiovaskuläre Erkrankungen, Diabetes, muskuloskelettale Störungen und einige Krebsarten sind nicht nur ein zunehmendes gesundheitliches Problem, sondern führen zu einem erheblichen Kostenanstieg im Gesundheitssystem.

Nach der Studie zur Gesundheit Erwachsener in Deutschland sind etwa 53 % der Frauen und 67 % der Männer übergewichtig bzw. adipös. Von Adipositas waren im Erwachsenenalter (> 18 Jahre, mit Anstieg besonders im jungen Erwachsenenalter) 23,3 % der Männer und 23,9 % der Frauen betroffen (Mensink et al. 2013). Mit zunehmendem Alter steigt der Anteil der adipösen Männer und Frauen deutlich an (**Abb. 1**).

Diese **Altersabhängigkeit** der Adipositasprävalenz ist bereits im Kindes- und Jugendalter nachzuweisen. Daten aus dem bundesweiten Kinder- und Jugendgesundheitssurvey (Kurth 2007) zeigen einen Anstieg der Prävalenz von Übergewicht und Adipositas bei den 3- bis 17-Jährigen in Deutschland um 50 % im Vergleich zu Referenzpopulationen aus den 1980er und 1990er-Jahren. Die Häufigkeit von Übergewicht und Adipositas nimmt ab dem Grundschulalter rasch zu, bei den Jugendlichen (14 bis 17 Jahre) hat sich der Anteil Übergewichtiger fast verdoppelt, der Anteil der Adipösen verdreifacht. Derzeit muss man von 1,7 Millionen übergewichtigen

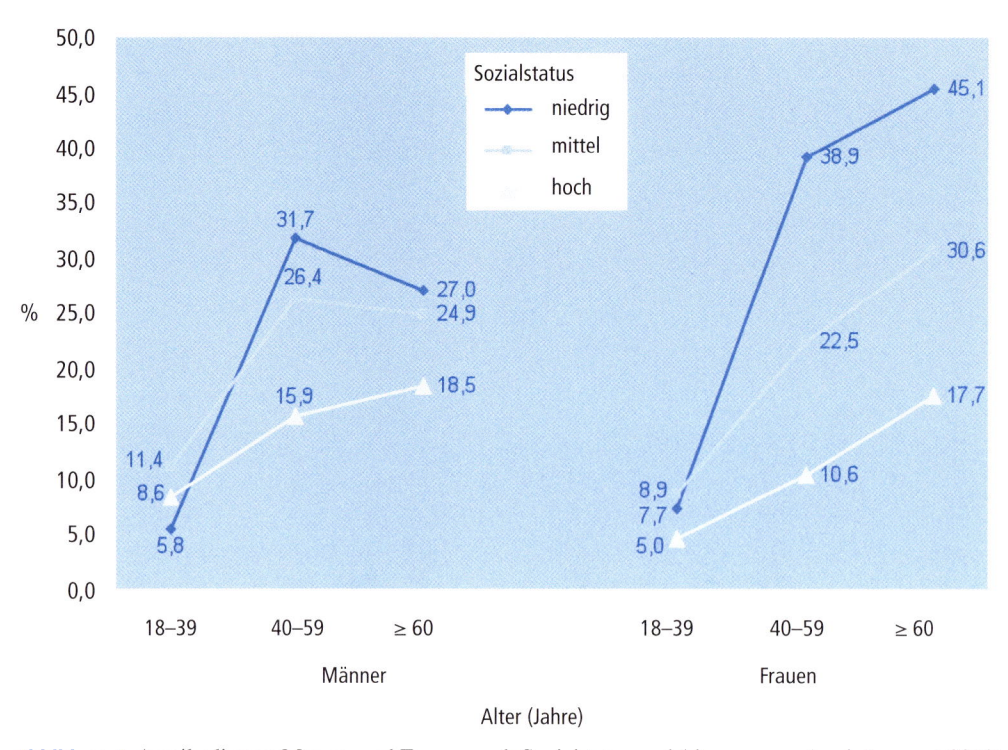

Abbildung 1: Anteil adipöser Männer und Frauen nach Sozialstatus und Altersgruppe (nach Lampert 2010)

und 750 000 adipösen Kindern und Jugendlichen in Deutschland ausgehen.

Übergewicht und Adipositas – Risikoindikator oder Risikofaktor?

Der BMI dient der Einteilung des Übergewichtes bzw. der Adipositas in verschiedene Kategorien; er kann jedoch nicht als einziger Risikoindikator für die Notwendigkeit einer Gewichtsreduktion herangezogen werden. Neue Untersuchungen zeigen, dass alleiniges Übergewicht (BMI 25–29,9 kg/m²) nicht mit einer erhöhten Sterblichkeit assoziiert ist, aber bereits mit einem moderaten Anstieg der Rate an koronarer Herzkrankheit und Typ-2-Diabetes mellitus. Zudem schwächt sich der Effekt eines erhöhten BMI auf die Gesamtmortalität mit steigendem Lebensalter zunehmend ab, da andere Risikofaktoren wie Hypertonie, Hypercholesterinämie und Typ-2-Diabetes stärker an Bedeutung gewinnen.

Adipositas (BMI ≥ 30 kg/m²) ist als chronische Krankheit statistisch mit eingeschränkter Lebensqualität und hohem Morbiditäts- und Mortalitätsrisiko assoziiert und erfordert eine langfristige Behandlung. Das Risiko des Auftretens Adipositas-assoziierter Krankheiten bereits im Kindes- und Jugendalter nimmt mit steigendem Übergewicht zu (Ludwig 2007). Bei Fortdauer bis in das Erwachsenenalter ist die Adipositas mit einer Reihe von Risikofaktoren u.a. für chronische Krankheiten des Herz-Kreislaufsystems, des Bewegungsapparates und des Endokriniums assoziiert, ebenso mit einer zunehmenden Verkürzung der Lebenserwartung (**Abb. 2**).

Adipositas ist ein **Risikofaktor** für Begleiterkrankungen und ein **Risikoindikator** für eine erhöhte Sterblichkeit. Das Risiko nimmt mit dem Grad der Adipositas zu (Lenz 2009). Demgegenüber ist isoliertes Übergewicht (BMI 25–29,9 kg/m²) keine Krankheit und nicht zwangsläufig behandlungsbedürftig. Da der BMI nur ein grobes Maß für die Gesamtkörperfettmasse (Korrelationskoeffizient 0,4–0,7) darstellt und somit kein sicherer Risikoindikator ist, wird ins-

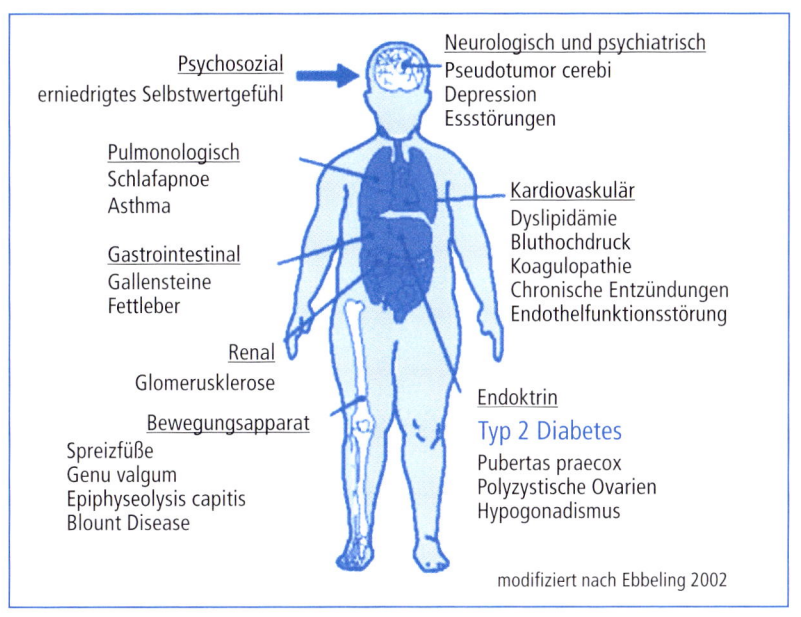

Psychosozial
erniedrigtes Selbstwertgefühl

Neurologisch und psychiatrisch
Pseudotumor cerebi
Depression
Essstörungen

Pulmonologisch
Schlafapnoe
Asthma

Gastrointestinal
Gallensteine
Fettleber

Kardiovaskulär
Dyslipidämie
Bluthochdruck
Koagulopathie
Chronische Entzündungen
Endothelfunktionsstörung

Renal
Glomerusklerose

Bewegungsapparat
Spreizfüße
Genu valgum
Epiphyseolysis capitis
Blount Disease

Endoktrin
Typ 2 Diabetes
Pubertas praecox
Polyzystische Ovarien
Hypogonadismus

modifiziert nach Ebbeling 2002

Abbildung 2: Mit Übergewicht und Adipositas assoziierte Krankheiten (Komorbiditäten) (aus: Böhler und Dziuk 2009)

besondere bei Übergewicht empfohlen, nach weiteren, begleitenden Risikofaktoren zu suchen.

Die Indikation für spezifische Interventionen zur Gewichtsreduktion ist vom gesundheitlichen Gesamtrisiko abhängig zu machen. Dieses Gesamtrisiko wird wesentlich durch Geschlecht, Alter, ethnische Herkunft und Sozialstatus mitbestimmt (Hauner 2009, Lenz et al. 2009). Je niedriger der soziale Status, desto höher ist die Wahrscheinlichkeit für das gemeinsame Vorkommen von Rauchen, sportlicher Inaktivität und Adipositas (Lampert 2010).

Pathogenese der Adipositas

Es existieren verschiedene Erklärungsversuche zur Adipositasentstehung. Zwar ist eine positive Bilanz zwischen Energiezufuhr und Energieverbrauch als eine der notwendigen Voraussetzungen zur Entwicklung einer Adipositas anzusehen, die Ursachen dafür sind aber vielfältig. Nicht nur eine erhöhte Energiezufuhr, sondern auch andere Faktoren (z.B. erniedrigter Grundumsatz, verminderte Thermogenese, reduzierte körperliche Aktivität) können ursächlich sein. Allgemein anerkannt ist die Tatsache, dass es sich bei der Adipositasentstehung um ein multifaktorielles Geschehen handelt, für das vor allem genetische Komponenten (z.B. Leptin) verantwortlich sind. Körpergewicht und Fettmasse sollen zu 60–84 % polygenetisch determiniert sein. Zusätzlich spielen ein moderner Lebensstil (z.B. Bewegungsarmut im Alltag durch technischen Fortschritt, Überflussernährung), der individuelle Energieverbrauch (Ruhe- und Grundumsatz, körperliche Aktivität, Thermogenese), Stoffwechselparameter, Quantität der Ernährung und deren qualitative Zusammensetzung (Energiedichte bzw. Fettanteil) sowie psychische und Verhaltensfaktoren (z.B. Essverhalten), Medikamente und andere Ursachen eine Rolle.

Im **Längsschnittverlauf** nimmt der BMI nach Geburt bis zum Ende des ersten Lebensjahrs rasch zu und fällt dann bis zum Alter von etwa vier bis sechs Jahren auf die niedrigsten Werte im gesamten Lebensalter ab. Der Zeitpunkt, an dem der BMI danach erneut ansteigt, schwankt interindividuell. Ein früher Wiederanstieg des

BMI ist mit einem höheren Risiko für späteres Übergewicht assoziiert (Rauh-Pfeiffer und Koletzko 2007). Das individuelle Risiko eines Kindes, übergewichtig oder adipös zu werden, hängt von der **Sozialstatuszugehörigkeit** ab und ist höher bei Kindern mit Migrationshintergrund und bei Kindern, deren Mütter unter Übergewicht oder Adipositas leiden (Kurth 2007; Brisbois et al. 2012).

Es wird angenommen, dass ca. 45 % der adipösen Kinder und 85 % der adipösen Jugendlichen auch zu adipösen Erwachsenen werden (Guo et al. 2002; Parsons et al. 1999). Als Risikofaktor für ein Fortdauern der Adipositas eines Kindes muss eine familiäre Belastung (ein oder beide Elternteile übergewichtig bzw. adipös) angesehen werden. Insofern kommt insbesondere der Prävention der Adipositas (aber auch des Übergewichts in Verbindung mit anderen Risikofaktoren) bereits im Kindes- und Jugendalter eine besondere Bedeutung zu.

Auch im Erwachsenenalter ist eine Zunahme der Prävalenz von Adipositas mit abnehmendem sozialem Status zu konstatieren (Lampert 2010). Erwachsene mit Adipositas haben zudem die Schwierigkeit, nach Gewichtsreduktion das Gewicht zu halten. Es scheint so, dass es einer lebenslangen Intervention bedarf, um eine erneute Gewichtszunahme weitestgehend zu vermeiden (Bockelbrink et al. 2008).

Netzwerk kausaler Faktoren der Adipositas

Das **Netzwerk kausaler Faktoren der Adipositas** (Böhler und Wabitsch 2004) ist ein Konzept, das von der International Association for the Study of Obesity (International Obesity Task Force, IOTF) genutzt wird, um die vielfältigen Einflussfaktoren auf die Energiezufuhr und den Energieverbrauch eines Individuums miteinander in Beziehung zu setzen und zu verdeutlichen.

Die im Netzwerk in ihrer Verflechtung dargestellten Lebenswelten wie Schule, Arbeit, Zuhause und Freizeit stehen häufig im Brennpunkt von Präventionsmaßnahmen. Jeder einzelne Bereich wird beeinflusst durch übergeordnete Faktoren. So können beispielsweise **Schulen** zwar ein Setting für Präventionsprogramme darstellen, das Hauptaufgabengebiet der Schulen liegt aber in der Vermittlung von Kenntnissen, die die berufliche und akademische Leistungsfähigkeit sicherstellen sollen. Gesundheitsthemen sind hierbei normalerweise zweitrangig. Schulen werden alleine und unabhängig von äußeren Strukturen, Geldgebern, zuständigen Behörden und Schulgremien niemals handlungsfähig sein und die Nahrungsmittelauswahl oder die körperliche Aktivität von jungen Menschen verändern können. Tiefgreifende Veränderungen in Schulen werden, ganz unabhängig von Qualität und Wirksamkeit schul-basierter Präventionsprogramme, nur durch politische Maßnahmen der Kommunen, der Länder und des Bundes erreicht werden, die entsprechende Anreize schaffen oder finanzielle Unterstützung bereitstellen müssen.

Global betrachtet ist die nationale Politik auch abhängig von den **internationalen Märkten** und der **ökonomischen Entwicklung** der Länder. Internationale Kooperationen haben z.B. durch spezielle Werbe- und Marketingaktivitäten einen immensen Einfluss auf die Verfügbarkeit von und den Bedarf an Nahrungsmitteln. Produkte der Nahrungsmittelindustrie, die breit und intensiv vermarktet werden, haben mehr Platz in den Regalen, eine besonders hohe Gewinnspanne und werden relativ einfach weltweit transportiert. Internationale Kooperationen beeinflussen in gleicher Weise die Kaufkapazität über die Löhne und den Energieverbrauch über das Ausmaß der Arbeit, die notwendig ist, um den Lohn zu verdienen.

Wirkungsvolle Präventionsstrategien der Adipositas werden im Allgemeinen als «gesamtgesellschaftliche» Aufgaben angesehen, die eine Verpflichtung vieler Akteure erfordern, bis hin zu nationalen Parlamenten und internationalen Institutionen und Organisationen (Böhler und Wabitsch 2004; Wabitsch 2006).

Grundlagen der Adipositasprävention

Das **bio-psycho-soziale Modell** der Entstehung von Adipositas im Kindes- und Jugendalter (**Abb. 3**) berücksichtigt, dass sowohl biologische, genetisch vorgegebene Ausgangsbedingungen als auch im frühen Kindesalter angelegte seelische Faktoren eine Rolle in der Erzeugung, Veränderung und Bewältigung von krankhafter Adipositas spielen. **Resilienzfaktoren** (wie z.B. die konsistente Erfahrung von Selbstwirksamkeit) sind unspezifische individuelle Schutzfaktoren gegen Übergewicht und Adipositas. Diese korrelieren positiv mit einem höheren Sozialstatus der Familie und einem höheren Bildungsniveau der Eltern. Soziale Problemlagen in Familie, Freundeskreis und Gemeinde (negative Kontextfaktoren, externe Risikofaktoren) finden sich häufiger bei niedrigem sozioökonomischem Status der Familie und bei niedrigem Bildungsniveau der Eltern.

Damit erklärt sich auch der nur mäßige Erfolg von «therapeutischen», kostenaufwendigen und strukturierten Schulungs- und Behandlungsprogrammen für adipöse Kinder und Jugendliche und deren Eltern (Summerbell et al. 2005; Oude-Luttikhuis et al. 2009). Ein Expertenworkshop zu Perspektiven der Adipositasprävention in den USA (Kumanyika und Obarzanek 2003) empfahl die Abkehr von Präventionsstrategien, die sich lediglich an therapeutischen Modellen orientieren, und die Hinwendung zu Ansätzen, die auf den Erfahrungen der Raucher- und Suchtprävention sowie der HIV-/AIDS-Vorsorge aufbauen.

Präventive Maßnahmen sollen primär der **allgemeinen Gesundheitsförderung** und nicht der Gewichtsreduktion dienen. Innerhalb von Familien und anderen sozialen Gruppen müssen die von Übergewicht Betroffenen und die Nichtbetroffenen im Alltagsleben den gleichen Regeln folgen, damit eine Behandlung anhaltend erfolgreich sein kann. Erst eine Integration präventiver Maßnahmen in das gesamte Lebensumfeld (insbesondere bei Kindern und Jugendlichen sowie deren Familien) kann die notwendige Nachhaltigkeit therapeutischer Interventionen sichern. Eine langfristig wirksame Therapie von Übergewicht und Adipositas hängt davon ab, dass sich ein angemessenes Problembewusstsein entwickelt hat, die Motivation besteht, ein normales Körpergewicht zu bewahren, und Verhaltenstechniken, Selbstvertrauen und Selbstbewusst-

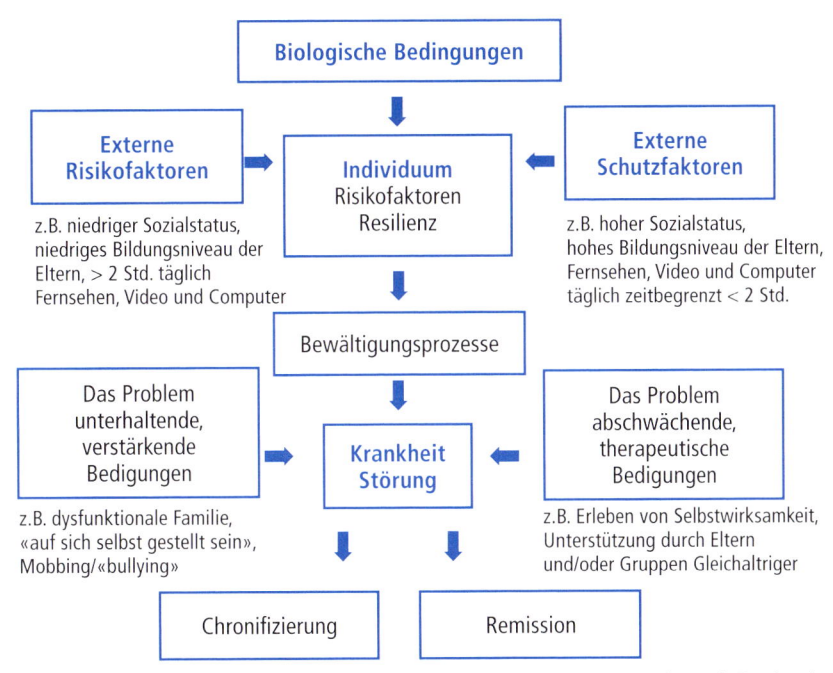

Abbildung 3: Ein systemisches, bio-psycho-soziales Krankheitsmodell der Adipositas mit Beginn im Kindes- und Jugendalter (aus: Böhler und Dziuk 2009)

sein in ausreichendem Maße vorhanden sind, um die notwendigen Anstrengungen über die Jahre fortzusetzen (Pi-Sunyer 2003).

Es erscheint gegenwärtig jedoch unrealistisch anzunehmen, dass bei der Mehrheit der von Übergewicht und Adipositas Betroffenen alleine durch eine verstärkte Kontrolle des individuellen Verhaltens (z.B. mit Techniken der Selbstregulation, die in Schulungsprogrammen vermittelt werden) der Einfluss individueller Prädisposition und einer «obesigenen» Umwelt anhaltend überwunden oder neutralisiert werden kann. Stattdessen sollten Maßnahmen eingeleitet werden, die weniger die individuelle Reaktion auf Umweltreize (Prävention des «Verhaltens») steuern wollen, als die selbst geschaffene «Ernährungs- und Bewegungsumwelt» (Prävention der «Verhältnisse») strukturieren helfen: Welche Nahrungsmittel haben wir zur Auswahl? Wie groß sind die Portionen, die wir zu uns nehmen? Benutzen wir das Auto, das Fahrrad oder gehen wir zu Fuß? Fahren wir mit Rolltreppen und Aufzügen oder benutzen wir die Treppe?

Die Fähigkeit zur individuellen Selbstkontrolle des Ess-, Bewegungs- und Freizeitverhaltens eines Individuums ist nur einer von vielen Einflussfaktoren der Adipositasprävention (Wabitsch 2006). Der wesentliche und nachhaltige Erfolgsfaktor zur Adipositasprävention stellt die «Verhältnisprävention» im Sinne einer Modifizierung der «obesigenen» (= Übergewicht und Adipositas begünstigenden) Lebenswelten dar.

Prävention

Unter Berücksichtigung der Klassifikation der WHO unterscheidet man:
- primäre Prävention = universelle oder allgemeine Prävention/Gesundheitsförderung (für alle Personen/Bevölkerungsschichten)
- sekundäre Prävention = selektive Prävention (für Risikogruppen)
- tertiäre Prävention = gezielte oder indizierte Prävention (Personen mit gesicherten Risikofaktoren/Erkrankungen) (Graf et al. 2009).

Primärprävention

Primäre Prävention zielt darauf, die Neuerkrankungsrate an Adipositas zu senken. Es handelt sich dabei um eine gesamtgesellschaftliche Aufgabe, bei der unabhängig von der Gewichtsreduktion die allgemeine Gesundheitsförderung der Bevölkerung durch Modifizierung der obesigenen Lebenswelten im Vordergrund steht. **Tabelle 1** führt eine Auswahl empfohlener primärer Präventionsmaßnahmen auf. Diese beinhalten alle eine gezielte Veränderung der Lebenswelten («Settings»), da dies als wirksamste Maßnahme zur Prävention gilt. Der Evaluationsabschlussbericht des Modellvorhabens des Bundesministeriums für Ernährung, Landwirtschaft und Verbraucherschutz (BMELV) «Besser essen. Mehr bewegen. KINDERLEICHT-Regionen», in dem mehr als 700 Maßnahmen zur Prävention von Übergewicht bei Kindern in Deutschland in den Jahren 2006 bis 2009 analysiert wurden, zieht die Schlussfolgerung, dass diejenigen Maßnahmen am ehesten erfolgreich waren, «die neben verhaltens- auch verhältnispräventive Ansätze einbezogen, langfristig angelegt waren und die Bewegungsförderung bei Kindern kombinierten mit der Förderung der Ernährungs- und Erziehungskompetenz der Eltern» (Ehnle-Lossos et al. 2013).

Tabelle 1: Mögliche Maßnahmen zur Primärprävention von Übergewicht und Adipositas im Kindes- und Jugendalter (Wabitsch und Kunze 2009)

- Schaffung des Bewusstseins für das Krankheitsbild Adipositas
- Schaffung gesunder Lebensräume (z.B. gesundheitsfördernde Schule)
- Aufklärung und Verhaltensschulung während der Gesundheitserziehung (Ernährung, Bewegung) in Kindergärten, Schulen und durch Massenmedien
- Verbesserung der Möglichkeiten zur körperlichen Bewegung z.B. in Städten und Schulen
- Gesundheitsorientierung der Politik, z.B. Wirtschafts- und Agrarpolitik
- Berücksichtigung von gesundheitlichen Aspekten bei der Werbung
- Zusammenführung von Interessengruppen (z.B. Lebensmittelindustrie, Krankenkassen, Medien, Sportvereine)

Sekundärprävention

Sekundäre Prävention hat zum Ziel, mit effektiver Frühdiagnostik und Frühtherapie, im Sinne von präventiver, Risiko-adaptierter Krankenbehandlung, die Anzahl der übergewichtigen und adipösen Personen zu verringern. Hierbei ist die Grenze sowohl zwischen primärer und sekundärer Prävention als auch zwischen sekundärer und tertiärer Prävention fließend. Je ausgeprägter die individuellen Risikofaktoren sind, desto intensivere Maßnahmen zur Gewichtsreduktion sind erforderlich. Hierbei stehen Maßnahmen der Verhaltensprävention im Vordergrund, die in unterschiedlichen Settings stattfinden können (Familie, Kindergarten, Schule, Betrieb) und die eine Befähigung (Empowerment) der Betroffenen und Nichtbetroffenen (Ernährung, Bewegung, Lebenseinstellung, Tagesstrukturierung, Kommunikation etc.) erreichen wollen.

Tertiärprävention

Tertiäre Prävention zielt auf übergewichtige oder adipöse Personen, die bereits erkrankt sind oder ein hohes Krankheitsrisiko aufweisen. Ziel ist es, Risikofaktoren und das Fortschreiten der Erkrankung zu verringern oder zu beseitigen. In Deutschland werden derartige Leistungen regelhaft in Form stationärer Rehabilitationsverfahren durch die gesetzliche Rentenversicherung (DRV) und die gesetzliche Krankenversicherung (GKV) erbracht. Weiterhin existieren auch Möglichkeiten von strukturierten ambulanten Schulungsprogrammen für adipöse Erkrankte, die von den gesetzlichen Krankenkassen bezuschusst werden können.

Die langfristige Wirksamkeit von stationären Rehabilitationsmaßnahmen bei Personen mit Adipositas konnte in wissenschaftlichen Studien bislang nicht ausreichend belegt werden. Auch die langfristige und damit nachhaltige Wirksamkeit (und Wirtschaftlichkeit) von ambulanten Schulungsmaßnahmen ist nach den Kriterien der Evidenz-basierten Medizin derzeit nicht nachgewiesen (Böhler et al. 2005; Oude-Luttikhuis et al. 2009). Auch eine große Studie der Bundeszentrale für gesundheitliche Aufklärung (BZgA) zur Evaluation der Adipositastherapie im Kindes- und Jugendalter in Deutschland (EvAKuJ-Studie; Böhler et al. 2012) brachte diesbezüglich keine neuen Erkenntnisse.

Fazit

Die (Primär-) Prävention von Übergewicht (bei bestehendem Risikofaktor/-en) und Adipositas ist eine Aufgabe der gesamtgesellschaftlichen Gesundheitsförderung (Verhältnisprävention), die eine Einbindung und Kooperation aller Beteiligten auf allen Einflussebenen erfordert. Eine (Sekundär-/Tertiär-) Prävention auf der Basis therapeutischer (Verhaltens-) Modelle kann nur in Form eines **verhaltens-/verhältnispräventiven Gesamtkonzeptes** in Synergie mit Primärprävention nachhaltig erfolgreich sein. Die Verhältnisprävention bedingt Veränderungen obesigener Lebenswelten von Betroffenen und Nichtbetroffenen, zum Beispiel Schaffung von mehr Bewegungsräumen, Alternativen zu Bildschirm-gebundenen Freizeitaktivitäten oder geänderte Werbestrategien der Nahrungsmittelindustrie.

In den vergangenen Jahren sind vielfältige politische Aktivitäten zur Verhältnisprävention auf den Weg gebracht worden: In Großbritannien (Butland et al. 2007) wurden vier unterschiedlichen Szenarien der weiteren epidemiologischen Entwicklung bis zum Jahr 2050 diskutiert (**Abb. 4**); in Deutschland hat man die Grundlagen für einen nationalen Aktionsplan zur Prävention von Fehlernährung, Bewegungsmangel, Übergewicht und damit zusammenhängenden Krankheiten bis zum Jahr 2020 formuliert (Müller et al. 2007), und es wurde ein Weißbuch zu einer europäischen Strategie zur Bekämpfung von Übergewicht, Adipositas und damit assoziierten Erkrankungen durch eine Kommission der EU (2007) aufgelegt.

Neben einer Handlungsstrategie gilt es jedoch, deren **Umsetzung** qualitätsgesichert zu gestalten und zu evaluieren. Es besteht weiterhin dringender Bedarf an randomisierten und kontrollierten Studien, die auch den Langzeiterfolg von Präventionsstrategien und die Kosten-Nutzen-Effektivität untersuchen sollten. In Deutschland stehen wir hinsichtlich einer solchen Umsetzung hinter anderen europäischen Ländern wie Großbritannien, Schweden oder Norwegen zurück. Allerdings darf neben allen Bemühungen der Prävention von Übergewicht und Adipositas nicht übersehen werden, dass, je nach Interventionsgruppe oder Intervention, neben den erwünschten ebenso unerwünschte Wirkungen (inklusive negativer Langzeiteffekte) möglich sind. Auch dies gilt es, in den entsprechenden Studien zu berücksichtigen.

Szenario 1:
individualistisches Gesellschaftsmodell mit marktwirtschaftlicher Organisation, Empowerment der Betroffenen
Wahrscheinliche Entwicklung bis 2050:
mäßige Zunahme von Übergewicht und Adipositas (+1)

Szenario 2:
soziales Miteinander mit systemweitem, generationen-übergreifendem Präventionsansatz
Wahrscheinliche Entwicklung bis 2050:
deutliche Abnahme von Übergewicht und Adipositas (-2)

Prävention / **Reaktion** (vertikale Achse: gesellschaftliche Antwort)
Prinzip: Eigenverantwortung ← Werte → **Prinzip: soziale Verantwortung**

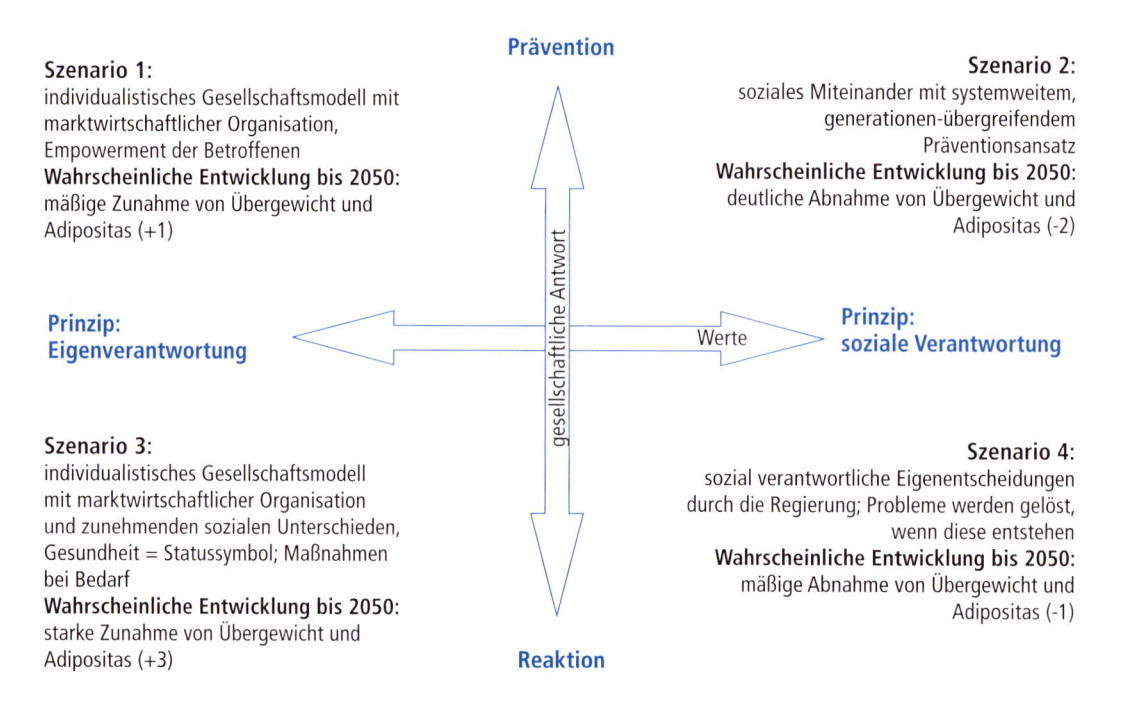

Szenario 3:
individualistisches Gesellschaftsmodell mit marktwirtschaftlicher Organisation und zunehmenden sozialen Unterschieden, Gesundheit = Statussymbol; Maßnahmen bei Bedarf
Wahrscheinliche Entwicklung bis 2050:
starke Zunahme von Übergewicht und Adipositas (+3)

Szenario 4:
sozial verantwortliche Eigenentscheidungen durch die Regierung; Probleme werden gelöst, wenn diese entstehen
Wahrscheinliche Entwicklung bis 2050:
mäßige Abnahme von Übergewicht und Adipositas (-1)

Abbildung 4: Vier Szenarien der epidemiologischen Entwicklung von Übergewicht und Adipositas in Großbritannien bis zum Jahr 2050. Je nach den vorherrschenden Wertvorstellungen stärken Entscheidungen über politische Handlungsstrategien die Eigenverantwortung oder soziale Verantwortung und die Gesellschaft kann auf die Zunahme von Übergewicht und Adipositas eher präventiv oder reaktiv antworten (aus: Böhler und Dziuk 2009)

Prüfungsfragen

1. Wie werden Übergewicht und Adipositas definiert?
2. Welche epidemiologischen Daten gibt es hinsichtlich des Vorkommens von Übergewicht und Adipositas bei Kindern und Erwachsenen in Deutschland?
3. Welcher Zusammenhang besteht zwischen Adipositasprävalenz und Sozialstatus?
4. Erläutern Sie das bio-psycho-soziale Krankheitsmodell der Adipositas.
5. Mit welchen Erkrankungen kann Adipositas assoziiert sein?
6. Nennen Sie Beispiele für Maßnahmen zur Primärprävention von Adipositas.
7. Welche evidenzbasierten Grundlagen der Prävention und Behandlung von Adipositas gibt es?
8. In welchen Lebenswelten («Settings») und bei welchen Zielgruppen gibt es Ansätze für eine erfolgreiche Adipositasprävention?
9. Nennen Sie Beispiele für Sekundär- und Tertiärprävention von Adipositas.
10. Welche Maßnahme zur Reduktion des Gesundheitsrisikos durch Übergewicht und Adipositas ist zielführender: Verhaltens- oder Verhältnisprävention?

Zitierte Literatur

Balkau, B./Deanfield, J.E./Després, J.-P. et al. (2007): International Day for the Evaluation of Abdominal Obesity (IDEA): A study of waist circumference, cardiovascular disease, and diabetes mellitus in 168 000 primary care patients in 63 countries. Circulation, 116, 1942–1951.

Bockelbrink, A./Stöber, Y./Roll, S./Vauth, C./Willich, S.N./Greiner, W. (2008): Medizinische und ökonomische Beurteilung der bariatrischen Chirurgie (Adipositaschirurgie) gegenüber konservativen Strategien bei erwachsenen Patienten mit morbider Adipositas Vol. 73. http://portal.dimdi.de/de/hta/hta_berichte/hta203_bericht_de.pdf; Aufruf 06.05.2013.

Böhler, T./Wabitsch, M. (2004): Adipositastherapie und -prävention im Kindesalter. Leistungsrechtlicher Rahmen. Monatsschrift für Kinderheilkunde, 152, 856–863.

Böhler, T./Wabitsch, M./Winkler, U. (2005): Konsenspapier Patientenschulungsprogramme für Kinder und Jugendliche mit Adipositas. In: Bundeszentrale für gesundheitliche Aufklärung (BZgA) [Hg.]: Qualitätskriterien für Programme zur Prävention und Therapie von Übergewicht und Adipositas bei Kindern und Jugendlichen. Gesundheitsförderung konkret, Band 4, Köln, 37–55.

Böhler, T./Dziuk, M. (2009): Adipositas bei Kindern und Jugendlichen – Bedeutung der Prävention und Rehabilitation. Gesundheitswesen, 80, 41–51.

Böhler, T./Bengel, J./Goldapp, C./Mann, R./EvAKuJStudiengruppe (2012): Bericht zur EvAKuJ-Studie im Rahmen des Qualitätssicherungsprozesses der BZgA zur Prävention und Therapie von Übergewicht bei Kindern und Jugendlichen. http://www.bzga-kinderuebergewicht.de/adipo_mtp/pdf/Abschlussbericht%20Beobachtungsstudie_04102012.pdf; Aufruf 04.05.2013.

Brisbois, T.D./Farmer, A.P./McCargar, L.J. (2012): Early markers of adult obesity: a review. Obesity Reviews, 13, 347–367.

Butland, B./Jebb, S./Kopelman, P./McPherson, K./Thomas, S./Mardell, J./Parry, V. (2007): Tackling obesities: Future choices – project report. http://www.bis.gov.uk/assets/foresight/docs/obesity/12.pdf; Aufruf 06.05.2013.

Ehnle-Lossos, M./Grillenberger, M./Hanssen-Doose, A./Heyer, A./Hose, A./Matthes-Stiebel, J./Schack, P.S./Willhöft, C. (2013) Evaluation des Modellvorhabens «Besser essen. Mehr bewegen. KINDERLEICHT-Regionen». https://www.in-form.de/fileadmin/user_upload/profi_dokumente/PDF/Evaluationsabschlussbericht_KINDERLEICHT-Regionen.pdf; Aufruf 04.05.2013.

Graf, C./Müller, M.J./Reinehr, T. (2009): Ist die Prävention der Adipositas eine ärztliche Aufgabe. Deutsche Medizinische Wochenschrift, 134, 202–206.

Guo, S.S./Wu, W./Chumlea, W.C./Roche, A.F. (2002): Predicting overweight and obesity in adulthood from Body-Mass-Index values in childhood and adolescence. The American Journal of Clinical Nutrition, 76, 653–658.

Hauner, H. (federführend)/Buchholz, G./Hamann, A./Husemann, B./Koletzko, B./Liebermeister, H./Wabitsch, M./Westenhöfer, J./Wirth, A./Wolfram, G. (2007): Prävention und Therapie der Adipositas. Version 2007. Deutsche Adipositas-Gesellschaft, Deutsche Diabetes-Gesellschaft, Deutsche Gesellschaft für Ernährung, Deutsche Gesellschaft für Ernährungsmedizin. http://www.adipositas-gesellschaft.de/index.php?id=9; Aufruf 06.05.2013.

Hauner, H. (2009): Übergewicht: Alles halb so schlimm? Deutsches Ärzteblatt international, 106, 639–640.

Kommission der Europäischen Gemeinschaft (2007): Weissbuch - Ernährung, Übergewicht, Adipositas: Eine Strategie für Europa. http://ec.europa.eu/health/ph_determinants/life_style/nutrition/documents/nutrition_wp_de.pdf; Aufruf 06.05.2013.

Kromeyer-Hauschild, K./Wabitsch, M./Kunze, D. et al. (2001): Perzentile für den Body-Mass-Index für das Kindes- und Jugendalter unter Heranziehung verschiedener deutscher Stichproben. Monatsschrift für Kinderheilkunde, 49, 807–818.

Kumanyika, S.K./Obarzanek, E. (2003): Pathways to obesity prevention: Report of a National Institutes of Health workshop. Obesity Research, 11, 1263–1274.

Kurth, B-M. (2007): Die Verbreitung von Übergewicht und Adipositas bei Kindern und Jugendlichen in Deutschland. Ergebnisse des bundesweiten Kinder- und Jugendgesundheitssurveys (KiGGS). Bundesgesundheitsblatt, Gesundheitsforschung, Gesundheitsschutz, 50, 736–743.

Kurth, B-M. (2007): KiGGS – Was kommt danach? Gesundheitswesen, 69, 548–554.

Lampert, T. (2010): Tabakkonsum, sportliche Inaktivität und Adipositas. Deutsches Ärzteblatt international, 107, 1–7.

Lenz, M. et al. (2009): Morbidität und Mortalität bei Übergewicht und Adipositas im Erwachsenenalter. Deutsches Ärzteblatt international, 106, 641–648.

Ludwig, D.S. (2007): Childhood obesity – The shape of things to come. The New England Journal of Medicine, 357, 2325–2327.

Mensink, G.B.M. / Schienkiewitz, A. / Haftenberger, M. / Lampert, T. / Ziese, T. / Scheidt-Nave, C. (2013): Übergewicht und Adipositas in Deutschland. Ergebnisse der Studie zur Gesundheit Erwachsener in Deutschland (DEGS1). Bundesgesundheitsblatt, Gesundheitsforschung, Gesundheitsschutz, 56: 786–794.

Müller, M.J. / Maier, H. / Mann, R. (2007): Nationaler Aktionsplan gegen das Übergewicht. Aktuelle Ernährungsmedizin, 32, 215–222. Oude Luttikhuis, H. / Baur, L. / Jansen, H. / Shrewsbury, V.A. / O'Malley, C. / Stolk, R.P. / Summerbell, C.D. (2009): Interventions for treating obesity in children. Cochrane Database of Systematic Reviews 2009, Issue 1. Art. No.: CD001872. DOI: 10.1002/14651858.CD001872.pub2.

Parsons, T.J. / Power, C. / Logan, S. / Summerbell, C.D. (1999): Childhood predictors of adult obesity: a systematic review. International Journal of Obesity, 23 (Suppl. 8), 1–107.

Pi-Sunyer, X. (2003): A clinical view of the obesity problem. Science (New York, N.Y.), 299, 859–860.

Rauh-Pfeiffer, A. / Koletzko, B. (2007): Übergewicht und Adipositas im Kindes- und Jugendalter. Monatsschrift für Kinderheilkunde, 155, 469–483.

Summerbell, C.D. / Waters, E. / Edmunds, L. / Kelly, S.A.M. / Brown, T. / Campbell, K.J. (2005): Interventions for preventing obesity in children. Cochrane Database of Systematic Reviews 2005, Issue 3. Art. No.: CD001871. DOI: 10.1002/14651858.CD001871.pub2.

Wabitsch, M. (2006): Adipositas bei Kindern und Jugendlichen. Der Internist, 47, 130–140.

Wabitsch, M. / Kunze, D. (2009): Leitlinien der Arbeitsgemeinschaft Adipositas im Kindes- und Jugendalter (AGA) der Deutschen Adipositas-Gesellschaft. Leitlinie für Diagnostik, Therapie und Prävention. http://www.adipositas-gesellschaft.de/index.php?id=9; Aufruf 06.05.2013.

Leseempfehlungen

Modellvorhaben «Besser essen. Mehr bewegen. KINDERLEICHT-Regionen»:
https://www.in-form.de/profiportal/in-form-erleben/projekte/besser-essen-mehr-bewegen-kinderleicht-regionen/download.html

Plattform Ernährung und Bewegung (PEB): http://www.ernaehrung-und-bewegung.de/.

The Economics of Prevention. Policy Brief: OECD Obesity Update 2012: http://www.oecd.org/els/health-systems/49716427.pdf

15 Prävention von Diabetes

Andrea Icks und Wolfgang Rathmann

Der **Typ-2-Diabetes** ist in seinen Entstehungsbedingungen nicht endgültig geklärt. Es gilt jedoch als gesichert, dass lebensweisenbezogene Faktoren eine erhebliche Rolle spielen und dass die Prävention der Erkrankung prinzipiell möglich und aufgrund der großen Public-Health-Relevanz von erheblicher Bedeutung ist.

Der folgende Beitrag behandelt die **Primär- und Sekundärprävention** des **Typ-2-Diabetes im Erwachsenenalter**. Auf tertiärpräventive Maßnahmen wie die Vermeidung von Folgeschäden und die Rehabilitation betroffener Personen wird hier nicht eingegangen. Kinder und Jugendliche werden ebenfalls nicht thematisiert. Zwar wurde in den letzten Jahren überwiegend in bestimmten Bevölkerungsgruppen, insbesondere bei Angehörigen ethnischer Minderheiten in den USA ein Anstieg der Prävalenz des Typ2-Diabetes bei Jugendlichen beobachtet. Seit einiger Zeit wird eine solche Zunahme der Krankheitshäufigkeit auch in Deutschland diskutiert, insbesondere vor dem Hintergrund des steigenden Anteils Jugendlicher mit Adipositas (Awa 2013). Andererseits konnten entsprechende Beobachtungen bei Jugendlichen in den USA außerhalb der ethnischen Minderheitengruppen wie auch in europäischen Ländern nicht bestätigt werden. Auch auf Basis der Daten eines populationsbasierten Inzidenzregisters in Deutschland (NRW) ist nicht davon auszugehen, dass derzeit der Typ2-Diabetes bei Jugendlichen häufig ist. Selbst wenn eine höhere Dunkelziffer für den Typ-2-Diabetes angenommen wird, sind derzeit bundesweit nur schätzungsweise etwa 800 Kinder- und Jugendliche zwischen 5 und 19 Jahren erkrankt (Rosenbauer 2012). Eine gestörte Blutzuckerregulation, ein Bereich zwischen normalen Blutzuckerwerten und manifestem Diabetes (oft «Prädiabetes» genannt), dürfte jedoch bereits im Jugendalter häufiger auftreten. Sie fand sich in einer Studie an 15-Jährigen Schulabgängern in Düsseldorf bei etwa 2,5 % dieser Jugendlichen (Herder 2007).

Der Beitrag gliedert sich in folgende Abschnitte:
- Definition und Beschreibung des Krankheitsbildes
- Public-Health-Relevanz
- Entstehungsbedingungen und Einflussfaktoren sowie daraus ableitbare Präventionsansätze
- Präventionsmaßnahmen und Ergebnisse ihrer Evaluation
- Umsetzung in die Regelversorgung
- Fazit und Ausblick.

Definition und Beschreibung des Krankheitsbildes

Definition

Es werden verschiedene Diabetesformen unterschieden. In diesem Beitrag geht es um den Typ-2-Diabetes, früher auch als «Altersdiabetes» oder «nicht insulin-abhängiger Diabetes (NIDDM)» bezeichnet. Er ist mit >90 % die häufigste Form des Diabetes mellitus. Typ-2-Diabetes mellitus ist eine chronisch progrediente Erkrankung, die durch Insulinresistenz und Insulinsekretionsstörung charakterisiert ist, welche erworben oder vererbt sein können. Obwohl der Typ-2-Diabetes eine bedeutende erbliche Komponente aufweist, konnten erst genomweite Assoziationsstudien in den letzten Jahren zahlreiche Risikovarianten identifizieren (Rathmann 2013).

Die Erkrankung beginnt oft schleichend und wird daher nicht selten als Zufallsbefund entdeckt. Betroffen sind vorwiegend Personen jenseits des 40. Lebensjahres, wobei die Häufigkeit mit steigendem Alter zunimmt. Personen mit Typ-2-Diabetes haben neben der Störung des Glukosestoffwechsels häufig eine Adipositas, hohen Blutdruck und eine Fettstoffwechselstörung.

Der Bereich der «gestörten Glukoseregulation» beinhaltet die gestörte Glukosetoleranz (impaired glucose tolerance, IGT), d.h. eine grenzwertig erhöhte Blutglukose im oralen Glukosebelastungstest, und die abnorme Nüchternglukose (impaired fasting glucose, IFG). Menschen mit IFG oder IGT haben ein erhöhtes Risiko, an einem manifesten Diabetes zu erkranken (Morris 2013). Sie sind eine wichtige Zielgruppe für sekundärpräventive Maßnahmen (siehe unten).

Symptome und Verlauf

Klassische Symptome eines erhöhten Blutzuckerspiegels sind Durst und vermehrtes Wasserlassen, Müdigkeit, Abgeschlagenheit und gehäufte Infekte. **Akutkomplikationen** durch schwere Stoffwechselentgleisungen sind bei den heutigen modernen Behandlungsmöglichkeiten seltener geworden und in der Regel gut beherrschbar. Die größten individuellen Einschränkungen der Lebensqualität und Lebenserwartung und die größten sozialen Belastungen bei Diabetes mellitus sind heute durch diabetesbezogene **Begleit- und Folgeerkrankungen** bedingt, die aus Schädigung der kleinen und großen Gefäße resultieren. Sie betreffen vor allem die Augen (Retinopathie bis hin zur Erblindung), die Nieren (Nephropathie mit Gefahr des Nierenversagens) und die Nerven (Neuropathie, vor allem mit diabetischem Fußsyndrom, das im Extremfall zur Amputation führen kann). Die bei Personen mit Diabetes gehäuften Herz-Kreislauf-Erkrankungen sind die Hauptursache für die erhöhte Sterblichkeit. Gefäßkrankheiten (Arteriosklerose) treten im Vergleich zu Personen ohne Diabetes früher auf, schreiten rascher voran und führen häufiger zu schweren Komplikationen wie Herzinfarkt und Schlaganfall (Icks 2009a, Icks 2011a).

Public-Health-Relevanz

Die gesundheitswissenschaftliche und politische Relevanz ergibt sich vor allem aus der mit Industrialisierung und Alterung einhergehenden weltweit ansteigenden Häufigkeit des Typ-2-Diabetes und aus den individuellen wie gesellschaftlichen Belastungen, die mit der Erkrankung und insbesondere den oben geschilderten Begleit- und Folgeerkrankungen einhergehen. Zudem gibt es internationale Deklarationen zur Verbesserung der Situation von Menschen mit Diabetes. Die europäische **Deklaration von St. Vincent** im Jahr 1989 wurde auch von Deutschland unterzeichnet (Diabetes Care and Research in Europe 1989).

Epidemiologie

Bevölkerungsbezogene Studien, die eine regionale bzw. die nationale Bevölkerung repräsentieren, bieten eine verlässliche Grundlage für die Häufigkeit einer Erkrankung (Prävalenz) und das Neuerkrankungsrisiko (Inzidenz). In der aktuellen Studie zur Gesundheit Erwachsener in Deutschland (DEGS1) des Robert Koch-Instituts lag bei 7,2 % (Männer 7,0 %, Frauen 7,4 %) im Alter von 18-79 Jahren beziehungsweise 4,6 Millionen Personen ein bekannter ärztlich diagnostizierter Diabetes vor (Heidemann 2013). Die Diabetesprävalenz nahm mit dem Alter von 2-3 % bei unter 50-Jährigen bis 22 % bei 70- bis 79-Jährigen deutlich zu. Im Vergleich zum letzten bundesweiten Untersuchungssurvey (1998) zeigte sich eine relative Zunahme der Diabetesprävalenz von 38 %. Bei Männern (49 %) fand sich ein stärkerer Anstieg als bei Frauen (30 %). Ein Teil des zeitlichen Anstiegs lässt sich über die veränderte Altersstruktur der Bevölkerung erklären. Stark zugenommen hat die Prävalenz des bekannten Diabetes insbesondere in der Altersgruppe von 70-79 Jahren und bei Personen mit Adipositas.

Aktuelle Ergebnisse aus dem DIAB-CORE-Verbund (5 bevölkerungsbezogene regionale Surveys und der Bundesgesundheitssurvey) zeigen deutliche **regionale Unterschiede** in der Prävalenz des Typ-2-Diabetes in Deutschland (Nordost-Süd-Gefälle) (Schipf 2012). In der Altersgruppe zwischen 45-74 Jahren ist der

Anteil der betroffenen Bevölkerung mit 12 % in Halle doppelt so hoch wie in der Region Augsburg mit 5,8 %. Als mögliche Ursachen für regionale Unterschiede der Diabeteshäufigkeit kommen zahlreiche Faktoren in Frage. Neben Unterschieden in Freizeit- und Sportmöglichkeiten und der Gesundheitsversorgung zählen unterschiedlich verteilte individuelle Risikofaktoren wie Rauchen, Alkoholkonsum und körperliche Inaktivität dazu. Für zentrale Risikofaktoren des Typ-2-Diabetes wie Übergewicht, Bewegungsmangel und Rauchen wurde ein sozialer Gradient gefunden. Auffällig ist auch eine Übereinstimmung der Diabetesprävalenz mit sozioökonomischen Faktoren auf **Regionalebene** (z.B. Arbeitslosenquote, finanzielle Situation der Gemeinden). Die Diabetesprävalenz ist in wirtschaftlich schwachen Regionen höher (Maier 2013).

Für eine Abschätzung der **Dunkelziffer** des Typ-2-Diabetes werden Messwerte wie der orale Glukosetoleranztest (OGTT) benötigt. In der KORA-Studie in der Region Augsburg wurde auf der Basis eines OGTT in der Altersgruppe zwischen 55 und 74 Jahren eine Prävalenz des unbekannten Diabetes von 8,2 % ermittelt, in einer vergleichbaren Größenordnung wie der bekannte Diabetes (Rathmann 2003). Auch in der Altersgruppe zwischen 35 und 59 Jahren war die Prävalenz des unbekannten Diabetes mit rund 2 % so hoch wie die des bekannten Diabetes (Meisinger 2010).

Aus der KORA-Studie liegen weiterhin populationsbasierte **Inzidenzschätzungen** für den Typ-2-Diabetes für die ältere Bevölkerung vor. Mit 15 Neuerkrankungen pro 1000 Personenjahre (Altersgruppe 55-74 Jahre) zählt die Inzidenzrate zu einer der höchsten in Europa berichteten (Rathmann 2009).

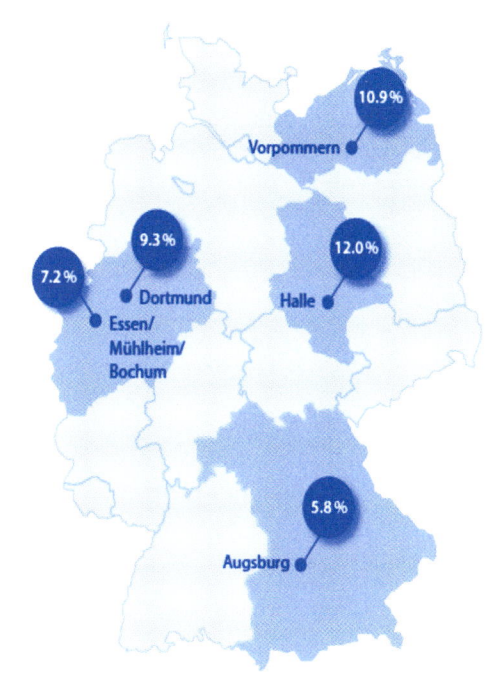

Abb. 1: Regionale Unterschiede in der Diabetesprävalenz

Individuelle und gesellschaftliche Belastungen

Moderne Therapie- und Behandlungsformen ermöglichen den Betroffenen heute ein weitestgehend normales Leben mit dem Diabetes. Die Belastungen der Erkrankung und die Anforderungen, die ein eigenverantwortlicher Umgang mit dem Diabetes an die Betroffenen und auch ihre Angehörigen stellt, sollten jedoch nicht bagatellisiert werden. Diese sind je nach Diabetestyp, Therapieform und Schwere der Erkrankung sehr unterschiedlich und hängen natürlich von den persönlichen Ressourcen und dem Umfeld der betroffenen Personen ab. Insgesamt ist die **Lebensqualität** bei Diabeteskranken niedriger als in der deutschen Allgemeinbevölkerung (Schunk 2012).

Wie beschrieben sind die **Begleit- und Folgeerkrankungen** eine große Herausforderung des Diabetes. Diabeteserkrankte haben ein etwa zweifach erhöhtes Risiko zu erblinden, ein fünffach erhöhtes Risiko, eine Nierenersatztherapie zu erhalten, ein zweifach bzw. vier- bis sechsfach erhöhtes Risiko, einen Schlaganfall oder Herzinfarkt zu erleiden, und ein rund achtfach erhöhtes Risiko für eine Amputation der unteren Extremität (Icks 2009a, Icks 2009b, Icks 2011a, Icks 2011b). Allerdings scheinen sich die Risiken zumindest für Amputationen und Herzinfarkte in den letzten Jahren reduziert zu haben.

Im Hinblick auf die gesellschaftliche «burden» des Diabetes werden zudem **Kosten** betrachtet. Sowohl valide nicht-vergleichende Untersuchungen (Krankheitskostenstudien) als auch vergleichende gesundheitsökonomische Evaluationen (Kosten-Nutzen-, Kosten-Effektivitäts-, Kosten-Nutzwert-Analysen) zum Diabetes sind in Deutschland wie international rar und die Ergebnisse divergieren stark. Eine aktuelle Kostenschätzung auf Basis der AOK-Daten ergab für das Jahr 2009 Behandlungskosten von rund 21 Milliarden Euro, entsprechend rund 11 % der Gesundheitsausgaben (Köster 2012). Auch wenn diese Schätzung vermutlich zu hoch liegt, da unter AOK-Versicherten der Anteil von Diabeteskranken höher ist als bei anderen Krankenkassen, ist davon auszugehen, dass der Diabetes zu relevant erhöhten Krankheitskosten führt. Bei der prozentualen Verteilung der Gesamtausgaben in der GKV lag der größte Anteil bei den Krankenhauskosten, gefolgt von den Arzneimittelkosten und Kosten der ambulanten Behandlung. Es ist davon auszugehen, dass stationäre Behandlungen einen Großteil der Kosten verursachen und dass Patienten mit Spätschäden hohe Kosten bedingen. Die indirekten Kosten liegen in der gleichen Größenordnung wie die direkten Kosten. Sie entstehen durch Produktivitätsausfälle infolge Arbeitsunfähigkeit, Frühberentung und frühzeitigen Versterbens.

Entstehungsbedingungen und Einflussfaktoren sowie daraus ableitbare Präventionsansätze

Die Ursachen und Entstehungsmechanismen des Typs-2-Diabetes sind nicht endgültig geklärt. Es handelt sich um ein **multifaktorielles Geschehen**, bei dem sowohl **genetische Faktoren** wie auch **exogene Einflüsse** eine Rolle spielen. Genomweite Assoziationsstudien konnten in den letzten Jahren zeigen, dass viele Gene mit eher schwachen Effekten zum Risiko für den Typ-2-Diabetes beitragen (Rathmann 2013). Mit den derzeit bekannten 60 Risikogenvarianten können aber nur etwa 10–15 % der erblichen Komponente des Typ-2-Diabetes und <10 % des gesamten individuellen Diabetesrisikos durch Umwelt- und Lebensstilfaktoren erklärt werden (Rathmann 2013). Daher ist die Bestimmung genetischer Varianten derzeit nicht sinnvoll, um das individuelle Typ-2-Diabetes-Risiko im Sinne einer «personalisierten Prävention» vorherzusagen.

Präventionsmaßnahmen und Ergebnisse ihrer Evaluation

Nach dem Stand des heutigen Wissens sind für eine Prävention des Typ-2-Diabetes vor allem lebensweisenbezogene Faktoren von Bedeutung. Neben der Vermeidung von Übergewichtigkeit scheint vor allem der Bewegung eine große Bedeutung zuzukommen.

Sinnvoll ist es, zunächst die **Zielgruppe** präventiver Maßnahmen zu definieren. Zum einen zielt Prävention im Sinne der **Primärprävention** auf die Allgemeinbevölkerung ab, vor allem auf Personen, die kein bereits bestehendes erhöhtes Risiko für das Auftreten eines Typ-2-Diabetes tragen. Hier werden die gleichen Ziele verfolgt wie für die Prävention der Adipositas.

Zum anderen richtet sich Prävention an Personen, bei denen bereits ein erhöhtes Risiko für das Auftreten eines Diabetes vorliegt (**Sekundärprävention**, obwohl in Studien meist von Primärprävention des Diabetes gesprochen wird). Diese Personen mit einem erhöhten Diabetesrisiko sind insbesondere solche mit einem grenzwertig gestörten Glukosestoffwechsel (IFG bzw. IGT), wie oben beschrieben. Bei Personen mit diesen bereits bestehenden Krankheitszeichen besteht möglicherweise eine erhöhte Motivation zu Veränderungen. Eine Reihe von Studien, darunter welche aus Finnland und den USA, konnten zeigen, dass durch **Lebensstilinterventionen** die Diagnose eines Typ-2-Diabetes bei Personen mit Übergewicht und einer prädiabetischen Stoffwechsellage (IGT, IFG) in einem Zeitraum von rund drei Jahren um mehr als die Hälfte gesenkt werden konnte (Tuomilehto 2001, DPPR Group 2002). Die Interventionen wurden auch als **kosteneffektiv** bewertet (Eddy 2005, Herman 2005, Li 2010). Die Studienprobanden waren gehalten, durch Umstellung ihrer Ernährung und gegebenenfalls diätetische Maßnahmen ihr Gewicht zu reduzieren sowie regelmäßig Ausdauersport wie Jogging und Walking zu betreiben. Zu diesem Zweck wurden sie in einem sehr aufwendigen Setting individuell von einem Case-Manager intensiv betreut.

Weiterhin scheinen **Medikamente**, die auch zur Behandlung des Diabetes eingesetzt werden, bei Personen mit Prädiabetes positive

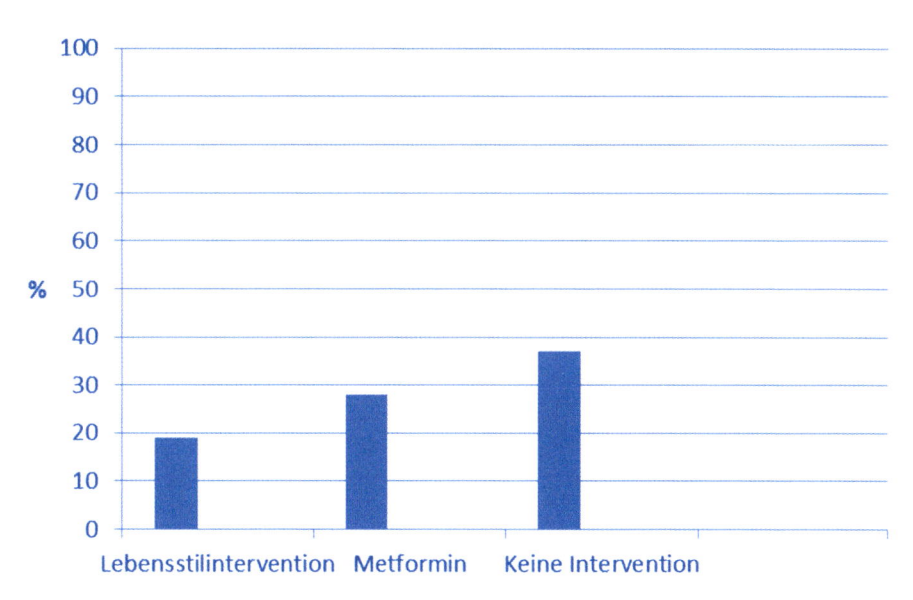

Abb 2: Anteil neu an Diabetes erkrankter Personen im Diabetes Prevention Program (nach 4 Jahren) (Diabetes Prevention Program Research Group 2002)

Effekte zu zeigen (Chiasson 2002; DPPR Group 2002). In der STOP-NIDDM-Studie sank das Risiko für die Manifestation eines Typ-2-Diabetes im Studienzeitraum von drei Jahren unter Acarbose – einem Medikament, das die Glukoseaufnahme aus dem Darm in das Blut hemmt – um 25 %. Im Rahmen des amerikanischen «Diabetes Prevention Programs» lag die relative Risikoreduktion unter Metformin, einem Medikament, das den Abbau und die Freisetzung von Glukose in das Blut hemmt, bei etwa 30 %. Sie war somit geringer als durch eine intensive Lebensstilintervention (rund 50 %).

Wichtige Fragen sind, ob die Diabetesreduktion ein **dauerhafter Effekt** ist und ob sich über längere Zeiträume auch positive Effekte der Präventionsmaßnahmen auf Herz-Kreislauf-Erkrankungen und die Sterblichkeit ergeben. Mittlerweile wurden aus einer früheren chinesischen Präventionsstudie und den beiden finnischen und amerikanischen Präventionsstudien 10- bis 20-Jahres-Nachbeobachtungen publiziert (Li 2008, DPPR Group 2009, Uusitupa 2009). In allen Studien blieb die Inzidenz des Typ-2-Diabetes reduziert. Allerdings konnten trotz der niedrigeren Diabetesneuerkrankungsrate für Herz-Kreislauf-Ereignisse wie Herzinfarkte und auch Todesfälle keine signifikanten Unterschiede zwischen Interventions- und Kontrollgruppe aufgedeckt werden, vermutlich wegen zu geringer Fallzahlen in den Studien. Hier ist weitere Forschung erforderlich.

Umsetzung in die Regelversorgung

Im Hinblick auf die Prävention des Diabetes bei Personen mit einem erhöhten Diabetesrisiko ist, basierend auf oben beschriebenen Präventionsstudien, vor allem die Lebensstilveränderung in der Diskussion. Untersuchungen zur Umsetzung der Interventionen in die Regelversorgung liegen nicht vor. Eine ähnlich intensive Betreuung wie im Rahmen der Studie wäre in der flächendeckenden Umsetzung wohl nicht möglich. Ein weniger aufwendiges Kurzzeitprogramm («PREDIAS») wurde in Bad Mergentheim in einer randomisiert-kontrollierten Studie überprüft und ergab nach zwölf Monaten eine signifikante Verbesserung in der Interventionsgruppe im Hinblick auf Gewicht, metabolische Parameter und Ess- und Bewegungsverhalten. Längerfristige Effekte sind abzuwarten (Kulzer 2009).

Erforderlich ist zunächst die Identifizierung von Personen, die Risikofaktoren tragen, denen dann eine Beratung angeboten würde. Entsprechende Möglichkeiten sind im Rahmen bestehender Angebote gegeben. Bereits heute besteht flächendeckend die Möglichkeit, ab dem 35. Lebensjahr alle zwei Jahre die Stoffwechsel- und Herz-Kreislaufsituation überprüfen zu lassen (Check-Up 35, §25). Auch bieten viele Einrichtungen wie Gesundheitsämter, Krankenkassen, Apotheken etc. ebenso wie Freizeiteinrichtungen die Überprüfung von Gewicht und Blutdruck an. Vielfache Angebote bestehen im Bereich Ernährung, Gewichtsreduktion und Sport. Allerdings ist die Inanspruchnahme dieser Angebote gering. Die Teilnahme am Check-up 35 beträgt beispielsweise nur rund 25 %. Es besteht Klärungsbedarf, wie Menschen im Sinne der informierten Entscheidungsfindung dazu motiviert und befähigt werden können, sich informiert und bewusst mit gesundheitsbezogenen Belangen auseinanderzusetzen.

Fazit und Ausblick

Der Typ-2-Diabetes ist eine häufige Erkrankung, die mit erheblichen individuellen wie gesellschaftlichen Belastungen einhergeht. Die Erkrankung ist in ihren Entstehungsbedingungen nicht endgültig geklärt. Es gilt jedoch derzeit als gesichert, dass lebensweisenbezogene Faktoren, insbesondere Bewegung und Nahrungsaufnahme, eine erhebliche Rolle spielen. Die Prävention der Erkrankung sollte prinzipiell möglich sein und ist aufgrund der großen Public-Health-Relevanz von erheblicher Bedeutung. Prinzipiell stehen Möglichkeiten für eine flächendeckende Umsetzung der Anleitung zu einem angemessenen Bewegungs- und Ernährungsverhalten zur Verfügung. Bisher konnten jedoch keine Wege gefunden werden, eine solche Anleitung mit zufriedenstellendem Erfolg durchzuführen. Lediglich aufwendige Interventionen bei Hochrisiko-Personen im Sinne einer Sekundärprävention zeigten primär positive Effekte im Sinne einer Reduktion des Auftretens eines manifesten Diabetes. Allerdings sind Studien im Hinblick auf die Auswirkungen auf Herz-Kreislaufkomplikationen und Sterblichkeit erforderlich.

Prüfungsfragen

1. Welche Entstehungsbedingungen sind für den Typ-2-Diabetes mellitus relevant?
2. Welchen Stellenwert haben Spätschäden bei Diabetes mellitus?
3. Welche Erkrankungen treten häufig in Zusammenhang mit Diabetes auf?
4. Welchen Stellenwert haben sozioökonomische und psychosoziale Aspekte bei Diabetes, z.B. bei der Erkrankungshäufigkeit?
5. Wie hoch sind die geschätzten Kosten des Typ-2-Diabetes für die Krankenversicherung in Deutschland?
6. Welches sind Zielgruppen für präventive Maßnahmen zur Vermeidung des Typ-2-Diabetes?
7. Wie erfolgreich sind Präventionsmaßnahmen zur Vermeidung von Typ-2-Diabetes?
8. Wo sehen Sie Probleme in der breiten Umsetzung der in Studien geprüften Präventionsmaßnahmen zur Vermeidung des Typ-2-Diabetes?
9. Wie begründet sich der Stellenwert der Prävention des Typ-2-Diabetes? Was trägt zur gesundheitswissenschaftlichen Relevanz bei?
10. Welche Grundlagen bestehen für die Umsetzung präventiver Maßnahmen in die Regelversorgung?

Zitierte Literatur

Awa W.L./Boehm B.O./Rosinger S./Achenbach P./Ziegler AG./Krause S./Meissner T./Wiegand S./Reinehr T./Kapellen T./Karges B./Eiermann T./Schober E./Holl R.W.; on behalf of the DPV Initiative and the German BMBF Competence Networks Diabetes Mellitus and Obesity (2013): HLA-typing, clinical, and immunological characterization of youth with type 2 diabetes mellitus phenotype from the German/Austrian DPV database. Pediatr Diabetes (in Druck).

Chiasson JL./Josse RG./Gomis R./Hanefeld M./Karasik A./Laakso M., for the STOP-NIDDM Trial Research Group (2002): Acarbose for prevention of type 2 diabetes mellitus: the STOP-NIDDM randomised trial. Lancet 359, 2072–2077.

Diabetes care and research in Europe (1989): The Saint Vincent Declaration. World Health Organization, ICP/CLR 034.

Diabetes Prevention Program Research Group (2002): Reduction in the incidence of type 2 diabetes with lifestyle intervention or metformin. N Engl J Med 346, 393–403.

Diabetes Prevention Program Research Group./Knowler WC./Fowler SE./Hamman RF./Christophi CA./Hoffman HJ./Brenneman AT./Brown-Friday JO./Goldberg R./Venditti E./Nathan DM. (2009): 10-year follow-up of diabetes incidence and weight loss in the Diabetes Prevention Program Outcomes Study. Lancet 374, 1677–1686.

Eddy DM./Schlessinger L./Kahn R (2005): Clinical outcomes and cost-effectiveness of strategies for managing people at high risk for diabetes. Ann Intern Med 143, 251–264.

Genz J./Scheer M./Trautner C./Zöllner I./Giani G./Icks A. (2010). Reduced incidence of blindness in relation to diabetes mellitus in southern Germany? Diabetic Medicine 27, 1138-43

Heidemann C./Du Y./Schubert I./Rathmann W./Scheidt-Nave C (2013): Prevalence and temporal trend of known diabetes mellitus: Results of the German Health Interview and Examination Survey for Adults (DEGS1). Bundesgesundheitsblatt Gesundheitsforschung Gesundheitsschutz 56, 668–77.

Herder C./Schmitz-Beuting C./Rathmann W./Haastert B./Schmitz-Beuting J./Schäfer M./Scherbaum WA./Schneitler H./Martin S. (2007): Prevalence of impaired glucose regulation in German school-leaving students. Int J Obes 31, 1086–1088.

Herman WH./Hoerger TJ./Brandle M./Hicks K./Sorensen S./Zhang P./Hamman R.F./Ackermann R.T./Engelgau M.M./Ratner R.E. (2005): Diabetes Prevention Program Research Group. The cost-effectiveness of lifestyle modification or metformin in preventing type 2 diabetes in adults with impaired glucose tolerance. Ann Intern Med 142 (5), 323–332.

Icks A./Dickhaus T./Hörmann A./Heier M./Giani G./Kuch B./Meisinger C. (2009a). Lower incidence of myocardial infarction in non-diabetic subjects and in diabetic women, but not in diabetic men, in the population aged 25 to 74 years. Findings from the MONICA/KORA myocardial infarction registry in Southern Germany, 1985-2006. Diabetologia 52, 1836 1841

Icks A./Haastert B./Trautner C./Giani G./Glaeske G./Hoffmann F. (2009b). Incidence of lower-limb amputations in the diabetic compared to the non-diabetic population. Findings from nationwide insurance data, Germany, 2005-2007. Exp Clin Endocrinol Diabetes 117, 500-504

Icks A./Scheer M./Genz J./Giani G./Glaeske G./Hoffmann F. (2011a). Stroke in the diabetic and non-diabetic population in Germany. Relative and attributable risks, 2005-2007. J Diab Compl 25, 90-6

Icks A./Haastert B./Genz J./Giani G./Hoffmann F./Trapp R./Koch M. (2011b) Incidence of renal replacement therapy (RRT) in the diabetic compared to the non-diabetic population in a German region, 2002-2008. Nephrol Dial Transplant 26, 264-9

Köster I./Schubert I./Huppertz E. (2012): Fortschreibung der KoDiM-Studie: Kosten des Diabetes mellitus 2000–2009. Dtsch Med Wochenschr 137, 1013–1016

Kulzer B./Hermanns N./Gorges D./Schwarz P./Haak T. (2009): Prevention of diabetes self-management program (PREDIAS): effects on weight, metabolic risk factors, and behavioral outcomes. Diabetes Care 32, 1143–1146.

Li G./Zhang P./Wang J./Gregg E.W./Yang W./Gong Q./Li H./Li H./Jiang Y./An Y./Shuai. Y./Zhang B./Zhang J./Thompson T.J./Gerzoff RB./Roglic G./Hu Y./Bennett P.H.

(2008): The long-term effect of lifestyle interventions to prevent diabetes in the China Da Qing Diabetes Prevention Study: a 20-year follow-up study. Lancet 371 (9626), 1783–1789.

Li R./Zhang P./Barker L.E./Chowdhury F.M./Zhang X. (2010). Cost-effectiveness of interventions to prevent and control diabetes mellitus: A systematic review. Diabetes Care 33(8), 1872–94.

Maier W./Holle R./Hunger M./Peters A./Meisinger C./Greiser KH./Kluttig A./Völzke H./Schipf S./Moebus S./Bokhof B./Berger K./Mueller G./Rathmann W./Tamayo T./Mielck A./ DIAB-CORE Consortium (2013): The impact of regional deprivation and individual socio-economic status on the prevalence of Type 2 diabetes in Germany. A pooled analysis of five population-based studies. Diabet Med 30, e78–e86.

Meisinger C./Strassburger K./Heier M./Thorand B./Baumeister S.E./Giani G./Rathmann W. (2010): Prevalence of undiagnosed diabetes and impaired glucose regulation in 35-59-year-old individuals in Southern Germany: the KORA F4 Study. Diabet Med 27, 360–362.

Morris D.H./Khunti K./Achana F./Srinivasan B./Gray L.J./Davies M.J./Webb D. (2013): Progression rates from HbA1c 6.0-6.4% and other prediabetes definitions to type 2 diabetes: a meta-analysis. Diabetologia 56, 1489-1493

Rathmann W./Haastert B./Icks A./Löwel H./Meisinger C./Holle R./Giani G. (2003): High prevalence of undiagnosed diabetes mellitus in Southern Germany: target population for effective screening. Diabetologia 46, 182–189.

Rathmann W./Strassburger K./Heier M./Holle R./Thorand B./Giani G./Meisinger C. (2009): Incidence of type 2 diabetes in the elderly German population and the effect of clinical and lifestyle risk factors: KORA S4/F4 cohort study. Diabet Med 26, 1212–1219.

Rathmann W./Scheidt-Nave C./Roden M./Herder C. (2013). Type 2 diabetes: prevalence and relevance of genetic and acquired factors for its prediction. Dtsch Arztebl Int 110, 331–337.

Rosenbauer J./Stahl A./Bächle C./Castillo K./Meissner T./Holl R.W./Giani G. in Kooperation mit ESPED/DPV-Initiative und Kompetenznetz Diabetes (2012): Inzidenztrend des Typ 2-Diabetes mellitus bei Kindern und Jugendlichen in Nordrhein-Westfalen. Diabetologie und Stoffwechsel (S1), S13 (Abstract)

Schipf S./Werner A./Tamayo T./Holle R./Schunk M./Maier W./Meisinger C./Thorand B./Berger K./Mueller G./Moebus S./Bokhof B./Kluttig A./Greiser KH./Neuhauser H./Ellert U./Icks A./Rathmann W./Völzke H. (2012): Regional differences in the prevalence of known Type 2 diabetes mellitus in 45-74 years old individuals: results from six population-based studies in Germany (DIAB-CORE Consortium). Diabet Med 29, e88–95.

Schunk M./Reitmeir P./Schipf S./Völzke H./Meisinger C./Thorand B./Kluttig A./Greiser KH./Berger K./Müller G./Ellert U./Neuhauser H./Tamayo T./Rathmann W./Holle R. (2012). Health-related quality of life in subjects with and without Type 2 diabetes: pooled analysis of five population-based surveys in Germany. Diabet. Med. 29, 646–653.

Tuomilehto J./Lindstrom J./Eriksson J.G. et al. (2001): Prevention of type 2 diabetes mellitus by changes in lifestyle among subjects with impaired glucose tolerance. N Engl J Med 344: 1343–1350.

Uusitupa M./Peltonen M./Lindstrom J./Aunola S./Ilanne-Parikka P./Keinänen-Kiukaanniemi S./Valle T.T./Eriksson J.G./Tuomilehto J.: For the Finnish Diabetes Prevention Study Group (2009): Ten-Year Mortality and Cardiovascular Morbidity in the Finnish Diabetes Prevention Study-Secondary Analysis of the Randomized Trial. PLoS One 4, e5656.

Leseempfehlung

Deutsche DiabetesStiftung (Hg): Diabetes in Deutschland. Fakten – Zahlen – Prävention. ISBN 978-3-87490-813-9; 352 Seiten; 25 EUR (davon 5 Euro als Spende für Präventions-Projekte der DDS). Zu beziehen über Buchhandel, Verlag oder direkt unter info@diabetesstiftung.de

16 Prävention von Infektionskrankheiten

Hedwig Roggendorf, Ursula Schlipköter und Rolf Weitkunat

Die Mortalitätsstatistiken der Weltgesundheitsorganisation zeigen, dass Infektionskrankheiten für ein Fünftel aller Todesfälle verantwortlich sind (WHO 2008). Insgesamt sind sie damit die weltweit häufigste Todesursache. Der vielfach verkündete Sieg über die Infektionskrankheiten muss daher aus heutiger Sicht zumindest relativiert werden. Vieles deutet darauf hin, dass eine komplette Elimination von Infektionskrankheiten nicht erreichbar sein wird.

Mit dem Begriff «**emerging infections**» weist die WHO auf die Bedeutung von neuen Infektionen hin, etwa auf das durch HIV (human immunodeficiency virus) hervorgerufene AIDS (Acquired Immune Deficiency Syndrome). Obwohl in den vergangenen Jahren die Zahl der Ansteckungen mit dem HI-Virus weltweit um 17 % zurückgegangen ist, sind mit 33,4 Millionen im Jahr 2009 soviel Menschen wie nie zuvor mit dem HI-Virus infiziert. Dies ist vorwiegend, aber nicht nur in **sozioökonomisch unterentwickelten Regionen** der Fall. Jährlich sterben 10 % der Erkrankten und AIDS nimmt inzwischen den sechsten Platz bei den weltweit häufigsten Todesursachen ein. Seit Beginn der Epidemie in den 1980er Jahren haben sich fast 60 Millionen Menschen mit HIV infiziert und 25 Millionen Menschen sind in der Folge daran gestorben. Im Jahr 2011 starben weltweit 1,7 Millionen Menschen an AIDS (WHO 2013). Für Deutschland wurden, nach Angaben des Robert Koch-Instituts, 2809 Neuinfektionen für das Jahr 2011 gemeldet. Die Gesamtzahl der neu diagnostizierten HIV-Infektionen ist damit gegenüber dem Jahr 2010 (2939) zurückgegangen.

Auch SARS (severe acute respiratory syndrome) sowie das West Nile Virus (Pugliese et al. 2007) und das H1N1 (Schweinegrippevirus) gehören in die Kategorie neuer Infektionskrankheiten bzw. Infektionserreger.

Als «**reemerging infections**» werden Krankheiten bezeichnet, deren Inzidenz lange Zeit rückläufig war, die aber inzwischen wieder häufiger auftreten (Desselberger 2000). So erlebt die Tuberkulose in den Ländern der russischen Föderation eine dramatische Renaissance und zählt damit zu den zehn häufigsten Todesursachen. Neben akuten Atemwegserkrankungen und Diarrhöen, die in den meisten Fällen ebenfalls infektiöse Ursachen haben, gehören auch Malaria und Masern, vor allem bei Kindern, zu den führenden Ursachen in der weltweiten Morbiditäts- und Mortalitätsstatistik.

Aufgrund günstigerer **Lebensbedingungen** und leistungsfähigerer **Gesundheitssysteme** sind Infektionskrankheiten in westlichen Ländern insgesamt nicht so bedrohlich wie in weniger entwickelten Regionen. Ohne Prophylaxe angetretene Fernreisen – bei denen Erreger importiert werden –, die mangelnde Akzeptanz von Impfempfehlungen oder ungeschützter Geschlechtsverkehr mit unbekannten Partnern sind Beispiele dafür, dass gegen Krankheitserreger gerichteten Präventionsmaßnahmen durch das **Verhalten der Wirte** Grenzen gesetzt werden. Neben individuellen **Lebensstilen** weisen auch die Einflüsse **kollektiver Lebensweisen** auf die Mehrdimensionalität des Infektionsgeschehens hin. Beispiele sind der Konsum von Nahrungsmitteln aus Massentierhaltung, veränderter oder reduzierter Einsatz von Konservierungsmitteln und Pestiziden (etwa im Zuge eines Trends zu ökologischen Nahrungsmitteln) oder die verbreitete Anwendung von Antibiotika mit der Folge **antimikrobieller Resistenzentwicklungen** (Witte & Klare 1999).

Neben Bemühungen zur Therapie von Infektionskrankheiten wurde angesichts ihrer weiten Verbreitung früh damit begonnen, die Ausbreitung einzudämmen oder sie ganz zu verhindern. Tatsächlich sind die größten **Erfolge der Präventivmedizin** auf dem Gebiet der Infektionskrankheiten erzielt worden. Nachdem die Menschheit mehr als 3000 Jahre von den durch das Variola-Virus hervorgerufenen Pockenepidemien heimgesucht worden war und außer Quarantänemaßnahmen kein wirksamer Schutz vor Ansteckung existierte, wurde von Edward Jenner 1796 erstmals die «Vakzination» zum Schutz vor Pocken erprobt. Die Weiterentwicklung des Impfstoffes führte schließlich zur weltweiten Verbreitung der **Immunprophylaxe** als **wichtigem Prinzip der Prävention**. Im Idealfall, also bei vollständigem Infektionsschutz, führen Impfungen zur Entkoppelung von Erkrankungsrisiken und Lebensstilen/Lebensweisen oder sogar zur Ausrottung des Erregers. 1967 startete die WHO ein weltweites Pockenausrottungsprogramm. Der letzte deutsche Pockenfall wurde 1972 aus Hannover gemeldet und im Jahr 1980 erklärte die WHO die Welt schließlich für pockenfrei. Erst die seit dem 11. September 2001 in Betracht gezogene Gefahr **anthropogener Epidemien** (Bioterrorismus) hat diesen Erfolg wieder relativiert.

Seit 1988 hat sich die WHO die Eradikation der Kinderlähmung, einer durch das Poliovirus hervorgerufenen Infektion, die in einem von 200 Fällen zu irreversiblen Lähmungen führt, bis zum Jahr 2000 auf die Fahne geschrieben. Durch zahlreiche Impfprogramme, Aufklärungskampagnen und speziell etablierte globale Überwachungsmaßnahmen gelang es, die Polio-Inzidenz um 99 % zu reduzieren und die Zahl der Länder mit endemischer Polio von 125 auf drei (Nigeria, Afghanistan, Pakistan) zu verringern. Mehr als 10 Millionen Menschen, die durch Polio gelähmt worden wären, können heute laufen. Der «Polio Eradication and Endgame Strategic Plan 2013-2018» wurde entwickelt um Polio jetzt endgültig auszurotten.

Auch die Masern und Röteln könnten mit konsequent durchgeführten Impfprogrammen eliminiert werden, da seit 40 Jahren ein gut wirksamer Impfstoff existiert. Die WHO hat daher einen globalen Masernstrategieplan für die Jahre 2001–2005 entworfen, der die Elimination der Masern in der westlichen Hemisphäre sowie die weltweite Reduktion der Masernsterblichkeit um 50 % zum Ziel hatte. Bis 2010 verringerte sich die geschätzte globale Masern-Mortalität um 74 % (535 300 Todesfälle im Jahr 2000 auf 139 300 im Jahr 2010). Ähnliches gilt für die Reduktion der Röteln: 2008 wurden noch 110 000 Kinder mit Congenitalem Röteln Syndrom geboren. Als neuer Termin für die Masern- und Rötelnelimination wurde inzwischen das Jahr 2015 festgelegt. Vergleichbare Strategien für andere Infektionskrankheiten mit ausschließlich menschlichem Erregerreservoir hängen primär von der Verfügbarkeit eines wirksamen Impfstoffes ab.

Nach vielen Rückschlägen bei der Entwicklung eines AIDS Impfstoffs gibt es inzwischen auch hier gute Ansätze (Rerk-Ngarm 2009).

Bevölkerungsbezogene Aspekte sind bei der effektiven Verhinderung von Infektionskrankheiten von besonderer Bedeutung. Der Grund ist, dass Erreger sich auch dann verbreiten können, wenn einzelne Individuen zwar gegen einen bestimmten Erreger immunisiert wurden, der Populationsanteil von Geimpften aber zu gering ist, um eine Ausbreitung zu verhindern. So kann die Ausbreitung von Masern nur verhindert werden, wenn mindestens 95 % aller Individuen zweimal gegen Masern immunisiert sind, bzw. eine Wildvirusinfektion durchgemacht haben. Erst dann sind Nicht-Geimpfte durch die Immunität der «Herde» geschützt.

Ein besonderer Aspekt der Populationsebene ist die präskriptiv-administrative Infektionsprophylaxe. Deren Effektivität wird in den USA durch die «no vaccination – no school»-Regelung belegt, die zumindest alle potentiellen Impfwilligen erreicht. Dies hat dort weitgehend zum Verschwinden von Masern in der Bevölkerung geführt (36 Infektionen im Jahr 2008 im Vergleich zu 910 Masernerkrankungen in Deutschland). In Deutschland dagegen gibt das Gesundheitsministerium über die Ständige Impfkommission (STIKO) generelle Impfempfehlungen heraus (**Tab. 1**), die z.B eine erstmalige Immunisierung gegen Masern im Alter von zwölf Monaten vorsehen und eine zweite frühestens vier Wochen später. Diese Empfehlungen haben nur zu einer Durchimpfung zwischen 75

Tabelle 1: Impfkalender (Standardimpfungen) für Kinder und Jugendliche, nach STIKO Stand August 2013

Impfstoff	Alter in Wochen: 6	Alter in vollendeten Monaten: 2	3	4	11-14	15–23 siehe a)	Alter in vollendeten Jahren: 5–6 siehe a)	9–17 siehe a)	ab 18
T		1.	2.	3.	4.		A	A	A
D/d		1.	2.	3.	4.		A	A	A
aP/ap		1.	2.	3.	4.		A	A	A
Hib		1.	2.	3.	4.				
IPV		1.	2.	3.	4.			A	
HB		1.	2.	3.	4.			N	
Pneumokokken		1.	2.	3.	4.				
Rotaviren	1.	2.	3.						
Meningokokken					1. ab vollendetem 12. Monat			N	
MMR					1.	2.		N	Ungeimpfte
Varizellen					1.	2.		Ungeimpfte	
Gebärmutterhalskrebs								G für Mädchen	

A Auffrischimpfung: Diese sollte möglichst nicht früher als 5 Jahre nach der vorhergehenden letzten Dosis erfolgen.
G Grundimmunisierung aller noch nicht geimpften Jugendlichen bzw. Komplettierung eines unvollständigen Impfschutzes.
S Standardimpfungen mit allgemeiner Anwendung = Regelimpfungen.
N Nachholimpfung

a) Zu diesen Zeitpunkten soll der Impfstatus unbedingt überprüft und gegebenenfalls vervollständigt werden.

und 95 % geführt, die in der Folge verschiedene Masernausbrüche (wie etwa die Epidemie im Jahr 2013, bei der etwa 1600 Personen erkrankten) nicht verhindern konnten. Nur schnell durchgeführte Riegelungsimpfungen haben vermutlich eine größere Epidemie verhindert.

Für viele Infektionskrankheiten stehen bedauerlicherweise gegenwärtig noch keine Impfstoffe zur Verfügung. So basiert beispielsweise die Prävention von AIDS bis heute im Wesentlichen auf dem **Prinzip** der **Expositionsprophylaxe.** Dazu gehört die Vermeidung von «needle-sharing» bei Drogenabhängigen, die Verwendung von Mückennetzen als Schutz vor Malaria oder die Förderung der Kondombenutzung zur Vermeidung sexuell übertragbarer Erkrankungen. Expositionsprophylaxe in Form der Isolierung von Infizierten (etwa von «Aussätzigen» in der Antike oder die Quarantäne von Pestkranken im Mittelalter), d.h. dem Ausschalten von Infektionsquellen, wird seit dem Verständnis der Übertragbarkeit von Infektionskrankheiten bis heute als die wichtigste Form der Primärprävention praktiziert. Dies wird am Beispiel der ersten globalen Seuche des 21. Jahrhunderts, SARS (Severe Acute Respiratory Syndrome), deutlich, die mit weitreichenden Quarantänemaßnahmen von Erkrankten verbunden war. Ähnliche Maßnahmen wurden auch zu Beginn der H1N1 Pandemie im Jahr 2009 praktiziert. Zur Expositionsprophylaxe zählen auch hygienische Maßnahmen wie Trinkwasseraufbereitung, Lebensmittelüberwachung oder Hygienestandards in Krankenhäusern, für die in Deutschland der öffentliche Gesundheitsdienst zuständig ist.

Auch die Anhebung der **sozioökonomischen Lebensbedingungen** benachteiligter Bevölkerungsgruppen oder Regionen kann einen wesentlichen Beitrag zur Infektionsprävention leisten, wie das Beispiel der Tuberkulose (TB) zeigt.

Im Gegensatz zu AIDS ist Tuberkulose gut therapierbar; die Weltbank spricht von der «most cost-effective of all health interventions». Dennoch bleibt nach einer fast fünftausendjährigen Geschichte die Tuberkulose bis heute eine globale Bedrohung, von der bereits ein Drittel der Weltbevölkerung betroffen ist – insbesondere in weniger gut entwickelten Regionen. Im Jahr 2008 gab es 9,4 Millionen Neuinfektionen. 1,8 Millionen starben an TB. Mehr als zwei Milliarden Menschen (ein Drittel der Weltbevölkerung) sind mit TB-Bakterien infiziert.

Abgesehen von sozioökonomischen und lokalspezifischen Faktoren (z.B. unbehandelte Fälle in überfüllten Gefängnissen) sind Koinfektionen mit dem HI-Virus und Resistenzentwicklungen («multi-drug resistance»), aber auch (auf individueller Ebene) mangelhafte Therapiecompliance Gründe hierfür. Dies zeigt, dass die Ursachen von Infektionen eben nicht in isolierten Faktoren (z.B. der Infektiosität des Erregers) zu suchen sind, sondern auf ganz unterschiedlichen Ebenen wirken.

Das **dritte Prinzip der Prävention** von Infektionskrankheiten ist die **Chemoprophylaxe**. Hierzu zählen der Einsatz von Chinin, Mefloquin, Atovaquon/Paludrine und Artesunate in Malaria-Endemiegebieten, Antibiotikagaben bei Meningokokkenexposition oder die Einnahme von Neuraminidasehemmern bei Influenza-Kontakt. Im Falle der Malaria, an der jährlich etwa eine Millionen Menschen neu erkranken und die bei annähernd 500 Millionen therapiert wird, hat die Chemoprophylaxe allerdings inzwischen zu resistenten Plasmodienstämmen vor allem gegen Chininpräparate geführt. In Versuchen einen wirksamen Impfstoff herzustellen werden intakte aber abgeschwächte Sporozoiten zur Injektion genutzt oder aber sog.»sub-unit» Impfstoffe, die aus immunogenen Strukturen der Sporozoiten bestehen. (Holder 2009, Vanderberg 2009) Daneben gibt es intensive Bemühungen, bekannte protektive Genstrukturen für die Entwicklung neuerer Medikamente zu nutzen. Hierbei wird nach konstanten Genloci in den evolutionären Entwicklungsmustern (Evolutionary Patterning) gesucht, die das Auftreten von Resistenzen minimieren. (Durand 2008, Ntoumi 2007)

Die Prävention von Infektionskrankheiten wird in Deutschland im Wesentlichen durch das 2001 in Kraft getretene Infektionsschutzgesetz geregelt. Neben den STIKO-Empfehlungen zu Schutzimpfungen – auf die darin verwiesen wird – gibt das Infektionsschutzgesetz Anweisungen für epidemische Ausbruchssituationen.

Die im Gesetz geregelten **Meldepflichten** zu Erregern und Erkrankungen (**Tab. 2**) sind Basis eines Überwachungssystems mit zeitnaher Berichterstattung. Ergänzend muss der Verdacht auf mikrobiell bedingte Lebensmittelvergiftungen sowie jeder Fall einer ungewöhnlich starken Impfreaktion gemeldet werden.

Eine effektive **Surveillance**, also die anhaltende, regionale und längsschnittliche Erhebung und Auswertung von Gesundheitsdaten ist für die Durchführung von bevölkerungsbezogenen Vorsorgemaßnahmen essenziell (Hellenbrand 2003). Das Robert Koch-Institut bündelt, dokumentiert und veröffentlicht in Deutschland als oberste Gesundheitsbehörde des Bundes Informationen zur infektiologischen Situation, gibt Empfehlungen und erarbeitet Strategien zur Seuchenbekämpfung (Robert Koch-Institut 2003). Zusammen mit anderen nationalen und internationalen, staatlichen und nichtstaatlichen Organisationen spielt es bei der Bekämpfung von Infektionskrankheiten eine wichtige Rolle.

Bevölkerungsprävention und Individualverhalten

Trotz des Wissens über Infektionskrankheiten und der Existenz von effektiven Strukturen und Strategien zu deren Bekämpfung – zumindest in entwickelten Regionen – sind die **Ergebnisse der Infektionsprophylaxe nicht** immer **befriedigend**. Dies wird besonders deutlich angesichts des bislang gescheiterten Versuchs, sowohl Polio als auch Masern zu eradizieren. Der Grund hierfür ist, dass – bei aller Bedeutsamkeit der Populationsebene – **individuelles Verhalten**

Tabelle 2: Meldepflichtige Krankkeiten und Krankheitserreger Übersichtstabelle §§6/7 IfSG

- Adenovirus-Erkrankung am Auge
- Aviäre Influenza
- Borrelia recurrentis (Läuserückfallfieber)
- Botulismus
- Brucellose
- Campylobacter-Enteritis
- Cholera
- Creutzfeldt-Jakob-Krankheit
- Cryptosporidium sp (humanpathogen)
- Dengue-Fieber
- **Diphtherie**
- Ebolavirus
- Echinokokkose
- E.coli, sonstige darmpathogene Stämme
- EHEC-
- Enzephalopathie (humane spongiforme)
- Erkrankung durch sonstige darmpathogene E.coli
- Fleckfieber
- FSME
- Gelbfiebervirus
- Giardia lamblia
- Giardiasis
- Hämolytisch-urämisches Syndrom (HUS)
- Hantavirus-Erkrankung
- Hepatitis A
- Hepatitis B+
- Hepatitis C+
- Hepatitis D
- Hepatitis E
- HIV
- **Influenza**
- Invasive Erkrankung durch Haemophilus influenzae
- Keratokonjunctivitis epidemica
- Kryptosporidose
- Lassavirus
- Legionellose
- Lepra
- Leptospirose
- Listeriose
- Lues (Syphilis)
- Malaria
- Marburgvirus
- **Masern**
- Meningokokken-Meningitis, invasiv
- Milzbrand
- MRSA
- **Mumps**
- Norovirus (Norwalkähnliches Virus)
- Ornithose
- Paratyphus
- **Pertussis**
- Pest
- **Poliomyelitis**
- Q-Fieber
- Röteln einschließlich Rötelnembryopathie
- **Rotavirus**-Erkrankung
- Salmonella
- Shigellenruhr
- Tollwut
- Toxoplasmose
- Trichinose
- Tuberkulose
- Tularämie
- Typhus abdominalis / Paratyphus
- **Varizellen (Windpocken)**
- Varizellen-Zoster-Virus
- Virusbedingtes hämorrhagisches Fieber
- Virushepatitis
- Yersini

bei der Vermeidung von Infektionskrankheiten eine zentrale Rolle spielt, die nicht durch administrative Maßnahmen ersetzt werden kann. Anders ausgedrückt ist die Effektivität auch des wirksamsten Impfstoffes stets konditional zu seiner tatsächlichen Anwendung. Ein Beispiel ist die in Deutschland deutlich ausgeprägte **Impfmüdigkeit** (Bütikofer 2002). Dabei spielt die Internetpräsenz von Impfkritikern und -gegnern, wie eine Untersuchung von Betsch et al. (2009) gezeigt hat, eine erhebliche Rolle. Die weitgehend kritiklose Übernahme von Meinungen, die im Internet die Impfung gegen die Schweinegrippe begleiteten, hat dies erneut gezeigt. Das generelle Problem ist, dass sich die Diskussionen fast ausschließlich auf die vermeintlichen oder tatsächlichen Nebenwirkungen konzentrieren, nicht aber auf die Schwere der Erkrankung und den Nutzen von Impfungen.

Interessant ist auch der Zusammenhang von sozioökonomischen Faktoren und Impfverhalten. So hat eine Studie zur Gesundheit von Kindern und Jugendlichen in Deutschland (KiGGS 2007) festgestellt, dass Kinder in Familien mit hohem sozialen Status häufiger nicht gegen Masern, Mumps und Röteln geimpft sind als Kinder aus Milieus mit niedrigerem sozialen Status. Downs et al. (2008) weisen darauf hin, dass besonders Eltern mit oberflächlichem Verständnis der Thematik durch unsystematisch gesammelte Informationen (häufig narrative Darstellungen vermeintlicher Impfschadensfälle) aus dem Internet beeinflusst werden können.

Um solche Phänomene adäquat beantworten zu können, muss der bevölkerungsmedizinisch-infektionsepidemiologisch-administrative Ansatz um **verhaltenswissenschaftliche Komponenten** ergänzt werden.

Auf der Ebene des individuellen Verhaltens können Infektionskrankheiten auf zweierlei Weise verhindert werden: Durch **Hygieneverhalten** und durch **Impfverhalten**. Diese beiden Verhaltensarten unterscheiden sich dadurch, dass Hygieneverhalten überwiegend habituelles Verhalten ist, während Impfverhalten seltenes Verhalten ist oder gar ein singulärer Verhaltensakt. Aufgrund dieses grundlegenden Unterschiedes werden beide Verhaltensarten nachfolgend getrennt behandelt. **Abbildung 1** enthält eine Systematik von Gesundheitsverhalten im Kontext der Vermeidung von Infektionskrankheiten.

Hygieneverhalten

Hygieneverhalten ist überwiegend, allerdings nicht ausschließlich, **gewohnheitsmäßiges Verhalten.** Es trägt dazu bei, den Kontakt mit und die Aufnahme, Verbreitung und Vermehrung von Krankheitserregern zu vermeiden. Es umfasst neben speziellen Tätigkeiten wie der **Sterilisation** von Operationsbesteck oder von Nahrungsmitteln mehr oder weniger alltägliche körperbezogene **Reinigungshandlungen** wie Hände waschen, Zähne putzen oder die Benutzung von Kondomen. (Das häufige – aber auch richtige – Händewaschen erfuhr während der H1N1 Pandemie im Jahr 2009 eine Renaissance.) Dazu kommen objektbezogene **Kulturtechniken** wie die Benutzung von Kühlschränken, das Erhitzen von Nahrungsmitteln sowie die Reinigung von Gegenständen. Beim Erwerb kommen klassische Konditionierung (z.B. die Vermeidung verdorben aussehender oder riechender Nahrung – Garcia-Effekt), operante Konditionierung (z.B. Verstärkung hygienischen Verhaltens durch die Eltern) sowie soziales Lernen (Beobachtungslernen) zum Einsatz. Heraus bilden sich mehr oder weniger generalisierte **Hygienegewohnheiten**, die einen festen Bestandteil im Verhaltensmuster des **kulturspezifisch-allgemeinen** sowie des **individuellen Lebensstils** darstellen. Da die einzelnen Komponenten von Lebensstilen sich gegensei-

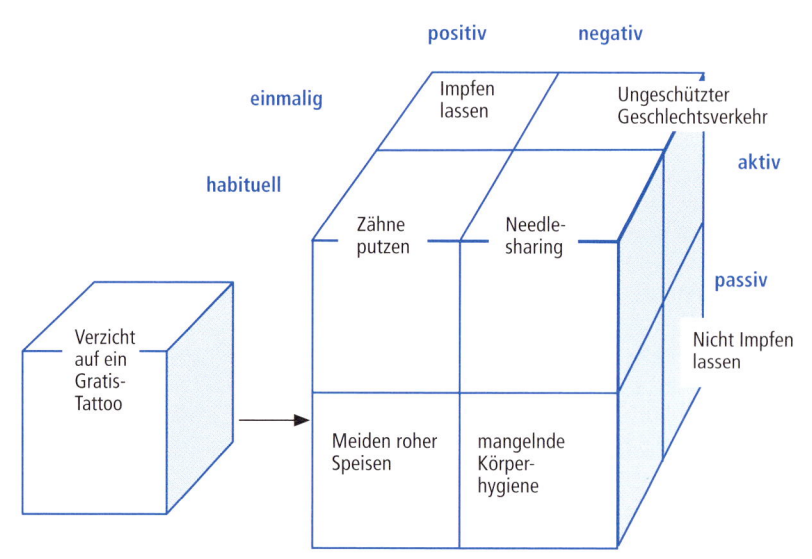

Abbildung 1: Dimensionen von Gesundheitsverhalten i.S.v. gesundheitsrelevantem Verhalten (sowohl gesundheitsförderliches Verhalten als auch Risikoverhalten) mit infektionsbezogenen Beispielen (sekundärpräventives Gesundheitsverhalten [z.B. Compliance] wird nicht betrachtet)

tig stabilisieren (Weitkunat 1998), ergibt sich für die Gesundheitserziehung die Konsequenz, mit Präventionsmaßnahmen besser bei Kindern als bei Erwachsenen anzusetzen. Zur Etablierung von Gewohnheiten sind häufiges, gezielt verstärktes **Üben und Vorbilder** effektiver als benevolente Gesundheitsaufklärung.

Die lerntheoretische Erklärung von Hygieneverhalten ist allerdings in mehrfacher Hinsicht limitiert. So ist die mit Hygieneverhalten verbundene **Wahrnehmung** und **Bewertung** von Risiken kein passiver, quasi photographischer Aufnahmeakt, sondern ein Prozess aktiver Informationsverarbeitung. Besonders zur Ausbildung neuer Hygieneverhaltensweisen und dem damit verbundenen Erkennen von noch unbekannten, seltenen und/oder komplexen Risikosituationen ist zum einen das **Wissen** über die spezifischen Merkmale dieser Situationen nötig, zum anderen die **Motivation** zur Aufmerksamkeitszuwendung. Verglichen mit der Beeinflussung bestehender Gewohnheiten kommt im Falle unbekannter Risikosituationen und der Etablierung neuer Verhaltensweisen also der **Gesundheitsaufklärung** eine größere Bedeutung zu.

Bei der Gesundheitsaufklärung ist jedoch zu berücksichtigen, dass **Aufklärung** nicht schon deswegen Verhaltenskonsequenzen zeitigt, weil sie rational oder «vernünftig» ist, sondern dass vielmehr auch Aufklärungsangebote die Wahrnehmungsfilter der Rezipienten passieren müssen und einer aktiven Informationsauswahl und -verarbeitung unterliegen. So ist die Erhöhung der Reizintensität (etwa bei Angstkampagnen) nicht mit Effektivitätssteigerung zu verwechseln: Aktivierungstheoretische Konzepte legen nahe, dass zu milde ebenso wie zu intensive Reize suboptimal sind bzw. als aversiv und damit demotivierend erlebt werden (Helson 1964).

Leider ist bis heute nicht vollständig bekannt, welche psychologischen Prozesse bei der subjektiven Risikobewertung eine Rolle spielen. Allerdings liegen zahlreiche kognitionspsychologische Modelle vor, die die dabei relevanten Vorgänge zu spezifizieren versuchen. Diese Modelle basieren im Kern alle auf einem allgemeinen **Erwartungs-Mal-Wert-Ansatz**, der – im Utilitarismus Benthams und dem Risiko-Nutzen-Kalkül Bernoullis des 18. Jahrhunderts wurzelnd – im Wesentlichen auf Lewins Feldtheorie und de Finettis Konzept subjektiver Wahrscheinlichkeit zurückzuführen ist. Dabei wird das **objektive Risiko** des ökonomischen Rational-Choice-Ansatzes durch eine subjektive Wahrscheinlichkeit und der geldwerte Schaden (bzw. Ertrag) durch intangiblen **subjektiven Nutzen** ersetzt. Die verschiedenen Modelle unterscheiden sich cum grano salis darin, welche Dimensionen in die subjektiven Erwartungs- (d.h. Wahrscheinlichkeits-) und Wert-, d.h. Nutzenbewertung einfließen. Leider wird vielfach die Rolle von **Gewohnheiten, Emotionen** und **Dispositionen** konzeptuell nicht überzeugend integriert. Defizite bestehen auch bei der Spezifikation, Operationalisierung und Skalierung der einzelnen Modellkomponenten im Rahmen konkreter Anwendungen. Schließlich verschärft die eklektizistische Erweiterung und Kombination verschiedener Modelle konzeptuelle und methodische Probleme bisweilen eher, als sie zu verringern.

Verschiedene Verhaltensmodelle unterscheiden zwischen Handlungsmotivation bzw. **Intention und Ausführung**. Die Begründung hierfür liegt in der schon in den dreißiger Jahren des 20. Jahrhunderts beschriebenen notorischen Diskrepanz zwischen berichteten Einstellungen und tatsächlichem Verhalten (LaPiere 1934).

Die **Diskrepanz zwischen berichteten Einstellungen und tatsächlichem Verhalten** ist darauf zurückzuführen[1], dass zwischen Handlungsintention und eigentlicher Handlung zahlreiche psychologische und soziale Barrieren wirksam sein können. Hierzu zählen intentionsinkompatible Gewohnheiten, mangelhafte Fähigkeiten, dissonante Einstellungen, Reaktanzbildung, Verdrängung, fehlende soziale Unterstützung, Zeit- oder Geldmangel, ein unpassendes Dienstleistungsangebot und vieles andere.

---

1 Abgesehen von methodischen Gründen wie der unterschiedlichen Spezifität der Messung der beiden Dimensionen.

Prochaska und DiClemente (1984) haben vorgeschlagen, zur Verbesserung der Effektivität von Interventionsmaßnahmen das angestrebte Verhaltensziel in Abhängigkeit von der subjektiven Bereitschaft in **Zwischenziele** zu zerlegen. Interventionsziel ist danach nicht immer das eigentliche Zielverhalten sondern diejenige Zwischenstufe, die der Verfasstheit der Zielperson am ehesten entspricht, also beispielsweise eine ärztliche Beratung in Anspruch zu nehmen oder sich im Internet zu informieren. Dieser Ansatz deckt sich mit dem vielfach begründeten Ansatz, **zielgruppenspezifische** statt allgemeinpräventive Interventionsmaßnahmen zu konzipieren.

Impfverhalten

Obwohl Impfverhalten im Gegensatz zu habituellem Hygieneverhalten nicht direkt dem Einfluss von Gewohnheiten und Routinen unterliegt, spielen auch hier Konditionierungsaspekte eine wichtige Rolle. Durch **klassische Konditionierung** werden neutrale Reize wie der Behandlungsstuhl des Zahnarztes, die Spritze oder der weiße Kittel des Arztes zu Auslösern von aversiven Reaktionen. Die Vermeidung solcher konditionierter Angstreize kann im Zuge nachfolgender operanter Konditionierung zur Angstreduktion führen und so negativ verstärkt werden (Mowrer 1956). Personen, die im Laufe ihrer Konditionierungsgeschichte mehrfach «erfolgreiche» Vermeidungsepisoden erlebt haben, können hierdurch generalisiertes habituelles **Vermeidungsverhalten** ausbilden. Die Konsequenzen für die Prävention liegen auf der Hand: Traumatisierungen, insbesondere im Kindesalter, müssen dringend vermieden und der Entwicklung von Vermeidungsverhalten muss in jedem Lebensalter intensiv entgegen gewirkt werden.

Bei allen Versuchen der Verhaltensbeeinflussung müssen allgemeine Verhaltensaspekte beachtet werden. Jedwedes Verhalten findet nicht nur auf der **Ebene des offenen Verhaltens** (behavioral-motorische Ebene) sondern auch auf der **physiologisch-emotionalen** sowie der **kognitiven Ebene** statt. Wird diese «behaviorale Dreifaltigkeit» bei Interventionsmaßnahmen nicht beachtet, besteht bei habituellem Verhalten – dem Streben der Verhaltensebenen nach Konsonanz wegen – die Tendenz zum Rückfall und bei singulärem Verhalten die zur Reaktanz, also zur «aktiven Unterlassung» des seitens der Präventierer intendierten Verhaltens.

Trotz der auch beim Impfverhalten wichtigen Verhaltensdimension muss davon ausgegangen werden, dass hierbei die **Antizipation** künftiger Konsequenzen eine größere Rolle spielt als die Erfahrung früherer Verhaltensfolgen.

Da Impfentscheidungen tendenziell einmalig sind, kommt Beurteilungsfehlern eine besondere Bedeutung zu. So kann es ohne weiteres auch dann zu einer Entscheidung gegen eine Impfung kommen, wenn alle rationalen Argumente für eine solche sprechen. Die Relevanz subjektiver Bewertungsprozesse wurde in zahlreichen Studien eindeutig nachgewiesen (Montano 1986; Pielak und Hilton 2003; Weitkunat et al. 1998). Für Präventionsmaßnahmen bedeutet dies, dass **individualisierte** Ansätze vermutlich geeigneter sind als gruppenbezogene (Moretti et al. 2003).

Dabei muss der begrenzten intellektuellen Kapazität (Miller 1956) und Rationalität des Menschen Rechnung getragen werden. So konnten Kahneman und Tversky (1979) in zahlreichen psychologischen Experimenten eindrucksvoll zeigen, dass Menschen Entscheidungen unter Verwendung zahlreicher psycho-logischer Heuristiken fällen – mit der Folge teilweise gravierender Abweichungen vom Standard der objektiven Rationalität. So werden Verluste subjektiv etwa doppelt so schwer bewertet wie Gewinne gleicher Höhe (Beethovens «Wut auf den Verlorenen Groschen» vertont dies eindrucksvoll). Hierin ist – ein typisches Beispiel für «**bounded rationality**» – der verbreitete Hang zur Risikoaversion begründet. Weiterhin werden kleine Wahrscheinlichkeiten und technologische Risiken (unter die auch Impfstoffe fallen) tendenziell überschätzt, hohe Wahrscheinlichkeiten und «natürliche» Risiken dagegen unterschätzt. Im Hinblick auf Impfungen ist der «omission bias» wichtig: Handlungen werden als riskanter beurteilt als Unterlassungen. Dieser Denkfehler erfährt Unterstützung durch die Wahrnehmung von Impfungen als einen Eingriff in einen gesunden Körper, durch defensive Strategien von

Ärzten im Hinblick auf drohende Klagen sowie durch die Idee, im Sinne einer Trittbrettfahrt auf die genügende Impfbereitschaft anderer zu setzen. Letzteres ist aus individueller Sicht nicht ganz irrational, weil bei Impfungen der Nutzen (die Janusköpfigkeit von Gesundheit als privates und öffentliches Gut!) zu einem erheblichen Teil sozialisiert und der Aufwand bzw. das Risiko privatisiert wird («**Präventionsparadox**», Rose 1981). Ein anderes Problem ist die Übergeneralisierung früherer Erfahrungen, die sich häufig in Überoptimismus hinsichtlich der eigenen Gesundheitsrisiken oder hinsichtlich der Therapierbarkeit von Erkrankungen äußert.

Im Hinblick auf Impfentscheidungen besonders wichtig ist die «base-rate fallacy»: Wenn ein Fall einer unerwünschten Impfstoffwirkung erfahren wird, kommt es bei der Risikobeurteilung meist zur Vernachlässigung der Gesamtzahl der Geimpften, womit die **rationale Inzidenzberechnung** unmöglich ist. Dazu kommt der verbreitete Fehler der verzerrten Wahrnehmung durch kleine und nicht-repräsentative Stichproben. Die Risikoakkumulation durch wiederholte Exposition mit kleinen Risiken (etwa dem relativ kleinen Risiko einer HIV-Infektion durch einmaligen ungeschützten Geschlechtsverkehr) wird häufig unterschätzt oder gar konzeptuell überhaupt nicht erfasst.

Aufgrund der relativen Seltenheit von Infektionskrankheiten spielt auch die Verfügbarkeitsheuristik eine wichtige Rolle: Die seltenen Impfschäden werden, möglicherweise durch lebhafte Medienberichte, häufiger und dramatischer wahrgenommen als die zu verhindernde Krankheit. Wird diese auch noch als «Kinderkrankheit» verniedlicht, so resultiert möglicherweise eine erheblich **verzerrte Risikobeurteilung**; es dürfte nur einer kleinen Minderheit in Deutschland bekannt sein, dass beispielsweise Masern weltweit zu den Haupttodesursachen gehören. In diesem Sinne ist die **Prävention durch Impfung das Opfer ihres eigenen Erfolges** – weil ihr Benefit unsichtbar ist.

Ein weiteres ubiquitäres Phänomen der psychologischen Risiko- und Nutzenbeurteilung ist das der temporalen Myopie (Critchfield und Kollins 2001). Ein bestimmtes Ergebnis erscheint subjektiv umso bedeutsamer, je unmittelbarer es bevorsteht (**Abb. 2**). Die Bedeutung liegt darin, dass der Nutzen positiven Gesundheitsverhaltens (Impfung) meist deutlich in der Zukunft liegt, während negatives Gesundheitsverhalten (Nicht-Impfung) oft mit sofortiger Belohnung einhergeht (z.B. Angstreduktion). Wird im Rahmen einer Entscheidungssituation durch psychologische Diskontierung der subjektive «Barwert» beider Optionen ermittelt, fällt die Entscheidung oft zugunsten des negativen Gesundheitsverhaltens aus (Ainslie 2001; Chapman, 2005). Ein Modell das den Erwartungs-Mal-Wert-Ansatz um die temporale Dimension erweitert wurde von Hall und Fong (2007) vorgelegt.

Zu den Einschränkungen der kognitiven Kapazität und Rationalität kommt, dass **Emotionen** eine (interindividuell unterschiedlich) große Rolle bei Entscheidungen spielen. So zeigte sich, dass Mütter, die – mit dem möglichen Tod ihres Kindes verbundene – Reue antizipieren, eine deutlich reduzierte Impfbereitschaft zeigen, selbst wenn das Sterberisiko durch die Krankheit viel höher ist als das durch die Impfung (Ritov und Baron 1990). Die rationale Wahl zwischen Handlungsalternativen erfährt also eine **emotionale Verzerrung** durch die antizipierte Entscheidungsreue. Hierdurch kann es zu risikoaversivem Verhalten kommen – fatalerweise auf Kosten einer objektiven Risikoerhöhung.

Dazu kommt, dass seltene, aber ungewöhnliche Ereignisse und Aspekte besser erinnert werden als häufige, aber unspektakuläre. (Wie hieß beispielsweise das Schwesterschiff der Titanic, und woran denkt man üblicherweise beim Schmerzmittel Kontergan?) Schließlich spielen wegen teilweise ausgeprägter Mitläufereffekte **gesellschaftliche Trends**, etwa wider die «Schulmedizin», eine Rolle bei der subjektiven Risikobewertung. Auch der **Einfluss von Meinungsführern** ist erheblich. Kleinräumige oder individualisierte Interventionsmaßnahmen müssen daher zur Kompensation ungünstiger Zeitgeisteinflüsse ggf. durch **Social-Marketing-Aktivitäten** ergänzt werden. Dabei muss beachtet werden, dass subjektive Risiken auch soziale Konstrukte und somit kontextabhängig sind. Wird über ein und dasselbe Risiko kommuniziert, indem positive Entscheidungsfolgen hervorgehoben werden, wird es eher akzeptiert als wenn negative Folgen ausgeführt werden («framing»). Vermutlich hängt dies mit der verbrei-

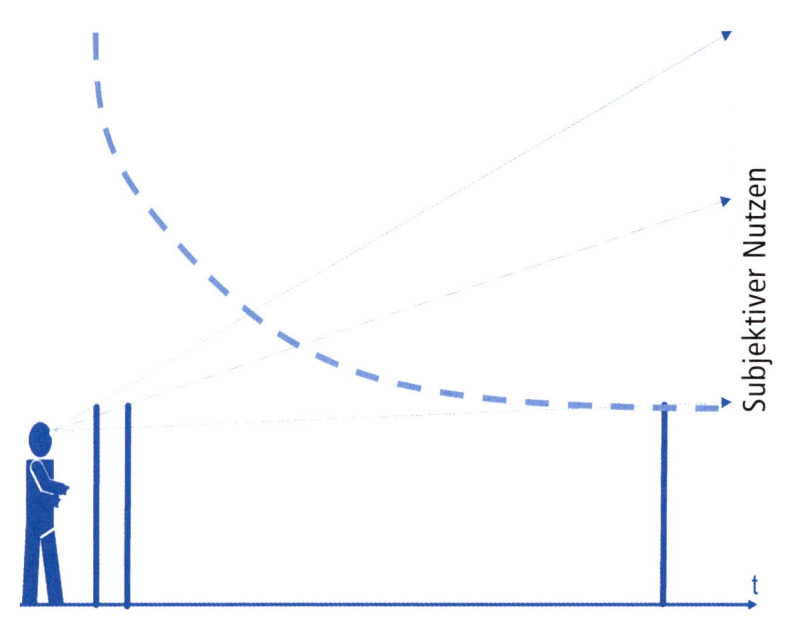

Abbildung 2: Psychologische «Kurzsichtigkeit»: Mit zunehmendem zeitlichem Abstand eines Ereignisses nimmt seine subjektive Relevanz nichtlinear ab. Das Phänomen kann durch eine Diskontierung des subjektiven Nutzens mit dem Diskontierungsfaktor $(1+r)^{-t}$ beschrieben werden, wobei r der Diskontsatz und t die Zeiteinheit ist

teten Tendenz zur **Ambiguitätsaversion** zusammen. Diese kann dazu führen, dass ein genau quantifiziertes, relativ hohes Risiko (etwa an einer bestimmten Krankheit zu erkranken) subjektiv als weniger bedrohlich erlebt wird als ein viel kleineres, aber weniger genau beziffertes Risiko (etwa das von Nebenwirkungen eines neuen Impfstoffes). Der Einfluss der **Glaubwürdigkeit des Kommunikators** ist ein lange bekanntes Phänomen, wobei allerdings die teilweise extreme Sensibilität gegenüber vermeintlichen und tatsächlichen Interessenkonflikten bei der Planung von Kampagnen regelmäßig unterschätzt wird.

Fazit

Für die Planung von Präventionskampagnen lässt sich ableiten, dass neben einer genauen Festlegung des Interventionsziels eine präzise Segmentierung der Zielgruppen, eine sorgfältige Untersuchung der materiellen und sozialen Verhältnisse, insbesondere hinsichtlich fördernder und hemmender Bedingungen, sowie eine detaillierte Analyse von Gewohnheiten und Lebensstilen erfolgen muss. Diese muss ergänzt werden um die Betrachtung der psychologischen Wahrnehmungs- und Risikobewertungsprozesse, wobei spezifische, mit dem Zielverhalten assoziierte Einstellungs- und Wissensstrukturen sowie kognitive Heuristiken und Fehlschlüsse besonders zu beachten sind. Hierzu sind allerdings teilweise äußerst umfangreiche psychologische und verhaltensepidemiologische Vorstudien nötig

Angesichts der hier nur im Überblick dargestellten Komplexität der Determination von Hygiene- und Impfverhalten sind die Erfolgschancen von Präventionskampagnen auf der Basis des derzeitigen Wissensstandes auch bei sorgfältigster Planung gelinde gesagt eher vorsichtig einzustufen und vor allem kaum vorhersagbar. Es ist daher, freundlich formuliert, in höchstem Maße unklug und ethisch inakzeptabel, entsprechende Projekte ohne begleitende **Wirksamkeitsforschung** durchzuführen oder gar mit Steuer- oder Abgabenmitteln zu fördern.

Die Aufgabe der Prävention von Infektionskrankheiten wird auf unabsehbare Zeit weiter bestehen. Die bisherigen Erfolge reichen nicht aus. Zwei wesentliche **Voraussetzungen für Fortschritte** sind: Erstens, die **Vermeidung** wohlmeinender aber **theoretisch unklarer Ansätze**. Zweitens, die **rigorose Evaluation**.

P.S. Das Schwesterschiff der Titanic war die Olympic. Sie überquerte den Atlantik mehr als 500 Mal. Und Contergan (mit «C») war kein Schmerz-, sondern ein Schlafmittel.

Prüfungsfragen

1. Was ist mit «emerging» und «reemerging infections» gemeint?
2. Was versteht man unter Immun-, Expositions- und Chemoprophylaxe?
3. Welche Rolle kommt der Bevölkerungsebene bei Prävention durch Impfung zu?
4. Nennen Sie sechs von der STIKO empfohlene Impfungen im Kindesalter.
5. Trotz effektiver Präventionsmöglichkeiten breiten sich manche Infektionskrankheiten weiter aus. Nennen Sie zwei Beispiele und geben Sie Gründe an.
6. Worin unterscheiden sich Hygiene- und Impfverhalten?
7. Welche Lernmechanismen spielen beim Erwerb von Hygieneverhaltensweisen eine Rolle?
8. Welche Rolle spielen Beurteilungsfehler bei individuellen Impfentscheidungen? Nennen Sie mindestens zwei Beispiele.
9. Die Relevanz antizipierter Verhaltenskonsequenzen hängt vom zeitlichen Abstand zwischen Verhalten und Verhaltensfolgen ab. Inwiefern wird gesundheitsförderliches Verhalten im Vergleich zu Risikoverhalten hierdurch oft benachteiligt?
10. Warum muss die Wirkung von Präventionskampagnen empirisch untersucht werden?

Zitierte Literatur

Ainslie, G. (2001): Breakdown of Will. Cambridge: Cambridge University Press.

Betsch, C./Renkewitz, F/Betsch, T., & Ulshöfer, C. (in Druck). Der Einfluss impfkritischer Internetseiten auf die Wahrnehmung von Risiken des Impfens Journal of Health Psychology.

Bütikofer, J. (2002): Schutzimpfungen. Aufklärungspflicht im Licht der neuen Rechtsprechung. Deutsches Ärzteblatt, 99, A2164–A2166.

Chapman, G. (2005). Short-term cost for long-term benefit: Time preference and cancer control. Health Psychology, 24, S41–S48.

Critchfield, T.S./Kollins, S.H. (2001): Temporal discounting: Basic research and the analysis of socially important behavior. Journal of Applied Behavior Analysis, 34, 101–122.

Desselberger, U. (2000): Emerging and re-emerging infectious diseases. Journal of Infection, 40, 3–15.

Downs, J.S., de Bruin, W.B., & Fischhoff, B. (2008). Parents' vaccination comprehension and decisions. Vaccine, 26, 1595–1607.

Durand, P./Kubendran, N./Coetzer, Th. (2008) Evolutionary Patterning: A Novel Approach to the Identification of Potential Drug Target Sites in Plasmodium falciparum, PLoS One3(11)

Hall, P.A. & Fong, G.T. (2007). Temporal self-regulation theory: A model for individual health behavior. Health Psychology Review, 1, 6–52.

Hellenbrand, W. (2003): Neu und vermehrt auftretende Infektionskrankheiten. In Robert Koch-Institut (Hg.): Gesundheitsberichterstattung des Bundes (Band 18) Berlin: Robert Koch-Institut.

Helson, H. (1964): Adaptation-level theory. New York: Harper and Row.

Holder, A (2009) Malaria Vaccines: Where Next? PLoS Pathog 5(10)

Kahneman, D./Tversky, A. (1979): Prospect theory. Econometrica, 47, 263–292.

LaPiere, R.T. (1934): Attitudes versus actions. Social Forces, 13, 230–237.

Miller, G.A. (1956): The magical number seven plus or minus two: Some limits on our capacity to process information. Psychological Review, 63, 81–97.

MMRW (2009) 58(14) S. 359 Polio-eradication Kinder-und Jugendgesundheitssurvey (KiGGS) (2007) in Bundesgesundheitsblatt-Gesundheitsforsch-Gesundheitsschutz 50, 851–862

Montano, D.E. (1986): Predicting and understanding influenza vaccination behavior. Medical Care, 24, 438–453.

Moretti, M./Grill, E./Weitkunat, R./Meyer, N./Eckl, E./Frey, D./Schlipköter, U. (2003): Individualisierte Telefonintervention zur Erhöhung der Impfquoten bei Schulanfängern. Zeitschrift für Gesundheitspsychologie, 11, 39–48.

Mowrer, O.H. (1956): Two-factor learning theory reconsidered, with special reference to secondary reinforcement and the concept of habit. Psychological Review, 63, 114–128.

Ntoumi, F. / Kwiatkowski, D./Diakite, M./Mutabingwa, T./Duffy P. (2007) New Interventions for Malaria: Mining the Human and Parasite Genomes Am.J.Trop.Med.Hyg.,77(Suppl6), 270–275

Pielak, K.L./Hilton, A. (2003): University students immunized and not immunized for measles. Canadian Journal of Public Health, 94, 193–196.

Prochaska, J.O./DiClemente C.C. (1984): The transtheoretical approach: Crossing traditional boundaries of change. Homewood: Dorsey.

Pugliese, A./Beltramo, T./Torre, D. (2007) Emerging and re-emerging viral infections in Europe Cell Biochem Funct 2007; 25, 1-13

Rerks-Ngarm, S/; Pitisuttithum; P et al. (2009) Vaccination with ALVAC and AIDSVAX to prevent HIV Infection in Thailand, N Engl J Med 361, 23

Ritov, I./Baron, J. (1990): Reluctance to vaccinate: Omission bias and ambiguity. Journal of Behavioral Decision Making, 3, 263–277.

Robert Koch-Institut (2009) Infektionsepidemiologisches Jahrbuch meldepflichtiger Krankheiten für 2008

Rose, G. (1981): Strategy of prevention: Lessons from cardiovascular disease. British Medical Journal, 282, 1847–1851.

Weitkunat, R. (1998): Computergestützte Telefoninterviews als Instrument der sozial- und verhaltensepidemiologischen Gesundheitsforschung. Berlin: Logos.

Weitkunat, R./Markuzzi, A./Vogel, S./Schlipköter, U./Koch, H.J./Meyer, G./Ferring, D. (1998): Psychological factors associated with the uptake of measles immunization. Journal of Health Psychology, 3, 273–284.

Witte, W./Klare, I. (1999): Antibiotikaresistenz bei bakteriellen Infektionserregern. Bundesgesundheitsblatt, 42, 8–16.

WHO «The 10 leading causes of death…2004» Fact sheet No 310/November 2008.

WHO 2008: «The global burden of disease: 2004 update.»

Vanderberg, J (2009)Reflections on Early Malaria Vaccine Studies, the First Successful Human Malaria Vaccination, and Beyond

Leseempfehlungen

Kerr, J./Weitkunat, R./Moretti, M. (Eds.) (2004): The ABC of behavior change. London: Churchill Livingstone.

Mandell, G.L./Bennett, J. E./Dolin, R. (2000): Principles and practice of infectious diseases. London: Churchill Livingstone.

Schlipköter, U./Wildner, M. (2006) Lehrbuch der Infektionsepidemiologie. Bern: Huber

Weitkunat, R./Haisch, J,/Kessler, M. (Hg.) (1997): Public Health und Gesundheitspsychologie. Bern: Huber.

17 Prävention von Zahn-, Mund- und Kieferkrankheiten

Harald Strippel

Gute **Mundgesundheit** trägt zur **Lebensqualität** bei. Ziel der zahnmedizinischen Prävention ist, Krankheiten, Verletzungen und Fehlbildungen des Mund-, Kiefer- und Gesichtsbereichs zu verhindern. Zahnmedizinische Public Health zielt darauf ab, die Mundgesundheit durch umfassende Gesundheitsförderung zu erhalten sowie die Teilhabe und die Ressourcen der Bevölkerung zu stärken.

Problemlage und Präventionsziele

Probleme sind der schlechtere Mundgesundheitszustand von sozial benachteiligten Bevölkerungsgruppen, die weite Verbreitung von Karies und Parodontitis, der häufige Zahnverlust durch diese Krankheiten und durch Traumata sowie das Auftreten von Krebs im Mund-, Kiefer- und Gesichtsbereich. Die WHO benannte die Mundgesundheit als eines von 14 prioritären Public-Health-Problemen. Dies geschah auf Basis der Kriterien «große Krankheitslast», «epidemisches Ausmaß» sowie «ausgeprägte Ungleichheit des Gesundheitszustands in der Bevölkerung» (Petersen und Kwan 2012).

Epidemiologie

Die beiden zahnmedizinischen Haupterkrankungen **Karies** (zuckerbedingte, bakteriell vermittelte Demineralisation der Zahnhartsubstanzen) und **Parodontitis** (entzündlicher Abbau des Zahnhalteapparats) sind die am weitesten verbreiteten chronisch-degenerativen Krankheiten.

In Deutschland leiden im Säuglings- und Kleinkindalter 5 bis 15 % der Kinder unter **Nuckelflaschenkaries** (NFK) (Strippel 2004). In den meisten Regionen scheint ein langfristiger Trend zur Abnahme der NFK oder «frühkindlichen Karies» zu bestehen, beispielsweise in Brandenburg (Kariesreduktion bei Dreijährigen um 30 %, 2003–2011). Deutschlandweit ging im Zeitraum 1994 bis 2009 der Kariesbefall im Milchgebiss um 45 % zurück. Jedoch haben unter den Schulanfängern immer noch 45 % Karies im Milchgebiss. Knapp die Hälfte der kariösen Milchzähne ist nicht mit Füllungen versorgt. Bei den 12-Jährigen ergab sich im Zeitraum 1994 bis 2009 eine Kariesreduktion um 73 %. Diese Altersgruppe hat durchschnittlich 0,7 **kariöse, fehlende oder gefüllte bleibende Zähne** (**DMFT-Index**) (Pieper und DAJ 2010). Ein DMFT von 14,5 kennzeichnet die Erwachsenen in der Erwerbsphase, wobei durchschnittlich 0,5 Zähne kariös sind (Schiffner 2006). 65- bis 74-Jährige sind zu 22,6 % zahnlos, womit Deutschland im internationalen Vergleich im Mittelfeld liegt (Kerschbaum 2006). Der Versorgungsstatus mit **Zahnersatz** ist hoch.

In stationären Pflegeeinrichtungen sind 54 % der Bewohner zahnlos. Die bezahnten Bewohner haben durchschnittlich 10 Zähne, wobei 0,8 Zähne kariös sind (Nitschke et al. 2012). Menschen mit Behinderungen haben im Vergleich zur Durchschnittsbevölkerung deutlich erhöhte Kariesraten (Schulte et al. 2012).

Andere Mundgesundheitsprobleme sind Lippen-, Kiefer- und Gaumenspalten, Anomalien des Kiefer-, Schädelbasis- und des Zahnbogenverhältnisses, Zahnstellungsanomalien, Traumata und bösartige Neubildungen.

Soziale Ungleichheit

Die **Mundgesundheit** steht in enger Beziehung zum **Sozialstatus**. Erwachsenen mit hohem Sozialstatus fehlt durchschnittlich ein Zahn, solchen mit niedrigem Status 3,8 Zähne (Schiffner 2006). In Berlin-Mitte hatten 43 % der deutschen Schulkinder behandlungsbedürftige Zähne, aber 60 % der türkischen und 69 % derjenigen aus Osteuropa (Uhlig und Butler 2009). In einigen Kindertagesstätten lag die Prävalenz von Nuckelflaschenkaries nahe Null, in anderen bei 35 % (Robke und Buitkamp 2002).

Immerhin haben von den Verbesserungen des Mundgesundheitszustands diejenigen mit geringerem Sozialstatus in gleichem Maß wie diejenigen mit hohem Sozialstatus profitiert. Aber die weiterhin bestehenden Unterschiede beim Mundgesundheitszustand sollten Anlass sein, Maßnahmen durchzuführen, welche die soziale Ungleichheit reduzieren. Dazu gehören strukturelle Veränderungen im Lebensumfeld durch legislative, regulierende und steuerpolitische Aktivitäten, kommunale Gesundheitsförderung, aufsuchende Präventionsleistungen beispielsweise für benachteiligte Familien sowie maßgeschneiderte und kulturell angepasste Unterstützung für besonders vulnerable Gruppen. Zahnärzte können sich hierfür entweder einsetzen oder selbst aktive Beiträge leisten (Watt 2012).

Soziale Determinanten der Mundgesundheit

Die Mundgesundheit ist im Wesentlichen ein Resultat von genetischen, verhaltensbedingten und sozioökonomischen Gegebenheiten. Zwischen den beiden letztgenannten Faktoren besteht ein enger Zusammenhang. In letzter Zeit finden die sozialen Bedingungsfaktoren für die (Mund-)gesundheit verstärkte Beachtung. Insofern sie zu sozial bedingter Ungleichheit führen, gelten sie als inakzeptabel; sie sind aber gleichzeitig durch politische Interventionen änderbar.

Zu den sozialen Determinanten der Gesundheit zählt die Weltgesundheitsorganisation die gesellschaftlichen Bedingungen, unter den Menschen geboren werden, aufwachsen, leben, arbeiten und altern. Das umfasst die Erfahrungen der ersten Lebensjahre, Bildung, Einkommen, Arbeitsbedingungen, Wohn- und Umweltverhältnisse und das Vorhandensein effektiver Systeme, um Krankheit zu verhüten und zu behandeln.

Präventionsziele

Die im Jahr 2004 erstmals für Deutschland formulierten Mundgesundheitsziele wurden 2012 aktualisiert. So sollen bis zum Jahr 2020 80 % der 6-Jährigen kariesfrei sein. Der Anteil der 12-Jährigen mit hohem Kariesfall (DMFT über 2) sank zwischen 1997 und 2005 von 30 % auf 10 % und soll weiter reduziert werden. Bei den 35- bis 44-Jährigen sollen durchschnittlich maximal zwei Zähne fehlen. Die Prävalenz schwerer Parodontalerkrankungen soll bei den Erwachsenen höchstens zehn und bei den Senioren höchstens 20 %, die Zahnlosigkeit bei den Letztgenannten maximal 15 % betragen. Zahnärzte sollen Maßnahmen zur Reduzierung des Tabakgebrauchs sowie des chronischen Alkoholabusus unterstützen. Der Anteil derjenigen, die sich zweimal täglich die Zähne putzen, ist in allen Altersgruppen zu erhöhen (Ziller et al. 2012).

Versorgungssystem

Auf jeden der 68 500 behandelnden tätigen Zahnärzte in Deutschland in 45 000 Praxen kommt in etwa ein Zahntechniker (BZÄK 2012), was weltweit einzigartig ist und illustriert, wie stark die Zahnheilkunde in Deutschland auf «**Ersatz von durch Krankheit verlorengegangenen Gewebes**» ausgerichtet ist. Gleichzeitig gibt es nur **wenige Dentalhygieniker**, aber die Zahl der zahnärztlichen Fachangestellten hat deutlich zugenommen (Bauer et al. 2009).

6,9 % der Ausgaben der gesetzlichen Krankenversicherung – 11,7 Milliarden Euro jährlich – werden für das Organsystem Mund aufgewandt. Den **hohen Ausgaben** steht jedoch im internationalen Vergleich **kein überragend guter Mundgesundheitszustand** gegenüber.

Der starke Kariesrückgang in den Industrieländern ließ sich statistisch nur zu 3 % durch die Anzahl der jeweils tätigen Zahnärzte erklären, jedoch zu 65 % durch generelle sozioökonomische Faktoren einschließlich der Verbreitung fluoridierter Zahnpaste. Und doch hat das zahnärztliche Versorgungssystem vermutlich einen deutlichen Beitrag zu den Verbesserungen geleistet. Dieser lag darin, eine Überbehandlung zu vermeiden: diagnostische und therapeutische Kriterien entwickelten sich in Richtung auf ein zahnsubstanzschonenderes Vorgehen (Nadanovsky und Sheiham 1995).

Kariesrückgang – eine Public-Health-Erfolgsgeschichte

In Deutschland hat sich seit den 1970er-Jahren ein **erheblicher Kariesrückgang** vollzogen – 88 % bei den 8- bis 9-Jährigen. **Kariesprävention** ist eine der großen Erfolgsgeschichten von Public Health. Dazu hat die breite Verwendung fluoridierter Zahnpasten den größten Einzelbeitrag geleistet. Die gesundheitsförderliche Veränderung des Warenangebots durch den Zusatz von Fluorid zur Zahnpaste ist als «**Verhältnisprävention durch Angebotsmodifikation**» eine typische Maßnahme der bevölkerungsweiten Prävention.

Schon im 19. Jahrhundert hatten sich «klassische» Public-Health-Maßnahmen stark auf die Gesundheit ausgewirkt. Sauberes Trinkwasser, Abwasser- und Abfallentsorgung und vor allem verbesserte Ernährung führten zu Fortschritten.

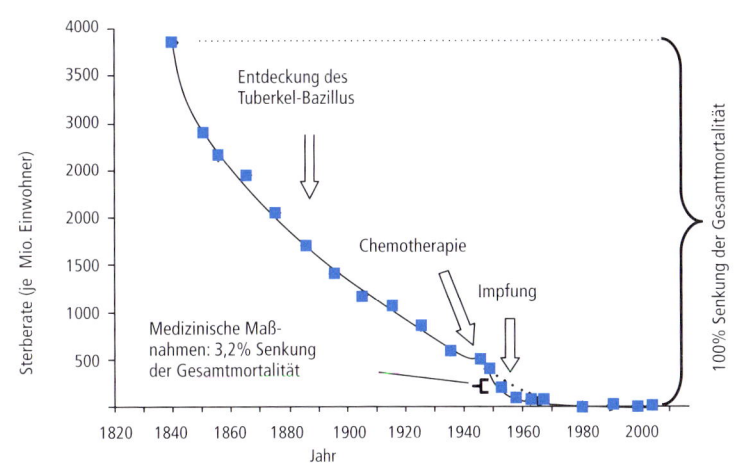

Abbildung 1: Tuberkulose der Atemwege: Mortalität in England und Wales (McKeown 1979, Public Health England 2013)

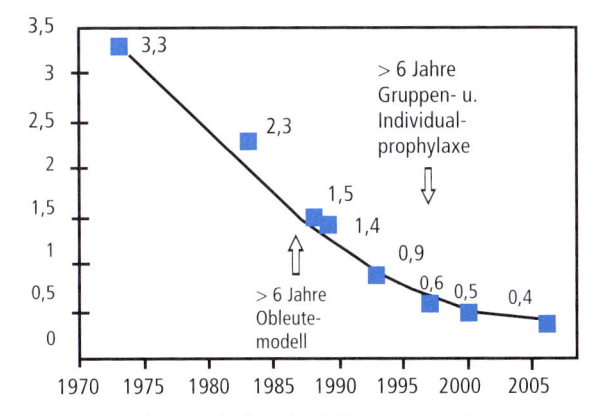

Abbildung 2: DMFT bei 9-Jährigen im Zeitverlauf. Regionale und repräsentative Studien

Diese vom Öffentlichen Gesundheitsdienst angestoßenen und von Ingenieuren, Unternehmern, Gewerkschaftern und anderen gesellschaftlichen Gruppen mitgestalteten Maßnahmen waren für 96,8 % des Rückgangs der Tuberkulose verantwortlich. Impfvorsorge und Medizin hatten nur einen Anteil von 3,2 % (Abb. 1).

Die Tuberkulose-Verlaufskurve ähnelt auf verblüffende Weise der der Karies (Abb. 2). Ein Großteil des Kariesrückgangs hatte sich zu dem Zeitpunkt, ab dem professionelle Maßnahmen angeboten wurden, längst vollzogen. Die Kurve lässt über den ganzen Zeitraum wirkende bevölkerungsweite Präventionseinflüsse erkennen.

Grund für die überlegene Wirksamkeit bevölkerungsweiter kariesprophylaktischer Maßnahmen ist, dass viele Menschen und auch schwächere Sozialschichten von diesen erreicht werden. Über 90 % benutzen fluoridierte Zahnpaste und knapp 70 % fluoridiertes Jodsalz.

Präventionsansätze

Primärprävention und Gesundheitsförderung lassen sich nach ihrer Reichweite in Kollektiv-, Gruppen- und Individualprophylaxe einteilen. Primärprävention lässt sich jedoch auch methodenbezogen klassifizieren:
- **Gesundheitsförderung = Verhältnisprävention** (z. B. Mundkrebsprävention durch bevölkerungsbezogene Maßnahmen zur Kontrolle des Tabak- und Alkoholkonsums)
- **Gesundheitserziehung = Verhaltensprävention**
- **Biomedizinische Prävention** (z. B. Fissurenversiegelungen).

Ansonsten werden **Primär-, Sekundär- und Tertiärprävention** unterschieden (siehe Kap. 3). «Prophylaxe» wird mehr oder weniger synonym verwendet; insbesondere für praktische Maßnahmen. Füllungen und Zahnersatz sind der Tertiärprävention zuzurechnen.

Bevölkerungsstrategie effektiver als Risikostrategie

Eine **bevölkerungsbezogene Strategie** («Population strategy») setzt bei den Determinanten der Gesundheit an. Ziel der Bevölkerungsstrategie ist es, generell gesundheitsförderliche Bedingungen zu schaffen und der gesamten Bevölkerung **gesundheitsförderliche Verhaltensweisen** zu **erleichtern**. Sie richtet sich an die Gesamtheit, ungeachtet des individuellen Erkrankungsrisikos. Eine Variante ist die «**zielgerichtete Bevölkerungsstrategie**» (Directed population strategy). Sie tritt an **Teile der Bevölkerung** heran, die insgesamt eine höhere Krankheitsgefährdung aufweisen, macht aber innerhalb dieser Gemeinschaften – beispielsweise Schüler in Schulen mit hohem durchschnittlichem Kariesaufkommen – keinen Unterschied.

Die Präventivmedizin verfolgt dagegen eine **Risikostrategie** (Rose 1992). Sie wendet sich an **einzelne Individuen** mit einem mutmaßlich hohen individuellen Krankheitsrisiko. Das erfordert individuelle Risikobestimmung.

Hauptargument für die Bevölkerungsstrategie ist, dass nur sie epidemiologisch nachweisbare Erfolge erbracht hat.

Eine Bevölkerungsstrategie verschiebt den Mittelwert der Krankheitslast in der Bevölkerung. Das bedeutet, dass der Anteil derjenigen, die gar nicht mehr erkranken, wächst. Gleichzeitig nimmt auch bei den am stärksten von Krankheit Betroffenen die Krankheitslast ab.

Beispielsweise ging die Karies bei den 12-Jährigen in Baden-Württemberg von 1994 bis 2009 um 77 % zurück. Gleichzeitig schrumpfte – ohne dass umfangreiche Maßnahmen für vermutete Hochrisikogruppen durchgeführt worden wären – die Gruppe derjenigen mit vier oder mehr erkrankten Zähnen um 88 % und das Drittel der Population mit den höchsten Karieswerten um 68 % (Pieper und DAJ 2010). Änderungen, die den «Bevölkerungs-Mittelwert» verschieben, wirken sich demnach in gleichem Umfang auf Risikogruppen aus. Diese empirischen Beobachtungen sprechen dagegen, Präventionsmaßnahmen auf Individuen mit einem vermeintlich hohen Erkrankungsrisiko zu konzentrieren.

Die **Bevölkerungsstrategie** strebt an, allgemeine **soziale Normen zu verändern**. Individuen fühlen sich in ihrem Verhalten durch die

Gesellschaft, an der sie sich orientieren, bestätigt. Die **Risikostrategie verlangt** dagegen, **dass sich «Risikoträger» anders verhalten** als die Mehrheit der Bevölkerung. Diese Erwartung ausgerechnet an die Gruppe zu richten, die über die geringsten Bildungs-, Finanz- und Zeitressourcen verfügt, erscheint unrealistisch.

Die Kosten für individuelles Kariesscreening mit biomedizinischen Methoden übertreffen die Kosten der Maßnahmen, über deren Anwendung oder Nicht-Anwendung das Screening entscheiden soll.

Überdies führen **Screeningtests** zu einem hohen Prozentsatz zu falschen Ergebnissen. Daten von Zimmer et al. (1997) lassen erkennen, dass 60 % derjenigen mit Kariesrisiko gar nicht identifiziert und 23 % mit aufwändigen Prophylaxemaßnahmen überzogen würden, ohne tatsächlich ein Erkrankungsrisiko aufzuweisen.

Vermeiden von Über-, Unter- und Fehlbehandlung

Ein wesentlicher, aber selten diskutierter Aspekt zahnmedizinischer Prävention ist das **Vermeiden qualitativ unzulänglicher Behandlungen**. Die Mundgesundheit wird iatrogen geschädigt, wenn der Zahnarzt unnötige oder qualitativ unzureichende Behandlungen vornimmt, die zu Gewebeverlust führen. Umgekehrt kann mangelnde diagnostische Qualität zum Unterlassen notwendiger Behandlungen führen.

Gut dokumentiert ist die extreme Variabilität der Kariesdiagnostik. Sie führt dazu, dass sich bei häufigen Inanspruchnehmern der Zahnarztpraxis **falsch-positive Behandlungsentscheidungen** addieren. Immer größer werdende Restaurationen führen bei nicht beeinflusstem Krankheitsfortschritt letztlich zur Extraktion des Zahnes. Das Versorgungssystem mit seiner **Einzelleistungsvergütung** ist – neben einem Ausbildungssystem, welches nicht die richtige Behandlungsentscheidung, sondern die durchgeführte Behandlung belohnt – eine Ursache für **Überversorgung**. Es gilt jedoch, bessere Diagnostik und Behandlungsplanung zu betreiben und invasive Interventionen auf das Minimum zu beschränken. Damit hat Prävention die Gelegenheit, wirksam zu werden. Ein stärker auf Pauschalen hin orientiertes Vergütungssystem würde in diese Richtung wirken.

Die gesetzlich eingeführten Mehrkostenregelungen bei Füllungen und die Zahnersatz-Festzuschüsse steuern viele Behandlungen in die Privathonorierung aus (Wessels und Knappe 2008). Das bewirkt Negativeffekte: Bei «**Zuzahlungswilligen**» **Überversorgung**, bei **sozial Schwächeren Unterversorgung**. Ein Versorgungssystem mit erheblichen Zuzahlungen des Patienten – wie das in der Schweiz – bewirkt keinen besseren Mundgesundheitszustand (Staehle und Kerschbaum 2003).

Wirksamkeitsnachweise: evidenzbasierte Zahnmedizin

Die Frage «Where is the evidence?» sollte auch in der zahnmedizinischen Prävention über den Einsatz oder Nicht-Einsatz von Präventionsmaßnahmen entscheiden. Evidenz bedeutet systematisch gewonnene und nachvollziehbar dargelegte Wirksamkeitsbelege. Durchgeführt werden Nutzenbewertungen. Dabei werden kausal begründete Nutzen- und Schadenseffekte, die mit hinreichender Sicherheit auf die zu prüfende medizinische Intervention zurückgeführt werden können, gegeneinander abgewogen. Die Intervention wird mit Placebo oder Nichtbehandlung verglichen. Die zu evaluierende Intervention kann aber auch mit einer andersartigen Intervention verglichen werden. Das Ergebnis lautet dann: «Zusatznutzen» bzw. «-schaden» oder eben vergleichbare oder geringere Effekte (IQWiG 2011).

Schon lange ist nachgewiesen, dass randomisierte kontrollierte Studien (engl. Abkürzung: RCTs) das beste Studiendesign darstellen, um bei eindeutig definierten Interventionen eindeutige Aussagen zur Wirksamkeit zu erhalten und die Kausalität zu belegen. Bei RCTs erfolgt eine Zufallszuteilung der Teilnehmer zur Test- oder zur Kontrollgruppe. Auch Präventionsprogramme, die in Settings wie etwa Schulen oder Kitas durchgeführt werden, lassen sich durch RCTs evaluieren (Meyer 2009).

Mundgesundheit bei Pflegebedürftigen

Aufgrund von Multimorbidität, Multimedikation und eingeschränkten Selbstvorsorgekapazitäten ist die Mundgesundheit von Pflegebedürftigen besonders gefährdet.

Es liegen randomisierte kontrollierte Studien zum Nutzen verschiedener Präventionsmaßnahmen bei dieser Zielgruppe vor. So wurde gezeigt, dass der Gebrauch einer verschreibungspflichtigen Zahnpaste mit 5000 ppm Fluorid besser Wurzelkaries verhindert und vorhandene Wurzelkaries besser inaktiviert als handelsübliche Zahnpaste (Ekstrand et al. 2013). Zahnmedizinische Behandlung verbessert den Ernährungszustand (Sumi et al. 2010), die Lebensqualität und die Kommunikation (Naito 2010). Fortbildungsmaßnahmen in Pflegeeinrichtungen führten bei den Pflegekräften zu verbessertem Wissen und Einstellungen (Frenkel et al. 2002) sowie bei den Pflegebedürftigen zu weniger Plaque, Gingivitis und Stomatitis (Frenkel et al. 2001). Schallzahnbürsten erwiesen sich manuellen Zahnbürsten überlegen (Day et al. 1998). Das Einführen von Mundhygieneprotokollen in Pflegeeinrichtungen führte dagegen nicht zu Verbesserungen (De Visschere 2011).

Einzelne Krankheiten

Kariesprävention

Karies entsteht, wenn Zucker aus der Nahrung von Bakterien in der Zahnplaque verstoffwechselt wird. Dabei entstehen schwache Säuren. Sie demineralisieren die Zahnhartsubstanzen.

Solange De- und Remineralisation im Gleichgewicht stehen besteht keine Kariesgefahr. Fluoride fördern die Remineralisation. **Fluoridierte Zahnpasten** sind der **wichtigste Eckpfeiler der Kariesprävention**.

Trinkwasserfluoridierung hätte sozialkompensatorische Effekte, ist aber vergleichsweise teuer. Als Alternative sollte das Bundesgesundheitsministerium für **fluoridiertes Jodsalz** eine generelle Genehmigung zur Verwendung in Gemeinschaftsverpflegung und Lebensmittelherstellung erteilen.

Ernährungslenkung hat sich als vorbeugend gegen Nuckelflaschenkaries (NFK) erwiesen, interessanterweise aber nur im Rahmen einer aufsuchenden Beratung der Mütter in ihrer häuslichen Umgebung. Der Präventionsratschlag lautet: Verzicht auf die Nuckelflasche, sobald das Kind sitzen und mit Hilfe aus einem Becher trinken kann. Außerdem ist die Mundhygiene wichtig.

Der Vertragszahnarzt untersucht die Kinder ab Geburt und gibt den Eltern Präventionshinweise. Bei Kindern mit hohem Kariesrisiko kann er viermal jährlich eine **Fluoridlack-Applikation** vornehmen.

Mittlerweile gibt es bei Kindern mehr Initialkaries als Dentinkaries. Karies ist also nur – mehr oder weniger – unter Kontrolle gebracht, aber nicht definitiv verhütet. Daraus folgert van Steenkiste (2002), dass mit einem Aufleben der Krankheit zu rechnen ist, sobald die Prophylaxeanstrengungen nachlassen.

Parodontitisprävention

Parodontitis entsteht, wenn subgingivale Plaque den Wirtsorganismus entsprechend disponierter Personen zu genetisch programmierten destruktiven Abwehrmechanismen veranlasst, was zum Zahnverlust führen kann. Aus nur wenigen Gingivitiden (Zahnfleischentzündungen) entwickelt sich eine Parodontitis. Bei fast jedem Erwachsenen finden sich einzelne Attachmentverluste, ohne dass funktionelle Probleme entstünden. Prävalenz und Schweregrad der Parodontalerkrankungen scheinen seit längerem unverändert zu sein. Speziell die Prävalenz der aggressiven Parodontitis ist geringer als früher angenommen. Wesentliche Risikofaktoren sind Rauchen (relatives Risiko 2,5–6), Diabetes mellitus (RR 2,8–3,4) und schlechte Mundhygiene (RR 1,9), während das Vorhandensein spezifischer parodontalpathogener Bakterien nicht mehr als 20 % der klinischen Varianz der Parodontitis erklären kann (Müller 2012). Parodontitis lässt sich bevölkerungsweit vermutlich eher durch Maßnahmen zur Einschränkung des Tabakkonsums als durch verbesserte Mundhygiene oder Zahnreinigungen vermeiden.

Organisationsansätze

Zahnmedizinische Public Health und Gesundheitsförderung

Public-Health-Maßnahmen sind die effektivsten Präventionsmaßnahmen.

Zahnmedizinische Public Health fördert Mundgesundheit durch organisierte Anstrengungen verschiedener gesellschaftlicher Bereiche. Ein multisektoraler Ansatz ist verpflichtend: Wirtschafts-, Sozial-, Familien-, Agrar-, Bildungs- und Verkehrspolitik wirken sich vielfach stärker aus als die eigentliche Gesundheitspolitik. Nicht nur auf nationaler, sondern auch auf regionaler und lokaler Ebene ist es das Ziel, gesundheitsbewusstes Leben einfach zu machen, also ein gesundheitsförderliches Umfeld zu schaffen und Barrieren abzubauen. Nancy Milio hat den programmatischen Leitspruch auch für zahnmedizinische Public Health geprägt: «Make the healthy choices easy choices».

Gruppenprophylaxe

§ 21 SGB V verpflichtet die Krankenkassen, Maßnahmen der Erkennung und Verhütung von Zahnerkrankungen für Kinder und Jugendliche zu fördern. In Deutschland bestehen ca. 390 lokale Arbeitsgemeinschaften für Jugendzahnpflege. Sie organisieren die Gruppenprophylaxe-(GP-)Aktivitäten. 470 Zahnärzte des Öffentlichen Gesundheitsdienstes (ÖGD), 40 Honorarzahnärzte, 11 600 niedergelassene Zahnärzte sowie 2200 Prophylaxefachkräfte führen Maßnahmen, insbesondere Mundhygieneaufklärung und -übungen durch. Die Zahnärzte des ÖGD untersuchen als sekundärpräventive Leistung jährlich 3,6 Millionen Kinder. **Fluoridlackanwendung** ist die wirksamste Präventionsmaßnahme (AG SpiK und MDS 2000). Professionelle Fluoridanwendung mittels Lack, Gelees und Lösungen erreichen jedoch nur zwischen fünf und 22 % der Kinder (DAJ o. Jahr).

Ein GP-Programm, welches alle inhaltlichen Vorgaben des Gesetzgebers umsetzt, kostet 27 Euro pro Jahr und Kind, wovon Kommune und Krankenkassen jeweils etwa die Hälfte tragen (Nechita 1999). Die Ausgaben der Krankenkassen für die ca. neun Millionen Anspruchsberechtigten lagen 2011 mit 42 Millionen Euro deutlich unter diesem Ansatz.

Früherkennung und Individualprophylaxe

Früherkennungsuntersuchungen (FU) für 0- bis 6-Jährige und Individualprophylaxe (IP) für 6- bis 18-Jährige werden als Leistung der gesetzlichen Krankenversicherung in Zahnarztpraxen durchgeführt. FU und IP sollen die Gruppenprophylaxe ergänzen und sind für stark kariesgefährdete Versicherte vorgesehen. Neben **Untersuchung, Mundgesundheitsaufklärung und Lokalfluoridierung** ist die **Fissurenversiegelung** Teil der IP. Für die IP wird jährlich mit 463 Millionen Euro (2012) erheblich mehr ausgegeben, als der Gesetzgeber ursprünglich vorgesehen hatte.

Effektivität und Effizienz

Die bevölkerungsbezogene **Effektivität** der bevölkerungsweiten Maßnahmen ist höher als die von professionell angewandten Präventionsmaßnahmen, weil sie kontinuierlich erheblich mehr Probanden erreichen. Die «**Komm-Struktur**» der Zahnarztpraxis bedeutet mangelhafte Effektivität bei besonders vulnerablen Gruppen. Für diejenigen, die erreicht werden, gilt das Folgende: Durch Fluoridlack-Anwendung kann eine Karieshemmung von 46 % erreicht werden. Bezüglich Fluoridgelee und Fluoridspüllösungen liegen die Werte nur bei 28 und 26 % (Marinho et al. 2005). Die Karieshemmung durch Fissurenversiegelungen liegt bei 33 % (Mejare et al. 2003). Mundgesundheitsaufklärung erbringt einen positiven Effekt im Hinblick auf das Kenntnisniveau, einen nur vorübergehenden Effekt bezüglich des Plaquebefalls und keinen Effekt im Hinblick auf den Karieszuwachs (Kay und Locker 1997). Bei Müttern von Säuglingen und Kleinkindern führt die Mundgesundheitsaufklärung ebenfalls zu einem verbesserten Kenntnisstand, sie beeinflusst Einstellungen und das Mundgesundheitsverhalten aber nicht oder nur unbedeutend (Strippel 2010). Die Wirksamkeit der «professionellen Zahnreinigung» im Hinblick auf die

Vorbeugung von Parodontitis und Karies ist nicht nachgewiesen (Beirne et al. 2007).

Die **Effizienz** derjenigen professionell angewandten Präventionsmaßnahmen mit nachgewiesenem Nutzen ist wegen der hohen Kosten schlecht. Dennoch lässt sich eine Erbringung prophylaktischer Leistungen im Rahmen der erwünschten Umorientierung zahnärztlicher Dienste in Richtung auf Prävention rechtfertigen.

Ausblick

Der Trend zu verbesserter Mundhygiene und vermehrter häuslicher Anwendung von Prophylaxemitteln wird sich fortsetzen. Das **Präventionsbewusstsein** wird zunehmen. Es wird durch kommerzielle und berufsständische Kampagnen gefördert, die weniger die «Krankheitsbekämpfung» als gutes Aussehen und «Wellness» in den Vordergrund stellen. Sofern es gelingt, die Determinanten von Gesundheit und Krankheit durch Public-Health-Strategien positiv zu beeinflussen, wird sich die Mundgesundheit verbessern.

Es wird nicht einfach sein, die Einrichtungsträger und die Pflegenden dabei zu unterstützen, ihre Verantwortung für die täglichen Präventionsmaßnahmen bei Menschen mit Behinderungen und Pflegebedürftigen intensiver wahrzunehmen. Inhaltliche Verbesserungen der Gruppenprophylaxe sind schwer zu erreichen, solange die Patenschaftszahnärzte nur einen Teil der gesetzlichen Aufgaben umsetzen.

Prophylaxe allein in den Zahnarztpraxen bedeutet eine Medikalisierung der Prävention (Ivan Illich). Dadurch geraten die notwendige gesellschaftlich organisierte Gesundheitsförderung und die individuelle Selbstvorsorge aus dem Bewusstsein. Es ist Zeit, dass Bevölkerung und Entscheidungsträger dies korrigieren. Die Erkenntnis muss reifen, dass effektive **Prävention** nur selten eine in der (Zahn-)Arztpraxis einkaufbare Dienstleistung oder Ware ist, sondern eine vordringlich **gesellschaftliche** und nur in zweiter Linie eine professionelle **Aktivität**.

Prüfungsfragen

1. Was sind die Hauptprobleme der Mundgesundheit, international wie national?
2. Welche der zahnmedizinischen Präventionsziele für Deutschland sind besonders ehrgeizig, welche sind vergleichsweise einfach zu erreichen?
3. Was sind die wesentlichen Bedingungsfaktoren für Mundgesundheit?
4. Welche generellen Ansätze sind bei der zahnmedizinischen Prävention und Gesundheitsförderung abgrenzbar?
5. Wodurch sind Bevölkerungsstrategien effektiver als Risikostrategien?
6. Welche Methoden der Mundgesundheitsförderung sind in welchem Ausmaß effektiv zur Prävention verschiedener Karies- und Parodontitisformen?
7. Wo liegen Vor- und Nachteile der Ausrichtung der klinischen Zahnmedizin?
8. Auf welche Weise und in welchem Umfang können das Vergütungssystem und die Art und Weise der zahnärztlichen Leistungserbringung einen Beitrag zur Prävention leisten?
9. Welche Parameter kennzeichnen Gruppen- und Individualprophylaxe?
10. Diskutieren Sie Effektivität und Effizienz zahnärztlicher Präventionsmaßnahmen.

Zitierte Literatur

AG SpiK (Arbeitsgemeinschaft der Spitzenverbände der Krankenkassen) und MDS (Medizinischer Dienst der Spitzenverbände der Krankenkassen) (2000): Gruppenprophylaxe 2000. Konzept der Spitzenverbände der Krankenkassen zur Weiterentwicklung der Maßnahmen nach § 21 Abs. 1 SGB V (Weiterentwicklungskonzept Gruppenprophylaxe) vom 20. November 2000. Kassel: Eigenverlag.

Bauer, J./Neumann, T./Saekel, R. (2009): Zahnmedizinische Versorgung in Deutschland. Bern: Huber.

Beirne, P.V./Worthington, H.V./Clarkson, J.E. (2007): Routine scale and polish for periodontal health in adults. Cochrane Database of Systematic Reviews 2007, 4, No. CD004625.

Borutta A. (2008): Kariesrisikobetreuung von Vorschulkindern unter Einsatz von Fluoridlacken. Oralprophylaxe und Kinderzahnheilkunde 30, 156–161.

BZÄK (Bundeszahnärztekammer) (2012): Statistisches Jahrbuch 2011 | 2012. Berlin: Eigenverlag.

DAJ (Deutsche Arbeitsgemeinschaft für Jugendzahnpflege) (o. Jahr): Dokumentation der Maßnahmen der Gruppenprophylaxe. Jahresauswertung Schuljahr 2010/2011. Bonn: Eigenverlag.

Day, J./Martin, M.D./Chin, M. (1998): Efficacy of a sonic toothbrush for plaque removal by caregivers in a special needs population. Spec Care Dentist. 18, 202–206.

De Visschere, L./de Baat, C./Schols, JM./Deschepper, E./Vanobbergen, J. (2011): Evaluation of the implementation of an 'oral hygiene protocol' in nursing homes: a 5-year longitudinal study. Community Dent Oral Epidemiol. 39, 416–425

Ekstrand, K.R./Poulsen, J.E./Hede B./Twetman, S./Qvist, V./Ellwood, R.P. (2013): A Randomized Clinical Trial of the Anti-Caries Efficacy of 5,000 Compared to 1,450 ppm Fluoridated Toothpaste on Root Caries Lesions in Elderly Disabled Nursing Home Residents. Caries Research 47, 391–398.

Frenkel, H./Harvey, I./Needs, K. (2002): Oral health care education and its effect on caregivers' knowledge and attitudes: a randomised controlled trial. Community Dent Oral Epidemiol. 30, 91–100.

Frenkel, H./Harvey, I./Newcombe R.G. (2001): Improving oral health in institutionalised elderly people by educating caregivers: a randomised controlled trial. Community Dent Oral Epidemiol. 29, 289–97.

IQWiG (Institut für Qualität und Wirtschaftlichkeit im Gesundheitswesen) (2011): Allgemeine Methoden. Version 4.0 vom 23.09.2011. Köln, Eigenverlag.

Kay, E./Locker, D. (1997): Effectiveness of oral health promotion: a review. London: Health Education Authority.

Kerschbaum, T. (2006): Zahnverlust und prothetische Versorgung. In: Micheelis, W./Schiffner, U. (Gesamtbearbeitung): Vierte Deutsche Mundgesundheitsstudie (DMS IV). Köln: Deutscher Zahnärzte Verlag, 354–374.

Kwan, S./Petersen P.E.: Oral Health: equity and social determinants. In: Blas, E./Sivasankara, A. (Hg.): Equity, social determinants and public health programmes. Genf: WHO, 159–176.

Marinho, V.C./Higgins, J.P./Logan, S./Sheiham, A. (2005): Topical fluoride (toothpastes, mouthrinses, gels or varnishes) for preventing dental caries in children and adolescents (Review). Cochrane Database Systematic Reviews 2003, 4 CD002782.

McKeown, T. (1979): The Role of Medicine. Oxford: Basil Blackwell.

Mejare, I./Lingstrom, P./Petersson, L.G. et al. (2003): Caries-preventive effect of fissure sealants: a systematic review. Acta Odontol. Scand. 61, 321–330.

Meyer, G. (2009). Randomisiert-kontrollierte Studien in der Evaluationsforschung. In: Kolip, P./Müller, V.E. (Hg.): Qualität von Gesundheitsförderung und Prävention. Bern: Huber, 327–344.

Müller, H-P. (2012): Parodontologie. 3., aktualisierte Aufl. Georg Thieme Verlag, Stuttgart.

Nadanovsky, P./Sheiham, A. (1995): Relative contribution of dental services to the changes in caries levels of 12-year-old children in 18 industrialized countries in the 1970s and early 1980s. Community Dent Oral Epidemiol. 23, 331–339.

Naito, M./, Kato, T./Fujii, W./Ozeki, M./Yokoyama, M./Hamajima, N./Saitoh, E. (2010): Effects of dental treatment on the quality of life and activities of daily living in institutionalized elderly in Japan. Arch Gerontol Geriatr. 50, 65–8.

Nechita, U. (1999): Modellprojekte nach dem Konzept der Spitzenverbände der KK zur Gruppenprophylaxe. Zahnärztlicher Gesundheitsdienst 29, 1, 8–10.

Nitschke, I./Hopfenmüller, J./Hopfenmüller, W., /Institut der Deutschen Zahnärzte (Hg.) (2012): Zur Mundgesundheit von Pflegebedürftigen und Menschen mit Behinderungen in Deutschland – eine systematische Übersicht (Review) auf der Grundlage aktueller Einzelstudien (2000–2012). IDZ-Information 3/12. Köln: Eigenverlag.

Pieper, K./DAJ (Hg.) (2010): Epidemiologische Begleituntersuchungen zur Gruppenprophylaxe 2009. Bonn: Eigenverlag.

Public Health England: TB mortality data since 1913. http://www.hpa.org.uk/Topics/InfectiousDiseases/InfectionsAZ/Tuberculosis/TBUKSurveillanceData/TuberculosisMortality/TBMortality01trend (Zugang 28.06.2013)

Robke, F.J./Buitkamp, M. (2002): Häufigkeit der Nuckelflaschenkaries bei Vorschulkindern in einer westdeutschen Großstadt. Oralprophylaxe 24, 59–65.

Rose, G. (1992): The Strategy Of Preventive Medicine. Oxford: Oxford University Press.

Schiffner, U. (2006): Zahnkaries. In: Micheelis, W./Schiffner, U. (Gesamtbearbeitung): Vierte Deutsche Mundgesundheitsstudie (DMS IV). Köln: Deutscher Zahnärzte Verlag, 100–111.

Schulte A.G./Institut der Deutschen Zahnärzte (Hg.) (2012): Zur Mundgesundheit von Pflegebedürftigen und Menschen mit Behinderungen in Deutschland – eine systematische Übersicht (Review) auf der Grundlage aktueller Einzelstudien (2000–2012). IDZ-Information 3/12. Köln: Eigenverlag.

Staehle, H.J./Kerschbaum, T. (2003): Mythos Schweiz – Meinungen und Fakten zur Mundgesundheit in der Schweiz im Vergleich zu Deutschland. Deutsche Zahnärztliche Zeitschrift 58, 325–330.

Strippel, H. (2004): Gesundheitsaufklärung bei Kinderarzt und Zahnarzt: Interventionsstudie zur Effektivität der Primärprävention von Nuckelflaschenkaries. Weinheim: Juventa Verlag.

Strippel, H. (2010): Effectiveness of structured comprehensive paediatric oral health education for parents of children less than two years of age in Germany. Community Dental Health 27, 74–80.

Sumi, Y/Ozawa, N/Miura, H/Michiwaki, Y/Umemura, O. (2010): Oral care help to maintain nutritional status in frail older people. Arch Gerontol Geriatr. 51, 125–128.

Uhlig, U./Butler, J. (2009): Einflussfaktoren auf die Zahngesundheit von Schulkindern. Soziale Lage und Herkunft. Prävention und Gesundheitsförderung 4, 125–130.

van Steenkiste, M. (2002): Kariespräventive Strategien im Hinblick auf den aktuellen Kariesrückgang. Oralprophylaxe 24, 103–109.

Völkner-Stetefeld, P. (2008): Hebammenschülerinnen als Multiplikatorinnen für die Gruppenprophylaxe der 0- bis 3-Jährigen in Hessen. Zahnärztlicher Gesundheitsdienst 38, 6–9.

Wessels, M./Knappe, D. (2008): Effects of the new fixed-subsidy system for prosthetic dental care in Germany: results of descriptive research. International Dental Journal 58, 29–35.

Ziller, S./Oesterreich, D./Micheelis, W. (2012): Mundgesundheitsziele für Deutschland 2020 – Zwischenbilanz und Ausblick. In: Kirch, W./Hoffmann, Th./Pfaff, H. (Hg.): Prävention und Versorgung. Stuttgart: Thieme Verlag, 1002–1023.

Zimmer, S./Dosch, S./Hopfenmüller W. (1997): Kariesrisikobestimmung durch Speicheltests. Deutsche Zahnärztliche Zeitschrift 50, 806–808.

Leseempfehlungen

Daly, B./Batchelor, P./Treasure, E.T./Watt, R. (2013): Essential Dental Public Health. 2nd ed. Oxford: Oxford University Press.

Kirch, W. (Hg.) (2008): Encyclopedia of Public Health. New York: Springer. Darin u. a.: Hirsch, Ch.: Prevention of Oral Diseases. Schütte, U.: Oral Diseases. Schütte, U./Rädel, M./Wolf, B./Walter, M.: Oral health in Different Age Groups. Strippel, H.: Advocacy, Oral Health Policies, Oral Health Promotion, Organisational Change, Sociodental indicators.

Watt, R.G. (2012): Social determinants of oral health inequalities: implications for action. Community Dent Oral Epidemiol. 40 (suppl.), 44–48.

18 Prävention neurologischer Erkrankungen

Albert C. Ludolph und Johannes Brettschneider

Logik präventiven Arbeitens in der Neurologie

Die Neurologie beinhaltet so verschiedenartige Krankheitsbilder wie zerebrovaskuläre Erkrankungen, Myopathien, Epilepsien, neurodegenerative Erkrankungen oder entzündliche Erkrankungen des Nervensystems.

Die Bedeutung präventiven Handelns in der Neurologie folgt zunächst aus der Tatsache, dass **Nervenzellen** als postmitotische Zellen eo ipso nur **geringe Reparaturkapazität** besitzen. Insbesondere beim älteren Menschen zeigt das Nervensystem nur noch geringe Plastizität. Da das «Substrat», das der Neurologie zur Verfügung steht, somit nicht durch einfache Neubildung regenerierbar ist, kommt dem **Vorbeugen und Bewahren** oberste Priorität zu.

Neben dem Bewusstsein um die fehlende Ersetzbarkeit zugrunde gegangenen Nervengewebes folgt die Bedeutung präventiven Handelns in der Neurologie weiter aus der Tatsache, dass Ausprägung und Intaktheit unserer Persönlichkeit entscheidend abhängig sind vom **Funktionieren des Organs Gehirn**. Hirnfunktionsstörungen wie demenzielle Erkrankungen erscheinen als Tiefpunkt von Persönlichkeit und **Lebensqualität**.

Vor dem Hintergrund einer **zunehmenden Lebenserwartung** gewinnen **neurodegenerative Erkrankungen** wie Demenzen schon allein rein epidemiologisch zunehmend an Bedeutung. Mehr als eine Million Deutsche leiden an einer Demenz, davon ca. 60 % an einer Demenz vom Alzheimer-Typ. Die Betreuung dieser Patienten ist mit bedeutenden sozioökonomischen Kosten verbunden und geht häufig mit einer schweren Beeinträchtigung der Lebensqualität auch der Angehörigen einher. Insgesamt sind etwa 50 % der 85-Jährigen abhängig von der Pflege und Hilfe anderer, meist infolge neurologischer Krankheitsbilder.

Im Folgenden soll zunächst ein Überblick über präventive Ansätze bei verschiedenen neurologischen Krankheitsbildern gegeben werden, anschließend an einigen ausgewählten Beispielen konkret Maßnahmen neurologischer Prävention erläutert werden.

Überblick über Prävention in der Neurologie

Die Geschichte der Neurologie zeigt mehrere Beispiele für die Machbarkeit präventiver Ansätze. So kommt die **Poliomyelitis** als virale Ursache einer Myelitis heute praktisch nicht mehr vor. In der BRD wurden bis 1960 etwa 2000 bis 4000 Fälle pro Jahr gemeldet. Durch Einführung der Lebendimpfung sank die Inzidenz auf nahezu null.

Bis Ende der 1980er-Jahre war das gramnegative Stäbchen **Haemophilus influenzae** der häufigste Erreger bakterieller Meningitiden im Kindesalter. Die breite Durchimpfung ab dem Säuglingsalter (empfohlen ab dem 3. Lebensmonat) hat dies innerhalb weniger Jahre grundlegend geändert; Meningokokken und Pneumokokken haben H. influenzae heute fast völlig verdrängt.

Die Malaria, mit der Trockenlegung vieler Sumpfgebiete aus Europa verschwunden, ist heute eine Geisel überwiegend der Dritten Welt. Die **zerebrale Malaria**, für die Mehrzahl der lebensbedrohlichen Verläufe verantwortlich, ist eine akute fieberhafte diffuse Enzephalopathie infolge einer Infektion mit Plasmodium falciparum. Zur Prävention einer zerebralen Malaria existiert neben einer bestmöglichen Expositionsprophylaxe mit Medikamenten wie Mefloquin, Chloroquin in Kombination mit Proguanil oder auch Doxycyclin eine wirksame Möglichkeit der Chemoprophylaxe. Anzumerken ist, dass diese Medikamente in den betroffenen Gebieten wenig erschwinglich und verbreitet sind. Studien in Tansania und Gambia konnten darüber hinaus den protektiven Effekt des synthetischen Hydropolypeptid-SPf66-Impfstoffs nicht bestätigen.

Gewisse Parallelen zur Malaria existieren im Hinblick auf die Prävention **HIV-assoziierter** neurologischer Krankheitsbilder wie der HIV-Enzephalopathie oder der Toxoplasmen-Enzephalitis. Wenn auch in den entwickelten Ländern keinesfalls besiegt, drohen auch diese Erkrankungen in besonderem Maße zu einer Belastung unterentwickelter Staaten der Dritten Welt zu werden. Gerade im Hinblick auf dort kaum erschwingliche antiretrovirale Medikamente kommt der **Primärprophylaxe** überragende Bedeutung zu. Diese beinhaltet einfache Maßnahmen wie Aufklärung über Ansteckungsmöglichkeiten und geschützte Sexualpraktiken, deren Durchführung allerdings aus politischen und religiös-ideologischen Gründen vielfach behindert wird.

Schädel-Hirn-Traumata, Querschnittssyndrome, Enzephalopathien bei Boxern und andere traumatologische Affektionen des Nervensystems sind vielfach Folge von **Verkehrsunfällen** oder **Risikosportarten** und somit in gewisser Weise der Preis von Mobilität und **Lebensstil**. Auch in diesem Bereich ist Prävention durch Verhaltensänderung zumindest theoretisch machbar.

Dies gilt in ähnlicher Weise für manche toxikologischen Affektionen des Nervensystems, die in enger Weise mit unserem Lebensstil verbunden sind, so durch **Abusus von Drogen** wie Alkohol, Kokain, Ecstasy und anderen. Einer erfolgreichen Prävention durch Expositionsprophylaxe stehen hier Lebensstil, politische Philosophie, wirtschaftliches Interesse und vielfach kaum lösbare soziale Problematiken entgegen.

Neben Erkrankungen, bei denen wir Wege der Prävention zumindest theoretisch aufzeigen können, existieren andere, die präventiven Maßnahmen bis jetzt nur schwer zugänglich sind. Dies gilt besonders für Erkrankungen, bei denen von einer multifaktoriellen Genese auszugehen ist, mit Bedeutung genetischer Faktoren, aber auch anderer, derzeit vielfach noch unklarer Einflüsse. Als Beispiel seien die **Multiple Sklerose** oder auch die **Epilepsien** genannt.

Beispiel 1: Prävention des ischämischen Insults

Kardiovaskuläre Risikofaktoren

Wesentliches Element der primären Prävention zerebraler Ischämien ist die Erfassung der kardiovaskulären Risikofaktoren (Tab. 1).

Der bedeutendste alleinige Risikofaktor für zerebrovaskuläre Erkrankungen ist die **arterielle Hypertonie**. So rechnet man mit einer Verdoppelung des Schlaganfallrisikos für jede Zunahme des Blutdruckes um 7,5 mmHg. Dabei spielt offensichtlich das jeweils verwendete Antihypertensivum nur eine untergeordnete Rolle, da präventive Effekte mit Diuretika, Betablockern, ACE-Hemmern oder Calciumantagonisten gleichermaßen erreicht werden konnten (Hansson et al. 1999).

Diätetische Maßnahmen im Sinne einer kochsalzarmen Kost und einer Diät mit vielen Früchten, Gemüse, fettarmer Milch, Geflügel, Fisch und Getreide können effizient den Blutdruck senken. Allerdings konnte bisher eine entsprechende primärpräventive Auswirkung auf kardiovaskuläre und zerebrovaskuläre Ereignisse in entsprechenden Studien nicht nachgewiesen werden (Sacks et al. 2001).

Rauchen erhöht das Schlaganfallrisiko um etwa den Faktor 2. Randomisierte Studien zum Effekt eines Einstellens des Rauchens fehlen derzeit, es konnte allerdings durch Beobachtungsuntersuchungen gezeigt werden, dass Ex-Raucher in fünf Jahren das Schlaganfallrisiko von Nichtrauchern erreichen.

Fettstoffwechselstörungen sind etablierte Risikofaktoren für die Entwicklung von kardialen Ischämien. Bei Patienten mit KHK konnte gezeigt werden, dass Statine eine signifikante Reduktion des Schlaganfallrisikos bewirken (The Long-Term Intervention with Pravastatin in

Tabelle 1: Übersicht über die kardiovaskulären Risikofaktoren

Nicht veränderbare Risikofaktoren	Veränderbare Risikofaktoren und Begleiterkrankungen	Möglicherweise beeinflussbare Risikofaktoren	Bisher nicht in großen Studien untersuchte Risikofaktoren
• Alter • Geschlecht • ethnische Zugehörigkeit • genetische Prädisposition	• Hypertonie • Vorhofflimmern • andere kardiale Emboliequellen • Rauchen • Hyperlipidämie	• Diabetes mellitus • Übergewicht • Bewegungsmangel • Herzfehler • PFO (offenes Foramen ovale)	• Alkoholabhängigkeit • chronische Infektionen • Drogenmissbrauch • Hyperkoagulabilität • Migräne • Hyperhomocysteinämie • Antiphospholipidantikörper syndrom • Kontrazeptiva • HRT (postmenopausale Hormonersatztherapie)

In Anlehnung an: Leitlinien der DGN zur primären und sekundären Prävention zerebraler Ischämien

Ischemic Disease (LIPID) Study Group 1998). Die Beziehung zu zerebralen Ischämien dagegen konnte aktuell noch nicht vergleichbar eindeutig demonstriert werden.

Diabetes mellitus und das metabolische Syndrom bedeuten für alle vaskulären Erkrankungen eine erhebliche Risikoerhöhung. Eine strikte Behandlung mit enger Kontrolle der Blutglukose bewirkt eine Reduktion der mikrovaskulären Schäden und damit verbunden insbesondere der Retino-, Nephro- u. Polyneuropathien. Leider scheint diese strikte Diabeteskontrolle als alleinige Maßnahme nur marginalen Effekt auf das Schlaganfallrisiko zu haben.

Übergewicht und körperliche Minderaktivität erhöhen das Schlaganfallrisiko um etwa das 1,5-fache (Goldstein et al. 2001).

Migräne ist ein anerkannter Risikofaktor für den Schlaganfall. Allerdings ist das Risiko nur für Frauen erhöht, die unter einer Migräne mit Aura und Hypertonie leiden sowie Rauchen und die Pille nehmen.

Chronischer Alkoholismus führt zu einer Zunahme des Schlaganfallrisikos, während kleinere Alkoholmengen eher protektiv zu wirken scheinen (Berger et al. 1999).

Hyperhomocysteinämie ist ein unabhängiger Schlaganfallrisikofaktor. Bisher ist ungeklärt, ob die Senkung des Homocysteins durch Gabe von Vitaminen der B-Gruppe (B6 und B12) und Folsäure das Schlaganfallrisiko senkt.

Chronische Infektionen stellen einen Risikofaktor für die Entwicklung artherosklerotischer Läsionen dar und sind somit auch als potenzieller Risikofaktor für das Auftreten zerebraler Ischämien anzusehen. Inwieweit die Behandlung chronischer Infektionen primärprophylaktisch wirksam sein kann, ist derzeit unbekannt.

Patienten, die an nicht-rheumatischem Vorhofflimmern (VHF) ohne begleitende Klappenfehler leiden, haben ein durchschnittliches jährliches Schlaganfallrisiko von ca. 4,5 %. Mehrere große randomisierte Untersuchungen haben den primärprophylaktischen Effekt der oralen Antikoagulation mit Coumadinen in dieser Patientengruppe gezeigt (Hart et al. 2000). So stellt eine Antikoagulation mit einer INR von 2–3 mit einer 60–70-prozentigen Risikoreduktion eine sehr effektive Primärprophylaxe für Schlaganfälle dar, die höchste bisher dokumentierte Primärpräventionsrate überhaupt (Hart et al. 2000). Eine stärkere Antikoagulation (INR > 4,5) führte zu vermehrten Blutungskomplikationen und eine schwächere INR (< 2,0) zu vermehrten ischämischen Insulten. ASS war in einer Dosis von 300 mg mit einer durchschnittlichen relativen Antikoagulation von 20 % der oralen Antikoagulation deutlich unterlegen.

Primärprävention bei anderen kardialen Erkrankungen

Patienten mit angeborenem oder erworbenem Klappenfehler oder mit mechanischen künstlichen Herzklappen haben einen präventiven Effekt durch orale Antikoagulation. Empfohlen wird eine INR von 2,5–3,5, ein empirisch guter Kompromiss zwischen möglichst effektiver Thromboseprophylaxe und Vermeidung von Blutungskomplikationen. Patienten mit Bioklappen in Mitralposition werden für drei Monate antikoaguliert und danach mit ASS behandelt.

Die Relevanz des **persistierenden Foramen ovale** (PFO) als primärem Risikofaktor ist derzeit noch nicht endgültig geklärt. Ein erhöhtes Schlaganfallrisiko besteht nur bei zusätzlichem Vorhandensein eines septalen Aneurysmas.

Empfehlungen zur Primärprävention zerebraler Ischämien

- Empfohlen wird ein allgemein «**gesunder Lebensstil**» mit mindestens 30 Minuten sportlicher Betätigung 3- bis 4-mal pro Woche sowie eine obst- und gemüsereiche Ernährung.
- Kardiovaskuläre Risikofaktoren sollten regelmäßig kontrolliert und entsprechend behandelt werden.
- Patienten mit Hypertonie sollten mit Diät (kochsalzarme Kost) und oder Antihypertensiva behandelt werden.
- Raucher sollten mit Nikotinpflastern o.ä. entwöhnt werden.
- Patienten mit KHK, Zustand nach Myokardinfarkt und/oder Hypercholesterinämie sollten mit einem Statin behandelt werden.
- Bei Patienten mit Diabetes mellitus sind normoglykämische Werte anzustreben.
- Patienten mit Vorhofflimmern und begleitenden vaskulären Risikofaktoren sollten mit einer oralen Antikoagulation (INR 2–3) behandelt werden.
- Frauen (nicht aber Männer) im Alter > 45 Jahre mit kardiovaskulären Risikofaktoren profitieren im Hinblick auf eine Primärprophylaxe von einer Gabe von Acetylsalicylsäure.
- Durch Operation einer asymptotischen Karotisstenose mit einem Stenosegrad > 60 % kann das Schlaganfallrisiko signifikant reduziert werden (wenn die kombinierte Morbidität/Mortalität des Eingriffs < 3 % ist; Halliday et al. 2004).

Rezidivprophylaxe nach zerebralen Ischämien

Einen ersten Schlaganfall überleben ca. 80 % der Patienten. Von diesen Patienten erleiden bis zu 15 % im ersten Jahr ein sogenanntes **Zweitereignis**, daher ist die Sekundärprophylaxe der zerebralen Ischämie von fundamentaler Bedeutung. Hierbei ist das Risiko in den ersten Wo-

Tabelle 2: Häufigkeit und Einfluss verschiedener Risikofaktoren

Risikofaktor	Häufigkeit	Einfluss auf Auftreten zerebraler Ischämien
Alter	alle	Verdopplung pro Dekade nach dem 55. LJ
Geschlecht	Männer	24–30 % höher bei Männern
genet. Prädisposition		1,9-fach höher bei Verwandten ersten Grades
Hypertonie	25–40 % d. Bevölkerung	3–5 (odds ratio)
Vorhofflimmern	1–2 %	5–18 (odds ratio)
Diabetes mellitus	4–20 %	1,6–3,0 (odds ratio)
Dyslipidämie	1–2 (odds ratio)	6–40 %
Rauchen	1,5–2,5 (odds ratio)	20–40 %
Alkoholmissbrauch	1–3 (odds ratio)	5–30 %
Bewegungsmangel	2,7 (odds ratio)	20–40 %

chen nach dem ersten Insult am höchsten. Behandlungsmaßnahmen erfolgen allgemein auf folgenden Ebenen:
- **Behandlung** der vaskulären Risikofaktoren (s.o.)
- **Veränderung** der Gerinnungs- oder Thrombozytenfunktion
- **Revaskularisierung**
- **Verbesserung** der Hirndurchblutung.

Veränderung der Gerinnungs- oder Thrombozytenfunktion

Thrombozytenfunktionshemmer spielen in der Rezidivprophylaxe der zerebralen Ischämie eine wichtige Rolle. So konnte bei Patienten nach TIA (transient ischaemic attack) oder Schlaganfall durch Thrombozytenfunktionshemmung das **Risiko** eines nicht-tödlichen Schlaganfalls um 23 % **reduziert** werden (Antithrombotic Trialists Collaboration 2002).

Bei Patienten nach TIA/ischämischem Insult mit geringem Rezidivrisiko (2 oder weniger Risikofaktoren) wird eine Gabe von Acetysalicylsäure 100 mg/d empfohlen. ASS-Dosen über 150 mg/d gehen mit einem deutlich erhöhten Blutungsrisiko einher. Alternativ wird eine orale Gabe von Clopidogrel 75 mg/d oder eine Gabe von 25 mg ASS + 200 mg Dipyridamol in fixer Kombination 2 x/d empfohlen.

Antikoagulation

Durch **orale** Antikoagulation mit Coumadinderivaten (z.B. Marcumar) konnte eine 70-prozentige **Risikoreduktion** gegenüber 15 % unter ASS für einen erneuten Schlaganfall erreicht werden (European Atrial Fibrillation Trial Group 1993). Patienten mit ischämischem Insult oder transienter ischämischer Attacke mit permanentem, persistierendem oder paroxysmalem Vorhofflimmern sollen eine orale Antikoagulation erhalten. Auch Patienten mit höherem Lebensalter sollten antikoaguliert werden. Auch bei Dissektion der hirnversorgenden Arterien wird eine temporäre orale Antikoagulation für drei bis sechs Monate empfohlen, allerdings ist hier ein Vorteil gegenüber einer Gabe von Thrombozytenaggregationshemmern nicht eindeutig belegt. Zu Beginn der Behandlung mit den neuen oralen Antikoagulantien (Dabigatran, Apixaban, Rivaroxaban) muss die Nierenfunktion mittels Creatinin-Clearance überprüft werden. Dabigatran ist kontraindiziert bei Creatininclearence < 30 ml/min, Apixaban und Rivaroxaban bei Creatininclearence < 15 ml/min.

Zur Rehabilitation nach Schlaganfall

Die Rehabilitation ist allgemein eine Maßnahme der tertiären Prävention. Ziele der Rehabilitation sind Restitution, Besserung oder Kompensation der jeweiligen neurologischen Defizite, Herstellung der **Selbsthilfefähigkeit**, **soziale** und **berufliche Reintegration**. Patienten nach einem Schlaganfall stellen allgemein die größte Gruppe in der neurologischen Rehabilitation. Bei den meisten Patienten stehen **motorische Defizite** im Vordergrund.

Die wenigsten Ausfälle nach einem ischämischen Insult bilden sich vollständig zurück, die meisten aber zumindest teilweise. So werden etwa 75 % aller hemiparetischen Patienten selbstständig oder mit Hilfe wieder gehfähig. Wenn auch der größte Umfang der Rückbildung motorischer Defizite in den ersten drei Monaten zu erwarten ist, so kann sich die **Rückbildungsphase** in Einzelfällen auch über Jahre hinziehen.

Grundlage der rehabilitativen Behandlung sind in aller Regel verschiedene Techniken der **Physio- und Ergotherapie**. Die am häufigsten angewandte physiotherapeutische Methode in Mitteleuropa ist die Methode nach Bobath. Etablierte Therapieverfahren sind außerdem die Technik nach Vojta sowie die PNF (Propriozeptive Neuromuskuläre Fazilitierung).

Die Planung der späteren Rehabilitation beginnt bereits auf der Stroke Unit oder der neurologischen Akutstation. Grundsätzlich sollte bei allen Schlaganfallpatienten die Notwendigkeit einer neurologischen Rehabilitation geprüft werden.

Entscheidend für die Wahl der jeweiligen Rehabilitationsform (stationär, teilstationär, geriatrisch oder ambulant) sind medizinische Behandlungsnotwendigkeiten und soziale Faktoren (siehe **Tab. 3**).

Tabelle 3: Entscheidungskriterien für die Wahl der Rehabilitationsform

Formen rehabilitativer Behandlung nach zerebralen Ischämien

Stationäre Rehabilitation
Kandidaten sind alle Patienten, die eine kontinuierliche medizinische Überwachung oder pflegerische Betreuung benötigen, weiter Patienten mit schwerer Einschränkung der Selbsthilfefähigkeit.

Teilstationäre Rehabilitation
Grundsätzlich gilt im Hinblick auf die Auswahl der Rehabilitationsform aus medizinischen und ökonomischen Gründen das Ziel: «ambulant/teilstationär vor stationär». Kandidaten für eine teilstationäre Rehabilitation sind alle Patienten, die eine multiprofessionelle, teamintegrierte Behandlung benötigen, ansonsten aber keine kontinuierliche medizinische Überwachung.

Geriatrische Rehabilitation
Betrifft vor allem ältere Patienten (meist > 75 J.), bei denen neben dem Funktionsverlust durch den Schlaganfall auch der Verlust an Selbsthilfefähigkeit durch Komorbidität im Vordergrund steht. Die geriatrische Rehabilitation ist außerdem eine bevorzugte Weiterbehandlung bei Patienten mit demenziellen Syndromen.

Beispiel 2: Prävention der intrazerebralen Blutung

Intrazerebrale Blutungen (ICB) machen etwa 15 % aller Schlaganfälle aus. Gegenüber dem ischämischen Insult ist die Prognose der ICB deutlich schlechter. Ähnlich dem ischämischen Insult sind auch für eine primäre (= spontane) ICB bestimmte beeinflussbare und nicht beeinflussbare Risikofaktoren bekannt. Nicht **beeinflussbare Risikofaktoren** sind Alter und ethnische Zugehörigkeit.

Ein wichtiger beeinflussbarer Risikofaktor ist die arterielle Hypertonie. Sie wird für maximal 70–80 % aller Fälle einer ICB verantwortlich gemacht.

Zigarettenrauchen ist ein potenzieller Risikofaktor, je nach Studie wird von 2,5-fach erhöhtem Risiko bis hin zu einem nicht unabhängigen Risikofaktor ausgegangen.

Alkoholismus begünstigt zum einen das Auftreten einer Hypertonie, scheint zum anderen aber auch ein unabhängiger Risikofaktor für eine ICB zu sein. Ein weiterer Risikofaktor ist Drogenabusus, vor allem im Falle sympathomimetisch wirkender Drogen wie Amphetaminen, Cocain oder Crack.

Risikofaktoren für eine **sekundäre** ICB sind vaskuläre Malformationen (arteriovenöse Angiome, Aneurysmen, Kavernome). Diese werden für bis zu 25 % aller ICB verantwortlich gemacht (Ogilvy et al. 2001).

Ein **iatrogen erhöhtes Risiko**, eine ICB zu erleiden, haben Patienten mit Antikoagulation und antithrombotischer Therapie. Entsprechend ist auch die hereditäre hämorrhagische Diathese (Hämophilia A u. B, von Willebrand-Jürgens Syndrom) mit einem erhöhten Risiko verbunden. Gleiches gilt für erworbene Zustände hämorrhagischer Diathese im Rahmen von Leukämien, Lymphomen, Lebererkrankungen, Verbrauchskoagulopathie oder ähnlichen.

Ein erhöhtes Risiko für das Auftreten einer ICB besteht weiter bei Patienten mit einer zerebralen Amyloidangiopathie. Diese wird für bis zu 20 % aller ICB mitverantwortlich gemacht. In einem Teil der Fälle konnte eine autosomal-dominante Erblichkeit der zerebralen Amyloidangiopathie gezeigt werden.

ICBs können sekundär auftreten im Rahmen der verschiedensten anderen intrazerebralen Erkrankungen (Hirntumoren, Sinusvenenthrombosen, Vaskulitiden, SHT).

Beispiel 3: Präventive Ansätze bei demenziellen Erkrankungen

Die einzigen bisher gesicherten Risikofaktoren für die **Demenz vom Alzheimertyp** sind Alter, Geschlecht und familiäre Belastung. Keiner von diesen liegt im Einflussbereich medizinischen Bemühens. Es gibt gewisse Hinweise auf eine negative Assoziation von Rauchen und dem Auftreten der Demenz vom Alzheimertyp. Interessanterweise gibt es darüber hinaus bislang wenig verstandene Hinweise auf ein geringeres Erkrankungsrisiko bei Patienten mit höherem Bildungsgrad gegenüber solchen mit niedrigem Bildungsniveau. APOE-Genotypisierung und andere genetische Marker werden derzeit nicht empfohlen.

Verglichen mit der zerebralen Ischämie gibt es nur wenige Untersuchungen zu potenziellen Risikofaktoren für eine **vaskuläre Demenz** (VD), wenn auch von einer engen Assoziation beider Krankheitsbilder auszugehen ist. So werden als potenzielle Risikofaktoren für eine VD meist **kardiovaskuläre Risikofaktoren** wie zunehmendes Lebensalter, männliches Geschlecht, Hypertonie, Zigarettenrauchen, Diabetes mellitus oder Hypercholesterinämie genannt. Andere kardiovaskuläre Faktoren, deren Einfluss bei der VD weiterer Klärung bedarf, sind ein erhöhter Hämatokritwert, Hämostasestörungen, pAVK und Alkoholabusus. In der Bildgebung sichtbare lakunäre Infarkte und Leukoaraiose sind weniger als Risikofaktoren, sondern eher als Begleiterscheinungen und Marker einer VD anzusehen (Gorelick et al. 1999).

Insgesamt zeichnen sich alle **neurodegenerativen Erkrankungen** aus durch eine lange präklinische Phase. So konnte in transgenen Tiermodellen für die Amyotrophe Lateralsklerose (ALS) gezeigt werden, dass erste morphologisch fassbare Läsionen lange vor Beginn der klinischen Symptomatik auftreten. Somit besteht zeitlich auf jeden Fall Raum für präventive Maßnahmen.

Eine wichtige Grundvoraussetzung für präventive Maßnahmen scheint dabei eine Entwicklung **biologischer Marker** zu sein, die eine Früherkennung und oder Verlaufsbeobachtung der jeweiligen Krankheiten in der präklinischen Phase erlauben. Dies erscheint vergleichsweise einfach bei monogenetisch-dominant vererbten Krankheitsbildern. So lässt sich bei ca. 10–15 % der Patienten mit familiärer ALS eine Mutation im Gen der zytoplasmatischen Form der Kupfer-Zink-Superoxid-Dismutase finden. Bedeutend schwieriger erscheint die Identifikation solcher Biomarker bei Krankheitsbildern und -verlaufsformen mit polygenetischem bzw. multifaktoriellem Erbgang.

Organisatorische Voraussetzungen

Kooperationspartner zur Prävention neurologischer Krankheitsbilder

Ganz allgemein ist zur Durchsetzung präventiver Ansätze in der Medizin eine **enge Kooperation der verschiedenen Fachgebiete** vonnöten. Um es verkürzt mit Blick auf die zerebralen Ischämien zu formulieren: Viele der Risikofaktoren, die den Neurologen plagen, betreffen in gleicher Weise den Kardiologen, Diabetologen oder Ophthalmologen. Was der eine an Patienteneinsicht und Vorbeugung durchsetzen kann, wird dem anderen das Leben langfristig erleichtern.

Wichtige Kooperationspartner der Neurologie auf allen Ebenen präventiver Therapie sind daneben die als **Hausärzte** tätigen niedergelassenen Allgemeinmediziner und Internisten, was wiederum am Beispiel der zerebrovaskulären Ischämien deutlich wird.

Patienten mit zerebralen ischämischen Ereignissen haben in aller Regel erst nach einem Schlaganfall Kontakt zum neurologischen Facharzt. Häufig kann der Neurologe damit nur Rezidivprophylaxe und tertiäre Prävention im Sinne rehabilitativer Maßnahmen beeinflussen. Wenn der Patient einmal auf der Stroke Unit landet, ist es für eine primäre Prävention schon zu spät.

Die gesamte primäre Prävention in Gestalt der Erfassung und Therapie zerebrovaskulärer Risikofaktoren liegt somit meist außerhalb des direkten Einflussbereichs der Neurologie. Sie ist eine wichtige Domäne der hausärztlich tätigen Kollegen.

Evaluation und Qualitätsmanagement präventiver Ansätze

Präventives Handeln in der Neurologie wie in der Medizin insgesamt bedarf einer regelmäßigen Evaluation und eines kompetenten Qualitätsmanagements.

Da es sich beim Qualitätsmanagement um keine spezifisch neurologische Problematik handelt, sollen zu diesem Punkt lediglich Anmerkungen gemacht werden, die dem Autor als besonders wichtig erscheinen.

Unverzichtbare Grundlage der Qualitätssicherung in der Neurologie wie in anderen Fächern ist die Existenz qualitativ hochwertiger, fortgesetzt aktualisierter **fachbezogener Leitlinien**. Diese sollen dem klinisch tätigen Neurologen Entscheidungshilfen zur Gewährleistung einer optimalen medizinischen Versorgung sein. Mit Blick auf eine präventive Medizin sind solche Leitlinien besonders für diejenigen Krankheitsbilder zu fordern, bei denen durch eine wirkungsvolle Primärprävention bedeutende sozioökonomischen Kosten und für den einzelnen Patienten schwere Beeinträchtigungen vermieden werden können. Beispielhaft sei hier auf die von der Arbeitsgemeinschaft der Wissenschaftlichen Medizinischen Fachgesellschaften (AWMF) in Zusammenarbeit mit der Deutschen Gesellschaft für Neurologie (DGN) entwickelten Leitlinien verwiesen, in denen präventive Ansätze eine bedeutende Rolle spielen. Diese unterliegen den von Bundesärztekammer und Kassenärztlicher Bundesvereinigung 1997 in «**Beurteilungskriterien für Leitlinien** in der medizinischen Versorgung» festgelegten Qualitätsanforderungen.

Fazit

Akute zerebrovaskuläre Erkrankungen (Schlaganfälle) bedingen in industrialisierten Ländern von allen chronischen Erkrankungen die höchsten sozialmedizinischen Folgekosten und sind **dritthäufigste Todesursache**. Sie nehmen derzeit einen wichtigen Platz im Spektrum präventiver Ansätze in der Neurologie ein.

So strebt die Deutsche Gesellschaft für Neurologie für die nächsten Jahre nach einer verbesserten Definition klinischer und biochemischer **Prädiktoren** zerebraler Ischämien. Demgegenüber stehen andere neurologische Erkrankungen, insbesondere die große Gruppe der neurodegenerativen Erkrankungen, bei denen präventive Ansätze derzeit noch in den Kinderschuhen stecken. Die Prävention dieser Erkrankungen wie Demenzen, Parkinson-Syndrom oder Motoneuronerkrankungen ist eine wichtige Herausforderung der Zukunft dieses Faches.

Prüfungsfragen

1. Welche neurologischen Erkrankungen bieten in besonderem Maße Ansatzpunkte für Maßnahmen der primären Prävention?
2. Nennen Sie Krankheitsbilder, die als Beispiele für die Machbarkeit präventiver Ansätze in der Neurologie dienen können.
3. Welche wichtigen neurologischen Krankheitsbilder erscheinen präventiven Maßnahmen derzeit nur wenig zugänglich?
4. Geben Sie einen Überblick über die Ihnen bekannten Risikofaktoren für eine zerebrale Ischämie sowie über deren epidemiologische und medizinische Bedeutung.
5. Nennen Sie therapeutische Interventionsmöglichkeiten, die sich aus der Kenntnis dieser Risikofaktoren ergeben.
6. Skizzieren Sie die Maßnahmen der Rezidivprophylaxe nach einem erstmaligen ischämischen Insult.
7. Begründen Sie die besondere Bedeutung tertiärer Prävention in der Neurologie und erläutern Sie diese am Beispiel der zerebrovaskulären Erkrankungen.
8. Nennen Sie Risikofaktoren für eine primäre und sekundäre intrazerebrale Blutung.
9. Geben Sie einen Ausblick auf Maßnahmen der Prävention neurodegenerativer Erkrankungen.
10. Begründen Sie die Notwendigkeit enger fächerübergreifender Kooperation in der Prävention insbesondere kardiovaskulärer Erkrankungen.

Zitierte Literatur

Antithrombotic Trialists Collaboration (2002): Collaborative meta-analysis of randomised trials of antiplatelet therapy for prevention of death, myocardial infarction, and stroke in high risk patients. British Medical Journal; 524, 71–86.

Bergen, D.C. (1998): Preventable neurological diseases worldwide. Neuroepidemiology. 17: 67–73.

Berger, K./Ajani, U.A./Kase, C.S./Graziano, J.M./Nurning, J.E./Glynn. R,J./Hennekens, C.H. (1999): Light-to-moderate alcohol consumption and the risk of stroke among US male physicians. New England Journal of Medicine 341, 1557–1564.

European Atrial Fibrillation Trial Group (1993): Secondary prevention in non-rheumatic atrial fibrillation after transient ischemic attack or minor stroke. The Lancet 342, 1255–1262.

Goldstein, L.B./Adams, R./Becker, K.J./Furberg, C.D./Gorelickm P.B./Hademos, G./Hill, M./Howard, G./Howard, V.J./Jacobs, B./Levine, S.R./Mosca, L./Sacco, R.L./Sherman, D.G./Wolf, P.A./del Zoppo, G.J. (2001): Primary prevention of ischemic stroke: A statement for healthcare professionals from the Stroke Council of the American Heart Association. Stroke 32, 280–299.

Gorelick, P.B./Erkinjuntti, T./Hofman, A./Rocca, W.A./Skoog, I./Winblad, B. (1999): Prevention of vascular dementia. Alzheimer Disease and Associated Disorders 13 Suppl 3, 131–139.

Halliday, A./Mansfield, A./Marro, J. et al. (2004): Prevention of disabling and fatal strokes by successful carotid endarterectomy in patients without neurological symptoms. Randomised controlled trial. Lancet 363, 1491–1502.

Hanson, L./Lindholm, L.H./Ekbom, T./Dahlöf, B./Lanke, J./Schersten, B./Wester, P.O./Hedner, T. (1999): Randomised trial of old and new antihypertensive drugs in elderly patients: cardiovascular mortality and morbidity – the Swedish Trial in old patients with hypertension – 2 Study. The Lancet 354, 1751–1756.

Hart, R.G./Halperin, J.L./McBride, R./Benavente, O./Man-Sng-Hing, M./Kronmal, R.A. (2000): Aspirin for the primary prevention of stroke and other major vascular events. Meta-analysis and hypotheses. Archives of Neurology 57, 326–332.

International Stroke Trial Collaborative Group (1997): The International Stroke Trial (IST): a randomised trial of aspirin, subcutaneous heparin, both, or neither among 19.435 patients with acute ischemic stroke. The Lancet 349, 1564–1565.

Ogilvy, C.S./Stieg, P.E./Brown, R.D./Kondziolka, D./Rosenwasser, R. (2001): AHA Scientific Statement: Recommodations for the management of intracranial arteriovenous malformations: a statement for healthcare professionals from a special writing group of the Stroke Council, American Stroke Association. Stroke 32, 1458–1471.

Rudd, A.G./Wolfe, C.D./Howard, R.S. (1997): Prevention of neurological disease in later life. Journal of Neurology, Neurosurgery and Psychiatry 63, 39–52.

Sacks, F.M./Svetkey, L.P./Vollmer, W.M./Appel, L.J./Bray, G.A./Harsha, D./Obarzanek, E./Conlin, P.R./Miller, E.R./Simmons-Morton, D.G./Karanja, N./Lin, P.H. for the DASH-sodium collaborative research group (2001): Effects on blood pressure of reduced dietary sodium and the dietary approaches to stop hypertension (DASH) diet. New England Journal of Medicine 344, 3–10.

The Long-Term Intervention with Pravastatin in Ischemic Disease (LIPID) Study Group (1998): Prevention of cardiovascular events and death with pravastatin in patients with coronary heart disease and a broad range of initial cholesterol levels. New England Journal of Medicine, 339, 1349–1357.

Leseempfehlungen

Diener, H.C. (2003): Leitlinien für Diagnostik und Therapie in der Neurologie. 2. Auflage, Stuttgart: Georg Thieme.

Brandt, T./Dichgans, J./Diener, H.C. (2003): Therapie und Verlauf neurologischer Erkrankungen. 4. Auflage, Stuttgart: Kohlhammer.

Norris, J.W./Hachinski, V. (Eds.) (2001): Stroke prevention. Oxford: Oxford University press.

19 Prävention somatischer Krankheiten durch die Humangenetik

Stefan Aretz und Peter Propping

Die Humangenetik beschäftigt sich mit der **Variabilität des menschlichen Genoms und deren Konsequenzen für die Entstehung menschlicher Krankheiten**. Als interdisziplinäres medizinisches Fach bewegt sie sich zwischen klinischer Versorgung einerseits und biologischer Grundlagenforschung andererseits.

An der Entstehung der meisten Erkrankungen sind genetische Faktoren beteiligt, allerdings in ganz unterschiedlichem Ausmaß. **Monogen** erbliche Krankheiten beruhen ganz überwiegend auf Veränderungen (Mutationen) in jeweils einer einzelnen Erbanlage (Gen); sie sind in der Regel selten und folgen den Mendelschen Erbgängen (autosomal-dominant, autosomal-rezessiv, X-chromosomal). **Multifaktorielle** (genetisch komplexe) Erkrankungen wie Bluthochdruck, Adipositas, Diabetes mellitus oder Osteoporose treten sehr viel häufiger auf und sind hinsichtlich der ursächlich beteiligten Faktoren vielschichtiger: Zur Manifestation tragen sowohl einzelne oder mehrere additiv wirkende genetische Veränderungen wie auch im Einzelnen meist nicht exakt benennbare Umwelteinflüsse bei. Die rasch voranschreitende funktionelle Entschlüsselung des menschlichen Genoms und die darauf basierende biomedizinische Forschung schaffen die Voraussetzungen für eine weitere Aufklärung der zu Grunde liegenden genetischen Varianten und damit für ein zunehmend besseres Verständnis multifaktorieller Erkrankungen.

Derzeit sind die genetischen Grundlagen von über 3800 – meist monogenen – menschlichen Krankheiten bekannt; nur einige wenige hiervon eignen sich derzeit allerdings aufgrund von Manifestationsart und -zeitpunkt für eine gezielte Vorsorge (**Tab. 1**).

Bedeutung der Humangenetik für die Prävention

Die Identifizierung der an der Krankheitsentstehung beteiligten erblichen Faktoren ist eine wichtige medizinische Aufgabe: Durch die Kenntnis **angeborener Krankheitsdispositionen** lassen sich einzelne Personen oder Gruppen mit erhöhten Morbiditätsrisiken ermitteln und einer gezielten Vorsorge zuführen. Ist die praktische Durchführung der eigentlichen vorbeugenden, diagnostischen und therapeutischen Verfahren hauptsächlich eine klinische Aufgabe, sei es im stationären oder ambulanten Bereich (Internisten, Chirurgen, Gynäkologen), besteht eine der humangenetischen Kernaufgaben in der Charakterisierung von Zielgruppen krankheitsspezifischer Vorsorgemaßnahmen. Humangenetische Präventionsansätze lassen sich deshalb meist nur innerhalb eines interdisziplinären Konzeptes realisieren.

Hinsichtlich präventivmedizinischer Zielsetzungen nimmt die **humangenetische Beratung** neben der molekulargenetischen Diagnostik eine herausragende Rolle ein: Sie trägt durch die Stammbaumanalyse zur Identifizierung von Risikopersonen bei und hilft den Ratsuchenden und ihren Familien bei der individuellen Einschätzung des Erkrankungsrisikos. Durch umfangreiche Informationen verbessert sie die Aufklärung über entsprechende Krankheitsbilder sowie deren genetische Grundlagen und fördert damit die Akzeptanz risikoadaptierter vorbeugender Untersuchungen (Jungck und Propping 2001). Die humangenetischen Präventionsbemühungen sind eng mit den klinischen Disziplinen verzahnt; gerade im Bereich der Krebsfrüherkennung ist das Fach oft auch logistisch in die Patientenbetreuung mit einbezogen.

Tabelle 1: Für präventive Ansätze relevante genetisch bedingte Erkrankungen und die derzeit empfohlenen Vorsorgemaßnahmen

Krankheitsgruppe/Erkrankung	Erbgang	Vorsorgekonzept/Procedere
MONOGEN		
erbliche Tumordispositionen/Gen		**Früherkennung – Entfernung prämaligner oder maligner Veränderungen**
Mamma- u. Ovarialkarzinom (BRCA1+2)	AD	Tastuntersuchung Brust, Ultraschall Brust und Ovarien, Mammographie, MRT
HNPCC (MLH1, MSH2)	AD	Darmspiegelungen, gynäkologische Vorsorge
familiäre adenomatöse Polyposis (APC)	AD	Darmspiegelungen, Magen-Dünndarmspiegelung
multiple endokrine Neoplasie Typ 2 (RET)	AD	Schilddrüsenentfernung im Kleinkindesalter
Retinoblastom (RB1)	AD	Augenspiegelung alle 3 Wochen bis 5. LJ, Laserkoagulation neoplastischer Veränderungen
Neurofibromatose TYP 1 (NF1)	AD	keine einheitlichen Empfehlungen zur Früherkennung bösartiger Tumoren
Tuberöse Sklerose (TSC1, 2)	AD	Ultraschall Niere und kraniales CT/MRT alle 1–3 Jahre, Echokardiographie
Von-Hippel-Lindau-Syndrom (VHL)	AD	Augenuntersuchungen (Beginn möglichst vor dem 5. LJ), Abdomen-Ultraschall und Blutdruckmessung jährlich
familiäres Melanom (CDKN2A/P16)	AD	Selbstuntersuchung, dermatologische Überwachung, Überwachung Pankreas
familiärer Wilms-Tumor (WT1)	AD	Ultraschall Niere
Stoffwechselerkrankungen/Gen		**Expositionsprophylaxe – Diät – Substitution**
G-6-PD-Mangel (G6PD)	AR	Vermeidung auslösender Medikamente/Nahrungsmittel (Medikamentenlisten)
Porphyrie (zahlreiche Gene)	AR/AD/X	Meidung von porphyrinogenen Medikamenten, Alkohol, extremer Belastung
Phenylketonurie (PAH)	AR	phenylalanin-arme Diät (besonders in Kindes- und Jugendalter und bei Schwangeren)
Adrenogenitales Syndrom (CYP21)	AR	Cortisol-Substitution in der Schwangerschaft
Hämochromatose (HFE)	AR	Aderlässe (Phlebotomien)
alpha-1-Antitrypsin-Mangel (PiZZ)	AR	absolute Nikotinabstinenz
familiäre Hypercholesterinämie (LDLR, APOB, PCSK9)	AD	Einnahme von Statinen, Reduktion kardiovaskulärer Risikofaktoren
hämatologisches System/andere/Gen		**Substitution – Gerinnungshemmung**
Thalassämie	AR	Bluttransfusionen
MTHFR-Polymorphismus (MTHFR)	AD/AR	Thromboseprophylaxe?
Gerinnungsfaktoren (F5, F2 u.a.)	AD/AR	Thromboseprophylaxe bei entsprechender Symptomatik/Anamnese/Familienanamnese
familiäres Mittelmeerfieber (MEFV)	AR	Colchizin-Gabe zur Verhinderung Niereninsuffizienz, z.T. abhängig von Mutation

Tabelle 1 (Forts.)

Krankheitsgruppe/Erkrankung	Erbgang	Vorsorgekonzept / Procedere
MULTIFAKTORIELL/KOMPLEX		**Ermittlung von Risikoprofilen – Reduktion von Risikofaktoren**
kardiovaskuläres Risikoprofil	multifaktoriell	bisher keine risikoprofil-spezifischen Empfehlungen
Osteoporose Risikoprofil	multifaktoriell	bisher keine risikoprofil-spezifischen Empfehlungen
psychiatrische Erkrankungen	multifaktoriell	in Zukunft z.T. spezifische Risikoprofile + medikamentöse Prophylaxe ?
Medikamentenunverträglichkeit	multifaktoriell	Ermittlung pharmakogenetischer Risikoprofile / Expositionsprophylaxe
PRÄNATALDIAGNOSTIK		**Diagnostik – Schwangerschaftsabbruch – pränatale (prophylaktische) Therapie**
Fehlbildungen	multifaktoriell	Ultraschall , Array-Diagnostik (CNV-Analyse)
Chromosomenstörungen	sporadisch/AD	Chromosomenanalyse nach Amniocentese, Ersttrimester-Screening*, NIPD, PID
monogen erbliche Krankheiten	AR/AD	molekulargenetische Testung nach Amniocetese oder Chorionzottenbiopsie (CVS); PID

AD = autosomal-dominant; AR = autosomal-rezessiv; X = geschlechtsgebunden; NIPD = nicht-invasive Pränataldiagnostik; PID = Präimplantationsdiagnostik; * Risikoberechnung aus der Dicke der fetalen «Nackenfalte» (Ultraschall) und zwei Parametern des mütterlichen Blutes (hCG, PAPP-A).

Molekulargenetische Diagnostik

Voraussetzung für die molekulargenetische Diagnostik einer monogen erblichen Krankheit ist die Aufklärung ihrer genetischen Grundlage und die Identifizierung eindeutig pathogener **Keimbahnmutationen**. Der Nachweis einer pathogenen Mutation bei einem Betroffenen kann dann die klinische Diagnose bestätigen oder bei der differenzialdiagnostischen Abgrenzung von Krankheitsbildern helfen. Bei autosomal-rezessiven Erkrankungen, die sich in der Regel nur bei homozygoten (reinerbigen) Mutationsträgern manifestieren, dient der Nachweis eines heterozygoten (mischerbigen) Anlageträgerstatus («Heterozygotentest») bei einer Person der Einschätzung des **Wiederholungsrisikos** der Erkrankung bei den Nachkommen: Sind beide Partner heterozygot, ergibt sich für gemeinsame Kinder ein 25-prozentiges Erkrankungsrisiko. In diesen Fällen kann bei schweren, schlecht therapierbaren Leiden eine vorgeburtliche (pränatale) molekulargenetische Diagnostik gewünscht werden.

Bei genetisch aufgeklärten, spätmanifesten Erkrankungen mit monogenem Erbgang hat die **prädiktive (vorhersagende) Diagnostik** eine neue medizinische Dimension erschlossen: Unter prädiktiver Testung versteht man die Untersuchung eines gesunden Menschen auf Anlagen, die zu Erkrankungen im weiteren Leben disponieren (www.eurogentest.org; www.hgqn.org). Die molekulargenetische prädiktive Diagnostik ermöglicht damit die Vorhersage der Wahrscheinlichkeit des Auftretens einer genetischen Erkrankung lange vor ihrem Ausbruch. Die Kenntnis einer erblichen Belastung – und damit das Wissen um ein möglicherweise deutlich erhöhtes Erkrankungsrisiko – können für den Einzelnen und die Familie mit z.T. erheblichen **psychosozialen Belastungen** verbunden sein. Die vorhersagende Diagnostik ist deshalb an strikte Vorgaben gebunden und sollte – bis auf wenige Ausnahmen – nur bei volljährigen Personen nach humangenetischer Beratung und auf freiwilliger Basis durchgeführt werden (Bundesärztekammer 1998a, 2003; S2-Leitlinie Humangenetische Diagnostik und genetische Beratung 2011). Bei präventiv behandelbaren Krankheiten wie den erblichen Tumorsyndromen bietet die prädiktive Diagnostik die Möglichkeit, Risikopersonen rechtzeitig zu identifizieren und einer spezifischen Früherkennung bzw. Vorsorge zuzuführen. Für neuropsychiatrische Leiden wie die Huntingtonsche Erkrankung besteht derzeit – abgesehen von ersten Versuchen einer medikamentösen Prophylaxe im Rahmen wissenschaftlicher Studien – kein wirkungsvoller therapeutischer Ansatz; der schicksalhaft schwere Krankheitsverlauf erfordert hier einen besonders sensiblen Umgang mit der prädiktiven Diagnostik.

Durch die Verfügbarkeit der Hochdurchsatz-Sequenzierung (**Next-Generation-Sequenzierung; NGS**) oder der Array-Diagnostik werden heute zunehmend genomweite Untersuchungsverfahren wie die Suche nach Kopienzahl-Varianten (copy number variants = CNVs), die Sequenzierung aller bekannten Erbanlagen (Exom-Sequenzierung) oder gar des gesamten Genoms in der Diagnostik eingesetzt; hierdurch werden immer mehr medizinisch bedeutsame **prädiktive Zufallsbefunde** erhoben (Johnston 2012). Genomweite Untersuchungen, insbesondere im Kindesalter, stellen deshalb hohe Anforderungen an den Umgang mit genetischer Überschussinformation; entscheidend sind eine umfassende Aufklärung und Information des Patienten bzw. seiner Eltern vor Durchführung der Diagnostik und die angemessene Mitteilung klinisch relevanter Befunde (Ayuso 2013, GfH 2013a, Leopoldina 2010)

Ein Charakteristikum vorhersagender Diagnostik besteht darin, dass eine krankheitsverursachende Genmutation zwar oft sicher identifiziert werden kann, Aussagen über die **Wahrscheinlichkeit des Krankheitseintrittes**, das Erkrankungsalter oder die Schwere der Erkrankung aber nur in begrenztem Umfang möglich sind und allein als statistische Größen angegeben werden können. Die prädiktive Testung weist somit nicht eine Erkrankung, sondern das Vorliegen einer genetisch bedingten Krankheitsdisposition nach, die sich mit einer krankheitsspezifischen Wahrscheinlichkeit im späteren Leben manifestieren kann (Aretz 2006). Eine schlechte oder allenfalls grobe Beziehung zwischen genetischen Veränderungen einerseits und der klinischen Ausprägung andererseits (Genotyp-Phänotyp-Korrelation) ist das Kennzeichen vieler genetisch (mit-) bedingter Erkrankungen. **Tabelle 2** veranschaulicht die z.T. extrem unterschiedliche Manifestationswahrscheinlichkeit (Penetranz) verschiedener Erkrankungen bei nachgewiesener pathogener Keimbahnmutation und dem daraus resultierenden prädiktiven Wert (Vorhersagewert) der molekulargenetischen Diagnostik.

Die Durchführung der prä- und postnatalen genetischen Diagnostik zu medizinischen Zwecken und der Umgang mit den dabei erhobenen Daten werden in Deutschland inzwischen durch das **Gendiagnostikgesetz** (GenDG) geregelt. Hierin werden unter anderem die Qualitätssicherung, der Arztvorbehalt, Reihenuntersuchungen sowie Aspekte der Einwilligung, Aufklärungspflicht und Befundmitteilung bei genetischen Untersuchungen angesprochen. Eine prädiktive genetische Testung darf nur durch fachlich qualifiziertes ärztliches Personal vorgenommen werden und muss im Rahmen einer qualifizierten genetischen Beratung erfolgen. Eine pränatale genetische Diagnostik bezüglich spätmanifester Erkrankungen ist nicht erlaubt.

Statistisches Denken und Risikovermittlung

Die Durchführung prädiktiver Untersuchungen und darauf basierender präventiver Entscheidungen erfordert den adäquaten Umgang mit Risiken und Wahrscheinlichkeiten. Der prädiktive Wert auffälliger Befunde wird hierbei entscheidend durch die Prävalenz der Erkrankung und die Rate falsch positiver Ergebnisse beeinflusst. Aufgrund der Zunahme prädiktiver genetischer Tests (hochpenetrante Mutationen, niedrig-penetrante Varianten) und nicht-genetischer Untersuchungen (Ersttrimester-Screening, HIV-Test, Brustkrebs-Screening etc.) ist eine angemessene Risikokommunikation im klinischen Alltag immer entscheidender, um gravierende Fehleinschätzungen zu vermeiden. Nicht nur bei Patienten, sondern auch bei den betreuenden ärztlichen Spezialisten bestehen allerdings zum Teil erhebliche Schwierigkeiten im Verständnis und der Mitteilung von statistischen Größen. Relevante Informationen sollten wo immer möglich in natürlichen Häufigkeiten anstatt in relativen Risiken (wie z.B. Odds-Ratios),

Wahrscheinlichkeiten oder Prozentwerten angegeben werden (Gigerenzer 2009).

Effektive Prävention am Beispiel hereditärer Tumordispositionserkrankungen

Innerhalb der Humangenetik nehmen Präventionskonzepte bei **autosomal-dominant erblichen Tumordispositionserkrankungen** heute eine qualitativ und quantitativ herausragende Stellung ein (Tab. 1).

Etwa 5 % aller Krebserkrankungen entstehen auf der Grundlage einer monogen vererbten Prädisposition. Ursache autosomal-dominant erblicher Tumorsyndrome sind Mutationen in jeweils einem für die Erkrankung verantwortlichen Gen, die dann über die Keimbahn mit einer 50-prozentigen Wahrscheinlichkeit an nachfolgende Generationen weitergegeben werden können. (Lindor 2008)

Charakteristisch für autosomal-dominant erbliche Tumorsyndrome ist ein im Vergleich zur Allgemeinbevölkerung **junges Erkrankungsalter**, das Auftreten mehrerer Karzinome bei einer Person und die **familiäre Häufung** von Krebserkrankungen eines syndromspezifischen **Tumorspektrums** (Abb. 1, Tab. 3). Durch die Stammbaumanalyse und Beurteilung klinischer Informationen wird die Wahrscheinlichkeit des Vorliegens eines erblichen Tumorsyndroms in der humangenetischen Beratung eingeschätzt. In vielen Fällen stellt sich die Sorge als unbegründet heraus. Sind in einer Familie die klinischen diagnostischen Kriterien eines speziellen Tumorsyndroms erfüllt, besteht für erstgradig verwandte Personen (Risikopersonen) eines Betroffenen ein lebenslang deutlich erhöhtes Erkrankungsrisiko (**Tab. 2**).

Aufgrund der hohen Erkrankungswahrscheinlichkeit einerseits und der meist guten Heilungschancen vieler Tumoren bei frühzeitiger Erkennung andererseits sind präventive Maßnahmen bei vielen erblichen Tumorsyndromen sehr effektiv und sollten allen Betroffenen und ihren Angehörigen angeboten werden (Bundesärztekammer 1998a, Clericuzio 1999, Aretz 2010, Järvinen 1992, Pox 2013).

Tabelle 2: Manifestationswahrscheinlichkeit (Penetranz) und Manifestationsalter verschiedener monogener Erkrankungen

Erkrankung/ Disposition	Allel/Gen	Erbgang	Zustand	Erkrankungsrisiko/ Penetranz (%)	klinische Manifestation (LJ)	prädiktiver Wert
Morbus Alzheimer	APOE4	AD	heterozygot	6–13	50–70	schwach/unsicher
Hämochromatose	HFE	AR	homozygot	1–50 (w<m)	30–60	mäßig/schwach
erblicher Eierstockkrebs	BRCA1/ BRCA2	AD	heterozygot	20–60	>25	wahrscheinlich
erblicher Brustkrebs	BRCA1/ BRCA2	AD	heterozygot	40–90	>25	wahrscheinlich
FAP	APC	AD	heterozygot	100	>10	sehr hoch
Retinoblastom	RB1	AD	heterozygot	90	1–5	hoch
Huntingtonsche Erkrankung	HD	AD	heterozygot	100	40–50	sehr hoch
Faktor V (venöse Thrombosen)	F5	AD	heterozygot	4–8-fach erhöht	jedes Alter	schwach/unsicher
Faktor V (venöse Thrombosen)	F5	AR	homozygot	40–80-fach erhöht	jedes Alter	hoch
tuberöse Sklerose	TSC1, TSC2	AD	heterozygot	100	ab Kindheit	sehr hoch

Für den erblichen Darmkrebs ohne Polyposis (HNPCC/Lynch-Syndrom), die familiäre adenomatöse Polyposis (FAP), die MUTYH-assoziierte Polyposis (MAP), das erbliche Mamma- und Ovarialkarzinom, die multiple endokrine Neoplasie Typ 2 (MEN2) oder das Retinoblastom wurden inzwischen spezifische Früherkennungsprogramme etabliert, die zum Teil Bestandteil der klinischen Routineversorgung sind, zum Teil noch im Rahmen überregionaler interdisziplinärer Verbundprojekte durchgeführt werden (Tab. 3). Durch engmaschige **Früherkennungs-Untersuchungen** können hierbei prämaligne Veränderungen (z.B. Dickdarmpolypen) oder maligne Frühstadien (z.B. Brustkrebs) erkannt und entfernt, bzw. prophylaktische Maßnahmen (z.B. Schilddrüsenentfernung bei Anlageträgern für MEN2, Kolektomie bei FAP-Patienten) angeboten werden (Übersicht in: Rahner und Steinke 2008). Zahlreiche Studien belegen die hierdurch erzielte deutliche **Prognoseverbesserung** bei Betroffenen (Järvinen et al. 1995; Engel et al. 2010). Für viele seltene Tumorsyndrome und für seltene Manifestationen häufigerer Syndrome existieren derzeit allerdings (noch) keine speziellen Vorsorgeempfehlungen.

Tabelle 3: Etablierte Früherkennungsprogramme hereditärer Tumorsyndrome.

	Brustkrebs		HNPCC		FAP	
Tumorspektrum	Brustkrebs, Eierstockkrebs		kolorektales Karzinom, Endometriumkarzinom, Ovarialkarzinom, Urothelkarzinom, Duodenalkarzinom, Magenkarzinom, Hauttumoren, Hirntumore		kolorektales Karzinom, Duodenalkarzinom, Desmoide, Osteome, Epidermoidzysten, Hirntumoren	
Vorsorgebeginn	> 25. LJ bzw. 5 Jahre vor frühestem Erstmanifestationsalter in Familie		> 25. LJ bzw. 5 Jahre vor frühestem Erstmanifestationsalter in Familie		ab dem 10. LJ	
Untersuchung (Frequenz/Jahr)	Selbstuntersuchung Brust	monatl.	körperliche Untersuchung	1	körperliche Untersuchung	1
	Tastuntersuchung Frauenarzt	0,5	Abdomensonographie	1	Abdomensonographie	1
	Brust-Ultraschall	1	komplette Koloskopie	1	Rektoskopie (bei Polypen oder attenuierter Form komplette Koloskopie)	1
	Mammographie	1	Gynäkologische Untersuchung auf Endometrium-/Ovarialkarzinom	1		
	Kernspintomographie	1	Ösophago-Gastro-Duodenoskopie (ab 35. LJ.)	1	Ösophago-Gastro-Duodenoskopie (ab 30. LJ oder vor Kolektomie, Intensität abhängig vom Befund)	1-3
prophylaktische Therapie	Mastektomie, Ovarektomie		Polypektomien, Kolonresektion, Hysterektomie		Polypektomien, Kolektomie, Medikamente (Sulindac)	

Die innerhalb der letzen zwei Jahrzehnte erfolgte molekulare Aufklärung der genetischen Grundlagen zahlreicher erblicher Tumorformen hat nicht nur zu einer verbesserten differenzialdiagnostischen Abgrenzung einzelner Syndrome beigetragen, sondern durch die Möglichkeit der **prädiktiven Untersuchung** auch eine neue Dimension der Krebsprävention eröffnet. Ziel der prädiktiven Diagnostik ist die weitere Eingrenzung der individuellen Erkrankungswahrscheinlichkeit von Risikopersonen, um die intensivierten Früherkennungsuntersuchungen auf die tatsächlichen Anlageträger zu begrenzen.

Voraussetzung einer prädiktiven Aussage ist in der Regel die molekulargenetische Identifizierung der in einer Familie vererbten Keimbahnmutation bei einer betroffenen Person. Die Mutationsdetektionsraten schwanken je nach Erkrankung und Untersuchungsart von unter 30 bis über 90%. Die NGS-Technik ermöglicht bereits jetzt die simultane und kostengünstige Sequenzierung zahlreicher Gene. Bei bekannten, genetisch heterogenen Erkrankungen erlaubt der Einsatz von solchen **Gen-Panels** eine effizientere und umfangreichere Mutationssuche, was insbesondere bei überlappenden Phänotypen zu einer rascheren und sensitiveren genetischen Diagnostik führt. Für bekannte monogene Formen des erblichen Darmkrebs wurde der Prototyp eines solchen diagnostischen Assays («ColoSeq») bereits entwickelt (Pritchard 2012).

Ist dann bei einer Risikoperson die pathogene Mutation bekannt, können alle Risikopersonen einer Familie mittels einer Blutentnahme prädiktiv auf ihren Anlageträgerstatus hin untersucht werden (Abb. 1). Wird die Keimbahnmu-

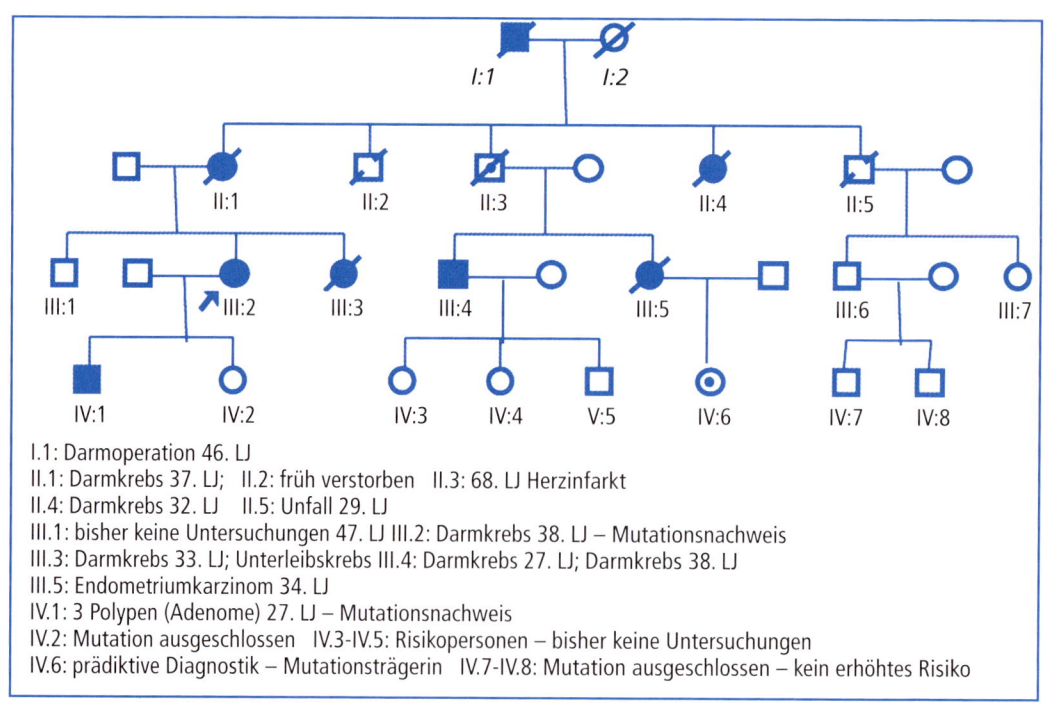

I.1: Darmoperation 46. LJ
II.1: Darmkrebs 37. LJ;   II.2: früh verstorben   II.3: 68. LJ Herzinfarkt
II.4: Darmkrebs 32. LJ   II.5: Unfall 29. LJ
III.1: bisher keine Untersuchungen 47. LJ III.2: Darmkrebs 38. LJ – Mutationsnachweis
III.3: Darmkrebs 33. LJ; Unterleibskrebs III.4: Darmkrebs 27. LJ; Darmkrebs 38. LJ
III.5: Endometriumkarzinom 34. LJ
IV.1: 3 Polypen (Adenome) 27. LJ – Mutationsnachweis
IV.2: Mutation ausgeschlossen   IV.3-IV.5: Risikopersonen – bisher keine Untersuchungen
IV.6: prädiktive Diagnostik – Mutationsträgerin   IV.7-IV.8: Mutation ausgeschlossen – kein erhöhtes Risiko

Abbildung 1: Auf Grund der familiären Häufung eines bestimmten Tumorspektrums (kolorektale Karzinome, Endometriumkarzinome) besteht in der Familie klinisch V.a. HNPCC. Alle erstgradig verwandten Personen eines Erkrankten sind Risikopersonen und sollten in ein intensiviertes Früherkennungs-Programm aufgenommen werden. Bei einer Person konnte die verantwortliche Keimbahnmutation im MLH1-Gen identifiziert werden (III:2, Pfeil). Daraufhin haben sich einige Risikopersonen prädiktiv testen lassen: bei fünf Personen konnte die Mutation dadurch ausgeschlossen werden (N), sie können aus dem Früherkennungsprogramm entlassen werden. Bei IV:6 konnte die Anlageträgerschaft bestätigt werden.

tation ausgeschlossen, besteht im Vergleich zur Allgemeinbevölkerung kein erhöhtes Erkrankungsrisiko und damit keine Notwendigkeit einer spezifischen Vorsorge. Mutationsträger haben – abhängig von der Penetranz – eine Erkrankungswahrscheinlichkeit zwischen 20 und 100 % (Tab. 2).

Bei entsprechender Aufklärung und Beratung besteht bei den meisten Mutationsträgern eine hohe Bereitschaft, die empfohlenen Früherkennungsmaßnahmen regelmäßig wahrzunehmen. Eine Aussage über den Manifestationszeitpunkt und den Verlauf der Erkrankung ist durch die molekulargenetische Diagnostik in der Regel nicht möglich. Kann in einer Familie keine pathogene Keimbahnmutation nachgewiesen werden oder wird eine entsprechende Diagnostik abgelehnt, erfolgt die **Risikoeinschätzung** und Empfehlung spezifischer Vorsorgemaßnahmen allein auf Grund der Stammbaumanalyse, sofern ausreichend informative klinische Befunde vorliegen.

Ohne risikoadaptierte Vorsorgemaßnahmen sterben in den von autosomal-dominant erblichen Tumordispositionskrankheiten betroffenen Familien zahlreiche Personen in jungem Alter. Durch die gezielte Inanspruchnahme engmaschiger Früherkennungsuntersuchungen könnte die Mortalität bei allen Risikopersonen mit positiver Familienanamnese theoretisch deutlich reduziert werden. Trotz großer Erfolge in den letzen Jahren ist dieses Ideal und damit das präventive Potenzial in der Praxis aber bei weitem noch nicht erreicht.

Entscheidend für den Erfolg präventiver Konzepte bei erblichen Tumordispositionen ist die Identifizierung möglicher Risikofamilien durch die an der Basisversorgung beteiligten Ärzte (**Familienanamnese**!), die Bereitstellung einer interdisziplinären Infrastruktur und klinischen Versorgung sowie eine adäquate Information und genetische Beratung, die wesentliche Bedingung für eine ausreichende Compliance bei den Betroffenen sind

Präventive Erfolge bei Stoffwechselerkrankungen

Metabolisch-endokrine Erkrankungen entstehen in der Regel durch autosomal-rezessiv vererbte Mutationen in Genen, die für Enzyme eines Stoffwechselweges kodieren. Folge der verminderten oder fehlenden Enzymaktivität ist das Fehlen des natürlichen Reaktionsproduktes und die Ansammlung einer nicht mehr metabolisierten Substanz im Körper. Durch die Aufklärung der zu Grunde liegenden Pathobiochemie konnten für viele Stoffwechselerkrankungen effektive präventive Maßnahmen entwickelt werden (Tab. 1).

Eines der erfolgreichsten Beispiele ist das Neugeborenen-Screening auf **Phenylketonurie** («Guthrie-Test»). Der in Deutschland mit einer Inzidenz von etwa 1:8000 auftretende Funktionsverlust der Phenylalanin-Hydroxylase führt unbehandelt zu einer meist schweren geistigen Retardierung. Durch die mittels Reihenuntersuchung mögliche systematische Erfassung einer behandlungsbedürftigen Hyperphenylalaninämie können betroffene Säuglinge sofort postnatal mit einer phenylalaninarmen Diät versorgt werden und entwickeln sich dann nahezu normal.

Aufgrund des autosomal-rezessiven Erbgangs ist das Wiederholungsrisiko einer Phenylketonurie bei den Kindern Betroffener zwar gering, zu hohe Phenylalaninspiegel bei schwangeren Patientinnen können allerdings ein typisches Fehlbildungssyndrom (Embryofetopathie) induzieren. Prophylaktische diätetische Maßnahmen sind deshalb bei betroffenen Frauen mit Kinderwunsch dringend indiziert.

Der X-chromosomal-rezessiv vererbte **Glukose-6-Phosphat-Dehydrogenase-(G-6-PD)-Mangel** zählt zu den weltweit häufigsten genetisch bedingten Erkrankungen. Die Einnahme von «oxidativen Stress» erzeugenden Substanzen – insbesondere von Nahrungsmitteln wie den Favabohnen (daher der Name Favismus) und bestimmter Medikamente – kann bei hemizygoten Männern und homozygoten Frauen zu einer mitunter schweren hämolytischen Anämie führen. Vermutlich schützt die Anlageträgerschaft vor Malaria (positive Selektion), deshalb ist der G-6-PD-Mangel in Gebieten, in denen früher die Malaria grassierte, verbreitet. Die

Kenntnis des genetischen Status bei Betroffenen und ihren Angehörigen ist wichtig, denn durch eine strenge Expositionsprophylaxe gegenüber allen Hämolyse auslösenden Noxen (Medikamentenlisten, Ausstellung eines entsprechenden Ausweises) kann der Manifestation sehr wirksam vorgebeugt werden. In vielen Ländern wurde deshalb ein entsprechendes Neugeborenen-Screening etabliert.

Beim **Adrenogenitalen Syndrom** (AGS) besteht eine blockierte Cortisol-Biosynthese in der Nebennierenrinde. Am häufigsten (Inzidenz 1:12 000) handelt es sich um Homozygotie für Mutationen im 21-Hydroxylase-Gen. Die verminderte Cortisolproduktion führt über den hypothalamisch-hypophysären Regelkreis bei betroffenen Feten bereits ab der 6. Gestationswoche zu einer gesteigerten Androgenbildung. Diese bewirkt bei weiblichen Feten Virilisierungserscheinungen bis hin zum Pseudohermaphroditismus femininus und beim AGS mit Salzverlust bei beiden Geschlechtern eine mitunter lebensbedrohliche postnatale Elektrolytstörung. Sind die der Erkrankung zu Grunde liegenden Mutationen bei einem Indexpatienten identifiziert, kann die Anlageträgerschaft anderer Familienmitglieder getestet werden. Bei Heterozygotie beider Eltern sollte in einer Schwangerschaft aus präventiver Indikation eine molekulargenetische Pränataldiagnostik erfolgen: Durch die bereits in der 6. Schwangerschaftswoche blind begonnene Dexamethasontherapie wird der Virilisierung weiblicher Feten effektiv entgegengewirkt; lässt sich dann vorgeburtlich ein homozygoter Mutationsstatus des Feten ausschließen, kann die Behandlung beendet werden.

Hereditäre Thrombophilie

Thromboembolische Ereignisse führen in Deutschland jährlich zu etwa 100 000 Todesfällen (Witt 1998); bei etwa der Hälfte aller Phlebothrombosen lässt sich eine genetisch bedingte Thromboseneigung nachweisen. Eine überzufällige Häufung venöser thromboembolischer Ereignisse bei einer einzelnen Person oder innerhalb einer Familie ist der wichtigste klinische Hinweis auf das mögliche Vorliegen einer hereditären Thrombophilie.

Mutationen in zahlreichen Genen, die für die verschiedenen Gerinnungsfaktoren kodieren, können zu einer Störung des hämostaseologischen Gleichgewichts führen und das Thromboembolierisiko z.T. deutlich erhöhen (Tab. 2). So steigt das Phlebothromboserisiko (insbesondere die tiefe Beinvenenthrombose) bei Homozygotie für Mutationen im Gen des Gerinnungsfaktors V («**Faktor V Leiden**», APC-Resistenz) um das bis zu 80-fache. Die Erkennung einer hereditären Thrombophilie kann über eine entsprechende Prophylaxe (z.B. orale Antikoagulation mit Phenprocoumon [Marcumar]) zu einer effektiven Prävention thromboembolischer Ereignisse und ihrer Komplikationen (Lungenembolie, cerebrale Hypoxie etc.) beitragen.

Allerdings ist die klinische Manifestation einer thrombophilen Veranlagung sehr variabel und wird zudem durch koexistierende genetische Varianten im Gerinnungssystem sowie exogene Faktoren (Rauchen, Schwangerschaft, «Pille») stark moduliert; ein Teil der Personen mit Homozygotie für Faktor-V-Mutation entwickelt niemals eine Thrombose. Die prognostische und damit präventive Bedeutung thrombophiler Mutationen bei asymptomatischen Personen ist daher umstritten (Segal et al. 2009, Lijfering et al. 2009) und problematisch insbesondere bei der Erhebung von Zufallsbefunden bzw. unkritischer molekulargenetischer Routine-Diagnostik. Ein Thrombophilie-Screening vor Einnahme oraler Kontrazeptiva wird nicht mehr befürwortet.

Die möglichen und z.T. schwer wiegenden Komplikationen einer antithrombotischen Therapie (spontane Blutungen) müssen gegen das potenzielle Risiko einer Thromboembolie abgewogen werden. Diesem Umstand tragen neuere Empfehlungen zur oralen Antikoagulation bei Faktor-V-Mutationsträgern Rechnung, nach denen sich präventive Maßnahmen differenziert an der klinischen Ausprägung beim Patienten und seinem Mutationsstatus orientieren (Tab. 4). Besonders kritisch muss die Durchführung einer potenten antithrombotischen Therapie bei molekulargenetischen Befunden mit derzeit noch nicht eindeutig geklärter thrombophiler Relevanz – wie dem häufig untersuchten Polymorphismus C667T im MTHFR-Gen – hinterfragt werden.

Tabelle 4: Präventive Empfehlungen bei Faktor-V-Mutation (Witt 1998)

Thromboseereignis	Dauer der oralen Antikoagulation	
	heterozygote Mutation	homozygote Mutation
keine Thrombose	keine Antikoagulation	
Risikosituationen (Immobilisation, Operation)	ggf. temporär	
erste Beinvenenthrombose	bis zu 1 Jahr	auf Dauer
Bein-/Beckenvenenthrombose Thrombose mit Lungenembolie	bis zu 5 Jahren	auf Dauer
Zweitthrombose	auf Dauer	

Präventive Ansätze von Screening-Programmen hereditärer Erkrankungen

Unter einem genetischen Bevölkerungsscreening versteht man die Reihenuntersuchung bestimmter Personengruppen hinsichtlich krankheitsrelevanter Genotypen. Ziel ist die Einleitung präventiver Maßnahmen bei noch asymptomatischen Anlageträgern spätmanifester Krankheiten (prädiktive Testung) oder die Familienplanung bei heterozygoten Anlageträgern schwerer (frühmanifester) autosomal-rezessiver oder X-chromosomal-rezessiver Krankheiten (Heterozygotentest) (Propping 2006). Für Screeningprogramme eignen sich bei erblich bedingten Erkrankungen insbesondere autosomal-rezessive Formen, die durch eine hohe Heterozygotenfrequenz in einer Bevölkerungsgruppe und einen schweren Krankheitsverlauf gekennzeichnet sind (Tab. 5).

Die Rolle der Genetik in der Medizin hat sich gewandelt. Durch die zunehmende Charakterisierung von Krankheitsdispositionen und die technischen Möglichkeiten ihrer einfachen und sicheren Identifizierung entsteht der Wunsch nach umfassenderen präventiven Ansätzen. Die Integration genomischen Wissens in die öffentliche Gesundheitsvorsorge wird im angloamerikanischen Raum unter dem Begriff **Public Health Genomics,** Public Health Genetics oder Community Genetics zusammengefasst und meint die «Nutzung von Fortschritten der Genetik in Gesundheitsförderung und Krankheitsvorsorge als organisierte gesellschaftliche Aufgabe» (Bellagio Statement 2006). Hierunter fallen insbesondere klinisch-genetische Untersuchungsprogramme mit präventiver Zielsetzung wie das Neugeborenen-Screening, das Anlageträger-Screening auf Stoffwechselerkrankungen oder das Kaskaden-Screening in Familien mit erblichen Tumorerkrankungen.

Voraussetzung ist die Verfügbarkeit eines einfachen, preiswerten und zuverlässigen Testverfahrens sowie die Berücksichtigung psychosozialer und ethischer Gesichtspunkte (Richtlinie GEKO 2012, ESHG 2003). Die Diagnostik basiert dabei meist auf der gezielten Untersuchung eines bestimmten Genotyps. Ein Screening zahlreicher oder gar aller Erbanlagen einer Person mittels Exom-Sequenzierung bzw. durch den Einsatz von Gen-Panels («Targeted Exon Sequencing») wird allerdings durch die Verfügbarkeit neuer Methoden der Hochdurchsatz-Sequenzierung («**Next-Generation-Sequencing**», NGS) bereits in die klinisch-genetische Diagnostik implementiert und stellt die Medizin vor völlig neue Herausforderungen in der Beschreibung und Vermittlung von genetisch bedingten Krankheitsrisiken (Blow 2007, Leopoldina 2010. GfH 2013a, BBAW 2013).

Wenn beide Partner eines Paares heterozygote Anlageträger einer schweren, nicht der nur schlecht behandelbaren autosomal-rezessiven Erkrankung sind, kann eine **Pränataldiagnostik** angeboten werden. Auf diese Weise möchte man der Geburt erkrankter Nachkommen vorbeugen, noch bevor ein erstes betroffenes Kind die Heterozygotie der Eltern hat offensichtlich werden lassen. Der Begriff Prävention wird hier in einer extremen Auslegung als Vermeidung Betroffener verstanden. In manchen Ländern des Mittelmeerraums wird ein **Screening auf Anlageträgerschaft** für die Thalassämie allen Paaren mit Kinderwunsch empfohlen, da die hohe Heterozygotenfrequenz in der Bevölkerung zu einer großen Anzahl Betroffener führte, deren adäquate Therapie (Bluttransfusionen) die finanziellen und logistischen Möglichkeiten überforderte

Tabelle 5: Übersicht ausgewählter Screeningprogramme

Erkrankung	Erbgang	Land	Zielgruppe	Heterozygotenfrequenz	Häufigkeit d. manifesten Krankheit	Zielsetzung
Thalassämie	AR	Mittelmeerraum u.a.	Eltern mit Kinderwunsch**		bis 1:7	weniger Betroffene
Tay-Sachs	AR	Israel (Ashkenazi Juden)	Eltern mit Kinderwunsch**	1:30	1:3600	weniger Betroffene
Mukoviszidose	AR	USA	Eltern mit Kinderwunsch**	1:25	1:2500	weniger Betroffene
Sichelzellanämie	AR	USA (Afro-Amerikaner)	Neugeborene***	bis 1:7	bis 1:250	Vorsorge/Therapie
Phenylketonurie	AR	Deutschland u.a.	Neugeborene***	1:50	1:10 000	Vorsorge (Diät)
Hämochromatose	AR	Deutschland*	Erwachsene***	1:10	selten	Vorsorge (Art?)
Hypercholesterinämie	AD	Niederlande u.a.	Verwandte eines Betroffenen	1:500	häufig	Vorsorge (Statine)

* ehemaliges Pilotprojekt in Hannover; **Untersuchung des Heterozygotenstatus;
*** homozygot Betroffene in der Gesamtbevölkerung.

(Cao 2002). In Israel werden Screeninguntersuchungen auf mehrere schwere, nicht-behandelbare, angeborene Stoffwechselstörungen durchgeführt (Tay-Sachs, Morbus Gaucher), da diese bei Ashkenazi-Juden eine hohe Inzidenz aufweisen (Gason et al. 2003). In gleicher Absicht wird Paaren mit Kinderwunsch in den USA derzeit ein Heterozygotentest bezüglich der Zystischen Fibrose (Mukoviszidose) angeboten. Mittels NGS-basierter Methoden ist aber bereits jetzt prinzipiell ein Verfahren zum präkonzeptionellen Heterozygoten-Screening auf alle bekannten rezessiv erblichen Krankheiten verfügbar (Bell 2011).

Ein anderer Ansatz des Bevölkerungsscreenings ist die rechtzeitige Identifizierung noch **asymptomatischer Betroffener**, um durch vorbeugende Maßnahmen den Krankheitsverlauf günstig zu beeinflussen. Die mögliche Vermeidung der Krankheitsmanifestation rechtfertigt Maßnahmen wie das schon erwähnte Neugeborenen-Screening bezüglich der Phenylketonurie, daneben existieren beispielsweise Screeningprogramme für die Sichelzellanämie und die Galaktosämie. Auch heute noch bleiben viele Anlageträger für **erbliche Tumorsyndrome** unerkannt, da die Eigen- und Familiengeschichte unauffällig ist, die Familiengeschichte nicht adäquat erhoben und interpretiert wird oder keine leitliniengerechte molekulargenetische Abklärung bei Verdachtsfällen erfolgt (van Lier 2009). Die auf NGS-Basis entwickelten Gen-Panels erlauben ein sensitives Screening aller bekannten Gene für beispielsweise die verschiedenen bekannten monogene Formen des erblichen Darmkrebses (Pritchard 2012). Als Fernziel dieses Ansatzes könnte ein Screening-Angebot an die Allgemeinbevölkerung anvisiert werden, um auch asymptomatische Hochrisikopersonen ohne auffällige Eigen- und Familienanamnese rechtzeitig zu identifizieren und präventiven Maßnahmen zuzuführen.

Ausgehend von den Niederlanden wurde in den letzten Jahren in mehreren Ländern ein Screening-Verfahren zur Idientifizierung von Anlageträgern für die autosomal-dominant erbliche **familiäre Hypercholesterinämie** (FH) etabliert. Es handelt sich mit einer Prävalenz von etwa 1:500 um eine der häufigsten erblichen Krankheiten. Durch die deutlich erhöhten Cholesterinspiegel im Blut besteht unbehandelt ein hohes Risiko für kardiovaskuläre Komplikationen (z.B. Herzinfarkte), einhergehend mit einer hohen Morbidität und Mortalität. Bei klinisch-laborchemisch gesicherter Diagnose lässt sich in etwa 80 % eine ursächliche Mutation in den Genen *LDLR*, *APOB* oder *PCSK9* nachweisen. Obwohl insbesondere mit den Statinen eine effektive präventive Medikation zur Verfügung steht, werden vermutlich weniger als 25 % der Anlageträger erkannt. Ziel des als Kosten-effektiv eingeschätzen **Kaskaden-Screenings** bei der FH ist es, die erstgradig verwandten Angehörigen einer betroffenen Person (Index-Patient) – und im Falle auffälliger Befunde kaskadenartig zweit- und drittgradig Verwandte – systematisch über die FH zu informieren und ggf. prädiktiv zu testen (O'Kane 2012). Hierfür kommt eine Kombination aus Cholesterin-Bestimmung und genetischer Testung zum Einsatz. Kritische Punkte sind die Strategien zur Identifizierung der Indexpersonen und die Art der Kontaktaufnahme mit den Angehörigen.

Die Problematik präventiver molekulargenetischer Diagnostik soll am Beispiel der **hereditären Hämochromatose** – einer angeborenen Eisenspeicherkrankheit – erläutert werden. Bei über 90 % der Betroffenen lässt sich im HFE-Gen die Mutation C282Y in homozygotem Zustand nachweisen, etwa jede 400. Person ist homozygoter oder compound-heterozygoter Mutationsträger. Durch eine zunehmende Eisenspeicherung entwickeln sich bei der klinisch manifesten Form im Laufe des 4. bis 6. Lebensjahrzehnts schwere Organschäden (Leberzirrhose, Diabetes mellitus, Herzerkrankungen), die unbehandelt die Lebenserwartung deutlich senken. Bei einer rechtzeitig begonnenen, billigen und nebenwirkungsfreien prophylaktischen Therapie (Aderlässe) hat die Hämochromatose eine sehr gute Prognose; klinische Symptome treten nicht auf. Ein Mutationsscreening zur gezielten Einleitung präventiver Aderlässe bei asymptomatischen homozygoten Anlageträgern erscheint somit vielversprechend und wurde unter anderem auch in einem deutschen Modellprojekt realisiert (Sturmann et. al 2005, Meyer 2001), ist aber wegen der vermutlich niedrigen Penetranz der Mutationen umstritten: Die Angaben zum Erkrankungsrisiko bei homozygoten Anlageträgern schwanken in der Literatur zwischen 1 und 70 % (Beutler 2003). Das heißt, Mutationen im HFE-Gen sind zwar sehr häufig, viele, wenn nicht die meisten homozygoten Anlageträger werden aber niemals erkranken (Tab. 2). Da keine prognostischen Kriterien zur Vorhersage der Krankheitsmanifestation bei Homozygoten bekannt sind, wird ein Bevölkerungsscreening in den USA derzeit nicht empfohlen (National Center for Chronic Disease Prevention and Health Promotion, USA). Neben dem klinischen Nutzen ist hierbei auch die Kosten-Effizienz verschiedener Screening-Strategien zu berücksichtigen.

Angesichts der besonderen Natur genetischer Screeningverfahren und der mit ihnen einhergehenden Probleme (versicherungsrechtliche Fragen, psychosoziale Auswirkungen, unterschiedliche Penetranz, mangelnde humangenetische Beratungskapazität) hatte sich die Bundesärztekammer in Deutschland gegen prädiktive molekulargenetische Reihenuntersuchungen ausgesprochen (Bundesärztekammer 2003). Unter bestimmten Voraussetzung werden genetische Screening-Programme und eine entsprechende wissenschaftliche Begleitforschung inzwischen aber durchaus positiv bewertet (Leopoldina 2010, GEKO 2012)

Präventive Aspekte der Pränatalmedizin

Der vorgeburtlichen Diagnostik steht heute ein differenziertes Spektrum nicht-invasiver (z.B. Ultraschall) und invasiver (z.B. Fruchtwasseruntersuchung = Amniozentese, Chorionzottenbiopsie) Verfahren zur Verfügung. Sie orientiert sich an den Richtlinien zur pränatalen Diagnostik der Bundesärztekammer (Bundesärztekammer 1998b). Die zunehmende Inanspruchnahme der **Pränataldiagnostik** (invasive Methoden erfolgen bei ca. jeder zehnten Schwangerschaft) hat eine veränderte Wahrnehmung des werdenden Kindes zur Folge und verlangt den Eltern heute in zunehmendem Maß Entscheidungen über den Umfang diagnostischer Bemühungen und die Konsequenzen auffälliger Befunde ab.

Bei der **Präimplantationsdiagnostik** (PID) erfolgt die Untersuchung des durch extrakorporale Befruchtung gezeugten Embryos auf bestimmte genetische Veränderungen (zahlenmäßige Chromosomenstörungen, einzelne monogene Erkrankungen) und die Auswahl nicht betroffener Embryonen vor der Implantation in den Uterus.

Für die Durchführung der Präimplantationsdiagnostik (PID) besteht inzwischen eine gesetzliche Grundlage, das am 8.12.2011 in Kraft getretene Präimplantationsdiagnostikgesetz (PräimpG) als Bestandteil (§ 3a) des neuen Embryonenschutzgesetzes. Danach kann eine PID in Deutschland in Anspruch genommen werden, wenn bei zukünftigen Kindern ein hohes Risiko für eine schwerwiegende erbliche Krankheit besteht. Es geht somit in erster Linie um frühmanifeste monogene Erkrankungen und erbliche Chromosomenstörungen (Translokationen). Die inzwischen erarbeitete und beschlossene Rechtsverordnung zum Gesetz (PIDV), in der unter anderem die Zahl und Voraussetzungen für die Zulassung der PID-Zentren und die Zusammensetzung der interdisziplinären Ethikkommissionen geregelt wird, tritt am 1.2.2014 in Kraft; bis dahin wird eine PID in Deutschland praktisch wohl so gut wie nicht durchgeführt. Ob die Ethikkommissionen zukünftig einer PID bei eher spätmanifesten Erkrankungen wie den erblichen Tumorsyndromen oder neurodegenerativen Erkrankungen zustimmen werden, ist derzeit noch nicht abzusehen.

Für nur wenige Erkrankungen existieren derzeit vorgeburtliche (präventive) Behandlungsmöglichkeiten (wie z.B. AGS, Bluttransfusionen oder die Behebung einer Urethralstenose zur Prophylaxe einer Hydronephrose). Pränataldiagnostische Maßnahmen haben deshalb bei Erhebung pathogener Befunde meist einen Schwangerschaftsabbruch – also die Vermeidung betroffener Kinder – zur Folge. Rechtliche Grundlage hierfür ist die medizinische Indikation des § 218a Abs. 2 StGB, der auf die aktuelle oder zu befürchtende körperliche oder seelische Gesundheitsbelastung der Schwangeren abstellt.

Der häufigste Grund für die Inanspruchnahme einer **Amniozentese** ist das sogenannte «Altersrisiko» bei Spätgebärenden: Mit zunehmendem Alter der Frau steigt das Risiko für das Auftreten einer zahlenmäßigen Chromosomenstörung – insbesondere einer Trisomie – bei ihren zukünftigen Kindern (**Abb. 2**). Da die meisten numerischen Chromosomenaberrationen mit dem Leben nicht vereinbar sind, spielt die **Trisomie 21** (Down-Syndrom) praktisch die größte Rolle. Die pränatale Diagnose einer Trisomie 21 führt in etwa 90 % der Fälle zum Abbruch der Schwangerschaft. Zur Vermeidung des Fehlgeburtenrisikos der Amniozentese wird nun auch ein erstes nicht-invasives, aber ethisch kontrovers diskutiertes Verfahren eingeführt (**nicht-invasive Pränataldiagnostik** = NIPD), bei dem die pränatale Diagnostik einer fetalen Trisomie 21 allein aus mütterlichem Blut möglich ist (GfH 2013b; Klinkhammer 2013).

Aufgrund der zunehmenden Ergänzung oder Ablösung der konventionellen Chromosomenanalyse durch die hochauflösende Array-Diagnostik («**molekulare Karyotypisierung**») können nun auch submikroskopische chromosomale Aberrationen vorgeburtlich erkannt werden. Das sensitive genomweite pränatale Screening auf Mikrodeletionen bei bestimmten medizinischen Indikationen wird unter Umständen auch mit einer erhöhten Rate prädiktiver Zufallsbefunde und prognostisch unklarer Aberrationen einhergehen (Evangelidou 2013). Bei einer steigenden Zahl monogen erblicher Krankheiten ist die genetische Ursache geklärt und damit eine sichere Pränataldiagnostik in betroffenen Familien möglich, soweit die zu Grunde liegenden Mutationen bei den Eltern oder betroffenen Geschwistern identifiziert werden.

Die kausale Beteiligung und quantitative Bedeutung genetischer Faktoren an angeborenen Störungen sowie die **Aussagekraft vorgeburtlicher Untersuchungen** werden häufig überschätzt. Sonografisch lassen sich ausschließlich morphologische Veränderungen ab einem gewis-

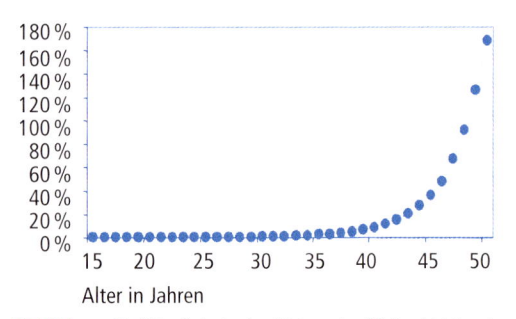

Abbildung 2: Häufigkeit der Trisomie 21 in Abhängigkeit vom Alter der Mutter zum Zeitpunkt der Geburt des Kindes («Altersrisiko») (nach Cuckle et al. 1987)

sen Schweregrad darstellen. Zahlreiche Fehlbildungen und Verhaltensauffälligkeiten haben darüber hinaus exogene, multifaktorielle bzw. unbekannte Ursachen und entziehen sich damit jeder gezielten genetischen Diagnostik. Die humangenetische Schwangeren- bzw. Paarberatung kann in vielen Fällen unbegründete Befürchtungen hinsichtlich genetischer Risiken (z.B. teratogene oder fetotoxische Auswirkungen nach diagnostischer Strahlenbelastung bzw. Medikamenteneinnahme) beseitigen und zu einer Fortsetzung der Schwangerschaft ermutigen. Daneben beeinflusst sie in von erblich bedingten Krankheiten betroffenen Familien den Kinderwunsch durch eine realistische Einschätzung des Wiederholungsrisikos und das Aufzeigen möglicher pränataler Untersuchungen. Die umfassende Information über Ausprägung und Verlauf genetisch (mit-)bedingter Erkrankungen bzw. Syndrome kann sich auf das Austragen einer Schwangerschaft und weiteren Kinderwunsch positiv auswirken. Die gezielte Steuerung des reproduktiven Verhaltens im Sinne einer eugenischen Zielsetzung hat heute in der Medizin allerdings keine Bedeutung mehr.

Multifaktorielle Erkrankungen/ SNP-basierte Risikoprofile

Die häufigen Erkrankungen des Menschen in den modernen, industrialisierten Ländern («**Volkskrankheiten**») wie Diabetes mellitus, arterieller Hypertonus, Adipositas oder Morbus Alzheimer sind keine erblichen Krankheiten im engeren Sinne (monogen), sondern **multifaktoriell** bedingt. Aufgrund ihrer Verbreitung, hohen Morbidität und aufwendigen Behandlung stehen sie im Mittelpunkt präventiver Überlegungen.

Neuere Forschungsansätze – insbesondere genomweite Assoziationsstudien («GWAS») – haben Veränderungen in zahlreichen Genen (**Suszeptibilitätsgene**) mit einer erhöhten Disposition für Krankheiten oder Krankheitsgruppen aus dem multifaktoriellen Spektrum kausal in Verbindung gebracht (Tab. 1). Es handelt sich hier meist um Missense-Varianten bzw. Polymorphismen – d.h. einen Basenaustausch oder Single Nucleotide Polymorphism (SNP) – in einzelnen bzw. pathophysiologisch miteinander verknüpften Gengruppen, die allein nur eine geringe oder keine pathogene Bedeutung haben, beim Zusammenspiel aber möglicherweise zu einer spezifischen Risikoerhöhung für bestimmte Erkrankungen führen oder die Wirkung von Medikamenten spezifisch beeinflussen (Pharmakogenetik). Durch die Ermittlung krankheitsspezifischer molekularer Muster (SNP-basierter Risikoprofile) erhofft man sich eine Vorhersage individueller Krankheitsrisiken, einhergehend mit der Empfehlung gezielter präventiver Maßnahmen.

Die Aufklärung der verantwortlichen Gene und moderne molekulargenetische Ansätze (z.B. Chip/Array-Technologie; Next-Generation-Sequencing) ermöglichen die zunehmend einfachere und genomweite Untersuchung zahlreicher Genvarianten. Im Zuge der Kommerzialisierung auf dem Gebiet krankheitsbezogener Gentests wird inzwischen von privaten Labors – z.T. auch über das Internet – die Untersuchung SNP-basierter Risikokonstellationen (z.B. für Osteoporose, Krebs, kardiovaskuläre Erkrankungen und Morbus Alzheimer bis hin zu «Anti-Aging», Alkohol- und Drogenabhängigkeit oder «Gen Check gesamt») zur Abschätzung individueller Krankheitsrisiken häufig unkritisch angeboten (unter dem Motto: «Nur wer sein Risiko kennt, kann vorbeugen»). Das Wissen um Dispositionsallele und deren Konsequenzen ist heute allerdings noch sehr begrenzt und beruht meist auf bestimmten Assoziationen in großen Kollektiven. Die bisherigen Befunde können insgesamt nur einen kleinen Teil der erblichen Komponente mulitfaktorieller Erkrankungen erklären («Missing heritability»). Die mittelfristigen Forschungsbemühungen werden deshalb voraussichtlich besonders die Identifizierung mäßig penetranter, seltener Varianten mittels Next-Generation-Sequencing-Technologien fokussieren (Manolio et al. 2009; Tennessen 2012).

Die Identifizierung niedrig-penetranter Risikoallele ist somit derzeit vor allem ein wichtiger Ansatz der Grundlagenforschung, um die zugrunde liegende Pathophysiologie der Krankheitsbilder weiter aufzuklären. Ob eine molekulargenetisch basierte individuelle Risikoeinschätzung bezüglich häufiger Volkskrankheiten zukünftig eine nennenswerte klinische Bedeutung erlangen wird, ist zum gegenwärtigen Zeitpunkt unklar (Khoury et al. 2010; Nöthen 2013). Beim aktuellen Wissensstand lassen sich aus den erhobenen Befunden in der Regel keine spezifischen Konsequenzen hinsichtlich therapeutischer bzw. präventiver Optionen ableiten, sodass eine Routinediagnostik gegenwärtig nicht gerechtfertigt ist. Screeninguntersuchungen im Hinblick auf SNP-basierte Risikokonstellationen sollten nur durchgeführt werden, wenn klare Genotyp-Phänotyp-Zusammenhänge bestehen und eine effektive sowie risikolose Prävention verfügbar ist. Indikationen hierzu sollten durch Fachgremien, z.B. die Bundesärztekammer, untermauert sein (GfH 2004).

Ein Projekt zur umfassenden und spezifischen analytischen Evaluierung genetischer Tests, wie sie insbesondere für die Untersuchung genetischer Risikomarker multifaktorieller (komplexer) Krankheiten bzw. im Bereich einer Genom-basierten öffentlichen Gesundheitsfürsorge (Public Health Genomics) zu fordern ist, stellt das ACCE-Modell (Analytic validity; Clinical validity; Clinical utility; Ethical, legal, and social implications) dar (www.cdc.gov).

Prüfungsfragen

1. Was ist der Unterschied zwischen monogenen und multifaktoriellen Erkrankungen?
2. Was versteht man unter einer erblichen Krebsdisposition?
3. Was versteht man unter dem Begriff der prädiktiven (präsymptomatischen) Diagnostik und an welche Voraussetzungen ist sie gebunden?
4. Warum sind intensivierte präventive Maßnahmen bei bestimmten erblichen Tumordispositionserkrankungen sinnvoll?
5. Was versteht man unter den Begriffen Penetranz und Heterozygotentest?
6. Worin bestehen präventives Potenzial und präventive Risiken bei den hereditären Thrombophilien?
7. Erläutern Sie an einigen Beispielen Präventionsstrategien bei metabolischen Erkrankungen.
8. Was versteht man unter einem SNP-basierten Risikoprofil und welcher Stellenwert kommt ihm in der aktuellen molekulargenetischen Routinediagnostik zu?
9. Beschreiben Sie den präventiven Charakter der vorgeburtlichen Diagnostik; nennen Sie häufige Gründe für die Inanspruchnahme einer invasiven Pränataldiagnostik.
10. Welchen Beitrag leistet die Humangenetik hinsichtlich präventivmedizinischer Zielsetzungen?

Zitierte Literatur

Aretz, S. (2010): Differentialdiagnostik und Früherkennung hereditärer gastrointestinaler Polyposis-Syndrome. Deutsches Ärzteblatt 107, 163–173.

Aretz, S./Propping, P./Nöthen, M.M. (2006): Indikatoren zur molekulargenetischen Diagnostik bei erblichen Krankheiten. Zertifizierte medizinische Fortbildung. In: Deutsches Ärzteblatt 103, A550–560.

Ayuso, C./Milla, J.M./Manchen, M./Rafael Dal-Re, R. (2013): Informed consent for whole-genome sequencing studies in the clinical setting. Proposed recommendations on essential content and process. Eur J Hum Genet, Jan 16. doi: 10.1038/ejhg.2012.297. [Epub in Vorbereitung]

BBAW (berlin-brandenburgische Akademie der Wissenschaften), Ropers, H.H./Rieß, O./Schülke, M./Schulze-Bahr, E./Steinberger, D./Wienker, T.F. (2013): Neue Sequenzierungstechniken: Konsequenzen für die genetische Krankenversorgung, Vorabdruck. http://www.bbaw.de/startseite_dateien/ stellungnahme-sequenzierungstechniken.

Bell, C.J./Dinwiddie, D.L./Miller, N.A./Hateley, S.L./Ganusova, E.E./Mudge, J./Langley, R.J./Zhang, L./Lee, C.C./Schilkey, F.D./Sheth, V./Woodward, J.E./Peckham, H.E./Schroth, G.P./Kim, R.W./Kingsmore, S.F. (2011): Carrier Testing for Severe Childhood Recessive Diseases by Next-Generation Sequencing. Sci Transl Med. 3, 65ra4.

Bellagio statement: Burke, W./Khoury, M.J./Stewart, A./Zimmern, R.L./Bellagio Group. (2006): The path from genome-based research to population health: development of an international public health genomics network. Genet Med, 8, 451–458.

Berufsverband Medizinische Genetik e.V. (1990): Stellungnahme zu einem möglichen HeterozygotenScreening bei zystischer Fibrose. medgen 2, 6.

Beutler, E. (2003): The HFE Cys282Tyr mutation as a necessary but not sufficient cause of clinical hereditary hemochromatosis. Blood 101, 3347–3350.

Blow, N. (2007): The personal side of genomics. Nature 449, 627–630.

Bundesärztekammer (1998a): Richtlinien zur Diagnostik der genetischen Disposition für Krebserkrankungen. Deutsches Ärzteblatt 95, A1396–A1403.

Bundesärztekammer (1998b): Richtlinien zur pränatalen Diagnostik von Krankheiten und Krankheitsdispositionen. Deutsches Ärzteblatt 95, A3236–A3242.

Bundesärztekammer (2003): Richtlinien zur prädiktiven genetischen Diagnostik. Deutsches Ärzteblatt 100, A1297–A1305.

Cao A. (2002). Carrier screening and genetic counselling in beta-thalassemia. Int J Hematol. 76 Suppl 2, 105–13.

Clericuzio, C.L. (1999): Recognition and management of childhood cancer syndromes: a systems approach. American Journal of Medical Genetics 89, 81–90.

Deutsche Gesellschaft für Humangenetik e.V. (GfH) (2013a): Stellungnahme der Deutschen Gesellschaft für Humangenetik zu genetischen Zusatzbefunden in Diagnostik und Forschung. http://gfhev.de/de/leitlinien/LL_und_Stellungnahmen/2013_05_28_Stellungnahme_zu_genetischen_Zufllsbefunden.pdf

Deutsche Gesellschaft für Humangenetik e.V. (GfH) (2013b): Stellungnahme der Deutschen Gesellschaft für Humangenetik (GfH) zur Analyse fetaler DNA aus dem mütterlichen Blut. http://gfhev.de/de/leitlinien/LL_und_Stellungnahmen/2012_11_12_GfH_Stellungnahme_Analyse_fetale_DNA.pdf

Deutsche Gesellschaft für Humangenetik e.V. (GfH), Berufsverband Deutscher Humangenetiker e.V. (BVDH). (2011): S2-Leitlinie Humangenetische Diagnostik und genetische Beratung. Medgen 23, 281–323.

Deutsche Gesellschaft für Humangenetik e.V. (GfH) (2004): Stellungnahme zur genetischen Diagnostik auf Dispositionsfaktoren für multifaktoriell bedingte Erkrankungen und Entwicklungsstörungen sowie Medikamentenreaktionen. Med. Genetik 16, 115–117.

Engel, C./Rahner, N./Schulmann, K./Holinski-Feder, E./Goecke, T.O./Schackert, H.K./Kloor, M./Steinke, V./Vogelsang, H./Möslein, G./Görgens, H./Dechant, S./von Knebel Doeberitz, M./Rüschoff, J./Friedrichs, N./Büttner, R./Loeffler, M./Propping, P./Schmiegel, W./German HNPCC Consortium. (2010): Efficacy of Annual Colonoscopic Surveillance in Individuals With Hereditary Nonpolyposis Colorectal Cancer. Clin Gastroenterol Hepatol, 174–182.

ESHG (2003): Population genetic screening programmes: technical, social and ethical issues. European Journal of Human Genetics.

Evangelidou, P./, Alexandrou A, Moutafi M, Ioannides M, Antoniou P, Koumbaris G, Kallikas I, Velissariou V, Sismani C, Patsalis PC. (2013): Implementation of High Resolution Whole Genome Array CGH in the Prenatal Clinical Setting: Advantages, Challenges, and Review of the Literature. Biomed Res Int (doi: 10.1155/2013/346762. Epub 2013 Mar 4)

Gason, A.A./Sheffield, E./Bankier, A./Aitken, M.A./Metcalfe, S./Barlow Stewart, K./Delatycki, M.B. (2003): Evaluation of a Tay-Sachs disease screening program. Clinical Genetics 63, 386–392.

GEKO (Gendiagnostik-Kommission) (2012): Richtlinie der Gendiagnostik-Kommission (GEKO) für die Anforderungen an die Durchführung genetischer Reihenuntersuchungen gemäß § 23 Abs. 2 Nr. 6 GenDG. Bundesgesundheitsbl 2013, 56, 321–324

Järvinen, H.J. (1992): Epidemiology of familial adenomatous polyposis in Finland: impact of family screening on the colorectal cancer rate and survival. Gut 33, 357–360.

Johnston, J.J./Rubinstein,W.S./Facio, F.M./Ng, D./Singh, L.N./Teer, J.K./Mullikin, J.C./Biesecker, L.G. (2012): Secondary Variants in Individuals Undergoing Exome Sequencing: Screening of 572 Individuals Identifies High-Penetrance Mutations in Cancer-Susceptibility Genes. Am J Hum Genet 91, 97–108.

Jungck, M. / Propping, P. (2001): Humangenetische Beratung bei erblichen Tumordispositionserkrankungen. In D. Ganten,/K. Ruckpaul: Molekularmedizinische Grundlagen von hereditären Tumorerkrankungen. Heidelberg, Berlin: Springer.

Khoury, MJ. / Evans, J. / Burke, W. (2010): A reality check for personalized medicine. Nature 464, 680.

Leopoldina, Nationale Akademie der Wissenschaften (2010): Prädiktive genetische Diagnostik als Instrument der Krankheitsprävention. Deutsche Akademie der Naturforscher Leopoldina – Nationale Akademie der Wissenschaften.

Klinkhammer, G. / Richter-Kuhlmann, E. (2013): PRAENATEST – Kleiner Test, große Wirkung. Deutsches Ärzteblatt, 110, A 166–A 168.

Lijfering, WM. / Brouwer, JL. / Veeger, NJ. / Bank, I. / Coppens, M. / Middeldorp, S. / Hamulyák, K. / Prins, MH. / Büller, HR. / van der Meer J. (2009): Selective testing for thrombophilia in patients with first venous thrombosis: results from a retrospective family cohort study on absolute thrombotic risk for currently known thrombophilic defects in 2479 relatives. Blood 113, 5314–5322.

Lindor NM, McMaster ML, Lindor CJ, Greene MH. (2008): Concise handbook of familial cancer susceptibility syndromes - second edition. Journal of the National Cancer Institute, 38, 1-93.

Manolio, T.A. / Collins, FS. / Cox, N.J. / Goldstein, D.B. / Hindorff, L.A. / Hunter, D.J. / McCarthy, M.I. / Ramos, E.M. / Cardon, L.R. / Chakravarti, A. / Cho, J.H. / Guttmacher, A.E. / Kong, A. / Kruglyak, L. / Mardis, E. / Rotimi, C.N. / Slatkin, M. / Valle, D. / Whittemore, A.S. / Boehnke, M. / Clark, A.G. / Eichler, E.E / Gibson, G. / Haines, J.L. / Mackay, T.F. / McCarroll, S.A. / Visscher, P.M. (2009): Finding the missing heritability of complex diseases. Nature 461(7265), 747–753.

Meyer, R. (2001): Hämochromatose: Ist ein Screening mittels Gentest sinnvoll? Deutsches Ärzteblatt 98, A672–A673.

Nöthen, M.M. / Propping, P. (2013): Aufklärung genetischer Faktoren bei Volkskrankheiten. Deutsches Ärzteblatt, 110, 329–330.

O'Kane, M.J. / Menown, I.B. / Graham, I. / Maher, V. / Tomkin, G. / Nicholls, P. / Graham, C. (2012): The detection of heterozygous familial hypercholesterolemia in Ireland. Adv Ther, 29, 456–463.

Pritchard, C.C. / Smith, C. / Salipante, S.J. / Lee, M.K. / Thornton, A.M. / Nord, A.S. / Gulden, C. / Kupfer, S.S. / Swisher, E.M. / Bennett, R.L. / Novetsky, A.P. / Jarvik, G.P. / Olopade, O.I. / Goodfellow, P.J. / King, M-C. / Tait, J.F. / Walsh, T. (2012): ColoSeq Provides Comprehensive Lynch and Polyposis Syndrome Mutational Analysis Using Massively Parallel Sequencing. J Mol Diagn, 14, 357–366.

Propping, P. / Aretz, S. / Schumacher, J. (2006): Prädiktive genetische Testverfahren: Medizinischnaturwissenschaftliche Aspekte. In: Deutsches Referenzzentrum für Ethik in den Biowissenschaften (Hg.): Ethik in den Biowissenschaften – Sachstandsberichte des DRZE, Bd. 2: Prädiktive genetische Testverfahren. Naturwissenschaftliche, rechtliche und ethische Aspekte. München: Karl Alber.

Rahner, N. / Steinke, V. (2008): Erbliche Krebserkrankungen. Deutsches Ärzteblatt 105, 706–713.

Rogowski, WH. (2009): The cost-effectiveness of screening for hereditary hemochromatosis in Germany: a remodeling study. Med Decis Making 29:224-38.

Pox, C. / Aretz, S. / Bischoff, S.C. / Graeven, U. / Hass, M. / Heußner, P. / Hohenberger, W. / Holstege, A. / Hübner, J. / Kolligs, F. / Kreis, M. / Lux, P. / Ockenga, J. / Porschen, R. / Post, S. / Rahner, N. / Reinacher-Schick, A. / Riemann, J.F. / Sauer, R. / Sieg, A. / Scheppach, W. / Schmitt, W. / Schmoll, H.J. / Schulmann, K. / Tannapfel, A. / Schmiegel, W. (2013): S3-Leitlinie Kolorektales Karzinom. Z Gastroenterol (in Druck); www.dgvs.de/2638.php

Segal, JB. / Brotman, DJ. / Necochea, AJ. / Emadi, A. / Samal, L. / Wilson, LM. / Crim, MT. / Bass, EB. (2009): Predictive value of factor V Leiden and prothrombin G20210A in adults with venous thromboembolism and in family members of those with a mutation: a systematic review. JAMA 301, 2472-2485. Review.

Stuhrmann, M. / Strassburg, C. / Schmidtke, J. (2005): Genotype-based screening for hereditary haemochromatosis. I: Technical performance, costs and clinical relevance of a German pilot study. Eur J Hum Genet 13, 69–78.

Tennessen, J.A. / Bigham, A.W. / O'Connor, T.D. / Fu, W. / Kenny, E.E. / Gravel, S. / McGee, S. / Do, R. / Liu, X: / Jun, G. / Kang, H.M. / Jordan, D. / Leal, S.M. / Gabriel, S. / Rieder, M.J. / Abecasis, G. / Altshuler, D. / Nickerson, D.A. / Boerwinkle, E. / Sunyaev, S. / Bustamante, C.D. / Bamshad, M.J. / Akey, J.M. / Broad, G.O. / Seattle, G.O. (2012): Evolution and functional impact of rare coding variation from deep sequencing of human exomes. Science 337(6090), 64-69.

Van Lier, M.G.F./De Willt, J.H.W./Wagemakers, J.J.M.F./Dinjens, W.N.M./Damhuis, R.A.M./Wagner, A./Kuipers, E.J./van Leerdam, M.E. (2009): Underutilization of microsatellite instability analysis in colorectal cancer patients at high risk for Lynch syndrome. Scand J Gastroenterol 44, 600-604

Witt, I. (1998): APC-Resistenz (Faktor-V-Mutation). Deutsches Ärzteblatt 95, A2316–A2323.

Leseempfehlungen

Ganten, D./Ruckpaul, K. (Hg.) (2001): Molekularmedizinische Grundlagen von hereditären Tumorerkrankungen. Heidelberg, Berlin: Springer.

Gigerenzer, G. (2009): Das Einmaleins der Skepsis. Über den richtigen Umgang mit Zahlen und Risiken. Berliner Taschenbuch Verlag.

Vogel, F./Motulsky, A. (1997): Human Genetics. Problems and Approaches, Third Edition. Heidelberg, Berlin: Springer.

King, R./Rotter, J./Motulsky A. (Hg.) (2002): The Genetic Basis of Common Diseases. Second Edition, Oxford University Press.

Müller-Röber, B./Boysen, M./Fehse, B./Hucho, F./Köchy, K./Reich, J./Rheinberger, H.J./Ropers, H.H./Sperling, K./Wobus, A.M. (2009): Zweiter Gentechnologiebericht. Analyse einer Hochtechnologie in Deutschland. Berlin-Brandenburgische Akademie der Wissenschaften, Bd. 23, Forum W – Wissenschaftlicher Verlag, Dornburg.

Schwartz Cowan, R. (2008): Heredity and Hope: The Case for Genetic Screening. Harvard University Press.

4 Prävention psychosomatischer und psychischer Krankheiten

20 Prävention chronischer Stressbelastung

Johannes Siegrist und Olaf von dem Knesebeck

Was ist chronische Stressbelastung?

Der Begriff **Stress** zählt zu den am häufigsten gebrauchten, in die Alltagssprache übernommenen wissenschaftlichen Begriffen und ist dementsprechend unscharf und mehrdeutig. Es ist daher vordringlich, den mit dem Begriff bezeichneten Tatbestand genauer zu umschreiben, bevor seine Bedeutung für Gesundheit und Krankheit und die darauf bezogenen Maßnahmen der Prävention analysiert werden können. Während Stress in der Alltagssprache in der Regel mit Hektik, Zeitdruck oder einer besonderen Ereignisdichte in Zusammenhang gebracht wird, wird der Terminus in den Verhaltens- und Sozialwissenschaften sowie in den biomedizinischen Wissenschaften in einem umfassenderen Sinn verwendet.

Gegenstand der sozial-, verhaltens- und biowissenschaftlichen Stressforschung ist die Analyse von Bedingungen, die das normale **Funktionieren eines Systems gefährden**, sowie die Analyse der daraus resultierenden Folgen. In der physiologisch und psychobiologisch ausgerichteten Forschung steht der Organismus bzw. die erlebende und handelnde Person als System im Zentrum, in der sozialpsychologisch und soziologisch ausgerichteten Forschung richtet sich das Interesse auf das interpersonale System, das von mehreren Personen gebildet wird. Bedingungen, die das normale Funktionieren eines Systems gefährden, werden Stressoren genannt. Sie sind in der Regel von außen einwirkende Größen, können aber auch systemimmanent erzeugt werden. Die Gefährdung normalen Funktionierens ergibt sich aus der Tatsache, dass **Stressoren** die Kapazität des Systems zu interner Regulierung (Homöostase) bis zu dessen Grenzen herausfordern bzw. darüber hinaus wirkend überfordern. Dies bedeutet, dass die zur Bewältigung eingesetzten Ressourcen in der Regel nicht ausreichen, den normalen Funktionszustand des Systems infolge einer Stressor-Exposition wiederherzustellen.

Die unter diesen Bedingungen hervorgerufenen **Stressreaktionen** können aufgrund ihrer Dauer und Intensität den Organismus, das Erleben und Verhalten einer Person oder das Funktionieren eines sozialen Systems so nachhaltig beeinflussen, dass Abweichungen von bisher intakten Systemeigenschaften unausweichlich sind. Dieser Folgezustand wird mit dem Begriff **Allostase** bezeichnet (McEwen 1998). Im Organismus bezeichnet Allostase den dynamischen Prozess der Verschiebung von normalen (geregelten) zu abweichenden (krankheitswertigen) Funktionen, die sich zunehmend verfestigen und damit das System in einen neuen, kritischen Gleichgewichtszustand bringen.

Während der Prozess der Allostase allen durch Stressoren nachhaltig beeinflussten Systemen eigen ist, bildet der Bereich der sogenannten psychosozialen Stressoren den Hauptgegenstand der gesundheitswissenschaftlichen Stressforschung. Stärker als physikalische und chemische Umweltstressoren stehen dabei Stressoren der psychosozialen Umwelt im Vordergrund ihres gegenwärtigen Interesses, nicht nur wegen ihrer weiten Verbreitung und damit ihrer potenziell großen gesundheitspolitischen Bedeutung, sondern auch wegen beeindruckender Erkenntnisfortschritte der Grundlagenforschung und damit aufgeworfener neuer Fragestellungen (Le Doux 1996; Rensing et al. 2006; Weiner 1992).

Stressreaktionen auf erfahrene psychosoziale Stressoren stellen sich immer dann ein, wenn die exponierte Person eine Bedrohung oder den Verlust ihrer Kontrolle über die zu bewältigende Situation bzw. das durch sie angestrebte Handlungsziel befürchtet oder erlebt. **Kontrollbedrohung bzw. -verlust** ist somit die entscheidende Dimension der Stressreaktionen von Personen. Diese laufen auf den folgenden, wechselseitig interagierenden Ebenen ab:

1. auf der emotionalen und kognitiven Ebene von Affekt und Valenz (in der Regel negative Emotionen und Bewertung der Situation als bedrohlich)
2. auf der biologischen Ebene der Aktivierung des autonomen Nervensystems, des neuroendokrinen Systems und des Immunsystems (über sogenannte Stressachsen im Organismus [s.u.])
3. auf der Ebene motorischen Verhaltens (z.B. Kampf- oder Fluchtreaktionen).

Da die **Bewältigung von Stressoren** nicht allein von den Merkmalen des Stressors, sondern in weitreichender Weise von individuellen (Fähigkeiten, Vorerfahrungen etc.) und interpersonellen (Hilfeleistung durch nahestehende Personen etc.) Bedingungen abhängt, sind Stressvorgänge als **transaktionales Geschehen** zwischen System und Umwelt zu betrachten.

Zusammenfassend halten wir fest, dass Stressoren ein System (in der Regel eine Person mit ihrem biopsychosozialen Funktionsvermögen) bis zur Grenze seiner Anpassungs- oder Bewältigungsmöglichkeiten herausfordern bzw. über diese Grenze hinauswirkend bedrohen. Qualität und Intensität erfahrener Kontrollbedrohungen moderieren dabei die auf den erwähnten Ebenen ablaufenden Stressreaktionen, deren langfristige Folge die allostatische Transformation des betroffenen Systems bildet.

Im vorliegenden Beitrag wollen wir drei Fragen nachgehen: 1. Wie lassen sich psychosoziale Stressoren definieren bzw. klassifizieren? 2. Auf welche Weise führen Stressreaktionen zur Entwicklung von Krankheiten und welche empirische Evidenz gibt es für einen solchen Zusammenhang? 3. Welche Konsequenzen ergeben sich daraus für die Prävention chronischer Stressbelastungen?

Psychosoziale Stressoren

Psychosoziale Stressoren lassen sich nach ihrer **Qualität, Intensität und zeitlichen Dauer** unterscheiden.

Von den subakuten kritischen Lebensereignissen, die allerdings in besonders schweren Fällen langfristige negative Wirkungen entfalten, sind chronische, über Jahre oder Jahrzehnte wirkende Stressoren zu unterscheiden. Sie hängen eng mit der sozioökonomischen Lage und den zentralen **sozialen Rollen des Erwachsenenlebens** zusammen und sind hinsichtlich ihrer pathogenen Folgen von besonderem Interesse für die auf Gesundheit und Krankheit ausgerichtete Stressforschung. Zu den zentralen sozialen Rollen des Erwachsenenlebens zählen die Partnerschafts- und Familien- bzw. Eltern-Rollen, die Berufsrolle sowie die Rollen, die durch zivilgesellschaftliches und persönliches Engagement geschaffen werden. **Verfügbarkeit und Qualität** dieser Rollen sind in der Gesellschaft nach der jeweiligen sozioökonomischen Struktur unterschiedlich verteilt, und zwar in der Regel in der Weise, dass eine ungünstigere sozioökonomische Lage mit begrenzteren Möglichkeiten der **Rollenwahl** und einer geringeren **Rollenqualität** einhergeht.

Ihre stressinduzierende Wirkung entfalten soziale Rollen, indem die über sie geschaffenen bzw. aufrechterhaltenen Prozesse psychischer Selbstregulation der die Rollen verkörpernden Personen bedroht werden. Für die seelische Gesundheit einer Person besonders wichtige Prozesse der Selbstregulation sind erstens die Autonomie bzw. das Selbstwirksamkeitsgefühl, zweitens die Anerkennung bzw. das Selbstwertgefühl sowie drittens die Bindung bzw. das Zugehörigkeitsgefühl.

Menschen, die in den genannten Rollen erfolgreich handeln, erleben hierbei durch Bezugsgruppen positiv verstärkte soziale Emotionen der **Selbstwirksamkeit**, des **Selbstwerts** und der **Zugehörigkeit**. Menschen, die bezüglich des Verlusts einer oder mehrerer zentraler sozialer Rollen bedroht sind, erleben entsprechend negative Emotionen der Angst, Enttäuschung, Verärgerung und Hilflosigkeit. Diese gehen häufig mit besonders intensiven **chronischen Stresserfahrungen** einher, da wesentliche Bereiche autonomen Handelns eingeschränkt oder sogar blockiert werden (Siegrist 1996).

An dieser Stelle ist eine terminologische Erläuterung erforderlich. Bedrohung autonomen Handelns evoziert Stresserfahrungen, indem die Person ihre Handlungskontrolle in einer entsprechenden Situation verliert, d.h. ihre Fähigkeit, zwischen zwei oder mehr Alternativen eine Handlung auszuwählen und nach eigener Absicht auszuführen. Objektiv eingeschränkte **Handlungskontrolle** ist nicht gleichzusetzen mit **wahrgenommener Kontrolle**, welche die mentale Repräsentation von Chancen der Handlungskontrolle einer Person bezeichnet. Unter **Selbstwirksamkeit** im Sinne Banduras (1997) wird ein positiv ausgerichtetes, generalisiertes Muster wahrgenommener Kontrolle verstanden, welches die Überzeugung einer Person beschreibt, mit eigenen Handlungen in bestimmten Situationen erfolgreich zu sein.

Beispiele bedrohter zentraler Rollen, von denen intensive Stressreaktionen in Folge eingeschränkter Handlungskontrolle ausgehen, sind Unsicherheit oder Verlust des Arbeitsplatzes, drohender oder erzwungener beruflicher Abstieg, Krisen oder Trennungserfahrungen in Partnerschaft oder Familie sowie Verlust der Mitgliedschaft in Organisationen. Je zentraler die bedrohten Funktionen für die betroffene Person, desto intensiver die Stressreaktionen. Und je mehr nahe stehende Personen von bedrohter Rollenkontinuität direkt oder indirekt betroffen sind, desto intensiver die Stressreaktionen.

Zum Zweck einer genaueren Identifizierung psychosozialer Stressoren sind verschiedene **soziologische und psychologische Modelle** entwickelt worden, die anhand standardisierter Erhebungsverfahren gemessen werden und somit hinsichtlich ihrer Fähigkeit, Risiken stressbedingter Erkrankungen zu erklären, geprüft werden können. Nachfolgend werden drei soziologische Modelle ausgewählt, deren empirische Überprüfung zum gegenwärtigen Zeitpunkt besonders weit fortgeschritten ist. Übersichten über weitere soziologische und psychologische Modelle finden sich u.a. bei Antoniou et al. (2009), Cartwright und Cooper (2009), Frey und Irle (2002) sowie Schabracq et al. (2003).

Ein erstes theoretisches Modell, dasjenige des **fehlenden sozialen Rückhalts**, befasst sich mit den Partnerschafts-, Familien- und Mitgliedschaftsrollen (House 1981). Es beschreibt auf vier Ebenen Wirkungen, die von fehlenden engen sozialen Bindungen ausgehen (kognitive, evaluative, emotionale, materielle bzw. tangible Ebene). Das Modell postuliert erhöhte stressbedingte Krankheitsrisiken bei Personen, die unter einem Mangel an sozialem Rückhalt infolge der Bedrohung bzw. des Verlusts entsprechender Rollen leiden (Bedrohung von Zugehörigkeitsgefühlen). Zwei weitere theoretische Modelle beziehen sich auf die zentrale Berufsrolle.

Das erste, als **Anforderungs-Kontroll-Modell** bezeichnete Konzept (Karasek und Theorell 1990) identifiziert spezifische Arbeitstätigkeitsmerkmale, welche positive Erfahrungen von Selbstwirksamkeit bei der Arbeit verhindern oder erschweren: Tätigkeiten, welche durch die Kombination der zwei Merkmale «(quantitativ) hohe Anforderung» und «niedriger Handlungs- und Entscheidungsspielraum» gekennzeichnet sind. Beispiele solcher Tätigkeiten sind die Fließbandarbeit der industriellen Massenproduktion, aber auch statusniedrige Dienstleistungen. Demgegenüber fördern Tätigkeitsprofile mit hohem Entscheidungs- und Autonomiespielraum und qualitativ hohen Anforderungen das Selbstwirksamkeitserleben der arbeitenden Person und tragen damit zu deren Wohlbefinden und Gesundheit bei.

Ein zweites, als **Modell beruflicher Gratifikationskrisen** bezeichnetes Konzept (Siegrist 1996) identifiziert demgegenüber spezifische Bedingungen des Beschäftigungsverhältnisses, welche ein positives Selbstwertgefühl bei der Arbeit verhindern oder erschweren. Ausgangspunkt dieses Modells bildet das vertraglich gestaltete, auf der Norm sozialer Reziprozität beruhende Arbeitsverhältnis. Es wird postuliert, dass diese Norm unter bestimmten Bedingungen verletzt wird, indem hohe geleistete Verausgabung bei der Arbeit nicht mit entsprechenden Gratifikationen belohnt wird. Berufliche Gratifikationen umfassen Geld, Wertschätzung und Anerkennung, Aufstieg und Arbeitsplatzsicherheit.

Verletzte soziale Reziprozität am Arbeitsplatz ist in erhöhtem Maße unter den folgenden Bedingungen zu erwarten: erstens überall dort, wo Erwerbspersonen **keine Arbeitsplatzalternativen** besitzen, sei es aufgrund von Qualifikationsdefiziten, geringer Mobilität, fortgeschrittenem Lebensalter oder Tätigkeit in einer Branche ohne wirtschaftliche Zukunft; zweitens werden hohe «Kosten» bei niedrigem «Gewinn» teilweise aus strategischen Gründen in Kauf genommen, indem man sich von erbrachten Vorleistungen bessere Chancen des beruflichen Fortkommens zu einem späteren Zeitpunkt verspricht; drittens kann eine **ungünstige «Kosten-Nutzen»-Relation** im Erwerbsleben durch bestimme Erwartungsmuster der Person zu Stande kommen, die durch eine unrealistische Einschätzung von Anforderung und Belohnung gekennzeichnet sind. Mit dem **Konstrukt übersteigerter beruflicher Verausgabungsneigung** ist ein solches psychologisches Bewältigungsmuster beschrieben und in seinem psychodynamischen Hintergrund charakterisiert worden.

Mit dem Modell, welches nach dem Gesagten eine situative und eine personale Komponente enthält, wird postuliert, dass Personen, die berufliche Gratifikationskrisen erfahren, höhere stress-induzierte Erkrankungsrisiken aufweisen als sozioemotional nicht belastete Personen.

Die drei beschriebenen Modelle gestatten eine präzisere Definition und Klassifikation von Bedingungen, unter denen chronischer Stress erfahren wird. Sie bilden daher wichtige Ansatzpunkte einer entsprechenden Prävention (s.u.). Ergänzend sei angefügt, dass inzwischen beachtliche empirische Evidenz zu gesundheitsrelevanten Auswirkungen eines weiteren, sozialpsychologisch fundierten Konzepts vorliegt, des Konzepts der Organisationsgerechtigkeit (Greenberg 2010). Danach erhöhen Erfahrungen distributiver, prozeduraler und interaktioneller Ungerechtigkeit in Organisationen das Risiko stressassoziierter Erkrankungen (Elovainio et al. 2002).

Chronischer Stress und Krankheit

Bedrohung und Verlust **wahrgenommener Kontrolle** (und damit des eingeschränkten Erlebens von Selbstwirksamkeit) und sozialer Belohnung (und damit des eingeschränkten Erlebens von Selbstwert und Zugehörigkeit) in zentralen sozialen Rollen erhöhen das Erkrankungsrisiko auf zwei miteinander verbundenen Wegen.

Den einen Weg bilden **gesundheitsschädigende Verhaltensweisen** wie Zigarettenrauchen, Alkohol- oder Drogenkonsum, Fehlernährung und körperlicher Bewegungsmangel. Diese Verhaltensweisen treten unter emotionalen Spannungszuständen in verstärktem Maße auf und erhöhen langfristig das Risiko, an weit verbreiteten chronisch-degenerativen Erkrankungen wie Herz-Kreislauf- und Stoffwechselkrankheiten oder bestimmten Krebskrankheiten zu leiden.

Den zweiten Weg bilden nachhaltige **Aktivierungen des autonomen Nervensystems** als Folge wiederkehrend erlebter negativer Emotionen. Unter den genannten Bedingungen werden die im Organismus regulativ wirkenden neurohumoral-endokrinen Stressachsen über Gebühr aktiviert, so vor allem die sogenannte Hypothalamus-Hypophysen-Nebennierenrinden-Achse und die Sympathicus-Nebennierenmark-Achse, mit der Folge allostatischer Fehlregulationen als **Frühstadien der Entwicklung stress-induzierter körperlicher und seelischer Erkrankungen** (s.o.). Dieser zweite Weg ist von der medizinischen Forschung mit besonderer Überzeugungskraft für Herz-Kreislauf-Krankheiten, Stoffwechselstörungen und Depressionen nachgewiesen worden, umfasst jedoch auch weitere Krankheitsbilder sowie Zustände eingeschränkten Wohlbefindens (Rensing et al. 2006; Weiner 1992).

Umfangreiche epidemiologische, klinische und experimentelle Studien der letzten 30 Jahre haben eine breite empirische Evidenz zum Einfluss chronischer Stresserfahrungen in Form der skizzierten Modelle auf die Entwicklung der genannten Krankheiten geschaffen. Zusammenfassend liegt die Erhöhung des relativen Risikos bei entsprechender Exposition in einem Bereich von 40 % bis 100 % (Schnall et al. 2009; Siegrist 2013; Stansfeld und Candy 2006; Steptoe und Kivimäki 2012).

Angesichts der relativ weiten Verbreitung dieser Krankheiten im Erwachsenenalter (Lopez et al. 2006) und angesichts der Häufigkeit der genannten psychosozialen Stressoren (Berkman und Kawachi 2000) werden Bedeutung und potenzieller Nutzen von Maßnahmen der Stressprävention deutlich.

Dabei gilt es zu beachten, dass fehlender sozialer Rückhalt und prekäre Beschäftigungsverhältnisse im Sinne eines **sozialen Gradienten** tendenziell ungleich verteilt sind: Je ungünstiger die sozioökonomische Lage ist, desto häufiger treten die genannten psychosozialen Stressoren auf bzw. desto intensiver sind die von ihnen ausgehenden Stresswirkungen.

Neue medizinsoziologische und sozialepidemiologische Forschungsergebnisse zeigen, dass ein Teil der Varianz der Krankheitsverteilung nach sozioökonomischer Lage mithilfe der beschriebenen Modelle aufgeklärt werden kann (Siegrist und Marmot 2008). Welche Folgen die hier lediglich summarisch dargestellten neuen Erkenntnisse für die Prävention besitzen, soll im nächsten Abschnitt erörtert werden.

Ebenen und Ansätze der Stressprävention

Im Allgemeinen lassen sich drei Ebenen der Prävention chronischer Stressbelastung unterscheiden: die personale, die interpersonelle und die strukturelle Ebene.

Auf der personalen Ebene wird das einzelne (gesunde oder gesundheitlich bereits gefährdete) Individuum angesprochen. Hier bilden Information, Aufklärung und Motivation sowie Verhaltensänderung die vorherrschenden Maßnahmen. Auf der interpersonellen Ebene werden Gruppen angesprochen. Hierbei kann es sich um bereits bestehende Gruppen (Familie als Primärgruppe, Arbeitsteam, Selbsthilfegruppe etc.) oder um neu gebildete Gruppen (z.B. Übungsgruppen) handeln. Im Gegensatz zur personalen Ebene werden hier die gruppendynamisch wirksamen Prozesse der Verstärkung von Einstellungen und Verhaltensweisen genutzt. Die strukturelle Ebene umfasst Maßnahmen der sogenannten Verhältnisprävention wie beispielsweise die Einführung neuer Gesetze und Vorschriften, die Einrichtung neuer Institutionen oder eine Änderung von Allokationsentscheidungen bei der Zuteilung öffentlicher Mittel, schließlich die Umsetzung bestimmter Verfahren der Organisations- und Personalentwicklung.

Fragt man, welche **Ansätze zur Stressprävention** beim gegenwärtigen Stand vorherrschen, so stellt man fest, dass:
- Programme auf der personalen und interpersonellen Ebene häufiger realisiert werden als Programme auf struktureller Ebene
- von erfolgreich umgesetzten strukturverändernden Programmen dauerhaftere Wirkungen ausgehen als von verhaltensbezogenen Maßnahmen
- im Vergleich zu unspezifischen, allgemeinen Maßnahmen gerichtete, spezifische Programme, die sich an theoretischen Erkenntnissen orientieren, wirkungsvoller sind (Mohr und Semmer 2002).

Da bisher die umfangreichsten Erfahrungen im Gebiet der Stressprävention am Arbeitsplatz vorliegen und da dieser aus den oben genannten Gründen eine hohe gesundheitspolitische Bedeutung zukommt, sollen abschließend spezifische Ansätze der Prävention chronischer Stressbelastung im Rahmen **betrieblicher Gesundheitsförderung** skizziert werden.

Personale und interpersonelle Ebene

Maßnahmen, die auf eine Beeinflussung von Wissen, Einstellungen und Motivationen sowie von Verhaltensweisen der einzelnen Person abzielen, werden im Rahmen **betrieblicher Gesundheitsförderung** sowohl aus Gründen der Ökonomie wie der Erhöhung von Wirksamkeit häufig in Form von Gruppenprogrammen durchgeführt. Sie zielen entweder auf eine **Verringerung** der mit Stress assoziierten **Gesundheitsrisiken** oder auf eine **Stärkung der Bewältigungskompetenz** angesichts der Stressorexposition.

Zu den ersteren zählen beispielsweise Programme zur Raucherentwöhnung, zum kontrollierten Umgang mit Alkohol, zur gesundheitsfördernden Ernährung, zu Bewegungstraining und Gewichtskontrolle. Programme zur Stärkung der Bewältigungskompetenz bei Stressorexposition (Stressbewältigungstraining) erfordern in der Regel eine Anleitung durch externe Experten.

Wesentliche Elemente des Trainings zur Stärkung der Bewältigungskompetenz bei Stressorexposition sind (Bamberg et al. 2003):
- Aufklärung über Zusammenhänge zwischen chronischer Stressbelastung und Gesundheit
- Sensibilisierung gegenüber belastenden Situationen und eigenen Reaktionen (verbesserte Selbstbeobachtung)
- Einübung von Entspannungstechniken (z.B. progressive Muskelrelaxation)
- Einüben von Techniken des Zeit- und Störungsmanagements bei der Arbeit
- Bewertung von Leistungsmotivation und Einstellungen zur Arbeit (hier auch: Fähigkeit, übersteigerte berufliche Verausgabungsneigung durch mentale Distanzierungstechniken auf ein normales Maß zu reduzieren)
- Stärkung von Kompetenzen der Selbstbehauptung und des Umgangs mit Ärger
- Verbesserung des Führungsverhalten bzw. des prosozialen Verhaltens.

Erfahrungen mit Stressbewältigungsprogrammen in Betrieben haben gezeigt, dass neben relativ homogenen Gruppen (z.B. obere Führungsebene, mittleres Management) solche, die aus Mitgliedern unterschiedlicher Hierarchiestufen zusammengesetzt sind, besonders effektiv sein können, so z.B. beim Kommunikationstraining oder beim Konfliktbewältigungstraining (Siegrist und Silberhorn 1998). Ferner zeigen Interventionsstudien, dass Führungstrainings, in denen neben sozialen Kompetenzen auch ethische Grundsätze vermittelt und Sensibilitäten gegenüber kulturellen Problemlagen geschult werden, besonders günstige Gesundheitseffekte auf Mitarbeitende ausüben (Romanowska et al. 2011).

Strukturelle Ebene

Spezifische Maßnahmen der **Organisations- und Personalentwicklung** im Rahmen betrieblicher Gesundheitsförderung lassen sich u.a. aus den dargestellten Modellen psychosozialer Stressoren des Erwerbslebens ableiten. Bereits belegen erste, an diesen Modellen orientierte Interventionsstudien nachhaltige positive Auswirkungen auf die psychische Gesundheit von Beschäftigten (Bourbonnais et al. 2011).

Wesentliche Interventionen, die sich aus den Erkenntnissen zum Anforderungs- Kontroll-Modell ergeben, betreffen die Verbesserung der Qualität der Arbeit anhand arbeitsorganisatorischer und tätigkeitsbezogener Maßnahmen. Ansatzpunkt bildet hierbei die **Arbeitsaufgabe**, die im Schnittpunkt zwischen arbeitender Person, Technik und Organisation steht.

Danach sollten Arbeitsaufgaben so festgelegt werden, dass die Beschäftigten eine gewisse Kontrolle über den Arbeitsablauf und die hierfür erforderlichen Arbeitsmittel besitzen. Dies bedeutet, dass ein Handlungsspielraum für die arbeitende Person vorhanden ist, der ihr gestattet, den Arbeitsauftrag erfolgreich zu realisieren. Arbeitsaufgaben, die eine gewisse Anforderungsvielfalt enthalten, Aufgaben, die eine Erweiterung der Zuständigkeit beinhalten («job enlargement», «job enrichment») und Aufgaben, die als sogenannte vollständige Tätigkeiten gestaltet werden können (d.h. die das selbstständige Setzen von Zielen, die Planung, Auswahl und Durchführung sowie die Ergebnisrückmeldung ermöglichen), erhöhen die Autonomie der Beschäftigten (Ulich und Wülser 2004).

Erhöhte Handlungskontrolle im Sinne verbesserter Autonomie sowie erhöhte Anforderung im Sinn der Qualifizierung, der Lernchancen und der Persönlichkeitsentwicklung verbessern wahrgenommene Kontrollchancen und Selbstwirksamkeit; ebenso bekräftigen sie über die Erfahrungen von Handlungserfolg die Selbstbestätigung der Person und tragen damit zu Wohlbefinden und Gesundheit bei. Die erwähnten Maßnahmen beinhalten auch eine verstärkte inner- und außerbetriebliche Fort- und Weiterbildung der Beschäftigten.

Aus dem Modell beruflicher Gratifikationskrisen lassen sich auf der strukturellen Ebene Anregungen ableiten, die vorrangig auf eine **Verbesserung von Gratifikationen** der Beschäftigten abzielen.

Im nicht-monetären Bereich beinhalten diese neben der bereits erwähnten Schulung des Führungsverhaltens von Vorgesetzten und der damit einhergehenden Verbesserung vertikaler Kommunikationsprozesse in erster Linie die Entwicklung einer innerbetrieblichen «**Anerkennungskultur**» durch entsprechend geeignete Maßnahmen.

Auf der wesentlich schwieriger zu realisierenden monetären Ebene kann eine **Verbesserung der Lohn-Leistungs-Relation** durch den Ausbau kompensierender Lohndifferenziale, durch die Nutzung von Spielräumen tarifvertraglicher Korridore (z.B. durch Einrichtungen von Bonussystemen) oder durch Gewährung von Freizeit anstelle finanzieller Entschädigung erzielt werden.

Bezüglich einer **Verbesserung beruflicher Entwicklungschancen** der Beschäftigten sind die Beförderungskriterien kritisch zu überprüfen und gegebenenfalls neuen Entwicklungen anzupassen. Dies betrifft auch den Abbau nicht mehr funktionaler Hierarchiestufen (Schaffung flacher Hierarchien). Erfolg versprechende Anregungen hierzu können aus dem Konzept der Organisationsgerechtigkeit abgeleitet werden (Greenberg 2010).

Wie bereits erwähnt, sollten **inner- und überbetriebliche Fort- und Weiterbildungsangebote** an die Beschäftigten erfolgen, die auch älteren Erwerbstätigen in Form von Umschulungs- und Requalifizierungsmaßnahmen sowie Reorganisation von Anforderungsprofilen an Arbeitsplätzen erhöhte Chancen bieten (sogenannte Workability-Programme; Ilmarinen und Tempel 2002). In diesem Zusammenhang sind die für die Betroffenen folgenreichen kritischen Lebensereignisse eines plötzlichen sozialen Statusverlusts durch Degradierung, erzwungenen Arbeitsplatzwechsel, Arbeitslosigkeit sowie unfreiwillige Frühberentung nach Möglichkeit zu vermeiden.

Interessanterweise decken sich gesundheitsförderliche strukturelle Maßnahmen auf der Basis der theoretischen Modelle mit Praktiken der Organisations- und Personalentwicklung von Unternehmen, die ökonomisch besonders erfolgreich sind (Pfeffer 1998). Auf diese Weise könnte sich in Zukunft der Kreis zwischen **wirtschaftlichen Interessen und betrieblicher Gesundheitsförderung** schließen.

Zusammengefasst verdeutlichen diese Hinweise ein weites Spektrum von Maßnahmen der Prävention chronischer Stressbelastung auf den drei genannten Ebenen. Diese Maßnahmen und Programme sind nicht auf das Arbeitsleben begrenzt, sondern lassen sich mit entsprechenden Änderungen auch auf andere Bereiche rollengebundenen Handelns im Erwachsenenalter übertragen. Angesichts der mit chronischer Stressbelastung assoziierten Krankheitslast kommt einer Verstärkung entsprechender primärpräventiver Bemühungen vorrangige gesundheitspolitische Bedeutung zu.

Prüfungsfragen

1. Was versteht man unter Stressoren?
2. Auf welchen Ebenen laufen Stressreaktionen ab?
3. Welches sind die für die seelische Gesundheit zentralen Prozesse der Selbstregulation?
4. Was versteht man unter sozialem Rückhalt?
5. Beschreiben Sie das Anforderungs-Kontroll-Modell.
6. Beschreiben Sie das Modell beruflicher Gratifikationskrisen.
7. Auf welchen Wegen erhöht chronischer Stress das Erkrankungsrisiko?
8. Beschreiben Sie Ansätze zur Prävention chronischer Stressbelastungen auf der personalen Ebene.
9. Beschreiben Sie Ansätze zur Prävention chronischer Stressbelastungen auf der interpersonellen Ebene.
10. Beschreiben Sie Ansätze zur Prävention chronischer Stressbelastungen auf der strukturellen Ebene.

Zitierte Literatur

Antoniou, A.S.G./Cooper, C.L./Chrousoso, G.P./Spielberg, C.D./Eysenck, M.W. (Eds.) (2009): Handboock of Managerial Behaviour and Occupational Health. Cheltenham: Edward Elgar Pulishing.

Bamberg, E./Busch, C./Ducki, A. (2003): Stress- und Ressourcenmanagement. Strategien und Methoden für die neue Arbeitswelt. Bern: Huber.

Bandura, A. (1997): Self-Efficacy: The Exercise of Control. New York: Freeman.

Berkman, L.F./Kawachi, I. (Eds.) (2000): Social Epidemiology. Oxford: Oxford University Press.

Bourbonnais, R./Brisson, C./Vézina, M. (2011): Long-term effects of an intervention on psychosocial work factors among healthcare professionals in a hospital setting. Occupational and Environmental Medicine 68, 79–486.

Cartwright, S./Cooper, C.L. (Eds.) (2009): The Oxford Handbook of Organizational Well Being. Oxford: Oxford University Press.

Elovainio, M./Kivimäki, M./Vahtera, J (2002) Organizational justice: Evidence of a new psychosocial predictor of health. American Journal of Public Health 92, 105–108.

Frey, D./Irle, M. (Hg.) (2002): Theorien der Sozialpsychologie. Band III. Bern: Huber.

Greenberg, J (2010) Organizational injustice as an occupational health risk. The Academy of Management Annals 4, 205–243.

House, J.S. (1981): Work Stress and Social Support: Reading, MA: Addison-Wesley.

Ilmarinen, J./Tempel, J. (2002): Arbeitsfähigkeit 2010. Hamburg: VSA.

Karasek, R.A./Theorell, T. (1990): Healthy Work. Stress, Productivity, and the Reconstruction of Working Life. New York: Basic Books.

LeDoux, J. (1996): The Emotional Brain. New York: Simon und Schuster.

Lopez, A.D./Mathers, C.D./Ezzati, M./Jamison, D.T./Murray, C.J.L. (Eds.) (2006): Global Burden of Disease and Risk Factors. New York: Oxford University Press.

McEwen, B.S. (1998): Protective and damaging effects of stress mediators. New England Journal of Medicine 338, 171–179.

Mohr, G./Semmer, N.K. (2002): Arbeit und Gesundheit: Kontroversen zu Situation und Person. Psychologische Rundschau 53, 77–85.

Pfeffer, J. (1998): Human Equation. Building Profit by Putting People First. Boston: Harvard Business School Press.

Rensing, L/Koch, M./Rippe, B./Rippe, V. (2006): Mensch im Stress. München: Elsevier.

Romanowska, R./Larsson, G./Eriksson, B./Wikström, B./Westerlund, H./Theorell T (2011) Health effects on leaders and co-workers of an art-based leadership development program. Psychotherapy and Psychosomatics 80, 78–87.

Schabracq, M.J./Winnubst, J.A./Cooper, C.L. (Eds.) (2003): The Handbook of Work and Health Psychology. London: Wiley.

Schnall, P.L./Dobson, M./Rosskam, E.Baker, D./Landsbergis, P. (Eds.) (2009): Unhealthy Work: Causes, Consequences, Cures. Amityville, NY: Baywood Press.

Siegrist, J. (1996): Soziale Krisen und Gesundheit. Göttingen: Hogrefe.

Siegrist, J. (2013) Berufliche Gratifikationskrisen und depressive Störungen. Aktuelle Forschungsevidenz. Der Nervenarzt 84, 33–37.

Siegrist, J./Marmot, M. (Hg.) (2008): Soziale Ungleichheit und Gesundheit: Erklärungsansätze und gesundheitspolitische Folgerungen. Bern: Huber.

Siegrist, K./Silberhorn, T. (1998): Streßabbau in Organisationen. Münster: Lit.

Stansfeld, S.A./Marmot, M.G. (Eds.) (2002): Stress and the Heart. London: BMJ Books.

Stansfeld, S.A./Candy, B. (2006) Psychosocial work environment and mental health – a meta-analytic review. Scandinavian Journal of Work, Environment & Health 32, 443–462.

Steptoe, A./Kivimaki, M. (2012) Stress and cardiovascular disease. Nature Reviews In Cardiology 9, 360–370.

Ulich, E./Wülser, M. (2004): Gesundheitsmanagement im Unternehmen. Wiesbaden: Gabler.

Weiner, H. (1992): Perturbing the Organism. The Biology of Stressful Experience. Chicago: Chicago University Press.

Leseempfehlungen

Bamberg, E./Ducki, A./Metz, A.M. (Hg.) (2011): Gesundheitsförderung und Gesundheitsmanagement in der Arbeitswelt. Göttingen: Hogrefe.

Siegrist, J. (1996): Soziale Krisen und Gesundheit. Göttingen: Hogrefe.

21 Prävention depressiver Erkrankungen

Walter Rätzel-Kürzdörfer und Manfred Wolfersdorf

Einleitung und epidemiologische Anmerkungen

Depressive Erkrankungen und auch Angststörungen sind zweifelsohne die häufigsten psychischen Erkrankungen in der deutschen Allgemeinbevölkerung. Wenngleich die hohen Angaben zur letzteren im Bundes-Gesundheitssurvey Deutschland von 1998 (Wittchen und Jacobi 2001) mit einer 1-Jahresprävalenz von 12,6% bei den Phobien und zusätzlich von somatoformen Störungen mit 11% hoch erscheinen und nicht den ambulanten und klinischen, psychiatrisch-nervenärztlichen Alltag widerspiegeln. Die deutlich höheren Angaben im Vergleich zu früheren Studien sind wahrscheinlich zum einen früheren Erhebungssystemen und der Beschränkung auf sehr schwere Verlaufsformen geschuldet, zum anderen hat sich im Zuge der Entwicklung von ICD-10 oder DSM-IV eine Dominanz depressiver Störungen eingestellt, was an erster Stelle gegenüber anderen Störungen zu nennen ist: So muss heute eine klassische Essstörung, z.B. Anorexia nervosa, wenn gleichzeitig eine depressive Episode vorliegt, auf Achse I zuerst als Depression codiert werden und geht damit in die Inanspruchnahme-Statistiken eben als solche und nicht als Essstörung ein. Allerdings weist Jacobi (2009) darauf hin, dass im Erwachsenenalter die 1-Jahres-Prävalenz irgendeiner körperlichen Erkrankung über 60% beträgt – «und warum sollten Gehirn und Nervensystem seltener betroffen sein als andere, weniger komplexe Organbereiche?» (S. 17).

Nach der aktuellen «Gesundheitsberichterstattung des Bundes» zum Thema «Krankheitskosten» (M. Nöthen, K. Böhm, Robert Koch-Institut 2009) verursachen psychische und Verhaltensstörungen 2006 11,3% der insgesamt 236 Milliarden Euro Krankheitskosten und stehen damit (lässt man «sonstige» mit 26,1% weg) an dritter Stelle nach Krankheiten des Kreislaufsystems (14,9%) und des Verdauungssystems (13,8%). Der Gesundheitsreport 2008 der DAK (DAK Forschung 2008) analysiert die Arbeitsunfähigkeitsdaten der bei ihr versicherten Menschen in Deutschland, erstmals auch mit einem Schwerpunktthema Männer, und findet einen Anteil von 10,2% (4. Stelle) psychische Erkrankungen als wichtigste Krankheitsart bei den AU-Tagen. Bei den Einzeldiagnosen sind es die depressive Episode (F32) mit 3,1% Anteil an den AU-Tagen und 1% Anteil an den AU-Fällen 2007. Die depressive Episode (F33) steht damit an dritter Stelle nach Rückenschmerzen und akuten Infektionen der oberen Atemwege, Belastungs- und Anpassungsstörungen an 9. Bei den Männern nehmen psychische und Verhaltensstörungen durch Alkohol mit 3,9% an allen Krankenhaustagen den ersten Rang ein, gefolgt von depressiven Episoden mit 3,4%; letztere sind mit 4,3% bei den Frauen höher.

Der «WHO Mental Health Survey» 2001–2002 (2002–2003) (Kessler et al. 2004) in verschiedenen WHO-Ländern (Erhebung mit WHO CIDI/DSM-IV) ergab für Deutschland 3,6% Häufigkeit affektiver Störungen, 6,2% für Angststörungen und 1,1% für Substanzabhängigkeit. Mit 9,1% irgendeiner psychischen Störung liegt Deutschland an 9. Stelle aller untersuchten WHO-Länder. Bei den affektiven Störungen führen die USA mit 9,6%, gefolgt von der Ukraine (9,1%) und Frankreich (8,5%) (Deutschland an 9. Stelle). Als schwer krank wurden in Deutschland insgesamt 1,2% Prävalenz berichtet, mit im Mittel 84,6 Tagen Verweildauer und einer Behandlungsrate von (nur) 49,7 %. In der «NESARC 2001–2002-Studie» (Hasin et al. 2005) zur Epidemiologie der Depression fällt Folgendes auf: Die höchste Lebenszeitprävalenz für Major Depressive Disorders (in %) mit 17,1 für Frauen (Männer 9,01), native Americans 19,17; gefolgt von weißen Amerikanern (14,58), 45- bis 64-jährigen (15,91), verwitweten, geschiedenen oder getrennt lebenden Menschen (18,8), solchen mit College- oder höherem Abschluss (14,35), Menschen im ländlichen Bereich (14,19), in der niedrigsten Einkommensgruppe (0–19 999 amerikanische Dollar) (14,02). Eine Behandlung hatten nur 60,6 % (Männer 50,5 %, Frauen 65,5 %) erhalten.

Zwischenzeitlich ist das Thema «Depression» anscheinend auch in der Gesundheitspolitik angekommen. Im Jahre 2000/2001 erschien das Gutachten «Bedarfsgerechtigkeit und Wirtschaftlichkeit: Band III: Über-, Unter- und Fehlversorgung» des Sachverständigenrates für die Konzertierte Aktion im Gesundheitswesen. Dort wurde erstmals eine psychische Erkrankung, die Depression, in den Focus der Aufmerksamkeit des deutschen Gesundheitssystems gerückt. Vorausgegangen waren die großen amerikanischen epidemiologischen Untersuchungen (Kessler et al. 1994, Klerman and Weissman 1989), die einen deutlich höheren Anteil affektiver Erkrankungen in der Allgemeinbevölkerung, als bis dahin erwartet, zeigten und das Bild der Psychiatrie von einer Psychiatrie und Psychotherapie der Geisteskrankheiten/Psychosen hin zu einer Psychiatrie und Psychotherapie der Gemütskrankheiten/affektiven Störungen (und auch der neurotischen, der Belastungs- und Anpassungsstörungen) verschob. Es folgten die WHO-Untersuchung «Global burden of disease» (1996), die Zunahme der Arbeitsunfähigkeitstage in den Krankenversicherungen zulasten der affektiven Störungen, die Gründung einer Arbeitsgruppe des BMG («Gesundheitsziele.de»), die sich über mehrere Jahre hinweg mit dem Thema «Depression» beschäftigte, parallel dazu die Implementierung der «S3/Nationale Versorgungsleitlinie unipolare Depression» der deutschen Psych-Fächer, gemeinsam mit der AWMF. Seit Jahren ist der sogenannte «European Depression Day» etabliert; das Kompetenznetz Depression/Suizidalität hat sich vom «Nürnberger Bündnis gegen Depression» zum «Deutschen Bündnis gegen Depression e.V.» und auf europäischer Ebene entwickelt (Hegerl 2005). 2005 kam das EU-Grünbuch heraus, welches Prävention von depressiven Erkrankungen, von Drogenmissbrauch und die Suizidmortalität in den EU-Ländern an erster Stelle der präventiven Bemühungen stellte (European Commission 2005).

Im Bereich der stationären Versorgung in den deutschen Klinik für Psychiatrie und Psychotherapie mit Versorgungsauftrag hat sich das Patientenprofil von den F2-Diagnosen «schizophrene Erkrankungen» (derzeit in Bayern etwa 15 % Anteil an der gesamten Akutklientel eines Fachkrankenhauses) mit steigender Tendenz zugunsten der F3-Diagnosegruppe mit derzeit 20–25 % Anteil verschoben (Bormann-Hassenbach et al 2009).

Im stationären Versorgungsbereich von Psychiatrie und Psychotherapie haben sich in den letzten 30 Jahren spezielle Angebote für schwer depressiv kranke Menschen (sogenannte «Depressionsstationen») etabliert, (aktuell etwa 100) die einen wesentlichen Beitrag zur Reintegration psychotherapeutischer Behandlungsmaßnahmen in die psychiatrischen Versorgungskrankenhäuser leisteten und heute selbstverständlicher Anteil einer internen Gliederung nach Störungsformen im Sinne der Psychiatrie-Enquete der 70er-Jahre sind (Wolfersdorf und Müller 2007). Tritt et al. (2003) haben auch zeigen können, dass in psychosomatischen Kliniken Süddeutschlands knapp über 50 % aller in akuter- bzw. rehabilitativer Behandlung befindlichen Menschen diagnostisch den depressiven Erkrankungen zugewiesen werden.

Und abschließend: In der «EU High-level Conference ‹Together for Mental Health and Well-being›» vom 13. Juni 2008 wurde in einem europäischen Pakt die Prävention von Depression und Suizid an erste Stelle gestellt (Wahlbeck and Mäkinen 2008).

Bei einer Gesamtbetrachtung depressiver Störungen, hier mit Schwerpunkt auf den unipolaren Formen, wird häufig vergessen, dass es sich bei drei Viertel aller Erkrankungen um solche mit einem rezidivierenden Verlauf und damit einer mehrfachen Beeinträchtigung im Laufe des Lebens handelt. Des Weiteren zeigen bis zu 20 % der schwer depressiven Erkrankungen sogenannte «chronische Verläufe», d.h. diese Menschen sind zwei Jahre und länger an Depression erkrankt. Sodann beträgt die durchschnittliche Verweildauer für depressiv Erkrankte in Deutschland zwischen 50 und 60 Tagen: eine Zahl, die sich im Laufe der letzten zehn Jahre nicht verändert hat und wohl eine krankheitsimmanente Besserungszeit verkörpert, die nicht weiter verkürzt werden kann. Geht man davon aus, dass allein bis zur thymoleptischen Wirkung eines Antidepressivums zwischen zwei bis drei Wochen Latenz verstreichen, erweist sich eine weitere Verweildauerverkürzung für schwer depressiv kranke Menschen in den Kliniken fachlich als nicht haltbar. Hinzu kommt weiterhin, dass bei vielen somatischen Erkrankungen das Hinzutreten einer depressiven Störung sowohl den Heilungsprozess verzögert als auch das Gesamtmorbiditäts- und Mortalitätsrisiko erhöht.

Man kann also festhalten, dass die Depression im Rahmen der psychischen Erkrankungen derzeit diejenige ist, die durch ihre (wenngleich umstrittene) Zunahme, durch ihre vermehrte Wahrnehmung in der Allgemeinbevölkerung, durch ihre vermehrte Auswirkung auf Arbeitsprozesse und durch ihre hohe Suizidmortalität «in der Gesundheitspolitik in Deutschland und der EU/WHO angekommen» ist. Vergessen werden darf auch nicht die hohe Suizidmortalität und deren wirtschaftliche Bedeutung bei depressiven Erkrankungen; immerhin liegt bei 40–60 % aller durch Suizid verstorbenen Menschen im Vorfeld ihrer suizidalen Handlung eine depressive Erkrankung vor (Schaller und Wolfersdorf 2009, Wolfersdorf und Martinez 1998).

Klinisches Bild einer depressiven Erkrankung

Eine Depression ist eine krankhafte Störung/ eine Erkrankung der Affektivität (des Gemüt) eines Menschen mit einer erkennbaren, beschreibbaren und vom Patienten selbst berichteten Symptomatik (Psychopathologie), mit beobachtbaren und beschreibbaren depressiven Verhaltensweisen des Appells, der Hilfesuche, des Rückzugs, des Dysphorie und der negativistischen Entwertung allen Verhaltens und auch aller Hilfsformen (Verhaltensebene), mit depressiven Einstellungen von Hoffnungs- und Hilflosigkeit, von Ich-Insuffizienz, mit Neigung zur Selbstentwertung und Schuldzuweisung an die eigene Person (depressive Attributionen/ Bewertungsstile, Über-Ich-Depression im psychoanalytisch-tiefenpsychologischen Sprachgebrauch) (Wolfersdorf und Müller 2007, Wolfersdorf et al. 1997). Im Vordergrund einer depressiven Episode finden sich ein oder mehrere belastenden Lebensereignisse (innerseelische Konflikte und/oder äußerer Art), überwiegend vom Charakter von Verlust, Überforderung und Kränkung, die in Wechselwirkung mit den typischen Zügen einer depressiven Persönlichkeit (sog. Typus melancholicus: Biografie, Psychodynamik) reagiert. So konnten z.B. Keller (1997), Böker (2003) oder auch Wolfersdorf et al. (2005) die Bedeutung psychosozialer Risikofaktoren im Vorfeld einer depressiven Erkrankung und insbesondere deren Bedeutung für Therapieresistenz und Chronifizierung herausarbeiten. Als Episodendauer werden 4 bis 6 Monate angenommen, was auch als Akutbehandlungszeit gilt. Danach folgen 4 bis 6 Monate Verschlechterungsprophylaxe bzw. «Continuation-Therapy» zur Verhütung eines Rückfalls in der am meisten rückfall- bzw. verschlechterungsgefährdeten Zeit, und dann 1 bis 3 Jahre Erhaltungstherapie/«Maintenance-Therapy». Eine Besserung (Remission) im Sinne einer nahezu völligen Symptomfreiheit innerhalb eines Jahres ist bei der Hälfte aller depressiv Kranken zu erwarten, die Rezidivrate bei unipolar Depressiven liegt im Mittel bei vier Episoden im Laufe des Lebens, als Chronifizierungsrate, d.h. Dauer der Depression länger als zwei Jahre, werden 20 % und mehr erwartet.

Bei Patienten in stationärer psychiatrisch-psychotherapeutischer Behandlung handelt es sich bei zwei Drittel aller Patienten um schwer und schwerst depressiv Kranke (Fremd- und Selbstbeurteilung), der Anteil der Ersterkrankung der Patienten liegt bei 25 bis 30 %, der Anteil weiblicher Patienten bei 50 bis 65 %. Die somatische Komorbidität reicht bis zu 40%, die psychiatrische bis zu 35%. Suizidversuche im Vorfeld einer depressiven Erkrankung weisen bis zu einem Drittel der nachfolgend aufgenommenen Patienten auf, 40 bis 60% berichten von Suizidideen und Todeswünschen bei der Aufnahme. Die depressive Wahnsymptomatik liegt bei ca. 20% der Patienten vor.

Die heutige Akutbehandlung der Depression im klinischen Alltag umfasst neben der Diagnostik vor allem Psychotherapie in Einzel und Gruppenbehandlung (tiefenpsychologisch-psychodynamisch, verhaltenstherapeutisch-kognitiv, interpersonell, klientenzentriert-gesprächspsychotherapeutisch, familientherapeutisch) in Kombination mit einer eher biologisch (Antidepressiva, Lichttherapie, Schlafentzug, im seltenen Einzelfall Elektrokrampftherapie) orientierten Symptombehandlung, mit aktivierenden und beziehungsorientierten pflegerischen Maßnahmen, mit Ergotherapie/Gestaltungstherapie, psychiatrischer Sport- und Bewegungstherapie und heute Psychoedukation von Patienten und Angehörigen, einschließlich ergotherapeutischer Leistungsdiagnostik für die zukünftige Arbeitsbelastung und Belastungserprobung durch Beurlaubungen sowie sozialarbeiterische Maßnahmen.

Auch die Planung von Erhaltungs- und Langzeittherapie bzw. Rezidivprophylaxe sowie die gestufte Wiedereingliederung in den Arbeitsprozess (z.B. vier Wochen 50%, weitere vier Wochen 70%, dann noch einmal vier Wochen 90 bzw. 100% Arbeitstätigkeit) gehören zu heutigen stationären Akutbehandlungskonzepten, inklusive rehabilitativer Maßnahmen. Hinzu kommen insbesondere für die Zeit der erhöhten Rückfallgefährdung und für den Langzeitbereich (**Tab. 1 und 2**). Selbsthilfegruppen für depressiv Kranke (Wolfersdorf und Müller 2007). Gerade Wiedereingliederungsmaßnahmen und Langzeitbehandlungsmaßnahmen kommt dabei eine besondere Bedeutung unter dem Aspekt der Sekundär-/Tertiärprophylaxe zu.

Ergänzend sei erwähnt, dass ein depressives Zustandsbild weltweit zwar eine Basissymptomatik aufweist, die sich vor allem aus Antriebsstörung mit Insuffizienzerleben, fehlender Belastbarkeit, rascher Erschöpftheit, Schlaf-, Appetit- und Libidostörungen sowie Störung der affektiven Gestimmtheit (Herabgestimmtheit) zusammensetzt, sich jedoch in ihrer inhaltlichen Ausgestaltung, z.B. hinsichtlich Schuld- und Schamgefühlen, hinsichtlich Stigmatisierung, hinsichtlich inhaltlicher Fragestellungen und natürlich auch hinsichtlich des Umgangs mit dem depressiv kranken Menschen unterschiedlichen Geschlechts und Alters, durch kulturelle, gesellschaftliche, spirituelle Einflüsse unterscheidet.

Tabelle 1: Faktoren die den kurz- bzw. langfristigen Verlauf einer Depression beeinflussen

- bisheriger Verlauf
- adäquate Erhaltungstherapie, Rezidiv- bzw. Verschlechterungsprophylaxe (Psycho- und Pharmakotherapie)
- adaequate Therapie körperlicher Erkrankungen
- adaequate Therapie psychiatrischer Komorbidität
- stabiles bzw. stabilisiertes Selbstwertgefühl
- Vorhandensein einer positiv erlebten Partnerschaft
- Vorhandensein einer unterstützenden Beziehung
- Unterstützung im sozialen Umfeld
- Bewältigung objektiv gegebener Belastungen im Arbeits- und Wohnbereich bzw. Hilfe dabei
- Entlastung im familiären Bereich (Mehrfachbelastungen Kinder/Haushalt/Beruf)
- Erwerb sozialer Kompetenz
- Reduktion (soweit vorhersehbar) von negativen Lebensereignissen
- Veränderung von depressiven/depressiogenen Denkschemata bzw. Neubewertung von Person, Leistung, Situation

Arbeit und Depression

Wissenschaft und Politik setzen gegenwärtig Hoffnungen auf eine Steigerung der Effektivität der Gesundheitsversorgung durch Prävention. Eine vornehmlich auf die Akutversorgung ausgerichtete Gesundheitspolitik kann den Anforderungen an eine auf die Zukunft ausgerichtetes Gesundheitssystems nicht mehr erfüllen. Veränderung in der Arbeitswelt als einem zentralen Aspekt des Alltagslebens kommt unter präventivmedizinischen Gesichtspunkten damit eine erhebliche Bedeutung auch für die Depression zu.

Tabelle 2: Langzeittherapie bei Depression

A. Therapieprinzipien	Neues Krankheits- (evtl. Behinderungs-)Konzept
	Neue Lebenskonzeption
	Einbeziehung des Arbeitsfeldes
	Stärkung des Selbstmanagements
	Gemeindepsychiatrische Anbindung
B. Psychotherapie	Begleitende psychotherapeutische Gespräche (z.B. stützende, beziehungsorientiert, belastungsklärend) in regelmäßigem Rhythmus (oft niederfrequent)
	Methodische Psychotherapie nach entsprechenden Vorgaben der Methode
	Regelmäßige Einbeziehung der Angehörigen
	Psychoedukation hinsichtlich Krankheit und Bewältigung
C. Soziotherapie	Nach Lebens- und Belastungssituation, Arbeitssituation
	Beachtung und aktive Einbeziehung der Altersaspekte
	Tagesstrukturierung, evtl. Tagesstätte
	Selbsthilfegruppe für Depressive
	Gemeindeangebote, z.B. sozialpsychiatrische Dienste, psychosoziale Beratungsstelle, Arbeitsberatung, Kirchengemeinde u.a. einbeziehen
	Betreuung über psychiatrische Institutsambulanzen (bei Versorgungslücken)

Neben dem klassischen Spektrum der Prävention nach Caplan (1964),
- primäre Prävention (Auftreten von Erkrankung verhindern, Senkung der Inzidenz)
- sekundäre Prävention (Frühzeitiges Erkennen, behandeln, Senkung der Prävalenz)
- tertiäre Prävention (Rückfällen, Wiedererkrankungen und Chronifizierung vorbeugen),

werden heute nach Mrazek und Haggerty (1994) neuere Differenzierungsansätze verwendet:
- universale Prävention (Reduzierung der Inzidenz neuer Krankheitsfälle – gesamte Population)
- selektive Prävention (Reduzierung der Inzidenz neuer Krankheitsfälle – Risikogruppen ohne Symptome)
- indizierte Prävention (Reduzierung der Inzidenz neuer Krankheitsfälle – Risikoindividuen mit ersten Symptomen).

Den Autoren zufolge wird Prävention als ein kontinuierlicher Prozess begriffen von:
- Prevention (universal, selective and indicated)
- Treatment (case identification, standard treatment for known disorders)
- Maintenance (compliance with long-term treatment, after-care – including rehabilitation)
- Mental health promotion (empowerment, supportive environments, resilience, competence).

Die Forschung zur Prävention psychischer Störungen weist eine solide empirische Grundlage auf (Röhrle 2008). Eine Sammlung aller Meta-Analysen zur Prävention psychischer Störungen und zur Förderung psychischer Gesundheit führt bis einschließlich 2007 zu einer Anzahl von 113 einschlägigen Publikationen. Nach einer konservativen Schätzung werden in diesen Meta-Analysen 1799 Studien eingeschlossen. Fasst man die Ergebnisse der Meta-Analysen zusammen, so weisen sie mit einer durchschnittlichen Effektstärke von 0,37 auf eine schwache bis allenfalls mittlere Effektivität der für psychische Störungen bzw. gesundheitsrelevanten präventiven Interventionen hin (Röhrle 2008).

Am effektivsten haben sich Programme zur Vermeidung von depressiven Störungen erwiesen, wobei hier insbesondere solche erfolgreich sind, die sich an Risikopersonen richten (im Sinne der sekundären oder selektiven Prävention). Andere Störungsbereiche wie Angststörungen und schizophrene Störungen sind bislang noch nicht meta-analysiert, verfügen aber über randomisierte Studien mit entsprechenden Erfolgen (**Abb. 1**).

In einer Arbeit von Jane-Llopis et al. (2003) wurden 54 Studien mit 69 Programmen zur universellen, selektiven oder indizierten Prävention depressiver Störungen beschrieben. Alle selektiven und indizierten Präventionsversuche zwischen 1980 und 2002 bei Depressionen und Angststörungen, inklusive posttraumatischer Belastungsstörungen, sowie Psychosen wurden unter Einschluss von 13 Studien mit 16 Programmvergleichen bei 1570 Personen von Cuijpers et al. (2005) publiziert.

In der Arbeitswelt ist ein deutlicher Wandel von Belastungsstrukturen und allgemeinen Bedingungen zu verzeichnen. Im Einzelnen wurden im DAK-Gesundheitsreport von 2005 vier Hypothesen von befragten Experten beschrieben:
1. Arbeitsverdichtung (trotz steigerndem Arbeitsvolumen immer weniger Personal)
2. die Erosion des Normalarbeitsverhältnisses (immer mehr Stellen oder gar Berufswechsel; befristete Arbeitsverhältnisse nehmen zu; Zeiten von Arbeitslosigkeit und Beschäftigung wechseln sich ab)
3. Wandel zur Dienstleistungsgesellschaft (Erhöhung von Arbeitsbelastung im Zusammenhang mit sozialen Bedingungen)
4. Entgrenzung und Subjektivierung der Arbeit (die Grenzen zwischen Arbeit und Privatleben verschwimmen; Erhöhte Anforderungen an das Selbstmanagement und Problemlösekompetenz; Arbeit wird zu einem zentralen und bestimmenden Element im Leben).

Die Arbeitsfähigkeit wird durch die Erkrankung Depression massiv beeinträchtigt (Wolfersdorf et al. 2005). Allerdings scheinen auch ungünstige Arbeitsbedingungen die Möglichkeit, an einer Depression zu erkranken, zu befördern. Oben wurde bereits darauf hingewiesen, welche Faktoren nach heutigem Selbstverständnis bzgl. des Langzeitverlaufes einer depressiven Erkrankung wichtig sind; und hierzu gehören auch diejenigen aus der psychosozialen und der Arbeitswelt. Dies provoziert Fragestellungen nach präventivmedizinischer Konsequenz.

Bereits Mitte der 1960er-Jahre fand Kornhauser (1965), dass Fließbandarbeiter in der Automobilindustrie bei geringer Autonomie, mangelndem Entscheidungs- und Handlungsspielraum sowie bei Unterforderung zu depressiven Stimmungen sowie Angstreaktionen neigten. Caplan et. al (1982) beschrieben für Berufe mit geistigen Anforderungen, dass eine geringe so-

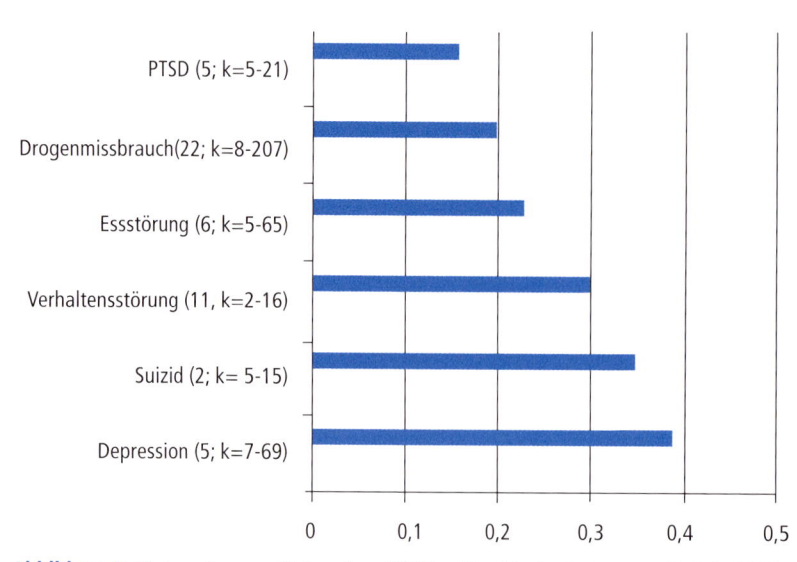

Abbildung 1: Metaanalyse zur Prävention (2007) – Psychische Störungen (Röhrle 2008, modifiziert)

ziale Unterstützung mit der Ausbildung einer Depression in Zusammenhang stehe. Karasek und Theorell (1990) fanden als Folge von zu ausgeprägtem «Job Strain» das Auftreten von depressiven Erkrankungen.

Der Zusammenhang zwischen psychosozialen Arbeitsmerkmalen und Krankheitsentstehung wird vornehmlich an zwei Modellen dargestellt:
1. dem «Job Demand/Control-Modell» (Anforderungs-Kontroll-Modell nach Karasek 1979, Karasek et. al. 2002)
2. dem «Effort-Reward/Imbalance-Modell» (Modell beruflicher Gratifikationskrisen nach Siegrist 1996, 2002).

Im ersten Modell wird zugrunde gelegt, dass eine Kombination aus Arbeitsintensität (job demand) und fehlendem Handlungs- und Entscheidungsspielraum bei der Ausführung der Arbeit (control) zu Fehlbeanspruchungen (strain) führt und somit Krankheitsrisiken bewirkt. Der Betroffene kann seine Arbeitsaufgaben nicht selbstbestimmt steuern und kontrollieren. Diese Arbeitssituationen finden sich bei Fließbandarbeit und niederwertigen Dienstleistungsaufgaben (z.B. Sandwich-Position des aufgestiegenen Vorarbeiters: Erschöpfungsdepression/Burnout).

Ein höheres Depressionsrisiko wurde für die Hauptdimensionen (geringer Handlungs- und Entscheidungsspielraum, hohe Arbeitsintensität) des Job-Demand/Control-Modell gefunden. Bei Studien, in denen das Fehlen von sozialer Unterstützung bewertet wurde, konnte ebenfalls ein erhöhtes Depressionsrisiko gezeigt werden (Baba et al. 1999). Weitere psychosoziale Arbeitsbelastungen wie Rollenkonflikte, Aufgabenunklarheit (Heinisch und Jex 1997, Baba et al. 1999) sowie Leitungsfunktionen und Arbeitsplatzwechsel (Chevalier et al. 1996) wurden ebenso einhergehend mit einem erhöhten Depressionsrisiko beschrieben.

Das Modell der beruflichen Gratifikationskrisen bewertet Arbeitsbedingungen als psychisch belastend, wenn sie durch ein Ungleichgewicht zwischen hoher Verausgabung und geringer Belohnung gekennzeichnet sind; dabei eingeschlossen sind nicht-materielle Gratifikationen wie Anerkennung und Wertschätzung sowie Arbeitsplatzsicherheit und berufliche Entwicklungschancen. Geringe Belohnung und gleichzeitige hohe Verausgabungsbereitschaft erhöhen das Depressionsrisiko (Tsutsmi et al. 2001, Larisch et al. 2003). In der prospektiven Whitehall-Studie (Stansfeld et al. 1999) ergab sich bei männlichen Teilnehmern mit ausgeprägtem Ungleichgewicht zwischen Verausgabung und Belohnung ein 2,5-fach erhöhtes Risiko für die Neuentwicklung einer Depression. Ähnliches konnte in der französischen, sogenannten «GAZEL-Studie» gezeigt werden (Niedhammer et al. 1998).

Das Anforderungs-Kontroll-Modell gibt Hinweise auf die tatsächliche Arbeitstätigkeit, während das Modell der beruflichen Gratifikationskrisen sich mehr auf eine faire Ausgestaltung von Arbeit und Verteilungsgerechtigkeit bezieht.

Im Ergebnis zeigt sich, dass anstrengende körperliche Arbeit und das Auftreten von Stress am Arbeitsplatz sowie Sorge um den Arbeitsplatz mit einem signifikant erhöhten Risiko für eine unipolare Depression einhergehen. Die frühere Live-Event-Forschung hat solchen Aspekten eine hohe Bedeutung zugewiesen, die insbesondere für Männer im prämorbiden Vorfeld einer depressiven Erkrankung in Anspruch genommen wurde (Keller 1997), während Frauen im Vorfeld ihrer depressiven Erkrankung eher Belastungsfaktoren aus dem eigenen familiären Umfeld («Cost of caring») zugewiesen wurden. Die Analysen des Bundesgesundheitssurveys (Pulic Use File PS 2000) unterstützen die Hypothese, dass belastende Merkmale der Arbeit das Risiko für eine Depression erhöhen können (**Tab. 3**).

Damit lassen sich die Ergebnisse des Bundes-Gesundheitssurveys zur Frage nach Arbeit und Depression (Rau 2005) wie folgt zusammenfassen:
- Die Sorge um den Arbeitsplatz wäre als Indikator für eine Effort-Reward/Imbalance zu sehen (Tsutsumi et al. 2001).
- Das Auftreten von Zeit-/Leistungsdruck ist ein Indikator für die Arbeitsintensität und wurde in mehreren Studien als möglicher Risikofaktor für Depression bewertet (Baba et al. 1999; Braun und Holländer 1998; Heinisch und Jex 1997; Mausner-Dorsch und Eaton 2000, Pelfrene et al. 2002; Tennant 2001, Tsutsumi et al. 2001, Wang und Patton 2001).

Tabelle 3: Ergebnisse des Bundes-Gesundheitssurveys zur Frage nach Arbeit und Depression (Rösler 2000)

Arbeitsmerkmal	Auftreten des Arbeitsmerkmals			Beeinträchtigung durch Arbeitsmerkmal		
	Unipolare Depression	Dysthyme Störung	Major Depression	Unipolare Depression	Dysthyme Störung	Major Depression
Anstrengende Körperliche Arbeit	OR=1,35*	OR=1,88*	ns	OR=1,94**	ns	ns
Lärm, Staub, Gase, Dämpfe	ns	ns	ns	OR=1,89*	OR=2,51*	ns
Stress am/ Sorge um den Arbeitsplatz	OR=1,53*	ns	OR=1,53*	OR=1,89*	OR=1,89*	OR=1,94*
Überstunden, lange Arbeitszeiten	ns	ns	ns	OR=2,59***	OR=2,72*	OR=2,34*

Konsequenzen für die Prävention

Nach Schätzungen der WHO werden bis zum Jahr 2020 depressive Störungen neben den koronaren Herzerkrankungen weltweit die führende Ursache für vorzeitigen Tod und Behinderung durch eingeschränkte Lebensjahre sein. Für die Behandlung von Depressionen wurden laut Statistischem Bundesamt im Jahr 2004 insgesamt 4,2 Milliarden Euro ausgegeben. Etwa 147 000 Erwerbstätigkeitsjahre gingen in Deutschland im Jahr 2004 durch Depression verloren. Damit ist die Erkrankung Depression eine der wichtigsten Volkskrankheiten.

Vor dem Hintergrund obiger Ausführungen lässt sich insbesondere Stressprävention als Hauptelement präventiver Maßnahmen identifizieren. Im Rahmen einer betrieblichen Gesundheitsförderung könnte Stressprävention auf unterschiedlichen Ebenen ansetzen.

Prävention von Stress auf der Individualebene beinhaltet vor allem die Aufklärung der Bedeutung von Stress sowie die Aufklärung hinsichtlich Entstehung von Krankheiten und hier insbesondere bezüglich der belastenden Lebensereignisse. Stressbewältigungstraining wie auch Programme, die Neigung zu übersteigerter Verausgabung zu reduzieren, wurden entwickelt (Siegrist et al. 1998).

Spezielle Maßnahmen zum Führungsverhalten und Informationen zur Verbesserung der sozialen Kompetenz sind weiterhin von Bedeutung, insbesondere auch Maßnahmen mit dem Ziel der Erweiterung des Handlungs- und Entscheidungsspielraumes. Ersteres ist aus dem Modell der Gratifikationskrisen, Letzteres aus dem Anforderungs-Kontroll-Modell ableitbar.

Neben diesen allgemeinen Stressreduktionsmaßnahmen stellt sich natürlich die Frage, was an präventiven Maßnahmen bei der Depressionsbehandlung anzuführen ist.

Tabelle 4 bis 6 geben hierzu einen allgemeinen Überblick zu Primär-, Sekundär- und Tertiärpräventionsmaßnahmen, wie sie sich aus dem klinischen Alltag und vor dem Hintergrund klinischer psychiatrischer und psychosozialer Literatur ergeben. Die hier aufgelisteten Maßnahmen, insbesondere aus dem Bereich der Sekundär- und Tertiärprävention, zielen auf die insbesondere in der **Tabelle 2** dargestellten Faktoren, die sich auf einen zukünftigen Krankheitsverlauf bei der Depression auswirken können.

Zu Stressinterventionen sind in der Literatur unterschiedliche Bezeichnungen zu finden: eine individuelle, eine organisatorische und eine individuell-organisatorische (DeFrank und Cooper 1987, zit. Giga et al. 2003). Auf der individuellen Ebene sollen sich insbesondere kognitiv-verhaltensbezogene Behandlungsmaßnahmen als wirksam erwiesen haben. Der Vergleich zwischen kognitiv-verhaltensbezogenen Maßnahmen und Entspannungstechniken zeigt,

Tabelle 4: Suizidprävention bei Depression und Suizidalität • Ansätze zur Prävention

Primärprävention

- Genetische Beratung, allgemeine Beratung bei familiärer Belastung
- Betreuung gefährdeter Mütter mit Kindern (Postpartum-depression, Schwangerschaften), Väter-Beratung
- Kindergarten-Programme, Schulprogramme (Sucht, Selbstwert)
- Förderung von Kriseninterventionseinrichtungen (z.B. Telefonseelsorge, «Arbeitskreise Leben», Suizidpräventionseinrichtungen
- Awareness-Programme (z.B. «Bündnis gegen Depression», «European Depression Day»)
- Entschärfung von allgemein suizidfördernden Faktoren
- Förderung eines selbstwertfördernden antisuizidalen Klimas
- Entstigmatisierung von psychischer Erkrankung, Verbesserung der Inanspruchnahme von Hilfen
- Entstigmatisierung von Alter und Altersproblematik
- Beratung bei bedrohlicher akuter und bei langfristiger Arbeitslosigkeit
- Längerfristige psychosoziale Betreuung von Migranten bzw. Menschen mit Migrationshintergrund
- Psychosoziale Betreuung von Gefangenen (Häftlingen)

Tabelle 5: Suizidprävention bei Depression und Suizidalität • Ansätze zur Prävention

Sekundärprävention

- Awareness-Programme für Ärzte, Psychotherapeuten, Lehrer, Theologen, Sozialpädagogen, Arbeitgeber, Betriebsärzte, Personalräte, Politiker
- Früherkennung, Frühbehandlung von Depressionen und Depressivität auch im Bereich körperlicher Erkrankungen
- Verbesserung der Diagnostik: Fragen nach Suizidideen und -absichten, Hoffnungslosigkeit, Suizidrisikofaktoren
- Verbesserung der Depressionsbehandlung (nicht toxische Antidepressiva, Akut- und Langzeitpsychotherapie, psychosoziale Interventionen), Verbesserung der Behandlung suizidgefährdeter Gruppen: Depression, Sucht, alte Menschen, Komorbidität usw.
- Depressionsspezifische stationäre und ambulante psychiatrisch-psychotherapeutische und psychosomatische Behandlung, bei Bedarf beschützende Rahmen

Tabelle 6: Suizidprävention bei Depression und Suizidalität • Ansätze zur Prävention

Tertiärprävention

- Sicherstellung von Langzeit-Psychotherapie und zeitlich ausreichender Psychopharmakotherapie, insbesondere bei suizid-gefährdeten Gruppen: Depression, Sucht, Schizophrenie, alte Menschen
- Sicherstellung des Zugangs zu adäquater und zeitnaher fachärztlicher und fachpsychologischer Betreuung
- Phasenprophylaxe bei rezidivierenden Depressionen, antisuizidale Phasenprophylaxe (insbesondere Lithium)
- Adäquate akute Schmerzbehandlung, Vermeidung von Abhängigkeiten
- Fachspezifische Betreuung von Altenheimen, Seniorenstiften, u. ä. Einrichtungen, aufsuchende Pflege (allgemein, fachpsychiatrisch)

dass erstere effektiver als letztere sind (van der Klink et al. 2001). Maßnahmen auf der organisatorischen Ebene zeigen durchgehend positive Effekte. Die Kombinationen von Maßnahmen auf individueller und organisatorischer Ebene wurden selten erforscht.

Große Übereinstimmung besteht in der Literatur, dass verbesserte Arbeitsverhältnisse dem Ziel, Stressquellen in der Arbeitsumwelt zu reduzieren und zu modifizieren, gerecht werden können. Dies kann geschehen durch die Umgestaltung ungünstiger Arbeitsabläufe, die Erweiterung von Entscheidungs- und Handlungsspielräumen, die Beteiligung von Mitarbeitern an Entscheidungen und Problemlösungen, durch die Verbesserung von Kommunikation und Feedback sowie durch soziale Unterstützung im Arbeitsbereich und am Arbeitsplatz.

Kernelement ist das Erlernen und Üben geeigneter und alltagstauglicher Bewältigungsstrategien sowie die Verbesserung der Widerstandsfähigkeit gegenüber Stress. Ziel ist, depressionsspezifische Belastungs- und Auslösefaktoren zu identifizieren und abzustellen sowie die Verarbeitungsstrategien durch anhaltende Therapie (Antidepressiva und Psychotherapie) zu stärken. Nicht Symptomfreiheit, obgleich angestrebt, sondern Belastbarkeit bei der Teilhabe am Arbeitsleben wäre das Ziel.

Zusammenfassung

Depressive Erkrankungen und auch Angststörungen gehören ohne Zweifel zu den häufigsten psychischen Erkrankungen weltweit; dies gilt selbstverständlich auch für den deutschsprachigen Raum. Während im primärpräventiven Bereich depressiver Erkrankungen kaum Aktivitäten stattfinden, die direkt auf die Vermeidung der Entstehung depressiver Persönlichkeitsstrukturen abheben, wird im sekundärpräventiven Bereich auf die Früherkennung depressiver Störungen, auf die Verbesserung von Stressbewältigung und dem Abbau von belastenden Lebensereignissen und Arbeitsbedingungen abgehoben. Zur Sekundärprävention gehört natürlich auch die Zuführung zu einer adäquaten Behandlung, wobei hier die Gesundheitspolitik und die Ärztevertretung in der Verantwortung stehen. Adäquate Tertiärversorgung benötigt einerseits langfristige psychotherapeutische, psychosoziale und psychopharmakologische Strategien, anderseits muss sie auf eine Veränderung belastender Lebensereignisse, auf eine Modifizierung von sich selbst überfordernden Persönlichkeitsstrategien und auf eine Verbesserung der Zugänglichkeit zu Hilfsmöglichkeiten abheben. Awareness-Programme zu einer Verbesserung von Fachkompetenz, Endstigmatisierung in der Allgemeinbevölkerung und bessere Realisierung einer der häufigsten psychischen Erkrankungen, nämlich von depressiven Störungen und auch von Angststörungen, müssen Teil von Präventionsprogrammen sein.

Prüfungsfragen

1. Welche Modelle erklären den Zusammenhang zwischen psychosozialen Arbeitsmerkmalen und Krankheitsentstehung?
2. Sind präventive Maßnahmen bei psychischen Erkrankungen effektiv?
3. Bei welchen psychischen Erkrankungen wird eine mittlere Effektivität von präventiven Maßnahmen beschrieben?
4. Welche Veränderungen der Arbeitswelt sind bei der Entstehung von Depression bedeutend?

Zitierte Literatur

Baba, V.V./Galperin, B.L./Lituchy, T.R. (1999): Occupational mental health: a study of work-related depression among nurses in the Caribbean. International Journal of Nursing Studies, 36, 163–169.

Borrmann-Hassenbach, M./Brieger, P./Wolfersdorf, M., VBB-AG Zukunft (2009): Empfehlungen der Arbeitsgruppe «Zukunft» des Verbandes der bayerischen Bezirke. Unveröffentlichtes Manuskript, VBB, München.

Braun, S./Hollander, R.B. (1988): Work and Depression among women in the Federal Republic of Germany. Women und Health, 14, 3–26.

Caplan, R.D. (1964) Principles of preventive psychiatry. University of Michigan. Basic Books

Caplan, R.D./Cobb, S./French, J.R.P/van Harrison, R./ Pinneau, S.R. (1982): Arbeit und Gesundheit. Schriften zur Arbeitspsychologie, Udris, I. (Hg.), Nr. 35, Bern: Huber.

Chevalier, A./Bonenfant, S./Picot, M.C./Chastang, J.F./Luce, D. (1996): Abstract Occupational factors of anxiety and depressive disorders in French National Electricity and Gas Company. Journal of Occupational and Environmental Medicine, 28, 1098–1107.

Cuijpers, P./van Straten, A./Smit, F. (2005): Preventing the incidence of new cases of mental disorders. A meta-anlytic review. Journal of Nervous and Mental Disease; 193(2), 119–125.

DAK (IGES Institut GmbH) (2005). Gesundheitsreport 2005. Versorgungsmanagement. DAK Forschung, DAK Zentrale, Hamburg.

DAK (IGES Institut GmbH) (2008). Gesundheitsreport 2008. Analyse der Arbeitsunfähigkeitsdaten. Schwerpunktthema Mann und Gesundheit. DAK Forschung, DAK Zentrale, Hamburg.

European Commission (2005): Greenpaper. Inproving the Mental Health of the Population: Towards strategy on Mental Health for the European Union. HTTP://ec. Europa.eu/ph_determinance/life_style/mental/green_paper/mental_gb_gn.pdf (Assessed 01.04.2006).

Giga, S.I./Noblet, S.J./Faragher, B./Cooper, C.L. (2003): The UK Perspective: A Review of Research on Organisational Stress Management Interventions. Australien Psychologist. 38 (2), 158–164.

Hegerl, U. (2005): Wege zur besseren Versorgung depressiver Patienten. Schriftenreihe der Bundesanstalt für Arbeitsschutz und Arbeitsmedizin, Tagungsbericht Tb 138: Arbeitsbedingtheit depressiver Störungen. Bundesanstalt für Arbeitsschutz und Arbeitsmedizin, Dortmund Berlin Dresden 2005, 17–26.

Heinisch, D./Jex, S. (1997): Negative affectivity and gender as moderators of the relationship between work-related stressors and depressed mood at work. Work und Stress, 11, 46–57.

Jacobi, F. (2009): Nehmen psychische Störungen zu? Report Psychologie 34, 16–28.

Jacobi, F./Wittchen, H-U./Hölting, C./Höfler, M./Müller, N./Pfister, H./Lieb, R. (2004): Prevalence, comorbidity and correlates of mental disorders in general population: Results from the Germany Health Interview and Examination Survey (GHS). Psychological Medicine 34, 597–611.

Jacobi, F. (2005): Der Zusammenhang von Arbeitsbedingungen und psychischen Störungen aus epidemiologischer Perspektive. In: Schriftenreihe der Bundesanstalt für Arbeitsschutz und Arbeitsmedizin, Tagungsbericht Tb 138: Arbeitsbedingtheit depressiver Störungen. Bundesanstalt für Arbeitsschutz und Arbeitsmedizin, Dortmund Berlin Dresden 2005, 7–16.

Jane-Llopis, E./Hosman, C./Jenkins, R./Anderson, P. (2003): Predictors of efficacy in depression prevention programmes: Meta-Analysis. Br J Psychiatry, 183, 384–397.

Jordan, J./Gurr, E./Tinline, G./Giga, S./Faragher, B./Cooper, C. (2003): Beacons of excellence in stress prevention. Robertson Cooper Ltd and UMIST. HSE Books. Research Report 133.

Karasek, R. (1997): Job demands, job decision latitude, and mental strain: implications for job redesign. Administrative Science Quaterly, 24, 285–307.

Karasek, R./Theorell, T. (1990): Healthy Work. Stress, productivity, and the reconstruction of working life. New York: Basic Books.

Keller, F. (1997): Belastende Lebensereignisse und der Verlauf von Depressionen. Waxmann, München.

Kessler, R.C./McGongale, K.A./Zhao, S./Nelson, C.B./Hughes, M./Ehleman, S./Wittchen, H-U./Kendler, K.S. (1994): Lifetime and 12-month prevalence of DSM-III-R Psychiatric disorders in the United States: Results from National Comorbidity Survey. Arch Gen Psychiatry 51, 8–19.

Klerman, G.L./Weissman, M.M. (1989): Increasing rates of depression. J Am Medical Ass 261, 2229–2235.

Kornhauser (1965): The Mental Health of Industrial Workers. New York: Wiley.

LaMontagne, A./Louie, A./Keegel, T./Ostry, A./Shaw, A. (2006): A Comprehensive Review of the Job Stress Intervention Evaluation Literature: Assessing the Evidence of Effectiveness for a Systems Approach. In: LaMontagne, A./Louie, A./Keegel, T./Ostry, A./Shaw, A.: Workplace stress in Victoria: Developing a system approach. Victorian Promotion Foundation, 20–46.

Larisch, M./Joksimovic, L./von Knesebeck, O.D./Siegrist, J. (2003): Berufliche Gratifikationskrisen und depressive Symptome. Eine Querschnittsstudie bei Erwerbstätigen im mittleren Erwachsenenalter. Psychotherapie, Psychosomatik, Medizinische Psychologie, 53, 223–228.

Mausner-Dorsch, H./Eaton, W.W. (2000): Psychosocial Work Environment and Depression: Epidemiologic Assessment of the Demand-Contol Mdel. American Journal of Public Health, 90, 1765–1770.

Mrazek P.J./Haggerty R.J. (1994): Risks for Mental Disorders. National Academy Press. Washington D.C.

Murray, C.J.L./Lopez, A. (eds.) (1996): Global burden of disease. Harvard University Press, USA.

Niedhammer, I./Goldberg, M./Leclerc, A./Bugel, I./David, S. (1998): Psychosocial factors at work and subsequent depressiv symptoms in the GAZEL cohort. Scandinavian Journal of Work, Environment und Health, 24, 197–205.

Nöthen, M./Böhm, K. (2009): Gesundheitsberichterstattung des Bundes 48: Krankheitskosten. Robert Koch-Institut, Berlin, insbesondere S. 13 und S. 19.

Pelfrene, E./Vlerick, P./Kittel, F./Mak, R.P./Kornitzer, M./De Backer, G. (2002): Psychosocial Work Environment and Psycholocical Well-Beeing: Assessment of the buffering effects in the job-demand-control (-support) model in BELSTRESS. Stress und Health, 18, 43–56.

Rau, R. (2005): Zusammenhang zwischen Arbeit und Depression – ein Überblick. Schriftenreihe der Bundesanstalt für Arbeitsschutz und Arbeitsmedizin. Tagungsbericht – Tb 138, 38–57.

Röhrle, B. (2008): Die Forschungslage zur Prävention psychischer Störungen und Förderung psychischer Gesundheit. prävention 01/2008.

Rösler, U. (2003): Besteht ein Zusammenhang zwischen arbeitsbedingtem Stress und der Depressionsentstehung? Belegarbeit für Occupational Health Psychology an der TU Dresden, Fakultät Mathematik/Naturwissenschaften unter Betreuung von PD Dr. Rau.

Sachverständigenrat für die Konzertierte Aktion im Gesundheitswesen (200/2001): Bedarfsgerechtigkeit und Wirtschaftlichkeit. BMG, Bonn 2001.

Schaller, E./Wolfersdorf, M. (2009): Depression and suicide. In: Kumar, U./Mandal, M.K. (eds.): Suicidal behaviour. SAGE, Los Angeles London New Delphi, 278–296.

Siegrist, J. (1996): Soziale Krisen und Gesundheit. Göttingen: Hogrefe.

Siegrist, J. (1996): Adverse health effects of hifh effort – low reward conditions at work. Journal of Occupational Health Psychology, 1, 27–43.

Siegrist, K./Siberhorn, T. (1998): Stressabbau in Organisationen. Ein Manual zum Stressmanagement. Münster: LIT.

Siegrist, J. (2002): Effort-reward imbalance at work and health. In: Perrewe, P.L.; Ganster, D.C. (eds.): Historical and Current Perspectives on Stress and health, Amsterdam: Elsevier, 261–291.

Sockoll, I./Kramer, I./Böderker, W. (2008): Wirksamkeit und Nutzen betrieblicher Gesundheitsförderung und Prävention. Zusammenstellung der wissenschaftlichen Evidenz 2000 bis 2006. IGA-Report 13.

Sockoll, I. (2008): Psychische Gesundheit im Erwerbsleben. IGA-Fakten Nr. 1.

Stansfeld, S./Head, J./Marmot, M. (1999) : Work related factors and ill health. The Whitehall II Study. Contract Research Report 266/2000. Health & Safety Executive

Tenannt, C. (2001): Work-related stress and depressiv disorders. Journal of Psychosomatic Research, 51, 697–704.

Seymour, L./Grove, B. (2005): Workplaceinterventions for people with common mental health problems. British Occupational Health Research Foundation.

Tritt, K./von Heymann, F./Loew, T.H./Benker, B./Bleichner, F./Buchmüller, R./Findeisen, P./Galuska, J./Kalleder, W./Lettner, F./Michelitsch, B./Pfitzer, F./Stadtmüller, G./Zaudig, M. (2003): Patienten in stationärer psychosomatischer Krankenhausbehandlung: Patientencharakterisierung und Behandlungsergebnisse anhand der PsyBaDo-PTM. Psychotherapie in Psychiatrie, Psychotherapeutische Medizin und Klinischer Psychologie, 8, 244–251.

Tsutsumi, A./Kayaba, K./Theorell, T./Siegrist, J. (2001): Association between job stress and depression among Japanese employees threatened by job loss in a comparison between two complementary job-stress models. Scandinavian Journal of Work, Environment and Health, 27, 146–153.

van der Klink, J.J./Blonk, R.W./Schene, A.H./van Dijk, F.J. (2001): The Benefits of Interventions for Work-Related-Stress. American Journal of Public Health. 91 (2), 270–276.

Wang, J./Patten, S.B. (2001): Perceived work stress and major depression in the Canadian employed population, 20-49 years old. Journal of Occupational Health Psychology, 6, 283–289.

Wolfersdorf, M./Martinez, C. (1998): Suizid bei Depression, verlorene Lebensjahre und Bruttosozialprodukt. Was bringt Suizidprävention? Psychiatrische Praxis: 139–141.

Wolfersdorf, M./Rätzel-Kürzdörfer, W./Kemna, C./Moos, M./Kornacher, J./Schuh, B./Rupprecht, U. (2005): Affektive Störungen. In: Frieboes, R.-M., Zaudig, M., Nosper, M. (Hg.): Rehabilitation bei psychischen Störungen. Urban und Fischer, 164–182.

Wolfersdorf, M./Heindl, A./Schuh, B./Kornacher, J./Rupprecht, U./Keller, F. (2005): Psychosoziale Faktoren. In: Bauer, M./Berghöfer, A./Adli, M. (Hg.): Akute und therapieresistente Depression (2. Auflage). Springer Medizin Verlag Heidelberg, 446–455.

22 Prävention von substanzbezogenen Störungen

Anneke Bühler und Gerhard Bühringer

Terminologie

«Substanzbezogene Störungen» wird als Sammelbegriff für die negativen Auswirkungen des Gebrauchs psychotroper Substanzen (vor allem Alkohol, illegale Drogen, bestimmte Medikamente und Tabak) verwendet. Einbezogen sind dabei somatische und psychische Auswirkungen (z.B. spritzenbedingte Abszesse bei Drogenabhängigen oder depressive Störungen), weiterhin zahlreiche soziale Probleme, die bei diesem Störungsbild (außer Tabak) massiv in die gesamte Lebensgestaltung und Lebensplanung eingreifen können (z.B. Schulverweis und Arbeitsplatzverlust, Familienprobleme, delinquentes Verhalten, im Extrem vollständige soziale Desintegration). Im Mittelpunkt des präventiven Interesses steht dabei die Vermeidung eines «**schädlichen Gebrauchs**» (F1x.1) bzw. eines «**Abhängigkeitssyndroms**» (F1x.2) nach den diagnostischen Kriterien des Internationalen Klassifikationssystems ICD-10 (Dilling et al. 2000). Beim «schädlichen Gebrauch» muss eine somatische oder psychische Störung über zumindest zwölf Monate aufgetreten sein, beim «Abhängigkeitssyndrom» müssen drei von sieben Merkmalen der psychischen und körperlichen Abhängigkeit zutreffen (Toleranzentwicklung, Entzugssymptome, häufige Einnahme in größeren Mengen oder längeren Zeiträumen, anhaltender Wunsch/erfolglose Versuche, den Gebrauch zu verringern/zu kontrollieren, hoher Zeitbedarf für Substanzbeschaffung, Aufgabe/Einschränkung wichtiger Aktivitäten, fortgesetzter Gebrauch trotz Kenntnis negativer Auswirkungen).

In den letzten Jahren wurde für den Alkoholbereich zusätzlich der Begriff «**riskanter Gebrauch**» eingeführt. Er bezeichnet ein Konsumverhalten, das mit hoher Wahrscheinlichkeit zu einem späteren Zeitpunkt zu einer substanzbezogenen Störung führt: Ein regelmäßiger täglicher Konsum von mehr als 24g reinen Alkohols für Männer und 12g für Frauen wird z.B. als riskant eingestuft, weiterhin Situationen mit exzessivem Konsum von Alkohol (Rauschtrinken, «Komasaufen», Binge Drinking; fünf alkoholische Getränke und mehr) sowie Konsum in kritischen Situationen, die eine «Punktnüchternheit» verlangen (z.B. Arbeitsplatz, Verkehr, gefährliche Sportarten, Schwangerschaft).

Epidemiologie

Im Abstand von etwa drei Jahren regelmäßig durchgeführte epidemiologische Querschnittsuntersuchungen an Jugendlichen und jungen Erwachsenen (12 bis 25 Lebensjahre; Bundeszentrale für gesundheitliche Aufklärung 2012) bzw. an Erwachsenen (18 bis 64 Lebensjahre; Kraus und Pabst 2010) sowie einzelne Längsschnittuntersuchungen (Wittchen et al. 2008) belegen, dass substanzbezogene Störungen eine **hohe gesundheitspolitische Relevanz** in Hinblick auf die Notwendigkeit präventiver Maßnahmen haben (s. Deutsche Hauptstelle für Suchtfragen 2013):

- Etwa 3,3 Millionen Personen (6,2% der Bevölkerung von 18 bis 64 Jahre) weisen eine alkoholbezogene Diagnose, «schädlicher Gebrauch» oder «Abhängigkeitssyndrom», auf, etwa 8,5 Millionen (16,5%) einen riskanten Alkoholkonsum.
- Etwa jeder dritte Mann und jede vierte Frau rauchen, wovon wiederum jede/r fünfte eine Nikotinabhängigkeit aufweist (3,8 Millionen).
- Etwa 1,4 Millionen sind abhängig von Medikamenten mit Suchtpotenzial.
- Etwa 220 000 erfüllen die Kriterien für eine Abhängigkeit von Cannabis. Irgendeine ille-

gale Droge außer Cannabis konsumieren aktuell etwa 1,9 % der erwachsenen Bevölkerung.
- Jährlich gibt es etwa 74 000 alkoholbezogene und zwischen 100 000 und 120 000 tabakbezogene Todesfälle. Die registrierte Anzahl an Rauschgifttoten belief sich im Jahr 2011 auf etwa 1000.

Mit Ausnahme der zumeist durch falsches Verschreibungsverhalten bedingten Medikamentenabhängigkeit im höheren Lebensalter entwickeln sich die Risikoverhaltensweisen im Zusammenhang mit psychoaktiven Substanzen überwiegend im **Jugendalter**. Fast alle problematischen Konsummuster sind bis spätestens etwa 25 Jahre ausgebildet, auch wenn eine Abhängigkeit von Alkohol zumeist erst Jahre danach für die Umwelt manifest wird. Aus diesem Grund konzentriert sich die Prävention substanzbezogener Störungen nahezu ausschließlich auf Kinder, Jugendliche und junge Erwachsene.

Für diese Altersgruppe liegen zahlreiche epidemiologische Daten vor, die für die spezifische Planung präventiver Maßnahmen von hoher Bedeutung sind (Bundeszentrale für gesundheitliche Aufklärung 2012; Kraus, Pabst & Piontek 2012, Wittchen et al. 2008). Relevant sind z.B. Informationen zur **Verteilung des Alters bei Erstkonsum** für die einzelnen Substanzen, damit präventive Programme entsprechend frühzeitig angesetzt werden. Wichtig sind auch Informationen zu **Konsummotiven**, zur **Komorbidität** (das gleichzeitige Auftreten früher psychischer Störungen oder devianter Verhaltensweisen erfordert spezifische Programmkomponenten) und zum Mehrfachkonsum (hoher Alkoholkonsum korreliert z.B. mit hohem Zigarettenkonsum).

Moderne Theorien zur Entwicklung des Substanzmissbrauchs

Theorien zur Erklärung des Einstiegs in den Substanzkonsum gehen davon aus, dass sich die Konsummuster nicht zufällig schwerpunktmäßig im Jugendalter entwickeln. Steinberg (2008) hat die **neurologischen Veränderungen zu Beginn des zweiten Lebensjahrzehnts** mit Befunden der Risikoverhaltensforschung in Verbindung gesetzt. Mit der Pubertät ist ein starker Entwicklungssprung des neuronalen Netzwerks, in dem sozio-emotionale Informationen verarbeitet werden, zu beobachten, während sich das kognitiv-kontrollierende neuronale System graduell bis in die Mittzwanziger entwickelt. Damit entsteht ein Ungleichgewicht. Durch die Anwesenheit von Gleichaltrigen wird das sozio-emotionale Netzwerk stark aktiviert, das kognitiv-kontrollierende System hat weniger Einfluss. So ist eine Dominanz der «nicht rationalen» Verhaltensimpulse und damit mehr Risikoverhalten im Freundeskreis wider «besseres» Wissen zu beobachten. Diese Prozesse sind insbesondere für den Substanzkonsum bedeutsam, weil es starke Überschneidungen zwischen sozio-emotionalem neuronalen Netzwerk und dem sogenannten Belohnungssystem gibt, das in das Substanzkonsumverhalten involviert ist. Zu dieser entwicklungsbedingten, temporär erhöhten Vulnerabilität aufgrund des Ungleichgewichts von kognitivem Kontrollsystem und autonomem bzw. sozial unterstütztem spontanem Verhalten kommen noch zumeist überdauernde individuelle Unterschiede in der Vulnerabilität hinzu, die ein höheres Störungsrisiko verursachen können: z.B. höhere Impulsivität, gestörte Lernprozesse, geringere Ausbildung der kognitiven Kontrolle, Störungen der neuronalen Belohnungssysteme (Bühringer et al. 2008; Bühringer et al. 2012).

Sozialisationstheoretische Überlegungen betonen, dass Substanzkonsum funktional eng mit **Entwicklungsaufgaben** von Kindern und Jugendlichen auf dem Weg zum Erwachsenen verbunden ist (s. Silbereisen und Reese 2001). Typische Entwicklungsaufgaben in unserer Kultur sind z.B. die eigene Identitätsentwicklung, der Aufbau von Freundschaften, die Aufnahme intimer Beziehungen oder die Individuation von den Eltern. Zur Bearbeitung dieser normativen Aufgaben kann der Substanzkonsum dienlich sein. Alkoholisiert wird z.B. das Gemeinschaftsgefühl mit Freunden verstärkt erlebt, und alkoholisiert erlebt man sich bei den ersten sexuellen Erfahrungen weniger ängstlich oder gehemmt. Die Annahme, das Experimentieren sei sogar notwendig für eine gesunde psychosoziale Entwicklung, konnte aber bisher nicht konsistent empirisch bestätigt werden (Milich et al. 2000).

Problematische Konsummuster sind wahrscheinlicher, wenn eine Person bestimmte individuelle **Risikofaktoren** aufweist oder seine Lebenswelten durch bestimmte Risikokonstellationen gekennzeichnet sind, ohne dass **Schutzfaktoren** vorliegen, die das Risiko abmildern könnten. In **Abbildung 1** sind die Risikofaktoren in Familie, Freundesgruppe, Schule, Wohnumfeld, Medien und Gesellschaft dargestellt, für die am meisten Evidenz vorliegt. Die individuellen Risikofaktoren sind am differenziertesten untersucht, so dass sich spezifische Merkmale pro Lebensphase anführen lassen.

Die Befunde längsschnittlicher epdemiologischer Studien zeigen, dass nicht von einer uniformen Entwicklung in den Substanzmissbrauch hinein und wieder hinaus ausgegangen werden kann. Es besteht eine beträchtliche **Heterogenität der Entwicklungsverläufe** mit einer relativ wenig problembeladenen Mehrheit und mehreren kleinen Untergruppen mit riskantem Profil, darunter eine schon früh und anhaltend auffällige Gruppe von Jugendlichen. Trotz der erhöhten Wahrscheinlichkeit eines Substanzkonsums während der Jugendzeit wird die Mehrheit der Jugendlichen in einem **mehrjährigen Prozess**

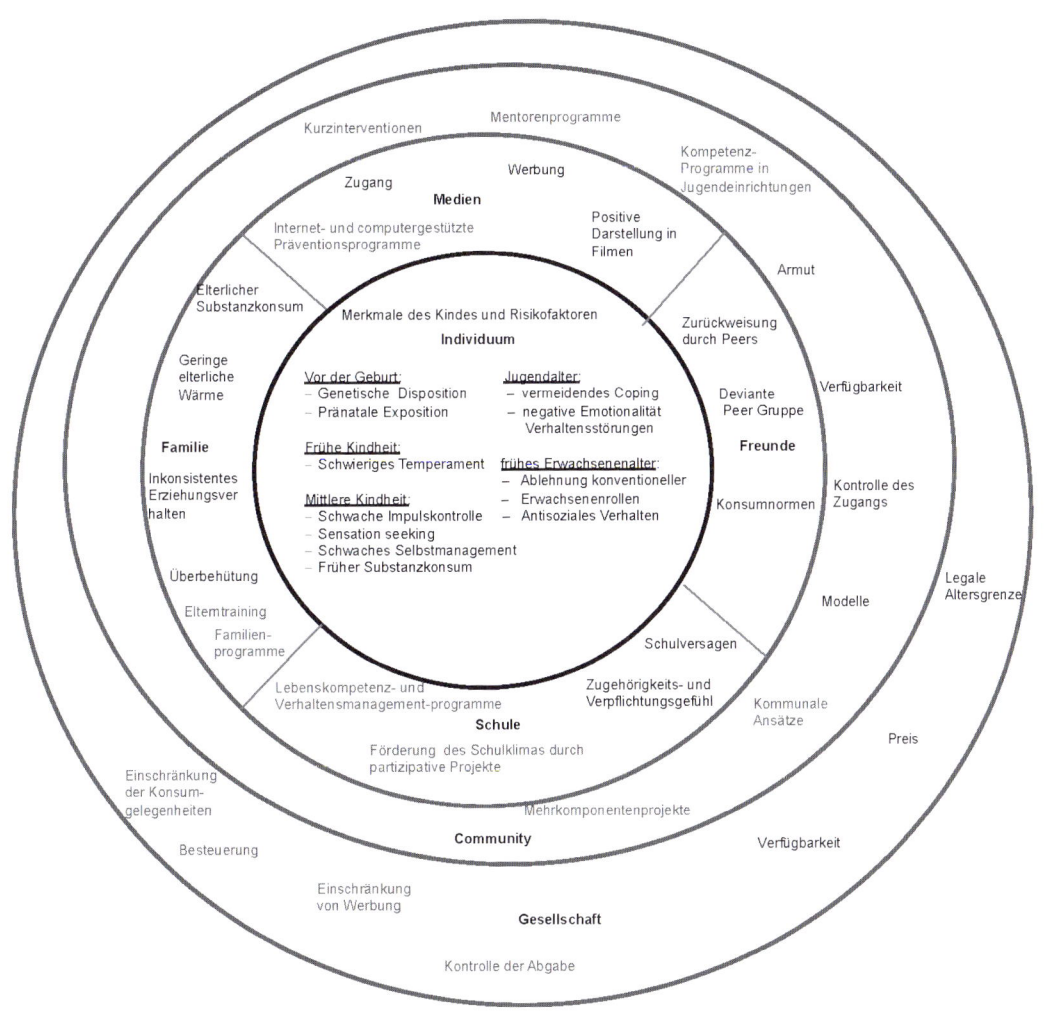

Abbildung 1: Risiko- und Schutzfaktoren der Entwicklung eines Substanzmissbrauchs in den Lebenswelten von Jugendlichen (nach National Academy of Sciences 2009) und wirksame Maßnahmen in den Handlungsfeldern der Prävention (nach Bühler und Thrul, in Druck)

des Experimentierens je nach Substanz unproblematische Konsummuster entwickeln bzw. abstinent leben. Etwa die Hälfte der Jugendlichen, die Zigaretten regelmäßig konsumiert haben, wird bis zum Alter von 34 eine Nikotinabhängigkeit entwickeln (Wittchen et al. 2008). In Hinblick auf alkoholbezogene Störungen ist dies etwa jeder fünfte männliche und jede vierzehnte weibliche Jugendliche, der oder die eine Abhängigkeit entwickelt.

Ein erhöhtes Risiko für die Verfestigung problematischer Konsummuster besteht nach der **Problemverhaltenstheorie** von Jessor (2001) dann, wenn einzelnen Jugendlichen die Ressourcen für die Herausforderungen des Jugendalters fehlen, so dass laufend **Misserfolgserlebnisse** auftreten. Langfristige problematische Entwicklungspfade, die ihre Ursache in biologischen Anlagen haben und zu schwierigem Temperament und damit wenig positiven Interaktionen in der Familie und Schule führen, können zur **Ausgrenzung** gegenüber sozial angepassten Jugendlichen und jungen Erwachsenen führen (Tarter et al. 1999). Es besteht in solchen Fällen die Gefahr, dass solche Jugendliche sich Gruppen von sozial abweichenden Personen anschließen und deren Normen in Hinblick auf Substanzkonsum und anderem **Problemverhalten übernehmen** und dass das riskante Konsumverhalten durch einen hohen sozialen Status verstärkt wird, der auf andere – sozial adäquate – Art nicht mehr erreicht werden kann (Silbereisen und Reese 2001; auch Kap. 6).

Neben den psychosozialen Faktoren spielen zusätzlich **substanzspezifische Eigenschaften** und deren psychische und physiologische Auswirkungen beim Menschen eine Rolle. Zum Beispiel entwickelt sich eine Alkoholabhängigkeit im Mittel erst nach vier Jahren, so dass Jugendlichen eine längere Zeit der Erprobung adäquater Konsummuster bleibt (Wittchen et al. 2008). Demgegenüber bildet sich eine Tabak- oder Heroinabhängigkeit innerhalb von zwei bzw. einem Jahr aus, so dass bereits kurzzeitige riskante Konsummuster erhebliche negative Folgen haben können.

Die beschriebenen Erkenntnisse haben dazu geführt, dass die ursprünglich monokausalen Ursachenmodelle, wie etwa das Konstrukt der «Suchtpersönlichkeit», aufgegeben wurden. Im Mittelpunkt stehen heute **mehrdimensionale Wahrscheinlichkeitsmodelle** (West 2013). Die «Vulnerabilitäts-Stresshypothese» (Fergus und Zimmerman 2005) geht davon aus, dass das Zusammentreffen einer frühen Vulnerabilität (z.B. genetisch bedingte, pränatale oder frühkindliche Störungen) mit eher akuten Risikofaktoren (Pubertätsprobleme, Peer Group Konsum, Verfügbarkeit) die Wahrscheinlichkeit für die Entwicklung einer Substanzstörung erhöht (Bühringer et al. 2008). Dabei ist davon auszugehen, dass experimenteller und riskanter Konsum eher durch soziale und Umwelteinflüsse (Verfügbarkeit, Modelle, Erwartungen) bedingt sind, während für die Entwicklung einer substanzbezogenen Störung die individuelle Vulnerabilität eine höhere Relevanz hat.

Risiko- und Schutzfaktoren sind in allen Lebenswelten von Jugendlichen identifiziert worden (Abbildung 1). Sie reichen von der Verfügbarkeit der Substanzen und der Zugangsmöglichkeit, die über gesetzliche Regelungen gesteuert wird, über die Darstellung von Substanzkonsum in den Medien, über das Vorbildverhalten der Erwachsenen in der Wohnumwelt, das Erziehungsverhalten der Eltern, das Zugehörigkeitsgefühl zur schulischen Gemeinschaft bis hin zu den substanzbezogenen Ritualen im Freundeskreis. Nur ein Teil dieser Einflussfaktoren ist **substanzbezogen**, das heißt, sie beeinflussen nur das Risiko der Entwicklung problematischer Konsummuster. Zahlreiche Einflussfaktoren sind für die Entwicklung mehrerer problematischer Verhaltensweisen relevant (**substanzunspezifisch**), wie etwa das Ausmaß von altersgemäßen Kompetenzen für die Bewältigung von Entwicklungsaufgaben. Inwieweit es darüber hinaus für einzelne Substanzen **spezifische Risikofaktoren** gibt, ist Gegenstand laufender Forschung. Zum Beispiel liegt ein familiengenetisch bedingtes erhöhtes Risiko bei Kindern alkoholabhängiger Eltern vor.

Der wohl einflussreichste **Faktor** auf das eigene Konsumverhalten ist das seiner **Freunde** oder das der weiteren Peergruppe. Dies liegt sowohl daran, dass man sich seine Freunde nach den eigenen (Konsum-)Gewohnheiten aussucht (Selektionshypothese), als auch daran, dass man sich seinen Freunden im Konsum angleicht (Sozialisationshypothese). Die Orientierung an den anderen geschieht nicht nur im wahren Leben, sie findet auch online statt. So konnte auch im Chat-Experiment die Macht der sozialen Norm für die eigene Konsumbereitschaft nachgewiesen werden (Teunisson et al. 2012). Aber die Freundesgruppe ist nicht nur Risikofaktor, sondern kann auch Schutzfaktor sein. Stumpp et al. (2009) zeichnen in ihrer qualitativen Studie mit Jugendlichengruppen auf der Suche nach dem «kontrollierten Kontrollverlust» klare Verhaltenscodices nach, die Sicherheit in der Rauschsituation herstellen sollen. So regulieren Freundeskreise ihren Umgang mit Alkohol, indem z.B. Ältere für Jüngere Verantwortung übernehmen und auf sie aufpassen oder Mädchenpaare sich absprechen, dass die jeweils andere acht gibt, dass «nichts passiert».

Prävention und Gesundheitsförderung, Verhaltens- und Verhältnisprävention

Altgeld und Kolip (Kap. 4 in diesem Band) unterscheiden zwischen Prävention mit dem Ziel, die **Risiken** bestimmter Störungen möglichst **zu vermeiden** (auf der theoretischen Basis des Risikofaktorenmodells), und Gesundheitsförderung mit dem allgemeinen Ziel, die Gesundheit und das **Wohlbefinden** einzelner Personen **zu verbessern**, auf der Grundlage der Annahme, dass dadurch die Wahrscheinlichkeit für die Entwicklung riskanter Verhaltensweisen gesenkt wird (Schutzfaktorenmodell). Grundsätzlich gelten diese beiden Strategien auch für den Bereich der substanzbezogenen Störungen, allerdings werden die Begriffe nicht trennscharf verwendet. Moderne Programme zur Prävention des Substanzmissbrauchs beinhalten in der Regel beide Aspekte: nämlich den Abbau der Risikofaktoren wie die Förderung der Schutzfaktoren.

Humanwissenschaften wie die klinische Psychologie oder die Medizin konzentrieren sich überwiegend auf präventive Maßnahmen, die am einzelnen **Individuum** oder an kleinen **sozialen Gruppen** ansetzen wie etwa der Familie, der Kindergartengruppe oder der Schulklasse (**Verhaltensprävention**). Hier wird entweder entwicklungsorientiert oder kognitiv vorgegangen (Foxcroft 2011, Abbildung 2). Epidemiologische Studien seit Ende des 19. Jahrhunderts für den Bereich des Alkoholkonsums in Skandinavien, in jüngerer Zeit auch in verschiedenen Ländern für den Tabakkonsum, haben aber gezeigt, dass **strukturelle soziale Bedingungen** einen hohen Einfluss auf die Epidemiologie substanzbezogener Störungen in einer Gesellschaft haben. Für den Bereich Alkohol haben Babor et al. (2010) auf einer breiten empirischen Grundlage dargelegt, dass Maßnahmen der **Verhältnisprävention**, die den Grad der **Verfügbarkeit einschränken**, den Umfang alkoholbezogener Störungen in einer Gesellschaft wesentlich effizienter beeinflussen als Maßnahmen der Verhaltensprävention einschließlich der Therapie. Allerdings gibt es keine die beiden Ansätze gegeneinander testenden Studien und auch die Vergleichbarkeit der Studien ist eingeschränkt. Auch bei der Verhältnisprävention wird zwischen Risikofaktoren (etwa Verfügbarkeit von alkoholischen Getränken, Preisgestaltung) und Schutzfaktoren (soziale Hilfeeinrichtungen für Eltern, Qualität der pädagogischen Maßnahmen in Kindergärten und Schulen) unterschieden. Allerdings ist in diesem Bereich der Einfluss von Risikofaktoren empirisch wesentlich besser untersucht als derjenige von möglichen Schutzfaktoren.

Ansatzpunkte für substanzbezogene Prävention

Die Entwicklung des Substanzmissbrauchs findet ihren Anfang im Jugendalter und ist multikausal. Dies bedeutet zum einen, dass es die eine hinreichende Präventionsmaßnahme nicht geben kann. Zum anderen heißt es aber auch, dass es viele Ansatzpunkte für die Suchtprävention gibt und geben muss. Suchtprävention wird dann verstanden als die Beeinflussung der Risiko- und Schutzfaktoren, die die Lebenswelten der Jugendlichen und jungen Erwachsenen und sie selber kennzeichnen (Abbildung 1). Da man von unterschiedlichen Entwicklungspfaden ausgehen muss und damit auch von unterschiedlichen Ursachenkonstellationen für ein missbräuchliches Verhalten, sollten auch die Herangehensweisen je nach Zielgruppe unterschiedlich sein (universell, selektiv, indiziert). Damit sind drei übergreifende Prinzipien angesprochen, die generell suchtpräventives Handeln leiten sollten:

- **Zielgruppenspezifität**. Es ist notwendig, präventive Programme präzise auf die jeweilige Zielgruppe auszurichten. Dabei spielen das Alter und damit der Entwicklungsstand, das Geschlecht (es gibt geschlechtsspezifische Konsumpräferenzen und Konsummotive), der eventuell bereits vorhandene Konsum psychoaktiver Substanzen sowie das Risikoprofil (universeller, selektiver und indizierter Ansatz) und das Ausmaß von Komorbidität (psychische Störungen, frühe Devianz und Delinquenz) eine Rolle. Die meisten präventiven Programme, insbesondere in der Schule, sind auf breite Zielgruppen ausgerichtet (universell) und können deshalb nicht auf einzelne Jugendliche mit bereits bestehenden Verhaltensauffälligkeiten eingehen (selektiv, indiziert). Hier ist die Therapie von Verhaltensauffälligkeiten im Kindesalter auch als Suchtprävention zu verstehen.
- **Frühzeitiger Beginn** und langfristiger Ansatz. Prävention beginnt im Grundsatz in der Schwangerschaft (Aufgabe des Konsums durch die Mutter, Vermeidung von Passivrauchen) und zieht sich über die gesamte frühe Kindheit, die Kindergartenzeit, die Schulzeit bis in die Berufsausbildung hin. Im frühen Kindesalter stehen zunächst substanzunspezifische Maßnahmen zur Förderung von Schutzfaktoren im Vordergrund; spätestens vor Beginn des Konsums psychoaktiver Substanzen müssen aber auch substanzspezifische Maßnahmen im Hinblick auf Risiko- und Schutzfaktoren eingesetzt haben. Der früher übliche «Präventionstag» an Schulen oder einzelne Unterrichtsstunden zu illegalen Drogen sind bestenfalls ein wirkungsloses Feigenblatt, möglicherweise sogar kontraproduktiv (Weckung von Neugierde). Effektive Präventionsprogramme müssen über lange Jahre angelegt sein und sollten idealerweise in die gesamte Schulzeit eingebettet sein.
- **Umfassender Ansatz**. In **Abbildung 2** wird deutlich, dass präventive Effekte nur sehr schwer erreicht werden können, wenn isoliert nur ein Ansatzpunkt gewählt wird, etwa der Kindergarten oder die Schule. Vielmehr muss versucht werden, präventive Strategien möglichst breit umzusetzen, zumindest unter Einbeziehung der Familie und des sozialen Nahbereichs in der Gemeinde (Verfügbarkeit von illegalen Drogen und Alkohol, Verhalten des Verkaufspersonals, Umgang mit Alkohol in Sportvereinen, Jugendclubs und Freizeitzentren). Die empirisch bestätigten multifaktoriellen Modelle zur Entwicklung von Substanzstörungen erfordern solche breiten Ansätze. Studien aus den USA können ihre Wirkung in vielen Fällen nachweisen.

Effektive Präventionsmaßnahmen

Im Zeitraum 2004 bis 2012 konnten über 60 Überblicksarbeiten identifiziert werden, die sich mit der Wirksamkeit unterschiedlicher Präventionsansätze auseinandersetzten (Bühler und Thrul, in Druck). Der überwiegende Anteil der Untersuchungen stammt aus den USA, am meisten Information liegt für das schulische und hochschulische Handlungsfeld vor. Herauszustellen sind die Cochrane Reviews, die aufgrund ihrer Systematik und Einschlusskriterien für Einzelstudien die evidenz-stärksten Einschätzungen zur Verfügung stellen. Gemäß den Handlungsfeldern der Prävention (s. Abb. 1) sind im Folgenden Ansätze dargestellt, die einen präventiven Effekt auf das Konsumverhalten von Jugendlichen oder jungen Erwachsenen erwarten lassen.

Als wirksamer **universeller** Ansatz
- im Handlungsfeld **Familie** sind Elterntrainings und Familienprogramme zu empfehlen, die mit Eltern an deren allgemeinem Erziehungsverhalten und an konsumbezogener Kommunikation arbeiten und im Fall der Familienprogramme zusätzlich die Lebenskompetenz der Kinder fördern und das Familienleben beeinflussen wollen.
- in der **Schule** haben sich alkoholspezifische verhaltensbezogene Interventionen sowie bestimmte (Lebens-) Kompetenzprogramme als effektiv erwiesen. Die tabakpräventiven Maßnahmen haben Effekte auf das Rauchverhalten aller Schüler und Schülerinnen in den Klassen, unabhängig von der bisherigen Raucherfahrung (Lebenskompetenz-

		Universell Alle	Selektiv Gruppen mit erhöhtem Risiko	Indiziert Hohes individuelles Risiko
Verhältnis- bezogen	Gelegenheiten für Verhalten begrenzen durch Regelungen und Einschränkungen	Besteuerung, Altersgrenze, örtliche Konsumverbote	Reduktion Verkaufsstellen in Hochrisiko-stadtteilen	Nulltoleranz-Gesetz für alkoholisierte Fahrer
Entwicklungs- bezogen	Förderung angepassten Verhaltens, Verhinderung fehlangepassten Verhaltens durch Sozialisation angemessener Normen, Werte und Verhaltensgewohnheiten	Elterntraining, Life skills Programm	Familien-programm für suchtkranke Familien	Lebenswelt-übergreifende Maßnahme für bereits auffällige Jugendliche
Kognitiv	Existierende Kognitionen über bestimmtes Verhalten durch Überzeugen angehen (Informationen, Problembewusstsein, Vorurteile)	Aufklärungs-kampagnen Informations-vermittlung an Schulen	Screening und Kurzinterventionen	Motivierende Interventionen mit auffälligen Jugendlichen

Abbildung 2: Ansatzpunkte für Prävention bei substanzbezogenen Störungen (in Anlehnung an Foxcroft 2011)

programme, soziale Einflussnahme, Klassenwettbewerbe). Eine Wirkung speziell auf den Einstieg in das Rauchen kann durch die untersuchten Interventionen nicht erreicht werden. Für die Prävention des Konsums von Cannabis und anderer illegaler Drogen sind kompetenzorientierte, umfassende Programme der Drogenprävention effektiv, die auf interaktiven Methoden basieren. Schließlich sind Maßnahmen sinnvoll, die das System Schule z.B. mittels Schulaktionsteams oder durch Verbesserung des Schulklimas verändern.
- kann im Handlungsfeld **Freizeit** und **Freunde** (z.B. Sportvereine, Partysetting, Peer- und Mentorenprogramme) noch keine konkrete Maßnahme als evidenz-basiert bezeichnet werden. Relativ allgemein muss auf qualitativ hochwertig umgesetzte außerschulische Programme zur Förderung der personalen und sozialen Kompetenz verwiesen werden.
- im Handlungsfeld **Medien** gibt es erstmals Evidenz für die Wirksamkeit von internet- und computergestützten Präventionsprogrammen. Weiterhin sind massenmediale Aktivitäten in traditionellen Medien nur in Kombination mit Schulprogrammen (Tabak), *nicht* als alleinige Präventionsmaßnahme einzusetzen.
- auf **kommunaler Ebene** eignet sich eine Kombination von effektiven Maßnahmen in mehreren Handlungsfeldern. Die Projekte bestehen meist aus schulbasierten Maßnahmen in Kombination mit Erziehungs-, Kommunikations- und Konfliktlösetraining in der Familie. Eine systematische Kooperation kommunaler Akteure und substanzbezogene kommunale Regelungen könnten hierbei die Wirkung erhöhen.
- Im Rahmen von **gesetzlichen Rahmenbedingungen** werden Tabak- und Alkoholkontrollstrategien empfohlen, die zu einer Preiserhöhung von Alkohol und Tabakprodukten führen, eine verstärkte Kontrolle und Sanktion der Abgabe von Tabak und Alkohol an Minderjährige nach sich ziehen, die Alkoholwerbung einschränken und die Gelegenheiten zum Rauchen durch Rauchverbote reduzieren.

Auch für die selektive Prävention wurden wirksame Ansätze identifiziert. In der **Familie** sehen diese eine Begleitung von erstgebärenden

Eltern durch Hebammen, Kompetenztrainings mit verhaltensauffälligen Kindern und deren Eltern sowie Familienprogramme mit suchtkranken Familien vor. In der **Schule** zeigen Lebenskompetenzprogramme für ältere Jugendliche mit zusätzlichen zugeschnittenen Elementen Wirkung. Im **Hochschulsetting** empfiehlt es sich, eine zur Reflektion anregende und Veränderung motivierende Kurzintervention anzuwenden, die entweder persönlich oder computerbasiert durchgeführt wird. Gleiches gilt für das **Klinik**setting. Während der **Freizeit** bietet es sich an, Jugendliche mit erhöhtem Risikoprofil in ein Mentorenprogramm einzubinden.

Abschließend muss gesagt werden, dass es innerhalb von jedem Ansatz Programme gibt, die Effekte zeigen, und andere, die keine Effekte mit sich bringen. Der Forschung ist es noch nicht gelungen, für jedes Handlungsfeld **die** Kerninhalte zu bestimmen, die eine Wirksamkeit ausmachen. Dennoch wird zur Beachtung empfohlen, bei der Entwicklung von verhaltensbezogenen Maßnahmen auf sozial-kognitive Lerntheorien aufzubauen, das Erlernen und Üben von personalen und sozialen Fertigkeiten vorzusehen, den Einfluss sozialer Normen zu nutzen und sowohl protektive Faktoren zu fördern als auch Risikofaktoren zu begegnen. Die Vermittlungsmethoden sollten interaktiv sein, d.h. den Austausch zwischen den Teilnehmenden an der Maßnahme in den Mittelpunkt stellen. Eine reine Informationsvermittlung ist nicht zielführend. Für die Verhältnisprävention gilt, dass nicht die Regelung alleine, sondern nur ihre Umsetzung, Kontrolle und Sanktionierung Veränderungen erwarten lassen.

Beispiel für ein schulisches Präventionsprogramm

Kompetenzorientierten Programmen wird für das Handlungsfeld Schule die umfassendste Wirkung zugeschrieben, weil sie nicht nur für die Suchtprävention, sondern auch für andere Präventionsbereiche geeignet sind. In Deutschland stehen mittlerweile viele wissenschaftlich basierte und evaluierte Lebenskompetenzprogramme zur Verfügung (Bühler und Heppekausen 2005).

Als Beispiel soll ALF (Allgemeine Lebenskompetenzen und Fertigkeiten), ein suchtpräventives Programm für die Orientierungsstufe, vorgestellt werden (Walden et al. 1998). Zwei Lehrermanuale für die fünfte Klasse (12 Doppelstunden) und die sechste Klasse (8 Doppelstunden) enthalten detaillierte Stundenbeschreibungen und Arbeitsmittel zu folgenden Themen: sich kennen lernen und wohl fühlen, Informationen zum Rauchen und zu Alkohol, Gruppendruck widerstehen, Kommunikation und soziale Kontakte sowie Gefühle ausdrücken (fünfte Klasse). Themen der sechsten Klasse sind unter anderem: Gruppendruck widerstehen, Informationen zu Nikotin, Klassenklima verbessern und Problemlösung.

Eine typische ALF-Stunde beginnt mit der Besprechung der Hausaufgabe zur Vertiefung bzw. Vorbereitung der jeweiligen Stunde. Danach wird das jeweilige Thema in **Kleingruppenarbeit**, **Rollenspielen** und **Gruppendiskussionen** bearbeitet. Eine Abschlussübung beendet die Stunde. Dies kann eine Entspannungs- oder Bewegungsübung oder eine Gesprächsrunde sein. In **Abbildung 3** ist beispielhaft der Ablauf der Unterrichtseinheit 4 in der sechsten Klasse beschrieben.

Schlussbemerkung

Die Effekte präventiver Programme sind zwar noch nicht durchgehend zufriedenstellend, doch zeigen fachlich gut konzipierte Programme Effekte im Hinblick auf die Verhinderung des Konsums, die Vermeidung problematischer Konsummuster oder die Verzögerung des Eintrittsalters sowie der Förderung von Schutzfaktoren, so dass sie stärker als bisher in die Praxis umgesetzt werden sollten. Allerdings wird es dafür notwendig sein, ein adäquates Problembewusstsein in der Bevölkerung herzustellen. Dies war nicht notwendig, solange sich präventive Maßnahmen ausschließlich im Sinne der Verhaltensprävention auf einzelne Kinder und Jugendliche bezogen. Die Schaffung eines Problembewusstseins wird aber dann relevant, wenn – entsprechend des internationalen wissenschaftlichen Kenntnisstandes – zusätzlich auch gesetzliche Rahmen-

Unterrichtseinheit 4 des ALF-Programms: Gruppendruck widerstehen

Lernziele
- Hinterfragen von Gründen für das Rauchen und Nichtrauchen
- Sensibilisierung für Gruppendrucksituationen
- Aufzeigen und Einüben der Möglichkeiten, Nein zu sagen
- Sich und seine Stärken kennen lernen, Selbstwahrnehmung schulen

Hausaufgabe (20 Min.)
Die Stunde beginnt mit der Besprechung der Hausaufgabe. Die SchülerInnen hatten den Auftrag erhalten, SchülerInnen und Bekannte danach zu befragen, warum sie bzw. warum sie nicht rauchen. Die Argumente für und gegen das Rauchen werden bei der Besprechung der Hausaufgabe diskutiert und gegenübergestellt.

Erarbeitung des Themas (50 Min.)
Dieser Unterrichtsabschnitt beginnt mit der Durchführung von Rollenspielen. Dabei sind Rollen und Situationen festgelegt. Jede Rollenspielgruppe besteht aus vier SchülerInnen. Drei von ihnen spielen die Gruppe, die den vierten mit dem Angebot einer Zigarette bzw. eines Glases Bier «unter Druck» setzt. Es werden in dieser Phase etwa zwei Rollenspiele durchgeführt. Danach erhalten die SchülerInnen ein Arbeitsblatt. Zunächst schreiben sie nun auf, in welchen Situationen mit Gleichaltrigen sie Gruppendruck erlebt haben. Diese Situationen werden im Plenum gesammelt. In einem zweiten Arbeitsschritt sollen die SchülerInnen in Stillarbeit überlegen, was sie gegen Gruppendruck hätten unternehmen können. Wiederum werden die Ideen der SchülerInnen im Plenum gesammelt. Wenn die Lehrkraft möchte, kann sie die von den SchülerInnen vorgetragenen Möglichkeiten, sich dem Gruppendruck zu widersetzen, ergänzen. Dazu werden im Manual eine Reihe von Möglichkeiten vorgegeben. Die «Erarbeitung des Themas» endet mit der nochmaligen Durchführung des Rollenspiels. Jetzt sollen die SchülerInnen jedoch versuchen, die erarbeiteten Möglichkeiten, «nein» zu sagen, im Rollenspiel anzuwenden.

Abschlussübung (10 Min.)
Die Lehrkraft kann zwischen einer Gesprächsrunde, einer Bewegungsübung und einer Entspannungsübung wählen.

Stellen der Hausaufgabe (10 Min.)
Die Schüler erhalten das Arbeitsblatt «Ich über mich». Auf diesem sollen sie ihre Wünsche, Vorlieben, Ängste, Stärken und Hobbys eintragen.

Abbildung 3: Beispiel einer Unterrichtseinheit des ALF-Programms (Walden et al. 1998)

bedingungen geändert werden müssen. Letzten Endes ist ein Mindestmaß an gesellschaftlichem Konsens notwendig, um Kombinationen von Maßnahmen aus den beiden Bereichen umzusetzen, da alle Regelungen zur Angebotsreduktion zwar das Ausmaß substanzbezogener Störungen reduzieren, gleichzeitig aber gravierend in den Verhaltensspielraum der Mehrheit der Personen eingreifen, die risikoarme Konsummuster entwickelt haben. Darüberhinaus ist es aufgrund der neueren Erkenntnisse zur Relevanz individueller Vulnerabilität für den Übergang von riskantem zu gestörtem (abhängigen) Konsum wichtig, die Forschung zu frühzeitig und einfach diagnostizierbaren Mustern von Vulnerabilitätsmerkmalen bei Jugendlichen und jungen Erwachsenen auszubauen, um besser als bisher im Einzelfall gezielte selektive Prävention durchführen zu können.

Prüfungsfragen

1. Was bedeutet der Begriff «substanzbezogene Störungen»?
2. Warum haben Maßnahmen zur Prävention substanzbezogener Störungen eine hohe Bedeutung?
3. Warum entwickeln sich problematische Konsummuster überwiegend im Jugendalter?
4. Welche Faktoren spielen bei der Entwicklung substanzbezogener Störungen eine Rolle?
5. Was sind Schutz- und Risikofaktoren? Nennen Sie einige Beispiele.
6. Was bedeuten die Begriffe substanzunspezifische, -bezogene und -spezifische Einflussfaktoren? Nennen Sie Beispiele.
7. Nennen Sie Beispiele für Verhaltensprävention und Verhältnisprävention im Bereich des Substanzmissbrauchs.
8. Nennen Sie drei wichtige Prinzipien der Suchtprävention.
9. Beschreiben Sie Stellenwert und Inhalte der «Informationsvermittlung» als präventive Maßnahme in der Vergangenheit und heute.
10. Beschreiben Sie exemplarisch eine Unterrichtseinheit eines schulischen Programms.

Zitierte Literatur

Babor, T. et al. (2010): Alcohol: No ordinary Commodity – Research and Public policy. 2nd edition. Oxford: Oxford University Press.

Bühler, A./Heppekausen, K. (2005): Gesundheitsförderung durch Lebenskompetenzprogramme in Deutschland. Grundlagen und kommentierte (Gesundheitsförderung Konkret, Band 6). Köln: BzgA.

Bühler, A./Thrul, J. (in Druck): Expertise zur Prävention des Substanzmissbrauchs. (Forschung und Praxis der Gesundheitsförderung, Band 29, aktualisierte Auflage). Köln: BZgA.

Bühringer, G./Wittchen, H.-U./Gottlebe, K./Kufeld, C./Goschke, T. (2008): Why people change? The role of cognitive-control processes in the onset and cessation of substance abuse disorders. International Journal of Methods in Psychiatric Research, 17 (S1), S4–S15.

Bühringer, G./Kräplin, A. und Behrendt, S. (2012): Universal characteristics and consequences of the addiction syndrome. In H. J. Shaffer (Eds.), APA Addiction syndrome handbook: Vol. 1. Foundations, influences, and expressions of addiction (pp. 291-316). Washington, D.C.: American Psychological Association.

Bundeszentrale für gesundheitliche Aufklärung (2012): Die Drogenaffinitätsstudie 2011. Teilbände Tabak, Alkohol, illegale Drogen. http://www.bzga.de/forschung/studien-untersuchungen/studien/suchtpraevention/

Deutsche Hauptstelle für Suchtfragen (DHS) (2013): Jahrbuch Sucht 2013. Neuland: Geesthacht.

Dilling, H./Mombour, W./Schmidt, M.H./Schulte-Markwort, E. (2000): ICD-10. Göttingen: Hogrefe und Huber.

Foxcroft, D. (2011): Classifying prevention: form, function and theory. Vortrag, 2nd conference of the European Prevention Research Society, Lissabon.

Jessor, R. (2001): Problem behavior theory. In J. Raithel (Hg.): Risikoverhaltensweisen Jugendlicher. Opladen: Leske + Budrich, 61–78.

Kraus, L./Pabst, A. (2010): Epidemiologischer Suchtsurvey 2009. Repräsentativerhebung zum Gebrauch psychoaktiver Substanzen bei Erwachsenen in Deutschland. Sucht, 56, 315-326.

Kraus, L./Pabst, A./Piontek, D. (2012): Europäische Schülerstudie zu Alkohol und anderen Drogen 2011 (ESPAD): Befragung von Schülerinnen und Schülern der 9. und 10. Klasse in Bayern, Berlin, Brandenburg, Mecklenburg-Vorpommern und Thüringen (IFT-Berichte Bd. 181). München: IFT Institut für Therapieforschung.

Milich, R. et al. (2000): Differences in young adult psychopathology among drug abstainers, experimenters, and frequent users. Journal of Substance Abuse, 11(1), 69–88.

National Academy of Sciences (2009): Preventing Mental, Emotional, and Behavioral Disorders Among Young People: Progress and Possibilities. The National Academies Press.

Silbereisen, R.K./Reese, A. (2001): Alkohol und illegale Drogen. In J. Raithel (Hg.): Risikoverhaltensweisen Jugendlicher. Opladen: Leske + Budrich, 131–153.

Steinberg, L. (2008): A social neuroscience perspective on adolescent risk-taking. Developmental Review, 28(1), 78–106.

Stummp, G./Stauber, B./Reinl, H. (2009). Abschlussbericht «JuR -Einflussfaktoren, Motivation und Anreize zum Rauschtrinken bei Jugendlichen». http://drogenbeauftragte.de/fileadmin/dateien-dba/DrogenundSucht/Alkohol/Downloads/Studie_Rauschtrinken_Uni_Tuebingen_090401_Drogenbeauftragte.pdf

Tarter, R./Vanyukov, M./Giancola, P./Dawes, M./Blackson, T./Mezzich, A./Clark, D. (1999): Etiology of early onset substance use disorder: A maturational perspective. Development and Psychopathology, 11, 657–683.

Teunisson, H./Spijkerman, R./Prinstein, M.J./Cohen, G.L./Engels, R./Scholte, R. (2012): Adolescents' conformity to their peers' pro-alcohol and anti-alcohol norms: the power of popularity. Alcoholism: Clinical and Experimental Research, 36, 1257–1267.

Walden, K./Kröger, C./Kutza, R./Kirmes, J. (1998): ALF – Allgemeine Lebenskompetenzen und Fertigkeiten. Programm für Schüler und Schülerinnen der 5. Klasse mit Informationen zu Nikotin und Alkohol. Hohengehren: Schneider.

West, R. (2013): Models of addiction. EMCDDA insights, no.14. European Monitoring Centre for Drugs and Drug Addiction (EMCDDA). Lissabon.

Wittchen, H.-U./Behrendt, S./Höfler, M./Perkonigg, A./Lieb, R./Bühringer, G./Beesdo, K. (2008): What are high risk periods for incident substance use and transitions to abuse and dependence? Implications for early intervention and prevention. International Journal of Methods in Psychiatric Research 17 (S1), S16–S29.

Leseempfehlungen

Bühler, A./Thrul, J. (2013): Expertise zur Prävention des Substanzmissbrauchs. (Forschung und Praxis der Gesundheitsförderung, Band 29). Köln: BzgA.

Leppin, A./Hurrelmann K./Petermann H. (Hg.) (2000): Jugendliche und Alltagsdrogen. Konsum und Perspektiven der Prävention. Berlin: Luchterhand.

West, R. (2013): Models of addiction. EMCDDA insights, no.14. European Monitoring Centre for Drugs and Drug Addiction (EMCDDA). Lissabon.

23 Prävention von Anorexia nervosa

Alexa Franke

«Leben hat Gewicht»

Im Dezember 2007 startete in Deutschland eine bemerkenswerte Kooperation: Die Bundesministerinnen für Gesundheit, für Bildung und für Familie, Senioren, Frauen und Jugend sowie die Herausgeberin der Zeitschrift Emma gründeten die Initiative «Leben hat Gewicht. Gemeinsam gegen den Schlankheitswahn» (http://leben-hat-gewicht.de). Die prominenten Frauen wollten vereint einen Beitrag zur Prävention von Essstörungen leisten und brachten mit ihrer Zusammenarbeit zum Ausdruck, dass Prävention von Essstörungen viele Faktoren und Lebensbereiche umfassen muss. Sie reagierten auf epidemiologische Daten, denen zufolge gestörtes Essverhalten insbesondere bei jungen Mädchen und Frauen immer weiter um sich greift. Hier einige exemplarische Daten:
- Laut Deutscher Gesellschaft für Ernährung haben 18 % der weiblichen und 5 % der männlichen Jugendlichen ab 12 Jahren bereits eine Diät durchgeführt (DGE 2000).
- Bei Kindern in einer dritten und vierten Klasse bevorzugten 42 % der Jungen und 53 % der Mädchen ein dünneres Idealbild; 32 % der normalgewichtigen Kinder wollten lieber dünner sein (Berger, Schilke und Strauß 2005).
- Im Kinder- und Jugendgesundheitssurvey zeigten mehr als ein Fünftel der befragten Kinder und Jugendlichen im Alter von 11 bis 17 Jahren Symptome einer Essstörung. Der Anteil der Mädchen war mit nahezu 30 % signifikant höher als der der Jungen (Hölling und Schlack 2007).
- In Befragungen an amerikanischen Universitäten äußerten 70–94 % der Studentinnen, sie wollten dünner werden, 80–91 % berichteten über bereits durchgeführte Diäten.

61 % aller Universitätsstudentinnen wiesen Essstörungen im subklinischen Bereich auf (Yager und O'Dea 2008).

Es steht außer Frage, dass das Schlankheitsideal zu einem Terror für viele Menschen in den westlichen Industrienationen geworden ist. Unbefangenes, an den Bedürfnissen des eigenen Körpers orientiertes Essverhalten gelingt heute nur noch wenigen. Viele scheitern – und landen außerhalb der Grenzen eines «Normalgewichts». In der medialen Öffentlichkeit gewinnen dabei die am unteren Ende des Gewichtsspektrums, die sogenannten «Magersüchtigen», besonders viel Aufmerksamkeit.

Das Krankheitsbild

Die Anorexia nervosa wird in den aktuellen Klassifikationssystemen ICD-10 und DSM IV den Essstörungen zugeordnet. Sie gilt wegen der Eindeutigkeit des Syndroms als leicht zu diagnostizieren.

Wichtigstes Kennzeichen ist ein überwertiger Wunsch nach extremem Schlanksein, der alle Gedanken und Handlungen dominiert. Etwa 90 % der Betroffenen sind Mädchen und junge Frauen; in westlichen Industrienationen erkranken 0,5–1 % von ihnen an dieser Störung. Anorexie kann bereits in einem sehr frühen Alter einsetzen, es gibt jedoch einen Erkrankungsgipfel um das 14. und einen zweiten um das 19. Lebensjahr. Das Körpergewicht der Betroffenen liegt mindestens 15 % unter dem für Alter und Körpergröße erwarteten und wird durch die Einschränkung der Nahrungszufuhr sowie durch übertriebene körperliche Aktivitäten und selbstinduziertes Abführen oder Erbrechen herbeigeführt.

Die Patientinnen befinden sich häufig in einer depressiven Stimmungslage, Merkmale von Zwangsverhalten sind nicht selten. Besonders auffallend sind bizarre Verhaltensweisen und Rituale «rund ums Essen».

Als psychische Auffälligkeit anorektischer Frauen wird in der Literatur auch ein auffälliges Autonomiebedürfnis diskutiert. Dabei bleibt jedoch unberücksichtigt, dass die Mädchen häufig in Familien aufwachsen, in denen sie massiv bevormundet werden. Angesichts dieser familiären Strukturen kann man das Autonomiebedürfnis durchaus als gesunde Reaktion auf die soziale Umgebung interpretieren (Franke 2001, 2003). In diesem Autonomiestreben äußert sich auch die andere Seite eines äußerst schwachen Selbstwertgefühls. Ihrem oftmals selbstsicheren Auftreten zum Trotz sind anorektische Mädchen und Frauen innerlich zutiefst von Selbstzweifeln und ständigen Gefühlen der Inkompetenz und Unzulänglichkeit gequält; selbst hervorragende eigene Leistungen können sie nicht anerkennen. Was immer sie tun, es ist nicht genug. Das heftige Bedürfnis nach Autonomie ist somit auch Ausdruck der ständigen bangen Frage, ob sie sich auch wirklich genug anstrengen.

Diesem Muster folgt tragischerweise auch die Störung: Je dünner die anorektische Frau wird, umso weniger kann sie diese «Leistung» anerkennen, umso weiter entfernt sie sich subjektiv vom erstrebten schlanken Ideal.

Zu den häufigsten Essstörungen gehören neben der Anorexia nervosa auch die Bulimia nervosa, die Binge-Eating-Störung und die Adipositas. Präventionsprogramme unterscheiden meistens nicht zwischen diesen Störungen, insbesondere gibt es wenig trennscharfe Abgrenzungskriterien zwischen Programmen zur Prävention von Anorexia und Bulimia nervosa.

Allgemeines Rationale der Präventionsansätze

Die Ansätze zur Prävention von Anorexia nervosa lassen sich grob in zwei Gruppen unterteilen: Maßnahmen, die primär politisch motiviert sind und auf eine Veränderung des gesellschaftlichen Klimas als Nährboden für die Entstehung der Krankheit abzielen, und solche, die sich auf individueller Ebene an bestimmte Gruppen Gefährdeter richten. Doch so unterschiedlich die Programme und die Ansätze im Einzelnen sein mögen, so beruhen sie alle auf dem Rationale des Risikofaktorenmodells: Risikofaktoren für das Entstehen der Erkrankung sollen gesellschaftlich und individuell reduziert, protektive Faktoren hingegen unterstützt und strukturell implementiert werden.

Risiko- und Protektivfaktoren

Wurden in den Jahren von etwa 1980 bis 2000 die entscheidenden **Risikofaktoren** im mangelnden Selbstwertgefühl der Patientinnen, in ihrer Unfähigkeit, ihre Gefühle und Bedürfnisse wahrzunehmen und in ihrem überhöhten Leistungsanspruch sowie in den familiären Strukturen und einer mangelnden Vorbereitung auf die Pubertät gesehen, so hat sich seither der Schwerpunkt auf das Diktat des Schlankheitsideals, dem von Familie, Peers und Öffentlichkeit ausgeübten Druck zum Schlanksein und die Unzufriedenheit mit dem eigenen Körper verlagert. Ob diese Verlagerung der Ätiologie der Störung gerecht wird, ist fraglich. Zweifelsohne übt das herrschende Schlankheitsideal großen Druck auf Heranwachsende aus, und es ist nur logisch davon auszugehen, dass dies gerade bei Mädchen und jungen Frauen, die einerseits ein geringes Selbstwertgefühl haben, andererseits aber starken Leistungsdruck erleben, auf äußerst fruchtbaren Boden fällt. Die Sicherheit und das Bewusstsein, so richtig zu sein, wie man nun einmal ist, sind ohne Zweifel die besten individuellen Präventivfaktoren gegen die Anorexie. Jedoch: Die Kausalität zwischen Selbstwertgefühl und extremem Wunsch, abzunehmen, ist ungeklärt. Außerdem ist die Datenlage hinsichtlich des Risikofaktors «Diäten» keineswegs klar: Zwar gibt es prospektive Studien, die nachweisen, dass Diäthalten spätere Esspathologien fördert, aber es liegen auch Untersuchungen vor, die dies nicht bestätigen konnten (Stice, Shaw und Marti 2007).

In der frauenspezifischen Literatur werden die entscheidenden Risikofaktoren vor allem im soziokulturellen Bereich lokalisiert: Anorexie entsteht aus dieser Perspektive nicht aus dem mangelnden Selbstwertgefühl und dem Leiden an der weiblichen Rolle, sondern als Ausdruck des Protests gegen die gesellschaftlichen Idealbilder der hübschen, anpassungsfähigen und mit sich widersprechenden Rollenanforderungen bravourös jonglierenden «emanzipierten» Frau (Franke 2005).

Als **protektive Faktoren**, die das Auftreten der Anorexia nervosa weniger wahrscheinlich werden lassen, gelten auf individueller Ebene ein gutes Durchsetzungsvermögen, souveräner Umgang mit verschiedenen Rollen im Alltag, gute Problemlösefähigkeiten, ein hohes Selbstwertgefühl und soziale Kompetenz, guter Umgang mit Stress und die Realisierung eigener Wertvorstellungen im Bezug auf das körperliche Aussehen. Außerdem eine genetische Prädisposition für Schlankheit und ein großer Fundus an allgemeiner Lebenskompetenz, den sogenannten «Life skills». Auf familiärer Ebene gelten enge, aber nicht verstrickte emotionale Beziehungen, eine familiäre Atmosphäre, in der das Schlanksein nicht überbetont wird und eine gute, offene Kommunikation – am besten auch bei gemeinsamen Mahlzeiten – als protektiv.

Auf soziokultureller Ebene wird gefordert, dass unterschiedliche Körperformen gesellschaftliche Akzeptanz finden müssten, außerdem ein breites Angebot von Sportarten, die mehr auf Leistung als auf Attraktivität abzielen. Des Weiteren sollen enge Beziehungen zu Freunden, denen die Figur nicht so wichtig ist, und auch die Zugehörigkeit zu einer ethnischen Minderheit, in der die Figur eine weniger große Rolle spielt, von Vorteil sein (Dannigkeit, Köster und Tuschen-Caffier 2007; Stice, Shaw und Marti 2007).

Intendierte Ziele

So unterschiedlich die Ansatzpunkte und die Methoden der präventiven Maßnahmen auch sein mögen, sie alle verfolgen die gleichen Ziele. Je nach Programm und Ausformulierung werden immer wieder – mal mehr, mal weniger explizit – die folgenden Punkte erwähnt:
- positive Einstellung gegenüber dem Schlankheitsideal
- positive Einstellung gegenüber der eigenen Figur
- gutes Selbstwertgefühl
- ein positiver Zugang zur eigenen Körperlichkeit
- positive Selbstwahrnehmung
- gesundes Ernährungs- und Bewegungsverhalten
- richtige Wahrnehmung von Hunger und Sättigung
- aktiver Lebensstil
- positives Körpergefühl, positive Einstellung zum eigenen Körper
- Erweiterung von allgemeinen Lebenskompetenzen
- Erweiterung des Repertoires von Bewältigungsstrategien im Umgang mit Stress.

Der Schwerpunkt liegt eindeutig auf dem Essverhalten und dem Körper, während die bei anorektischen Mädchen und Frauen so quälenden Selbstzweifel, ihre übersteigerte Leistungsorientierung, ihr Ehrgeiz, ihre depressive Stimmung, ihre Probleme mit Nähe und Autonomie, die Probleme mit der Familie nur eine untergeordnete Bedeutung haben.

Gesundheitspolitische Ansätze

Die Initiative mit der größten Breitenwirkung in Deutschland ist die bereits erwähnte Kooperation **«Leben hat Gewicht»**. Sie ist Teil des nationalen Aktionsplans zur Prävention von Fehlernährung, Bewegungsmangel, Übergewicht und damit zusammenhängenden Krankheiten und wird von zahlreichen Organisationen, Institutionen und Prominenten aus Film und Fernsehen, Sport, Modebranche und Politik unterstützt. Mithilfe der Prominenten und anderer Expertinnen und Experten aus verschiedensten Bereichen soll die Initiative Jugendliche für die Thematik der Essstörungen sensibilisieren, ihnen ein positives Körperbild vermitteln und das Selbstwertgefühl stärken. Die Jugendlichen sollen angeregt werden, gesellschaftliche Schlankheits- und Schönheitsideale zu hinterfragen und «einen gesundheitsbewussten und selbstbestimmten Umgang mit dem eigenen Körper» zu finden (http://www.leben-hat-gewicht.de).

Neben regelmäßig stattfindenden Veranstaltungen, bei denen vor allem der Austausch zwischen Betroffenen und ExpertInnen im Vordergrund stehen soll, unterstützt die Initiative verschiedene Projekte, Studien und andere Kampagnen wie z.B. die «Initiative für wahre Schönheit» der Körperkosmetikserie Dove. Mehr als sieben Millionen Euro sollen zudem für die Forschung zum Thema Essstörungen zur Verfügung stehen.

Gemeinsam mit der Mode- und Modelbranche entwickelte die Initiative 2008 die «**Nationale Charta der deutschen Textil- und Modebranche**». Sie reagierte hiermit auf den Tod einiger Models, der die Branche weltweit veranlasste, über die sogenannten «Idealmaße» von Models nachzudenken. An der Madrider Modewoche zum Beispiel dürfen Models, die nicht mindestens einen BMI (Body-Mass-Index = Körpergewicht [kg] : Körpergröße im Quadrat [cm²] von 18 haben, nicht mehr teilnehmen, und in Italien wurde ein Ethik-Code verabschiedet, nach dem Models, die jünger als 16 Jahre sind und einen BMI unter 18 haben, nicht mehr an Modeschauen teilnehmen dürfen.

Die deutsche Charta soll die Öffentlichkeit für ein gesundes Körperbild sensibilisieren und einen Bewusstseinswandel in Gang setzen. Die UnterzeichnerInnen verpflichten sich unter anderem dazu, keine Models zu beschäftigen, die einen BMI von 18,5 und ein Mindestalter von 16 Jahren unterschreiten. Sie wollen ein gesundes Körperbild vermitteln und sich offen gegen extreme Magerkeit aussprechen. Zudem verpflichten sie sich, präventive Maßnahmen im Bereich der Essstörungen zu unterstützen und die Ideen der Charta weiter zu tragen, um einen europäischen Austausch zu fördern (http://www.leben-hat-gewicht.de/cln_169/nn_1165074/SharedDocs/Downloads/DE/Nationale-Modecharta.html).

Die Forderungen der **Deutschen Gesellschaft für Essstörungen** gehen über diese Selbstverpflichtungen noch hinaus. Sie berufen sich auf einen in Frankreich von der Abgeordneten Valérie Boyer eingebrachten Gesetzentwurf, nach dem die Anstiftung zur exzessiven Magerkeit, die zur Magersucht führen kann, strafverfolgt wird. Der Gesetzesentwurf sieht vor, dass in ein bestehendes Gesetz, das die Anstiftung oder Beihilfe zu Suizid unter Strafe stellt, auch das Propagieren exzessiver Magerkeit als Straftatbestand aufgenommen werden kann. Als Strafmaß sind eine Freiheitsstrafe von zwei Jahren und eine Geldbuße von 30 000 Euro vorgesehen, die auf drei Jahre Freiheitsstrafe und 45 000 Euro erhöht werden können, wenn das Anstreben der Magerkeit zum Tod der Person geführt hat. Neben der Einführung eines Mindest-BMI von 17,4 für ein männliches und 17,7 für ein weibliches Model fordert die Deutsche Gesellschaft für Essstörungen unter anderem auch die Einführung einer unabhängigen medizinischen Bescheinigung darüber, dass diejenigen, die eine Modelkarriere anstreben, nicht an einer Essstörung leiden, ein allgemeines Verbot für den Einsatz von Manipulationstechniken zur Bildbearbeitung, die die Modells dünner erscheinen lassen, und den Einsatz von Models mit unterschiedlichem Körperumfang, damit das Schönheitsideal sich nicht ausschließlich am Schlanksein orientiert (www.dgess.de).

Erstaunlich ist der Umgang der **Bundeszentrale für gesundheitliche Aufklärung** (BZgA) mit der Thematik. Auf der Internetseite über Essstörungen findet man neben einigen Adressen von Institutionen, die Maßnahmen zur Prävention von Essstörungen anbieten, den Hinweis, dass «keine detaillierten Informationen über die Erkrankung selbst vermittelt werden [sollen], da die Gefahr der Nachahmung besteht». Weiterhin wird behauptet, dass die Betroffenen «sehr genau über Ernährung und über die Krankheitsbilder der Essstörungen Bescheid [wissen] und […] sich der Gefahren ihres Handelns durchaus bewusst [sind]». Die BZgA plädiert dafür, die Fähigkeiten junger Menschen zu fördern, ein angemessenes Körpergefühl zu vermitteln, sowie über ein gesundes Ernährungsverhalten aufzuklären und sie dabei zu unterstützen, Bewältigungsstrategien zu entwickeln, «um den verschiedenen soziokulturellen Einflüssen zu widerstehen, welche mit dem gegenwärtigen Zwang zum Dünnsein und Diätverhalten verknüpft sind» (alle Zitate http://www.bzga-essstoerungen.de/praevention.htm). Tun sollen dies Eltern, LehrerInnen, ÄrztInnen, TrainerInnen usw.

Ein weiterer gesundheitspolitischer Akteur sind die **Krankenkassen**. Sie tragen vorwiegend durch Informationsmaterialien und durch die Unterstützung regionaler Aktionen zur Prävention der Anorexie bei.

Zu einer darüber hinausgehenden Initiative haben sich 2009 der Bundesverband sowie mehrere Landesverbände der Betriebskrankenkassen zusammengeschlossen. Unter dem Titel «bauchgefühl» wird Prävention auf mehreren Ebenen angeboten: Auf der Ebene der primären bzw. universellen Prävention sollen junge Menschen informiert und für die Thematik sensibilisiert werden; auf der Ebene der sekundären bzw. indizierten Prävention sollen bereits Betroffene Beratungs- und Therapiemöglichkeiten aufgezeigt bekommen. (http://www.bkk-bauchgefuehl.de/intern/initiative). Das Angebot richtet sich an Mädchen und Jungen.

Den inhaltlichen Schwerpunkt bilden die Themen Schlankheit, Diäten und Aussehen, wenn auch in einer kurzen Einführung auf der Internetseite benannt wird, dass das vorherrschende Schlankheitsideal nur ein Auslöser sein kann und die eigentlichen Ursachen in vielen verschiedenen Faktoren begründet sind (http://www.bkk-bauchgefuehl.de/informativ/hungrig-aufs-leben/essstoerungen-nein-danke).

Methodisch werden zwei Wege beschritten: Im Internet werden Podcasts, Videos und informative Artikel zur Wissensvermittlung und Gedankenanregung präsentiert, die sich direkt an die Jugendlichen wenden. Zudem wurden Programme zur Prävention von Essstörungen an Schulen entwickelt. LehrerInnen weiterführender Schulen können an einer kostenlosen Fortbildung teilzunehmen, die sie dazu befähigen soll, das Unterrichtsmaterial – einen 300-seitigen Materialordner – adäquat anzuwenden. («Nicht-Lehrer» können das Material für 42 Euro, zzgl. MwSt. und Versandkosten, käuflich erwerben).

Die Programme sind für die Jahrgangsstufen sechs bis neun konzipiert und umfassen insgesamt neun Einheiten pro 90 Minuten. In Inhalt und Aufbau unterscheiden sie sich entsprechend der Altersgruppen (11 bis 15 Jahre), manche Einheiten finden geschlechtergetrennt statt.

Übergeordnete Ziele sind jeweils «die Förderung und Erhaltung eines gesunden Essverhaltens und aktiven Lebensstils, die Entwicklung einer positiven Einstellung gegenüber dem eigenen Körper sowie die Stärkung und Stabilisierung des allgemeinen Selbstwertgefühls» (http://www.bkk-bauchgefuehl.teamgesundheit-online.de/schule/fuer-schulen/unterrichtsprogramm).

Individuumzentrierte Ansätze

Präventive Maßnahmen, die nicht primär auf Massenkommunikation und Medien setzen, sind in der Regel dem Settingansatz verpflichtet und wählen als das geeignete Setting die Schule. Während in den Zielen große Übereinstimmung herrscht, bestehen Unterschiede vor allem hinsichtlich:

- der Altersgruppen: Die meisten Programme sind für Jugendliche zwischen dem 12. und 16. Lebensjahr. Es gibt jedoch auch Programme, die sich zur Prävention von Essstörungen bereits an Kindergartenkinder wenden; in den USA und in Australien gibt es auch Programme, die sich speziell an Universitätsstudierende wenden.
- der Durchführenden: Manche der Programme sollen von externen Expertinnen und Experten durchgeführt werden, andere sind für die Durchführung durch Lehrerinnen und Lehrer konzipiert. Als Vorteile der Durchführung durch Letztere werden die größere Vertrautheit zwischen Lehrenden und Schülerinnen und Schülern angeführt, außerdem ermögliche diese Art der Durchführung eine größere Nachhaltigkeit. Externen – so die gegenteilige Argumentation – sei wegen ihrer besseren fachlichen Fundierung der Vorzug zu geben, dies insbesondere bei gefährdeten Schülerinnen und Schülern. Außerdem seien diese gegenüber externen Personen vielleicht offener, ihre Probleme zu äußern.
- einer koedukativen oder geschlechtergetrennten Durchführung: Für die Trennung der Geschlechter in ansonsten koedukativen Klassen wird angeführt, dass die Jugendlichen in der Zeit der Pubertät starke Hemmungen haben, im Beisein des anderen Geschlechts über sie intim beschäftigende Themen zu sprechen.

Als Beispiel für ein in Schulen breit angewandtes Programm wird hier «PriMa» vorgestellt, ein Programm zur Primärprävention der Anorexia nervosa bei Mädchen ab der 6. Klasse (Berger 2008). «PriMa» umfasst neun Lektionen zu jeweils ca. 90 Minuten. Die Durchführung erfolgt durch zuvor geschulte LehrerInnen. Ziel ist eine Einstellungsänderung der Schülerinnen. Sie sollen erkennen, dass Nichtessen und Schlanksein nicht die Lösung für ihre Probleme sind, und ihnen sollen Alternativen aufgezeigt werden. Risikofaktoren, die die Entwicklung der Essstörung begünstigen könnten, sollen vermindert werden. Die Lektionen stehen unter dem Motto: «Hilfe für Barbie». Jede Lektion hat einen eigenen Schwerpunkt: Models, Rebellion, Macht, Traumwelt, Wahrnehmungsverzerrung, Suizidgedanken, krankhaftes Essverhalten, Waage, Therapie.

Wie anhand der Titel der einzelnen Lektionen deutlich wird, geht es inhaltlich nicht nur um die kritische Reflexion der vorherrschenden und eigenen Schönheits- und Schlankheitsideale, sondern auch um den Umgang mit Autoritätspersonen, Machtgefällen und Konflikten sowie um eigenes Leistungsverhalten und Perfektionismus und die Förderung des Einfühlungsvermögens für andere Mädchen, aber auch die Eltern. Die abschließenden Lektionen beinhalten eine Auseinandersetzung mit dem eigenen Körperbild und Körpererleben sowie mit (negativen) Gefühlen und krankhaftem Essverhalten, Hungern und Gewichtskontrolle.

Es kommt eine breite Palette gruppendynamischer Methoden zum Einsatz: Fallvignetten, Poster, Filme, Gruppendiskussionen, Rollenspiele, Traumreisen und Entspannungsverfahren. Im Sinne der Nachhaltigkeit und auch, um das Programm durch sekundärpräventive Maßnahmen zu flankieren, gibt es unter anderem zusätzlich folgende begleitende Maßnahmen:
- Telefon-Hotline mit Informationen zu wohnortnahen Behandlungsmöglichkeiten
- Rückmelderunden für Projektlehrer und -lehrerinnen und Betreuung per Telefon und E-Mail
- Betreuung von Seminarfacharbeiten älterer Schülerinnen zum Thema «Essstörungen» und Unterstützung von Peer-to-Peer-Schulungen, in denen ältere Schülerinnen jüngere unterrichten.

Vergleichbare Programme sind «Jugend mit Biss» (Schlevogt 2002) und «Body Talk»; beide wurden vom Frankfurter Zentrum für Essstörungen entwickelt, letzteres in Zusammenarbeit mit der Körperpflegeserie «Dove» im Rahmen der «Initiative für wahre Schönheit», die auf internationaler Ebene stattfindet. 32 Länder sind bereits einbezogen, und bis Ende 2010 sollen fünf Millionen Kinder und Jugendliche durch die Aktion erreicht werden (http://www.initiative-fuerwahreschoenheit.de; für weitere Programme s. Dannigkeit, Köster und Tuschen-Caffier 2007, Raabe 2009).

Zur Effektivität der Prävention von Anorexia nervosa

Nimmt man als Kriterium für den Erfolg präventiver Programme den Rückgang der Inzidenz einer Störung, so fällt die Bewertung hinsichtlich der Anorexia nervosa nicht vielversprechend aus. Es gibt keine Hinweise, dass die Erkrankungszahlen sich in den letzten Jahren entscheidend verringert haben. Sind dann sämtliche Bemühungen vergebens? Zwei umfassende Metaanalysen zeigen, dass diese Frage differenzierter untersucht und beantwortet werden muss.

Yager und O'Dea (2008) führten eine Metaanalyse von 27 randomisierten kontrollierten Programmen zur Prävention von Essstörungen bei Universitätsstudierenden durch und überprüften diese vor allem auf die differenzielle Wirksamkeit der angewandten Methoden. Es zeigte sich, dass rein informative Programme und solche, die auf Psychoedukation und kognitiv-verhaltenstherapeutischen Methoden basierten, geringere Effekte aufwiesen als solche, die auf der kognitiven Dissonanztheorie nach Festinger aufbauten, die die Medienkompetenz im Hinblick auf propagierte Schlankheitsideale förderten und die computerbasierte Programme verwendeten. Die hohe Effizienz des Einsatzes von Computern sehen die Autorinnen in der durch sie gewahrten Anonymität und darin, dass Studentinnen mit neuen Technologien geübt sind und ihnen viel Vertrauen entgegen bringen (Yager und O'Dea 2008).

Stice, Shaw und Marti (2007) untersuchten 80 in randomisierten Kontrollstudien überprüfte Programme daraufhin, inwieweit sie der Entwicklung von Essstörungen vorbeugten bzw. Risikofaktoren und bereits vorhandene Symptome reduzierten. Es zeigte sich, dass in 51 % der Präventionsprogramme mindestens ein Risikofaktor reduziert werden konnte und 29 % der Programme den Rückgang einer bereits vorhandenen Symptomatik bewirkten. Darüber hinaus ergaben sich zahlreiche differenzielle Effekte. Die Interventionseffekte waren jeweils höher bei:

- selektiven Programmen als bei universellen: Als möglicher Grund hierfür wird angeführt, dass Risikogruppen motivierter sind als nicht Betroffene
- bei Programmen, die nur Frauen einschlossen gegenüber denen, die beide Geschlechter berücksichtigten: Auch dieses Ergebnis sehen die Autoren in der unterschiedlich stark ausgeprägten Motivation begründet
- wenn die Teilnehmenden älter als 15 Jahre waren: Begründet wird dies damit, dass die Symptomatik oft erst im pubertären Alter auftritt
- bei aktivem Einbezug der Teilnehmenden gegenüber psychoedukativ – didaktischen Programmen
- bei Durchführung von externen Fachleuten gegenüber LehrerInnen: Die Gründe hierfür werden in dem größeren Fachwissen der Externen vermutet, außerdem darin, dass LehrerInnen sich primär auf das Unterrichten konzentrieren müssen
- bei größerer Zahl von Sitzungen und längerer Dauer der Programme.

Übereinstimmend kommen die Metaanalysen somit zu dem Schluss, dass Informationen und psychoedukative Programme wenig Effekt haben. Außerdem geben Sie Hinweise darauf, dass Maßnahmen der universellen Prävention weniger wirksam sind als solche, die sich an Risikogruppen wenden.

Keine Hinweise gibt es allerdings darauf, welche Inhalte Einfluss auf die Effizienz der Programme haben. Nach Stice, Shaw und Marti bestand diesbezüglich zwischen den erfolgreichen Programmen große Heterogenität. Ist es somit egal, was inhaltlich vermittelt wird, Hauptsache, die Methode und das Setting stimmen?

Ich halte dies für eine absolut unsinnige Annahme. Doch unglücklicherweise ist genau diese Frage, welche Inhalte am meisten zu einer Prävention der Anorexie beitragen, bisher nicht untersucht. Meiner persönlichen Überzeugung zufolge, die sich vor allem auf therapeutische Erfahrungen mit anorektischen Mädchen und Frauen stützt, sollte der Schwerpunkt auf das mangelnde Selbstwertgefühl gelegt werden, auf die Ängste, nicht gut genug und den Anforderungen des Lebens als erwachsene Frau nicht gewachsen zu sein, auf die Angst vor Mittelmäßigkeit und den enormen Leistungsehrgeiz.

Die epidemiologischen Daten zeigen, dass die Gruppe der Jugendlichen, die Probleme mit ihrem Körper hat, größer wird. Für diese mögen die vorgestellten Präventionsprogramme hilfreich sein. Doch solange es keinen eindeutigen Beleg dafür gibt, dass mit dem Anstieg von Körper-Unzufriedenen und Diätierern auch die Inzidenz der Anorexia nervosa ansteigt, ist unklar, ob die vorhandenen Programme auch zu einer bedeutsamen Senkung der Erkrankungsraten beitragen.

Prüfungsfragen

1. Welches sind die wesentlichen diagnostischen Kriterien der Anorexia nervosa?
2. Welche Faktoren gelten als wesentliche Risikofaktoren für diese Störung?
3. Welche Präventionsmaßnahmen sind der primären Prävention zuzuordnen?
4. Welche Bedeutung kommt Schulen in der Prävention von Essstörungen zu?
5. Welche gesicherten Daten gibt es über den Zusammenhang von Diätverhalten und der Entstehung der Anorexia nervosa?
6. Welche Argumente sprechen für, welche gegen einen strengen Kodex – mit den Möglichkeiten der staatlichen Reglementierung – in der Modebranche hinsichtlich von Körperbildern und Models?
7. Welche Faktoren tragen zu einer Reduktion der Prävalenz von Essstörungen bei?
8. Welche Effekte haben universelle Ansätze zur Prävention der Anorexie?

Zitierte Literatur

Berger, U. / Schilke, C. / Strauss, B. (2005): Gewichtssorgen und Diätverhalten bei Kindern in der 3. und 4. Klasse. PsychotherPsychMed, 55, 331–338.

Berger, U. (2008): Essstörungen wirkungsvoll vorbeugen. Die Programme PriMA, TOPP und Torera zur Primärprävention von Magersucht, Bulimie, Fress-Attacken und Adipositas. Stuttgart: Kohlhammer.

Bundesministerium für Gesundheit (2009): «Leben hat Gewicht. Gemeinsam gegen den Schlankheitswahn» [Online]. Verfügbar unter: http://www.leben-hat-gewicht.de [06.11.2009].

Dannigkeit, N. / Köster, G. / Tuschen-Caffier, B. (2007): Prävention von Essstörungen. Ein Trainingsprogramm zum Einsatz an Schulen. Tübingen: dgvt-Verlag.

Deutsche Gesellschaft für Ernährung (2000): Ernährungsbericht. Frankfurt: Eigenverlag.

Franke, A. (2001): Essstörungen. In A. Franke und A. Kämmerer (Hg), Klinische Psychologie der Frau. Ein Lehrbuch, 355–396. Göttingen: Hogrefe.

Franke, A. (2003): Wege aus dem goldenen Käfig. Anorexie verstehen und behandeln. Weinheim: Beltz.

Franke, A. (2005): Der Kampf um die Wespentaille. In MGSFF-NW (Hg), Frauenbilder, 262–270. Düsseldorf: MGSFF-NW.

Hölling, H. / Schlak, R. (2007): Essstörungen im Kindes- und Jugendalter. Erste Ergebnisse aus dem Kinder- und Jugendgesundheitssurvey (KiGGS).

Raabe, K. (2009): Mädchenspezifische Prävention von Essstörungen. Handlungsansätze für die Praxis. Hohengeren: Schneider.

Schlevogt, V. (2002): Präventionsprojekt «Jugend mit Biss». Abschlussbericht der wissenschaftlichen Begleitforschung des Instituts für Sozialarbeit und Sozialpädagogik. Frankfurt/Main: Frankfurter Zentrum für Ess - Störungen GmbH.

Stice, E. / Shaw, H. / Marti, C.N. (2007): A meta-analytic review of eating disorder prevention programs: encouraging findings. Ann. Rev. Clin. Psychol., 3, 207–231.

Yager, Z. / O'Dea, J.A. (2008): Prevention programs for body image and eating disorders on University campuses: a review of large, controlles interventions. Health Promotion International 23(2), 173–189.

Leseempfehlungen

Levine, M.P. / Smolak, L. (2005): The Prevention of Eating Problems and Eating Disorders: Theory, Research, and Practice. NJ Mahwah: Lawrence Erlbaum Assoc.

Striegel-Moore, R.H. / Smolak, L. (eds) (2001): Eating disorders. Innovative directions in research and practice. Washington DC: APA.

24 Prävention von Suiziden

Manfred Wolfersdorf

Einleitung

Suizidales Denken und Verhalten – Todeswunsch, Suizidideen, Suizidversuche, Suizid – sind klassisches menschliches Denken und Verhalten, seit es Menschen gibt. Die Bewertung suizidalen Verhaltens reicht in der Menschheitsgeschichte von Verurteilung als Verstoß gegen göttliche Vorgabe – der Mensch ist ein Geschöpf Gottes und hat als solches das Geschenk Leben nicht wegzuwerfen – über die Zuordnung zu psychischer Auffälligkeit, hier der Melancholie/Depression, bis hin zu Suizidalität als Ausdruck menschlicher Freiheit – Selbstbestimmung des Menschen – und gesellschaftlicher Verpflichtung – Vermeidung, in die Hand des Feindes zu fallen, der todkranke Mensch lässt sich versterben, um nicht zur Last seiner Gruppe zu werden (Wolfersdorf und Etzersdorfer 2011).

Das über Jahrhunderte hinweg religiöse Paradigma von Suizidalität wurde in den letzten Jahrhunderten durch ein «medizinisch-psychosoziales Paradigma» abgelöst, welches suizidales Verhalten psychischen Ausnahmezuständen zuordnete. Suizidalität wird so zu einer Verhaltensweise, die insbesondere bei Menschen in emotionalen und psychosozialen Krisen und bei Menschen mit psychischer Erkrankung (akut, Langzeitverlauf) auftritt, wodurch Wahrnehmung, das Erleben von Situationen und insbesondere der eigenen Person und Zukunftsperspektive krankhaft verändert sind. Nur der Mensch ist in der Lage, über die eigene Endlichkeit nachzudenken und insbesondere auch über die Herbeiführung des eigenen Lebensendes.

Eine wissenschaftliche Betrachtung suizidalen Verhaltens – Suizidologie – hat sich seit dem 19. Jahrhundert entwickelt, wobei Suizidforschung heute ein wichtiger Bestandteil psychiatrisch-psychotherapeutischer und psychosozialer Versorgungsforschung geworden ist. Gleichzeitig gilt seit Durkheim (1973) suizidales Verhalten unter soziologischen Gesichtspunkten als Verhaltensweise, die insbesondere zu Zeiten von Wertewandel und Wandel sozialer Strukturen vermehrt auftritt.

Die Prävention suizidalen Verhaltens zielt also zum einen auf Sinngebung für den einzelnen Menschen vor einem sozialen, interaktionellen, ökonomischen und auch spirituellen Hintergrund (Public-Health-Perspektive), zum anderen auf die Diagnostik und das Behandeln psychischer Erkrankung, insbesondere depressiver Störungen, die aufgrund ihrer krankheitsbedingt subjektiv hoffnungslos erscheinenden Zukunftsperspektive näher an die per se menschliche Verhaltensweise Suizidalität heranrücken (Mental-Health-Ansatz) (Wolfersdorf 2013).

Begriffsbestimmung

Unter **Suizidalität** werden alle Denk- und Verhaltensweisen von Menschen oder auch Gruppen von Menschen verstanden, die in ihrem Denken und Handeln den eigenen Tod anstreben bzw. das eigene Versterben in Kauf nehmen (**Tab. 1, 2**). Diagnostisch wird Suizidalität vor dem Hintergrund einer Kontinuitätsannahme des Schweregrades und der Umsetzung von Idee in Hand-

Tabelle 1: Suizidalität: Definition

Suizidalität ist die Summe aller Denk- und Verhaltensweisen von Menschen oder Gruppen von Menschen, die in Gedanken, durch aktives Handeln, Handelnlassen oder passives Unterlassen den eigenen Tod anstreben bzw. als möglichen Ausgang einer Handlung in Kauf nehmen.

lung beschrieben als Todeswunsch, Suizididee, Suizidabsicht und **suizidale Handlung**. Zu Letzterem zählen Suizidversuch und Suizid, wobei beides Handlungen sind, die von der handelnden Person im Glauben und in der Überzeugung durchgeführt werden, mit der gewählten Methode die Beendigung des eigenen Lebens herbeizuführen. **Suizid** heißt immer, der Handelnde verstirbt, auch wenn dies Wochen später nach einer suizidalen Handlung auf einer Intensivstation infolge einer internistischen Komplikation erfolgt. **Suizidversuch** heißt, der Handelnde überlebt, gleich aus welchen Gründen: insuffiziente Methode, hohe Überlebenschance auf Grund der gewählten Methode, rasche Rettungsmöglichkeit, Eingreifen von außen. Dabei wird zwischen Suizidversuchen unterschieden, die einen hohen appellativen und manipulativen Charakter aufweisen und oft mit einem niedrig ausgeprägten Todeswunsch einhergehen, und Suizidversuchen, die durch einen hohen Todeswunsch und aufgrund der gewählten Methode mit einer großen Versterbenswahrscheinlichkeit einhergehen, aber aus zufälligen Umständen überlebt werden.

Dabei wurde bereits in früheren Jahrhunderten, als Suizidalität noch unter einem religiösen Paradigma stand, zwischen dem Suizid als Ausdruck von Einfluss des Teufels bzw. Sünde und Selbsttötung im Rahmen von Melancholie (heute Depression genannt) im sogenannten melancholischen Raptus unterschieden (Wolfersdorf 2008).

Heute gilt Suizidalität vor dem Hintergrund eines «medizinisch-psychosozialen Paradigmas» als Verhaltensweise eines Menschen, dem in Kontext einer psychischen Ausnahmesituation aufgrund emotionaler und psychosozialer Gegebenheiten sowie aufgrund veränderter Wahrnehmung in psychischen Erkrankung Suizidalität näher rückt. Die häufig verwendete Bezeichnung «Freitod» entspricht nicht der Realität der psychiatrisch-psychotherapeutischen Erfahrung und bildet nicht die Not der meisten suizidalen Menschen ab. Die meisten suizidalen Handlungen geschehen in einem durch subjektive und/oder objektive Not und damit durch Unfreiheit gekennzeichneten Zustand. Die Benennung «Bilanzsuizid», wenngleich ein bilanzierendes Element in jeder suizidalen Handlung auffindbar ist, unterstellt kühles rechnerisches Denken, was als solches nicht zutrifft. Verzichtet wird heute auch auf die Benennungen «Selbstmord»

Tabelle 2: Beschreibung von Suizidalität. Kontinuitäts-Annahme mit Handlungskonsequenzen: zunehmende «sichernde Fürsorge»: Eigenverantwortung ⟶ Fremdverantwortung

Wunsch nach Ruhe, Pause
- Unterbrechung im Leben (mit dem Risiko von Versterben)

eher passive Suizidalität

Todeswunsch
- (jetzt oder in einer unveränderten Zukunft lieber tot sein zu wollen)

Suizidgedanke
- Erwägung als Möglichkeit
- Impuls (spontan sich aufdrängend, zwanghaft)

Zunehmender Handlungsdruck, Zunahme des Handlungsrisikos

Suizidabsicht
- mit bzw. ohne Plan
- mit bzw. ohne Ankündigung

Suizidhandlung
- vorbereiteter Suizidversuch, begonnen und abgebrochen (selbst oder Fremdeinfluss)
- durchgeführt (selbst gemeldet, gefunden)
- gezielt geplant, impulshaft durchgeführt

eher aktive Suizidalität

bzw. «Selbstmordversuch», denn Suizidenten sind keine «Mörder» im Sinne des Bürgerlichen Rechtes, sondern Menschen in einer subjektiv ausweglos erscheinenden inneren und/oder auch äußeren Not. Heute haben sich die Bezeichnungen «Selbsttötung» bzw. «Suizid/Suizidversuch/suizidal» eingebürgert (Wolfersdorf 2009, Wolfersdorf und Etzersdorfer 2011).

Zur Epidemiologie

Im Jahre 2005 verstarben in Deutschland noch 10 260 Personen durch Suizid, 7523 Männer und 2737 Frauen. Zum Vergleich: Im gleichen Jahr verstarben 8373 Personen an illegalen Drogen, durch Mord und Todschlag, durch Verkehrsunfälle und an Aids. Tabelle 3 zeigt eine abnehmende Suizidzahl und Suizidrate (Suizidrate = Suizidzahl auf 100 000 der jeweiligen Bezugsgruppe pro Zeiteinheit) seit Anfang der 90er-Jahre, wobei der Rückgang bei den Frauen deutlicher zu sein scheint als bei den Männern. Allerdings steigen seit 2008 die Suizidzahlen und -raten wieder an und erreichen 2011 fast erneut die Werte von 2005. Der Zusammenhang mit der Wirtschaftskrise und der wachsenden Arbeitslosigkeit ist evident. Das Thema «Arbeitsplatzgefährdung» wird so zu einer dringlichen Aufgabe der Suizidprävention (Wolfersdorf 2013a). Tabelle 4 zeigt am Beispiel der Suizidraten 2007 nach Alters- und Geschlechtsgruppen die zwei weltweit härtesten und immer wieder vorgefundenen Daten: 1. ein deutliches Überwiegen der Männer gegenüber den Frauen beim Suizid (Verhältnis weltweit 1 : 2 bis 1 : 3); und 2. eine Zunahme der Suizidraten mit zunehmendem Alter. Dies gilt in beiden Geschlechtern, wobei nach Schmidtke et al.

Tabelle 3: Suizidzahlen und -raten 1990–2010 in Deutschland; [nach Statistisches Bundesamt, Todesursachenstatistik (ZwSt.Bonn) 2007]

	Anzahl			Raten auf 100 000 EW		
Jahr	gesamt	m	w	gesamt	m	w
1990	13 924	9534	4390	17,5	24,9	10,7
1991	14 011	9656	4355	17,5	25,0	10,5
1992	13 458	9326	4132	16,7	23,9	9,9
1993	12 690	8960	3730	15,6	22,7	8,9
1994	12 718	9130	3588	15,6	23,1	8,6
1995	12 888	9222	3666	15,7	23,0	8,7
1996	12 225	8782	3497	15,0	21,9	8,3
1997	12 265	8841	3424	14,9	22,1	8,1
1998	11 644	8575	3069	14,2	21,4	7,3
1999	11 157	8080	3077	13,6	20,2	7,3
2000	11 065	8131	2934	13,5	20,3	7,0
2001	11 156	8188	2968	13,5	20,4	7,0
2002	11 163	8106	3057	13,5	20,1	7,2
2003	11 150	8179	2971	13,5	20,3	7,0
2004	10 733	7939	2794	13,0	19,7	6,6
2005	10 260	7523	2737	12,4	18,6	6,5
2006	9765	7225	2540	11,9	17,9	6,0
2007	9402	7009	2393	11,4	17,4	5,7
2008	9451	7039	2412	11,6	17,5	5,8
2009	9616	7228	2388	11,7	18,0	5,7
2010	10 021	7465	2556	12,3	18,6	6,1
2011	10 144	7646	2498	12,4	19,0	6,0

[bis einschließlich 1997 nach ICD-9 (E 950 – 959), ab 1998 nach ICD-10 (X60 – X84)]

(2008) heute jeder zweite Suizid einer Frau von einer Frau über dem 60. Lebensjahr begangen wird. Im Jahre 2010 und 2011 [2010: 10 021 Suizide, 2011: 10 144 Suizide] stieg die Suizidzahl erstmals an – über 10 000 –, was mit der Wirtschaftskrise, der Arbeitsplatzproblematik in Zusammenhang gebracht wird.

Die drei häufigsten Suizidmethoden in Deutschland 2007 waren Erhängen, Strangulieren oder Ersticken bei 48 % der Gesamtgruppe von 9402 vorsätzlichen Selbstbeschädigungen (Gesundheitsberichterstattung des Bundes 2008); der Männeranteil betrug 81 %. An zweiter Stelle finden sich die Selbstvergiftungen (ICD-10: X60 bis X69.9) bei 17 % der Gesamtgruppe und einem Männeranteil von 58 %. Die dritthäufigste Suizidmethode 2004 war der Sturz in die Tiefe (ICD-10: X80), der von 9 % der Gesamtgruppe gewählt wurde (Männeranteil 62 %). Damit wird bereits hier eines der großen Probleme der Suizidprävention in Deutschland bzw. in Ländern, bei denen das Sicherhängen als häufigste Suizidmethode zu finden ist, deutlich. Die Methode kann nicht gesetzlich eingeengt oder gar verboten werden: Stricke, Schals, Gürtel u. ä. sind überall vorhanden und zu erhalten. Bei Feuerwaffen (ICD-10: X73 bis X74), immerhin bei 9 % der Gesamtgruppe führende Suizidmethode (Männeranteil 90 %) sind Regelungen durch Waffengesetze vorstellbar.

Wahlbeck und Mäkinen (2008) stellten die Zahlen für Europa dar: 2006 sind nach den Autoren um 59 000 Europäer (EU 27) durch Suizid verstorben, etwa 45 000 Männer und 14 000 Frauen; die Anzahl der Verkehrstoten betrug im gleichen Jahr ca. 50 000. Das bedeutet, dass 12 von 1000 europäischen Bürgern vorzeitig durch Suizid verstarben. 90 % aller Suizide sind den Autoren zufolge mit psychischer Erkrankung verbunden, im Wesentlichen mit Gemütserkrankungen (60 % aller Suizide), aber auch mit Alkoholerkrankungen. In den meisten europäischen Ländern ist Erhängen die führende Suizidmethode, gefolgt von Sicherschießen, Sichvergiften mit legalen und illegalen Drogen, Sichertränken und Sturz aus der Höhe bzw. vor ein Verkehrmittel.

In der Suizidforschung werden heute epidemiologische und Versorgungsfragen, psychotherapeutisch-psychosoziale Aspekte, biologische Ursachen sowie ethisch-theologische Themen diskutiert. Die **epidemiologische Suizidforschung** sieht nach den Häufigkeiten von Suiziden und Suizidversuchen in der Allgemeinbevölkerung und fragt nach Suizidraten in bestimmten Bevölkerungsgruppen (alte/junge Menschen, Männer/Frauen, Erwerbssituation/Arbeitslosigkeit, Migrationshintergrund, sexuelle Orientierung, Religionszugehörigkeit u. ä.), nach der regionalen Verteilung von Suizidalität, z.B. bei verschiedenen ethnischen Populationen, und betrachtet Suizidalität bei sogenannten Hochrisikogruppen wie Menschen mit psychischen Erkrankungen unter Krankenhausbedingungen, im Gefängnis, bei sozialen Randgruppen.

Die **Versorgungsforschung** diskutiert Vorhandensein und Effektivität von Einrichtungen, die Menschen in Krisen- und Krankheitssituationen beraten und behandeln, die mit Suizidalität einhergehen, beginnend mit der Suizidprävention beim «Hausarzt», über die psychiatrisch-psychotherapeutische bzw. psychosomatisch-psychotherapeutische Behandlungssituation bis

Tabelle 4: Suizidraten 2007 in Deutschland nach Alter und Geschlecht; [Suizidrate = Zahl pro 100 000 Einwohner]

Altersgruppen	gesamt	Männer	Frauen
5 bis < 10 Jahre	0	0,1	0
• < 15 Jahre	0,6	0,7	0,5
• < 20 Jahre	4,2	6,2	2,1
• < 25 Jahre	7,5	12,1	2,6
• < 30 Jahre	8,0	13,2	2,8
• < 35 Jahre	8,4	13,4	3,3
• < 40 Jahre	9,3	13,5	4,9
• < 45 Jahre	12,3	19,1	5,1
• < 50 Jahre	14,0	21,4	6,4
• < 55 Jahre	15,4	23,7	7,1
• < 60 Jahre	14,5	22,0	7,1
• < 65 Jahre	14,2	20,9	7,8
• < 70 Jahre	16,6	25,3	8,7
• < 75 Jahre	18,3	29,6	8,9
• < 80 Jahre	22,9	40,1	10,6
• < 85 Jahre	23,6	47,2	12,2
• < 90 Jahre	30,8	69,1	17,0
• >	31,2	67,9	19,8
gesamt	11,4	17,4	5,7

hin zu Telefonseelsorgeeinrichtungen, zur Palliativmedizin, zu Fragen der Berichterstattung in den Medien und deren suizidfördernder bzw. suizidpräventiver Wirkung. Die **psychotherapeutische Suizidforschung** interessiert sich für die Psychodynamik der Entwicklung von Suizidalität, für die Bedeutung psychosozialer Faktoren und für die interaktionellen Aspekte der therapeutischen Beziehung. **Biologische Suizidologie** betrachtet heute genetische Aspekte, geht von einem Impulskontrollstörungskonzept bzw. von Persönlichkeitscharakteristika als Disposition für Suizidalität aus und betrachtet auch die Bedeutung von Psychopharmaka, insbesondere unter dem Aspekt Reduzierung bzw. Förderung suizidalen Verhaltens. Suizidaltiät wird überwiegend im Kontext von psychischer Erkrankung, vorwiegend Depression gesehen. Allerdings gibt es auch eine aktuelle Diskussion um Suizidalität als krankheitsübergreifendem Querschnittssyndrom. Im Feld der **ethischen Fragestellungen** geht es um das Thema Autonomie, um die «Freitod»-Diskussion und um Fragen der Palliativmedizin bzw. Euthanasie.

Vor diesem Hintergrund wurden in der neueren suizidologischen Literatur der letzten zwei Jahrzehnte neben der «klassischen Risikogruppe der Depression» vor allem die Gruppe der Männer und insbesondere der älteren und alten Männer, die Gruppe der jungen schizophren Erkrankten, vor allem unter stationären psychiatrisch-psychotherapeutischen Behandlungsbedingungen, die Gruppe der bipolar affektiv erkrankten Menschen, um nur einige zu nennen, unter suizidologischen Gesichtspunkten besonders diskutiert.

Prävention von Suizid

Faktoren mit Einfluss auf Suizidraten

Wie die oben angeführten Zahlen für Deutschland zeigen, geht die absolute Suizidzahl und die Suizidrate seit den 1990er-Jahren zurück. Die Gründe hierfür sind vielfältig und nur als «klinische Hypothesen» und nicht als Ergebnisse wissenschaftlicher Überprüfungen zu formulieren:
1. die allgemeine Verbesserung der psychiatrisch-psychotherapeutischen und psychologisch-psychotherapeutischen Versorgung der Bevölkerung. Hierfür dürften vor allem die Institutionen der Krisenintervention beigetragen haben, die in Deutschland neben Ärzten im Wesentlichen von Sozialpädagogen, Diplom-Psychologen bzw. Psychologischen Psychotherapeuten und engagierten Laien (siehe Telefonseelsorge) getragen wird,
2. die deutliche Verbesserung der Depressionsbehandlung, wozu neben einer Zunahme der Antidepressiva-Verordnungen vor allem auch Projekte wie «Bündnisse gegen Depression» (Hegerl et al. 2006, Spießl et al. 2007) durch Informationsarbeit («Awareness», Entstigmatisierung) auf verschiedenen Ebenen die Häufigkeit suizidaler Handlungen beeinflusst haben,
3. die Zunahme der Anzahl von Kriseninterventionseinrichtungen, z.T. mit suizidpräventionsspezifischem Ansatz, in Deutschland in den letzten drei Jahrzehnten,
4. eine systematische Fort- und Weiterbildung im stationären und niedergelassenen ärztlichen Bereich zum Thema Suizidalität, verbunden auch mit einem vermehrten öffentlichen Interesse (Medien, Erarbeitung von Medienregeln),
5. eine Erarbeitung von Medienregeln, um durch Berichte über Suizide prominenter Menschen keine Suizidpromotion auszulösen,
6. die vermehrte Einbeziehung des Themas Suizidalität und Suizidprävention in Lehrbüchern und insbesondere neuerdings in Leitlinien der für die psychosoziale Versorgung verantwortlichen Fachverbände in Deutschland (siehe S3-NVL Unipolare Depression der DGPPN et al.),
7. die Entwicklung von Regeln im Umgang mit suizidgefährdeten Menschen im Krankenhausbereich (z.B. Suizidprävention im psychiatrischen Krankenhaus) (siehe z.B. Empfehlungspapier der AG Suizidalität und Psychiatrisches Krankenhaus; Wurst et al.),
8. gesundheitspolitische Aktivitäten der Deutschen Gesellschaft für Suizidprävention (DGS), die Gründung eines Nationalen Suizidpräventionsprogramms (NASPRO) für Deutschland oder auch der Deutschen Gesellschaft für Psychiatrie, Psychotherapie und Nervenheilkunde (DGPPN) im suizidologischen Feld.

Bertolote (2004) hat eines der zentralen Probleme der «major risk factors for suicide» formuliert («Suicide prevention: at what level does it work?») und darauf hingewiesen, dass es «feststehende Risikofaktoren» und «möglicherweise änderbare Faktoren» in der Suizidprävention gebe. Zu ersteren zählen das Geschlecht, das Alter, die ethnische Zugehörigkeit, die sexuelle Orientierung sowie frühere Suizidversuche, also Faktoren, die letztlich wegen ihrer Unveränderbarkeit keinen suizidpräventiven Ansatz bieten. Zu den beeinflussbaren Risikofaktoren zählen der Zugang zu Suizidmethoden, das Vorhandensein einer psychischen Störung, einer körperlichen Erkrankung, die Arbeitssituation, die Lebenszufriedenheit bzw. eine Situation sozialer Isolation, Angstzustände und Hoffnungslosigkeit. Damit hat Bertolote aus der Sicht der WHO die heute wichtigsten präventiven Zugangswege formuliert: nämlich den **gesetzgeberischen Auftrag,** sich um den Zugang zu Suizidmethoden zu kümmern, **den medizinischen und gesundheitspolitischen Auftrag** der adäquaten Behandlung psychischer und körperlicher Erkrankung, einschließlich der damit verbundenen Symptomatik von Angst und Hoffnungslosigkeit, sowie den **wirtschaftspolitischen Aspekt** der Arbeitssituation und dessen Einfluss auf die Lebenszufriedenheit und psychische Befindlichkeit.

Risikogruppen suizidalen Verhaltens

Schaller und Wolfersdorf (2009) haben psychologische Autopsiestudien zusammengestellt, mit Schwerpunkt bei den **affektiven Störungen** (Depression). Zum einen wird der hohe Anteil von Männern deutlich. Die Häufigkeit affektiver, sprich **depressiver Störungen** wird mit 23–87 % angegeben. Die Gruppe schizophren Kranker beträgt 7–8 %, liegt aber im stationären Bereich psychiatrisch-psychotherapeutischer Versorgung nach Bertolote et al. (2004) mit 19,9 % auf gleicher Höhe wie die affektiven Störungen mit 20,8 %. In ihrer Metaanalyse finden Bertolote et al. (2004) bei 88 % der untersuchten Suizidenten an erster Stelle affektive Störungen mit 44 %, gefolgt von substanzbezogenen Störungen mit 19 % und Schizophrenie mit 7,5 %; alle anderen Störungen sind deutlich geringer vertreten. Damit sind die Hauptrisikogruppen definiert: Menschen mit psychischen Erkrankungen, an erster Stelle Depressionen, dann suchtkranke und schizophren kranke Menschen, Menschen in besonderen Lebenssituationen (alte Menschen, junge Erwachsene, Menschen in traumatisierenden Situationen, Menschen mit schmerzhaften körperlichen Erkrankungen) und solche, die bereits Suizidversuche in der Vorgeschichte durchgeführt haben (Tab. 5).

Während bei **depressiven Erkrankungen** vor allem dem Aspekt Hoffnungslosigkeit eine große Bedeutung zukommt – oftmals verbunden mit Gedanken von Perspektivlosigkeit, Hilflosigkeit, Gefühlen von Zorn, der Überzeugung, keine Freiheitsgrade mehr zu haben, eine subjektiv unerträgliche Belastung und/oder Kränkung nicht mehr aushalten zu können –, sind bei **schizophrenen Erkrankungen** symptom- und verlaufsbezogene Aspekte von besonderer Bedeutung (Tab. 6); der Blick auf einen möglichen Verlauf kann beim schizophren kranken Menschen näher an Suizidmortalität heranführen. Feuerlein (1989) fand 6–21 % der **Alkoholkranken** durch Suizid verstorben. Untersuchungen bezüglich anderer **Suchtmittel** – Cannabis, Kokain, Heroin und andere Opiate (Misra et al. 2009) – zeigen durchgängig bei Benutzern eine erhöhte Rate von Suizidideen, Suizidversuchen und auch Suiziden; so sollen bis zu 35 % der **Opiatabhängigen** durch Suizid versterben. An psychologischen Faktoren für Suizidalität bei Menschen mit Suchtmittelgebrauch werden vor allem Verlust der Impulskontrolle, Aggressivität als suizidfördernde Eigenschaft, kognitive Rigidität, Unfähigkeit zur Problemlösung sowie psychiatrische Komorbidität insbesondere mit Depressionen angeführt.

Hier sei noch eine weitere Risikogruppe, nach Diskussion der krankheitsbezogenen Risikofaktoren, diskutiert, die sich aus den epidemiologischen Daten ergibt, jedoch über die Jahrzehnte hinweg letztlich unbeachtet blieb: nämlich die Gruppe der **Männer** unter dem Stichwort «männliche Depression» bzw. «Männersuizid» (Möller-Leimkühler 2009, Lindner 2006, Schulte-Wefers 2006, Wolfersdorf 2009). Das zwei- bis dreifache Überwiegen der Männer gegenüber den Frauen beim Suizid ist nahezu weltweit belegt und, seit es Suizidstatistiken gibt, allgemein bekannt. Der Forschungsstand dazu ist da-

Tabelle 5: Gruppen mit erhöhtem Risiko für suizidales Verhalten

1. Menschen mit psychischen Erkrankungen, vor allem
   - Depressive (primäre Depression, depressive Zustände, reaktive Depression)
   - Suchtkranke (Alkoholkrankheit, illegale Drogen)
   - Schizophrenie (in stat. Behandlung, Rehabilitation)
   - Angststörungen
   - Persönlichkeitsstörungen insbesondere vom emotional instabilen Typus
2. Menschen mit bereits vorliegender Suizidalität
   - Suizidankündigungen (Appell in der Ambivalenz); Suizidale Krise
   - nach Suizidversuch (10 % Rezidiv mit Suizid)
3. Alte Menschen
   - mit Vereinsamung, mit schmerzhaften, chronischen einschränkenden Krankheiten, nach Verwitwung
   - mit psychischer und körperlicher Erkrankung (Komorbidität)
4. Junge Erwachsene, Jugendliche mit
   - Entwicklungskrisen, Beziehungskrisen (innerer Vereinsamung)
   - Drogenproblemen
   - Familiären Problemen, Ausbildungsproblemen
5. Menschen in traumatisierten Situationen und Veränderungskrisen
   - Beziehungskrisen, Partnerverlust, Kränkungen
   - Verlust des sozialen, kulturellen, politischen Lebensraumes
   - Identitätskrisen
   - chronische Arbeitslosigkeit
   - Kriminalität, Z. n. Verkehrsdelikt (z.B. mit Verletzung, Tötung eines Anderen)
6. Menschen mit schmerzhaften, chronischen, lebenseinschränkenden, verstümmelnden, körperlichen Erkrankungen, insbesondere des Bewegungs- und zentralnervösen Systems, terminale Erkrankungen mit Siechtum und extremer Pflegebedürftigkeit

gegen rudimentär, wenngleich in den letzten Jahren das Thema Männersuizid häufiger auch wissenschaftlich diskutiert wird.

Das sogenannte **Männersuizid** wird unter soziologischen und psychiatrisch-psychotherapeutischen Gesichtspunkten im Zusammenhang mit dem männlichen Selbstbild, mit der Unfähigkeit der Inanspruchnahme von Hilfen im Gesundheitssystem, mit Scham- und Schuldgefühlen im Sinne des Versagens vor einer rigiden Über-Ich-Norm, mit der Tendenz zu harten Suizidmethoden (siehe oben Sicherhängen), die mit raschem Versterben einhergehen, mit hohem Ausmaß an Hoffnungslosigkeit in depressiven Verstimmungen und mit der Häufigkeit selbstschädigenden Verhaltens, insbesondere Alkoholmissbrauch, gesehen (**Tab. 7**).

Präventive Ansätze

In der Suizidprävention wird, abgesehen von obiger Diskussion der veränderbaren und der nicht beeinflussbaren Faktoren, zwischen Primär-, Sekundär- und Tertiärprävention unterschieden.

Suizidprävention ist definiert als Verhütung der Umsetzung von Suizidideen in Suizidabsichten mit nachfolgender Selbsttötungshandlung. Die empirische Evidenz für suizidpräventive Therapien, d.h. von Therapie nach suizidaler Krise bzw. nach Suizidversuch zur Prävention zukünftiger Krisen, ist unzureichend (Hawton et al. 1999, Cochrane Review). Adäquate Depressionsbehandlung (Antidepressiva, Psychotherapie, Psychoedukation, Selbsthilfe, Phasenprophylaxe etc.) scheinen präventiv wirksam zu sein.

Mann et al. (2005) haben auf der Basis eines Review quantitativer Studien, randomisierter kontrollierter und Kohortenstudien, vier Faktoren definiert, die bei Suizidalität auf dem Wege von der Idee zur Handlung eine Rolle spielen – Impulsivität, Hoffnungslosigkeit und/oder Pessimismus, Zugang zu tödlichen Methoden sowie Nachahmung –, und als gesichertes Ergebnis,

Tabelle 6: Schizophrenie und Suizidrisikofaktoren – Zusammenstellung nach Literatur und Klinik (2)

Schizophrenie-spezifische und verlaufsbezogene Faktoren

- imperative Stimmen, die zum Suizid auffordern (akustische Halluzinationen) bzw. die bereits den Tod feststellen
- spezifisches psychotisches Erleben von «Ewigleben», Unverletzbarkeit «bereits tot zu sein – deswegen nicht tötbar» oder ähnliches
- subjektives Leiden bzgl. Krankheitsverlauf mit Erwartung vieler Krankheitsepisoden und bekannter Folgen für Beziehung, Beruf, Lebensqualität
- soziale Desintegration und psychosebedingter Beziehungsverlust
- paranoide Angst vor Ich-Desintegration und Auflösung der Ich-Grenzen, Gefühl der Bedrohtheit
- ausgeprägte krankheits- bzw. pharmakotherapiebedingte innere und äußere Unruhe, Akathisie

Tabelle 7: Depression und Suizid bei Männern: einige klinische Unterschiede zu Frauen

- depressive Herabgestimmtheit mit erhöhter Reizbarkeit
- in der Depression hohes Ausmaß an Hoffnungslosigkeit und Suizidgefährdung
- eher Klage über körperliche Beschwerden
- unzureichende Impuls- und Ärgerkontrolle in der Depression
- eher Vorhalt an andere als Täter, selbst eher Opfer, weniger Selbstanklage
- hohe narzisstische Kränkbarkeit, anhaltende Gekränktheit, «narzisstische Welt»
- Thema depressiver Erkrankung (Auslöser, «Gründe») häufig im Berufsfeld bzw. in Rolle als Ernährer der Familie
- eher schlechte Compliance, Schwierigkeiten mit Krankheits- und Therapiekonzept
- Neigung zu selbstbeschädigendem Verhalten wie Alkohol- oder Medikamentenmissbrauch oder Suizidalität
- eher Unfähigkeit, sich an neue Situationen anzupassen
- Neigung zu strengen Normen und Selbstverurteilung
- Neigung zu «einsamen» und «harten» Suiziden

was suizidpräventiv wirksam belegt ist, angegeben: 1. die Fortbildung von Ärzten, 2. die Beschränkung des Zugangs zu tödlichen Methoden sowie 3. andere Strategien wie Screeningprogramme zur Identifikation von Hochrisikogruppen, Öffentlichkeitsarbeit und Zusammenarbeit mit den Medien. Dabei wird die hohe gesundheitspolitische Verantwortung für die Suizidprävention deutlich. In **Tabelle 8** sind Ebenen der Suizidprävention auf nationaler bzw. personenbezogener Ebene aufgelistet (Wolfersdorf und Etzersdorfer 2010, Wolferdorf 2013).

Depressive Erkrankungen sind die häufigsten psychischen Störungen in der Allgemeinbevölkerung und hinsichtlich ihrer hohen volkswirtschaftlichen Bedeutung, z.B. durch Arbeitsunfähigkeit und durch Suizidmortalität, unumstritten. Daraus ergibt sich zwangsläufig die Frage nach möglichen Präventionsprogrammen bei Depression und Suizidalität.

Im Bereich der **Primärprävention** depressiver Störungen sind derzeit vor allem die sogenannten «Awareness-Programme» bedeutsam. Darunter werden Aktivitäten des Kompetenznetzes Depression/Suizidalität (Hegerl et al. 2006) verstanden und vor allem die Gründung von «Bündnissen gegen Depression». Ziel war/ist eine breite Informationsarbeit auf verschiedenen Ebenen, die zu einer Reduktion suizidaler Handlungen, z.B. in Nürnberg oder auch in Regensburg, geführt haben.

Sekundärpräventionsprogramme (z.B. Leitlinien) zielen auf eine Verbesserung der Diagnostik und des frühen Erkennens von gefährdeten Menschen. **Tertiärprävention** umfasst die Sicherstellung der Langzeitbehandlung bzw. der Rezidivprophylaxe, wobei aus klinischer Erfahrung das Suizidrisiko bei depressiv Kranken in den ersten Episoden mit hoher Hoffnungslosigkeit am höchsten ist, bei schizophren kranken Patienten, vor allem bei jungen Männern mit kurzfristig aufeinander folgenden psychotischen Episoden, ein hohes Suizidrisiko vorliegt und bei suchtkranken Menschen insbesondere die Kombination aus Rückfall und sozialer Konsequenz des Suchtverhaltens suizidfördernd wird.

Neben dem Kompetenznetz Depression/Suizidalität, das zahlreiche «Bündnisse gegen Depression» mit der Zielrichtung der Verbesserung der Depressionsbehandlung und Senkung der Suizidmortalität initiiert hat, gibt es als Initiative der Deutschen Gesellschaft für Suizidprävention (DGS) seit 2002 ein Nationales Suizidpräventionsprogramm für Deutschland (NaSPro), aufbauend auf Erfahrung aus zahlreichen anderen Ländern, welches bis heute etwa 80 Einzelinitiativen umfasst und in den einzelnen Arbeitsgruppen suizidpräventive Möglichkeiten diskutiert und entwickelt. So gibt es Arbeitsgruppen, die sich mit Fragen des Bahnsuizides beschäftigen, mit dem Zugang zu Arzneimitteln, mit baulichen Fragestellungen, mit Suchterkrankungen oder auch mit Aus-, Fort- und Weiterbildungsfragen.

Im Rahmen der psychiatrischen Fachkrankenhäuser gibt es seit nun 30 Jahren die Arbeitsgemeinschaft «Suizidalität und Psychiatrisches Krankenhaus», die sich einerseits mit der Erforschung von Suiziden von Patienten während stationärer psychiatrisch-psychotherapeutischer Behandlung, andererseits mit der Suizidprävention bei akut psychisch kranken Menschen in den Fachkrankenhäusern beschäftigt. Neben der Publikation zahlreicher Daten zum Patientensuizid wurde von der AG die Hochrisikogruppe «junge schizophrene Männer» definiert und ein Empfehlungspapier («Empfehlungen zur Diagnostik und zum Umgang mit Suizidalität in der stationären psychiatrisch-psychotherapeutischen Behandlung») formuliert, welches Grundlage der suizidpräventiven Überlegungen in zahlreichen deutschen Fachkrankenhäusern für Psychiatrie

Tabelle 8: Ebenen der Suizidprävention

Nationale/internationale Ebene (1)	Personenbezogene Ebene (2)
Definition von allgemeinen High-risk-group für Suizidalität (z.B. psychische Erkrankung: Depression; alte Menschen) (WHO), EU Grünbuch (Suizidprävention neben Prävention von Drogenmissbrauch und Depressionserkrankungen) Präventionsprogramm	Identifikation erhöht suizidgefährdeter Personen und Gruppen (z.B. depressiv Kranke, alte Männer, Menschen nach Suizidversuch)
Nationale Suizidpräventionsprogramme (z.B. Awareness-Programme, Interventionsprogramme), in Deutschland Nationales Suizidpräventionsprogramm (NaSPro), Einbeziehung aller mit Menschen in suizidalen Krisen befassten Einrichtungen	Definition allgemeiner Risikogruppen (z.B. psychisch Kranke, Menschen in Krisen, Menschen nach Suizidversuch, Menschen in besonderen Lebenssituationen: Migration, Arbeitslose, Homophile, u.a.)
Suizidpräventionsprogramme i. R. anderer gesundheitspolitischer Aktivitäten (z.B. Leitlinienentwicklung, spezifische Gesundheitsprogramme: gesundheitsziele.de AG Depression, u.a.), Förderung spezifisch suizidpräventiver und Kriseninterventions-Einrichtungen	Awareness-Programme zum Erkennen und Behandeln von Risikogruppen
	Verbesserung des Erkennens von Suizidalität in der hausärztlichen, fachärztlichen,
Aktivitäten nationaler und internationaler Gesellschaften/Vereine zur Suizidprävention, z.B. Deutsche Gesellschaft für Suizidprävention – Hilfe in Lebenskrisen e. V. (DGS), Arbeitsgemeinschaft zur Erforschung suizidalen Verhaltens/DGS, Internationale Gesellschaft für Suizidprävention e. V. (IASP), International Academy for Suicide Research e. V. (IASR), Deutsche Gesellschaft für Psychiatrie, Psychotherapie und Nervenheilkunde e. V. (DGPPN): Referat Suizidologie	psychologischen und sozialpädagogischen sowie theologischen Versorgung Weiterbildung von sog. Krisenteam (z.B. BRK, Notfallseelsorge)
	Erarbeitung von Empfehlungen der Diagnostik, des Managements von Suizidalität
Fachlich wissenschaftliche und versorgungspolitische Programme: z.B. Kompetenznetz Depression/Suizidalität	Erarbeitung der Prinzipien von Suizidprävention/ Krisenintervention (z.B. Psychotherapie, Psychopharmakotherapie, fürsorgliche Sicherung und Kontrolle, ambulante und stationäre psychiatrisch-psychotherapeutische Behandlung)
Reduktion von Suizidmethoden bzw. Erschweren des Zuganges dazu (Waffengesetze, Haus- und Autogasentgiftung, Zugang zu Brücken, Hochhäusern, Bahnstrecken)	Verbesserung der Langzeitbehandlung (Psychotherapie, Prophylaxe) bei Suizidalität bzw. psychischer Krankheit und Suizidalität
Medienarbeit (z.B. Berichterstattung in Medien entschärfen, Vermeidung von Nachahmung)	

und Psychotherapie geworden ist (Lehle et al. 1995, Grebner et al. 2005).

Auf die Aktivitäten der Deutschen Gesellschaft für Suizidprävention – Hilfe in Lebenskrisen e.V. (DGS), seit nun vier Jahrzehnten mit Zunahme der präventiven und der wissenschaftlichen Aktivitäten in den letzten zwei Jahrzehnten – wurde bereits hingewiesen. Auch die Deutsche Gesellschaft für Psychiatrie, Psychotherapie und Nervenheilkunde e.V. (DPPN) hat vor Kurzem ein Referat Suizidologie neu geschaffen, um damit der Bedeutung dieses Aspektes gerecht zu werden.

Suizidprävention ist traditionelle Aufgabe der ambulanten und klinischen psychiatrisch-psychotherapeutischen und psychosomatisch-psychotherapeutischen Versorgung. Suizidales Denken und Verhalten ist anderseits ein derart komplexes Geschehen, dem man sich vielfach nur annähern kann. Verschiedene Ebenen der präventiven Maßnahmen müssen bedacht werden, eine gesundheitspolitische, eine gesellschaftlich-kulturelle, eine medizinisch-psychosoziale und die der ganz persönlichen Interaktion zwischen Helfern und Hilfesuchenden.

Prüfungsfragen

1. Definieren Sie den Begriff «Suizidalität».
2. Benennen Sie die beiden härtesten und weltweit gesichersten epidemiologischen Daten zur Suizidmortalität.
3. Nennen Sie die drei häufigsten Suizidmethoden in Deutschland.
4. Benennen Sie das zentrale Problem der Suizidprävention.
5. Welche Krankheitsbilder gehen mit einem besonders hohen Suizidrisiko einher?
6. Definieren Sie verschiedene Begriffe der Suizidalität, insbesondere Suizidversuch, Suizid, Amok, erweiterte suizidale Handlung.
7. Benennen Sie die Hochrisikogruppen für Suizidmortalität.
8. Benennen Sie Beispiele der Primär-, Sekundär- und Tertiärprävention bei depressiven Erkrankungen.

Zitierte Literatur

American Psychiatric Association Practice Guidelines (2003): Practice Guidelines for the Assessment and Treatment of Patients with Suicidal Behaviours. Am J Psychiatry 160 (11), 3–60.

Bertolote, J.M. (2004): Suicide prevention: At what level does it work? World Psychiatry 3, 147–151.

Bertolote, J.M./Fleischmann, A./DeLeo, D./Wasserman, D. (2004): Psychiatric disorders and suicide: Data for a metaanalysis. In Crisis.

Durkheim, E. (1973): Der Selbstmord. Luchterhand, Neuwied Berlin.

Etzersdorfer, E./Bronisch, T. (2004): Der Wissenschaftliche Beirat des Nationalen Suizidpräventionsprogrammes (NaSPro). SUIZIDPROPHYLAXE 31, 78–81.

Feuerlein, W. (1989): Alkoholismus. Thieme, Stuttgart New York.

Grebner, M./Lehle, B./Neef, I./Schonauer, K./Vogl, R./Wolfersdorf, M.: (2005): Arbeitsgemeinschaft «Suizidalität und Psychiatrisches Krankenhaus». Krankenhauspsychiatrie (Sonderheft 1), 16, 51–54.

Hawton, K./Townsend, E./Arensmen, F. et al. (1999): Psychosocial and pharmacological treatments for deliberate self harm. Cochrane Data-base Syst Rev, Issue 4.

Hegerl, U./Althaus, E./Schmidtke, A./Niklewski, G. (2006): The alliance against depression: 2-year evaluation of a community-based intervention to reduce suicidality. Psychological Medicine 36, 1225–1233.

Lehle, B./Grebner, M./Neef, I. et al. (1995): Empfehlungen zur Diagnostik und zum Umgang mit Suizidalität in der stationären psychiatrisch-psychotherapeutischer Behandlung. SUIZIDPROPHYLAXE 22, 159–161.

Löffler, C./Wagner, B./Wolfersdorf, M. (2012): Männer weinen nicht. Depression bei Männern. Goldmann, München

Misra, N./Sabharwal, A./Kumar, U. (2009): Substance use and suicidal behaviour. In: Kumar, U./Mandal, M. K. (eds.): Suicidal behaviour. SAGE, Los Angeles London New Delhi, 230–255.

Möller-Leimkühler, A.M./Paulus, N.-C./Heller, J. (2009): Male Depression bei jungen Männern. Blickpunkt der Mann 7 (4), 15–20.

Möller-Leimkühler, A.M. (2009): Männer, Depression und «männliche Depression». Fortschritte Neurologie Psychiatrie 77, 412–422.

Schaller, E., Wolfersdorf, M. (2009): Depression and suicide. In: Kumar, U./Mandal, M.K. (eds.): Suicidal behaviour. SAGE, Los Angeles London New Delhi, 278–296.

Schmidtke, A./Fiedler, G. (2002): DGS-Mitteilungen: Nationales Suizidpräventionsprogramm wird Wirklichkeit. SUIZIDPROPHYLAXE 29, 157–165.

Schmidtke, A./Sell, R./Löhr, C. (2008): Epidemiologie von Suizidalität im Alter. Z Gerontol. Geriat. 41, 3–13.

Schulte-Wefers, H./Wolfersdorf, M. (2006): Suizidalität bei Männern. Blickpunkt DER MANN 4, 10–18.

Spießl, H./Neuner, T./Mehlsteibl, D./Schmidt, R./Hübner-Liebermann, B. (2007): Welchen Beitrag leisten psychiatrisch-psychotherapeutische Fachkliniken zur Suizidprävention? SUIZIDPROPHYLAXE 34, 207–212.

Wahlbeck, K./Mäkinen, M. (eds.) (2008): Prevention of depression and suicide. European Communities, Consensus paper, Luxembourg; 4–5.

Wolfersdorf, M. (2000): Der suizidale Patient in Klinik und Praxis. Wissenschaftliche Verlagsgesellschaft, Stuttgart.

Wolfersdorf, M. (2006): Suizidalität. In: Stoppe G./Bramesfeld, A./Schwartz, F.-W. (Hg.): Volkskrankheit Depression? Springer, Berlin Heidelberg, 287–301.

Wolfersdorf, M. (2008): Suizidalität – Begriffsbestimmung, Formen und Diagnostik. In: Wolfersdorf, M./Bronisch, T./Wedler, H. (Hg.): Suizidalität. Verstehen – vorbeugen – behandeln. S. Roderer Verlag, Regensburg, 11–43.

Wolfersdorf, M. (2009): Männersuizid: Warum sich «erfolgreiche» Männer umbringen – Gedanken zur Psychosomatik. Blickpunkt der Mann 7 (4), 38–41.

Wolfersdor, M. (2013): Suizid. In: Rössler, W., Ajdacic-Gross, V. (Hg.): Prävention psychischer Störungen. Kohlhammer, Stuttgart, im Druck.

Wolfersdor, M. (2013a): Suizidprävention. Vortrag bei der Jahrestagung der «Aktion psychisch Kranke» (APK) 25.9.2013 Berlin.

Wolfersdorf, M./Etzersdorfer, E. (2011): Suizid und Suizidprävention. Kohlhammer, Stuttgart.

Wolfersdorf, M./Schulte-Wefers, H./Straub, R./Klotz, T. (2006): Männer-Depression: Ein vernachlässigtes Thema – ein therapeutisches Problem. Blickpunkt DER MANN 4, 6–9.

Leseempfehlungen

Wolfersdorf, M./Etzersdorfer, E. (2011): Suizid und Suizidprävention. Kohlhammer, Stuttgart.

Kumar, U./Mandal, M.K. (eds.). (2009): Suicidal behaviour. SAGE, Los Angeles London New Delhi.

Wasserman, D. (ed.). (2001): Suicide – an unnecessary death. Martin Dunitz, London.

5 Zielgruppen und Settings der Prävention und Gesundheitsförderung

25 Prävention und Gesundheitsförderung in der Arztpraxis

Jochen Haisch

Einführung

In einer Großstadt mit hoher Arztdichte soll eine Arztpraxis neu eröffnet werden. Der Praxisinhaber wirbt für seine Praxis mit dem Versprechen, dass in seiner Praxis garantiert kein Patient auf seinen Alkoholkonsum, Nikotinmissbrauch, Übergewicht oder Bewegungsmangel angesprochen wird. Der Zulauf zur Praxis soll immens gewesen sein.

Diese immer wieder berichtete Geschichte weist auf zwei zentrale Aspekte von Prävention und Gesundheitsförderung in der Arztpraxis hin: 1. die Inanspruchnahme einer Arztpraxis und 2. die Qualität der ärztlichen Versorgung. Beide Aspekte werden im Folgenden ausführlich behandelt.

Inanspruchnahme

Mit der Geschichte wird darauf aufmerksam gemacht, dass eine Arztpraxis um Patientennachfrage kämpfen muss, sei es wegen hohen Konkurrenzdrucks, sei es wegen hohen Kostendrucks. Sicherlich gibt es Unterschiede zwischen alteingesessenen Arztpraxen mit treuem Patientenstamm und Neugründungen. Dennoch gilt für alle Arztpraxen, dass die Patientennachfrage das eigene Überleben sichert. Was macht also die Inanspruchnahme einer Arztpraxis aus? Stehen Prävention und Gesundheitsförderung im Zusammenhang mit der Inanspruchnahme?

Patientenvariablen

Patienten stört es am meisten, wenn sie **lange Wartezeiten** im Wartezimmer des Arztes haben, wenn der **Arzt (zu) wenig Zeit** für sie hat und wenn das **Wartezimmer (über-) voll** ist. Vom Gang zur Arztpraxis schreckt Patienten aber auch ab, wenn vom Arzt und dem Praxisteam mangelnde **Kompetenzen** erwartet werden, wenn der Arzt zu wenig **Interesse** am Patienten zu zeigen scheint, **wenig zugewandt** und wenig sympathisch wirkt. Insbesondere lassen sich dann solche Patienten vom Arztbesuch abschrecken, die ihr eigenes medizinisches Wissen als hoch einschätzen. Andererseits spielen entsprechende Einschätzungen von Patienten eine geringere Rolle, wenn Patienten sich als schwer erkrankt ansehen (Haisch 1990; Trevena, Davey, Barratt, Butow und Caldwell 2006).

Das Angebot von Prävention und Gesundheitsförderung durch eine Arztpraxis sollte im Allgemeinen zumindest das **Bemühen des Arztes** um eine umfassende Versorgung der Patienten signalisieren sowie seine Bereitschaft zum Engagement im Patienteninteresse. Für Maßnahmen von Prävention oder Gesundheitsförderung muss der Arzt teilweise erhebliche Zeit aufwenden und eine Maßnahme außerhalb seiner Regelversorgung und Regelsprechstunde anbieten. Insoweit begegnen Angebote von Prävention und Gesundheitsförderung zentralen Vorbehalten von Patienten gegen einen Arztbesuch. Patienten schreckt bei Angeboten von Prävention und Gesundheitsförderung vor allen Dingen, dass sie den **kurzfristigen Nutzen eines gesundheitsriskanten Verhaltens** verlieren könnten, ohne einen gleichwertigen **Gewinn durch Prävention und Gesundheitsförderung** zu erhalten. Dies ist zum Beispiel dann der Fall, wenn durch ein Gesundheitsrisiko (Rauchen, Alkohol, falsche Ernährung) eine Stressminderung vom Patienten zu erzielen wäre und eine präventiv tätige Arztpraxis als Ersatz für diesen Vorteil dem Patienten lediglich den Vorteil «Gesundheit» in ferner Zukunft anbieten kann (Perrez und Gebert 1994).

Soziale Unterstützung wird meist positiv im Zusammenhang mit Gesundheit diskutiert (Schwarzer und Leppin 1989). Es können sich aber durchaus schädliche Effekte sozialer Unterstützung zeigen, etwa bei der **Risikowahrnehmung von Patienten** (Haisch und Hornung 2005). Für die Einschätzung eines Krankheitssymptoms als «risikoreich» ziehen Patienten regelmäßig den Vergleich mit Anderen heran. Entdecken Patientinnen beispielsweise einen Knoten in der Brust, dann werden zur Einschätzung der Riskanz des Symptoms regelmäßig Freundinnen oder Bekannte zu Rate gezogen. Diese raten dann eher zu einem «beruhigenden Abwarten». Ein rechtzeitiger Gang zum Arzt und die Inanspruchnahme ärztlicher Hilfe kann so übermäßig hinausgezögert werden (Wood 1989). Offenbar sind Personen bei der Einschätzung der Schwere eines Krankheitssymptoms und ihres Erkrankungsrisikos unsicher und unterliegen daher typischen Fehlern. Dazu zählt auch die **illusorische Einschätzung**, sich in einer bevorzugten gesundheitlichen Lage zu befinden und **das eigene Gesundheitsrisiko im Vergleich zu Anderen als unterdurchschnittlich zu bewerten** («Optimismus-Bias», Weinstein 1984).

Für Psychotherapieangebote zeigte sich außerdem, dass eine große Zahl psychogen beeinträchtigter Ablehner von Psychotherapie sozial gut integriert war. Lediglich drei Prozent dieser belasteten Bevölkerungsgruppe nahmen eigeninitiativ den Kontakt zu einem Psychotherapeuten auf. Eventuell hat in diesem Fall das soziale Umfeld der belasteten Personen für eine hinreichende Krankheitsbewältigung gesorgt. Interessant ist aber, dass die Erhebungsteilnehmer eine Psychotherapie von sich aus nachfragten, sobald sie von einem entsprechenden Psychotherapieangebot erfahren hatten (Franz 1997).

Vor allem bei unsicheren, interpretationsbedürftigen Krankheitssymptomen können sich Effekte der sozialen Unterstützung zeigen, die auf verzögerte Arztkontakte hinauslaufen. Im Rahmen der Bewältigung einer manifesten Erkrankung ist die **soziale Unterstützung durch Partner, Verwandte, Freunde, Kollegen** förderlich, kann gesundheitsförderndes Verhalten erleichtern sowie zur Bewältigung einer Gesundheitsbelastung motivieren (Janssen, Ommen und Pfaff 2007). Wendet sich ein Angebot zur Prävention und Gesundheitsförderung an Gesunde, die frei von Krankheitssymptomen sind, entfällt die Interpretation der Symptome, und die Attraktivität der Angebote sollte in den Vordergrund rücken.

Arztvariablen

Für Frauen wie Männer ist **Kompetenz** die wichtigste Arzteigenschaft, unabhängig davon, wie häufig die Arztkontakte sind (Haisch, Gundlach und John 1990). Sie ist auch entscheidend für das **Vertrauen zum Arzt** (Petermann 1997). Das gilt allgemein und ganz besonders für die ärztliche Gesundheitsberatung. Widersprüchliche, nicht hinreichend begründete Gesundheitsappelle des Arztes wirken genauso abschreckend wie Schuldzuweisungen oder **dramatisierende Darstellungen von Gesundheitsrisiken** (von Troschke 2006). Solche Dramatisierungen stehen häufig im Zusammenhang mit Impfappellen, etwa bei Grippeepidemien, die im Rückblick dann gar nicht stattfanden (zum Beispiel «Vogelgrippe» und insbesondere «Schweinegrippe»). Wahrgenommene Kompetenz des Arztes macht auch aus, wie der Patient angesprochen wird, ob eine patientenzentrierte Kommunikation geführt wird, ob erfolgreich evaluierte Programme zu Prävention und Gesundheitsförderung angeboten werden, ob dazu Auffrischungssitzungen angeboten werden, die der Stabilisierung der erzielten Effekte dienen. Derartige Kompetenzen des Arztes verbessern gleichermaßen die Qualität eines Praxisangebots zu Prävention und Gesundheitsförderung (siehe Stoppe 2013).

«Zeit» spielt im Zusammenhang mit Arztverhalten eine vielfach entscheidende Rolle für die Inanspruchnahme. Etwa bei **Wartezeiten für einen Behandlungstermin**. 56 Prozent der niedergelassenen Ärzte und 60 Prozent der Krankenhausärzte geben in einer Befragung an, Behandlungen schon einmal aus Kostengründen auf einen späteren Zeitpunkt verschoben zu haben (Ärzteblatt Baden-Württemberg vom März 2013). Bei einer psychotherapeutischen Behandlung beispielsweise liegen diese im Durchschnitt bei 4,6 Monaten mit starker regionaler Varianz (Matzat 2009). Zwar spielt in diesem extremen Fall der Wartezeit die psychotherapeutische Besonderheit der festgelegten Behandlungszeit von 50 Minuten und der Langzeitbehandlung der Patienten die entscheidende Rolle, doch gilt auch im weiteren Bereich der ambulanten Versorgung die Schnelligkeit, mit der ein Behandlungstermin erhältlich ist, als zentral für die Inanspruchnahme. Zeit ist auch wichtig im Sinne von **Zeitnehmen des Arztes für den Patienten**. Mindestens jeder dritte Patient wünscht sich, dass sein Arzt mehr Zeit für ihn hätte, sich bei der Behandlung ganz auf ihn konzentriert, ihn ausreden lässt und Gelegenheit zu Fragen gibt (Haisch 2004).

Ambulant tätige Ärzte haben Einfluss auf die gesundheitsbezogene **Eigenverantwortung** ihrer Patienten. Zur Stärkung der Eigenverantwortung durch den Arzt gehört unter anderem, das Kompetenzerleben etwa durch geeignete Rückmeldungen zum Patientenverhalten und Betonung der Freiwilligkeit zu steigern sowie persönliche Ziele, Werthaltungen und Kontrollmöglichkeiten des Patienten hervorzuheben. Diese Elemente können zumindest teilweise mit dem Selbstverständnis von Ärzten der ambulanten Medizin kollidieren (Abholz 2006). Rink (2013) berichtet eine Erhebung bei 539 niedergelassenen Ärzten unterschiedlicher Fachrichtungen. 34,5 Prozent der Befragten geben an, sich durch die Zunahme des Informations- und Beratungsbedürfnisses der Patienten belastet zu fühlen. Alter des Arztes, Praxisgröße und Fachrichtung des Arztes waren dabei ohne Einfluss. Dennoch scheinen eigenverantwortliche Patienten, zum Beispiel wegen ihrer **Compliance und «Arzttreue»**, trotz des Mehraufwandes bei der Behandlung auch für Ärzte Vorteile zu bringen (Scheibler und Pfaff 2003). Das Modell zur Charakterisierung medizinischer Entscheidungen von Whitney (2003) spezifiziert dazu, ob **partizipative Entscheidungen** in einer konkreten medizinischen Entscheidungssituation zum Tragen kommen sollten. Dazu werden zwei Variablen betrachtet: das Ausmaß, in dem Evidenz für eine Behandlungsoption spricht, sowie das Ausmaß an substantieller Auswirkung der Behandlung auf das Patientenleben. Je sicherer dann die Grundlage für eine Entscheidung ist, umso eher darf sie vom Arzt, je unsicherer, umso eher muss sie unter Mitwirkung des Patienten getroffen werden.

Setting-Variablen

In Deutschland gab es nach einer Aufstellung der Kassenärztlichen Bundesvereinigung KBV (am 31.12.2008) **135 388 ambulant tätige Ärzte**. Von den 119 038 ambulanten Vertragsärzten sind 59 625 Hausärzte und 59 413 Fachärzte. Es gibt ein erhebliches Stadt-Land-Gefälle; bei den Einwohnern pro Arzt kommen bis zu 10-mal mehr Bewohner auf einen Arzt in ländlichen Regionen. In manchen Regionen lassen sich kaum mehr Nachfolger für eine Arztpraxis finden, sodass die Bürger oft sehr weite Wege zum Arzt zurücklegen müssen. 58 Prozent der niedergelassenen Ärzte aus Städten und Regionen unter 100 000 Einwohnern berichten, dass es bei ihnen vor Ort einen Ärztemangel gibt (Ärzteblatt Baden-Württemberg vom März 2013). Werden Arztpraxen geschlossen (bei den Hausärzten gab es 2007 einen Rückgang der Praxiszahlen gegenüber dem Vorjahr von 0,5 Prozent), wird damit die Wahlfreiheit der Patienten im ambulanten Arztsektor eingeschränkt.

Ambulante Angebote der Primärprävention beziehen sich in der Hauptsache zunächst auf **Standardimpfungen** bei Säuglingen, Kindern und Jugendlichen (Diphterie, Tetanus, Pertussis, Haemophilus influenzae Typ b, Hepatitis B, Poliomyelitis, Masern, Mumps, Röteln). Standard- und Auffrischungsimpfungen im Erwachsenenalter (Diphterie, Tetanus) sowie Indikations- (Hepatitis A, FSME, Tollwut) und Reiseimpfungen (Gelbfieber, Typhus, Meningokokken, Cholera) ergänzen das Angebot (Rosendahl 2006). Klassische Maßnahmen der Früherkennung beziehen sich neben der **Krebsvorsorge** auf die **Schwangerenvorsorge** und die **Schwangerschaftsbetreuung**.

Ambulante Früherkennungsmaßnahmen bei Säuglingen und Kleinkindern haben ihren Fokus auf Stoffwechselerkrankungen, angeborenen Leiden, Entwicklungs- und Verhaltensstörungen, Auffälligkeiten von Sinnesorganen, Skelett, Nervensystem, Sprach- und Sozialentwicklung. Im Kindes- und Jugendalter steht die Prävention chronischer Krankheiten im

Vordergrund und damit vor allem der Alkohol- und Nikotinmissbrauch. Im Alter bilden Krankheiten des Kreislaufsystems, des Skeletts, des Endokrinums und der Atmungsorgane sowie psychische Störungen den Schwerpunkt (Schmidt 2006).

Diese Zusammenstellung verdeutlicht, dass sich das ambulante Angebot von Arztpraxen zum einen auf Krankheit und zum anderen auf biomedizinische Einflussfaktoren auf Krankheiten konzentriert. Angebote von Arztpraxen zur Gesundheitsförderung sind zwar breitgefächert und sichern angeblich deren finanzielles Überleben, sie entstammen aber meist dem Bereich «Individueller Gesundheitsleistungen» (IGeL), nach einer Hochrechnung des Deutschen Ärzteblattes vom 5. April 2013 wurden 2012 über 18 Millionen IGeLeistungen mit einem Volumen von 1,3 Milliarden Euro erbracht) und sind insoweit nicht allen Patienten zugänglich (vergleiche Zeitschrift «Prime», Springer Medizin Verlag, z.B. Ausgabe 03, 2009). 900 000 Besucher des Internetportals www.igel-monitor.de bewerteten von bis zu 30 IGeLeistungen 12 als negativ oder tendenziell negativ und 3 als tendenziell positiv: Akupunktur zur Migräneprophylaxe, Laserbehandlung von Varizen und Lichttherapie bei saisonaler Depression. Für die weiteren IGe-Leistungen liegen entweder keine Bewertungen vor oder es halten sich Nutzen- und Schadensbewertungen die Waage.

Ein ambulantes Neuangebot gegenüber der lange Zeit vorherrschenden Einzelpraxis stellen **«Medizinische Versorgungszentren»** (**MVZ**) dar. Sie bieten seit 2004 Patienten eine Versorgung mit Vertretern verschiedener ärztlicher und nichtärztlicher Fachrichtungen an einem Ort, eine fachübergreifende Versorgung aus einer Hand, kurze Wege, Zeitersparnis und fachübergreifend abgestimmte Diagnostik, Therapie und Behandlungsziele (Stock und Redaelli 2006). Inzwischen dürften gut 1000 MVZ bundesweit gegründet sein, wodurch die Inanspruchnahme ärztlicher Leistungen – ähnlich den Polikliniken in der ehemaligen DDR – erleichtert werden sollte.

Qualität der Versorgung

Evidenzbasierte Medizin und darauf gründende Leitlinien zur konsensuellen Behandlung von Patienten sind in der Zwischenzeit für eine ganze Reihe von Erkrankungen entwickelt worden (Ollenschläger 2006). Für die Behandlung Gesunder liegen noch keine dementsprechenden, empirisch geprüften Leitlinien vor, es zeigt sich aber, dass zur **Versorgung Gesunder im ambulanten Rahmen biomedizinisch definierte Risikofaktoren im Vordergrund** stehen (Haisch 2007). Modellprojekte (Härter, Ruf und Bermejo 2006) ergeben, dass durch systematisierte leitlinienorientierte Diagnostik (z.B. welche Testverfahren bei welchen Patienten einzusetzen sind) die Versorgung von Patienten mit psychischen Störungen zu verbessern und Behandlungsfehler bei diesen Patientengruppen zu reduzieren wären. Wird der Anstieg psychischer Erkrankungen im Allgemeinen zwar zugestanden, so wird deren Behandlung in stationären und ambulanten Settings allerdings zum Teil auch kritisch als «allgemeine Lebensprobleme werden zu Krankheiten gemacht» abgetan (Remschmidt 2013, Seite B 537).

Standardisierte Programme zum «**Disease Management**» wurden eingeführt, um die Qualität und Kontinuität der Versorgung bestimmter chronisch Kranker zu verbessern. Die Versorgung von Patienten mit Diabetes mellitus sowie mit Asthma/COPD ist hier an vorderster Stelle zu nennen. Die **Versorgung basiert auf der evidenzbasierten Medizin** und umfasst Diagnostik, Prävention, Therapie und Nachsorge und hat einen besonderen Schwerpunkt bei der Patientenschulung (Stock und Redaelli 2006).

Die **hausarztzentrierte Versorgung** mit dem Hausarzt als primär versorgendem Arzt zielt auf Einsparpotenziale und Qualitätsverbesserung. Sie schränkt die freie Arztwahl des Patienten zeitlich begrenzt ein und bringt ihm neben finanziellen Vorteilen die Konzentration auf die Versorgung durch seinen Hausarzt ein. Die hausarztzentrierte Versorgung fußt auf persönlichen und sachlichen Qualitätskriterien wie der Verwendung evidenzbasierter Leitlinien und der Teilnahme des Hausarztes an Qualitätszirkeln. Ein praxisinternes Qualitätsmanagement soll unter anderem dazu führen, dass Wartezeiten beim

Arzt auf unter 30 Minuten verkürzt werden. Patienten stehen der hausarztzentrierten Versorgung offenbar kritisch gegenüber, vor allen Dingen wegen der Einschränkung der freien Arztwahl (Stock und Redaelli 2006).

Bedeutung für Prävention und Gesundheitsförderung in Arztpraxen

Wie stehen Inanspruchnahmeverhalten von Patienten und Qualitätsmerkmale von Arztpraxen in Zusammenhang mit Prävention und Gesundheitsförderung? Die empirischen Befunde zeigen, dass bei schwerer Erkrankung der Gang zum Arzt trotz beeinträchtigender Patienten- und Arztvariablen (zum Beispiel lange Wartezeit, wenig persönliche Zuwendung) erfolgt. Andererseits ist Gesundheit als Angebot einer Arztpraxis interessant und kann eine Inanspruchnahme initiieren, vermittelt ein differenzierendes Praxisprofil, muss sich aber in den Köpfen der Angesprochenen als Angebot von Arztpraxen noch stärker verankern. Dazu zählt, dass sich Ärzte als kompetent auch für Gesundheit erweisen müssen – und zwar im Längsschnitt. Und dazu zählt auch, dass Ärzte ihr Gesundheitsangebot gegenüber der bislang vorherrschenden informationsvermittelnden Aufklärung über Gesundheitsrisiken und der Beratung zur Minderung biomedizinischer Risiken (siehe Baum und Keller 2007) modernisieren, das heißt vor allem auf die Basis eines biopsychosozialen Behandlungsmodells stellen, das Risiken und Ressourcen gleichermaßen berücksichtigt. Dies ist insbesondere für die Kompetenzentwicklung bei Medizinstudenten zentral (Stoppe 2013).

Zur Steigerung der Gesundheitskompetenz des ambulant tätigen Arztes werden von Bahrs und Matthiesen (2007) multiprofessionelle **Qualitätszirkel** vorgeschlagen. Anhand von videodokumentierten Sprechstundeninteraktionen zeigt sich eine Vielfalt problematischer Vorgehensweisen bei der ärztlichen Gesundheitsberatung. Darauf aufbauend werden die Perspektiven von Arzt und Patient zum Fall herausgearbeitet und Patientenbiografien erstellt, die eine Einordnung des Krankheitsverlaufs und eine Kritik der Behandlung erlauben. Aus den Diskussionen im Qualitätszirkel ergeben sich neue Sichtweisen auf einen Fall. Ziel ist dabei, die Langzeitversorgung der Patienten zusammen mit ihrer individuellen Krankheitsbewältigung zu erfassen. Ein Bilanzierungsdialog von Arzt und Patient wird in der Arztpraxis gezielt angeboten. Der Bilanzierungsdialog hat den Zweck, gesundheitsfördernde Aspekte eines Falles herauszuarbeiten. Dazu evaluieren Arzt und Patient gemeinsam den bisherigen Krankheitsverlauf, damit die Bedeutung der Krankheit für den Patienten nachvollziehbar wird und ein Gesamtbild der Gesundheitsrisiken und -ressourcen entwickelt werden kann.

Auch von Troschke (2006), einer der Pioniere ärztlicher Gesundheitsberatung in Deutschland, impliziert einen häufigen **Mangel an Gesundheitskompetenz** bei ambulant tätigen Ärzten. Von Troschke betont, dass für die ärztliche Gesundheitsberatung sowohl die Risiko- als auch die Protektivfaktoren des Patienten zu beachten sind: dass der Patient zu informieren und zu motivieren ist, dass mit ihm zusammen ein realisierbarer Gesundheitsplan aufzustellen und zu kontrollieren ist und dass die konkreten Lebensumstände des Patienten in die Beratung mit einfließen müssen. Zentral ist demnach, **dem Patienten die Verantwortung für seine Gesundheit und Krankheitsbewältigung zu übertragen und seine Ressourcen zu nutzen**. Systematische Kleingruppenarbeit wird als Methode der Gesundheitsberatung anempfohlen, insbesondere weil Kurzinterventionen des Arztes gegen Gesundheitsrisiken selten dauerhaften Erfolg zeigen. Anleitung und Durchführung von Kleingruppen müssen von Ärzten systematisch erlernt werden, ähnlich das Übertragen von Verantwortung für die eigene Gesundheit auf den Patienten (siehe das entsprechende Programm für Ärzte bei Haisch 2002).

Für den Nachweis kompetenter Prävention und Gesundheitsförderung in der Arztpraxis ist ein biopsychosoziales Modell von Gesundheit und Krankheit geeignet, das biopsychosoziale Risiken genauso umfasst, wie biopsychosoziale Ressourcen oder Schutzfaktoren (Haisch 2007). Das Modell geht davon aus, dass sich Gesundheit und Krankheit durch ein dynamisches Zusammenwirken biologischer, psychologischer und sozialer Faktoren immer wieder aufs Neue einstellen. Fallbeispiele aus der Arztpraxis zeigen allerdings, dass Ärzte sich bei der Behandlung von gesundheitlichen Risikofaktoren und bei der Gesundheitsförderung weitestgehend auf die biomedizinischen Risikofaktoren beschränken (Haisch und Zeitler 1993). Eine Strukturierungshilfe für die Arztpraxis ist daher gefragt (siehe **Tab. 1**).

Fallbeispiel

Ein 63-jähriger Mann, bei einer Körpergröße von 184 cm mit 120 kg Körpergewicht deutlich übergewichtig, kommt wegen akuter Herzbeschwerden in ein ambulantes Herzzentrum. Er klagt über ein Druckgefühl im Brustbereich, über stechenden Schmerz in der Herzgegend, über Kurzatmigkeit und über kurzen, trockenen Husten. Nikotin- und Alkoholkonsum werden verneint. Puls 96, Blutdruck RR 160/90 mmHg, EKG und Belastungs-EKG sind ebenso unauffällig wie Echo-Kardiographie, Carotis-Doppler und Laborwerte. Eine vorgeschlagene Koronar-CT wird vom Patienten unter Hinweis auf die Kosten abgelehnt. Im Gespräch berichtet der Patient, dass die Symptome vor allem in Stresssituationen aufträten, das aber schon seit Jahrzehnten. Ebenfalls seit Jahrzehnten sei er in etwa gleich übergewichtig. Der behandelnde Kardiologe verschreibt ein Nitrospray für den Notfall und rät dem Patienten zu regelmäßigem Sport. Der Patient bemerkt dazu, dass er seit längerer Zeit im Besitz eines Fahrradtrainers und eines Rudertrainingsgerätes sei.

Medizinisch betrachtet geht der behandelnde Kardiologe angemessen vor. Er betreibt eine umfassende und aufwendige Diagnostik. Er führt ein fast 15-minütiges Beratungsgespräch mit dem Patienten, klärt den Patienten angemessen auf, sorgt für den Notfall vor (Nitrospray) und gibt den richtigen Rat, regelmäßig und mehr Sport zu treiben. Die Compliance des Patienten wird allerdings als unbefriedigend eingeschätzt, denn er lehnt die vorgeschlagene Koronar-CT ab.

Unter dem **Blickwinkel eines biopsychosozialen Risiko- und Ressourcenmodells** sieht der Fall anders aus. Greift man zum Beispiel den Ratschlag an den Patienten heraus, mehr und regelmäßig Sport zu treiben, dann ist dieser Rat dem Patienten offenbar keineswegs unbekannt. Er verweist ja darauf, dass er im Besitz eines Fahrradtrainings- und eines Rudertrainingsgerätes ist. Trotzdem ist er übergewichtig und das seit Jahrzehnten. Daher wäre mit dem Patienten eigentlich zu klären, weshalb er trotz guter Gelegenheit bislang keinen ausreichenden Sport getrieben hat. Die Gesundheitsberatung des Kardiologen muss unter diesem Blickwinkel ins Leere gehen und sein Beratungsaufwand vergeblich bleiben, solange er nicht an den Hinderungsgründen des Patienten, Sport zu treiben, arbeitet. Ähnliches gilt für die vom Patienten erwähnten Stresssituationen und deren Bewältigung, auf die der behandelnde Kardiologe bestenfalls durch die Verordnung eines Notfall-Medikamentes eingeht. Der Patient wird sich in diesen Aspekten vom behandelnden Arzt nicht verstanden fühlen. Auch die Weigerung des Patienten, gegenwärtig die teure Koronar-CT durchführen zu lassen, erhält unter biopsychosozialer Betrachtung eine andere Bedeutung als «Noncompliance». Der Patient handelt eigenverantwortlich, wenn er über die Diagnostik zu seinem Fall mitentscheidet. Und im aktuellen Fall ist die teure Diagnostik nicht zwingend erforderlich. Diese Eigenverantwortung, eine zentrale Ressource des Patienten, wurde vom behandelnden Kardiologen nicht erkannt und auch nicht nutzbringend eingesetzt.

Die Qualität des Vorgehens wäre durch die Anwendung eines biopsychosozialen Risiko- und Ressourcenmodells zu steigern gewesen. Die Patientenzufriedenheit, Compliance und auch die weitere Inanspruchnahme der ärztlichen Leistungen wären bei biopsychosozial begründetem Vorgehen günstiger ausgefallen.

Tabelle 1: Beispiel eines individuellen biopsychosozialen Risiko- und Ressourcenmodells

	bio	psycho	sozial
Risiko	Adipositas	Depression	sozialer Rückzug
Ressource	körperlich gesund	Intelligenz	guter Beruf

Resümee

In gesundheitspolitischer Hinsicht bieten **ambulant tätige Ärzte** eine ungeheure Chance zur Prävention. Die Kassenärztliche Bundesvereinigung möchte daher in Zukunft unabhängige und freiberufliche Ärzte und Psychotherapeuten als «Präventionslotsen» einführen, die Menschen mit Gesundheitsrisiken frühzeitig den richtigen Programmen für ein effektives Selbstmanagement zuführen (Deutsches Ärzteblatt vom 15. März 2013). Ambulant tätige Ärzte können **alle Bevölkerungsgruppen mit ihrem Angebot ansprechen**, auch diejenigen sozial Benachteiligten, die für andere Präventionsangebote nur sehr schwer erreichbar sind. Der Grund hierfür kann in der Einbindung des ambulant tätigen Arztes in sein Umfeld gesehen werden: dem gemeinsamen Leben von Arzt und Patient in gleicher Umgebung und mit ähnlichem sozialen Netzwerk. So kann sich der Hausarzt im Sinne eines **bevölkerungsmedizinisch orientierten, humanökologischen Ansatzes** um die gesundheitlichen Belange seiner Gemeinde kümmern. Der große Vorteil einer Arztpraxis für Prävention besteht außerdem darin, dass Patienten, die eine Praxis aufsuchen, dort persönlich anwesend sind und so direkt für Maßnahmen der Prävention ansprechbar und motivierbar sind. Und dieses direkte Ansprechen des Patienten kann auf dem ärztlichen Hintergrundwissen zur individuellen Patientengeschichte, seiner Krankengeschichte, zum familiären, beruflichen und freizeitlichen Umfeld, zu den Belastungen und auch persönlichen Neigungen und Zielen basieren.

Das tatsächliche ambulante Angebot entspricht allerdings eher selten Maßnahmen, wie sie sich aus einer biopsychosozialen Prävention und Gesundheitsförderung ergeben, und kann entsprechend verbessert werden (Rosenbrock 2012).

Dazu wäre es erstens erforderlich, dass sich Arztpraxen erfolgreich evaluierter Programme zu Prävention und Gesundheitsförderung bedienen, etwa solcher Programme, die von der Bundeszentrale für gesundheitliche Aufklärung BZgA entwickelt wurden. Für die ambulante Prävention und Gesundheitsförderung kommen insbesondere entsprechende Programme zur Gewichtsreduktion, zur Raucherentwöhnung, zur Bewegungsförderung, zur Stressbewältigung sowie eine Rückenschule in Betracht. Disease-Management-Programme, die sich an chronisch Kranke wenden, berücksichtigen bislang vorrangig biomedizinische Variablen und sind daher unter dem Blickwinkel eines biopsychosozialen Vorgehens selten befriedigend.

Erforderlich wäre zweitens auch, die ärztliche Kompetenz für die Umsetzung der Programme zu Prävention und Gesundheitsförderung zu steigern, beispielsweise die Kompetenz zur Durchführung von Gruppenprogrammen und die Kompetenz zur patientenzentrierten Gestaltung einer Arzt-Patienten-Kommunikation (Rink 2013). Es ist zu hoffen, dass die biopsychosoziale Kompetenz der ambulant tätigen Ärzte durch das neu eingeführte Pflichtfach «Prävention und Gesundheitsförderung» im Medizinstudium verbessert werden kann.

Dazu wäre drittens auch erforderlich, dass die Ärzte sich den Aufwand von Prävention und Gesundheitsförderung verdeutlichen, denn mit informationsvermittelnder Aufklärung und (einmaligen) Hinweisen auf die Folgen eines Gesundheitsrisikos wird selten ein Gesundheitsverhalten zeitstabil verändert. Gesundheitsfördernde Programme sind vielmehr oftmals erst dann wirklich erfolgreich, wenn sie nicht nur kompetent durchgeführt, sondern wenn auch ihre Inhalte zusammen mit den Patienten immer wieder aufgefrischt werden.

Bei der Frage der Honorierung der ärztlichen Leistungen zu Prävention und Gesundheitsförderung ist darauf zu achten, dass nicht bestimmte Bevölkerungsschichten aus finanziellen Gründen gänzlich von diesen Leistungen ausgeschlossen werden, wie es zum Beispiel bei IgeL, individuellen Gesundheitsleistungen zur Privatabrechnung, der Fall sein kann. Andererseits ist von entscheidender Bedeutung, dass der vorhandene bürokratische Aufwand für niedergelassene Ärzte (genauso wie für Krankenhausärzte) vermindert wird und geringere Verwaltungskosten auch durch eine Verschlankung der Krankenkassenstrukturen angestrebt werden (Deutsches Ärzteblatt vom 15. März 2013). Mit folgenden **Merksätzen** sind die Forderungen an eine ambulante Prävention und Gesundheitsförderung benannt:

- Arztpraxen sind als Orte für Gesundheit im Bewusstsein der Bevölkerung nicht ausreichend etabliert.
- Ambulant tätige Ärzte sind für kompetente Prävention und Gesundheitsförderung nicht ausreichend ausgebildet.
- Der kurzfristige Nutzen von Risikoverhaltensweisen überwiegt für Patienten häufig den Nutzen langfristiger Gesundheitsziele.
- Patienten benötigen zur Veränderung ihres Risikoverhaltens im Rahmen von Prävention und Gesundheitsförderung mehr als Kurzinterventionen. Gut evaluierte Programme und systematische Programmnachsorge sind von zentraler Bedeutung.
- Es darf keine Zweiklassen-Prävention und -Gesundheitsförderung entstehen, also keine Prävention und Gesundheitsförderung, die nur finanziell besser Gestellte bezahlen können.
- Gesundheitsmaßnahmen wirken nicht motivierend, wenn eine «gesunde Zukunft» lediglich weitere Lebensjahre in sozialer Benachteiligung und Armut verspricht.
- Ambulante Prävention und Gesundheitsförderung bedeuten für Arzt und Patient erheblichen Aufwand.
- Maßnahmen ambulanter Prävention und Gesundheitsförderung müssen sich an individuellen biopsychosozialen Risiko- und Ressourcenmodellen der Patienten orientieren. Dabei kann eine Kooperation mit nichtmedizinischen Professionen vorteilhaft sein.

Gelingt die Berücksichtigung und gegebenenfalls Veränderung derartiger Merkmale in einer Arztpraxis, dann sollten mit Präventions- und Gesundheitsförderungsangeboten sowohl die Inanspruchnahme von Patienten als auch die Qualität eines Praxisangebots verbessert und insgesamt die Chancen der ambulanten Medizin für Prävention und Gesundheitsförderung besser genutzt werden können.

Unter Bezug auf die Eingangsgeschichte zu diesem Beitrag lässt sich sagen, dass Arztpraxen mit Angeboten zu Prävention und Gesundheitsförderung durchaus einen guten Zulauf und ein qualitativ gutes Angebot haben sowie Patienten adäquat versorgen können.

Prüfungsfragen

1. Überlegen Sie die Nachteile, aber auch die Vorteile privat abgerechneter «Individueller Gesundheitsleistungen» (IgeL) für eine Arztpraxis und für den Patienten.
2. Was wäre ein angemessenes Angebot von Prävention und Gesundheitsförderung in Arztpraxen? Welche Risiken stehen im Fokus, welche Ressourcen des Patienten werden genutzt?
3. Was fehlt, wenn sich ein ambulant tätiger Arzt auf die Aufklärung über Gesundheitsrisiken beschränkt?
4. Was gewinnt ein ambulant tätiger Arzt, wenn er die Ressourcen eines Patienten berücksichtigt?
5. Welche Rolle spielt Armut des Patienten bei der Vereinbarung von Gesundheitszielen?
6. Fassen Sie die Kernaussagen des biopsychosozialen Modells zu Gesundheit und Krankheit zusammen.
7. Wie wirkt sich ein biopsychosoziales Vorgehen in der Arztpraxis auf die Inanspruchnahme von Patienten aus? Welche Variablen sind entscheidend?
8. Nennen Sie Aspekte, die einen für Prävention und Gesundheitsförderung kompetenten Arzt im ambulanten Bereich ausmachen.
9. Nennen Sie mögliche kurzfristige Vorteile des Patienten für Nikotinkonsum, für Alkoholkonsum, für unkontrolliertes Essen und für Bewegungsmangel. Wie gehen Sie im Rahmen der Gesundheitsberatung darauf ein?
10. Nennen Sie Vorteile eines Medizinischen Versorgungszentrums gegenüber einer Einzelpraxis bei Angeboten von Prävention und Gesundheitsförderung.

Zitierte Literatur

Abholz, H.H. (2006): Ethische Alltagsprobleme in der Allgemeinmedizin. In: M M Kochen (Hg.): Allgemeinmedizin und Familienmedizin. 3. Aufl. Stuttgart: Thieme, 560–564.

Bahrs, O./Matthiessen, P.F.(2007): Gesundheitsfördernde Praxen. Die Chancen einer salutogenetischen Orientierung in der hausärztlichen Praxis. Bern: Huber.

Baum, E./Keller, S. (2007): Primärprävention in der Hausarztpraxis. In: Deutscher Hausärzteverband, Barmer Ersatzkasse (Hg.): Hausarzt Handbuch. Das Handbuch zur Prävention. München: Med.Komm.Verlag, 36–40.

Franz, M. (1997): Einflussfaktoren des Inanspruchnahmeverhaltens psychogen erkrankter Patienten. In: Weitkunat R./Haisch, J./Kessler, M. (Hg.): Public Health und Gesundheitspsychologie. Konzepte, Methoden, Prävention, Versorgung, Politik. Bern: Huber, 449–455.

Härter M./Ruf, D./Bermejo, I. (2006): Früherkennung psychischer Störungen in der Haus- und Facharztpraxis. In: Haisch J./Hurrelmann K./Klotz T. (Hg.) (2006): Medizinische Prävention und Gesundheitsförderung. Bern: Huber, 111–115.

Haisch, J. (1990): Patientenschlussfolgerungen aus Arztverhalten. Grundlagen und Anwendungsaspekte. Allgemeinmedizin, 19,46–54.

Haisch, J. (2002): Der mündige Patient und sein Arzt. Wie der Arzt die Eigenverantwortung des Patienten fördern kann. Heidelberg: Asanger.

Haisch, J. (2004): Prävention und Gesundheitsförderung in der Allgemeinmedizin. In: Hurrelmann K., Klotz T./Haisch J. (Hg.): Lehrbuch Prävention und Gesundheitsförderung. 1. Auflage. Bern: Huber, 193–201.

Haisch, J. (2007): Prävention und Gesundheitsförderung in der Allgemeinmedizin. In: Hurrelmann K./Klotz, T./Haisch J. (Hg.): Lehrbuch Prävention und Gesundheitsförderung. 2. erweiterte Auflage. Bern: Huber, 191–200.

Haisch, J./Gundlach, G./John, M. (1990): Compliance. Schauen Sie dem Patienten öfter in die Augen. Ärztliche Praxis, 42,2–4.

Haisch, J./Hornung, R. (2005): Perceptions, cognitions, and decisions. In: Kerr J., Weitkunat R., Moretti M. (ed.): ABC of Behavior Change. A guide to successful disease prevention and health promotion. Edinburgh: Elsevier, 85–97.

Haisch J./Zeitler, H.P. (1993): Gesundheitsdiagnostik und Gesundheitsberatung. Herkömmliche Risikofaktoren stehen nicht im Vordergrund. Zeitschrift für Klinische Psychologie, Psychopathologie und Psychotherapie, 41, 221–254.

Janssen, C./Ommen, O./Pfaff, H. (2007): Psychosoziale Umwelten. In: Kerr J./Weitkunat R./Moretti M. (Hg.): ABC der Verhaltensänderung. Der Leitfaden für erfolgreiche Prävention und Gesundheitsförderung. München: Urban und Fischer, 160–173.

Kassenärztliche Bundesvereinigung (2009): An der vertragsärztlichen Versorgung teilnehmende Ärzte nach ihrem Teilnahmestatus. Stand 31.12.2008.

Matzat, J. (2009): Zehn Jahre Psychotherapeutengesetz aus Sicht der Patienten: Erstzugangsrecht gut und schön, aber sind die Probleme nicht die alten? Psychotherapeutenjournal, 8, 253–257.

Ollenschläger, G. (2006): Qualitätsmanagement. In: Haisch, J./Hurrelmann, K./Klotz, T. (Hg.): Medizinische Prävention und Gesundheitsförderung. Bern: Huber, 249–254.

Perrez, M./Gebert, S. (1994): Veränderung gesundheitsbezogenen Risikoverhaltens: Primäre und sekundäre Prävention. In: Schwenkmezger, P./Schmidt, L.R. (Hg.): Lehrbuch der Gesundheitspsychologie. Stuttgart: Enke, 169–187.

Petermann, F. (1997): Patientenschulung und Patientenberatung – Ziele Grundlagen und Perspektiven. In: Petermann F. (Hg.): Patientenschulung und Patientenberatung. Göttingen: Hogrefe, 3–21.

Remschmidt, H. (2013): Alle entdecken die Seele. Deutsches Ärzteblatt, 13, B 537.

Rink, A. (2013): Stresstest im Sprechzimmer. Deutsches Ärzteblatt, 18, B758.

Rosenbrock, R. (2012): Schreiben an den Bundesminister für Gesundheit Daniel Bahr vom 28. August 2012. Abgedruckt in: German Network for Public Health, Newsletter 2 vom Dezember 2012.

Rosendahl, C. (2006): Impfungen. In: Kochen, M.M. (Hg.): Allgemeinmedizin und Familienmedizin. 3. Auflage. Stuttgart: Thieme, 47–63.

Scheibler, F./Pfaff, H. (2003): Shared Decision Making. Der Patient als Partner im medizinischen Entscheidungsprozeß. Weinheim: Juventa.

Schmidt, J.G. (2006): Früherkennung und Umgang mit Risikofaktoren. In: Kochen, M.M. (Hg.): Allgemeinmedizin und Familienmedizin. 3. Auflage. Stuttgart: Thieme, 25–38.

Schwarzer, R./Leppin, A. (1989): Sozialer Rückhalt und Gesundheit: Eine Meta-Analyse. Göttingen: Hogrefe.

Stock, S./Redaelli, M. (2006): Die ambulante Versorgung. In: Lauterbach, K.W./Stock, S./Brunner H. (Hg.): Gesundheitsökonomie. Lehrbuch für Mediziner und andere Gesundheitsberufe. Bern: Huber, 131–148.

Stoppe, G. (2013): Es gibt keine Gesundheit ohne psychische Gesundheit. Deutsches Ärzteblatt, 12, A 543-546.

Von Troschke, J. (2006): Arztpraxen. In: Haisch, J./Hurrelmann, K./Klotz, T. (Hg.): Medizinische Prävention und Gesundheitsförderung. Bern: Huber 201–206.

Trevena, L.J./Davey, H.M./Barratt, A./Butow, P./Caldwell, P. (2006): A systematic review on communicating with patients about evidence. Journal of Evaluation and Clinical Practice, 12, 13–23.

Weinstein, N.D. (1984): Why it won't happen to me: perceptions of risk factors and illness susceptibility. Health Psychology, 3, 431–457.

Whitney, S.N. (2003): A new model of medical decisions: Exploring the limits of shared decision making. Medical Decision Making, 23, 275–280.

Wood, J. (1989): Theory and research concerning social comparisons of personal attributes. Psychological Bulletin, 106, 231–258.

Leseempfehlungen

Bahrs, O./Matthiessen, P.F. (2007): Gesundheitsfördernde Praxen. Die Chancen einer salutogenetischen Orientierung in der hausärztlichen Praxis. Bern: Huber.

Kerr, J./Weitkunat, R./Moretti, M. (Hg.) (2007): ABC der Verhaltensänderung. Der Leitfaden für erfolgreiche Prävention und Gesundheitsförderung. München: Urban und Fischer.

Rentsch, R./Bucher, P.O. (2006): ICF in der Rehabilitation. Die praktische Anwendung der internationalen Klassifikation der Funktionsfähigkeit, Behinderung und Gesundheit im Rehabilitationsalltag. Idstein: Schulz-Kirchner Verlag.

Schmidt, B. (2008): Eigenverantwortung haben immer die Anderen. Der Verantwortungsdiskurs im Gesundheitswesen. Bern: Huber.

26 Prävention und Gesundheitsförderung im Krankenhaus

Jürgen M. Pelikan, Hermann Schmied und Christina Dietscher

Die Bedeutung des Krankenhauses als Handlungsfeld für Prävention und Gesundheitsförderung

Krankenhäuser sind ein bedeutender Teilbereich des Gesundheits- bzw. des Krankenversorgungssystems in modernen Gesellschaften. In **Krankenhäusern** sind die Spitzenleistungen der Medizin konzentriert, in sie fließt in den meisten nationalen Systemen ein Großteil der finanziellen Mittel; sie haben eine Sonderstellung, was die klinische Forschung und die Ausbildung der unterschiedlichen Gesundheitsberufe betrifft, und damit ein hohes Prestige als Experten-Organisationen für Krankheit und Gesundheit. Auch wenn die Art der Arbeitsteilung und der Abgrenzung zwischen unterschiedlichen Anbietern von Krankenversorgungsdienstleistungen je nach nationalem Krankenversorgungssystem variiert und sich auch die angebotenen Dienstleistungen der Anbieter z.T. überschneiden, so lässt sich doch ein bestimmtes Profil für Krankenhäuser angeben. Im Gegensatz zur **Primary Care** (Allgemeinpraktiker etc.) und **Secondary Care** (z.B. niedergelassene Spezialisten), aber auch zur stationären **Long Term Care** bzw. zu besonderen, auf Rehabilitation spezialisierten Anbietern dienen Krankenhäuser als Einrichtungen der **Tertiary Care** in erster Linie der Heilung bzw. Behandlung, d.h. der Diagnose und Therapie von akuten Krankheitsepisoden eines bestimmten Schweregrades oder auch nur zu deren Versorgung oder Pflege (z.B. **Palliative Care**).

Mit ihrer primären Funktion – der **Kuration** – sind Krankenhäuser eine bedeutsame **Ressource** zur Wiederherstellung von durch Krankheit verlorengegangener Gesundheit, Wohlbefinden und Lebensqualität. Der Beitrag der Krankenhäuser zum **Gesundheitsgewinn** von Individuen und Populationen lässt sich aber noch steigern, wenn ihr beträchtliches Potenzial für Krankheitsprävention und Gesundheitsförderung systematischer genutzt wird. Denn Krankenhäuser bieten eine besondere Möglichkeit für die notwendige «Integration von Gesundheitsförderung und Prävention in die Gesundheitsversorgung» (siehe 1. Kap.); und dies nicht nur zugunsten der Gesundheit von Patienten (und deren Angehörigen), sondern auch von Mitarbeitern (und deren Angehörigen) und von Einwohnern der Standortgemeinde des Krankenhauses.

Die Konzepte der **Krankheitsprävention** und der **Gesundheitsförderung** verstehen wir dabei als komplementäre Interventionsformen zur Erzielung von Gesundheitsgewinn (1. Kap.). Beide unterscheiden sich von der notwendigerweise reaktiv vorgehenden, an Krankheitssymptomen oder Befunden von einzelnen Individuen ansetzenden **Kuration** durch ihren proaktiven, zukunftsorientierten Charakter und die Orientierung an Krankheits- bzw. Gesundheitsdeterminanten (Dahlgren & Whitehead 1991; Marmot et al 1998), die entweder als Charakteristika von **Individuen** und/oder von **Situationen**, in denen Individuen oder bestimmte Bevölkerungsgruppen leben, identifiziert wurden. Wie für die Kuration gilt zunehmend auch für Krankheitsprävention und Gesundheitsförderung, dass deren konkrete Interventionen möglichst **evidenzbasiert** (Tang, Ehsani und McQueen 2003) sein sollen.

Das ältere Konzept der **Krankheitsprävention** orientiert sich an der Vermeidung oder Beseitigung von individuellen und/oder situativen **Krankheitsrisiken** oder Risikofaktoren, deren wahrscheinliche Wirksamkeit in einem Modell der Pathogenese begründet ist, das prinzipiell dem der kurativen Medizin verwandt ist – weshalb Krankheitsprävention an die klinische Medizin auch relativ gut anschlussfähig ist.

Dagegen zielt das neuere Konzept der **Gesundheitsförderung** (WHO 1986) auf die Stärkung bzw. Entwicklung von individuellen bzw. kollektiven und/oder situativen Gesundheitsressourcen oder Schutzfaktoren, deren wahrscheinliche Wirksamkeit auf einem Modell der Salutogenese (Antonovsky 1997), d.h. der Entstehung und Erhaltung **positiver Gesundheit** (Pelikan 2007a, Seligman 2008) basiert. Darüber hinaus orientiert sich Gesundheitsförderung aufgrund ihres Bezugs auf den Gesundheitsbegriff der WHO (1948) stärker an einem umfassenden oder ganzheitlichen somato-psycho-sozialen Verständnis von Gesundheit und an weiteren «postmodernen» Prinzipien, die die Interventionen ebenfalls erfüllen müssen: wie empowernd, partizipativ, ganzheitlich, intersektoral, chancengerecht, nachhaltig und multistrategisch zu sein (Rootman 2001, S. 4).

Warum ist das Krankenhaus als Anbieter von klinischen Dienstleitungen und als **Setting,** innerhalb dessen diese erbracht werden, ein bedeutsamer Ort für Krankheitsprävention und Gesundheitsförderung? Krankenhäuser haben mit unterschiedlichen, jeweils relativ großen Gruppen von Menschen engere oder losere Rollenbeziehungen und damit auch Auswirkungen auf deren Gesundheit. Auch wenn für **Patienten** die durchschnittliche Verweildauer im Krankenhaus immer kürzer ist (McKee und Healy 2002), so werden doch im Laufe eines Jahres in der EU knapp über 10 % der Bevölkerung zumindest einmal stationär aufgenommen oder ambulant im Krankenhaus behandelt (EC 2002). Dieser Kontakt mit dem Krankenhaus erfolgt in einer besonders kritischen Gesundheitssituation bzw. Phase oder Episode einer chronischen Krankheitskarriere, die für Prävention und Gesundheitsförderung ein besonderes **Window of Opportunity** bietet (Emmons und Goldstein 1992). Krankenhausaufenthalte wirken sich aber auch indirekt auf die Gesundheit der «mitleidenden» **Angehörigen** von Patienten aus. Als Arbeitgeber beschäftigen Krankenhäuser beträchtliche Zahlen von **Mitarbeitern** und sind für diese (und z.T. auch indirekt für deren Angehörige) somato-psycho-sozial besonders belastende Arbeitsstätten, was zu einer Vielzahl von Symptomen führt. Letztlich sind Krankenhäuser bedeutsam für die Gesundheit der **Einwohner** der Standortgemeinde, für die Nachbarn auch als Ursache von **Belastungen**, für die meisten Bewohner aber vor allem als **Ressource** von Dienstleistungen, die sie diesen unterschiedlich zugänglich bzw. in unterschiedlicher Qualität anbieten.

Prävention und Gesundheitsförderung für Patienten und deren Angehörige im Krankenhaus

Der Krankenhausaufenthalt als Risikofaktor – Prävention durch Verbesserung der Patientensicherheit

Für die Gesundheit ihrer **Patienten** stellen Krankenhäuser als **kurative** Einrichtungen nicht nur Behandlungsressourcen, sondern auch beträchtliche **Risiken** dar (z.B. durch medical error, nosokomiale Infektionen, psychischen Hospitalismus). Dieses bedeutsame, **primärpräventive** Potenzial wird bei Weitem noch nicht voll ausgeschöpft, aber häufig im Rahmen von Qualitätssicherung bzw. -entwicklung thematisiert und bearbeitet.

Prävention im Krankenhaus beginnt deshalb zuerst bei der systematischen Reduktion oder Eliminierung dieser Risikofaktoren für den Patienten oder, wie es im angelsächsischen Raum treffend heißt: «first, do not harm». Richtungweisend war der Bericht «Irren ist menschlich» («To Err Is Human») aus dem Jahr 1999, worin das Institute of Medicine (IOM) erklärte, dass iatrogene Schäden eine Hauptursache vermeidbarer Todesfälle im Krankenhaus sind (Leape & Berwick, 2005).

Eine der häufigsten Ursachen von iatrogenen Schäden sind **nosokomiale Infektionen** – wie Wundinfektionen nach Operationen, Harnwegsinfekte, Atemwegsinfekte –, die zum Teil mit einfachen vorbeugende Maßnahmen wie Händewaschen und Sterilisation eingeschränkt werden könnten. Für Europa werden pro Jahr drei Millionen nosokomiale Infektionen (ECDC 2007), für Deutschland 400 000 bis 600 000 geschätzt, von denen 10 000 bis 15 000 tödlich enden (Gastmeier 2006). Andere häufige Fehlerursachen sind **Fehldiagnosen**, **Medikationsfehler** und **Verwechslungen** von Patienten oder Körperteilen (Health Grades 2004).

Eine Auswertung von 184 Studien des deutschen Sachverständigenrats zur Begutachtung der Entwicklung im Gesundheitswesen 2007 ergab für den Krankenhausbereich eine jährliche Häufigkeit von 5–10 % unerwünschter Ereignisse, 2–4 % Schäden, 1 % Behandlungsfehler und 0,1 % Todesfälle, die auf Fehler zurückgehen. Bei jährlich 17 Millionen Krankenhauspatienten in Deutschland sind dies hochgerechnet 340 000 Schäden, 170 000 Behandlungsfehler und 17 000 auf vermeidbare unerwünschte Ereignisse zurückzuführende Todesfälle.

Vor dem Hintergrund der eindeutigen Evidenzlage hinsichtlich dieser Gesundheitsrisiken sowie der Verfügbarkeit zahlreicher erprobter Fehlerpräventionsmaßnahmen, etwa einem **Hygienemanagement** (Rüden 2000), **Fehlermeldesystemen** wie dem «CIRS» (Critical Incident Reporting-System) und ausgearbeiteten **Leitlinien und Standards** für mehr Patientensicherheit (Holzer et al. 2005; Europarat 2006) ist ihr häufiges Auftreten nach wie vor bedenklich und sollte Anlass für notwendige Investitionen in Prävention geben.

Gesundheitsförderung im Behandlungsprozess durch Patienten-Empowerment

Für den Erfolg von klinischen Behandlungsprozessen müssen Patienten eine aktive **Komplementärrolle** zu den Leistungsrollen der unterschiedlichen Gesundheitsberufe übernehmen. Damit hängt das Ausmaß des kurativen Gesundheitsgewinnes auch von der Qualität der Kommunikation und Kooperation bzw. der **Compliance**, d.h. der Mitentscheidung und Mitarbeit, der Patienten als **Koproduzenten** dieser Leistungen ab.

Dahinter steht ein Paradigmenwechsel: weg von einem im Medizinsystem tradierten überwiegend paternalistisch bestimmten Rollenverständnis (Geisler 2008), hin zu einer kooperativen Interaktion mit dem Patienten, die in der Gesundheitsförderung mit dem Konzept des «**Empowerment**» bezeichnet wird (WHO 1986, Nutbeam 1998, Laverack 2010). Dazu müssen Behandler auch entsprechende kommunikative, d.h. informative und beratende, gesundheitsförderliche Leistungen im klinischen Alltag erbringen. Patienten müssen im Wege der **Vermittlung** von **gesundheitsrelevanten Informationen, Wissen und Fähigkeiten** instand gesetzt werden, diese aktive Rolle im Behandlungsprozess kompetent einzunehmen. Kernstück ist die gemeinsame Zielsetzung und Planung der Behandlung. Darin überschneidet sich der Gesundheitsförderungsansatz mit Teilen der medizinischen Reformbewegung, z.B. der Debatte um «Shared Decision Making» (Scheibler und Pfaff 2003).

Studien belegen, wie Empowerment medizinische, pflegerische und therapeutische Behandlungsziele unterstützen kann und auch, dass neben dem klinischen Outcome durch Mitbestimmungsmöglichkeiten der Patienten auch deren subjektives psychisches Wohlbefinden und ihre Lebensqualität, verbessert werden können (Johnston und Vögele 1992, Tonnesen et al. 2005).

Das Krankenhaus als gesundheitsförderliche Lebenswelt für seine Patienten

Sofern Patienten stationär aufgenommen sind, leben sie für eine gewisse Zeit im Krankenhaus. Sie sind daher weitgehend auf dessen Strukturen und Prozesse angewiesen, um sich in allen somato-psycho-sozialen Lebensvollzügen zu reproduzieren. Hier kann das Krankenhaus durch entsprechende Strukturen und Routinen seiner Hotelleistungen **primärpräventiv** dafür sorgen, dass vermeidbare Verschlechterungen des Gesundheitszustandes der Patienten auch tatsächlich vermieden werden, z.B. durch entsprechende gesundheitsförderliche Möglichkeiten zum Selbst-Management (Bodenheimer et al. 2002).

Gut untersucht sind etwa die Gefahren des psychischen Hospitalismus als negative Begleiterscheinung eines längeren Krankenhausaufenthaltes, insbesondere bei Kindern (Steinhausen 2010) und älteren Personen (Greßl 2012). Vor allem bei schwer kranken oder alten Personen kommt es im Krankenhaus auch immer wieder zu Mangelernährung und dadurch bedingten Verschlechterungen klinischer Parameter (Löser 2010).

Aber auch weniger «dramatische» Faktoren wie der Schutz der Privatsphäre, spezifische religiöse und kulturelle Bedürfnisse oder der Bedarf nach psychologischer und seelischer Unterstützung sind zu beachten.

Immer mehr Studien beschäftigen sich auch mit Einflüssen des Krankenhausdesigns auf die Gesundheit (vgl. Ulrich et al. 2008; Pelikan 2007c). Aus dem Bereich der Psychoneuroimmunologie kommen Forschungen, die eine stressreduzierende und klinische Outcomes verbessernde Wirkung von Kunst und Kultur im Krankenhaus nahelegen (vgl. etwa Malchiodi, 2012).

Gesundheitserziehung und Lebensstilentwicklung als Zusatzleistungen des Krankenhauses

Für chronisch erkrankte Patienten stellt der Krankenhausaufenthalt meist nur eine kurze Episode in ihrer Krankheitskarriere dar. Für den Verlauf der Erkrankungen, d.h. Vorbeugung der nächsten Krankenhausepisode oder Verlangsamung des Voranschreitens der Krankheit, ist der tägliche Umgang mit der Erkrankung ein wichtiger Einflussfaktor. Für ein erfolgreiches eigenes **Krankheitsmanagement** müssen Patienten und ihre Angehörigen in der Regel entsprechendes Wissen und Kompetenzen aufbauen. Ärzte, Pflegekräfte und Therapeuten können diesen Kompetenzaufbau durch Bereitstellung von Information, gezielte Beratung und Trainings unterstützen (Pelikan et al. 2013). Nach Tonnesen et al. (2005) handelt es sich dabei um spezifische Gesundheitsförderung, deren Ziel es ist, bestimmte Gruppen von Patienten (z.B. Diabetiker, COPD-Patienten) zu einem verbesserten Selbstmanagement der für sie besonders relevanten Gesundheitsdeterminanten zu befähigen.

Hierbei werden **Gesundheitskompetenz** bzw. «Health Literacy» (Nutbeam 2008, Kickbusch et al. 2013) und «Medical Literacy» (Peerson und Saunders 2009) als Voraussetzungen für eigenverantwortliches gesundheitsförderliches Handeln und als Erklärungsfaktoren für gesundheitliche Ungleichheit gesehen, die durch das Krankenhaus positiv beeinflusst werden können. Gesundheitskompetenz wird in diesem Sinne als relationales Konzept verstanden, in dem die Fähigkeiten einzelner Patienten auf die Anforderungen des Systems treffen (Parker 2009, Sorensen et al. 2012). Es ist daher entscheidend, dass Krankenhäuser nicht nur Schulungen für ihre Patienten anbieten, sondern auch an der Verständlichkeit ihrer Botschaften und an der Verbesserung ihrer Kommunikationsstrategien arbeiten. Letztlich ist anzustreben, Krankenhäuser und andere Krankenbehandlungseinrichtungen zu «gesundheitskompetenten Organisationen» («Health literate Health Care Organizations») (Brach et al. 2012, Rudd & Anderson 2006) zu entwickeln.

Dies gilt z.T. auch für ihre Beiträge zur allgemeinen Gesundheitsförderung. Krankenhäuser könnten verstärkt Information und Beratung zur **Lebensstilentwicklung** ihrer Patienten anbieten. Viele Argumente sprechen hierfür, und vielfach geschieht dies auch. Das gebündelte Gesundheitswissen, repräsentiert durch die verschiedenen Professionen im Krankenhaus, die dem Krankenhaus von den Patienten zugeschriebene Kompetenz, das prinzipielle Vertrauen und nicht zuletzt der Krankenhausaufenthalt selbst sensibilisieren viele Betroffene («teachable moment», McBride 2003), sodass sie zumindest kurzfristig für Fragen der eigenen Gesundheit und des individuellen Lebensstiles offener sind als im Alltag. Hierzu müssten aber in den meisten europäischen Ländern Leistungsauftrag und Abrechnungspauschalen für Krankenhäuser durch die jeweiligen Politik- und Versicherungssysteme überdacht werden.

Der Beitrag des Krankenhauses zur Sekundär- und Tertiärprävention

Nahe liegend ist auch ein Beitrag zur **Sekundärprävention** für Krankenhauspatienten. Da zur differenziellen Diagnose der die Einweisung begründenden aktuellen Erkrankung ohnehin ein relativ umfassendes Befunderhebungsprogramm durchgeführt wird, bietet sich auch die Chance, andere latente Krankheiten bzw. Risikofaktoren früh zu identifizieren und einer rechtzeitigen Behandlung zuzuführen.

Auch **Tertiärprävention** im Sinne von **Rehabilitation,** die auch als Gesundheitsförderung verstanden werden kann, da es im Kern um den Aufbau von Funktionsfähigkeit durch Übung geht, muss im Krankenhaus zugleich mit der Behandlung mit bedacht bzw. rechtzeitig eingeleitet werden. Denn Eingriffe im Krankenhaus führen häufig zunächst auch zu Verschlechterungen von positiver Gesundheit, die dann erst wieder aufgebaut werden muss.

Sicherstellung einer gesundheitsförderlichen Weiterbetreuung

Gesundheitsförderliche Interventionen im beschriebenen Sinn können im Krankenhaus oft nur begonnen werden. Für den langfristigen Gesundheitsgewinn der Patienten ist daher die Sicherstellung einer gesundheitsförderlichen Weiterbetreuung auch nach der Entlassung hoch relevant. Dazu bedarf es eines professionellen Entlassungsmanagements z.B. auch durch Krankenhaussozialarbeiter ebenso wie der koordinierten Zusammenarbeit zwischen dem Krankenhaus und anderen Versorgungsebenen. In Modellen einer vernetzten und «sektorenübergreifenden», **integrierten Versorgung**, die die Versorgungsqualität und den Gesundheitsgewinn für die Betroffenen erhöht und gleichzeitig die Gesundheitskosten senkt (Amelung et al. 2008), kann das Krankhaus eine wichtige Rolle spielen. Nicht zuletzt sind für die gesundheitsförderliche Weiterbetreuung auch Kooperationen mit der Selbsthilfe bedeutsam (vgl. Forster et al. 2013).

Prävention und Gesundheitsförderung für Mitarbeiter des Krankenhauses

Die Strukturen und Prozesse des Arbeitens und Lebens im Krankenhaus wie die von den Beschäftigten entwickelten Copingstrategien können sowohl Chancen als auch beträchtliche und vielfältige Gesundheitsrisiken (Unfälle, Berufskrankheiten, Stress) für die unterschiedlichen Gruppen von **Mitarbeitern** darstellen. Sie bieten daher ein großes Potenzial für **Primärprävention** und **Gesundheitsschutz, das zumindest in vielen EU-Staaten, entsprechend der EU-Richtlinien zum Arbeitsschutz, auch klar gesetzlich geregelt ist.** Auch die **Sekundärprävention** vor allem von typischen Berufskrankheiten und problematischen Lebensstilen ist vielfach dringend angezeigt. Ebenfalls möglich und angebracht sind der Aufbau und die Entwicklung von individuellen und situativen **Gesundheitsressourcen**, um mit den (unvermeidbaren) Belastungen nachhaltig besser umgehen zu können.

Viele Arbeitsplätze im Krankenhaus weisen hohe Gesundheitsbelastungen auf

Europaweit sind etwa 10 % der Beschäftigten im Gesundheitswesen tätig, davon in den EU-27 über 70 % Frauen. Je nach Ausrichtung des nationalen Gesundheitssystems sind bis zur Hälfte dieser 10 % im Krankenhaus beschäftigt. In Deutschland arbeiten beispielsweise über eine Million Personen im Krankenhaus. Der Gesundheitssektor weist unter dreizehn untersuchten Sektoren die insgesamt vierthöchste Gesundheitsbelastungsrate für die beschäftigten Mitarbeiter auf, wobei die psychischen Belastungen im Gesundheitssektor von den 13 untersuchten Sektoren sogar am höchsten sind. Bei der physischen Gesundheitsbelastung ist es vor allem die Belastung durch rotierende Schichten – auch hier liegt der Gesundheitssektor in der Studie an erster Stelle. Ebenfalls hoch sind biologische und chemische Belastungen – hier liegt der Gesundheitssektor an zweiter Stelle (Eurofound 2007). Insbesondere Pflegekräfte sind auch durch Hebe- und Lagertätigkeiten hohen körperlichen Belastungen ausgesetzt, die häufig Ursache für Rücken-, Knie- oder Schulterbeschwerden sind (Hofmann 2006). Insgesamt liegen die Krankheitstage korreliert mit Muskel- und Skelettbeschwerden für Krankenhausmitarbeiter 9,4 % über dem Branchendurchschnitt der AOK-Versicherten in Deutschland (Vetter 2005).

Zahlreiche Studien untermauern die hohen Gesundheitsrisiken des Arbeitsplatzes Krankenhaus (Glaser und Höge 2005, Iseringhausen 2010), wobei die Belastungsfaktoren der Pflegekräfte am besten untersucht sind (Braun et al. 2004, Hofmann et al. 2006), z.B. im Rahmen der Europäischen NEXT-Studie (Hasselhorn et al. 2005).

Typische Belastungsfaktoren für Krankenhausmitarbeiter sind Schicht-, Nacht- und Wochenendarbeit – mit zusätzlichen negativen Auswirkungen auf die Vereinbarkeit von Beruf und

Privatleben –, ein hohes Ausmaß an Arbeitsunterbrechungen, Gewalt oder Belästigungen am Arbeitsplatz und die berufsimmanente Konfrontation mit Leid und Tod. Arbeitsverdichtung und Verunsicherung der Mitarbeiter im Krankenhaus nahmen in den letzten Jahren als Folge eines europäischen Trends von «Dauerreformen» und Ökonomisierung im Krankenhauswesen zu (McKee und Healy 2002).

Handlungsfelder der Prävention und Gesundheitsförderung für Mitarbeiter im Krankenhaus

Aus der Perspektive des Arbeitsschutzes, der Prävention und der Gesundheitsförderung bieten Risiko- und Belastungsfaktoren, denen Krankenhausmitarbeiter ausgesetzt sind, ein weites Forschungs- und Interventionsfeld, das sich mit den bewährten und praxiserprobten Methoden des Gesundheitsschutzes und der betrieblichen Gesundheitsförderung (BGF) bearbeiten lässt. Für das Krankenhaus wurden zahlreiche Handbücher und Praxisleitfäden entwickelt, die sich mit den Gesundheitsbelastungen der Mitarbeiter dieses Sektors und den spezifischen Lösungsmöglichkeiten auseinandersetzen (vgl. die Internetseiten «NHS Employers» – http://www.nhsemployers.org – des englischen National Health Services bzw. Department of Health und die der deutsche Bundesanstalt für Arbeitsschutz und Arbeitsmedizin – http://www.baua.de).

Die thematischen Aktionsfelder der BGF, wie etwa Lebensstile (Bewegung, Ernährung, Alkohol, Rauchen), mentale Gesundheit und Stress, Mitarbeiterpartizipation u.v.a. haben für das Krankenhaus die gleiche Relevanz wie für andere Betriebe. BGF sieht sich als ganzheitliche Unternehmensstrategie mit dem Ziel, Krankheiten am Arbeitsplatz vorzubeugen, Gesundheit zu stärken und das Wohlbefinden und die Zufriedenheit der Mitarbeiter zu verbessern. Gerade für große und komplexe Organisationen wie das Krankenhaus ist dieser Ansatz, Gesundheitsförderung als Organisationsentwicklungsstrategie, unter Einsatz bewährter Methoden des Chancenmanagements, des Projektmanagements oder von Qualitätszirkeln zu begreifen, ein Weg zum Erfolg (Pelikan und Demmer 1993, Badura und Hehlmann 2003, Reiter 2010).

Für das Krankenhaus und seine Mitarbeiter besonders relevante und aktuelle **Handlungsfelder** und **Themen** der Gesundheitsförderungspraxis sind:

1. **Infektionsschutz** als zentrales Präventionsthema: Das Krankenhauspersonal kommt berufsbedingt mit zahlreichen leichteren und schweren Infektionserregern in Kontakt wie Influenza, Masern, Windpocken, Hepatitis, HIV u.v.m., die die eigene Gesundheit und bei Übertragung die Gesundheit der Patienten massiv gefährden können. Gegen einige ernste Infektionskrankheiten gibt es wirksame Impfstoffe. Andere erfordern gezielte Maßnahmen wie Schulungen in Hygienemaßnahmen, das Tragen von Einweghandschuhen, systematische Handhygiene oder Vermeidung und Management von Nadelstich- und Schnittverletzungen. Aktuelle Empfehlungen der deutschen Kommission für Krankenhaushygiene und Infektionsprävention sind auf der Internetseite des Robert Koch-Institutes (www.rki.de) nachzulesen.

2. **Schutz vor Gefahrenstoffen;** dazu gehören beispielsweise Arzneimittel mit bekannten krebserzeugenden, erbgutverändernden oder fortpflanzungsgefährdenden Eigenschaften, Röntgenstrahlung und Chemikalien, Anästhesiegase, Desinfektionsmittel und Desinfektionsreiniger oder Allergene in Schutzhandschuhen (Bundesverband der Unfallkassen 2003).

3. **Ergonomieprogramme**, die ganzheitlich Verhaltens- und Verhältnismaßnahmen kombinieren (Hermann und Caffier 2009), sind ein wichtiger Ansatz, um dem häufigsten Krankheitsbild, den Muskel- und Skelett-Erkrankungen, in den Gesundheitsberufen entgegenzuwirken.

4. Der **Schutz und Ausbau der psychischen Gesundheit stellt** eine der aktuellen großen Herausforderungen dar, die Themenkreise umfasst wie: Umgang mit psychischen Belastungen, Konflikten und mit Stress am Arbeitsplatz und deren möglichen Folgen, z.B. reduzierte persönliche Leistungsfähigkeit, psychosomatische Beschwerden, etwa Nervosität, Gereiztheit und Schlafstörungen, emotionale Erschöpfung bis hin zum Burnoutsyndrom oder Suchtgefährdung. Viele psychische

Belastungsfaktoren sind den Tätigkeiten und Arbeitsstrukturen im Krankenhaus immanent (z.B. Konfrontation mit Leid und Tod; teilweise unzureichende Planbarkeit der Arbeit; Notwendigkeit zur Bewältigung zahlreicher Schnittstellen), aber es gibt flankierende Maßnahmen: Das Spektrum reicht von der Enttabuisierung des Themenbereiches über Mitarbeiterschulungen, Coaching und (Team)Supervision über Führungskräftetrainings bis hin zur Entwicklung einer gesundheitsförderlichen Gesamtkultur im Krankenhaus (Bourbonnais et al. 2011).

5. **Altersmanagement,** das unterschiedliche gesundheitsförderliche Aspekte aus den körperlichen, psychischen und sozialen Bereichen bündelt und bearbeitet, ist aufgrund der demografischen Entwicklung mit steigendem Durchschnittsalter der Beschäftigten an Krankenhäuser hoch anschlussfähig (Ilmarinen und Tempel 2002).

6. **Konflikt- und Deeskalationsmanagement** als Maßnahme zur Bearbeitung einer zunehmenden Zahl von Gewalt- und Übergriffsdelikten, mit denen Krankenhausmitarbeiter in ihrem Arbeitsalltag konfrontiert sind. Studien zeigen, dass 20 % der befragten Mitarbeiter angeben, in den letzten zwölf Monaten tatsächlicher Gewalt am Arbeitsplatz ausgesetzt gewesen zu sein (Holden 2005).

Prävention und Gesundheitsförderung über die Grenzen des Krankenhauses hinaus

Ob und in wie weit ein Krankenhaus sich auch über seine Grenzen hinaus für Prävention und Gesundheitsförderung engagieren kann, hängt sowohl vom jeweiligen Gesundheitssystem und Versorgungsauftrag als auch von der Innovationsfähigkeit der Einrichtung ab. Potenzial besteht in jedem Fall: Für die **Einwohner** der Region können Krankenhäuser sowohl ein Gesundheitsrisiko in Form von Lärm, Luftverunreinigung, Verkehrsbelästigung etc. darstellen als auch eine (nicht ausreichend genutzte, aber auch schwer nutzbare) Ressource für die Beseitigung vermeidbarer Risiken und die Entwicklung gesünderer individueller Lebensstile und gesünderer Strukturen und Angebote in der Gemeinde sein. Krankenhäuser können daher – und sollen das aus Sicht der Public Health und im Sinne der Verbesserung der Bevölkerungsgesundheit auch – ihr spezifisches Potenzial für Krankheitsprävention, Gesundheitsschutz und Gesundheitsförderung auch für den Gesundheitsgewinn von anderen Stakeholdern als ihren Patienten und Mitarbeitern nutzen.

Beispielsweise können sie **Information, Beratung und Schulung** für seltene Erkrankungen anbieten, da Krankenhaus-externe Anbieter häufig nicht über die nötige Expertise verfügen. Krankenhäuser können auch Alkohol- und Drogenberatung in Betrieben und Schulen durchführen, Kindergartenpädagogen und Lehrer in der Betreuung von Kindern und Jugendlichen mit spezifischen chronischen Erkrankungen schulen oder Gesundheitschecks und Beratung im öffentlichen Raum anbieten, z.B in Zusammenarbeit mit muttersprachlichen Gesundheitsberatern auch für schwer erreichbare Gruppen.

Unter Auswertung ihres besonderen Wissens (z.B. über Analysen von Krankendaten) können sie auch **situative Risiken** in der Region identifizieren und durch Initiativen an deren Beseitigung bzw. beim Ausbau oder Aufbau von Gesundheitsressourcen in der Region mitwirken. Als Beispiel hat die Universitätsklinik für Kinderchirurgie in Graz über Jahre hinweg Kinderunfalldaten systematisch gesammelt und ausgewertet und dieses Wissen in der regionalen Initiative «Große schützen Kleine» umgesetzt.

Gesundheitsförderung ist konzeptuell seit ihren Anfängen eng mit materiellen Umweltaspekten und einer nachhaltigen globalen Entwicklung verknüpft, Umweltfaktoren werden als relevante Gesundheitsdeterminanten betont, und eine Zusammenarbeit mit der Nachhaltigkeitsbewegung wird gefordert (WHO 1998). Daher ist ein weiterer Bereich die ökologische und soziale Verantwortung von Krankenhäusern gegenüber der Gesellschaft. Krankenhäuser benötigen für die Erbringung ihrer Leistungen einen großen Input an Energie, Wasser und anderen Rohstoffen und produzieren als Output große Mengen an Emissionen, gefährlichen Sondermüll und Abfall. Des Weiteren sind sie Großeinkäufer von Nahrung, Medikamenten und Materialien. Ausgehend von Kanada (Hancock 2001) hat sich das Konzept des «**Nachhaltigen Krankenhauses**» (Weisz et al. 2011) bzw. «**Green Hospital**» (WHO/HCWH 2009) mittlerweile weltweit verbreitet. Es geht dabei um Themen wie Einkauf von Produkten nach sozial- und umweltverträglichen Kriterien, Vermeidung gesundheitsgefährdender oder schwer abbaubarer Stoffe, Verwendung von Energie aus erneuerbaren Energiequellen, Verringerung des Verbrauchs an und effiziente Verwendung aller Ressourcen (CleanMed Europa 2004).

Implementierung von Gesundheitsförderung im Krankenhaus

Aus dem bisher Gesagten lässt sich ableiten, dass Gesundheitsförderung als eine spezifische Qualität der Strukturen und Prozesse im Krankenhaus verstanden werden kann. Sie kann entweder über einzelne Projekte oder – im Sinne eines organisationsumfassenden Gesamtansatzes – über spezifische Organisationsentwicklungsprozesse implementiert werden. Häufig erfolgt dies in enger Zusammenarbeit mit dem Qualitätsmanagement, seltener werden eigene spezifische Gesundheitsförderungsstrukturen geschaffen. Die Implementierungsschritte umfassen die Verankerung der Gesundheitsförderung in der Mission und in den Zielen der Organisation, die strategische Planung und Umsetzung spezifischer Maßnahmen, und die regelmäßige Erhebung und Auswertung von Kennzahlen als Grundlage für die Anpassung der entsprechenden Strukturen und Prozesse im Sinne eines kontinuierlichen Qualitätskreises. Auf internationaler Ebene wurden zur Unterstützung von Krankenhäusern auf diesem Weg 18 Kernstrategien (Pelikan et al. 2005), 7 Implementierungsstrategien (Pelikan 2007b) und 5 Standards der Gesundheitsförderung im Krankenhaus (Gröne 2006) entwickelt. Das internationale WHO-Netzwerk gesundheitsfördernder Krankenhäuser (http://www.hphnet.org/; http://www.hphconferences.org/), aber auch die nationalen Netzwerke gesundheitsfördernder Krankenhäuser in Deutschland (http://www.dngfk.de/) und Österreich (http://www.ongkg.at) liefern viele Beispiele, wie Implementierung erfolgreich gestaltet werden kann.

Das WHO-Netzwerk gesundheitsfördernder Krankenhäuser[1]

Die **WHO** hat mit der **Ottawa-Charta für Gesundheitsförderung** (WHO 1986) auch eine Weichenstellung in Richtung des gesundheitsfördernden Krankenhauses, das Kuration mit Prävention und Gesundheitsförderung verbindet, eröffnet. Neben vier allgemeinen Strategien oder Aktionsfeldern der Gesundheitsförderung, die alle auch im Krankenhaus anwendbar sind, wurde in der Ottawa-Charta (OC) eine spezifische fünfte strategische Aktivität – **Neuorientierung der Gesundheitsdienste** – definiert und in weiteren WHO Dokumenten bekräftigt (WHO 2008, 2009). Die Kernforderung der OC lautete, «ein Versorgungssystem zu entwickeln, das auf die Förderung von Gesundheit ausgerichtet ist und weit über die medizinisch-kurativen Betreuungsleistungen hinausgeht». Für Einrichtungen der Krankenversorgung bot die WHO daher mit der OC einerseits den **Setting-Ansatz** (Nutbeam 1998, Baric und Conrad 1999, Poland et al. 2000, Dooris 2006, Pelikan 2010) als neue, komplexe, Verhalten und Verhältnisse umfassende Gesundheitsförderungsstrategie an. Andererseits forderte sie im Kernbereich ihrer Zuständigkeit auch eine spezifische **Reform** der klassischen Kernleistungen in der Krankenversorgung ein. Zur Umsetzung dieser Forderungen wurde die WHO-EURO selber, aber beschränkt auf das Krankenhaus, initiativ. In einer **Konsultation** (Milz und Vang 1989) wurden Patienten, Mitarbeiter und die Gemeinde als Stakeholder der Gesundheitsförderung im Krankenhaus identifiziert und die Bedeutung des physischen Settings und der sozialen und Dienstleistungs-Dimension für die Gesundheit betont. Gesundheitsfördernde Krankenhäuser sollten eine bessere Ressource für Gesundheit im Sinne der umfassenden Gesundheitsdefinition der WHO-Definition werden, d.h. auch auf die sozialen und psychologischen Bedürfnisse von Patienten eingehen, eine neue Gesundheitskultur aufbauen sowie die aktive Partizipation von Patienten und Mitarbeitern in Versorgung und Behandlung ermöglichen.

---

1 Dieser Abschnitt verwendet in Teilen Formulierungen aus Pelikan (2010)

Zur Umsetzung dieser Ziele der Konsultation wurde bereits 1988 im Rahmen einer **Machbarkeitsstudie** in Wien ein detaillierteres Konzept entwickelt. Es wurden auch Partner für das Wiener **WHO-Modellprojekt** «Gesundheit und Krankenhaus» gefunden, das ab 1989 realisiert werden konnte. Schon beim ersten Projekttreffen (1990) wurde das **internationale WHO-Netzwerk** «Health Promoting Hospitals» (HPH) – zunächst als «Multi City Action Plan» des Gesunde-Städte-Netzwerks – gegründet. In der **Budapester Deklaration** gesundheitsfördernder Krankenhäuser (WHO 1991) legte das Netzwerk Inhalte und Ziele eines gesundheitsfördernden Krankenhauses und Bedingungen für die Teilnahme an einem «**Europäischen Pilotprojekt** Gesundheitsfördernder Krankenhäuser» (EPHP) fest. Am Ludwig Boltzmann Institut für Medizin- und Gesundheitssoziologie in Wien, das Machbarkeitsstudie, Modellprojekt und Pilotprojekt wissenschaftlich betreute, wurde 1992 ein erstes einschlägiges **WHO-Collaborating-Center** für gesundheitsfördernde Krankenhäuser eingerichtet, das auch die wissenschaftliche Begleitung des HPH-Netzwerks übernahm. Das Pilot-Projekt begann 1993 mit 20 Krankenhäusern aus zwölf europäischen Ländern (Pelikan et al, 2011). Deutschland war mit fünf beteiligten Häusern (aus Chemnitz, Chiemsee, Hamburg, Hildesheim, Riedstadt; Pelikan und Wolff 1999) besonders gut vertreten. Seit 1993 werden jährlich internationale **HPH-Konferenzen** durchgeführt und ein internationaler **HPH-Newsletter** publiziert. Seit 1995 hat die WHO, z.T. unterstützt durch die DG Sanco der EC, **nationale bzw. regionale HPH-Netzwerke** initiiert und anerkannt und einen jährlichen **Workshop** der Koordinatoren organisiert. In Deutschland und Österreich wurden 1996 entsprechende nationale Netzwerke gegründet. Das europäische Pilotprojekt wurde mit den «**Wiener Empfehlungen** zu Gesundheitsfördernden Krankenhäusern» (WHO 1997) abgeschlossen. Seit 1998 gibt es im internationalen Netzwerk permanente themenspezifische **Task-Forces** (z.B. für psychiatrische Einrichtungen, für Einrichtungen für Kinder und Jugendliche, für migrantenfreundliche bzw. altersgerechte Krankenhäuser, für Alkohol, Tabak und Bewegung oder für den Einfluss von Krankenhäusern auf Umwelt und Nachhaltigkeit). Seit 2001 wurden auch internationale **Arbeitsgruppen** eingerichtet und **Projekte** zu Spezialthemen durchgeführt, besonders zur Qualität (Brandt 2001, Groene und Garcia-Barbero 2005), zur Evidenzbasierung (Tonnesen, Fugleholm und Jorgensen 2005) und neuerdings auch zum nachhaltigen gesundheitsfördernden Krankenhaus. Erarbeitet wurden 18 inhaltliche **Kernstrategien,** sieben methodische **Implementierungsstrategien** (Pelikan et al. 2005, Pelikan 2007b) und fünf **Standards** (mit Substandards, Indikatoren und messbaren Elementen) zur Selbstevaluation (Fugleholm et al. 2005, Groene 2006). Seit 2005 hat HPH ein unabhängiges **Sekretariat;** seit 2008 ist HPH als **Verein** nach Schweizer Recht konstituiert, die Beziehung zur WHO ist über ein sogenanntes Memorandum of Understanding geregelt, ähnliche Konstruktionen gibt es mittlerweile auch mit anderen internationalen Organisationen. Seitdem hat sich HPH auch für andere Gesundheitseinrichtungen als Krankenhäuser und für außereuropäische Netzwerke (u.a. in Australien, Indonesien, Japan, Kanada, Korea, Singapur, Taiwan, Thailand und den USA) geöffnet. Derzeit gibt es ca. 40 nationale bzw. regionale Netzwerke mit ca. 900 Mitgliedseinrichtungen. An den jährlichen internationalen Konferenzen nehmen ca. 500-1000 Delegierte teil.

Diese Entwicklungen in den letzten zwei Dekaden klingen zwar eindrucksvoll, sie können aber auch kritisch beurteilt werden. Quantitativ ist nur eine kleine Minorität von Krankenhäusern bzw. Gesundheitseinrichtungen weltweit Mitglied. Zwar haben die Begleitforschung zum Wiener Modellprojekt (Nowak et al. 1998), die Evaluation des europäischen Pilotkrankenhaus-Projekts (Pelikan et al. 1998, Pelikan und Wolff 1999) und spezifische einzelne Untersuchungen (Aujoulat et al. 2006, Polluste et al. 2007) die Machbarkeit und teilweise auch die Wirksamkeit des HPH-Ansatzes klar belegt. Einschätzungen in der Literatur (Pelikan 2007b, Whitehead 2004, Wise und Nutbeam 2007, De Leeuw 2009) waren zunächst aber eher skeptisch in Bezug auf die Neuorientierung der Krankenversorgung bzw. der Krankenhäuser durch Gesundheitsförderung. Mittlerweile wurde in der in Zusammenarbeit mit dem internationalen Netzwerk durchgeführten Evaluationsstudie «PRICES-HPH» (Pelikan et al. 2011) das Spektrum der Aktivitäten von HPH-Krankenhäusern dokumentiert. Demnach unterscheidet sich der Grad der Reorientierung stark zwischen den einzelnen Einrichtungen und auch zwischen den unterschiedlichen nationalen und regionalen HPH-Netzwerken, was nur zum Teil durch spezifische Schwerpunktsetzungen und nationale Gesundheitssysteme erklärbar ist. Vielmehr konnte die Studie eine Reihe von organisationalen Kapazitäten identifizieren, die eine wirksame Implementierung von Gesundheitsförderung in Krankenhäusern unterstützen (Pelikan et al. 2013). Ebenso konnte gezeigt werden, dass das Ausmaß der Unterstützung durch nationale/regionale Netzwerke sowie die Möglichkeit der Mitglieder zur Mitgestaltung im Netzwerk einen Einfluss auf die organisationale Implementierung haben (Dietscher 2012).

Die Stärkung der Forschungsorientierung im internationalen HPH-Netzwerk kommt auch durch die Gründung der wissenschaftlichen Fachzeitschrift «Clinical Health Promotion. Research & Best Practice for Patients, Staff and Community» zum Ausdruck.

Zusammenfassung

Das Setting Krankenhaus ist aus Sicht der Prävention und Gesundheitsförderung ein bedeutendes Praxis- und Forschungsfeld: durch seine gesellschaftliche Bedeutung, Dimension und Dynamik, seine immanenten Gesundheitsrisiken und sein Potential zur Förderung von positiver Gesundheit.

Die WHO-Forderung nach einer Neuorientierung der Gesundheitsdienste ist die Grundlage für das Konzept des «Gesundheitsfördernden Krankenhauses». Ziel ist es, Prävention und Gesundheitsförderung stärker als bisher als Qualitätskriterium und im Qualitätsmanagement zu verankern, bestehende Leistungsroutinen und Infrastrukturen gesundheitsförderlicher zu gestalten und neue gesundheitsfördernde Dienste als Angebot zu entwickeln. Angestrebt wird ein höherer Gesundheitsgewinn für alle Zielgruppen – Patienten, Mitarbeiter und regionale Bevölkerung.

Prüfungsfragen

1. Warum ist der Krankenhaussektor ein bedeutendes Handlungsfeld für Prävention und Gesundheitsförderung?
2. Durch welche Ansätze kann die Gesundheit der Krankenhauspatienten geschützt und gefördert werden?
3. Wie kann das Krankenhaus die Gesundheit seiner Mitarbeiter schützten und fördern?
4. Welchen Beitrag können Krankenhäuser zur Public Health beisteuern?
5. Wie wurde das «WHO-Netzwerk Gesundheitsfördernder Krankenhäuser» (HPH) entwickelt?

Zitierte Literatur

Amelung, V.E./Meyer-Lutterloh, K./Schmid, E./Seiler, R./Lägel, R./Weatherly, J.N. (2008): Integrierte Versorgung und Medizinische Versorgungszentren. Berlin: Medizinisch Wissenschaftliche Verlagsgesellschaft.

Antonovsky, A. (1997): Salutogenese. Zur Entmystifizierung der Gesundheit. Tübingen: Dgvt-Verlag.

Aujoulat, I./Simonelli, F./Deccache, A. (2006): Health promotion needs of children and adolescents in hospitals: A review. Patient Education and Counseling, 61, 1, 23–32.

Badura, B./Hehlmann, T. (2003): Betriebliche Gesundheitspolitik. Der Weg zur gesunden Organisation. Berlin: Springer Verlag.

Baric, L./Conrad, G. (1999): Gesundheitsförderung in Settings. Konzept, Methodik und Rechenschaftspflichtigkeit zur praktischen Anwendung des Settingsansatzes der Gesundheitsförderung. Gamburg: Verlag für Gesundheitsförderung.

Bodenheimer, T./Lorig, K./Holman, H./ & Grumbach, K. (2002): Patient self-management of chronic disease in primary care. JAMA: The Journal of the American Medical Association, 288(19), 2469–2475.

Bourbonnais, R./Brisson, C./Vézina, M. (2011): Long-term effects of an intervention on psychosocial work factors among healthcare professionals in a hospital setting. Occup Environ Med, 68, 479-486.

Brach, C./Keller, D./Hernandez, L. M./Baur, C./Parker, R./Dreyer, B./Schyve, P./Lemerise, A. J./Schillinger, D. (2012): Ten Attributes of Health Literate Health Care Organizations. Washington DC: National Academy of Sciences.

Brandt, E. (Hg.) (2001): Qualitätsmanagement und Gesundheitsförderung im Krankenhaus: Handbuch zur EFQM-Einführung. Neuwied, Kriftel: Luchterhand.

Braun, B./Müller, R./Timm, A. (2004): Gesundheitliche Belastungen, Arbeitsbedingungen und Erwerbsbiographien von Pflegekräften im Krankenhaus. Gmünder ErsatzKasse (Hg.). GEK-Edition, Bd. XXXII. Sankt Augustin: Asgard-Verl. Hippe.

Bundesverband der Unfallkassen (Hg.) (2003): GUV-Informationen. Theorie und Praxis der Prävention. Umgang mit Gefahrstoffen im Krankenhaus. München: GUV-I 8596.

CleanMed Europe (2004): Wiener Deklaration von Umweltstandards für Gesundheitseinrichtungen. http://www.cleanmed.org/europe/2004/german/docs/ press/presse_vienna_declaration.pdf. Abfrage am: 8.2.2010.

Committee on Quality of Health Care in America, Institute of Medicine – National Academy of Science. Kohn, L.T./Corrigan, J.M./Donaldson, M.S. (Hg.) (2000): To Err is Human. Building a Safer Health System. Washington, D.C.: National Academy Press.

Dahlgren, G./Whitehead, M. (1991): Policies and strategies to promote social equity in health. Background document to WHO – Strategy paper for Europe. Copenhagen: World Health Organization – Regional Office for Europe.

De Leeuw E. (2009): EDITORIAL: Have the health services reoriented at all?. Health Promotion International, 24, 2, 105–107.

Dietscher, C. (2012): Interorganizational networks in the settings approach of health promotion – the case of the International Network of Health Promoting Hospitals and Health Services (HPH). Dissertation. Universität Wien.

Dooris M. (2006): Healthy settings: challenges to generating evidence of effectiveness. Health Promotion International, 21, 1, 55–65.

Emmons, K.M./Goldstein M.G. (1992): Smokers who are hospitalized: A window of opportunity for cessation interventions. Preventive Medicine. 21, 2, 262–269.

Europarat (2006): Empfehlung Rec(2006)7 des Ministerkomitees an die Mitgliedstaaten über den Umgang mit der Patientensicherheit und die Verhinderung von unerwünschten Ereignissen im Gesundheitswesen.

European Centre for Disease Prevention and Control (Hg.) (2007): The First European Communicable Disease Epidemiological Report. Stockholm.

European Communities (2002): Health statistics. Key data on health 2002. Luxembourg: Office for Official Publications of the European Communities.

Forster, R./Rojatz, D./Schmied, H./Pelikan, J.M: (2013): Selbsthilfegruppen und Gesundheitsförderung im Krankenhaus – eine entwicklungsfähige Allianz für Gesundheit. Prävention und Gesundheitsförderung, 8(1), 9–14.

Fugleholm A.M./Jorgensen, S.J./Moller, L./Groene, O. (2005): Development of standards for disease prevention and health promotion. In: Groene, O./Garcia-Barbero, M. (Eds.) (2005): Health promotion in hospitals: Evidence and quality management. Copenhagen: WHO, 68–83.

Gastmeier, P./Geffers, C. (2008): Nosokomiale Infektionen in Deutschland: Wie viele gibt es wirklich? Eine Schätzung für das Jahr 2006: In: Deutsche Medizinische Wochenschrift. Bd. 133, Nr. 21, 1111–1115.

Geisler, L. (2008): Arzt und Patient – Begegnung im Gespräch. Wirklichkeit und Wege. Frankfurt am Main: pmi Verlag AG.

Glaser, J./Höge, T. (2005): Spezifische Anforderungen und Belastungen personenbezogener Krankenhausarbeit. In: Badura, B./Schellschmidt, H./Vetter, C. (Hg.): Fehlzeiten-Report 2004. Berlin: Springer.

Greßl, B. (2012): Psychischer Hospitalismus bei alten Menschen in Institutionen: Entstehungsbedingungen und Auswirkungen. Saarbrücken: AV Akademikerverlag.

Groene, O. (2006): Implementing health promotion in hospitals: Manual and self-assessment forms. Copenhagen: World Health Organization Regional Office for Europe.

Groene, O./Garcia-Barbero, M. (Eds.) (2005): Health promotion in hospitals: Evidence and quality management. Copenhagen: World Health Organization Regional Office for Europe.

Hancock, T. (2001): Doing Less Harm. Assessing and Reducing the Environmental and Health Impact of Canada's Health Care System. Planetree Canada: The Canadian Coalition for Green Health Care.

Hasselhorn, H-M./Müller, B.H./Tackenberg, P./Kümmerling, A./Simon, M. (2005): Berufsausstieg bei Pflegepersonal – Arbeitsbedingungen und beabsichtigter Berufsausstieg bei Pflegpersonal in Deutschland und Europa. Schriftenreihe der Bundesanstalt für Arbeitsschutz und Arbeitsmedizin Ü 15. Bremerhaven: NW Verlag.

Health Grades (2004): Patient Safety in American Hospitals. Health Grades Inc.

Hermann, S./Caffier, G. (2009): Ergonomie in Krankenhaus und Klinik. Gute Praxis in der Rückenprävention. Bundesanstalt für Arbeitsschutz und Arbeitsmedizin (BAuA) (Hg.). Dortmund.

Hofmann, F./Michaelis, M./Nübling, M./Stößel, U. (2006): Längsschnittstudie über 15 Jahre zu Wirbelsäulenbeschwerden im Pflegeberuf. In: Arbeitsmed.Sozialmed.Umweltmed. 41,3, 157–158.

Holden, C. (2005): Gewalt und Aggression gegenüber Mitarbeitern. Management des Problems in einer Akuteinrichtung. Hospital 2, 5, 19–20.

Holzer, E./Thomeczek, C./Hauke, E./Conen, D./Hochreutener, M.A. (2005): Patientensicherheit. Leitfaden für den Umgang mit Risiken im Gesundheitswesen. Wien: Facultas.

Ilmarinen, J./Tempel, J. (2002): Arbeitsfähigkeit 2010 – Was können wir tun, damit wir gesund bleiben? Hamburg: VSA-Verlag.

Iseringhausen, O. (2010): Psychische Belastungen und gesundheitliches Wohlbefinden von Beschäftigten im Krankenhaus. In: Badura, B./Schröder, H./Klose, J./Macco, K. (Hg.): Fehlzeiten-Report 2009. Berlin: Springer.

Johnston, M./Vögele, C. (1992): Welchen Nutzen hat psychologische Operationsvorbereitung? Eine Metaanalyse der Literatur zur psychologischen Operationsvorbereitung Erwachsener. In: Schmidt, L.R. (Hg.): Psychologische Aspekte medizinischer Maßnahmen. Berlin: Springer. 215–246.

Kickbusch, I./Pelikan, J.M./Apfel, F./Tsouros A.D. (Hg.) (2013): Health literacy – The solid facts, Copenhagen: World Health Organization.

Laverack, L. (Hg.) (2010): Gesundheitsförderung & Empowerment. Grundlagen und Methoden mit vielen Beispielen aus der praktischen Arbeit. Gamburg: Verlag für Gesundheitsförderung.

Leape, L. L./Berwick, DM/(2005): «Five years after To Err Is Human: what have we learned?». JAMA, 293 (19), 2384–2390.

Löser, C. (2010). Unter- und Mangelernährung im Krankenhaus: Klinische Folgen, moderne Therapiestrategien, Budgetrelevanz. Dtsch Arztebl Int, 107(51-52), 911–917.

Malchiodi, C.A. (Hg.) (2012): Handbook of Art Therapy. New York and London: The Guildford Press.

Marmot, M./Wilkinson, R.G. (Hg.) (1999): Social Determinants of Health. Oxford: Oxford University Press.

McBride, C. M./Emmons, K. M./& Lipkus, I. M. (2003). Understanding the potential of teachable moments: The case of smoking cessation. Health Education Research, 18(2), 156–170.

McKee, M./Healy, J. (Hg.) (2002): Hospitals in a changing Europe. European Observatory on Health Care Systems Series. Buckingham: Open University Press.

Milz, H./Vang, J. (1989): Consultation on the Role of Health Promoting Hospitals. Health Promotion International, 3, 4, 425–427.

Nowak, P./Lobnig, H./Krajic, K./Pelikan, J.M. (1998): Case Study Rudolfstiftung Hospital, Vienna, Austria – WHO-Model Project «Health and Hospital». In: Pelikan, J.M./Garcia-Barbero, M./Lobnig, H./Krajic, K. (Eds.) (1998): Pathways to a Health Promoting Hospital. Experiences from the European Pilot Hospital Project 1993–1997, vol. 2. Werbach-Gamburg: G. Conrad Health Promotion Publications, 47–66.

Nutbeam, D. (1998): Health promotion glossary. Health Promotion International, 13, 4, 349–364.

Nutbeam, D. (2008): The evolving concept of health literacy. In: Social Science und Medicine, 67, 12, 2072–2078.

Parker, R. (2009): Measuring health literacy: what? So what? Now what? In: Hernandez, L. (Hg.): Measures of health literacy: workshop summary, Round-table on Health Literacy. Washigton, DC, National Academies Press, 91–98.

Peerson, A./Saunders, M. (2009): Health literacy revisited: what do we mean and why does it matter? In: Health Promotion International, 24, 3, 285–296.

Pelikan, J.M. (2010): Das Was, Warum und Wie des Gesundheitsfördernden Krankenhauses als Beitrag zur Neuorientierung der Gesundheitsdienste. In: Gerlinger, T. / Kümpers, S. / Lenhardt, U. / Wright, M. (Hg.): Fest- und Streitschriften zum 65. Geburtstag von Rolf Rosenbrock. Bern: Huber.

Pelikan, J.M. (2007a): Gesundheitsförderung durch Organisationsentwicklung. Ein systemtheoretischer Lösungszugang. Prävention und Gesundheitsförderung, 2, 2, 74–81.

Pelikan, J.M. (2007b): Health Promoting Hospitals – Assessing Developments in the Network. Italian Journal of Public Health, 4, 4, 261–270.

Pelikan, J.M. (2007c): Das gesundheitsfördernde Krankenhaus. In: Wischer, R. / Riethmüller, H-U. (Hg.): Zukunftsorientiertes Krankenhaus. Fakten, Leitlinien, Bausteine. Wien: Springer. 156–157

Pelikan, J.M. (2010): Zur Entwicklung eines gesundheitsfördernden Settings. In Dür, W. / Felder-Puig, R. (Hg.): Lehrbuch schulische Gesundheitsförderung.Bern: Huber, S. 60-69.

Pelikan, J.M. / Demmer, H. (1993): Gesundheitsförderung durch Organisationsentwicklung. Weinheim München: Juventa.

Pelikan, J.M. / Dietscher, C. / Krajic, K. / Nowak, P. (2005): 18 Core Strategies for Health Promoting Hospitals (HPH). In: Groene, O. / Garcia-Barbero, M. (Eds.) (2005): Health promotion in hospitals: Evidence and quality management. Copenhagen: WHO, 48–67.

Pelikan, J.M. / Dietscher, C. / Schmied, H. / Röthhlin, F. (2011): A model and selected results from an evaluation study on the International HPH Network (PRICES HPH). In: Clinical Health Promotion, 1/1, 9–15.

Pelikan, J.M. / Dietscher, C. / Schmied, H. (2013): Health Promotion for NCDs in and by Hospitals: A Health-Promoting Hospital Perspective. In McQueen, D.V. (Ed.) (2013), Global Handbook on Noncommunicable Diseases and Health Promotion. New York: Springer.

Pelikan, J.M. / Krajic, K. / Lobnig, H. / Dietscher, C. (1998): The European Pilot Hospital Project of Health Promoting Hospitals – a Summary. In: Pelikan, J.M. / Krajic, K. / Lobnig, H. (Eds.) (1997): Feasibility, Effectiveness, Quality and Sustainability of Health Promoting Hospital Projects. Proceedings of the 5th International Conference on Health Promoting Hospitals. Vienna, Austria. April 16.-19., 1997. Gamburg: G. Conrad Health Promotion Publications, 13–26.

Pelikan, J.M. / Schmied, H. / Dietscher, C. (2013): Organizational Health: The Case of Health Promoting Hospitals. In: Bauer, G., Hämmig, O. (Hg.): Bridging Occupational, Organizational and Public Health: A Transdisciplinary Approach. New York: Springer.

Pelikan, J.M. / Wolff, S. (1999): Das gesundheitsfördernde Krankenhaus. Konzepte und Beispiele zur Entwicklung einer lernenden Organisation. München: Weinheim.

Poland, B.D. / Green, L.W. / Rootman, I. (Eds.) (2000): Settings for Health Promotion: Linking Theory and Practice. Newbury Park: Sage Publications.

Polluste, K. / Alop, J. / Groene, O. / Harm, T. / Merisalu, E. / Suurorg, L. (2007): Health-promoting hospitals in Estonia: what are they doing differently?. Health Promotion International, 22, 4, 327–336.

Reiter, P. (2010). Das Ganzheitliche Betriebliche Gesundheitsmanagement im Krankenhaus: Standortbestimmung und Handlungsempfehlungen für die Einführung und Umsetzung. Hannover: Ibidem.

Rootman, I. (2001): Introduction to the book. In: Rootman, I. / Goodstadt, M. / Hyndman, B. / McQueen, D.V. / Potvin, L. / Springett, J. / Ziglio, E. (Hg.) (2001): Evaluation in health promotion: principles and perspectives. Copenhagen: WHO Regional Publications. European Series No. 92.

Rudd, R.E / Anderson, J.O. (2006): The health literacy envirinment of hospitals and health centers. Partners for action: making your health care facility literacy-friendly. Cambridge, MA, Health and Adult Literacy and Learning Initiative, Harvard School of Public Health.

Rüden, H. / Daschner, F. / Gastmeier, P. (2000): Krankenhausinfektionen. Empfehlungen für das Hygienemanagement. Berlin: Springer Verlag.

Scheibler, F. / Pfaff, H. (Hg.) (2003): Shared Decision-Making: Der Patient als Partner im menschlichen Entscheidungsprozess. Weinheim: Juventa.

Seligman, M.E.P. (2008): Positive Health. Applied Psychology an International Review, 57, S. 3-18.

Sorensen, K. / Van den Broucke, S. / Brand, H. / Fullam, J. / Doyle, G. / Pelikan, J. / Slonszka, Z, (2012): Health literacy and public health: A systematic review and integration of definitions and models. BMC Public Health 12 (80), doi:10.1186/1471-2458-12-80.

Steinhausen, H. (2010): Psychische Störungen bei Kindern und Jugendlichen. Lehrbuch der Kinder- und Jugendpsychiatrie und -psychotherapie: München: Urban & Fischer Verlag.

Tang, K.C./Ehsani, J.P./McQueen, D. (2003): Evidence based health promotion: recollections, reflections, and reconsiderations. J Epidemiol Community Health 57, 841–843.

Tonnesen, H./Fugleholm, A.M./Jorgensen, S.J. (2005): Evidence for health promotion in hospitals. In: World Health Organization Regional Office for Europe (2005). Health promotion in hospitals: Evidence and quality management. Copenhagen: WHO, 22–47.

Ulrich, R.S./Zimring, C./Zhu, X./DuBose, J./Seo, H.-B./Choi, Y-S./Quan, X./Joseph, A. (2008): A review of the literature on evidence-based healthcare design. Atlanta, Georgia, and Concord, California: Georgia Institute of Technology & The Center for Health Design.

Vetter, C. (2005): Krankheitsbedingte Fehlzeiten in deutschen Krankenhäusern. In: Badura, B./Schellschmidt, H./Vetter, C. (Hg.): Fehlzeiten-Report 2004. Berlin: Springer.

Weisz, U./Haas, W./Pelikan, J.M./Schmied, H. (2011): Sustainable Hospitals: A Socio-Ecological Approach. GAIA; 20(3), 191–198.

Whitehead, D. (2004): The European Health Promoting Hospitals (HPH) project: how far on? Health Promotion International, 19, 2, 259–267.

Wise, M./Nutbeam, D. (2007): Enabling health systems transformation: what progress has been made in re-orienting health services?. Promotion und Education, Supplement 2, 23–27.

World Health Organization (1986): Ottawa Charter for Health Promotion. Genf: WHO/HPR/HEP/95.1. Declaration.

World Health Organization (1991): The Budapest Declaration on Health Promoting Hospitals. Budapest: WHO.

World Health Organization (1997): The Vienna Recommendations on Health Promoting Hospitals. Vienna: WHO.

World Health Organization (1998): Adelaide Recommendations on Healthy Public Policy. Genf: WHO.

World Health Organization (2008): The Tallinn Charter: Health Systems for Health and Wealth. Tallinn: WHO.

World Health Organization (2009): Nairobi Call to Action for Closing the Implementation Gap in Health Promotion. Nairobi: WHO.

WHO/HCWH (Health Care Without Harm) (2009): Healthy hospitals, healthy planet, healthy people: Adressing climate change in healthcare settings. Discussion draft. Geneva: WHO Department of Public Health and Environment, HCWH.

Leseempfehlungen

Dietscher, C. /Krajic K. /Pelikan J.M. (Hg.) (2008): Gesundheitsfördernde Krankenhäuser und Gesundheitseinrichtungen. Konzept und Praxis in Österreich. Wien: Bundesministerium für Gesundheit

Groene, O./Garcia-Barbero, M. (Eds.) (2005): Health promotion in hospitals: Evidence and quality management. Copenhagen: World Health Organization Regional Office for Europe.

Pelikan, J.M./Wolff, S. (Hg.) (1999): Das gesundheitsfördernde Krankenhaus. Konzepte und Beispiele zur Entwicklung einer lernenden Organisation. München: Weinheim.

27 Prävention und Gesundheitsförderung im Öffentlichen Gesundheitsdienst

Manfred Wildner und Uta Nennstiel-Ratzel

Wie definiert sich der Öffentliche Gesundheitsdienst?

Der Öffentliche Gesundheitsdienst (ÖGD) ist das traditionelle Tätigkeitsfeld eines eigenen ärztlichen Fachgebiets: des Facharztes für Öffentliches Gesundheitswesen. Dieses Fachgebiet ist von **Transdisziplinarität** in seinen Methoden und **Multiprofessionalität** in seiner Praxis geprägt. Beteiligte weitere Professionen – auch in Leitungsfunktionen – sind beispielsweise Juristen, Psychologen, Sozialwissenschaftler, Gesundheitsingenieure, Kommunikationswissenschaftler und Informatiker, Verwaltungsfachleute, Sozialpädagogen/innen, Sozialmedizinische Assistenten/innen, Hygieneaufseher/innen (Akademie für Öffentliches Gesundheitswesen in Düsseldorf/ Bayerisches Landesamt für Gesundheit und Lebensmittelsicherheit 2009).

Um sich den Aufgaben von Prävention und Gesundheitsförderung im Rahmen des Öffentlichen Gesundheitsdienstes (ÖGD) zu nähern, ist es notwendig, den ÖGD innerhalb der gesellschaftlichen Institutionen näher zu verorten. Zudem ist eine Abgrenzung zu anderen gesellschaftlichen Akteuren notwendig (Grunow und Grunow-Lutter 2000, Bruns-Phillips et al. 2005):

- Als **Gesundheitswesen** wird die Gesamtheit der Einrichtungen und Personen, Regelungen und Prozesse verstanden, welche die Gesundheit der Bevölkerung fördern, erhalten und wiederherstellen sollen. Hierunter fallen z.B. die Krankenhäuser, die Versorgung durch die niedergelassenen Ärzte, die Rehabilitationseinrichtungen und die Pflegedienste. Diese Einrichtungen werden von einer Vielzahl von Akteuren getragen: von Städten und Gemeinden, Selbstständigen und ihren beruflichen Organisationen, von Kirchen und freigemeinnützigen Trägern, von auf Gewinn ausgerichteten privaten Unternehmen. Das Gesundheitswesen umfasst also die öffentlichen und die privaten Akteure, deren Hauptzweck Gesundheit ist.
- Das **öffentliche Gesundheitswesen** ist der Teil des Gesundheitswesens, der von unmittelbaren oder mittelbaren Trägern der Staatsverwaltung oder durch Einrichtungen wahrgenommen wird, die von ihnen errichtet und getragen werden. Hierunter fallen z.B. die Aktivitäten von Bundes- und Länderministerien im Rahmen der Sozialgesetzgebung, des gesundheitlichen Verbraucherschutzes, der gesundheitlichen Aufklärung oder der Krankenhausplanung und die Krankenhäuser der Landkreise und kreisfreien Städte. Es umfasst auch die Einrichtungen des ÖGD (s.u.). Im weiteren Sinn umfasst es auch Aktivitäten nicht-staatlicher Akteure, soweit sie auf die Bevölkerungsgesundheit, im Gegensatz zur Individualgesundheit, gerichtet sind. Ein Beispiel dafür wären z.B. Aufklärungskampagnen nicht-staatlicher Akteure zur Prävention von AIDS, Verkehrsunfällen oder zur Gewaltprävention.
- Der **Öffentliche Gesundheitsdienst** ist der Teil des öffentlichen Gesundheitswesens, welcher mit der Wahrnehmung öffentlich-rechtlicher Aufgaben auf dem Gebiet des Gesundheitswesens, einschließlich der damit zusammenhängenden Untersuchungstätigkeit, betraut ist. Der ÖGD wird neben ambulanter und stationärer medizinischer Versorgung bisweilen als «Dritte Säule» im Gesundheitswesen bezeichnet. Angesichts seines knappen Personalkörpers und seiner knappen

Ressourcen überrascht die Metapher einer «Säule» zunächst: Weniger als ein Prozent aller Gesundheitsausgaben entfallen auf den ÖGD. Angesichts der Bedeutung des ÖGD für gesundheitliche Lebensqualität und Lebenserwartung ist das Bild jedoch zutreffend.

Die Begriffe **Gesundheitswesen, öffentliches Gesundheitswesen und Öffentlicher Gesundheitsdienst** können somit in dieser absteigenden Ordnung als einander umschließend mit jeweils spezifischer Eingrenzung und Fokussierung auf einen Teilaspekt verstanden werden (Beske und Brecht 1993, Wildner et al. 2009).

Wie ist der Öffentliche Gesundheitsdienst organisiert?

Unterste und bürgernaheste Ebene des Öffentlichen Gesundheitsdienstes sind die **Gesundheitsämter bzw. Referate** der Landkreise und kreisfreien Städte (kommunale Ebene). Die Organisationsformen dieser Ämter bzw. Referate sind zwischen den Bundesländern unterschiedlich. Es finden sich die Ausprägungen als eigenständige Ämter, als Abteilungen und Referate, als Schwerpunktämter oder Außenstellen, als inhaltlich abgegrenzte organisatorische Einheiten oder als integrierte Funktionsstellen («Jugend, Soziales und Gesundheit»). Hinzu kommen noch unterschiedliche Ausprägungen innerhalb eines Bundeslandes: Die Organisationshoheit und die differenzierte Festlegung des Aufgabenprofils und besonderer Schwerpunkte liegen im Allgemeinen bei den Landkreisen und den Kreisfreien Städten (Kommunalisierung). Die in der Regel ärztlichen Leiter der Gesundheitsämter bzw. Referate sind damit den Landräten bzw. (Ober-)Bürgermeistern unterstellt (Murza et al. 2005, Wildner et al. 2010).

Größere Bundesländer weisen als nächste, übergeordnete Verwaltungsebene die der **Bezirke mit Bezirksregierungen** auf. Hier finden sich ebenfalls Gesundheitsabteilungen, welche dem ÖGD zuzurechnen sind. Diese Fachstellen haben häufig die Fachaufsicht über die kommunalen Einrichtungen und übernehmen «Relais-Funktionen» zur obersten Landesebene. Sie übernehmen auch spezialisierte Aufgaben, z.B. in Zusammenhang mit Gutachtenfragen oder der Arzneimittelüberwachung.

Die oberste Landesebene wird vom jeweils zuständigen **Landes(gesundheits)ministerium** gebildet. Von den Gesundheitsministerien der Länder wird in ihrer Gesamtheit die Gesundheitsministerkonferenz (GMK) gebildet, welche auf Bundesebene notwendige Abstimmungen gemeinsam mit dem zuständigen **Bundesministerium** vornimmt. Die Landesministerien sind die höchste Vollzugsinstanz sowohl für die eigenen Ländergesetze als auch für die Umsetzung bundesrechtlicher Normen. Beispiele für letztere sind etwa das Infektionsschutzgesetz (IfSG) oder die Trinkwasserordnung. Für die kompetente Bearbeitung verschiedener Fachfragen werden die Ministerien in einigen Ländern und auf Bundesebene durch beigeordnete Fachbehörden unterstützt: Landesgesundheitsämter bzw. obere Bundesbehörden. Besondere Expertise wird bei Bedarf auch von universitären Instituten eingeholt.

Besondere **Institutionen auf Bundesebene**, welche Aufgaben im Bereich des Gesundheitsschutzes, der Krankheitsverhütung und der Gesundheitsförderung haben, sind z.B.:
- das Robert Koch-Institut (RKI) in Berlin mit Aufgaben im Gesundheitsschutz übertragbarer und nicht-übertragbarer Krankheiten
- das Paul-Ehrlich-Institut (PEI) und das Bundesinstitut für Arzneimittel und Medizinprodukte (BfArM) mit Aufgaben im Bereich der Arzneimittelzulassung und Arzneimittelsicherheit
- das Bundesinstitut für Risikobewertung (BfR) mit dem Auftrag des gesundheitlichen Verbraucherschutzes
- die Bundeszentrale für gesundheitliche Aufklärung (BZgA).

Die Bundesstaatlichkeit Deutschlands nach Artikel 20 GG beinhaltet eine differenzierte **Aufgabenteilung zwischen Bund und Ländern**. Die Aussage «Gesundheit ist Ländersache» gilt für viele Vollzugsaufgaben des Öffentlichen Gesundheitsdienstes. Hinzu kommt eine **Kompetenzverlagerung im Bereich «Öffentlicher Gesundheit» zur europäischen Ebene**.

In den Gründungsverträgen der **Europäischen Union** (EU) von Rom (1957) und Maastricht (1992) und in der konsolidierten Fassung des «Vertrages über die Arbeitsweise der Europäischen Union» (AEUV, Lissabon 2008) wurde zunächst eine Harmonisierung der Sozialsysteme bewusst ausgeklammert. Dennoch finden sich Aspekte des Gesundheits- und Verbraucherschutzes berücksichtigt, beispielsweise in Art. 168 AEUV:

Bei der Festlegung und Durchführung aller Unionspolitiken und -maßnahmen wird ein hohes Gesundheitsschutzniveau sichergestellt. Die Tätigkeit der Union ergänzt die Politik der Mitgliedstaaten und ist auf die Verbesserung der Gesundheit der Bevölkerung, die Verhütung von Humankrankheiten und die Beseitigung von Ursachen für die Gefährdung der körperlichen und geistigen Gesundheit gerichtet. Sie umfasst die Bekämpfung der weit verbreiteten schweren Krankheiten, wobei die Erforschung der Ursachen, der Übertragung und der Verhütung dieser Krankheiten sowie Gesundheitsinformation und -erziehung gefördert werden; außerdem umfasst sie die Beobachtung, frühzeitige Meldung und Bekämpfung schwerwiegender grenzüberschreitender Gesundheitsgefahren. Die Union ergänzt die Maßnahmen der Mitgliedstaaten zur Verringerung drogenkonsumbedingter Gesundheitsschäden, einschließlich der Informations- und Vorbeugungsmaßnahmen.

Ähnlich wie auf der Landes- und Bundesebene finden sich spezialisierte Institutionen auch auf europäischer Ebene:
- das European Centre for Disease Prevention and Control (ECDC) in Stockholm/Schweden
- die für Lebensmittelsicherheit zuständige European Food Safety Authority (EFSA) in Parma/Italien
- die für europäische Arzneimittelzulassungen zuständige European Medicines Agency in London/England (EMA)
- die Europäische Agentur für Sicherheit und Gesundheitsschutz am Arbeitsplatz in Bilbao/Spanien
- innerhalb der Europäischen Kommission die Generaldirektion Gesundheit und Verbraucher (Directorate General for Health and Consumer Affairs, DG SANCO) in Brüssel/Belgien.

Als zwischenstaatliche Organisation wurde bereits 1948 die **Weltgesundheitsorganisation (WHO)** ins Leben gerufen. Sie stimmt das Handeln insbesondere im Bereich des Infektionsschutzes ab. Die WHO ist über den Infektionsschutz hinaus auch bei anderen globalen Gesundheitsthemen federführend. Sie erstellt Verwaltungsvorschriften wie die Internationalen Gesundheitsvorschriften (International Health Regulations, IHR), ist z.B. mit dem Rahmenabkommen zur Tabakkontrolle gesundheitspolitisch aktiv, führt eigene Programme und Projekte durch, z.B. zur Tuberkulosekontrolle, und erstellt Evidenz-basierte Berichte, Handlungsanweisungen und Standards, z.B. in Form des Weltgesundheitsberichtes, von technischen Reports und Klassifikationssystemen. Die WHO ist organisatorisch in das Headquarter in Genf sowie sechs Regionalbüros gegliedert (African Region, Region of the Americas, South-East Asia Region, European Region, Eastern Mediterranean Region, Western Pacific Region). Hinzu kommen Liaison-Büros, z.B. in Brüssel am Sitz der Europäischen Kommission. Die regionale Zuständigkeit des Europäischen Regionalbüros der WHO geht über die Länder der Europäischen Union (EU) hinaus und umfasst z.B. auch Island, Norwegen, die Schweiz, die GUS-Nachfolgestaaten, die Länder des ehemaligen Jugoslawien sowie die Türkei und Israel.

Welches sind die Kernaufgaben des Öffentlichen Gesundheitsdienstes?

Eine eingängige Definition der Aufgaben im Dienst der öffentlichen Gesundheit lautet: «Bedingungen schaffen, in denen Menschen gesund sein können» (Institute of Medicine 1988). Der Öffentliche Gesundheitsdienst nimmt dabei mit einem **bevölkerungsmedizinischen Schwerpunkt** besondere Aufgaben komplementär und subsidiär zur Individualmedizin war. **Komple-**

mentär bedeutet, dass der bevölkerungsmedizinische Ansatz den individualmedizinischen Ansatz des klinisch praktizierenden Arztes bzw. der klinisch praktizierenden Ärztin und anderer Berufsgruppen ergänzt. **Subsidiär** bedeutet, dass der ÖGD dort auch individualmedizinisch tätig wird, wo das System der gesundheitlichen Versorgung besonderen Bedarf, Defizite im Vollzug oder strukturelle Lücken hat. Beispiele dafür sind sozialmedizinische Gutachtenfragen, der Impfschutz ungenügend geschützter Gruppen oder seine Funktion als «letztes Netz» der Daseinsfürsorge.

Beide Aufgabenfelder – **Bevölkerungsmedizin und Individualmedizin** – stehen bisweilen auch in einem **Spannungsverhältnis** zueinander. Dies zeigte sich auf bedrückende Weise eindrücklich bei den Verbrechen des Nationalsozialismus und seinem **pervertierten Konzept der Rassenhygiene** (Donhauser 2007). So sind heute beispielsweise bevölkerungsmedizinisch hohe Durchimpfungsraten wünschenswert – gleichzeitig gilt es, die Autonomie des einzelnen Menschen mit seinen persönlichen Werten und Überzeugungen zu respektieren. Umgekehrt ist aus Sicht der Individualmedizin die Therapiefreiheit ein hohes Gut – gleichzeitig gilt es, die berechtigten Ansprüche der Solidargemeinschaft auf Wirksamkeit, Sicherheit und Wirtschaftlichkeit bei solidarisch finanzierten Leistungen zu berücksichtigen. Die Antworten auf solche Fragen sind nur in sorgfältigen **Abwägungen der konkurrierenden Rechtsgüter** zu finden. Dreh- und Angelpunkt dieser Abwägungen ist der **Mensch als Mitte und Maß**: sowohl aus dem Blickwinkel der Individualmedizin als auch aus Sicht der Bevölkerungsmedizin (**Abb. 1**). Ethischer Grundsatz ist, dass Personen Ziel und Zweck in sich selbst sind, mit unveräußerlichen Rechten ausgestattet sind und nicht Mittel zu anderen Zwecken sein dürfen.

Aus Sicht des Bürgers werden die direkten individualmedizinischen Dienstleistungen der gesundheitlichen Versorgung in der Regel anlassbezogen bei außergewöhnlichen Situationen, z.B. Krankheit oder Unfälle, in Anspruch genommen. Diese direkten medizinischen Dienstleistungen werden gerade wegen ihres problembezogenen, außergewöhnlichen Charakters deutlich erlebt und mit Wertschätzung verbunden. Demgegenüber werden die indirekten bevölkerungsmedizinischen Leistungen im Dienst der öffentlichen Gesundheit (all-)täglich und gewöhnlich in Anspruch genommen, beispielsweise in Form von einwandfreiem Trinkwasser, sicheren Lebensmitteln, sicheren Arzneimitteln in ausreichender Menge, sicheren Arbeitsplätzen und Schulen, verlässlicher Gesundheitsinformationen u.v.a.m. Die Effektivität dieser Dienstleistungen der öffentlichen Gesundheitspflege wird wegen ihres unscheinbaren und selbstverständlichen Charakters häufig nicht bewusst wahrgenommen («die Katastrophe bleibt aus») – diese bisweilen fehlende ausdrückliche Wertschätzung ist eine der Paradoxien des Dienstes an der öffentlichen Gesundheit.

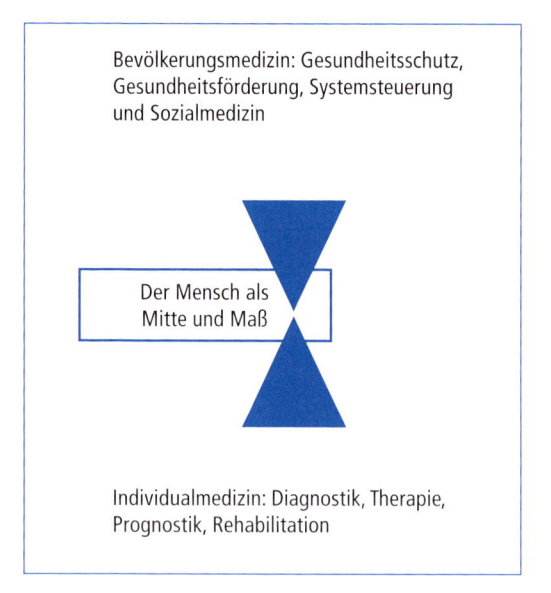

Abbildung 1: Sowohl die Individualmedizin in einer Bewegung von der Systemebene der Gene, Moleküle, Zellen und Organen hin zum Menschen wie auch die Bevölkerungsmedizin mit ihren überindividuellen Organisationsebenen von Gesellschaft, Gesundheitswesen, Institutionen der Krankenversorgung hin zum Menschen stehen im Dienst der individuellen Person («Der Mensch als Mitte und Maß») (s. a. Gostomzyk und Wildner 2008, Grundsätze ärztlicher Ethik 2006).

Die Dienstleistungen des ÖGD sind für entwickelte Gesellschaften unverzichtbar. Sie verteilen sich im Wesentlichen auf die Bereiche (KGSt 1998):
Gesundheitsschutz: Infektionsschutz, (Umwelt-)Hygiene, Verringerung von Krankheitsrisiken
Gesundheitsförderung/Prävention: Stärkung von Ressourcen und Verbesserung von Gesundheitschancen
Gesundheitsmanagement/Stewardship: Planung und Steuerung mit dem Ziel einer Weiterentwicklung des Gesundheitswesens und einer Verbesserung seiner Qualität und Leistungsfähigkeit (gesundes System).
Sie werden ergänzt durch gutachterliche Funktionen, Aufsicht über die Heilberufe sowie subsidiäre Aufgabenwahrnehmungen: Gesundheitsämter sind häufig das «letzte Netz» gesellschaftlicher Daseinsfürsorge, z.B. bei psychosozialer Verwahrlosung («messy syndrom») und ungeregelter Migration («sans papiers»).

Die nach jeweiligem Landesrecht in den Kreisen und kreisfreien Städten eingerichteten Gesundheitsämter bzw. -referate haben gesundheitsbezogene Aufgaben zu erfüllen, die sowohl auf kommunalem Satzungs- als auch auf Länder-, Bundes- und EU-Recht basieren. Dies führt zu einem differenzierten, heterogenen und sehr umfassenden Aufgabenspektrum des ÖGD auf kommunaler Ebene (s.a. Wildner et al. 2010). Alle Aufgaben haben jedoch Bezug zum **Aufgabenkreis Gesundheitsschutz/Krankheitsverhütung/Gesundheitsförderung**. Auch die Steuerungsfunktionen, wie z.B. die Gesundheitsberichterstattung, tragen zur effektiven Wahrnehmung dieses Aufgabenkreises bei. Dies entspricht dem **systembezogenen** Ansatz von «**New Public Health**» (Winslow 1923, WHO 1952 u. 2005, Stahl et al. 2006). Interventionen im Bereich der Bevölkerungsgesundheit berücksichtigen dabei die drei Ebenen:
- gesellschaftliche Institutionen und deren Aushandlungsprozesse
- lokale Gemeinden und Lebenswelten (Settings) und ihre Aushandlungsprozesse
- individuelles Gesundheitshandeln.

Grundsätze öffentlichen Handelns sind in diesem Zusammenhang: **Rechtmäßigkeit, Verlässlichkeit, Qualität, Humanität, Bürgerorientierung** und **Wirtschaftlichkeit**. Im Mittelpunkt stehen in diesem Entwurf zunehmend die **mündigen Bürger**, individuell, aber auch in ihren verschiedenen sozialen und wirtschaftlichen Settings (Lebenswelten und Rollen). Sie treffen in Zukunft ihre Entscheidungen zunehmend gesundheitsbewusst und schaffen so Gesundheit. Sie – und im besonderen Maß sozial schwache Gruppen und Kinder – sind auf die Unterstützung des ÖGD und der Gesellschaft angewiesen, um Chancen, Gelegenheiten, Kompetenzen und Mittel gerecht und bewusst für Gesundheitsförderung und Prävention einsetzen zu können (Kickbusch 2006, Wildner et al. 2009).

Die vielfältigen Aufgaben des ÖGD im Bereich des Gesundheitsschutzes (Infektionsschutz, Hygiene und Umweltmedizin) zu beschreiben, würde den Rahmen des Beitrages sprengen. Im Folgenden sollen die spezifischen Aufgaben im engeren Bereich Gesundheitsförderung und Prävention am Beispiel eines Bundeslandes näher erläutert werden (Quelle: Bayerisches Staatsministerium für Umwelt und Gesundheit, Elektronisches Handbuch für den ÖGD in Bayern, Stand 2009).

Aufgaben in Gesundheitsförderung und Prävention

Allgemeine Gesundheitsförderung: Ziel ist die Umsetzung des Salutogenesekonzeptes. Der ÖGD erhält dabei im Rahmen der Gesundheitsförderung eine umfassende Koordinations-, Steuerungs- und Planungsfunktion sowie die Aufgabe der dauerhaften Sicherung von Qualität und Kontinuität gesundheitsfördernder Maßnahmen und Angebote. Beispiele dafür sind die Analyse regionaler gesundheitsfördernder Angebote, die Entwicklung und das Initiieren von Projekten, um Angebotslücken zu schließen und die Förderung gesundheitsrelevanter Strukturen.

Allgemeine gesundheitliche Aufklärung und Prävention: Der ÖGD hat auch im Rahmen der Prävention eine umfassende Koordinations-, Steuerungs- und Planungsfunktion sowie die Aufgabe der dauerhaften Sicherung von Qualität und Kontinuität entsprechender Maßnahmen und Angebote. Er soll die flächendeckende Umsetzung gesundheitsfördernder und präventiver Ziele durch die Einbeziehung insbesondere der Struktur- und Multiplikatorenebene unterstützen. Beispiele dafür sind die Information der Bevölkerung sowie zielgruppenorientierte Information über das regionale Gesundheitsangebot, eigene allgemeine und zielgruppenspezifische Gesundheitsangebote (einschließlich Ernährung) und Multiplikatorenarbeit.

Suchtprävention: Ziele strukturorientierter Suchtprävention sind die Schaffung von Bedingungen bzw. Strukturen, die einer Suchtentwicklung entgegenwirken bzw. suchtmittelfreie Lebensweisen fördern, auf allen Ebenen (Suchtmittel, Umwelt, Mensch, Kindergarten, Schule, Arbeitswelt), die Schaffung von sozialen Netzwerken und die Einbindung von Randgruppen ins soziale Netzwerk, um abhängigmachende Ersatzhandlungen zu vermindern. Ziele personenorientierter Suchtprävention sind die Fähigkeit, Sachkenntnisse über Suchtmittel und Suchtentstehung in Verbindung mit erhöhter Handlungskompetenz in suchtpräventives Verhalten umsetzen zu können, die Erhöhung spezieller Handlungskompetenzen, z.B. Umgang mit erhöhtem Gruppendruck, Wahrnehmung suchtfördernder Phänomene oder die Entwicklung von Handlungsstrategien z.B. bei steigendem Druck in der Arbeitswelt. Suchtprävention betrifft legale und illegale Suchtmittel, nicht stoffgebundene Suchtformen sowie süchtiges Verhalten; sie ist zielgruppen- und situationsbezogen ausgerichtet. (Personenorientierte und strukturorientierte Prävention).

Impfungen: Primäres Ziel ist die Schließung von Impflücken und Einleitung von verspäteten Grundimmunisierungen und der Aufbau und Erhalt einer stabilen Immunitätslage in der Bevölkerung gegen die wichtigsten übertragbaren Krankheiten (nach Maßgabe der STIKO-Empfehlungen). Hinzu kommen Anstrengungen zur Ausrottung häufiger, endemischer, übertragbarer Krankheiten soweit durch Schutzimpfungen möglich, und die Vorbeugung von «Ausbrüchen». Damit können mittel- bis langfristig auch volkswirtschaftlich relevante Krankheitskosten gesenkt werden. Handlungsbeispiele sind die Information der Bevölkerung über die Bedeutung von Schutzimpfungen und die Durchführung von Impfungen/Riegelimpfungen bei Großausbrüchen.

Information, Aufklärung, Beratung über Gefahren übertragbarer Krankheiten: Ziel ist die Prävention der Verbreitung von Infektionskrankheiten z.B. durch Information und Aufklärung über die Möglichkeiten des allgemeinen und individuellen Infektionsschutzes.

Belehrungen, Bescheinigungen, Ausnahmen beim Umgang mit Lebensmitteln: Ziel ist die Prävention von lebensmittelbedingten Infektionen und Intoxikationen, z.B. durch Belehrung von Personen, die im Lebensmittel- oder Küchenbereich tätig werden wollen, die Beratung von Personen bezüglich des Tätigkeits- bzw. Beschäftigungsverbots und die Zulassung von Ausnahmen vom Tätigkeits-/Beschäftigungsverbot

Ernährungsbezogene Gesundheitsförderung und Prävention: Ziele sind, eine gesundheitsfördernde Lebensumwelt im Setting-Ansatz zu stärken, die Entwicklung eines gesundheitsfördernden Lebensstils nach dem Salutogenese-Prizip zu stärken und frühestmöglich ernährungsmitbedingte Krankheiten vorzubeugen. Dadurch sollen auch Kosten im Gesundheitssystem gesenkt werden. Ein Handlungsbeispiel ist die Förderung der Umsetzung eines zielgruppenadäquaten Verpflegungsangebotes in den Bereichen der Außer-Haus-Verpflegung.

Gesundheitliche Aufklärung über Blut- und Plasmaspende sowie Organtransplantation: Ziel ist die Stärkung der Bereitschaft zur Blut- und Plasmaspende sowie zur Organtransplantation durch Aufklärung und Information.

Aufgaben der Gesundheitshilfe

Gesundheitshilfe zielt insbesondere auf die Erhaltung und Verbesserung der Gesundheit sozial benachteiligter, besonders belasteter und schutzbedürftiger Bürgerinnen und Bürger. Einen besonderen Stellenwert nimmt dabei der Schutz von Kindern, Jugendlichen und älteren Menschen ein. Gesundheitshilfe umfasst die Beratung über Personen, Einrichtungen und Stellen, die vorsorgende, begleitende und nachsorgende Hilfe gewähren können, und bietet Hilfe für Personen in besonderen Lebenslagen, im Notfall auch als letztes Auffangnetz. Die Gesundheitsämter sind für die fachliche Überwachung der Heime und Einrichtungen in medizinischer, pflegerischer und hygienischer Hinsicht zuständig bzw. wirken dabei mit.

Im Rahmen der Einschulungsuntersuchung werden alle in Bayern einzuschulenden Kinder erfasst, gescreent und bei Bedarf individuell beraten; bei Verdacht auf kindliche Entwicklungsstörungen werden der Förderbedarf abgeklärt und entsprechende Maßnahmen eingeleitet. Für die Wahrnehmung bevölkerungsmedizinischer Aufgaben werden die Daten zentral ausgewertet und können darüber hinaus auch als Grundlage für gesundheitspolitische Entscheidungen dienen. Der Öffentliche Gesundheitsdienst tritt bei der Erfüllung seiner Aufgaben in keiner Weise in Konkurrenz zu Beratungsangeboten anderer Träger.

Psychosoziale Beratung psychisch Kranker und suchtkranker Menschen sowie von deren Angehörigen: Ziel ist die Vermeidung von Eskalation und die Hilfe zur Selbsthilfe. Zielgruppen sind handlungsunfähige, krankheitsuneinsichtige Patienten mit drängendem Hilfebedarf und gestörtem Hilfesuchverhalten, die sich selbst oder andere Menschen gefährden bzw. belästigen, sowie Patienten, die von den Angeboten freier Wohlfahrtsträger und der medizinischen Versorgung nicht oder nicht ausreichend erreicht werden. Handlungsbeipiele in der Umsetzung sind Gespräch, Motivationsarbeit, evtl. Kontaktaufnahme mit sozialem Umfeld, ärztliche Begutachtung nach dem Unterbringungsgesetz (Ziel: Vermittlung von Hilfen, Art. 3 des Unterbringungsgesetzes) und Gremienarbeit, z.B. Suchtarbeitskreis.

Beratung von Menschen mit Behinderung und deren Angehörigen: Ziel ist die Vermeidung von Eskalationen aufgrund der Behinderung. Handlungsbeispiele sind die Information und Beratung über Hilfsmöglichkeiten oder die Einleitung erforderlicher Eingliederungsmaßnahmen.

Beratung und Mitwirkung im Rahmen der Heimaufsicht: Ziele sind die Qualitätssicherung und ständige Verbesserung in Einrichtungen der Altenhilfe, für Behinderte und andere und das Erkennen und Verhüten von Missständen. Tätigkeitsbeispiele sind die jährliche medizinische, pflegerische und hygienische Überwachung der Heime und Einrichtungen, das Erstellen eines Prüfprotokolls unter Einhaltung von Qualitätskriterien und die Überprüfung der ärztlichen Versorgung und der Medikamentenversorgung.

Kinder- und Jugendgesundheitsdienst: Aufgaben sind die Förderung der Gesundheit von Kindern und Jugendlichen, die rechtzeitige Einleitung von Behandlungen und Fördermaßnahmen und die Sicherstellung der Vollständigkeit des Neugeborenenscreenings und der Durchführung notwendiger Kontrolluntersuchungen. Konkrete Tätigkeiten sind z.B. das Tracking im Rahmen des Neugeborenenstoffwechsel- und Hörscreenings (derzeit nur in Bayern), Seh-, Hör- und Sprachtest im Kindergarten bei allen Kindern eines Jahrgangs und die ärztliche Mitwirkung bei der Erstellung eines Hilfeplans durch das Jugendamt für Kinder und Jugendliche, die längerfristige Hilfe benötigen.

Aufgaben der Schwangerenberatung

Der Staat hat die Verpflichtung, menschliches Leben, auch ungeborenes, zu schützen und für die Schwangere Sorge zu tragen. Dies bekräftigt das Bundesverfassungsgericht in einem Urteil vom 28. Mai 1993. Um dieser Verpflichtung nachzukommen, obliegt dem Staat sowie den Landkreisen und kreisfreien Gemeinden als öffentliche Aufgabe die Sicherstellung eines ausreichenden pluralen Angebots an wohnortnahen Beratungsstellen. Diese sollen präventive und bewusstseinsbildende Angebote zu Fragen der Partnerschaft, Sexualität, Familienplanung, Empfängnis und Schwangerschaft machen, die Beratung von werdenden Müttern und Vätern sowie die Beratung in Schwangerschaftskonflikten gewährleisten.

Sexualaufklärung: Ziele sind ein verantwortlicher Umgang mit der eigenen Sexualität und Partnerschaft, die Vermeidung ungewollter Schwangerschaften und die Auseinandersetzung mit Geschlechtsrollenbildern. Dies geschieht beispielsweise durch Beratung und Aufklärung

(Einzel-, Paarberatung und Gruppenarbeit) über Sexualität, Verhütung und Familienplanung.

Prävention, Öffentlichkeitsarbeit: Ziel sind ein bewusster Umgang mit Partnerschaft, Sexualität, Familienplanung, Empfängnis, Schwangerschaft und eine verantwortliche Elternschaft von Frauen und Männern, z.B. durch geschlechtsspezifische und zielgruppenorientierte Gruppen- und Projektarbeiten und durch Informationsveranstaltungen.

Schwangerenberatung: Ziel ist eine umfassende Information und Beratung über Angebote und Leistungen für Schwangere und deren soziales Umfeld. Die Beratungen (Einzel-, Paar- und Familienberatung) erstrecken sich z.B. über bestehende familienfördernde Leistungen und Hilfen für Kinder und Familien, einschließlich der besonderen Rechte im Arbeitsleben, Vorsorgeuntersuchungen bei Schwangerschaft und die Kosten der Entbindung und soziale und wirtschaftliche Hilfen für Schwangere, insbesondere finanzielle Leistungen sowie Hilfen bei der Suche nach Wohnung, Arbeits- oder Ausbildungsplatz oder deren Erhalt.

Schwangerschaftskonfliktberatung: Ziel ist der Schutz des ungeborenen Lebens und die Hilfe zu einer verantwortlichen und gewissenhaften Entscheidung. Die Beratung umfasst beispielsweise jede nach Sachlage erforderliche medizinische, soziale und juristische Information, die Darlegung der Rechtsansprüche von Mutter und Kind und der möglichen praktischen Hilfen, insbesondere solcher, die die Fortsetzung der Schwangerschaft und die Lage von Mutter und Kind erleichtern.

Nachgehende Betreuung: Ziel ist eine bessere Bewältigung persönlicher, pädagogischer, gesundheitlicher, familiärer und beruflicher Probleme von Müttern und Vätern, z.B. durch Beratung und Unterstützung von Eltern in besonders schwierigen Lebenslagen in Form von Einzelberatungen, Gruppenberatungen oder betreuten Selbsthilfegruppen.

Herausforderungen in der Zukunft

Welche Herausforderungen stellen sich? In Übereinstimmung mit den Empfehlungen des Institutes of Medicine (2002) sollte auf Aspekte des komplexen Umfelds von öffentlicher Gesundheitspflege eingegangen werden, insbesondere auf die vielfachen Partnerschaften innerhalb und außerhalb des Gesundheitswesens und die Unterstützung von Initiativen aus der Gemeinde. Notwendig scheint:

- ein **stimmiger bevölkerungsmedizinischer Ansatz**, welcher den vielfältigen Determinanten der Gesundheit auf unterschiedlichen gesellschaftlichen Organisationsebenen gerecht wird
- der Erhalt einer **belastbaren staatlichen und kommunalen Infrastruktur** als Fundament einer funktionierenden öffentlichen Gesundheitsvorsorge
- die **Ausbildung von neuen intersektoralen Partnerschaften**, Verantwortlichkeiten und Abstimmungsstrukturen
- die Wahrnehmung der öffentlichen Verantwortung für **Gesundheit in allen Sektoren**
- eine konsequente **Evidenzbasierung** für alle Entscheidungsebenen
- eine verbesserte **Kommunikation** innerhalb des staatlichen ÖGD.

Prüfungsfragen

1. Nennen Sie drei Professionen des Öffentlichen Gesundheitsdienstes.
2. In welchem Verhältnis stehen ÖGD, öffentliches Gesundheitswesen, Gesundheitswesen zueinander?
3. In welchen Ebenen ist der ÖGD organisiert? Geben Sie Bespiele für typische Institutionen auf den jeweiligen Ebenen.
4. In welchem ethischen Spannungsverhältnis stehen Individualmedizin und Bevölkerungsmedizin zueinander?
5. Welches sind die wesentlichen Aufgabenkreise des ÖGD?
6. Nennen Sie drei Grundsätze öffentlichen Handelns.
7. Nennen Sie drei Aufgaben des ÖGD im Bereich Prävention und Gesundheitsförderung.
8. Nennen Sie drei Aufgaben des ÖGD im Bereich Gesundheitshilfen.
9. Welchen staatlichen Auftrag erfüllt die Schwangerenberatung des ÖGD?
10. Nennen Sie drei Herausforderungen an den ÖGD in der Zukunft.

Zitierte Literatur

Akademie für Öffentliches Gesundheitswesen in Düsseldorf / Bayerisches Landesamt für Gesundheit und Lebensmittelsicherheit (2009): Kursweiterbildung «Öffentliches Gesundheitswesen». Düsseldorf: Akademie für Öffentliches Gesundheitswesen in Düsseldorf, Berichte und Materialien Band 22.

Beske, F. / Brecht, J.G. (1993): Das Gesundheitswesen in Deutschland. Struktur – Leistungen – Weiterentwicklung. Köln: Ärzteverlag.

Bruns-Philipps, E. / Pohlabeln, H. / Hoopmann, M. / Reinke, F. / Windorfer, A. (2005): Der öffentliche Gesundheitsdienst als Kooperationspartner in der Prävention. Bundesgesundheitsbl - Gesundheitsforsch – Gesundheitsschutz, 48, 1153–1161.

Donhauser, J. (2007): Das Gesundheitsamt im Nationalsozialismus. Gesundheitswesen, 69, S7–S128.

Gostomzyk, J.G. / Wildner, M. (2008): 70 Jahre und ein bisschen Wechsel (Editorial). Gesundheitswesen, 70(1), 1–3.

Grundsätze ärztlicher Ethik (Europäische Berufsordnung) vom 26.06.2006, URL: http://www.bundesaerztekammer.de/page.asp?his=1.100.1142.1145, Zugriff am 13.09.2009.

Grunow, D. / Grunow-Lutter, V. (2000): Der öffentliche Gesundheitsdienst im Modernisierungsprozess. München: Juventa.

Institute of Medicine (1988): The Future of Public Health. Washington: National Academy Press.

Institute of Medicine (2002): The Future of the Public Health's in the 21st Century. Washington: National Academy Press.

Kickbusch, I. (2006): Die Gesundheitsgesellschaft. Gamburg: Verlag für Gesundheitsförderung.

Kommunale Geschäftsstelle für Verwaltungsvereinfachung (KGSt) (1998): Ziele, Leistungen und Steuerung des kommunalen Gesundheitsdienstes. Köln: KGSt-Bericht 11/1998.

Murza, G. / Werse, W. / Brand, H. (2005): Ortsnahe Koordinierung der gesundheitlichen Versorgung in Nordrhein-Westfalen. Zwischenbilanz des nordrhein-westfälischen Modells. Bundesgesundheitsbl – Gesundheitsforsch – Gesundheitsschutz, 48, 1162–1169.

Ståhl, T. / Wismar, M. / Ollila, E. / Lahtinen, E. / Leppo, K. (Hg.) (2006): Health in All Policies: Prospects and potentials. Helsinki: European Observatory on Health Systems and Policies and Ministry of Social Affairs and Health.

Wildner, M. / Müller, W. / Jaeschke, B. / Zapf A. (2010): Der Öffentliche Gesundheitsdienst. In Schwartz, F.W. / Badura, B. / Busse, R. / Leidl, R. / Raspe, H.H. / Walter, U. (Hg.) (2010): Das Public Health Buch. München: Urban und Fischer bei Elsevier.

Wildner, M. / Zöllner, H. / Sigl, C. et al. (2009): Der Öffentliche Gesundheitsdienst im internationalen Vergleich – Euregio Bodensee. In Locher,

W.G. / Wildner, M. / Kerscher, G.F. (Hg.): Der Öffentliche Gesundheitsdienst im internationalen Vergleich – Euregio Bodensee. München: Zuckschwert, 11.

Wildner, M. / Zöllner, H. / Zapf, A. (2009): Der Öffentliche Gesundheitsdienst als Prototyp staatlicher Gesundheitsfürsorge. Public Health Forum, 17 (3), 10.e1–10.e3.

Winslow, C.E.A. (1923): The evolution and sign of the modern public health campaign. New Haven.

World Health Organization (WHO) (2005): Das Rahmenkonzept «Gesundheit für alle» für die Europäische Region der WHO: Aktualisierung 2005. In WHO (Hg.): Europäische Schriftenreihe «Gesundheit für alle», Nr. 7. Kopenhagen: WHO.

Leseempfehlungen

Gostomzyk, J.G. (Hg.) (2000): Angewandte Sozialmedizin (Loseblatt-Sammlung). Landsberg a.L.: Ecomed-Verlag.

Roeder, N. / Hensen, P. (Hg.) (2009): Gesundheitsökonomie, Gesundheitssystem und öffentliche Gesundheitspflege. Köln: Deutscher Ärzteverlag.

Von Troschke, J. / Mühlbacher, A. (2004): Grundwissen Gesundheitsökonomie, Gesundheitssystem, Öffentliche Gesundheitspflege. Bern: Huber.

Zöllner, H. / Stoddart, G. / Selby Smith, C. (Hg) (2003): Learning to Live with Health Economics. Kopenhagen: WHO Regional Office for Europe. URL: http://www.euro.who.int/futuresfora/publications/20050421_1.

28 Prävention und Gesundheitsförderung in Familien und Schulen

Peter-Ernst Schnabel

Einleitung: Menschen und Settings sind keine «Inseln»

Viele Gesundheitsförderungsakteure weltweit versuchen, ihre Interventionsziele, getreu dem Setting-Ansatz der Weltgesundheitsorganisation (WHO), allein durch die Bearbeitung einzelner Einrichtungen wie z.B. Schulen, Betriebe, großstädtische Kommunen, Krankenhäuser zu erreichen. Dabei machen sie oft die Erfahrung, dass ihren Bemühungen durchgreifender und länger anhaltender Erfolg versagt bleibt, wenn es nicht gelingt, neben mehreren Settings der **gleichen** auch Settings **verschiedener** Art und darüber hinaus auch noch deren regionales **Umfeld** (vgl. Kap. 30) in ihre Vorhaben mit einzubeziehen (Naidoo und Wills 2003, Hurrelmann 2006). Unter anderem haben davon auch die Experten berichtet, die vor nicht allzu langer Zeit auf Einladung der WHO in Jakarta zusammenkamen, um die seit den 1980er-Jahren in vielen Ländern der Welt geleistete Gesundheitsförderungsarbeit zu evaluieren (WHO 1997).

Dass dem so ist, hat vermutlich nicht nur damit zu tun, dass sich – wie wir es mit der Ottawa-Charta der WHO (1986) gelernt haben sollten – die Lage der weltweit sozial und gesundheitlich benachteiligten Menschen nicht ohne die Umgestaltung ihrer oft ungesunden **Lebens- und Arbeitsbedingungen** verbessern lässt (Deppe 1991). Außerdem ist es sehr wahrscheinlich, wenngleich im Einzelnen noch überprüfungsbedürftig, dass sich das zentrale Anliegen von Public Health, Menschen zum eigenverantwortlichen Umgang mit ihrer Gesundheit zu befähigen, weder gegen die Betroffenen selbst (Perres und Gebert 1994) noch gegen den Widerstand derjenigen Instanzen und Einrichtungen erreichen lässt, die das Leben der Menschen gleichzeitig oder nacheinander im Lebenslauf organisieren (Rosenbrock und Michel 2007, Schnabel 2007, Schnabel und Bödeker 2012).

Sich im Interesse einer nachhaltig wirkenden Gesundheitsförderung für **Kinder** und **Jugendliche** nicht nur auf das Setting der Familie oder das der Schule zu konzentrieren, sondern auf beide und sich darüber hinaus auch noch um die Mitwirkung anderer, gleichzeitig aktiver Instanzen, wie z.B. Kindergärten, Freundschaftsgruppen, Freizeitvereine usw. zu kümmern, ist vor allem aus drei Gründen wichtig:

1. Sie wirken an der Gestaltung derjenigen **Erfahrungsverarbeitungs-**(Sozialisations-)**Prozesse** mit, die zur Persönlichkeitsentwicklung der Heranwachsenden und damit zur Ausprägung all ihrer Einstellungen und Fähigkeiten beitragen. Als solche sind sie – nach aktuellem Stand der gesundheitswissenschaftlichen Forschung (Hurrelmann 2006) – natürlich auch an der Herstellung von Einstellungs- und Verhaltensweisen gegenüber Gesundheit und Krankheit im Jugend-, aber auch im Erwachsenenalter ganz wesentlich beteiligt.
2. Bei Familie und Schule handelt es sich um gesellschaftlich fest etablierte **soziale Systeme**, die vor allem im Kinder- und Jugendalter viel miteinander zu tun haben. Sie, die darüber hinaus bei der Erfüllung ihrer Aufgaben stark aufeinander angewiesen sind, können die kindlichen bzw. jugendlichen **Grenzgänger** gesundheitlich sowohl be- als auch entlasten (Priebe, Hurrelmann und Israel 1993),

je nachdem, ob Eltern und Lehrer zusammenarbeiten oder in ihrem Erziehungsverhalten unterschiedliche Wege gehen.
3. Schule, Familie und das weitere Lebensumfeld entfalten ihre größten Wirkungen in einer Zeit, in der der kindliche und jugendliche Organismus durch eine hohe körperliche und psychosoziale **Plastizität** (Mitscherlich 1974) gekennzeichnet ist. Deshalb ist es hochwahrscheinlich, dass im Rahmen einer **Frühförderung**, die wenigstens diese beiden Settings einschließt, viel effektiver und mit dem Einsatz erheblich geringerer Ressourcen bewerkstelligt werden kann, was durch Präventionspolitik im Erwachsenenalter nur teurer und mit höheren Scheiternsrisiken (Schnabel 2001, Rosenbrock und Michel 2007) zu haben ist.

Damit die Nutzung derartiger **Synergie**-(Ergänzungs-)Effekte gelingt, sind besondere Maßnahmen vonnöten, die sich nicht nur mit der Beeinflussung des Verhaltens einzelner Menschen begnügen, sondern darüber hinaus auch in der Lage sind, Familie, Kindergarten, Schule usw. zum **Voneinander-Lernen** und zu strategischer **Zusammenarbeit** zu bewegen (Trojan 2002). Dafür ist es unverzichtbar, genau zu verstehen, wie diese einzelnen Organisationen, insbesondere die Familie und die Schule für sich funktionieren, wie sie im Verein mit anderen das Lernen und Verhalten ihrer Mitglieder beeinflussen und in welchem Wechselwirkungsverhältnis sie zueinander stehen.

Die Familie als Interventionsfeld der Gesundheitsförderung

In Deutschland hat es historische, mit dem Nationalsozialismus zusammenhängende, aber auch verfassungsrechtliche und traditionelle sozialpolitische Gründe, weshalb die familiäre **Privatsphäre** besonderen Schutz genießt. Deshalb hat sie vor allem im Zustand vorhersehbarer oder manifester Krisen zwar schon häufiger als Interventionsfeld für Familientherapie, Sozialmedizin und Pflege gedient. Zum Medium und/ oder Gegenstand gesundheitsfördernder Maßnahmen ist sie im Unterschied zu Schulen, Betrieben, Kommunen u.a. Settings jedoch nur selten gemacht worden (Schnabel 2003).

Aus dem Blickwinkel der primär mit der Herstellung und Aufrechterhaltung von Gesundheit und weniger mit der Verhinderung von Krankheit beschäftigten Sozialisationsforschung ist das nur schwer zu verstehen. Denn die häufiger schon totgesagte, zumindest aber schwerer Funktionsversäumnisse beschuldigte Familie ist wegen der vielen **unverzichtbaren**, teilweise sogar immer **wichtiger** werdenden **Aufgaben**, die sie gegenwärtig erfüllt (Nave-Hertz 2007), aus dem gesellschaftlich organisierten Herstellungs- und Aufrechterhaltungsgeschehen von Überlebensfähigkeit und Gesundheit gar nicht wegzudenken.

Zu diesen Aufgaben gehört:
- die **Sozialisation** (Aufzucht, Persönlichkeitsentwicklung, soziale Kontrolle, Statuszuweisung usw.) des Nachwuchses
- die körperliche, seelische und soziale **Regeneration** der Familienmitglieder
- aber auch die weitgehend unentgeltliche Betreuung und **Pflege** des überwiegenden Teils der Behinderten, chronisch Kranken und alten Menschen.

Die **Potenziale** eines gut funktionierenden und die **Nachteile** eines schlecht funktionierenden Familienlebens liegen jedoch dicht beieinander. Für die Gesundheitsforschung, die schon länger und begründeterweise von der salutogenen Wirkung sozialer, insbesondere familiärer Unterstützung ausgeht (Badura 1981), ist die Familie zum **Problem** geworden, weil es vielen Familien wegen schwindender personeller und materieller Ressourcen immer **schwerer** fällt, ihre regenerativen Funktionen zu erfüllen, die angesichts steigender Belastungen in Arbeits- und Privatleben immer dringender benötigt werden (Schnabel 2001). Ähnlich verhält es sich mit der Versorgung Behinderter und chronisch Kranker. Hier müssen staatliche und private Träger immer mehr investieren, um **überforderte** Familien bei der Betreuung und Pflege ihrer Angehörigen zu unterstützen (Meyer 2006). Schließlich lassen neuere Ergebnisse der gesundheitlichen

Ungleichheitsforschung (Mielck 2005) darauf schließen, wie stark selbst in unseren entwickelten Gesellschaften noch niedrige Bildung, materieller und sozialer Status, die Habitualisierung (Verfestigung, Vererbung) unterschichtspezifischer Krankheits- resp. Gesundheitskulturen, höhere gesundheitliche Belastungen und geringere Zugriffschancen auf Versorgungsangebote und gesundheitsstiftendes Sozialkapital korrelieren (Bauer/Bittlingmayer/Richter 2008b).

Die Familie als Sozialisationsagentur und System besonderer Art

Soziale Systeme wie der Betrieb, die Schule, das Krankenhaus, das großstädtische Gemeinwesen u.v.a.m. unterscheiden sich vor allem dadurch voneinander, dass ihre Mitglieder auf eine Art miteinander **kommunizieren**, die nur ihnen wirklich verständlich ist und dabei jedem seine besonderen Rollen und Aufgaben zuweist. Wenn diese Beobachtung der **systemanalytischen** Sozialforschung (Luhmann 1984) zutreffend ist, dann gilt das für die Familie in ihrer Doppelfunktion als biologische Reproduktions- und psycho-soziale Versorgungseinheit in besonderer Weise (Textor 1991).

Kein anderes System entfaltet seine Wirkungen so **früh** im Lebenslauf von Menschen und ist auf einem so komplexen **Gemisch** aus emotionalen, expressiven und zweckrationalen Bedürfnissen und Verhaltensweisen gegründet. Keines kann aber auch für die Durchsetzung seiner Aufrechterhaltungsinteressen und die Erfüllung seiner gesellschaftlich definierten Aufgaben (etwa durch das Setzen und Überwachen von Regeln) über ein psycho-emotional so tiefgreifendes und die Persönlichkeitsentwicklung des Nachwuchses derart **prägendes** Repertoire an Belohnungen und Strafen verfügen

Wie die Eltern welche ihrer hochwirksamen Sanktionsmittel einsetzen und wann sie dies tun, entscheidet nicht nur darüber, wie frei, selbstbewusst, kreativ und zufrieden sich Kinder bzw. Jugendliche innerhalb der Familie bewegen und entwickeln können. Emotionale **Zufriedenheit** und kreative **Selbstverwirklichung**, die ebenso wichtige Konstruktionselemente körperlicher und seelischer Gesundheit darstellen wie Wissen und Bildung, können sich umso nachhaltiger entfalten, je mehr **Einfühlungsvermögen** Eltern besitzen (Kolip und Lademann 2006, Schnabel 2012). Darüber hinaus müssen sie in der Lage sein, das Grenzgängertum ihrer Kinder (zwischen Familie, Kindergarten, Schule, Freundesgruppen, Berufswelt usw.) **bedarfsgerecht** zu organisieren und mit dem Erreichen des Erwachsenenstatus dem ebenso schwierigen wie notwendigen **Abnabelungsprozess** vom Elternhaus ein harmonisches, von gegenseitigen Beschädigungen möglichst freies Ende zu setzen.

Sozialisations- und Kommunikationsforschung haben festgestellt, dass der Vollzug dieses Entwicklungs- resp. Zurichtungsgeschehens sowohl für die Gesellschaftsfähigkeit **einzelner** Menschen als auch für die Aufrechterhaltung der **Familien** und die Funktionsfähigkeit der **Gesellschaft** von entscheidender Bedeutung ist (Kreppner 1998, Schneewind 2008). Sie hat außerdem aufzeigen können, dass er von Eltern und Kindern große kommunikative Fähigkeiten und den Einsatz hoher, heutzutage keineswegs selbstverständlicher Opfer (insbesondere an Geld und Zeit) verlangt, wenn er auf allseits befriedigende und gesundheitsstiftende Weise vonstattengehen soll (Schnabel 2001, Schnabel und Bödeker 2012).

Bis zum Eintritt in das Erwachsenenalter muss der Nachwuchs folgende, qualitativ aufeinander aufbauende **Entwicklungsstufen** absolvieren:
- In der **Säuglingsphase** (0 bis 1 Jahr) müssen Urvertrauen, Fähigkeiten der Selbst- und Umweltdifferenzierung, Mechanismen des Angstmanagements, die Wahrnehmung des körperlichen Selbst (**Körper-Identität**) hauptsächlich mit den Mitteln der nichtsprachlichen (nonverbalen) Kommunikation erworben und fortentwickelt werden. Diese gelingt umso störungsfreier, je besser Eltern ihre emotionalen Beziehungen gegenüber Nachwuchs und Partnern zu organisieren vermögen, je mehr Betreuungskompetenz sie mitbringen. Dazu sollte auch die Fähigkeit gehören, die mit der Pflege von Säuglin-

gen verbundenen Änderungen des Verhaltens und Zeitmanagements gegen eine nicht eben kinderfreundlich eingestellte Lebens- und Arbeitswelt durchzusetzen.
- Aufbauend auf den obigen Fähigkeiten kommt es in der **Kleinkindphase** (2 bis ca. 5 Jahre) darauf an, Selbstwertgefühl, eine primäre Geschlechtsrollenidentität und Gehorsams-(Überich-)Strukturen mit den Mitteln eines noch relativ beschränkten kommunikativen Repertoires zu entwickeln. Hierbei handelt es sich um Bestandteile einer aufkeimenden **Ich-Identität**, die es insgesamt ermöglichen, kindliche Bedürfnisse innerhalb der Familie durchzusetzen und den weitgehend angstfreien Aufbruch in außerfamiliäre Lebenswelten zu wagen. Dazu müssen Eltern nicht nur in der Lage sein, selbstwertstärkende Erziehungsstile einzusetzen und anregende Spiel- und Lernumwelten zu schaffen. Sie müssen dabei auch auf Infrastrukturen zurückgreifen können, die es ihnen erlauben, Berufs- und Familienleben miteinander zu verbinden. In dieser Phase kann der Kindergarten mit entsprechend qualifizierten und motivierten Erziehungspersonen eine für die Vermittlung beider Lebenswelten bedeutsame Rolle spielen.
- Mit dem Eintritt in die Schule und dem Beginn der **Kindheitsphase** (6 bis ca. 13 Jahre) müssen Wahrnehmungs- und Ausdrucksvermögen vervollständigt, der Erfahrungshorizont ausgeweitet, ein außerhalb der Familie verwendbares Rollenrepertoire aufgebaut, insgesamt also die Ich-Identität (Persönlichkeit) vervollkommnet und erste Ansätze einer **sozialen Identität** entwickelt werden. Dies fördern Eltern, die ihren Kindern helfen, ihre Sozial- und Lernkontakte auszuweiten und die ihnen Freiräume bieten, in denen Rollenspiele sowie Verhaltensweisen der Erwachsenenwelt eingeübt werden können, ohne dabei Strafen wie Liebesentzug und entwürdigende Disziplinierungen zu riskieren. Hierbei wird die Schule als Institution sowie die Beschaffenheit und das Ausmaß an Kommunikation und Kooperation zwischen Elternhaus und Schule zusehends wichtig.
- Die **Jugendphase** (ca. 13 bis 18 Jahre) wird von den Heranwachsenden als besonders irritierend erlebt, weil entscheidende Merkmale des kindlichen Selbst verloren gehen und neue Bestandteile einer vom Einfluss außerfamiliärer Ansprüche und Erwartungen außerordentlich abhängigen, geschlechtsrollendifferenten sozialen Identität von **Erwachsenen** erst noch erarbeitet werden müssen. Sie bewältigt umso besser, wer Eltern hat, die befriedigende Geschlechts- und Geschlechterbeziehungen authentisch vorleben können, das Erfahrungsmanagement des Nachwuchses mit Verständnis und kritischer Toleranz begleiten und in der Lage sind, die für den Eintritt in das Berufsleben benötigte ideelle und materielle Hilfestellung zu gewähren.
- Im **jungen Erwachsenenalter** (ab ca. 19 Jahren) müssen Ich-Identität und soziale Identität in einer Weise zusammengeführt werden, die von den Heranwachsenden als persönlicher Gewinn empfunden wird und ihnen ermöglicht, im Privat- und Arbeitsleben gut zu funktionieren. Was nun noch fehlt, ist die für das erfolgreiche Durchleben der Erwachsenenphase erforderliche **transitorische Identität**. Wer sie besitzt, kann Sozialisationsangebote aus den unterschiedlichsten Lebens- und Arbeitsumwelten bestmöglich nutzen, sich auf jede Situation in angemessener Weise einstellen und besitzt im Bedarfsfall sogar die Fähigkeit, gestalterisch auf diese Umwelt einzuwirken. All dieses fördert, wer jungen Erwachsenen bei der Aneignung und Verbesserung kommunikativer Fähigkeiten behilflich und darauf eingestellt ist, beim Übergang in Selbstständigkeit und Berufsleben die erforderliche Unterstützung vorbehaltlos zu gewähren.

Bedingungen und Möglichkeiten familiärer Gesundheitsförderung

Die auf Kinder und Jugendliche abhebende Gesundheitsforschung konnte zeigen, dass ein an **Selbstverwirklichungschancen** reiches und deshalb **subjektiv befriedigendes** Aufwachsen junger Menschen nachgewiesenermaßen mit einem belastungsarmen und als **gesund** empfundenen Leben positiv korreliert (Hurrelmann 2006). Daher ist es im Interesse einer effizienten, vor allem die elterlichen, aber auch andere Erziehungspersonen miteinbeziehenden Gesundheitsförderung höchst sinnvoll, über die Aufrechterhaltung und Verbesserung der **Sozialisationsfähigkeit** von Familien nachzudenken (Ohlbrecht und Schönberger 2010).

Dies sollte auch unter besonderer Berücksichtigung der **Belastungs- und Entlastungsphasen** geschehen, die für das Durchlaufen des familiären Lebenszyklus (Textor 2001) in unseren entwickelten Gesellschaften typisch sind. Denn sie entscheiden ganz wesentlich darüber mit, ob und in welchem Ausmaß Familien dazu bereit und in der Lage sind, sich mit dem Gesundheitsthema zu beschäftigen und in Maßnahmen der Gesundheitsförderung zu investieren (Engfer und Grunow 1987, Kolip und Lademann 2006).

Bedenkt man alle oben erörterten Aspekte, so sollte eine auf die **Stärkung von Gesundheitsressourcen** abhebende Förderstrategie mindestens fünf getrennt einsetzbare, zusammen aber erst ihre Hauptwirkung erzielende Interventionseinheiten (Module) umfassen (Schnabel 2001):

- **Vorbereitung auf das Zusammenleben in der Familie**. Das Modul soll bereits in der späten Kindheits-, besonders aber in der Jugendphase ansetzen. Da hier die entscheidenden Weichen für den Umgang von Männern mit Frauen gestellt werden, zielt es hauptsächlich darauf ab, Schülerinnen und Schüler unter Einsatz familiärer und schulischer Mittel auf das Zusammenleben vorzubereiten und sie später zu einer für beide Seiten befriedigenden innerfamiliären Arbeitsteilung zu befähigen. Außer der Herkunftsfamilie und der Schule sollten hierbei auch Freundes- und Freizeitgruppen (Peers) und im Bedarfsfall auch soziale Hilfsdienste einer Region für die Zusammenarbeit gewonnen werden.
- **Kompetenzbildung in und mit jungen Familien**. Das Modul soll Hilfestellung bei der **Bewältigung der schwerwiegenden Veränderungen** leisten, die der Familie, insbesondere dem Geschlechterverhältnis durch die Geburt des ersten Kindes widerfahren. Hierbei sollten junge Familien im Rahmen von Selbsthilfegruppen mit Institutionen der Familien- und Erwachsenenbildung sowie kommunalen Hilfs-, Beratungs- und Kriseninterventionsagenturen zusammenarbeiten.
- **Stärkung der Bewältigungskompetenzen von Risikofamilien**. Mit Risikofamilien sind Einelternfamilien, Patchwork- oder Stieffamilien, Familien mit mehr als zwei Kindern, arme Familien, Migrantenfamilien und Familien mit Problemkindern gemeint. Sie sollten in einer Entwicklungsphase, in der sich weniger belastete Familien von selbst konsolidieren, mit dem speziellen Ziel der Verbesserung resp. **Aufrechterhaltung ihrer Sozialisationsfähigkeit** gefördert werden. Die in dieser Hinsicht effektivste Arbeit ist von einer durch geeignete Gesundheitsberichterstattung beratenen und in ihren Planungen unterstützten Kommunalpolitik, in Kooperation mit regionalen Fortbildungsanbietern und Einrichtungen der Sozialhilfe und Gesundheitsversorgung, zu erwarten.
- **Gesundheitsförderung als Reorganisationshilfe für «Rest»-Familien**. Hier soll den häufig registrierten **Familienzusammenbrüchen** und **Alterserkrankungen** nach dem Weggang der Kinder und/oder dem mehr oder weniger abrupten Ende von Erwerbsbiografien vorgebeugt werden. Dazu muss die Arbeitswelt, etwa durch Schaffung altersgerechter Arbeitsplätze, zu einem klügeren Umgang mit älteren Menschen veranlasst werden; es müssen systematische Hilfen bei der Reorganisation des Alltages gegeben und die Realisierungsbedingungen für ein ehrenamtliches soziales Engagement älterer Menschen verbessert werden. Als Hauptträger derartiger Bemühungen kommen engagierte und veränderungsbereite Betriebe einer Region sowie die Betroffenen unter Einbeziehung von Verwandten, Bekanntenkreis, Selbsthilfegruppen und kommunalen Leistungsanbietern in Frage.
- **Förderung älterer Paare und «Singles»**. Zentrales Anliegen dieses Moduls ist es, älteren Ehepaaren und verwitweten älteren Menschen zur **Vorbeugung gegen psychische und psychosomatische Alterserkrankungen** und **Hospitalisierung** eine wohnortnahe Versorgung außerhalb von Krankenhäusern und Pflegeheim, unter Einbeziehung nachbarschaftlicher Strukturen zu ermöglichen. Dies

ist am ehesten durch die Vernetzung kommunaler Dienste, eine wohnortnahe Betreuung älterer Menschen unter Einbindung von Familien, ambulanten und teilstationären Diensten sowie eine aufsuchende hausärztliche Betreuung zu erreichen.

Im Rahmen einer sechsten, ergänzenden Förderungsinitiative sollten auf kommunaler, Bundes- und Länderebene **politische**, insbesondere **gesetzgeberische** Maßnahmen getroffen werden. Sie zielen darauf ab, die Idee der Gesundheitsförderung und -pflege stärker als bisher in der **Familienpolitik**, den Bemühungen der Schulen, im Personal- und Gesundheitsmanagement der Betriebe, im Aufgabenspektrum öffentlicher Gesundheitsdienste sowie der kommunalen und überregionalen Sozial- und Gesundheitspolitik fester und selbstverständlicher zu verankern als bisher.

Schule, Gesundheit und schulische Gesundheitsförderung

Von der Gesellschaft eigens dafür entwickelt, hat die Schule die vordringliche Aufgabe, Schüler unter Anleitung speziell ausgebildeter Experten auf die **berufliche Arbeit** oder die Weiterqualifikation durch gesellschaftlich dafür ausersehene Institutionen vorzubereiten (Ulich 2002, Horstkemper und Tillmann 2008). Darüber hinaus sind ihr im Zuge verlängerter Ausbildungszeiten immer mehr Aufgaben in der **psycho-sozialen Führung** von jungen Menschen zugewachsen, die sie ohne enge Zusammenarbeit mit den Elternhäusern und ausschließlich gestützt auf die traditionellen Prinzipien rein kognitiver Wissensvermittlung nicht länger bewältigen kann (Paulus und Witteriede 2008).

Die Schule als Ort des Aufeinandertreffens verschiedener «Welten»

Die Fragen nach den gesundheitsdienlichen resp. -gefährdenden Auswirkungen der Schule und nach den geeigneten Ansatzpunkten schulischer Gesundheitsförderung vermag nur zu beantworten, wer versteht, wie die **Schule als soziales System** funktioniert.

Hierbei ist nicht nur davon auszugehen, dass in der Schule auf eine Weise miteinander umgegangen wird, die nicht **primär** auf das Glück, die Zufriedenheit oder die **Gesundheit** von Schülern oder Lehrern, sondern auf die Erfüllung gesellschaftlich definierter Aufgaben und die **Selbsterhaltung** der Schule als Organisation gerichtet ist (Dür 2008). Zu berücksichtigen ist außerdem, dass im schulischen Alltag mit der Schule und der Familie verschiedene «Welten» aufeinander treffen, die ebenfalls ihrem eigenen Selbsterhaltungsimperativ verpflichtet sind.

Als Folge davon neigen sie dazu, den Repräsentanten des jeweils anderen Systems (die Lehrer den Schülern, die Schüler den Lehrern und die Schulverwaltung den Lehrern und Schülern) mit Verhaltenserwartungen entgegenzutreten, die nur schwer oder gar nicht zu erfüllen sind (Freitag 1999), weil sie zu wenig aufeinander abgestimmt werden und sich gelegentlich sogar widersprechen.

Die erste dieser nicht immer, aber häufig rivalisierenden Systemwelten umfasst dasjenige, was mit der Schüler- und der Lehrerpersönlichkeit umschrieben werden kann. Beide stellen veränderliche Produkte unterschiedlicher Lebensgeschichten dar. Sie müssen wenigstens in Ansätzen bekannt sein, wenn man nicht nur die verschiedenen Interessen, Erwartungen und Verhaltensweisen, sondern auch die besondere Dynamik oder Härte verstehen will, mit der sie im Schulalltag aufeinander treffen.

Schülerinnen und Schüler sind vor allem am Aufbau ihrer sozialen Identität, insbesondere an der Perfektionierung des **Rollenspiels** als Mitglieder außerfamiliärer Kontexte, als Geschlechtspartner und angehende Erwachsene interessiert. Die Aneignung von Wissen halten sie oft nur insofern für wichtig, als es ihnen bei der Organisation ihres Alltagslebens und der Lösung der damit verbundenen Probleme behilflich ist (Leppin 1995). Lehrer, die diese Phase selbst, meist auch die Erinnerung an sie, längst hinter sich gelassen haben, sind demgegenüber vor allem an der Erfüllung von Lehrplänen interessiert und streben danach, in ihrem professionellen Handeln nicht nur als Erzieher und Wissensvermittler, sondern oft auch in höchst frustrationsgefährdeter Weise als Wohltäter ihrer Schüler anerkannt zu werden.

Hier scheinen unzureichende **Ausbildung**, fehlende personelle und zeitliche Ressourcen, mangelnde kommunikative Kompetenz, gepaart mit unterentwickeltem **Einfühlungsvermögen** und übergroßen **Altersunterschieden** in einem besorgniserregenden Ausmaß zu krankheitswertigen Anpassungsbesonderheiten (chronischen Spannungen, körperlichen Regulationsstörungen, Verschleißzuständen, Frühpensionierung, schulischen Misserfolgen usw.) zu führen. Sie können, wie die gesundheitswissenschaftliche Schulforschung zeigt (Hurrelmann 2006), von einer wachsenden Anzahl von Lehrern und Schülern ohne fremde **Hilfe** (z.B. von Vertrauenslehrern, Schulpsychologen, Supervisoren) und ohne Veränderung der organisatorischen **Rahmenbedingungen** nicht mehr anders bewältigt werden.

Die **Schulklasse** stellt ein weiteres in ihrer Wirkung immer noch unterschätztes System dar, ohne welches der Unterrichtsalltag offensichtlich nicht sinnvoll zu organisieren ist (Tschira 2005). Dies gilt auch bis in die Oberstufen moderner Gymnasien hinein, die – wenn sie gut beraten sind – Kurs- und Klassenstrukturen miteinander kombinieren. Dennoch nehmen Lehrer und Schulverwaltungen viel zu wenig darauf Rücksicht, dass sich hier, ausgehend von ganz unterschiedlich interessierten und motivierten **Schülerpersönlichkeiten**, spontane Reaktionen, aber auch dauerhafte Bewältigungsmuster herausbilden können, die erfolgreichem Schulunterricht und einem dafür erforderlichen Klima der Toleranz, des gegenseitigen Respekts und der Solidarität abträglich sind.

Mit ihnen geht auf **belastungsminimierende** Weise um, wer erkennt, wie diese oft unlogisch, selbstzerstörerisch oder schulfremd erscheinenden Orientierungs- und Verhaltensweisen von Schülern mit deren Lebensgeschichte, ihren Kontakten außerhalb der Schule, mit der Bewältigung unverstandener Akte behördlichen Eingreifhandelns, mit den Partizipations- und Kommunikationszwänge in der Klasse zusammenhängen. Darüber hinaus sollten Lehrer über **kommunikative** Fähigkeiten, wie z.B. Rollendistanz, Ambiguitätstoleranz, Konfliktlösungskompetenz (Krappmann 2005) verfügen, um sich mit den Reaktionen des Klassenverbandes als Ganzem und mit dem Verhalten der dort sozial ganz unterschiedlich positionierten Schüler konstruktiv und so wenig **fremd**- oder **selbstanklagend** wie möglich auseinanderzusetzen (Pfitzner 2007).

Die Schule als umfassende, stets in einer bestimmten politischen und ökologisch-sozialen Umwelt verankerte Organisation stellt die dritte der weitgehend abgeschotteten Systemwelten dar, unter deren Einfluss sich schulisches Miteinanderleben und -arbeiten vollzieht. Lehrern und Schülern tritt sie in Gestalt nicht hinterfrag- und beeinflussbarer, weil rechtlich fixierter **Verhaltenserwartungen**, Unterrichtspläne, **Abhängigkeits**- und Weisungs-**Verhältnisse**, aber auch in Form aufgezwungener architektonischer **Strukturen** entgegen. Aus der Gesundheitsförderungsforschung wissen wir, dass nicht nur das Lernverhalten der Schüler durch zahlreiche, allen Veränderungsversuchen hartnäckig widerstehende Traditionalismen und **rituelle Besonderheiten** der Schule als Organisation und durch die didaktisch unangemessene Gestaltung des Unterrichts ungünstig beeinflusst wird (Dür 2008). Darüber hinaus sind das unkollegiale und/oder diskriminierende Verhalten von Lehrern und Mitschülern, der vom Elternhaus im Einvernehmen mit der Schule ausgeübte **Leistungsdruck**, die zeitlichen und räumlichen Zwangsverhältnisse während des Unterrichts sowie das Schulhaus selbst (Gebäude, Pausenhof, Klassenräume, Sitzmöbel usw.) als **Stressoren** identifiziert worden. Als solche sind sie an der Entstehung chronischer Unzufriedenheits- und Angstzustände beteiligt und entscheiden so darüber mit, ob und inwieweit physische, psychische und psychosomatische Beschwerden der unterschiedlichsten Art entstehen oder ob **Gesundheit** aufrechterhalten werden kann (Paulus 2003).

Gesundheitsförderung in und mit Schulen

In Übereinstimmung mit den oben erwähnten Erkenntnissen konzentriert sich die Gesundheitsförderung in Schulen schon lange nicht mehr auf die im Unterricht vermittelte Gesundheitserziehung allein (Dür und Felder-Puig 2011). Entsprechend motivierte Lehrer haben mit programmatischer Unterstützung eigens dafür eingerichteter Agenturen auf Bundes- und Länderebene und in Zusammenarbeit mit Kindergärten, niedergelassenen Ärzten, Krankenkassen, Sportvereinen usw. erfolgreich damit begonnen, sich um Probleme wie die Zahnprophylaxe, die körperliche Fitness und die Ernährungsgewohnheiten von Jugendlichen zu kümmern.

Darüber hinaus hat sich eine Förderungspolitik, der die Stärkung von Gesundheitsressourcen besonders am Herzen liegt, einer Reihe von Problemen angenommen, die in jüngeren Studien als Schwerpunkte schulischer Belastungs- und Krankheitsentstehung herausgearbeitet worden sind (Hedderich 2011). Dazu gehören das Lehrer-Schüler-, das Schüler-Schüler-, das Schüler-Lehrer-Eltern-Verhältnis ebenso wie das mangelnde Gesundheits**wissen** aller Beteiligten, die fehlende Entspannung und unvorteilhafte Ernährung zwischen den Stunden oder der Zustand von Klassenräumen, Schulhof und Schulgebäude. Neuerdings sieht es sogar danach aus, als wenn die sachfremde Ausbildung der Lehrer, der Unterrichtsstoff, die Lehrpläne und die Organisationsformen schulischen Unterrichts zum Gegenstand der Gesundheitsförderung werden könnten (Paulus und Witteriede 2008).

Hierbei haben sich Arbeitskreise, Gesundheits- und Qualitätszirkel, allesamt mit **Schülerbeteiligung**, Projektunterricht, Wettbewerbe, schriftlich niedergelegte Schulvereinbarungen und die Durchführung von Gesundheitstagen mit regionaler Beteiligung bewährt (Paulus 2002).

Viel zu oft wurde bisher leider – wie bei den Gesundheitsförderungsaktivitäten in anderen Settings auch – die Erfahrung gemacht, dass zwar manches in Gang gesetzt werden kann, solange sich die Maßnahmen **allein** auf die Schüler, allenfalls noch den motivierteren Teil der **Eltern** konzentrieren. Wenig indes konnte bislang bewegt werden, wenn das Verhalten der Lehrer, wenn Lehrpläne und Unterrichtsweisen oder gar die Schule als Organisationsform sozialen Lernens ins «Fadenkreuz» schulischer Maßnahmen und Programme gerieten (Quentin und Kobusch 1997). Ob und inwieweit Letzteres gelingt, hängt – wie wir aus empirischen Quellen wissen (Wolfmeir 2006) – entscheidend davon ab, wie gut **Projekte** gemanagt werden, welche **Interessengruppen** involviert sind, welche **Kommunikationsformen** (partizipativ, dirigistisch) zum Einsatz kommen, über welche finanziellen **Ressourcen** verfügt werden kann und unter welchen gesetzlichen und schulinternen **Rahmenbedingungen** agiert werden muss.

Gesundheitsförderungsprogramme, wie das inzwischen eingestellte **OPUS NRW**-Netzwerk für Bildung und Gesundheit haben sich bemüht, über Bestehendes konzeptionell und implementationsstrategisch hinauszugreifen. Sie versuchen nicht nur die Gesundheit der Schüler in Kooperation mit außerschulischen Dienstleister zu verbessern; sie gehen in Übereinstimmung mit neueren gesundheitswissenschaftlichen Erkenntnissen (Bils/Melzer 2005, Bals, Hanses, Melzer 2008) davon aus, dass Schülergesundheit nicht ohne die Gesundheit von **Lehrerinnen** und **Lehrern** und ohne eine gesundheitsförderliches **Schulklima** gedeihen und von **Kompetenznetzwerken** «gesunder» Schulen nur profitieren kann (Paulus 2003).

Neuere Erkenntnisse der Wirkungs-(Evaluations-) Forschung

Ein Blick auf die Befunde der Präventions- und Gesundheitsförderungsforschung (vgl. auch die Beiträge des vorliegenden Lehrbuchs) offenbart zweierlei: Zum einen ist es um die Evaluation generell nicht gut bestellt, weil sie zu **selten** betrieben wird und weil sie dort, wo sie stattfindet, oft mit **unangemessenen** Mitteln erfolgt. Zum anderen zeigt sich meist dort, wo wir über entsprechende Erkenntnisse verfügen, dass Prävention in Gestalt der Verhaltensprävention desto **nachhaltiger** wirkt, je mehr es gelingt, sie mit Elementen der setting- und lebensweltorientierten Gesundheitsförderung unter dem Stichwort der «**integrierten**» Gesundheitsförderung zu verbinden. Dessen eingedenk ist es verwunderlich, aber auch erklärlich (Schnabel 2009), dass wir es in der aktuellen Politik eines vorbeugenden Vorsorgehandelns überwiegend mit Angeboten der Präventivmedizin und **Verhaltensprävention** und mit ausgesprochen wenigen Maßnahmen tatsächlicher – hier vor allem der betrieblichen und schulischen – **Gesundheitsförderung** zu tun haben (vgl. den Beitrag von Lenhardt und Rosenbrock in diesem Band).

Beide Aspekte schlagen auf das durch, was wir gegenwärtig über die familienorientierte Präventions- und Gesundheitsförderungspolitik wissen. Da es sie vergleichsweise wenig gibt, wissen wir auch wenig über ihre Wirkungen.

Und dort, wo sie betrieben wird, zeigt sich dasselbe **Dilemma**, welches auch für die anderen Felder der Prävention und Gesundheitsförderung, so auch für die Schule (Bauer 2005), charakteristisch ist: Mehrheitlich wahrgenommen und genutzt werden sie von denjenigen Bevölkerungsschichten, die ihrer aufgrund einer insgesamt positiven Belastungs- und Gesundheitsbilanz am **wenigsten** bedürfen. Bei den Unterschichtangehörigen, bei denen sie aufgrund von deren negativer Bilanz die größten vorbeugenden Wirkungen erzielen würden, kommen sie jedoch nicht an; was – wie uns die neuere Gesundheitskommunikationsforschung belehrt (Roski 2009; Schnabel und Bödeker 2012) – keineswegs nur am Desinteresse oder an der Unvernunft der säumigen Adressaten liegt, sondern einer Mischung aus dringend bearbeitungsbedürftigen **Planungs-**, **Vermittlungs-** und **Akzeptanzproblemen** geschuldet ist.

Deshalb haben Forscher und Akteure angefangen, darüber nachzudenken, ob und wie man die präventionspolitisch bislang ausgegrenzten Zielgruppen in ihren Lebensgewohnheiten und Motiven noch besser **verstehen** (Wippermann et al. 2011; Bauer und Bittlingmayer 2012) und durch angemessenere **Kommunikationsstrategien** (Schnabel und Bödeker 2012) und **Programme** (Bals, Hanses und Melzer 2008) erreichen kann. Beides hoffentlich demnächst auch in Kenntnis und orientiert an den **Gesundheitskulturen** der bislang vernachlässigten Unterschicht, der Männer, der Menschen mit Migrationshintergrund, von denen aufgrund bereits vorliegender, einer Zusammenführung freilich noch bedürfender Indizien (Bauer/Bittlingmayer/Richter 2008a) angenommen werden darf, dass sie sich von der der Ober- und Mittelschicht und der Durchschnittsbevölkerung nicht durch den schlechteren, sondern durch einen **anderen** Umgang mit Krankheit und Gesundheit unterscheidet und deshalb auch anders (Armbruster 2009) gefördert werden sollte.

Plädoyer für eine integrierte Frühförderung

Die Erkenntnisse der Gesundheitsforschung legen es nahe davon auszugehen, dass sich die in Kindheit und Jugend nur mäßige, mit zunehmendem Alter aber immer stärker ansteigende Wahrscheinlichkeit zu erkranken, aus den Wechselwirkungen mehrerer Entwicklungslinien ergibt. Dazu gehören die im Lebenslauf ansteigende **Gesamtbelastung**, die parallel dazu abnehmenden Gesundheitspotenziale und die gleichfalls, wenn auch tendenziell langsamer abnehmenden Kompensationschancen, welche die Gesellschaft ihren Mitgliedern in Form unterschiedlicher Zuwendungen gewährt (Schnabel 2007). Wenn dieses Resümee auch nur im Ansatz stimmt, dann ist es völlig unverständlich, warum heute die überwiegende Mehrheit von Gesundheitsförderungsmaßnahmen im Erwachsenenalter, d.h. in einer Lebensphase ansetzt, in der von hohen **Belastungswirkungen**, abnehmenden **Gesundheitspotenzialen** und geringeren **Kompensationsmöglichkeiten** und damit von zahlreichen Widerständen und Risiken des **Scheiterns** auszugehen ist.

Demgegenüber wäre es sowohl aus ökonomischen als auch aus beeinflussungsstrategischen Gründen sinnvoll, wenn sich die Gesundheitspolitik und die zurzeit in der Gesundheitsförderung engagierten Institutionen noch stärker und unter Aufbringung erheblich größerer Mittel als bisher um geeignete Maßnahmen im **Kindes-** und **Jugendalter** bemühen würden.

Diese Phase ist durch vergleichsweise hohe **Gesundheitspotenziale**, vielfältige Kompensationsmöglichkeiten und eine relativ geringe, wenngleich vorhandene und in jüngster Zeit sogar steigende Gesamtbelastung (Raithel 2001), aber auch durch ein höheres Maß an psychosozialer

Anpassungsfähigkeit und spontaner **Lernbereitschaft** gekennzeichnet. Deshalb müssten diese Maßnahmen gegenüber potenziellen Trägern nicht nur anders **begründet** und durchführungsstrategisch anders **geplant** werden als die Gesundheitsförderung für Erwachsene. Als zentrale Interventionsfelder (Aktionskerne) kämen hier wegen ihrer speziellen und wohlfeilen Einwirkungschancen vor allem die Familien, aber auch die Schulen in Frage (Hurrelmann 2006). Letztere können der Gesundheitsförderung, im Unterschied zu den nach dem Freiwilligkeitsprinzip kooperierenden Familien, einen eher flächendeckenden, systematischen und nach Altersgruppen differenzierten Zugriff auf die Heranwachsenden und ihre Bezugspersonen ermöglichen.

Noch zu wenige, dafür aber gut evaluierte nationale (z.B. Quentin und Kobusch 1997, Barkholz und Paulus 1998) und internationale (Havard Family Research Project 1995; Naidoo und Wills 2003) Projekte legen es außerdem nahe, im Interesse von Erfolg und Nachhaltigkeit vermehrt auf **integrierte und multimodale Programme** zu setzen. Sie zeichnen sich dadurch aus, dass in ihnen nicht nur Elternhäuser und Schulen in inhaltlich und pädagogisch abgestimmter Weise kooperieren, sondern dass man sich je nach Problemlage auch der Zusammenarbeit von Kindergärten, Sportvereinen, niedergelassenen Ärzten u.a. einschlägigen Dienstanbietern in den unterschiedlichen Kommunen/Regionen versichert und zielgruppenaffine Kommunikationsstrategien zum Einsatz bringt (Dür und Felder-Puig 2011).Wie die Erfahrungen zeigen, gelingt es durch die kombinierte Nutzung von familiärer Intensität und schulischer Systematik, das **Wirkungspotenzial** solcher Maßnahmen erheblich zu steigern.

Gesundheitsförderung, zu deren Zielen es mit der Ottawa-Charta der WHO (1986) gehört, einzelne Menschen kompetenter und durchsetzungsfähiger zu machen und sie zudem durch die Umgestaltung institutioneller und politischer **Rahmenbedingungen** bei der Durchsetzung ihrer Gesundheitsziele zu unterstützen (WHO 1986), kann erst so ihre volle Durchschlagskraft entfalten. Oft macht sie – unverhofft zwar, aber nachgewiesenermaßen (Havard Family Research Project 1995) – sogar den Weg frei, um durch gezielte Eingriffe in und mit Schulen an sozial und gesundheitlich **benachteiligte Familien**, insbesondere deren erwachsene Mitglieder heranzukommen, die bisher durch familienorientierte Maßnahmen allein für unerreichbar galten.

Prüfungsfragen

1. Stellen Sie im Rahmen einer zweispaltigen Tabelle dar, welche Fähigkeiten Eltern jeweils aufbringen müssen (linke Spalte), um ihren Kindern (Säuglinge, Kleinkinder, Kinder, Jugendliche) die wichtigsten persönlichkeitsbildenden Entwicklungsschritte (rechte Spalte) zu ermöglichen.
2. Welche Gründe gibt es, die dafür sprechen, möglichst früh im Leben von Menschen mit der Förderung der Gesundheit zu beginnen?
3. Was macht die Familie neben vielen anderen Organisationen und Institutionen, die unseren Sozialisationsprozess organisieren, zu einem System besonderer Art?
4. Rekapitulieren Sie die im Text erwähnten Interventionsmaßnahmen zur Familienförderung und bewerten Sie diese unter dem Gesichtspunkt ihrer Durchführbarkeit.
5. Welche Funktionen/Aufgaben sind es, die die Schule nach einer im Text vertretenen These nicht ohne die Familie erledigen kann?
6. Was würden Sie tun bzw. unterlassen, wenn Sie als Lehrer vorhätten, mit den Erkenntnissen über die Wirkungen, die die Klasse als soziales System im schulischen Alltag entfaltet, auf eine für Sie entlastende Weise zu umzugehen?
7. Lassen Sie sich wenigstens drei gute Gründe einfallen, warum man familien- und schulbezogene Maßnahmen der Gesundheitsförderung miteinander kombinieren sollte.
8. Identifizieren sie die wichtigsten Faktoren, die einer sachangemessenen Gesundheitsförderung in und mit Familie und Schule entgegenstehen, und diskutieren sie diese im Hinblick auf ihre Überwindbarkeit.

Zitierte Literatur

Armbruster, M. (2009): Respektieren statt blamieren – Elternarbeit mit sozial Benachteiligten. In: Bittlingmayer, U./Sahrai, D./Schnabel, P-E. (Hg.). Normativität und Public Health. Wiesbaden: VS Verlag für Sozialwissenschaften, 345–362.

Badura, B. (Hg.) (1981): Chronische Krankheit und soziale Unterstützung. Frankfurt a. M.: Suhrkamp.

Bals, T./Hanses, A./Melzer, W. (Hg.) (2008): Gesundheitsförderung in pädagogischen Settings. Ein Überblick über Präventionsansätze in zielgruppenorientierten Lebenswelten. Weinheim: Juventa.

Bauer, U/Bittlingmayer, U. H. (2012). Zielgruppenspezifische Gesundheitsförderung. In: Hurrelmann, K./Razum, O. (Hg.). Handbuch Gesundheitswissenschaften, Wienheim: Beltz/Juveta, 693-728

Bauer, U./Bittlingmayer, U.H./Richter, M. (Hg.) (2008a): Health Inequalities. Determinenten und Mechanismen gesundheitlicher Ungleichheit. Wiesbaden: VS Verlag für Sozialwissenschaften.

Bauer, U./Bittlingmayer, U.H./Richter, M. (2008b): Determinenten und Mechanismen gesundheitlicher Ungleichheit. Die Herausforderung einer erklärenden Perspektive. In : Bauer, U./Bittlingmayer, U.H./Richter, M. (Hg.). Health Inequalities. Wiesbaden: VS Verlag für Sozialwissenschaften, 13–57.

Bilz, L./Melzer, W. (2005): Gesundheit und Gesundheitsverhalten von Kindern und Jugendlichen. Forschungsbericht: TU Dresden.

Deppe, H-U. (1991): Krankheit ist ohne Politik nicht heilbar. Frankfurt a. M.: Suhrkamp.

Dür, W. (2008). Gesundheitsförderung in der Schule. Empowerment als systemtheoretisches Konzept und seine empirische Umsetzung. Bern: Huber.

Dür, W./Felder-Puig, R. (2011). Lehrbuch Schulische Gesundheitsförderung. Bern: Huber.

Freitag, M. (1998): Was ist eine gesunde Schule? Einflüsse des Schulklimas auf Schüler- und Lehrergesundheit. Weinheim: Juventa.

Havard Family Research Project (1995): Raising our future. Families, schools and communities joining together. Cambridge/Ma.: Havard Graduate School of Education

Hedderich, I. (2011). Schulische Belastungssituationen erfolgreich bewältigen. Ein Praxishandbuch für Lehrkräfte. Bad Heilbrunn: Julius Kleinckhardt.

Horstkemper/M., Tillmann, K.-J. (2008). Sozialisation in Schule und Hochschule. In: Hurrelmann K, Grundmann M, Walperet S (Hg.) Handbuch der Sozialisationsforschung. Wienheim, Basel: Beltz, 290–305.

Hurrelmann, K. (1993): Familienstress, Schulstress, Freizeitstress. Gesundheitsförderung für Kinder und Jugendliche. Weinheim Basel: Beltz.

Hurrelmann, K. (2006): Gesundheitssoziologie. Eine Einführung in sozialwissenschaftliche Theorien von Krankheitsprävention und Gesundheitsförderung. Weinheim und München: Juventa.

Kolip, P./Lademann, J. (2006): Familie und Gesundheit. In: K. Hurrelmann/U. Laaser/O. Razum (Hg.): Handbuch Gesundheitswissenschaften. Weinheim: Juventa, 633–659.

Krappmann, L. (2005): Soziologische Dimensionen der Identität. Strukturelle Bedingungen für Teilnahme an Interaktionsprozessen. Stuttgart: Klett-Cotta.

Kreppner, K. (1998): Sozialisation in der Familie. In: K. Hurrelmann/D. Ulich (Hg.): Handbuch der Sozialisationsforschung. Weinheim: Beltz, 321–334.

Leppin, A. (1995): Gesundheitsförderung in der Schule. In: P. Kolip/K. Hurrelmann/P-E. Schnabel (Hg.): Jugend und Gesundheit. München und Weinheim: Juventa, 235–250.

Leppin, A. (1999): Die Bedeutung der Lernumwelt für die schulische Gesundheitsförderung. Zeitschrift für Gesundheitspsychologie 7, H. 4, 172–183.

Luhmann, N. (1984): Soziale Systeme. Frankfurt a.M.: Suhrkamp.

Meyer, M. (2006): Pflegende Angehörige in Deutschland: ein Überblick über den derzeitigen Stand und zukünftige Entwicklungen. Münster: LIT-Verlag.

Mielck, A. (2005): Soziale Ungleichheit und Gesundheit. Einführung in die aktuelle Diskussion. Bern: Huber.

Mitscherlich, A. (1974): Krankheit und Konflikt. Frankfurt a.M.: Suhrkamp.

Naidoo, J./Wills, J. (2003): Lehrbuch der Gesundheitsförderung. Köln: Bundeszentrale für gesundheitliche Aufklärung.

Nave-Herz, R. (2007): Familie heute: Wandel der Familienstrukturen und ihre Folgern für die Erziehung. Darmstadt: Primus.

Ohlbrecht, H./Schönberger, C. (2010). Gesundheit als Familienaufgabe. Zum Verhältnis von Autonomie und staatlicher Intervention. Weinheim, München: Juventa.

Paulus, P. (2000): Schulische Gesundheitsförderung. In Bundeszentrale für gesundheitliche Aufklärung (Hg.): Leitbegriffe der Gesundheitsförderung. Schwabenheim a.d. Selz: Fachverlag Peter Sabo, 200–202.

Paulus P. (2003). Schulische Gesundheitsförderung – vom Kopf auf die Füße gestellt. Von der gesundheitsfördernden Schule zur guten gesunden Schule. In: Aregger, K./Lattmann, U.P. (Hg.). Gesundheitsfördernde Schule eine Utopie ?. Luzern: Sauerländer, 92–116.

Paulus, P/ Witteriede, H. (2008). Schule – Gesundheit – Bildung: Bilanz und Perspektive. Dortmund, Berlin, Dresden: Bundesanstalt für Arbeitsschutz

Perres, M./Gebert, S. (1994): Veränderung gesundheitsbezogenen Risikoverhaltens. Primäre und sekundäre Prävention. In: P. Schwenkmezger/L.R. Schmidt (Hg.): Lehrbuch der Gesundheitspsychologie. Stuttgart: Enke, 169–187.

Pfitzner, M. (2007). Kevin macht mich sprachlos. Kommunikative Kompetenz im Lehrer-Schüler Gespräch. Hohengehren: Schneider Verlag

Quentin, G./Kobusch, B. (1997): Wege zur Gesundheitsfördernden Schule. Ein lokales Netzwerkprojekt setzt Impulse. Bielefeld: Umweltzentrum.

Raithel, J. (Hg.) (2001): Risikoverhaltensweisen Jugendlicher. Formen, Erklärungen und Prävention Opladen: Leske + Budrich: Opladen.

Rosenbrock, R./Michel (2007). Bausteine für eine systematische Gesundheitssicherung. Berlin: Medizinische Wissenschaftliche Verlagsgesellschaft

Schnabel, P.-E. (1988): Krankheit und Sozialisation. Vergesellschaftung als pathogener Prozess. Opladen: Westdeutscher Verlag.

Schnabel, P.-E. (2001): Familie und Gesundheit. Bedingungen, Möglichkeiten und Konzepte der Gesundheitsförderung. Weinheim und München: Juventa.

Schnabel, P.-E. (2003): Familie, Gesundheit und öffentliches Interesse. In: Bundesvereinigung für Gesundheit (Hg.): Gesundheit, Strukturen und Handlungsfelder, Loseblattsammlung Kap. VI/7. Neuwied: Luchterhand, 1–23.

Schnabel, P.-E. (2007): Gesundheit fördern und Krankheit prävenieren. Besondere Leistungen und Potentiale aktueller Konzepte vorbeugenden Versorgungshandelns. Weinheim/München: Juventa.

Schnabel, P.-E. (2009). Zur Kritik medizin-paradigmatischer Normativitäten in der aktuellen Präventionspolitik. In: Bittlingmayer, U./Sahrai, D./Schnabel, P.-E. (Hg.). Normativität und Public Health. Wiesbaden: VS Verlag für Sozialwissenschaften, 183–208.

Schnabel, P.-E. (2012). Eltern-Kind-Interaktionen. In: Bauer U., Bittlingmayer U. H., Scherr A. (Hg.). Handbuch Bildungs- dun Erziehungssoziologie. Wiesbaden: Springer/VS Verlag für Sozialwissenschaften, 947- 968

Schnabel P.-E./Bödeker M. (2012). Gesundheitskommunikation. Mehr als das Reden über Krankheit. Weinheim: Beltz/Juventa

Schneewind K. (2008). Sozialisation in der Familie. In: Hurrelmann K., Grundmann M., Walpert S. (Hg.). Handbuch Sozialisationsforschung. Weinheim, Basel, Beltz, 256-273

Textor, M.R. (1991): Familien-Soziologie, Psychologie. Eine Einführung für soziale Berufe. Freiburg i.B.: Lambertus.

Textor, M.R. (2001): Der Familienzyklus. Von der Partnersuche zur Ehe. http://www.familienbuch.de/index.htm/f_ (gesehen am 19.02.2007).

Tschira, A. (2005): Wie Kinder lernen – und warum sie es manchmal nicht tun. Über Spielregeln zwischen Kind und Umwelt im Lernprozess. Heidelberg: Karl Quer.

Ulich, D. (2002): Schulische Sozialisation. In: K. Hurrelmann/D. Ulich (Hg.): Handbuch der Sozialisationsforschung. Weinheim/Basel: Beltz, 377–396.

Weltgesundheitsorganisation (WHO) (1986): Ottawa Charta for Health Promotion. Ottawa/Ontario/Can.

Weltgesundheitsorganisation (WHO) (1997): The Jakarta Declaration on leading Health Promotion into the 21st century. Jakarta/Indonesia.

Wolfmeir, S. (2009): Schulische Gesundheitsförderung. Rahmenbedingungen, fördernde und hemmende Faktoren. Saarbrücken: VDM Verlag Dr. Müller.

Leseempfehlungen

Schnabel, P.-E. (2001): Familie und Gesundheit. Bedingungen, Möglichkeiten und Konzepte der Gesundheitsförderung. Weinheim und München: Juventa.

Naidoo, J./Wills, J. (2003): Lehrbuch der Gesundheitsförderung. Köln: Bundeszentrale für gesundheitliche Aufklärung.

Bals, T./Hanses, A./Melzer, W. (Hg.) (2008): Gesundheitsförderung in pädagogischen Settings. Ein Überblick über Präventionsansätze in zielgruppenorientierten Lebenswelten Weinheim: Beltz/Juventa.

29 Prävention und Gesundheitsförderung am Arbeitsplatz

Uwe Lenhardt und Rolf Rosenbrock

Die Bedeutung der Arbeitswelt als Handlungsfeld von Prävention und Gesundheitsförderung

Im Jahre 2012 waren in Deutschland 41,6 Millionen Personen erwerbstätig, davon fast 90 % in abhängiger Stellung. Im Durchschnitt arbeitet jeder dieser Menschen wöchentlich knapp 32 Stunden und verbringt damit an normalen Werktagen etwa 36 % seiner wachen Zeit «auf Arbeit». Während dieser Zeit unterliegt die Gesundheit der Arbeitenden vielfältigen Einflüssen, die auch in erheblichem Umfang zu Beeinträchtigungen der physischen und psychischen Integrität führen: Etwa ein Drittel der Arbeitsunfähigkeitsfälle ist als arbeitsbedingt einzustufen, die hierdurch verursachten volkswirtschaftlichen Kosten sind jährlich in zweistelliger Milliardenhöhe zu veranschlagen (BKK-Bundesverband 2008).

Arbeit ist aber keineswegs nur unter dem Gesichtspunkt negativer Auswirkungen auf die Gesundheit zu betrachten. Empirische Hinweise auf gesundheitsbeeinträchtigende Effekte von Arbeitslosigkeit (Hollederer/Brand 2006) sprechen dafür, dass in der Ausübung einer Erwerbsarbeit auch **gesundheitlich stabilisierende Momente** wirksam sein können. Inwieweit nun Arbeit der Gesundheit ab- oder zuträglich ist, hängt vom konkreten **Zusammenspiel dreier Faktorenbündel** ab (Pröll und Gude 2003, 20 ff.):

- den aus dem komplexen Sach- und Leistungsbezug von Arbeit erwachsenden gesundheitlichen **Belastungen** (ungünstige Umgebungseinflüsse wie z.B. Lärm, schweres Heben und Tragen, Zwangshaltungen, ungünstige Arbeitszeiten, hohes Arbeitspensum, Zeitdruck, Monotonie u.a.m.)
- den – gesund erhaltenden – **personalen und organisationalen/sozialen Ressourcen**, auf die das arbeitende Individuum «zugreifen» kann (Handlungs- und Entscheidungsspielräume bei der Arbeit, formelle und informelle Strukturen sozialer Unterstützung und Anerkennung durch Vorgesetzte/Kollegen, Partizipationschancen, Zeitsouveränität, Statussicherheit und Entwicklungsmöglichkeiten, individuelle Kompetenzen und Überzeugungssysteme u.a.m.)
- den Mustern anforderungsbezogener Eigenaktivität des Subjekts im Sinne emotionalen und kognitiven sowie praktischen **Bewältigungshandelns** (Kontrollambitionen, Leistungsorientierung, Verausgabungsbereitschaft, Distanzierungs- und Erholungs[un]fähigkeit u.a.m.).

Kriterien und Maßnahmefelder gesundheitsgerechter und -förderlicher Gestaltung von Arbeit

In Zusammenfassung der wissenschaftlichen Befundlage zu arbeitsassoziierten Belastungen und Ressourcen sowie deren gesundheitlichen Effekten (Ulich 2005; Schlick et al. 2010) kann eine Arbeitssituation dann als gesundheitsgerecht und -förderlich betrachtet werden,

- wenn **Arbeitsplatz, Arbeitsmittel und Arbeitsumgebung** so gestaltet sind, dass die mit dem Arbeitsvollzug verbundenen Kraftaufwände, Bewegungsabläufe, Körperhaltungen und physikalisch-stofflichen Einwirkungen weder kurz- noch langfristig zu Schädigungen des Organismus führen

- wenn die **Arbeitsaufgabe** anregend, abwechslungsreich und zugleich konsistent ist, d.h. planende, ausführende und kontrollierende Elemente beinhaltet, ohne widersprüchliche oder insgesamt überhöhte inhaltliche Anforderungen zu stellen
- wenn die materiellen und organisatorischen **Ausführungsbedingungen** es erlauben, die Arbeitsaufgabe störungsfrei und ohne Behinderung zu erfüllen
- wenn der Beschäftigte (bzw. die Gruppe, in der er arbeitet) über tätigkeitsbezogene **Entscheidungs- und Handlungsspielräume** verfügt, die eine weitgehend selbstständige Strukturierung des Arbeitsablaufs ermöglichen
- wenn **Art, Ausmaß und Rhythmus der Leistungsabforderung** dem Entspannungs- und Regenerationsbedarf des arbeitenden Individuums nicht zuwiderlaufen
- wenn dem Bedürfnis nach **beruflicher Statussicherheit** sowie nach persönlichen und beruflichen **Entwicklungsperspektiven** Rechnung getragen wird
- wenn für die Mitarbeiter **Transparenz** und **Einflussmöglichkeiten** hinsichtlich betrieblicher Entscheidungen und Abläufe gegeben sind
- wenn **Führung, Kommunikation und Kooperation** nach Regeln praktiziert werden, die durch menschlichen Respekt geprägt sind und eine die Beschäftigten **motivierende und unterstützende Wirkung** haben.

Diese wissenschaftlich begründeten Kriterien decken sich übrigens weitestgehend mit den Vorstellungen, die die Beschäftigten von «guter Arbeit» haben (Fuchs 2006).

Inwieweit die Arbeitsrealität den genannten Kriterien der Gesundheitsgerechtigkeit und -förderlichkeit entspricht, entscheidet sich auf einer Vielzahl von betrieblichen Gestaltungsfeldern, die letztlich drei Kategorien zugeordnet werden können:

- **Technikgestaltung.** Hierzu sind alle technisch-stofflichen Aspekte des Arbeitsprozesses zu zählen wie etwa maschinelle Ausstattung, Art der Arbeitsmittel und Arbeitsmaterialien, räumliche Verhältnisse.
- **Organisatorische Gestaltung.** Hierunter fallen u.a. die funktionale Gliederung des Betriebs, Form und Tiefe der Arbeitsteilung und -kooperation, Arbeitszeitregimes, Aufgabengestaltung, Leistungspolitik, Entlohnungsformen, Planung und Steuerung der Arbeitsabläufe.
- **Betriebliche Personal- und Sozialpolitik.** Dies betrifft alles, was unter den Begriff «Human Resources Management» gefasst wird, wie z.B. Personalplanung und -rekrutierung, Beschäftigungspolitik einschl. Gestaltung der Beschäftigungsverhältnisse (Teilzeit- und Leiharbeit, befristete Verträge, Instrumente des Personalabbaus), Personalentwicklung (Weiterbildungsmaßnahmen, Aufstiegsplanung), Führung und Kommunikation, monetäre und nichtmonetäre betriebliche Sozialleistungen.

Grundsätzlich ist zu bedenken, dass betriebliches Entscheiden und Handeln auf diesen Feldern in erster Linie nicht von gesundheitlichen Kriterien, sondern von anderen – vor allem ökonomischen – Interessen und Erwägungen bestimmt wird. Dies bedeutet keineswegs, dass ökonomische und gesundheitliche Zielsetzungen generell in einem unversöhnlichen Gegensatz zueinander stehen. Prävention und Gesundheitsförderung können durchaus einen **wirtschaftlichen Nutzen** für den Betrieb haben, etwa durch Reduzierung der mit Arbeitsunfähigkeit verbundenen **Ausfallkosten** oder durch Produktivitäts- und Qualitätssteigerung aufgrund weniger gestörter Abläufe und motivierterer Mitarbeiter.

Solche positiven Effekte zeigen sich in der Regel allerdings eher längerfristig und sind zudem nicht unbedingt monetär darstellbar. Die verschärfte Konkurrenz auf zunehmend globalisierten Märkten drängt dagegen viele Betriebe in eine kurzfristige Kosten- und Ertragsperspektive, die den Zusammenhang von **gesundheitlicher und wirtschaftlicher Nachhaltigkeit** leicht aus dem Blick geraten lässt (Marstedt und Mergner 1995).

Der Stellenwert, den der Schutz und die Förderung der Mitarbeitergesundheit in der konkreten betrieblichen Praxis einnimmt, leitet sich indessen nicht ausschließlich von einem rein betriebswirtschaftlichen Kalkül her, sondern wird vom Zusammenwirken einer Vielzahl weiterer Faktoren beeinflusst – wie den außerökonomischen Wert- und Handlungsorientierungen des Managements, den Beziehungs- und Machtkonstellationen der verschiedenen Betriebsakteure, den entsprechenden betrieblichen Kompromissstrukturen, der gewachsenen Organisationskultur mit ihren geschriebenen und ungeschrieben Regeln u.a.m. (ebd.; Badura 2007; Larisch 2009).

Strukturwandel der Arbeitswelt – veränderte Anforderungen an das Präventionshandeln

Aufgrund tiefgreifender ökonomischer und sozialer Umbruchprozesse sind die Problemstellungen und Interventionsbedingungen im Handlungsfeld «Arbeit und Gesundheit» langfristig starken Veränderungen unterworfen. Folgende Entwicklungen sind in diesem Zusammenhang besonders hervorzuheben (als Überblick: Trinczek 2011):

- die zunehmende **Globalisierung von Wirtschaftsprozessen**, die mit beschleunigten Marktveränderungen und verschärften Konkurrenzverhältnissen einhergeht, welche wiederum die Unternehmen zu immer schnellerem, flexiblerem Reagieren (auch in Form von Restrukturierungen) zwingen
- säkulare **Verschiebungen innerhalb der Wirtschafts- und Beschäftigungsstruktur** wie: Ausweitung des tertiären Sektors, Bedeutungszuwachs wissens- und kommunikationsintensiver Tätigkeiten in Dienstleistung und Produktion, zunehmendes Gewicht von Klein- und Kleinstbetrieben
- **Deregulierung und Entstandardisierung von Beschäftigungs- und Leistungsbedingungen**, dementsprechendes Vordringen flexibler Arbeitsformen (kunden- und nachfragegesteuerte Arbeitszeiten, temporäre Arbeit, Formen neuer Selbstständigkeit, Gruppen- und Projektarbeit u.a.m.), in denen sich z.T. hohe Selbstregulierungsanforderungen mit wachsenden Unsicherheitserfahrungen und einem Trend zur Intensivierung und «Entgrenzung» der Leistungsverausgabung verbinden (s.a. Pröll und Gude 2003; Menz et al. 2011)
- **Schwerpunktverlagerungen im Belastungsgeschehen**, v.a. in Richtung auf psychische Stressbelastungen (so arbeitet laut neueren Erhebungen inzwischen gut die Hälfte der Erwerbstätigen häufig unter starkem Zeit- und Leistungsdruck) (s.a. Lohmann-Haislah 2012)
- die **demografische Alterung des Erwerbstätigenpotenzials**, die erhöhte Anforderungen an eine – den längeren Verbleib im Erwerbsleben ermöglichende – alter(n)sgerechte Arbeitsgestaltung mit sich bringt (s.a. Richter et al. 2012).

Komplexität und Veränderungsdynamik des Interventionsfeldes «Arbeit und Gesundheit» erfordern einen Typus präventiver Praxis, der sich von den Schwerpunktsetzungen und Handlungslogiken einer hierarchisch-regulativen, technikzentrierten und expertenorientierten Prävention traditioneller Prägung v.a. durch einen erweiterten inhaltlichen Problembezug sowie durch differenziertere, flexible Kooperationsmuster deutlich abhebt (Bertelsmann Stiftung/Hanns Böckler Stiftung 2004).

Wesentliche Facetten dieses Wandels sind in **Tabelle 1** zusammengefasst (Lenhardt und Rosenbrock 1999).

Die Frage, inwieweit die Strukturen **arbeitsweltbezogener Prävention** den geschilderten Anforderungen an eine moderne Praxis gerecht werden, soll im Folgenden anhand einer knappen Darstellung des rechtlich regulierten Arbeitsschutzes und der kassengetragenen betrieblichen Gesundheitsförderung erörtert werden. Dabei ist zu bedenken, dass die eigentlichen institutionellen Aufgabenträger in diesen Bereichen alleine kaum in der Lage sind, die existierenden Handlungsanforderungen zu bewältigen. Dies kann nur über eine stärkere **Vernetzung** mit organisierten Akteuren gelingen, die formell zwar keine Präventionsaufgaben besitzen, diesbezüglich aber wichtige Unterstützungs- und **Multiplikatorenfunktionen** erfüllen können (für den Bereich des kleinbetrieblichen Arbeitsschutzes beispielhaft zu nennen: Handwerkskammern und -innungen). Auf einigen gesundheitlich hoch relevanten Handlungsfeldern, etwa der betrieblichen Leistungs-, Qualifizierungs- und

Tabelle 1: Wandel arbeitsweltbezogener Prävention: Perspektiverweiterungen und neue Akzentsetzungen

Veränderungsdimension	von ...	nach ...
Zielorientierung	Abwehr von körperlichen Schädigungen (z.B. durch Unfälle)	Verminderung psychischer (Fehl-)Belastungen; Stärkung gesundheitlicher Ressourcen; Realisierbarkeit geistiger, emotionaler und sozialer Bedürfnisse bei der Arbeit
Problemfokus	isolierte (überwiegend technisch-stoffliche) Belastungsfaktoren mit eindeutiger Wirkung auf die Gesundheit	organisatorisches und soziales Bedingungsgefüge des Betriebs mit komplexen gesundheitlichen Wirkungen
Typ der Problembearbeitung	Handlungsmuster: Vorschrift – Vollzug – Kontrolle; «institutionelle Zuständigkeit»; Delegation an medizinische und technische Experten	diskursive/kooperative Problembewertung und Maßnahmenentwicklung; flexible Vernetzung von Akteuren; Partizipation der Beschäftigten; Integration in betriebliche Entscheidungsstrukturen/-abläufe; über-/außerbetriebliche Institutionen: Verstärkung der Beratungsfunktion
dominierende Maßnahmen	medizinische Untersuchung; Sicherheitsüberwachung; Belehrung	Arbeitsgestaltung; Organisationsentwicklung; Kompetenzentwicklung

Beschäftigungspolitik, sind die Präventionsinstanzen i.e.S. – wenn überhaupt – auch «nur äußerst schwach mandatiert und praktisch instrumentiert» (Pröll und Gude 2003, 157), so dass hier in erster Linie ohnehin ganz andere Akteure (insb. die Tarifvertrags- und Betriebsparteien) gefordert sind.

Der institutionalisierte Arbeitsschutz

Rechtlich-institutionelle Struktur

Der **Staat** repräsentiert eine der beiden «Säulen» des für Deutschland typischen **«dualen Arbeitsschutzsystems»**. Hierbei obliegt dem Bund die Rechtsetzung, während die einzelnen Bundesländer mit ihren Aufsichtsbehörden für den Vollzug des staatlichen Arbeitsschutzrechts in den Betrieben (Überwachung und ggf. Anordnung) zuständig sind.

Letzteres findet seit den 1990er-Jahren jedoch unter deutlich veränderten Rahmenbedingungen statt. Die Krise der öffentlichen Haushalte und Konzepte der «Verwaltungsmodernisierung» haben den staatlichen Arbeitsschutz nicht unberührt gelassen: Die Personalausstattung ist hier seit geraumer Zeit schrumpfend, die Abläufe im internen und externen Verwaltungshandeln erfuhren eine grundlegende Umgestaltung, zum Teil wurde der Arbeitsschutz als Sonderverwaltung aufgelöst, in die allgemeine Verwaltungsorganisation der Länder überführt oder gar kommunalisiert. Vor diesem Hintergrund haben sich die Bundesländer auch explizit von dem Anspruch gelöst, die Einhaltung des Gesamtbestandes an staatlichen Arbeitsschutzvorschriften flächendeckend kontrollieren zu wollen. Stattdessen konzentrieren sie sich darauf, im Rahmen einer sogenannten **«Programmarbeit»** als besonders dringlich angesehene Arbeitsschutzprobleme mittels gezielter Schwerpunktaktionen zu bearbeiten. Eine größere Effizienz des staatlichen Aufsichtshandelns erwartet man sich darüber hinaus auch vom Übergang zu einer **betrieblichen «Systemkontrolle»**, welche primär nach der generellen Funktionsfähigkeit der im Betrieb vorhandenen Arbeitsschutzorganisation fragt und eine an Einzelvorschriften orientierte «Detailkontrolle» weitenteils entbehrlich machen soll. Ob all dies ohne Beeinträchtigung des Schutzniveaus vonstatten gehen kann, ist angesichts fortwährender personeller und organisatorischer Schwächungen der staatlichen Arbeitsschutzinstanzen jedoch umstritten (Gerlinger 2000, 349 ff.; Wellmann/Lempert-Horstkotte 2009, 56 ff.).

Die zweite Säule des dualen Arbeitsschutzsystems wird von den insgesamt 36 **Trägern der Gesetzlichen Unfallversicherung (UVT)** (darunter 9 gewerbliche Berufsgenossenschaften, 26 UVT der öffentlichen Hand und 1 landwirtschaftlicher UVT) gebildet. Diese sind selbstverwaltete Körperschaften öffentlichen Rechts, deren Organe paritätisch aus Arbeitgeber- und Versichertenvertretern zusammengesetzt sind. Finanziert werden sie ausschließlich aus Arbeitgeberbeiträgen. Kennzeichnend für die Unfallversicherung ist eine Tendenz zur organisatorischen Zentralisierung, die vor einigen Jahren eingesetzt hat und im Bereich der öffentlichen Hand vermutlich auch noch nicht abgeschlossen ist.

Die im **Sozialgesetzbuch (SGB) VII** geregelten Präventionsaufgaben der UVT umfassen die Verhütung von Arbeitsunfällen, Berufskrankheiten und (seit 1996) arbeitsbedingten Gesundheitsgefahren. Zu diesem Zweck haben die UVT die Befugnis, eigene Arbeitsschutzvorschriften zu erlassen und deren Umsetzung in den Betrieben zu überwachen, die Unternehmen in Fragen des Arbeitsschutzes zu beraten und für die Aus- und Fortbildung der auf betrieblicher Ebene mit dem Arbeitsschutz betrauten Personen zu sorgen.

Traditionell war die Präventionsarbeit der UVT stark **vorschriften- und technikzentriert** und dabei weitgehend auf Sicherheitsmängel sowie spezifische physikalisch-stoffliche Einwirkungen am Arbeitsplatz bezogen. Der tendenzielle Verlust klassischer Regelungsdomänen (z.B. Beschaffenheitsanforderungen an Arbeitsmittel) auf der einen, die Erweiterung des gesetzlichen Präventionsauftrags auf die Verhütung arbeitsbedingter Gesundheitsgefahren auf der anderen Seite haben jedoch dazu geführt, dass bei den UVT ein Prozess der organisatorischen und inhaltlichen Neuausrichtung in Gang gekommen ist. Ausdruck dessen ist u.a. eine stärkere Gewichtung der **Beratungs- und Unterstützungsfunktion** für die Betriebe, insbesondere auf dem Gebiet der Arbeitsschutzorganisation und -planung. Zu beobachten ist auch eine allmähliche thematische Verbreiterung der Beratungspraxis und der Qualifizierungsangebote in Richtung auf Belastungs- und Gestaltungsdimensionen, die jenseits der klassischen Präventionsschwerpunkte liegen (Wellmann/Lempert-Horstkotte 2009).

Das deutsche Arbeitsschutzrecht wird seit Ende der 1980er-Jahre zunehmend von verbindlichen Richtlinien der Europäischen Union bestimmt (Gerlinger 2000, 45 ff., 281 ff.; Larisch 2009, 33 ff.). Ein Ergebnis dieser Entwicklung ist das 1996 in Kraft getretene **Arbeitsschutzgesetz** (ArbSchG). Die Bedeutung dieser für den betrieblichen Arbeitsschutz grundlegenden Rechtsnorm liegt vor allem in folgenden Punkten (ebd.; Faller/Faber 2012):

- **weitgefasstes und dynamisches Verständnis von Arbeitsschutz**: Verhütung arbeitsbedingter Gesundheitsgefahren einschließlich der «menschengerechten Gestaltung der Arbeit» als Aufgabe des Arbeitsschutzes (§ 2 Abs. 1); Verpflichtung des Arbeitgebers, eine «Verbesserung» des Gesundheitsschutzes anzustreben (§ 3 Abs. 1)
- **erhöhte Anforderungen an die Planmäßigkeit und den Integrationsgrad von Maßnahmen des Arbeitsschutzes**: Beachtung des Arbeits- und Gesundheitsschutzes «bei allen Tätigkeiten und eingebunden in die betrieblichen Führungsstrukturen» (§ 3 Abs. 2); sachgerechte Verknüpfung von «Technik, Arbeitsorganisation, sonstigen Arbeitsbedingungen, sozialen Beziehungen und Einfluss der Umwelt auf den Arbeitsplatz» bei der Maßnahmeplanung (§ 4)
- **Pflicht zur Durchführung von Gefährdungsbeurteilungen** als Grundlage einer systematischen Vorgehensweise im Arbeits- und Gesundheitsschutz: umfassende Ermittlung und Beurteilung von Gefährdungen, Ableitung von Schutzmaßnahmen, Überprüfung der Maßnahmewirksamkeit, Dokumentation des Gesamtprozesses (§§ 5 u. 6)
- **auf aktive Mitwirkung abzielende Pflichten und Rechte der Beschäftigten** im Arbeits- und Gesundheitsschutz: u.a. Vorschlagsrecht in allen Fragen des Gesundheitsschutzes (§§ 15–17).

Das ArbSchG hat den **Charakter einer Rahmenvorschrift** mit allgemein formulierten Schutzzielen und Handlungsverpflichtungen, die dem Arbeitgeber relativ großen Gestaltungsspielraum bei der konkreten Umsetzung lässt.

Ergänzt wird das ArbSchG durch eine ganze Reihe von (ebenfalls auf EU-Richtlinien basierenden) staatlichen Verordnungen, in denen spezielle Bereiche des Arbeitsschutzes geregelt sind (Arbeitsstätten, Gefahrstoffe, Bildschirmarbeit, Lastenhandhabung u.a.m.). Darüber hinaus existieren noch einige Gesetze, die sich auf den sog. «**sozialen Arbeitsschutz**» (z.B. Arbeitszeitgesetz, Jugendarbeitsschutzgesetz) sowie auf die sicherheitstechnische und betriebsärztliche Betreuung der Betriebe (Arbeitssicherheitsgesetz) beziehen. Ein großer Teil der staatlichen Rechtsvorschriften wird durch sog. «Technische Regeln» untersetzt, die selbst keinen rechtsverbindlichen Charakter besitzen, deren Befolgung aber im Sinne rechtskonformen Handelns interpretiert wird («Vermutungswirkung»).

Parallel zum staatlichen Arbeitsschutzrecht hatte sich über viele Jahrzehnte ein umfangreiches Vorschriftenwerk der UVT entwickelt, das vielfältige branchenbezogene Bestimmungen zur betrieblichen Arbeitsschutzorganisation, zu spezifischen physikalisch-stofflichen Einwirkungen sowie zu verschiedensten Betriebsarten, Tätigkeiten und Arbeitsplätzen bzw. Arbeitsverfahren enthielt. Da nun immer mehr arbeitsschutzrelevante Sachverhalte auf EU-Ebene bzw. im nationalstaatlichen Recht geregelt werden, unterziehen die UVT seit einigen Jahren ihr autonomes Vorschriften- und Regelwerk einer weitreichenden Straffung und Neuordnung.

Der Trend geht dahin, sich auf eine zentrale Basisvorschrift zu stützen, diese durch eine überschaubare Zahl weiterer, an strenge Bedarfsprüfungen gebundener Vorschriften (für im staatlichen Recht nicht oder konkretisierungsbedürftig geregelte Bereiche) zu ergänzen und Detailfragen der betrieblichen Umsetzung möglichst weitgehend in nicht rechtsverbindlichen UVT-Regeln abzuhandeln. Um Doppelregelungen zu vermeiden und den UVT dennoch eine umfassende Aufsichtsbefugnis zu sichern, wird in der knapp und allgemein gehaltenen Basisvorschrift auf einschlägige staatliche Arbeitsschutzgesetze und -verordnungen verwiesen und deren Einhaltung als Voraussetzung für die Erfüllung auch des autonomen Satzungsrechts definiert (Lenhardt 2004, 36ff.).

Da unterhalb der Ebene rechtsverbindlicher Vorschriften sowohl auf staatlicher als auch auf UVT-Seite zahlreiche konkretisierende Arbeitsschutzregeln vorliegen und entwickelt werden, besteht allerdings nach wie vor ein hoher Abstimmungsbedarf, der zudem mit einigen politischen und organisatorischen Problemen verknüpft ist (Riesenberg-Mordeja/Fritsche 2010). Hier voranzukommen ist eines der erklärten Ziele der von Bund, Ländern und UVT getragenen «**Gemeinsamen Deutschen Arbeitsschutzstrategie**» **(GDA)**. Neben der Schaffung eines kohärenten Vorschriften- und Regelwerks im Arbeitsschutz hat die 2007 beschlossene und 2013 bereits in ihre zweite Fünfjahresperiode eingetretene GDA die Funktion, die bislang recht heterogene und unzureichend koordinierte Aufsichts- und Beratungstätigkeit der staatlichen Behörden und der UVT an gemeinsamen Zielen, Handlungsfeldern und Verfahrensstandards auszurichten. Zentrales Entscheidungs- und Steuerungsgremium der GDA ist laut novelliertem Arbeitsschutzgesetz die «**Nationale Arbeitsschutzkonferenz**» **(NAK)**, der jeweils drei Vertreter des Bundes, der Länder und der UVT sowie (mit beratender Stimme) der Gewerkschaften und der Arbeitgeberverbände angehören (näheres unter: http://www.gda-portal.de).

Umsetzung auf der betrieblichen Ebene

Die Verantwortung für die Durchführung des Arbeitsschutzes liegt grundsätzlich beim einzelnen **Arbeitgeber**. Dieser kann konkrete arbeitsschutzbezogene Pflichten an entsprechend sachkundige **Führungskräfte** übertragen. Beraten und unterstützt wird der Arbeitgeber zudem durch **professionelle Arbeitsschutzexperten** (Fachkräfte für Arbeitssicherheit und Betriebsärzte), die er in – je nach Beschäftigtenzahl und Branche variierendem – Umfang zu bestellen hat. Wichtige Präventionsakteure sind ferner **Betriebs- und Personalräte**, die sowohl im Arbeitsschutz als auch auf anderen gesundheitsrelevanten Handlungsfeldern (Arbeitszeit- und Pausenregelung, Leistungspolitik, Arbeitsorganisation u.a.m.) über umfangreiche Informations-, Mitwirkungs- und Mitbestimmungsrechte verfügen. Eine zentrale Rolle im betrieblichen

Präventionsgeschehen kommt schließlich den **Beschäftigten** selbst zu, ohne deren Unterstützung und Engagement ein effektiver Arbeitsschutz kaum realisierbar erscheint.

Von der Qualität des Zusammenwirkens dieser Akteure hängt maßgeblich ab, auf welchem Niveau sich der Arbeitsschutz im Betrieb bewegt. Den Stand der **Arbeitsschutzpraxis in deutschen Betrieben** verlässlich und differenziert einzuschätzen ist bislang jedoch mangels einer systematischen Berichterstattung auf diesem Gebiet schwierig. Folgende Befunde mögen diesbezüglich als punktuelle Hinweise dienen:

- **Betriebliche Arbeitsschutzorganisation:** Die strukturellen und prozeduralen Voraussetzungen effektiven Präventionshandelns sind sehr ungleichmäßig entwickelt. Besonders deutlich wird dies bei den nach §§ 5 u. 6 ArbSchG allen Arbeitgebern vorgeschriebenen Gefährdungsbeurteilungen. Wie eine im Rahmen der GDA durchgeführte repräsentative Betriebsbefragung Mitte 2011 ergab, kommt knapp die Hälfte der Betriebe ihrer diesbezüglichen Verpflichtung nach wie vor nicht nach – mit besonders ausgeprägten Defiziten im Kleinbetriebssektor und in einigen Dienstleistungsbranchen. Wenn Gefährdungsbeurteilungen gemacht werden, konzentriert man sich zumeist auf technisch-stoffliche Aspekte (Arbeitsmittel, Arbeitsplatzgestaltung, Arbeitsumgebung), wohingegen andere, insbesondere unter dem Gesichtspunkt der psychischen Belastung relevante Gefährdungsquellen wie die Arbeitsorganisation, die Arbeitszeit oder die sozialen Beziehungen am Arbeitsplatz häufig unberücksichtigt bleiben. Schließlich wird auf die vorgeschriebene Dokumentation der Gefährdungsbeurteilung und auf die Überprüfung der Wirksamkeit daraus abgeleiteter Maßnahmen noch allzu oft verzichtet (Reusch et al. 2013, 352 ff.).
- **Sicherheitstechnische und arbeitsmedizinische Betreuung:** Laut der o.g. GDA-Betriebsbefragung lassen sich (trotz einer generellen Verpflichtung hierzu) lediglich 59 % der Betriebe von Sicherheitsfachkräften und gar nur 40 % von Betriebsärzten präventionsfachlich beraten (Lenhardt 2012, 18). Hinzu kommt: Gesetzlich definiertes Aufgabenspektrum und reales Tätigkeitsprofil insbesondere der Betriebsärzte fallen empirischen Untersuchungen zufolge immer noch deutlich auseinander. Während alle Betriebsärzte arbeitsmedizinische Vorsorgeuntersuchungen durchführen und hierauf auch einen großen Teil ihrer Arbeitszeit verwenden, spielt z.B. das Vorschlagen von bzw. die Mitwirkung bei konkreten Schutz- und Gestaltungsmaßnahmen für viele Betriebsärzte überhaupt keine, und wenn, dann zumeist eine zeitlich nur marginale Rolle (Kliemt und Voullaire 2003). Bei den Sicherheitsfachkräften (Sifa) scheint sich die traditionell starke Fixierung auf technische Unfallverhütung und Sicherheitsbelehrung inzwischen etwas gelockert zu haben. Zwar agieren die Sifa bei der Gestaltung von Arbeitsorganisation, Arbeitszeit und Arbeitsformen sowie bei der Gesundheitsförderung immer noch vergleichsweise zurückhaltend (und zudem weniger wirksam), alles in allem ist aber erkennbar, dass hier eine gewisse Annäherung an das Rollenbild eines «betrieblichen Präventionsberaters und -managers» stattgefunden hat, der auch der menschengerechten Arbeitsgestaltung und der Betrieblichen Gesundheitsförderung sich anzunehmen weiß (Riebe et al. 2012).
- **Partizipation der Beschäftigten:** Obwohl die essentielle Bedeutung der Mitarbeiterbeteiligung für einen modernen Arbeitsschutz inzwischen allgemein anerkannt wird, ist sie in der betrieblichen Wirklichkeit keineswegs die Regel und bleibt zudem, statt eine reale Entscheidungsteilhabe zu eröffnen, vielfach auf «Schwundformen» wie Information und Befragung beschränkt (Lenhardt und Ertel 2012). So werden die Beschäftigten häufig nicht oder nur oberflächlich an der Durchführung der Gefährdungsbeurteilung beteiligt (Becker et al. 2011), was sich empirisch belegbar negativ auf die Umsetzungsqualität auswirkt (Ahlers und Brussig 2005, 522).

Betriebliche Gesundheitsförderung

Rechtliche und konzeptionelle Grundlagen

Inhaltlich ist betriebliche Gesundheitsförderung (BGF) nicht trennscharf von modernen Arbeitsschutzstrategien zu unterscheiden, deren Gestaltungshorizont sich inzwischen z.B. auch auf die Dimension gesundheitlicher Ressourcen in der Arbeit erstreckt. Dennoch hat sich die BGF ab den 1980er-Jahren zunächst relativ unabhängig vom – damals konzeptionell und praktisch noch stark verengten – Arbeitsschutz entwickelt. Dabei sind die **Krankenkassen** recht bald zu den wichtigsten organisatorischen Trägern der BGF geworden. Grundlage hierfür war die 1989 erfolgte Verankerung der Gesundheitsförderung im SGB V. In der 2007 novellierten Fassung besagt der entsprechende Passus: «Die Krankenkassen erbringen Leistungen zur Gesundheitsförderung in Betrieben (betriebliche Gesundheitsförderung), um unter Beteiligung der Versicherten und der Verantwortlichen für den Betrieb die gesundheitliche Situation einschließlich ihrer Risiken und Potenziale zu erheben und Vorschläge zur Verbesserung der gesundheitlichen Situation sowie zur Stärkung der gesundheitlichen Ressourcen und Fähigkeiten zu entwickeln und deren Umsetzung zu unterstützen» (§ 20a Abs. 1 SGB V). Die Kassen haben auch die Möglichkeit, bei Durchführung von BGF-Maßnahmen dem betreffenden Arbeitgeber und den im Betrieb beschäftigten Versicherten einen Beitragsbonus als finanziellen Anreiz zu gewähren (§ 65a Abs. 1 u. 2 SGB V).

Im Krankenkassenvergleich bewegte sich die BGF quantitativ und qualitativ stets auf recht **unterschiedlichem Niveau**, über einige Jahre blieb sie weitgehend auf **verhaltenspräventiv** ausgerichtete Angebote beschränkt. Ein Teil der Krankenversicherungsträger praktizierte aber schon früh auch anspruchsvollere **Handlungskonzepte**, die – bei allen Unterschieden im Einzelnen – durch folgende Grundmerkmale gekennzeichnet sind:

- auf Analysen gestütztes, datenbasiertes Handeln (**Gesundheitsberichte**)
- kooperative Planung und Steuerung der Aktivitäten unter Einschluss des Managements (v.a. Geschäftsleitung), des Betriebs-/Personalrates und der betrieblichen Arbeitsschutzexperten (**Arbeitskreis Gesundheit o.ä.**)
- partizipative, auf die Beschäftigten gestützte Problemidentifizierung und Maßnahmenentwicklung (**moderierte Gesundheitszirkel**)
- Verknüpfung verhaltens- und verhältnispräventiver Maßnahmen unter Berücksichtigung der aus dem betrieblichen Organisations- und Kommunikationsgefüge resultierenden Einflüsse auf die Gesundheit einschließlich psychosozialer Faktoren (**umfassende Belastungs- und Ressourcenorientierung**)
- Förderung und strukturelle Verankerung betrieblicher Eigenkompetenz zur kooperativen Problemerkennung und Problemlösung (**Organisationsentwicklung**).

Seit Beginn der Kassenaktivitäten in diesem Bereich sind eine deutliche Verbreiterung und Ausdifferenzierung des BGF-Instrumentariums sowie eine Professionalisierung diesbezüglicher Angebots- und Umsetzungsstrategien zu verzeichnen. Hervorzuheben sind dabei Bemühungen, BGF zu einem in die betrieblichen Strukturen und Abläufe integrierten Gesundheitsmanagement weiterzuentwickeln und auf diesem Wege das oftmals beklagte «Nischendasein» der BGF und deren Verstetigungsprobleme zu überwinden. Auch die Entwicklung von BGF-Konzepten, die den besonderen Bedingungen in kleineren Betrieben angepasst sind, ist in diesem Zusammenhang zu nennen (Lenhardt 2004, 42 ff.).

Stand der Praxis

Im Unterschied zum Arbeitsschutz trägt die BGF gänzlich **freiwilligen Charakter**. Dies hat im Falle des Zustandekommens solcher Aktivitäten gewiss einige Vorteile hinsichtlich Motivation und Engagement der Beteiligten. Es bedeutet aber eben auch: Weder sind Maßnahmen, zu denen die betrieblichen Entscheider nicht «aus freien Stücken» bereit sind, erzwingbar, noch können Betriebe überhaupt zur Beteiligung an kassengetragener BGF verpflichtet werden.

Es überrascht daher nicht, dass BGF – trotz langfristig steigender Tendenz – nach wie vor alles andere als flächendeckende Praxis ist. Neueren Untersuchungen zufolge gibt es nur in etwa einem Viertel aller Betriebe Aktivitäten der BGF (Hollederer 2007; Beck und Schnabel 2010), wobei es sich meist auch nur um sporadische Einzelmaßnahmen und nicht um ein systematisches, in die regulären betrieblichen Abläufe integriertes und auf die Gestaltungsbeteiligung der Mitarbeiter gestütztes Vorgehen handelt (Ulmer und Gröben 2005; Gröben und Wenninger 2006). Zudem kommen Aktivitäten der BGF in Kleinbetrieben und außerhalb des produzierenden Gewerbes immer noch deutlich seltener vor.

Im Jahre 2012 hat die GKV zum elften Mal in Folge einen Bericht vorgelegt, der den Entwicklungsstand der BGF – soweit Krankenkassen an ihr beteiligt sind – auf Basis einer umfassenden und einheitlichen Leistungsdokumentation einzuschätzen erlaubt (MDS/GKV-Spitzenverband 2012). Ein Ergebnis des Berichts ist, dass der Durchführung von BGF-Maßnahmen in den allermeisten Fällen (94 %) irgendeine Form der Problemanalyse vorausgeht, wobei die Auswertung von Krankenkassen-Routinedaten zur Arbeitsunfähigkeit ganz im Vordergrund steht – recht häufig aber auch in Kombination mit anderen Instrumenten wie Arbeitsplatzbegehungen und Mitarbeiterbefragungen.

Mindestens ebenso wichtig für Qualität und Erfolg von BGF ist das Vorhandensein einer innerbetrieblichen Entscheidungs- und Kooperationsstruktur, die die Verankerung, Steuerung und verbindliche Umsetzung der Aktivitäten gewährleistet. Hierfür haben die Krankenkassen Instrumente und Verfahrensstandards entwickelt, die dem Präventionsbericht zufolge aber nicht durchgängig – und auch in zuletzt abnehmendem Umfang – angewandt werden. So wurde in 55 % der gemeldeten Fälle angegeben, dass ein BGF-Steuerungsgremium existiert, dem mehrere betriebliche Entscheidungs- und Funktionsträger angehören. Die Zusammenarbeit der Krankenkassen mit weiteren außerbetrieblichen Partnern scheint in der BGF eher die Ausnahme als die Regel zu sein. Dies betrifft auch die Unfallversicherungsträger, die – trotz bestehender gesetzlicher Kooperationsverpflichtung – nur bei 40 % der dokumentierten BGF-Aktivitäten genannt wurden.

Die Tatsache, dass in 64 % der dokumentierten Fälle von BGF verhältnispräventive Maßnahmen (meist in Verbindung mit Angeboten zur Verhaltensprävention) ergriffen wurden, markiert längerfristig betrachtet einen klaren Fortschritt in der Praxis der BGF, auch wenn rein verhaltensorientierte Maßnahmen (Rückenschulen, Stressbewältigungstraining etc.) immer noch mehr als ein Drittel der Aktivitäten ausmachen. Den Schwerpunkt bei der Verhältnisprävention bilden nach wie vor technische Modifikationen von Arbeitsmitteln und Arbeitsplätzen (in 61 % der nicht rein verhaltenspräventiv ausgerichteten BGF-Aktivitäten genannt). Die Arbeitsorganisation betreffende Gestaltungsbemühungen – besonders bedeutsam für die Beeinflussung psychischer Belastungen – haben allerdings spürbar an Gewicht gewonnen (Zunahme der Nennungshäufigkeit von 43 % [2006] auf 54 % [2011]).

Die Bestandsaufnahme der BGF zeigt darüber hinaus, dass Partizipation in der Praxis bei weitem noch nicht den Stellenwert als zentrales Ziel- und Prozesskriterium der Gesundheitsförderung besitzt, der ihr seit der Ottawa-Charta programmatisch zugewiesen wird: Gesundheitszirkel wurden auch im Jahre 2011 nur in einem Viertel der dokumentierten BGF-Projekte eingerichtet.

Defizite gibt es nach wie vor auch in Bezug auf die Evaluation von BGF-Maßnahmen: 2011 war bei 25 % der durch die Kassen gemeldeten Aktivitäten eine Erfolgskontrolle explizit nicht vorgesehen, und wenn solche Überprüfungen durchgeführt wurden, erfolgte dies sehr häufig anhand relativ oberflächlicher Indikatoren (Zufriedenheit mit der Intervention o. ä.). Trotz des insgesamt eher niedrigen Evaluationsniveaus gibt es inzwischen eine ganze Reihe von Hinweisen darauf, dass eine systematisch angelegte BGF durchaus wirksam sein kann, etwa im Hinblick auf die Entwicklung und Umsetzung belastungsmindernder technischer und organisatorischer Gestaltungslösungen, auf die Verbesserung des Betriebsklimas und der Mitarbeiterzufriedenheit, auf die Verringerung gesundheitlicher Beschwerden oder auf die Reduktion krankheitsbedingter Fehlzeiten (Fritz 2006; Lenhardt 2003; Pfaff und Slesina 2002).

Prüfungsfragen

1. Nennen Sie wichtige gesundheitliche Einflussfaktoren aus der Arbeitswelt. Berücksichtigen Sie dabei sowohl die Belastungs- als auch die Ressourcendimension.
2. Geben Sie die zentralen Kriterien einer gesundheitsgerechten und gesundheitsförderlichen Arbeitssituation an.
3. Welche betrieblichen Maßnahmenfelder sind im Hinblick auf die gesundheitskritische bzw. gesundheitsförderliche Gestaltung der Arbeitsbedingungen von Bedeutung?
4. Welcher wirtschaftliche Nutzen kann Betrieben durch Prävention und Gesundheitsförderung erwachsen? Welche Faktoren können einem betrieblichen Engagement auf diesem Gebiet entgegenstehen?
5. Welche grundlegenden wirtschaftlichen und gesellschaftlichen Entwicklungstrends werden künftig das Anforderungsprofil betrieblicher Prävention wesentlich prägen?
6. Was kennzeichnet eine moderne arbeitsweltbezogene Präventionspraxis? Wodurch hebt diese sich von traditionellen Vorgehensweisen ab?
7. Erläutern Sie die Zuständigkeiten und Aufgaben von staatlichen Instanzen sowie von Unfallversicherungsträgern innerhalb des dualen Arbeitsschutzsystems.
8. Welches sind die zentralen Charakteristika des Arbeitsschutzgesetzes?
9. Nennen Sie die wichtigsten Präventionsakteure auf betrieblicher Ebene sowie deren Aufgaben und beschreiben sie zentrale Umsetzungsdefizite des betrieblichen Arbeitsschutzes.
10. Schildern Sie die konzeptionellen Kernelemente der betrieblichen Gesundheitsförderung sowie die hauptsächlichen Probleme und Mängel bei ihrer praktischen Umsetzung.

Zitierte Literatur

Ahlers, E./Brussig, M. (2005): Gefährdungsbeurteilung in der betrieblichen Praxis. WSI-Mitteilungen 58, 517–523.

Badura, B. (2007): Grundlagen präventiver Gesundheitspolitik: Das Sozialkapital von Organisationen. In: W. Kirch/B. Badura/H. Pfaff (Hg.): Prävention und Versorgungsforschung. Ausgewählte Beiträge des 2. Nationalen Präventionskongresses und 6. Deutschen Kongresses für Versorgungsforschung. Heidelberg: Springer, 3–34.

Beck, D./Schnabel, P.-E. (2010): Verbreitung und Inanspruchnahme von Maßnahmen zur Gesundheitsförderung in Betrieben in Deutschland. Das Gesundheitswesen 72, 222–227.

Becker, K./Brinkmann, U./Engel, T./Satzer, R. (2011): Gefährdungsbeurteilungen als Präventionsspiralen zur Gestaltung von Arbeit. In: N. Kratzer/W. Dunkel/K. Becker/S. Hinrichs (Hg.): Arbeit und Gesundheit im Konflikt. Analysen und Ansätze für ein partizipatives Gesundheitsmanagement. Berlin: Edition Sigma, 261–285.

BKK-Bundesverband (Hg.) (2008): Kosten arbeitsbedingter Erkrankungen und Frühberentung in Deutschland. Essen: Eigenverlag.

Faller, G./Faber, U. (2010): Hat BGF eine rechtliche Grundlage? Gesetzliche Anknüpfungspunkte für die Betriebliche Gesundheitsförderung in Deutschland. In: G. Faller (Hg.): Lehrbuch Betriebliche Gesundheitsförderung. 2. vollst. überarb. Aufl. Bern: Huber, 39–52.

Fritz, S. (2006): Ökonomischer Nutzen «weicher» Kennzahlen. (Geld)Wert von Arbeitszufriedenheit und Gesundheit. Zürich: vdf Hochschulverlag.

Fuchs, T. (2006): Was ist gute Arbeit? Anforderungen aus der Sicht von Erwerbstätigen. Bremerhaven: Wirtschaftsverlag NW.

Gerlinger, T. (2000): Arbeitsschutz und europäische Integration. Europäische Arbeitsschutzrichtlinien und nationalstaatliche Arbeitsschutzpolitik in Großbritannien und Deutschland. Opladen: Leske + Budrich.

Gröben, F. / Wenninger, S. (2006): Betriebliche Gesundheitsförderung im öffentlichen Dienst. Ergebnisse einer Wiederholungsbefragung von Führungskräften in Hessen und Thüringen. Prävention und Gesundheitsförderung 1, 94–98.

Hollederer, A. (2007). Betriebliche Gesundheitsförderung in Deutschland – Ergebnisse des IAB-Betriebspanels 2002 und 2004. Das Gesundheitswesen 69, 63–76.

Hollederer, A / Brand, H. (Hg.) (2006): Arbeitslosigkeit, Gesundheit und Krankheit. Bern: Huber.

Kliemt, G. / Voullaire, E. (2003): Tätigkeitsspektrum und Rollenverständnis von Betriebsärzten in Deutschland – Ergebnis einer bundesweiten Befragung. Bremerhaven: Wirtschaftsverlag NW.

Larisch, J. (2009): Arbeitsschutz und ökonomische Rationalität. Ansätze und Grenzen einer «Verbetrieblichung» von Sicherheit und Gesundheitsschutz. Berlin: Edition Sigma.

Lenhardt, U. (2003): Bewertung der Wirksamkeit betrieblicher Gesundheitsförderung. Zeitschrift für Gesundheitswissenschaften 11, 18–37.

Lenhardt, U. (2004): Der Beitrag von Trägern der gesetzlichen Unfallversicherung und der gesetzlichen Krankenversicherung zur Entwicklung einer zeitgemäßen betrieblichen Gesundheitspolitik – Probleme und Entwicklungspotenziale. In: Bertelsmann Stiftung / Hans-Böckler-Stiftung (Hg.): Zukunftsfähige betriebliche Gesundheitspolitik – Vorschläge der Expertenkommission (CD-ROM: Ergebnisse der Arbeitsgruppen und Expertisen). Gütersloh: Verlag Bertelsmann Siftung.

Lenhardt, U. (2012): Arbeitsschutz-Monitoring im Rahmen der GDA-Dachevaluation. Gute Arbeit 24 (11), 16–19.

Lenhardt, U. / Ertel, M. (2012): Beteiligungsorientierung in der präventiven betrieblichen Gesundheitspolitik. In: R. Rosenbrock / S. Hartung (Hg:): Handbuch Partizipation und Gesundheit. Bern: Huber, 154–171.

Lenhardt, U. / Rosenbrock, R. (1999): Modernisierungstrends betrieblicher Gesundheitspolitik? Konjunkturen arbeitsweltbezogener Prävention 1973–1998. In N. Schmacke (Hg.): Gesundheit und Demokratie. Von der Utopie der sozialen Medizin. Frankfurt a.M.: Verlag für Akademische Schriften, 87–100.

Lohmann-Haislah, A. (2012): Stressreport Deutschland 2012. Psychische Anforderungen, Ressourcen und Befinden. Dortmund / Berlin/ Dresden: Bundesanstalt für Arbeitsschutz und Arbeitsmedizin.

Marstedt, G. / Mergner, U. (1995): Gesundheit als produktives Potential. Arbeitsschutz und Gesundheitsförderung im gesellschaftlichen und betrieblichen Strukturwandel. Berlin: Edition Sigma.

MDS – Medizinischer Dienst des Spitzenverbandes Bund der Krankenkassen / GKV-Spitzenverband (Hg.) (2012): Präventionsbericht 2012. Leistungen der gesetzlichen Krankenversicherung: Primärprävention und betriebliche Gesundheitsförderung – Berichtsjahr 2011. Essen / Berlin: Eigenverlag.

Menz, W. / Dunkel, W. / Kratzer, N. (2011): Leistung und Leiden. Neue Steuerungsformen von Leistung und ihre Belastungswirkungen. In: N. Kratzer / W. Dunkel / K. Becker / S. Hinrichs (Hg.): Arbeit und Gesundheit im Konflikt. Analysen und Ansätze für ein partizipatives Gesundheitsmanagement. Berlin: Edition Sigma, 143–198.

Pfaff, H. / Slesina, W. (Hg.) (2002): Effektive betriebliche Gesundheitsförderung. Konzepte und methodische Ansätze zur Evaluation und Qualitätssicherung. Weinheim / München: Juventa.

Pröll, U. / Gude, D. (2003): Gesundheitliche Auswirkungen flexibler Arbeitsformen – Risikoabschätzung und Gestaltungsanforderungen. Bremerhaven: Wirtschaftsverlag NW.

Reusch, J. / Lenhardt, U. / Kuhn, J. / Scholz, S. (2013): Die Arbeitswelt von heute: Daten, Schwerpunkte, Trends. In: L. Schröder / H.-J. Urban (Hg.): Gute Arbeit – Anti-Stress-Initiativen: Impulse aus Praxis und Wissenschaft. Ausgabe 2013. Frankfurt a.M.: Bund-Verlag, 293–368.

Richter, G. / Bode, S. / Köper, B. (2012): Demografischer Wandel in der Arbeitswelt. Dortmund / Berlin / Dresden: Bundesanstalt für Arbeitsschutz und Arbeitsmedizin.

Riebe, S. / Höhn, K. / Trimpop, R. / Strothotte, G. / Lenartz, G. (2012): Welche Einflussfaktoren erhöhen die Wirksamkeit von Fachkräften für Arbeitssicherheit? Ausgewählte Ergebnisse der Langzeitstudie zur Wirksamkeit der Tätigkeit von Fachkräften für Arbeitssicherheit. sicher ist sicher 63, 433–436.

Riesenberg-Mordeja, H. / Fritsche, H. (2010): Staatliches Arbeitsschutzrecht und Unfallversicherungsrecht im Wettbewerb – Was wollen die Gewerkschaften? In: L. Schröder / H.-J. Urban (Hg.): Gute Arbeit – Handlungsfelder für Betriebe, Politik und

Gewerkschaften. Ausgabe 2010. Frankfurt a.M.: Bund-Verlag, 402–412.

Schlick, C./Bruder, R./Luczak, H. (2010): Arbeitswissenschaft. 3. vollst. überarb. u. erw. Aufl. Berlin/Heidelberg: Springer.

Trinczek, R. (2011): Überlegungen zum Wandel von Arbeit. WSI-Mitteilungen 64, 606–614.

Ulich, E. (2005): Arbeitspsychologie. 6. überarb. u. erw. Aufl. Zürich/Stuttgart: vdf/Schäffer-Poeschel.

Ulmer, J./Groeben, F.(2005): Work place health promotion. A longitudinal study in companies placed in Hessen and Thueringen. Journal of Public Health 13, 144–152.

Wellmann, H./Lempert-Horstkotte, J. (2009): Die präventiven Potentiale der Unfallversicherung. Zwischen Good Practice und verpassten Reformchancen. Berlin: Edition Sigma.

Leseempfehlungen

Badura, B./Walter, U./Hehlmann, T. (Hg.) (2010): Betriebliche Gesundheitspolitik. Der Weg zur gesunden Organisation. 2. vollst. überarb. Aufl. Heidelberg: Springer.

Bertelsmann Stiftung/Hans Böckler Stiftung (Hg.) (2004): Zukunftsfähige betriebliche Gesundheitspolitik – Vorschläge der Expertenkommission. Gütersloh: Verlag Bertelsmann Stiftung.

Faller, G. (Hg.) (2012): Lehrbuch Betriebliche Gesundheitsförderung. 2. vollst. überarb. Aufl. Bern: Huber.

Kratzer, N./Dunkel, W./Becker, K./Hinrichs, S. (Hg.) (2011): Arbeit und Gesundheit im Konflikt. Analysen und Ansätze für ein partizipatives Gesundheitsmanagement. Berlin: Edition Sigma.

30 Prävention und Gesundheitsförderung in Kommunen

Alf Trojan und Waldemar Süß

Gesundheit wird von Menschen in ihrer alltäglichen Umwelt geschaffen und gelebt: dort, wo sie spielen, lernen, arbeiten und lieben.

Mit diesem Satz ist in einer für jeden Laien verständlichen Weise die grundlegende «Philosophie» der Prävention und Gesundheitsförderung in Städten und Gemeinden auf den Punkt gebracht. Anders als im Medizinbereich spielt die Unterscheidung in primäre, sekundäre und tertiäre Prävention kaum eine Rolle. Gesundheitsfördernde Verbesserungen der Lebens-, Wohn- und Arbeitsbedingungen in Städten und Gemeinden kommen sowohl Gesunden als auch latent oder chronisch Kranken zugute.

Die Prävention in Städten und Gemeinden ist in doppelter Weise «die Mutter aller Setting-Ansätze»: Einerseits ist sie als Prinzip schon lange vor dem Aufkommen des Setting-Ansatzes eine insbesondere seit den Zeiten der Industrialisierung und dem Wachstum der Städte gut etablierte, natürlich gewachsene, **auf Lebensbedingungen orientierte** Handlungsstrategie; andererseits ist die Gemeinde bzw. ein unterschiedlich groß definierter **Sozialraum** der Rahmen für Ansätze in spezifischeren Settings, die in diesem Raum angesiedelt sind, z.B. Schulen, Betriebe und Krankenhäuser (zu den Settings Schule und Kindergarten siehe Kap. 4).

Gemeindeorientierung und Gemeindebegriff

Grundlage ist ein **sozialökologisches Modell** von Gesundheit. In der örtlichen Umgebung eines Menschen sind seine wesentlichen Belastungs-, aber auch die wichtigsten Unterstützungsfaktoren zu finden. Dieses Prinzip wird als Gemeindeorientierung bezeichnet, in der Krankenbetreuung vor allem als «**gemeindenahe Versorgung**». Die Wiederentdeckung der Gemeindeorientierung fand im Medizinbereich zuerst in der Psychiatrie (gemeindenahe Psychiatrie, Sozialpsychiatrie) statt. Aber auch in anderen Disziplinen wurde die neue Orientierung vollzogen, z.B. in Form der «Gemeinwesenarbeit» als Methode der Sozialarbeit. In der Gemeindepsychologie charakterisiert der Begriff eine Ergänzung der klinischen Psychologie und eine «Beschäftigung mit lebensweltlichen Kontexten, mit ökologischen und politischen Rahmenbedingungen» (Rappaport und Seidman 2006).

Diese Entwicklungen stammen aus dem anglo-amerikanischen Sprachraum. Der Community-Begriff ist jedoch nicht eins zu eins ins Deutsche zu übersetzen. Ein Gemeinwesen bzw. eine «Community» bezieht sich auf Menschen, die eine **gemeinsame soziale Identität** haben und sich diesem Gemeinwesen sozial zugehörig fühlen. Die Faktoren, aus denen dieses Zugehörigkeitsgefühl resultiert, können jedoch unterschiedlicher Art sein (Naidoo und Wills 2003):

- **geografische Nähe**: Städte und Gemeinden sind exemplarische Bezeichnungen für alle Formen «gebiets»- bzw. «**sozialraum**»-**bezogener Ansätze** (Dörner 2007, Legewie 2010). Je nach Größe des Bezugsgebiets orientieren sich diese Ansätze auf «Nachbarschaften», «Quartiere», Kommunen, Stadtteile oder Städte. «Gemeinde» oder «Gemeinwesen» sind unscharfe Sammelbegriffe hierfür (Trojan et al. 2013).
- **politische Zusammengehörigkeit**: Der Ausdruck Kommune bezeichnet in Deutschland

die unterste Ebene der politischen Strukturen. Ansätze der Prävention, denen diese unterste politische Strukturebene zugrunde liegt, werden deswegen auch häufig als «**kommunale Prävention**» oder «kommunale Gesundheitsförderung» bezeichnet.

- **ethnische Kultur**: Bei uns wie auch in vielen anderen Ländern wird von ethnischen Communities gesprochen, wenn die Zugehörigkeit zu einem bestimmten Herkunftsland oder einer bestimmten Religion maßgeblich ist. Dies ist bei vielen Migrantinnen und Migranten der Fall. Oft, aber nicht immer, sammeln sich solche kulturellen Communities in bestimmten Stadtvierteln. Gesundheitsförderer erreichen diese Gruppen einerseits durch den sozialräumlichen Zugang, andererseits aber auch durch den Zielgruppenansatz, der sich an alle Mitglieder dieser Community, unabhängig von ihrem Wohnort, richtet.
- **Subkultur**: Communities können auch durch bestimmte andere Merkmale zusammengeschweißt werden, beispielsweise durch eine ideologische Ausrichtung oder eine bestimmte sexuelle Orientierung. Das für die Gesundheitsförderung relevanteste Beispiel dieser Art sind die «Gay Communities» und die Subkulturen von Drogenabhängigen. Ihnen gelten vielfältige gemeindeorientierte Interventionen der Gesundheitsförderer.

Logik des Arbeitens in Gemeinden

In einem Editorial über «**community-based interventions**» (McLeroy et al. 2003) wurde versucht, eine Typologie der gemeindebezogenen Ansätze aufzustellen. Bei der folgenden Einteilung stützen wir uns auf diese Typologie, verändern sie aber für die Zielsetzung dieses Beitrages und den deutschen Kontext.

Gemeinde als geografisches Zielgebiet für individuelle Verhaltensveränderungen

Bei diesem Verständnis von Gemeinde spielt die bessere Zugangsmöglichkeit für Maßnahmen der Prävention und Gesundheitsförderung die herausragende Rolle. Gemeinde als Zugangsraum war eine wichtige erste Entwicklungsstufe in großen Gemeinde-Interventionsstudien gegen Herzinfarkt. Ihre theoretische Grundlage ist das biomedizinische **Risikofaktorenmodell**, bei dem Verhaltens- und manchmal auch Verhältnisfaktoren schon eine Rolle zu spielen beginnen.

Gemeinde als Sozialraum und Ressource

In dem **sozialökologischen Modell von Gesundheit** (Badura 1983) sind einerseits Belastungen und andererseits Ressourcen die entscheidenden Globalvariablen, von denen der Gesundheitszustand einer Gemeinde abhängt. Dabei sollen die sozialen Ressourcen, deren Infrastruktur soziale **Netzwerke** sind, gestärkt werden.

Als **Netzwerkförderung** wird die Gesamtheit aller Aktivitäten bezeichnet, die 1. der Erhaltung, Befähigung und Weiterentwicklung **vorhandener** aufgabenbezogener gesundheitsrelevanter Netzwerke in Arbeit und Lebenswelt, 2. der Anregung **neuer** aufgabenbezogener, gesundheitsrelevanter Netzwerke in Arbeits- und Lebenswelt und 3. der Entlastung und «Pflege», Erweiterung, Aktivierung, Stärkung und Qualifizierung **persönlicher** Netzwerke (z.B. Familie, Nachbarschaft, Freunde) dienen.

Als «aufgabenbezogene» (oder auch «sekundäre») Netzwerke werden vor allem selbstorganisierte soziale Gebilde im eigenen Lebensraum, aber auch höhergradig organisierte Vereinigungen und Verbände bezeichnet (im Gegensatz zu primären Netzwerken einer einzelnen Person).

Netzwerkförderung hat auch die **Bürger als Akteure** im Blickfeld. Bürgerinitiativen und Selbsthilfegruppen sind Beteiligte am «Prozess, allen Menschen ein höheres Maß an Selbstbestimmung über ihre Lebensumstände und ihre Umwelt zu ermöglichen und sie damit zur Stärkung ihrer Gesundheit zu befähigen» (WHO 1986).

Die Sichtweise der Bürger und ihrer selbst organisierten Zusammenschlüsse als an Gesundheit interessierte «Akteure der Gesundheitsförderung» wird (zu Recht) als etwas «romantisierend» kritisiert (Merzel und D'Afflitti 2003).

Dies gilt am stärksten dort, wo Gesundheitsförderung am wichtigsten ist, nämlich in sozialen Brennpunkten (Trojan et al. 2013). Wenn in der Ottawa-Charta «strengthening community action» als eines der fünf Prinzipien der Gesundheitsförderung genannt wird, dann ist damit gemeint, die Gemeinde als Integrationsrahmen und Akteur «**selbstbestimmter Gesundheit**» zu fördern und weiterzuentwickeln.

Gemeinde als politischer Raum und Ziel systemischen Wandels

In diesem Ansatz ist die «Gebietskörperschaft» (Kommune) das eigentliche Ziel der Gesundheitsförderungsaktivitäten. Es geht um die Prinzipien der Ottawa-Charta, «gesundheitsfördernde Umwelten» zu schaffen, noch mehr aber um «**gesundheitsfördernde Gesamtpolitik** (Healthy Public Policy)».

Das Ziel sind weitreichende **systemische Veränderungen** in der kommunalen Politik und in kommunalen Institutionen, die nicht Projektcharakter haben, also zeitlich begrenzt sind, sondern zu nachhaltigen Verbesserungen der Gesundheitschancen in einer Kommune oder in kleineren Untereinheiten, z.B. benachteiligten Quartieren, führen sollen (Trojan/Legewie 2001).

Mit diesem ehrgeizigen Ziel nachhaltigen systemischen Wandels trifft sich der Ansatz (und überlapt sich) mit anderen sogenannten «integrierten Programmen». Dies sind insbesondere das weltweite Nachhaltigkeitsprojekt der (lokalen) Agenda 21, weiterhin spezifische Programme zum Thema Umwelt und Gesundheit (von der WHO initiiert) sowie Programme aus der Armutsbekämpfung und sozialen Stadtentwicklung. Allen diesen Programmen ist gemeinsam, dass sie sich auf Probleme richten, die nicht sektoral begrenzt bearbeitet werden können, sondern intersektorale Politik erfordern. Dies bedeutet gemeinsames Planen und arbeitsteiliges Handeln im Blick auf gemeinsame Ziele, die mit unterschiedlichen Akzenten und Begründungen doch immer eine höhere Lebensqualität für die Bürger beinhalten.

Handlungsleitend ist dabei ein in vielen Bereichen gültiges Modell rationaler Planung, das in unserem Kontext «**gesundheitspolitischer Regelkreis oder Aktionszyklus** (Health Policy Action Cycle)» genannt wird (Süß 2009). Die allgemeinste Form dieses Zyklus beinhaltet zunächst die Diagnose der Situation, Beschlüsse über prioritäre Maßnahmen, die Umsetzung der Maßnahmen und schließlich ihre Evaluation. Die Evaluation ist gleichzeitig eine neue Situationsanalyse auf der Basis (hoffentlich positiv) veränderter Strukturen und Prozesse in einem Gemeinwesen (oder einem anderen Kontext).

Gesundheitsbezogene Gemeinwesenarbeit

Angewendet wird dieses Prinzip in besonderen Problemgebieten wie z.B. Obdachlosenquartieren, Sanierungs- und Neubausiedlungen, sogenannten «sozialen Brennpunkten», benachteiligten Stadtteilen (Trojan et al. 2013, Reimann et al. 2010).

Grundprinzipien der Gemeinwesenarbeit sind Koordination und Vernetzung von Institutionen und selbstorganisierten Netzwerken, Mobilisieren von Selbsthilfe und Aktivierung von Betroffenen durch aktivierende Befragungen, Veranstaltungen oder Gruppengründungen, Vermittlung zwischen Makro- und Mikroebenen (z.B. Wohnungsgesellschaften und Mietern), befähigende und aktivierende Interventionen, z.B. indem Bewohnergruppen bei der Durchsetzung gegenüber Behörden unterstützt werden (BZgA 2003 Stichwort «Gesundheitsbezogene Gemeinwesenarbeit»).

Die **Beseitigung sozialer Chancenungleichheit** steht im Vordergrund (Mielck 2005, Richter/Hurrelmann 2006). In diesem Typ wird besonders deutlich, dass Gesundheitsförderung primär keine Aufgabe von Ärzten und medizinischem Versorgungssystem ist, sondern ein soziales, auf den Lebensraum Gemeinwesen und seine besonders kritischen Teilgebiete gerichtetes «soziales Projekt».

Typeneinteilung und Realität

Schon ein Vergleich der eigenen Einteilung mit der amerikanischen Einteilung von McLeroy et al. (2003) zeigt, dass diese Typen nicht trennscharf sind. Fast alle Projekte und größeren Programme vereinigen verschiedene Elemente der eben charakterisierten Typen.

Im Folgenden werden wir unsere Aufmerksamkeit auf die der Ottawa-Charta und dem Setting-Ansatz verpflichtete Gesundheitsförderungsaktivitäten richten. Eine Bewertung folgt im Abschnitt Evaluation (siehe in diesem Kap. unter «Evaluation und Qualitätsmanagement»).

Kooperationspartner

Die Kooperationspartner in gemeinwesenbezogenen Ansätzen sind die **Basis jeden Programms**. Ein entscheidender Meilenstein hierfür war die Entschließung der 50. Gesundheitsminister-Konferenz (GMK) in Berlin 1982. In dieser Entschließung zu «Gesundheitserziehung und Öffentlichem Gesundheitsdienst» lautet der entscheidende Abschnitt, der die breite Vielfalt von Kooperationspartnern in der Gesundheitsförderung und Prävention auf Gemeindeebene gut charakterisiert (Franzkowiak und Sabo 1993):

Die GMK hält folgende im Wesentlichen kostenneutralen Maßnahmen für vordringlich: Ausbau bestehender und Einrichtung neuer örtlicher und **regionaler Arbeitsgemeinschaften**, *die durch den ÖGD angeregt und koordiniert werden unter besonderer Berücksichtigung des Schwerpunktbereichs Erziehung und Bildung, Arbeit und Umwelt sowie Selbsthilfe. In diesen Arbeitsgemeinschaften sollen alle in Betracht kommenden Träger mitarbeiten. Dazu gehören insbesondere Wohlfahrtsverbände, Selbsthilfegruppen und andere freie Initiativen, Kirchen, Schul- und Sozialämter, Jugend- und Sportämter, Gewerkschaften und Arbeitgeber, Politiker, Parlamentarier, örtliche Verbraucherverbände, Institutionen der Erwachsenenbildung, Sportvereine, Krankenkassen, Sozialversicherungsträger, niedergelassene Ärzte, Zahnärzte, Apotheker, Elternvertreter, (Sozial-)Pädagogen, Psychologen, Sozialarbeiter etc.*

Auch in der Deutschen Herz-Kreislauf-Präventionsstudie (DHP) gab es die große Betonung der Kooperation.

Neben der DHP (Forschungsverbund DHP 1998) haben zu dieser Entwicklung beigetragen die Organisation von «regionalen Arbeitsgemeinschaften» für Gesundheitserziehung (später umbenannt in Gesundheitsförderung) und das von der WHO initiierte Projekt «Healthy Cities». Dieses Projekt hat seit 1986 einen ständigen Zulauf an Städten gehabt; das deutsche «Netzwerk Gesunde Städte» umfasst zurzeit ca. 70 verschiedene Kommunen und Städte völlig unterschiedlicher Größe (bewertende Informationen zu den genannten Projekten folgen im Abschnitt über Evaluation).

Wie sieht die heutige Situation aus? – Auf der kommunalen Ebene gibt es allein in Nordrhein-Westfalen eine sehr klare Rechtssetzung für die Kooperationsstrukturen, die dort «Gesundheitskonferenzen» genannt werden. Der Auftrag der **Gesundheitskonferenzen** und die Durchführungsverordnung orientieren sich für die Gestaltung der kommunalen Gesundheitspolitik am Idealbild des gesundheitspolitischen Regelkreises. In zehn weiteren Bundesländern gibt es ebenfalls einen Auftrag für Kooperationsstrukturen, die sich allerdings auf Gesundheitsförderung und Prävention konzentrieren und deutlich unbestimmter gehalten sind. Im Prinzip müssten diese Gremien «Gesundheitsförderungs-Konferenzen» heißen; häufiger sind jedoch Ausdrücke wie «Regionale Arbeitsgemeinschaft für Gesundheitsförderung» oder Ähnliches.

In einer Befragung entsprechender Landesgremien der Kooperation für Gesundheitsförderung waren ca. 70 solcher kommunalen Kooperationsgremien bekannt (ohne Bayern und NRW); die wirkliche Zahl dürfte allerdings noch etwas höher liegen.

Die Sekundäranalyse von einzelnen Befragungen kommunaler Kooperationsstrukturen zeigte als zentrale Voraussetzungen für das Gelingen vor allem folgende Punkte:
- eine Geschäftsstelle/Infrastruktur bzw. ein engagiertes Gesundheitsamt
- ein politischer Wille und definierter Auftrag mit möglichst präziser Aufgaben- bzw. Prioritätenfestlegung
- personelle und materielle Ressourcen
- Fähigkeiten zur Gesundheitsberichterstattung, neutraler Moderation sowie Public-Health-Grundlagenwissen.

Umsetzung

Einen ausgezeichneten Überblick über Gemeindeinterventionsprogramme in den USA gibt der Überblick von Merzel und D'Afflitti (2003). In dem Überblick wird für die gesichteten Projekte und Programme jeweils unterschieden zwischen der individuellen, der Gruppen- und der Community-Ebene von Interventionen. Weiterhin sind die besprochenen Studien geordnet nach Diagnosebereichen. Dabei handelt es sich um Studien zu kardiovaskulären Erkrankungen, Krebs, Suchtmittelmissbrauch, speziell auch Prävention des Rauchens, HIV und Aids und einigen anderen unspezifischeren Gesundheitsthemen.

In der DHP waren die Zielebenen: verbesserte epidemiologische Befunde bezüglich Risikofaktoren und Herz-Kreislauf-Mortalität, Verbesserung präventiver Kenntnisse, Einstellungen und Verhaltensweisen der Zielpopulationen sowie verbesserte Vernetzung und Ausdifferenzierung der Strukturen und der präventiven Dienstleistungen und Angebote. Aktivitäten dienten diesen drei Zielbereichen, denen eine chronologisch gegliederte Wirkungskette zugrunde liegt: Gute Strukturen führen zu mehr präventiven Kenntnissen und schließlich zur Reduktion von Risikofaktoren und Todesfällen.

Für die gesundheitsfördernde Gestaltung von Lebenswelten (so auch die deutsche Übersetzung von «Settings») gilt: «**Gesundheitsfördernde Gesamtpolitik** ist gekennzeichnet durch eine ausdrückliche Sorge um Gesundheit und Gerechtigkeit in allen Politikbereichen und durch eine Verantwortlichkeit für ihre Gesundheitsverträglichkeit» (Nutbeam 1998).

Dieses Prinzip ist inzwischen auch auf allen politischen Ebenen rechtlich oder programmatisch verankert (Stahl et al. 2006). Trotzdem muss man feststellen, dass die faktische Schwäche des Gesundheitsressorts gegenüber anderen Politikressorts zu großen Umsetzungsdefiziten in diesem Bereich führt.

Ein Gesundheitsförderer, der beispielsweise in einem bestimmten Setting für die Entwicklung und Durchführung von Prävention und Gesundheitsförderung auf Gemeindeebene verantwortlich ist, muss bestimmte **Ansätze und Methoden** beherrschen, die zu großen Teilen in den Handlungsprinzipien der Ottawa-Charta «Interessen vertreten, befähigen und ermöglichen, vermitteln und vernetzen» verdichtet zusammengefasst sind.

Im Kern handelt es sich um folgende Aufgabenbereiche (Trojan und Legewie 2001):
- Befähigen, Kompetenzentwicklung und Empowerment (Hurrelmann 2006)
- Organisationsentwicklung und Netzwerkbildung (BZgA 2003)
- Mediation, Kooperations- und Konfliktmanagement (Böhm, Janssen und Legewie 1999)
- Bürgerbeteiligung (Mossakowski, Süß, Trojan 2009)
- Gemeinwesenentwicklung (Minkler 1997)
- Selbsthilfe- und Netzwerk-Förderung (BzgA 2003; Hurrelmann 2006).

Die Komplexität von Gesundheitsförderung und Prävention in diesem Sinne hat aber nicht unerhebliche Probleme. Dabei spielt eine große Rolle, dass Gesundheit ein Ziel mit beschränkter Durchsetzungskraft ist, das vor allem dann zur Geltung kommt, wenn es mit anderen (politisch höherrangigen) Zielen verknüpft werden kann. Als **Hauptprobleme** der Umsetzung gelten allgemein:
- Fehlen eines Gesamtkonzepts (inkl. definierter Gesundheitsziele und -pläne)
- mangelhafte vertikale Kooperation zwischen der kommunalen und anderen politischen Ebenen
- erhebliche Probleme der horizontalen Kooperation, die sich insbesondere bei der nur schwer zu realisierenden Zusammenarbeit mit anderen Politiksektoren zeigen
- restriktive und teilweise unklare Finanzierungsregelungen sowohl für öffentliche (Steuer-) Mittel wie auch für Beitragsmittel aus verschiedenen Zweigen der Sozialversicherung
- mangelnde Förderung der wichtigen innovativen Impulse aus Selbsthilfezusammenschlüssen, Gesundheitsberufen, Bildungssystemen und Forschung
- und schließlich die Existenz paralleler und häufig kontraproduktiver Programme für Gesundheitsförderung, derzeit insbesondere

die «Konsolidierung der öffentlichen Haushalte» und der Wettbewerb zwischen den einzelnen Krankenkassen, was einem Kooperationsprogramm natürlich diametral entgegengesetzt ist.

Die Bilanzierung dieser Probleme resultiert großenteils aus eigenem Engagement in der Hamburgischen Arbeitsgemeinschaft für Gesundheitsförderung e.V., dem Kooperationsgremium des Stadtstaates Hamburg. Die langjährige Mitarbeit hat aber auch gezeigt, dass die Handlungslogik des gesundheitspolitischen Regelkreises möglich ist: Insbesondere im Bereich der Förderung der Gesundheit von Kindern und Jugendlichen gab es in Hamburg systematische Berichterstattung mit anschließender Prioritätensetzung, der Umsetzung von Maßnahmen und einer Evaluation im Rahmen eines zweiten Berichts (BAGS 2001).

Evaluation und Qualitätsmanagement

Qualitätsmanagement und Evaluation hängen eng miteinander zusammen: Die vorausgehende Evaluation (Strukturen, Prozesse und Ergebnisse) bilden in der Regel den Ausgangspunkt für die Qualitätsentwicklung von Projekten und Programmen (Trojan 2001, Kolip/Müller 2009).

Primärprävention, die als gesundheitsförderliche und belastungsreduzierende Gestaltung von Lebens- und Umweltbedingungen verstanden wird, erfordert **Programme großer Komplexität**, d.h. Aktions- bzw. Politikprogramme (statt Angebotsprogramme), unspezifische Adressaten (die Öffentlichkeit, die Medien, die Bevölkerung), eine Mischung von Akteuren aus verschiedenen gesellschaftlichen (Staat, Bürgergruppen, Marktsektor) und politischen Bereichen (z.B. Umwelt, Soziales, Stadtentwicklung, Bildung) sowie eine Mischung unterschiedlicher Interventionsansätze und Projekte. Plakativ könnte man sagen, es geht darum, die Strukturen, Prozesse und Ergebnisse sozialen Wandels im Sinne nachhaltiger Gesundheitsförderung und Entwicklung zu gestalten.

Bei der Evaluation und Qualitätssicherung komplexer Programme können natürlich zahlreiche – ineinander verschachtelte – Ansätze vorkommen bzw. erforderlich sein.

Eine **systematische Evaluierung** von gemeindewesenorientierter Gesundheitsförderung durch Kommunalpolitik und -verwaltung gibt es bisher eher selten. Einige Beispiele aus Praxis und Wissenschaft zeigen besonders hervorzuhebende Ansätze und Konzepte auf (Kliche et al. 2006, Loss et al. 2007, Penz 2008, Trojan et al. 2013). Bewertende Aussagen zu einigen wichtigen Ansätzen sollen im Folgenden kurz resümiert werden.

Merzel und D'Afflitti (2003) haben 32 amerikanische gemeindeorientierte (Communitybased) Präventionsprogramme einer systematischen Prüfung im Sinne einer Meta-Analyse unterzogen. Mit Ausnahme einiger HIV-Präventionsprogramme konnte nur begrenzte Wirkung (modest impact) der z.T. sehr aufwändigen Programme festgestellt werden. In dem Beitrag wird eine Vielfalt von Gründen hierfür diskutiert: methodologische Probleme des Studiendesigns und der Evaluation, konkurrierende säkulare Trends, Begrenztheit der benutzten Theorien, aber auch Begrenzungen der tatsächlichen Interventionen in Gemeinden. Viele Studien waren also zwar erfolgreich, jedoch längst nicht in dem erwarteten Maße. Dabei ist keine generelle Aussage möglich, inwieweit es sich um Mängel des gesamten Ansatzes (Theorie, Konzept etc.) oder um Mängel der Umsetzung (knappe Ressourcen, Fehler bei der Kommunikation und Kooperation etc.) handelt.

Besondere Aufmerksamkeit wird dem Aspekt der **Bürgerbeteiligung** (Community Participation) gewidmet. Dabei wird festgestellt, dass insbesondere in den Studien zu kardiovaskulärer Prävention das Konzept zu eingeengt verstanden wurde (meist wurden Ausschüsse des Gemeinwesens eingesetzt, die aber kaum tatsächlich mitbestimmen konnten, sondern vielmehr als Mediatoren für aus dem Risikofaktorenmodell abgeleitete Botschaften benutzt wurden). Als falsch erweist sich die Annahme, dass man mit beschränkten Instrumenten der Bürgerbeteiligung tatsächlich Einflüsse auf die vielfältigen sozialen und politischen Faktoren, die als Rahmenbedingungen für Gesundheitsförderung eine Rolle spielen, in den Griff bekommt.

Ausführlich wird der Frage nachgegangen, was die Gründe für größere Erfolge in HIV-Interventionsprogrammen waren. Dazu gehören:
- die Natur des Risikos und der «Communities», nämlich kleiner und homogener zu sein als die geografisch definierten Communities in den anderen Studien
- der Einsatz «formativer Forschung», d.h. die sorgfältige, qualitative Situationsanalyse im Interventionsfeld und auf dieser Basis, d.h. unter Beteiligung der Betroffenen, maßgeschneiderte Programme der Intervention
- Betonung der Veränderung sozialer Normen, wobei freiwillige Helfer aus den Zielgruppen die Hauptrolle spielten.

Die Bilanz dieses systematischen Überblicks über amerikanische Studien korrespondiert mit deutschen Erfahrungen: Der Erfolg der «**Deutschen Herz-Kreislauf-Präventionsstudie**» wird ebenfalls als begrenzt eingeschätzt. Die deutsche **Aids-Prävention** hingegen als eindeutiger Erfolg: «Über 70 % der Menschen aus den hauptsächlich betroffenen Gruppen haben ihr Verhalten zeitstabil auf Risikomeidung umgestellt» (Pott 2007).

Die erste Herz-Kreislauf-Interventionsstudie auf Gemeindeebene war das 1972 gestartete finnische **Nord-Karelia-Projekt** (IUHPE 1999). Für dieses Projekt lassen sich nach über 25 Jahren deutliche Erfolge zeigen, sowohl hinsichtlich der Senkung einzelner Risikofaktoren, der Veränderung von Verhaltensweisen wie auch einer deutlichen Senkung der Herz-Kreislauf-Mortalität. Nach Ausbreitung des Projektes auf das ganze Land wird diese mit einer Senkung von 65 % für die arbeitsfähige Bevölkerung angegeben. Der Rückgang der Mortalität wird zurückgeführt auf die Veränderungen der Risikofaktoren auf Bevölkerungsebene. Als wichtigste Determinante hat sich in den Analysen das allgemein verbesserte Ernährungsverhalten gezeigt. Die Veränderung entsprechender Normen hat nicht nur bei der Bevölkerung stattgefunden: Auch für die Werbung der Nahrungsmittelindustrie ist die Herzgesundheit inzwischen ein wichtiges Argument geworden.

Das deutsche **Gesunde-Städte-Netzwerk** mit seinen zum Zeitpunkt der Befragung 52 Mitgliedsstädten wurde mit einem Fragebogen von insgesamt 128 Fragen zu verschiedenen Aspekten von Strukturen und Prozessen in den jeweiligen Projekten befragt. Darunter waren auch 27 Fragen, die eine persönliche Selbstbewertung durch die Koordinatoren darstellen. Die Rücklaufquote betrug 90 %. Trotz der großen Einschränkungen, die man hinsichtlich einer Selbstbewertung mit Fragebögen machen muss, war die Studie aufschlussreich. Sie ergab klare Hinweise auf Schwachpunkte:
- Die Basisausstattung hinsichtlich der Kommunikationsmittel und Erreichbarkeit, aber auch der personellen und sachlichen Ressourcen, wies in überraschend vielen Städten gravierende Mängel auf.
- Selbstverpflichtung ist das wichtigste Steuerungsinstrument; die Selbstbindungen an Mindeststandards und eine gemeinsame Erklärung zur Bekämpfung gesundheitlicher Ungleichheit werden jedoch nur zu sehr kleinen Teilen ernst genommen und umgesetzt.
- Die konzeptuellen Grundlagen der Gesunde-Städte-Arbeit sind zu einem Großteil verbesserungswürdig (Berichterstattung, Planung, Ziele, Evaluation).
- Der Grad der Integration der einzelnen Städte in das bundesweite Gesunde-Städte-Netzwerk, aber auch in das politisch-administrative System vor Ort ist deutlich weniger ausgeprägt, als es programmatisch angestrebt wird.
- Ein einheitliches Profil besteht bisher nicht.

Als Konsequenz aus der Befragung wird ein «**Gesunde-Städte-Barometer**» vorgeschlagen, mit dem anhand einzelner Indikatorfragen Struktur-, Prozess- und Ergebnis-Qualität kontinuierlich gemessen und verbessert werden könnten (Plümer/Trojan 2004; vgl. auch Swart et al. 2002).

Die Evaluation des Gesetzes über den Öffentlichen Gesundheitsdienst **ÖGDG des Landes Nordrhein-Westfalen** (MGSFF NRW 2003) ist in doppelter Hinsicht interessant: Die Evaluation von Gesetzen ist eher eine Seltenheit. In diesem Fall war die Evaluation nach fünf Jahren sogar Teil der gesetzlichen Vorschriften. Zudem enthält das Gesetz neue Aufgaben, die als Grundlage koordinierter Prävention und Gesundheitsförderung auf kommunaler Ebene angesehen werden können. Im Zentrum stehen dabei die kommunale Gesundheitsberichterstattung und die kommunalen Gesundheitskonferenzen. An der Breitenevaluation nahmen noch in der 3. Befragungswelle 50 von insgesamt 54 Gesundheitsämtern (bzw. «unteren Gesundheitsbehörden», wie es in NRW heißt) teil.

Von 41 Gesundheitsämtern wurden in dem Zeitraum von Anfang 1998 bis Mitte 2002 insgesamt 158 kommunale **Gesundheitsberichte** erstellt. Davon waren 11 Basisberichte und 147 themenspezifische Berichte. Spezialberichte gab es vor allem in den Bereichen «Kinder- und Jugendgesundheit» (28), «Sucht/Drogen» (27), «Psychiatrie allgemein» (15) und «Zahngesundheit» (10). Eine eindeutige Trennung in präventions- und versorgungsbezogene Gesundheitsberichte ist grundsätzlich nicht möglich. Jeder Form von Gesundheitsberichterstattung wohnt im Kern ein Präventionsprojekt inne.

Die Evaluation zeigt, dass diese Berichte Eingang finden in die **kommunalen Gesundheitskonferenzen** und deren Empfehlungen und auch in die politischen kommunalen Gremien. Dies gelingt dort besser, wo genügend Ressourcen sind und wo in Modellprojekten oder durch universitäre Unterstützung zusätzliche Kompetenzen und Ressourcen in die Entwicklung einflossen. Bezüglich der kommunalen Gesundheitsförderungskonferenzen, die in NRW inzwischen flächendeckend entstanden sind, werden vielfältige positive Entwicklungen (im Sinne des «Capacity Building») registriert.

Perspektiven

Prävention und Gesundheitsförderung mit sozialräumlichem Bezug haben viele Facetten. Einerseits stellt der Sozialraum häufig den politischen, kulturellen und organisatorischen Rahmen dar, in dem ineinander verschachtelte und miteinander verknüpfte Programme der Prävention und Gesundheitsförderung stattfinden. Diese können sich auf Zielgruppen in der Gemeinde oder auf bestimmte Themen (z.B. Umwelt und Gesundheit) richten.

Nimmt man jedoch die Gemeinde selbst als Ziel ins Blickfeld im Sinne der «gesundheitsfördernden Gesamtpolitik», kommt es insbesondere darauf an, die politischen und sozialen Strukturen in einem bestimmten Gebiet so zu verändern, dass ein kontinuierlicher Prozess der nachhaltigen Gesundheitsförderung und Entwicklung möglich wird.

Eine zentrale Rolle dabei nehmen die **Koordinations- und Kooperationsgremien** der **lokalen Gesundheitsförderung** ein. Neben den Hauptakteuren, wie ÖGD, Krankenkassen, Bürgervertretern und Gesundheitsberufen sollten in ihnen unbedingt auch Mitglieder der lokalen Parlamente vertreten sein. Dies ist in den Gesundheitskonferenzen in NRW schon der Fall.

Sie könnten einerseits als Träger für verschiedene Ansätze und Programme innerhalb des Gemeinwesens fungieren, sich andererseits auch als Akteure und Lobbyisten in der **örtlichen Gesundheitspolitik** zu Wort melden, um das Ziel Gesundheit und die Gesundheitsverträglichkeitsprüfung aller Maßnahmen in einem Gemeinwesen zu implementieren. Dazu sind sie bisher jedoch organisatorisch und formalrechtlich noch zu wenig durchsetzungsfähig. Wenn sie neben Koordinationsaufgaben auch weiterreichende Ziele der Steuerung örtlicher Gesundheitsförderungs- und Präventionspolitik erreichen sollen, wäre zu fordern:

- ein Mandat, dem lokalen Parlament Entwicklungspläne und Prioritäten in der Prävention und Gesundheitsförderung vorzuschlagen
- zu Gesetzesvorhaben und Programmen bzgl. ihrer Gesundheits-, Sozial- und Umweltverträglichkeit Stellung zu nehmen
- gemeinschaftlich über einen Fonds zu bestimmen, aus dem Gemeinschaftsaufgaben finanziert werden
- innovative Ansätze der Gesundheitsförderung materiell und politisch zu unterstützen
- Anreize für einzelne Akteure und deren Aktivitäten zu geben, z.B. durch Preise, Gütesiegel, Zertifizierungen oder anteilige Finanzierungen für die Übernahme von «Patenschaften» (= Verantwortlichkeiten) einzelner Träger in der Durchführung gemeinschaftlicher Schwerpunktprogramme.

Ein Schwerpunkt sollte insbesondere auf der Verringerung sozialer und gesundheitlicher Ungleichheit liegen (www.gesundheitliche-chancengleichheit.de, www.health-inequalities.eu).

Die Barrieren und Hindernisse bei der Umsetzung gemeinwesenorientierter Gesundheitsförderung dürfen nicht unterschätzt werden. Die Akteure werden immer wieder mit Problemen konfrontiert, die die Finanzierung der Maßnahmen, die Rechenschaftspflicht, die Akzeptanz der Arbeit, das berufliche Selbstverständnis und die Evaluierug der Aktivitäten betreffen können (Naidoo/Wills 2003).

Auch in Deutschland sollten in einem **Präventionsgesetz** die notwendigen Voraussetzungen für gemeindeorientierte Gesundheitsförderung und Prävention geschaffen werden, um die Möglichkeiten kommunaler Gesundheitsförderung und Prävention zu verbessern.

Prüfungsfragen

1. Welche Medizinentwicklungen haben die Hauptrolle gespielt für die Wiederentdeckung von Prävention in Städten und Gemeinden?
2. Welche Faktoren und Kriterien können begründen, dass man von einer «Community» spricht?
3. Welches Gesundheitsmodell spielt die Hauptrolle bei verschiedenen Ansätzen gemeindeorientierter Prävention und Gesundheitsförderung?
4. Was heißt «gesundheitsfördernde Gesamtpolitik» (Healthy Public Policy) und welche Rolle spielt sie für die Gesundheitsförderung in Städten und Gemeinden?
5. Welche Grundprinzipien der gesundheitsbezogenen Gemeinwesenarbeit kennen Sie?
6. Wie sehen die Kooperationsmodelle aus, die eine Rolle für Gesundheitsförderung in Städten und Gemeinden spielen?
7. Welche Voraussetzungen brauchen erfolgreiche Kooperationsgremien auf kommunaler Ebene?
8. Welche für gesundheitsfördernde Gesamtpolitik günstigen rechtlichen Regelungen kennen Sie?
9. Welche Erkenntnisse gibt es über die Erfolge von Projekten und Programmen gemeindebezogener Gesundheitsförderung und Prävention?
10. Für welche Voraussetzungen besteht Entwicklungsbedarf, um Gesundheitsförderungs- und Präventionspolitik auf kommunaler Ebene effektiver zu machen?

Zitierte Literatur

Badura, B. (1983): Sozialepidemiologie in Theorie und Praxis. Europäische Monographien zur Gesundheitserziehung. Bd. 5, 29–48.

BAGS (Behörde für Arbeit Gesundheit und Soziales Hamburg) (Hg.) (2001): Stadtdiagnose 2. Zweiter Gesundheitsbericht für Hamburg, Eigenverlag buero@hag-gesundheit.de 29.10.2003.

Böhm, B./Janßen, N./Legewie, H. (1999): Zusammenarbeit professionell gestalten. Praxis-Leitfaden für Gesundheitsförderung, Sozialarbeit und Umweltschutz. Freiburg: Lambertus.

BZgA (Bundeszentrale für gesundheitliche Aufklärung) (Hg.) (2003): Leitbegriffe der Gesundheitsförderung. Glossar zu Konzepten, Strategien und Methoden in der Gesundheitsförderung. Schwabenheim a.d. Selz: Peter Sabo. (Neuauflage in Vorbereitung).

Dörner, K. (2007): Leben und sterben, wo ich hingehöre. Dritter Sozialraum und neues Hilfesystem. Neumünster: Paranus Verlag.

Forschungsverbund DHP (Hg.) (1998): Die deutsche Herz-Kreislauf-Präventionsstudie. Design und Ergebnisse. Bern: Huber.

Franzkowiak, P./Sabo, P. (Hg.) (1993): Dokumente der Gesundheitsförderung. Mainz: Peter Sabo.

Hurrelmann, K. (2006): Gesundheitssoziologie. Eine Einführung in sozialwissenschaftliche Theorien von Krankheitsprävention und Gesundheitsförderung. Weinheim: Juventa.

IUHPE-International Union for Health Promotion and Education (Ed.) (1999): The Evidence of Health Promotion Effectiveness. Shaping Public Health in a New Europe. A Report for the European Commission (Part 2). Brüssel: ECSE-EC-EAEC.

Kliche, T./Koch, U./Lehmann, H./Töppich, J. (2006): Evidenzbaisrte Prävention und Gesundheitsförderung. Probleme und Lösungsansätze zur kontinuierlichen Qualitätsverbesserung der Versorgung. In: Bundesgesundheitsblatt - Gesundheitsforschung-Gesundheitsschutz, 49, 141–150. Heidelberg: Springer-Verlag.

Kolip, P./Müller, V. (Hg.) (2009): Qualität von Gesundheitsförderung und Prävention. Bern: Huber.

Legewie, H. (2010): Welche Zukunft hat die Gemeinde? In: Sozialpsychiatrische Informationen. Heft 1, 31–35. Bonn: Psychiatrie-Verlag.

Loss, J./Eichorn, C./Gehlert, J./Donhauser, J./Wise, M./Nagel, E. (2007): Gemeindenahe Gesundheitsförderung – Herausforderung an die Evaluation. In: Das Gesundheitswesen. 69, 77–87. Stuttgart: Georg Thieme Verlag.

McLeroy, K.R. (2003): Community-based Interventions (Editorial). American Journal of Public Health 93, 529–533.

Merzel, C./D'Afflitti, J. (2003): Reconsidering community-based Health Promotion: Promise, Performance and Potential. American Journal of Public Health 93, 557–574.

Ministerium für Gesundheit, Soziales, Frauen und Familie des Landes Nordrhein-Westfalen (Hg.) (2003): Evaluation des Gesetzes über den öffentlichen Gesundheitsdienst (ÖGDG) des Landes NRW; Abschlussbericht. Bearbeitung BearingPoint/FOS. Düsseldorf: Ministerium für Gesundheit, Soziales, Frauen und Familie NRW

Mielck, A. (2005): Soziale Ungleichheit und Gesundheit. Einführung in die aktuelle Diskussion. Bern: Huber.

Minkler, M. (1997): Community Organizing and Community Building for Health. New Brunswick: Rutgers University Press.

Mossakowski, K./Süß, W./Trojan, A. (2009): Partizipative Ansätze in der gemeindenahen Gesundheitsförderung. Stufen der Partizipation und Beispiele aus einem Wissenschaftspraxisprojekt in der Hamburger Lenzsiedlung. In: Prävention und Gesundheitsförderung. Band 4. Heft 3. Heidelberg: Springer-Verlag.

Naidoo, J./Wills, J. (2010): Lehrbuch der Gesundheitsförderung. Herausgegeben von der BZgA. Gamburg: Verlag für Gesundheitsförderung.

Nutbeam, D. (1998): Glossar Gesundheitsförderung. Gamburg: Verlag für Gesundheitsförderung.

Penz, H. (2008): Gemeindebezogene Gesundheitsförderung. Eine Fallstudie zu etablierten Konzepten in der landesweiten Umsetzung. Wiesbaden: Verlag für Sozialwissenschaften.

Plümer, K.D./Trojan, A. (2004): «Gesunde Städte» – Anspruch und Performance. Befragungsergebnisse und ein Vorschlag zum Qualitätsmonitoring (Gesunde-Städte-Barometer). Gesundheitswesen, 66, 202–207.

Pott, E. (2007): AIDS-Prävention in Deutschland. In: Bundesgesundheitsblatt-Gesundheitsforschung-Gesundheitsschutz, 50, S. 422-431. Heidelberg. Springer-Verlag.

Rapaport, J./Seidman, E. (Ed) (2006): Handbook of Community Psychology. New York: Springer.

Reimann, B./Böhme, C./Bär, G. (2010): Mehr Gesundheit ins Quartier. Prävention und Gesundheitsförderung in der Stadtteilentwicklung.Edition Difu: Stadt Forschung Praxis.Berlin: Deutsches Institut für Urbanistik

Richter, M./Hurrelmann, K. (Hg.) (2006): Gesundheitliche Ungleichheit. Grundlagen, Probleme, Perspektiven. Wiesbaden: Verlag für Sozialwissenschaften.

Stahl, T./Wismar, M./Ollila, E./Lahtinen, E./Leppo, K. (Ed.) (2006): Health in All Policies. Prospects and potentials. Ministery of Social Affairs and Health, Finland.

Süß, W. (2009): Integrierte Berichterstattung für integrierte Handlungskonzepte auf der kommunalen Ebene - konzeptionelle und normative Anforderungen. In: Böcken, J./Kuhn J. (Hg.): Verwaltete Gesundheit. Konzepte der Gesundheitsberichterstattung in der Diskussion. Frankfurt am Main: Mabuse-Verlag.

Swart, W./Bleeker, J./Haes, W. (2002): The Rotterdam Local Health Information System 1987-2000: From Rebus and the health barometer to the health monitor. Scand. J. Public Health, 30, 63–71.

Trojan, A. (2001): Qualitätsentwicklung in der Gesundheitsförderung. In M.L. Dierks et al. (Hg.): Qualitätsmanagement in Gesundheitsförderung und Prävention. Bundeszentrale für gesundheitliche Aufklärung (BZgA), Köln, 51–72.

Trojan, A./Süß, W./Lorentz, C./Nickel, S./Wolf, K. (Hg.) (2013): Quartiersbezogene Gesundheitsförderung. Umsetzung und Evaluation eines integrierten lebensweltlichen Handlungsansatzes. Weinheim: Beltz Juventa Verlag

Weltgesundheitsorganisation (1986): Ottawa-Charta. Genf: WHO.

Leseempfehlungen

Bayrisches Landesamt für Gesundheit und Lebensmittelsicherheit (Hg.) (2008): Programmplanung in der gemeindenahen Gesundheitsförderung. Band 1 der Schriftenreihe «Materialien zur Gesundheitsförderung» sowie Partnerschaften und Strukturen in der gemeindenahen Gesundheitsförderung. Band 2 der Schriftenreihe»Materialien zur Gesundheitsförderung». Erlangen: Eigenverlag.

Laverack, G. (Hg.) (2010): Gesundheitsförderung und Empowerment. Grundlagen und Methoden mit vielen Beispielen aus der praktischen Arbeit. Gamburg: Verlag für Gesundheitsförderung.

Böhme, C./Kliemke, C./Reimann, B./Süß, W. (Hg.) (2012): Handbuch Stadtplanung und Gesundheit. Bern: Huber

Trojan, A./Legewie, H. (Hg.) (2001): Nachhaltige Gesundheit und Entwicklung. Leitbilder, Politik und Praxis der Gestaltung gesundheitsförderlicher Umwelt- und Lebensbedingungen. Frankfurt a.M.: VAS.

31 Prävention und Gesundheitsförderung bei Männern und Frauen

Martin Merbach und Elmar Brähler

Geschlechtsspezifische Aspekte finden in Programmen zur Förderung der Gesundheit oder Vermeidung der Krankheit nur wenig Berücksichtigung. Während das Alter in Präventionsprogrammen noch eine Rolle spielt – es gibt zum Beispiel unterschiedliche Interventionen für jugendliche und erwachsene Raucher – existieren keine spezifischen Raucherinnenentwöhnungsprogramme. Dabei gibt es **Geschlechterunterschiede** im Rauchverhalten – um bei diesem Beispiel zu bleiben.

Im Folgenden werden einige geschlechtsspezifische Aspekte vorgestellt, die für die Prävention und Gesundheitsförderung von Bedeutung sind. Es soll also den Fragen nachgegangen werden, ob es Unterschiede zwischen den Geschlechtern bei den Erkrankungshäufigkeiten, in gesundheitsbezogenen Kognitionen, Erleben und Verhalten gibt. Zum Abschluss wird auf die Bedeutung dieser Unterschiede in Gesundheitsförderungsprogrammen eingegangen.

Geschlechtsspezifische Erkrankungen

Männer haben in allen Lebensaltern eine deutlich geringere **Lebenserwartung** als Frauen. Mit zunehmendem Alter nehmen die Unterschiede in der Lebenserwartung von Männern im Vergleich zu den Frauen kontinuierlich ab. Die 2009/2011 um 5,0 Jahre geringere Lebenserwartung von Männern zum Zeitpunkt der Geburt (Gesundheitsberichterstattung des Bundes 2013) lässt sich durch eine hohe Sterberate bei männlichen Neugeborenen erklären, die u.a. auch mit einer biologisch bedingten erhöhten **Erkrankungsvulnerabilität** in Verbindung gebracht wird (siehe unter Zusammenfassung dieses Kapitels).

Neben dem Geschlechtereinfluss sind die Auswirkungen **sozioökonomischer Faktoren** auf die Lebenserwartung zu diskutieren, was anschaulich der Ost-West-Vergleich zeigt: Die Lebenserwartung in den Jahren 2006/2008 war für Frauen in den neuen Ländern (ohne Berlin) etwa 0,3 Jahre und für Männer je nach Altersgruppe um ungefähr 1,5 Jahre geringer als im früheren Bundesgebiet (ohne Berlin). Fünf Jahre zuvor betrug der Ost-West-Unterschied noch ein Jahr bei den Frauen und zwei Jahren bei den Männern (Statistisches Bundesamt 2010). Als Ursachen für die Verringerung dieser Differenz werden das Angleichen des Lebensstandards und der medizinischen Versorgung in beiden Teilen Deutschlands diskutiert. Auch der internationale Vergleich ist ein Indiz für die Abhängigkeit der Lebenserwartung von bestimmten **gesellschaftlichen Bedingungen**. So sank beispielsweise in Russland die Lebenserwartung nach dem Zerfall der Sowjetunion um fast fünf Jahre und die Differenz zwischen den Geschlechtern stieg. Die Lebenserwartung der Männer betrug dort 1995 58,3 Jahre und lag 13,4 Jahre unter der der Frauen (Bundesinstitut für Bevölkerungsforschung 2000).

Dass es aufgrund bestimmter **anatomischer Merkmale** bestimmte geschlechtsspezifische Erkrankungen wie Gebärmutterhals- oder Prostatakrebs gibt, ist logisch und hinreichend bekannt. Geschlechterunterschiede treten aber auch bei beide Geschlechter betreffenden Erkrankungen auf. Da die meisten Krankheiten nicht meldepflichtig sind, liegen Daten über Erkrankungshäufigkeiten nur für bestimmte Regionen vor, die dann auf das gesamte Bundesgebiet hochgerechnet werden. **Tabelle 1** zeigt dazu die Inzidenz und Letalität des akuten Myokardinfarkts.

Tabelle 1: Inzidenz und Letalität von akutem Myokardinfarkt 1991 für die Region Augsburg (MONICA-Projekt Augsburg 1990/92 in Statistisches Bundesamt 1998)

Altersgruppe	Inzidenz		Letalität	
	Männer	Frauen	Männer	Frauen
	je 100 000 Einwohner		in %	
25–34	10,5	1,4	50	100
35–44	82,5	13,2	40	74
45–54	283,0	61,2	43	42
55–64	720,3	220,0	55	56
65–74	1691,4	693,9	68	70

Tabelle 2: Sterbefälle im Geschlechtervergleich Deutschland 2011 (Gesundheitberichterstattung des Bundes 2013)

Todesursache*	Männer	Frauen	GMV**
Neubildungen (Krebs)	122 799	105 421	1,16
Kreislaufsystem	145 555	196 678	0,74
Atmungssytem	32 031	27 988	1,14
Verdauungssystem	20 548	19 959	1,03
Verletzungen und Vergiftungen	20 224	12 764	1,58

Vorzeitige Todesfälle im Geschlechtervergleich 2007 bei Männern und Frauen unter 65 Jahren (Statistisches Bundesamt 2009). *Ursache für ca. 80 % der Todesfälle unter 65 Jahren, **GMV = Geschlechtsabhängiges Mortalitätsverhältnis, d. h. Sterbefälle je 100 000 Männer/ Sterbefälle je 100 000 Frauen.

Die **Erkrankungsrate** beim akuten Herzinfarkt liegt bei den Männern in allen dargestellten Altersgruppen höher als bei den Frauen. Bei den bis zu 45-Jährigen haben die Frauen merklich geringere Heilungschancen, die Letalität an dieser Erkrankung liegt bei ihnen bei über 75 %. Bei der Betrachtung der Schlaganfallraten fällt auf, dass diese Erkrankung erst im höheren Lebensalter auftritt, wobei zwischen 35 und 74 Jahren auch überwiegend Männer erkranken. Erst bei den über 74-Jährigen ist der Frauenanteil mit 68,1 % an den Gesamterkrankten größer als der Männeranteil (Statistisches Bundesamt 1998).

Erkrankungshäufigkeiten lassen sich auch indirekt in der **Todesursachenstatistik** ablesen. Dort ist zu sehen, dass Männer in den Hauptdiagnosegruppen des ICD-10 lediglich bei Krankheiten des Muskel- und Skelettsystems sowie bei Krankheiten der Haut eine geringere Mortalitätsziffer als Frauen haben (siehe Abb. 1). Die meisten Menschen sterben in Deutschland an Erkrankungen des Herz-Kreislauf-Systems und an Krebs. Während die Mortalität bei den unter 15-jährigen und den über 65-jährigen Männern im Vergleich zu der Sterberate der Frauen nur moderat erhöht ist, übertrifft sie im Lebensalter von 15 bis 65 Jahren die der Frauen um mehr als das Doppelte.

Betrachtet man hingegen nur die Haupttodesursachen, also diejenigen, die über drei Viertel der Todesfälle ausmachen, und dies in der Altersgruppe der unter 65-Jährigen, so werden die Geschlechterdifferenzen noch deutlicher, wie in Tabelle 2 zu sehen ist.

Weiterhin liefern noch **Verkehrsunfälle** einen wesentlichen Beitrag zur erhöhten Mortalität der Männer, wobei insgesamt Männer durchschnittlich zwei- bis dreimal häufiger als Frauen in Folge eines Unfalls sterben. Davon sind be-

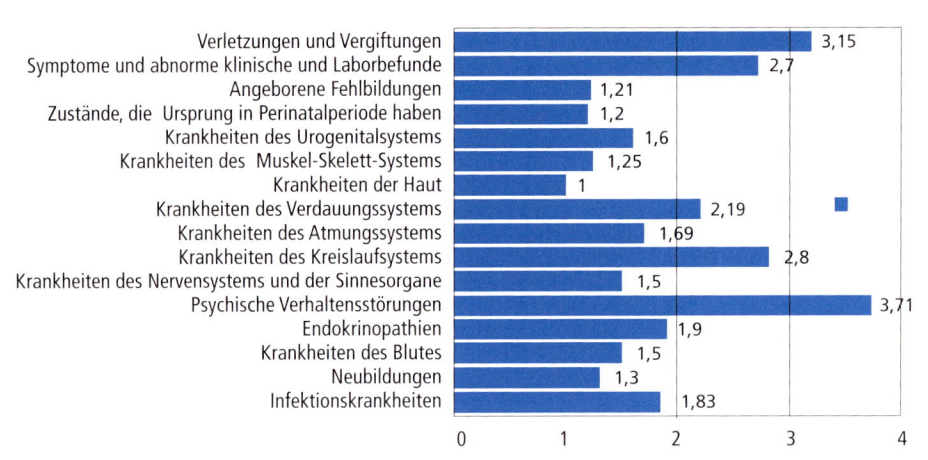

Abbildung 1: Geschlechtsspezifisches Mortalitätsverhältnis. Sterbefälle je 100 000 Männer / Sterbefälle je 100 000 Frauuen bei ausgewählten Krankheitsgruppen 2008. (Gesundheitsberichterstattung des Bundes 2013)

Krankheitsgruppe	Verhältnis
Verletzungen und Vergiftungen	3,15
Symptome und abnorme klinische und Laborbefunde	2,7
Angeborene Fehlbildungen	1,21
Zustände, die Ursprung in Perinatalperiode haben	1,2
Krankheiten des Urogenitalsystems	1,6
Krankheiten des Muskel-Skelett-Systems	1,25
Krankheiten der Haut	1
Krankheiten des Verdauungssystems	2,19
Krankheiten des Atmungssystems	1,69
Krankheiten des Kreislaufsystems	2,8
Krankheiten des Nervensystems und der Sinnesorgane	1,5
Psychische Verhaltensstörungen	3,71
Endokrinopathien	1,9
Krankheiten des Blutes	1,5
Neubildungen	1,3
Infektionskrankheiten	1,83

sonders jüngere männliche Personen im Alter von 20 bis 25 Jahren betroffen (17,1 vs. 3,3 bei 100 000 Einwohnern in Deutschland im Jahr 2011; Gesundheitsberichterstattung des Bundes 2013). Hier ist eindeutig der Einfluss des Geschlechts auf einen Aspekt des Gesundheitsverhaltens zu sehen.

Ein relativ starker Geschlechterunterschied ist auch in den **Selbstmordraten** zu finden. Hierbei ist aber die insgesamt geringe Sterbeziffer zu beachten, die in den letzten Jahren kontinuierlich sinkt: 2011 starben insgesamt 10 144 Menschen an einem Suizid (Gesundheitsberichterstattung des Bundes 2013), davon waren 7646 Männer und 2498 Frauen. Dabei ist die Anzahl der Suizide der Männer in allen Altersgruppen weit um das Doppelte höher als bei den Frauen. Bei den Suizidversuchen kommen nach Schätzungen bei den Männern hingegen drei **Suizidversuche** auf einen vollzogenen Suizid, bei den Frauen sind es zwölf Suizidversuche (Statistisches Bundesamt 1998). Ein starker Anstieg der Suizide ist vor allem bei Männern und Frauen ab 75 Jahren zu verzeichnen. Zudem ist die Selbstmordquote aber auch regionenabhängig; in Deutschland ist sie beispielsweise für Frauen und Männer der neuen Länder höher als im früheren Bundesgebiet, vor allem bei den über 75-Jährigen (Gesundheitsberichterstattung des Bundes 2013).

Interessant ist auch, dass die Geschlechterdifferenzen bei den Mortalitätsraten tendenziell im Osten höher sind als im Westen. Als Ursache werden sozioökonomische Einflussfaktoren diskutiert wie die höhere Arbeitslosigkeit im Osten oder das geringere Einkommen in den neuen Bundesländern.

Männer und Frauen **werden unterschiedlich alt, erkranken und sterben an unterschiedlichen Krankheiten**. Bei einigen Erkrankungen (wie Herzinfarkt) und Verkehrsunfällen sowie Selbstmorden ist der Geschlechterunterschied in allen Altersgruppen zu finden. Bei anderen Erkrankungen (wie Schlaganfall) gibt es einen Alterseffekt. Jüngere Männer sterben seltener an einem Schlaganfall, während es bei den über 65-Jährigen keine Geschlechterdifferenzen gibt.

Geschlecht und gesundheitsbezogene Kognitionen

Subjektive Vorstellungen von Gesundheit und Krankheit

Bereits im Health-Belief-Modell wurde der Einfluss von subjektivem Wissen auf das Gesundheitsverhalten postuliert und nachgewiesen. Seitdem gibt es viele Studien, die den Einfluss **subjektiver Konzepte** auf das Krankheits- bzw. Gesundheitsverhalten beschreiben (Amann und Wipplinger 1998).

Frauen tendieren zu differenzierterer Wahrnehmung gesundheitsbezogener Themen, fühlen sich davon stärker betroffen und setzen sich intensiver mit der Gesundheitsproblematik auseinander als Männer (Christeiner 1999). Sie verstehen Gesundheit eher auf einer psychischen Ebene, Männer hingegen auf der Ebene von Leistungsfähigkeit und Abwesenheit von Krankheit (Faltermaier 1998). Männer räumen körperlicher Arbeit und Sport, Frauen gesunder Ernährung und psychischen Faktoren einen Einfluss auf die Gesundheit ein (Frank 2001). Viele Studien bestätigen die psychosoziale Ursachenattribution bei Frauen. So fand z.B. Christeiner (1999) heraus, dass Frauen **psychosozial und selbstbezogen** attribuieren. Männer hingegen nennen eher **Risikofaktoren als Auslöser** für Erkrankungen, betonen ihr bisheriges Gesundheitsverhalten und beziehen eher ihre eigene Verantwortlichkeit mit ein (Christeiner 1999; Frank 2001).

Andere Studien betonen hingegen, dass keine Geschlechtsunterschiede auftreten, wenn Frauen und Männer mit vergleichbarem sozialen Kontext und ähnlichen Lebens- und Arbeitsbedingungen untersucht werden (Frank 2001). So kommt eine Studie von Kuhlmann und Kolip (1998) zu dem Schluss, dass Geschlecht kein eindeutiger Prädiktor für Gesundheitsvorstellungen ist.

Auch ist Gesundheit für beide Geschlechter unterschiedlich wichtig (vgl. **Abb. 2**). Es ist zu sehen, dass Gesundheit generell für beide Geschlechter eine große Wichtigkeit besitzt, Frauen aber der Gesundheit etwas mehr Wichtigkeit beimessen als Männer.

Gesundheitsrelevante Persönlichkeitsmerkmale

Die in der Gesundheitspsychologie häufig gestellten Fragen «Wer bleibt gesund?» oder «Wer erholt sich schneller von einer Erkrankung?» lassen die Bedeutung gesundheitsrelevanter Persönlichkeitsmerkmale anklingen. Diese Merkmale oder Verhaltensstile lassen sich in zwei Arten einteilen (Kohlmann 2003). **Emotionsbezogene Persönlichkeitsmerkmale** sind zum Beispiel Feindseligkeit oder emotionale Expressivität, und **kontrollorientierte Merkmale** sind Kontrollüberzeugungen, Selbstwirksamkeit und Optimismus. Zusammenhänge zwischen Persönlichkeit und Entstehung von Krankheit ließen sich bisher kaum nachweisen. Persönlichkeit wirkt eher bei dem Umgang mit Gesundheit und Krankheit. External attribuierende Menschen

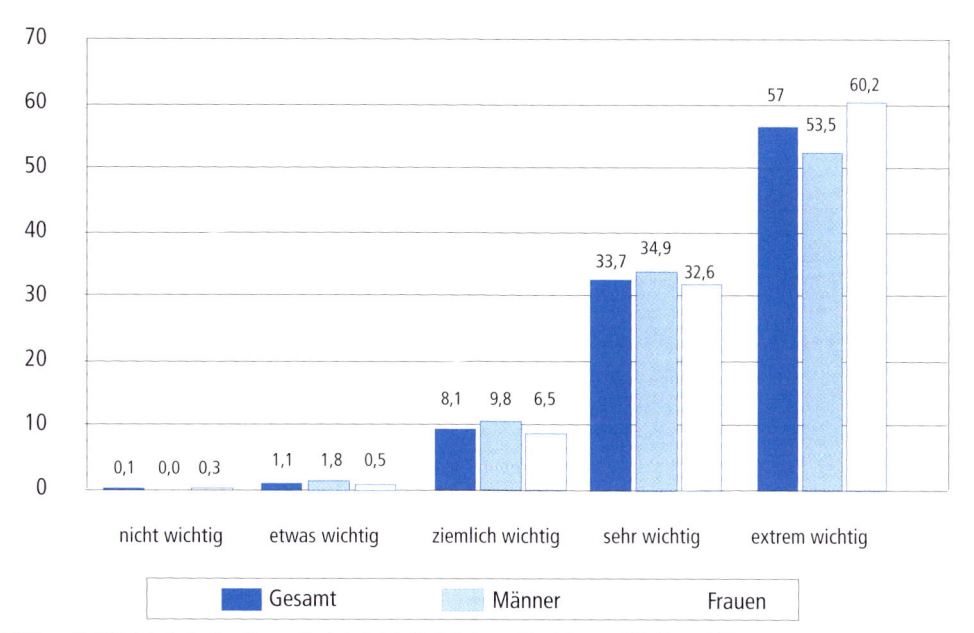

Abbildung 2: Wichtigkeit der Gesundheit bei 18-50-Jährigen (Brähler und Felder 1999)

werden vielleicht eher den Arzt aufsuchen. Zur **Geschlechterabhängigkeit** von diesen Persönlichkeitsmerkmalen gibt es je nach Merkmal unterschiedliche Befunde.

Ein in den letzten Jahren zunehmend an Bedeutung gewonnenes **Persönlichkeitsmodell** ist das der fünf großen Persönlichkeitsdimensionen (Big Five), wie Neurotizismus, Extraversion, Verträglichkeit, Offenheit und Gewissenhaftigkeit. Dabei wurde festgestellt, dass das Persönlichkeitsmerkmal **Gewissenhaftigkeit** mit hoher Compliance nach Herzinfarkt und gesundheitsbezogenem Verhalten einhergeht. Geschlechterunterschiede ließen sich bei diesem Merkmal jedoch nicht finden. Bei den **Kontrollüberzeugungen** können Geschlechterdifferenzen nachgewiesen werden. So attribuieren Männer beispielsweise stärker internal, sehen sich also selbst in der Verantwortung für ihre Gesundheit; Frauen hingegen sehen eher den Arzt verantwortlich für ihre Gesundung und Gesundheit (Muthny et al. 1994).

Ein drittes in letzter Zeit sehr häufig diskutiertes Persönlichkeitsmerkmal ist das **Kohärenzgefühl** (Sense of Coherence, Antonovsky 1987). Es wird als dispositionelle Bewältigungsressource betrachtet, die Menschen widerstandsfähiger gegenüber Stressoren macht und damit zur Aufrechterhaltung und Förderung der Gesundheit beiträgt. In einer repräsentativen Untersuchung (Singer und Brähler 2007) zeigten Frauen ein geringeres Kohärenzgefühl als Männer.

Hinsichtlich **geschlechtsspezifischer gesundheitsbezogener Vorstellungen** sind die Befunde widersprüchlich. Insgesamt scheinen für Männer eher körperliche Aspekte bei ihrer Gesundheit bedeutsam, sie messen der Gesundheit weniger Bedeutung bei und sind dadurch für Präventionsstrategien weniger erreichbar. Frauen zeigen eher ein allumfassendes Gesundheitsverständnis, messen der Gesundheit mehr Bedeutung zu und könnten demzufolge für Präventionsstrategien leichter erreichbar sein. Generell ist aber immer der soziale Kontext zu beachten: Geschlecht stellt somit nur eine Einflussgröße auf Gesundheitsverhalten dar.

Wahrnehmung des eigenen Gesundheitszustands

Einen wichtigen **Einfluss auf das Gesundheitsverhalten** hat die Wahrnehmung des eigenen Gesundheitszustandes. In den Industrienationen geben die Männer einen besseren Gesundheitszustand als Frauen an. Außerdem beschreiben sie sich weniger anfällig gegenüber Krankheiten und sehen sich bei der Erfüllung alltäglicher Aufgaben nicht durch ihren Gesundheitszustand beeinträchtigt. Allerdings achten Männer wiederum weniger auf ihre Gesundheit. Bei den Körperbeschwerden klagen Männer weniger als Frauen.

Eine Möglichkeit zur Erhebung **subjektiver Beschwerden** ist der Gießener Beschwerdebogen (GBB; Brähler und Scheer 1995). Aufgrund einer Vielzahl von empirischen Untersuchungen mit diesem Verfahren ist es möglich, die alten und neuen Bundesländer miteinander zu vergleichen sowie zu untersuchen, ob sich die Geschlechts- und Altersdifferenzen bei den Körperbeschwerden in den letzten zwei Jahrzehnten geändert haben (Brähler et al. 1999).

Abbildung 3 zeigt die Körperbeschwerden der Westdeutschen aus der Untersuchung von 2001 im Vergleich mit den zeitgleich erhobenen GBB-Daten der Ostdeutschen (Brähler et al. 2008).

Die Körperbeschwerden der Männer sind sowohl im Osten als auch im Westen deutlich geringer als die der Frauen. Da der **Beschwerdedruck** im Osten auf einem generell höheren Niveau liegt, ist zu beobachten, dass ostdeutsche Männer fast genau so stark wie westdeutsche Frauen klagen. Zu Beginn der 1990er-Jahre hatten die Ostdeutschen noch ein niedrigeres Beschwerdeausmaß gezeigt als 2001 (Brähler et al. 1999; Hoffmeister und Bellach 1995), wobei Frauen eine höhere Beschwerdehäufigkeit angeben.

Die Änderung des Beschwerdedrucks in den letzten 25 Jahren in Westdeutschland ist in Abbildung 3 zu sehen. Es wird deutlich, dass sich der Geschlechtsunterschied im Beschwerdedruck von 1975 zu 2001 deutlich vermindert hat (Differenz 1975 = 5,32/Differenz 2001 = 2,31), was vor allem durch eine Abnahme der Beschwerdeäußerung der Frauen begründet ist. All diese Befunde deuten darauf hin, dass das Ausmaß der subjektiven Beschwerden auf **Sozialisationseinflüsse** zurückgehen und epochenspezifisch sein kann.

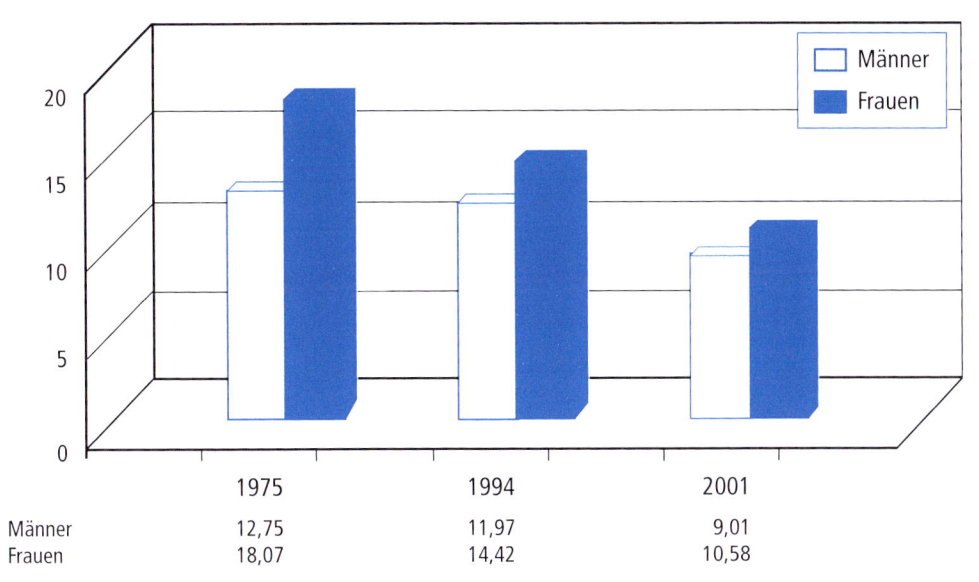

	1975	1994	2001
Männer	12,75	11,97	9,01
Frauen	18,07	14,42	10,58

Abbildung 3: GBB-Skala Beschwerdedruck 18–60 Jähriger in Ost- und Westdeutschland im Jahr 2001 (Brähler et al. 2008)

In der **subjektiven Gesundheit** sind Geschlechterdifferenzen sichtbar. Männer fühlen sich gesünder. Dabei sind auch gesellschaftliche Einflüsse zu beobachten; so sinkt die Geschlechterdifferenz in der Beschwerdeäußerung. Es ist anzunehmen, dass Männer aufgrund ihrer geringeren subjektiven Beschwerden für eine Gesundheitsförderung weniger zugänglich sind.

Geschlecht und Gesundheitsverhalten

Gesundheitsverhalten oder im negativen Sinn **Risikoverhalten** wie Rauch-, Trink- und Essgewohnheiten sind erheblich an der Entstehung lebensbedrohlicher Erkrankungen, wie z.B. dem akuten Myokardinfarkt, chronischer Lebererkrankungen und zerebrovaskulärer Erkrankungen beteiligt. In einigen Fällen wie beim riskanten Verhalten im Straßenverkehr ist es sogar tödlich. Zum anderen kann eine adäquate Inanspruchnahme von **Früherkennungsuntersuchungen** die Zahl der letal verlaufenden Krankheiten eindämmen. Welche Unterschiede gibt es hier zwischen den Geschlechtern?

Trinkgewohnheiten

Männer trinken mehr als Frauen. Vor allem bei hohem Alkoholkonsum pro Tag ist der Männeranteil mehrfach größer als der Frauenanteil. In den neuen Ländern ist diese Relation noch ausgeprägter (BMG 1999). Besonders deutlich wird dies auch aus der Aufschlüsselung der Risikotrinker, also derjenigen, die nach Selbsteinschätzung einen riskanten Alkoholkonsum nach dem Alcohol Use Disorder Identification Test Consumption (AUDIT-C) zeigten (**Tabelle 3**).

Es ist zu sehen, dass sowohl im Osten als auch im Westen die geringste Geschlechterdifferenz bei den über 65-Jährigen liegt. Den größten Unterschied zeigen die 45- bis 65-Jährigen im Osten, wo über zwei Drittel der männlichen Bevölkerung zu den Risikokonsumenten gehört.

Rauchgewohnheiten

Zigarettenrauch wird ein erheblicher Anteil an der Entstehung von Krankheiten des Kreislaufsystems und anderer schwerer Erkrankungen wie z.B. Lungenkrebs zugeschrieben. Neben der **Dauer** des Rauchens hat die **Höhe** des täglichen Konsums Auswirkungen auf das Erkrankungsrisiko. Unter den Männern gibt es

Tabelle 3: Risikokonsum (AUDIT-C) in % nach Altersgruppen 2010 (RKI 2012)

Altersgruppe	West		Ost	
	Männer	Frauen	Männer	Frauen
18–29	44,9	33,1	43,0	29,8
30-44	27,3	19,7	38,4	22,4
45-64	29,7	21,6	40,6	20,7
ab 65	27.9	19,2	23,6	16,2
Gesamt	31,4	22,3	36,8	21,2

mehr Raucher. 78,8 % der Frauen gegenüber 69,5 % der Männer gehörten 2009 zum Beispiel in Deutschland zu den Nichtrauchern. Bei den Geschlechtern findet eine Konvergenz bei den Jüngeren statt, während Männer zunehmend überhaupt nicht rauchen, stieg bei den Frauen die Zahl der Raucherinnen in den letzten Jahrzehnten dramatisch an, sodass heute in der Gruppe der bis 20-Jährigen sich geringe Geschlechterunterschiede finden lassen. Jedoch konsumieren die Raucherinnen durchschnittlich weniger Zigaretten als die Männer (Robert Koch-Institut 2012).

Ernährung

Ernährung gilt auch als wichtiger die Gesundheit beeinflussender Faktor. Die Verteilung des Body-Mass-Index (BMI) nach Geschlecht ist in **Tabelle 4** dargestellt.

Bei Betrachtung der Mittelwerte des BMI liegen die Männer bis zum Alter von 60 Jahren etwas vor den Frauen, wobei der BMI mit dem Alter anwächst. Unter Berücksichtigung des BMI > 25 kg/m^2 als **Kriterium für Übergewicht** liegen die Männer in den Häufigkeiten vor den Frauen und etwas mehr Männer als Frauen sind adipös (BMI > 30 kg/m^2) (Gesundheitsberichterstattung des Bundes 2013).

In Deutschland sind je nach Definition **10 % aller Schulkinder und Jugendlichen als übergewichtig bzw. adipös** einzustufen. Der größere Anteil unter ihnen sind heute Jungen (10,8 % gegenüber 8,4 % in der HBSC-Studie), wobei sich das Geschlechterverhältnis im letzten Jahrzehnt umgekehrt hat (vgl. Gesundheitsberichterstattung des Bundes 2003).

Auf der anderen Seite sind 15,1 % der Mädchen und 10,9 % der Jungen als untergewichtig klassifiziert (HBSC-Studie).

Zur Ernährung ist noch anzumerken, dass in den letzten Jahren auch der Gebrauch von Nahrungsmittelzusätzen (Vitaminen) gestiegen ist, wobei sich auch eine Geschlechtsdifferenz aufzeigen lässt. Männer nehmen diese Stoffe weniger zu sich als Frauen (Bellach 1999).

Inanspruchnahme von Präventionsangeboten

Zu Geschlechterunterschieden in der Inanspruchnahme von Angeboten der Gesundheitsförderung und Primärprävention liegen wenig und wenig aussagekräftige Daten vor. Gut erforscht ist hingegen die Inanspruchnahme der **gesetzlichen Leistungen zur Früherkennung von Krebserkrankungen**, einer Maßnahme der Sekundärprävention, wo es Differenzen sowohl zwischen Männern und Frauen gibt (**Tab. 5**).

Tabelle 4: Body-Mass-Index-Klassen in % nach Geschlecht (kg/m^2) 2009/2010 (Gesundheitsberichterstattung des Bundes 2013)

BMI-Wert (kg/m^2)	Männer	Frauen
≤ 18,5	0,8	3,5
18,5 < 25	39,1	52,1
25 < 30	44,0	28,8
≥ 30	16,1	15,6

Tabelle 5: Inanspruchnahme von Krebsfrüherkennungsuntersuchungen in % (RKI 2012)

	Männer	Frauen
20-34		64,9
35-44	25,4	84,6
45-54	50,1	87,3
55-64	67,3	89,0
ab 65	71,7	78,0
untere Bildungsgruppe	43,5	73,3
mittlere Bildungsgruppe	52,2	80,8
obere Bildungsgruppe	58,2	87,0

Diesen Befund bestätigt auch die repräsentative Untersuchung, in der gefragt wurde, bei welchen Symptomen die Befragten den Arzt aufsuchten (Laubach und Brähler 2001). Es zeigte sich, dass die **Männer** bei den meisten Symptomen **seltener zum Arzt** gehen würden als die Frauen, vor allem bei Schmerzen im Unterleib, andauernder Traurigkeit, Engegefühl oder Schmerzen in der Brust, fortgesetztem Husten, Blut im Stuhl und Angstzuständen. Für die Primärprävention und die Gesundheitsförderung ist ein ähnliches Verhalten zu vermuten.

Im Gesundheitsverhalten sind große Geschlechterunterschiede zu beobachten. **Männer** zeigen **riskantere Verhaltensweisen**. In den jüngeren Jahrgängen nehmen die Unterschiede jedoch ab. Auch die Differenzen innerhalb Deutschlands spielen eine Rolle, was für soziokulturelle Einflüsse spricht.

Zusammenfassung: Auswirkungen der Geschlechterunterschiede auf Präventionsprogramme

Wie sind die vorgestellten Geschlechterdifferenzen zu erklären? Je nach Erklärungsansatz lassen sich unterschiedliche biologische oder soziale Faktoren heranziehen und gewichten.

Aus **biologischer Sicht** sind bestimmte Eigenschaften an das anatomische Geschlecht gekoppelt. Aggression, Konkurrenzstreben, Kontrollbedürfnis etc. sind demnach die natürlichen Attribute von Männern (Edley und Wetherell 1995), Emotionalität, Expressivität, Liebesfähigkeit etc. die von Frauen. Begründet wird dies zum einen mit den geschlechtsspezifischen Unterschieden in einer Vielzahl von Gehirnbereichen, die möglicherweise mit geschlechtsspezifischem Verhalten korrelieren (Gouchie und Kimura 1991; Shaywitz et al. 1995; Witelson 1991). Auch wird die Wirkung von **geschlechtsspezifischen Hormonen** diskutiert. So kann Testosteron einen Anteil an dem höheren aggressiven Verhalten der Männer haben oder können Östrogene die Frauen vor kardiovaskulären Erkrankungen schützen. Dabei ist aber zu beachten, dass bisher sehr wenig direkte Zusammenhänge beobachtet worden sind (Eickenberg und Hurrelmann 1997).

Einzig die **Genforschung** stellte einen Geschlechterunterschied bei bestimmten auf dem X-Chromosom rezessiv vererbten Krankheiten her, wobei Jungen eine höhere Anfälligkeit für diese Erkrankungen besitzen. Über genetisch bedingte geschlechtsspezifische Alterungsprozesse sowie eine an Chromosomen gebundene, je nach Geschlecht unterschiedliche Krebsanfälligkeit lässt sich bisher nur spekulieren. Der biologischen Verursachungsthese folgend wären die Unterschiede in den vorgestellten Daten geschlechtsimmanent. Extrem dargestellt hieße das, Männer würden aufgrund ihres anatomischen Geschlechts eher an Herz-Kreislauf-Erkrankungen erkranken oder Frauen weniger gesundheitsriskante Verhaltensweisen zeigen.

Die gefundenen Ost-West-Unterschiede wie z.B. die gleiche Beschwerdehäufigkeit bei West-Frauen und Ost-Männern (Brähler et al. 1999), die steigenden Zahlen der trinkenden Frauen oder der Raucherinnen in bestimmten Altersgruppen, eine ähnlich hohe Rate an Herz-Kreislauf-Erkrankungen bei sogenannten Karrierefrauen und Karrieremännern sowie ein Vergleich des Geschlechterverhältnisses bei Herz-Kreislauf-Erkrankungen in verschiedenen Staaten (Weidner 2000) sprechen gegen ein **rein biologisches Erklärungsmodell**.

Sozialwissenschaftliche Diskussionen über Gender und Gesundheit versuchen, die Unterschiede zwischen Männern und Frauen mit Geschlechterrollen und -stereotypen zu beschreiben

(Alfermann 1996; Courtenay 2000). Die **männliche Rolle** wird dabei treffend durch folgende vier Bestrebungen definiert (Sabo und Gordon 1995): 1. «No Sissy Stuff» (die unbedingte Abgrenzung von Frauen und deren Verhalten), 2. «The Big Wheel» (das Gefühl der **Überlegenheit** gegenüber anderen), 3. «The Sturdy Oak» (die Demonstration der **Unabhängigkeit**) und schließlich 4. «Give 'Em Hell» (das Sich-**Durchsetzen** auch mit gewaltvollen Mitteln). Mit dem Bestreben des Mannes, seine Geschlechterrolle zu erfüllen, ließen sich auch die höheren Mortalitätsraten in den vorgestellten Daten der Männer begründen (Waldron 1995).

Die **Frauenrolle** ist in diesen klassischen Ansätzen komplementär zur männlichen angelegt und beinhaltet zum Beispiel Wärme, Einfühlsamkeit, Emotionalität und die Sorge um andere. Die höhere Klagsamkeit und die größere Inanspruchnahme des medizinischen Systems durch Frauen werden häufig mit diesen Rollenattributen in Verbindung gebracht. Frauen dürfen aufgrund ihrer Emotionalität Beschwerden freier äußern, und das Aufsuchen des Arztes ist nicht mit Autoritätsverlust verbunden (Felder und Brähler 1999). Zusätzlich kommt der Frau noch die Aufgabe der alltäglichen Gesundheitsarbeit zu: Sie trägt die **Verantwortung für die Herstellung und Bewahrung der häuslichen Bedingungen** für die Gesunderhaltung der Familie, vermittelt Einstellungen und Verhaltensweisen über Gesundheit und knüpft den Kontakt zum Gesundheitssystem (Graham 1985). Die höhere Klagsamkeit könnte somit eine Folge einer höheren Sensibilisierung für diese Themen sein.

Moderne feministische Theorien kritisieren diese Rollentheorien als zu statisch und beschreiben das Entstehen von Rollen in einem Interaktionsprozess sowohl innerhalb der Gruppe der Männer als auch zwischen Männern und Frauen. Demzufolge fordern sie eine detailliertere Untersuchung der Unterschiede zwischen den Männern (Courtenay 2000) und zwischen den Frauen (Maschewsky-Schneider 2000). Die festgestellte Abhängigkeit der Gesundheit von sozialer Schicht, **Alter** oder **ethnischer Zugehörigkeit** sind dafür Belege. Bisherige Untersuchungen werten allerdings soziodemografische Variablen nur teilweise aus. Auch die hier vorgelegten Daten weisen dieses Manko auf und lassen nur bedingt Vermutungen über Unterschiede innerhalb der Geschlechter zu. Jüngere Männer scheinen zum Beispiel eher ihre maskuline Rolle im Straßenverkehr auszuleben als ältere Männer, was die erhöhte Zahl der Verkehrstoten zeigt.

Beim Vergleich dieser Ansätze zur Erklärung geschlechtsspezifischer Differenzen in Bezug auf Gesundheit und Krankheit fällt auf, dass sie aufgrund ihrer teilweisen einseitigen Sichtweise nicht zu überzeugenden theoretischen Interpretationen kommen. Notwendig ist daher die Betrachtung der Geschlechtsunterschiede aus einer **biopsychosozialen Perspektive**, wobei genetische Disposition, physiologische und hormonelle Regulation, psychische Belastungsverarbeitung, berufliche und familiäre Rollen, soziale Unterstützung, Interaktion und Körperbewusstsein berücksichtigt werden sollen. An dieser Stelle muss in Zukunft Prävention und Gesundheitsförderung ansetzen.

Präventionsprogramme müssen sowohl den Faktor biologisches Geschlecht (Sex) als auch den Faktor soziales Geschlecht (Gender) neben den spezifischen Lebenssituationen einbeziehen. Bei Interventionen zur Förderung des risikoarmen Verhaltens im Straßenverkehr sind daher eher junge Männer über ihre Leistungsaspekte anzusprechen. In schulischen Suchtpräventionsprogrammen müsste der Aspekt männlicher und weiblicher Sozialisation stärker an Bedeutung gewinnen. Generell gilt es, die vorhandenen Strategien unter dem Geschlechteraspekt zu prüfen.

Prüfungsfragen

1. Welche Unterschiede zwischen den Geschlechtern gibt es bei den Erkrankungshäufigkeiten?
2. Welche Geschlechterunterschiede gibt es im Gesundheitsverhalten?
3. Gibt es Geschlechterunterschiede in den gesundheitsbezogenen Kognitionen?
4. Welche Ursachen hat der höhere Alkoholkonsum der Männer?
5. Worin liegen die höheren subjektiven Beschwerden der Frauen begründet?
6. Wie sieht die zukünftige Entwicklung der Geschlechterunterschiede beim Rauchen aus?
7. Welche Ursachentheorien bezüglich Geschlechterunterschieden sollten einem Präventionsprogramm zu Grunde gelegt werden?
8. Welches der beiden Geschlechter ist für Präventionsprogramme leichter zu erreichen?
9. Ist es sinnvoll, Geschlechterunterschiede bei der Konzeption von Gesundheitsförderungsprogrammen zu berücksichtigen?
10. Entwickeln Sie kurz ein geschlechtssensitives Programm zur Rauchentwöhnung.

Zitierte Literatur

Alfermann, D. (1996): Geschlechterrollen und geschlechtstypisches Verhalten. Stuttgart: Kohlhammer.

Amann, G./Wipplinger, R. (1998): Die Relevanz subjektiver Theorien in der Gesundheitsförderung. In G. Amann/R. Wipplinger (Hg.) Gesundheitsförderung. Ein multidimensionales Tätigkeitsfeld. Tübingen: dgvt, 153–175.

Bellach, B.-M. (1999): Bundes-Gesundheitssurvey 1998. Das Gesundheitswesen, 61, 55–222.

Brähler, E./Felder, H. (1999) (Hg.): Weiblichkeit, Männlichkeit und Gesundheit. Medizinpsychologische und psychosomatische Untersuchungen. Opladen: Westdeutscher Verlag.

Brähler, E./Hinz, A./Scheer, J.W. (2008): Der Gießener Beschwerdebogen (GBB.24). Testhandbuch. 3. Aufl. Bern: Huber.

Brähler, E./Scheer, J.W. (1995): Der Gießener Beschwerdebogen (GBB). Testhandbuch. Bern: Huber.

Brähler, E./Schumacher, J./Felder, H. (1999): Die Geschlechtsabhängigkeit von Körperbeschwerden im Wandel der Zeit. In E. Brähler/H. Felder (Hg.): Weiblichkeit, Männlichkeit und Gesundheit. Medizinpsychologische und psychosomatische Untersuchungen. Opladen: Westdeutscher Verlag, 171–185.

Bundesinstitut für Bevölkerungsforschung (2000): Eine Auswahl von Beiträgen zur demographischen Entwicklung in Russland und Weißrussland in der 2. Hälfte der 90er Jahre. Materialien zur Bevölkerungsforschung, Heft 98.

Christeiner, S. (1999): Frauen im Spannungsfeld zwischen Gesundheit und Krankheit. Bielefeld: Peter Kleine.

Courtenay, W.H. (2000): Constructions of masculinity and their influence on men's well-being: a theory of gender and health. Social Science and Medicine, 50, 1385–1401.

Edley, N./Wetherell, M. (1995): Men in perspective: practice, power and identity. London: Prentice Hall Harvester Wheatsheaf.

Eickenberg H.-U./Hurrelmann, K. (1997): Warum fällt die Lebenserwartung von Männern stärker hinter die der Frauen zurück? Medizinische und soziologische Erklärungsansätze. Zeitschrift für Sozialisationsforschung und Erziehungssoziologie, 17, 118–134.

Faltermaier, T./Kühnlein, I./Burda-Viering, M. (1998): Gesundheit im Alltag: Laienkompetenz in Gesundheitshandeln und Gesundheitsförderung. Juventa Verlag.

Felder, H./Brähler, E. (1999): Weiblichkeit, Männlichkeit und Gesundheit. In E. Brähler und H. Felder (Hg.): Weiblichkeit, Männlichkeit und Gesundheit. Medizinpsychologische und psychosomatische Untersuchungen. Opladen: Westdeutscher Verlag, 9–30.

Frank, U. (2001): Subjektive Gesundheitsvorstellungen und gesundheitsförderlicher Lebensstil von Herzinfarktpatienten und -patientinnen. Roderer.

Gesundheitsberichterstattung des Bundes (2003): Ernährung und Übergewicht. Themenheft 16. http://www.gbe-bund.de.

Gesundheitsberichterstattung des Bundes (2013): Lebenserwartung in Deutschland bei Geburt (ab 1998, Geschlecht). http://www.gbe-bund.de.

Gesundheitsberichterstattung des Bundes (2013): Verteilung der Bevölkerung nach Body-Mass-Index-Gruppen in Prozent (2009/2011, Alter, Geschlecht). http://www.gbe-bund.de.

Gesundheitsberichterstattung des Bundes (2013): Sterbefälle je 100 000 Einwohner (2011, Region, Alter, Geschlecht, ICD10). http://www.gbe-bund.de.

Gouchie, C./Kimura, D. (1991): The relationship between testosterone levels and cognitive ability patterns. Psychoneuroendocrinology, 16, 323–334.

Graham, H. (1985): Providers, negotiators, and mediators: women as the hidden carers. In E. Lewin/V. Oleson (Eds.): Women, health, and healing. New York: Tavistock, 25–52.

Helfferich, C. (1995): Aufwind in der Krise. Geschichte und Perspektiven der Frauengesundheitsforschung. Dr. med. Mabuse, 95, 23–25.

Hoffmeister, H./Bellach, B.-M. (1995): Die Gesundheit der Deutschen. Ein Ost-West-Vergleich von Gesundheitsdaten. Berlin: Robert Koch-Institut.

Kohlmann, C.W. (2003): Gesundheitsrelevante Persönlichkeitsmerkmale. In M. Jerusalem/H. Weber (Hg.): Psychologische Gesundheitsförderung. Diagnostik und Prävention. Göttingen: Hogrefe, 39–56.

Kuhlmann, E./Kolip, P. (1998): Lust und Freude am Leben. Gesundheitsvorstellungen von Professorinnen und Professoren. In U. Flick (Hg.): Wann fühlen wir uns gesund? Subjektive Vorstellungen von Gesundheit und Krankheit. Weinheim: Juventa, 105–118.

Maschewsky-Schneider, U./Sonntag, U./Klesse, R. (1999): Das Frauenbild in der Prävention – Psychologisierung der weiblichen Gesundheit? In E. Brähler/H. Felder (Hg.): Weiblichkeit, Männlichkeit und Gesundheit. Medizinpsychologische und psychosomatische Untersuchungen. Opladen: Westdeutscher Verlag, 98–120.

Muthny, F.A./Kramer, P./Lerch, J./Tausch, B/Wiedemann, S. (1994): Gesundheits- und erkrankungsbezogene Kontrollüberzeugungen Gesunder. Zeitschrift für Gesundheitspsychologie, 2 (3), 194–215.

Laubach, W./Brähler, E. (2001): Körperliche Symptome und Inanspruchnahme ärztlicher Versorgung. Eine Untersuchung an einer repräsentativen Stichprobe der deutschen Bevölkerung. Deutsche Medizinische Wochenschrift 126, T1–T7.

Robert Koch-Institut (2012): Gesundheit in Deutschland aktuell. GEDA 2010.

Statistisches Bundesamt (1998): Gesundheitsbericht für Deutschland. Stuttgart: Metzler und Pöschel.

Sabo, D./Gordon, D.F. (1995): Rethinking Men's Health and Illness. In D. Sabo/D.F. Gordon (Eds.): Men's health and illness: Gender, power and the body. Thousand Oaks, CA: Sage Publications, 1–21.

Singer, S./Brähler, E. (2007). Die «Sense of Coherence Scale». Testhandbuch zur deutschen Version. Göttingen: Vandenhoeck und Ruprecht.

Shaywitz, B.A./Shaywitz, S.E./Pugh, K.R./Constable, R.T./Skudlarski, P./Fulbright, R.K./Bronen, R.A./Fletcher, J.M./Shankweiler, D.P./Katz, L./Gore, J.C. (1995): Sex differences in the functional organisation of the brain for language. Nature, 373, 607–609.

Waldron, I. (1995): Contributions of changing gender differences in behavior and social roles to changing gender differences in mortality. In D. Sabo und D.F. Gordon (Eds.): Men's health and illness: Gender, power, and the body. Thousand Oaks, CA: Sage Publications, 22–44.

Weidner, G. (2000): Why do men get more heart disease than women? An international perspective. Journal of American College Health, 48, 291–294.

Witelson, S.A. (1991): Sexual differentiation of the human tempero-parietal region for functional asymmetry: neuroanatomical evidence. Psychoneuroendocrinology, 16, 131–153.

Leseempfehlungen

Brähler, E./Felder, H. (1999): Weiblichkeit, Männlichkeit und Gesundheit. Medizinpsychologische und psychosomatische Untersuchungen. Opladen: Westdeutscher Verlag.

Hurrelmann, K./Kolip, P. (2003): Geschlecht, Gesundheit und Krankheit. Männer und Frauen im Vergleich. Bern: Huber.

Pasero, U./Gottburgsen, A. (2003): Wie natürlich ist Geschlecht? Gender und die Konstruktion von Natur und Technik. Opladen: Westdeutscher Verlag.

32 Prävention und Gesundheitsförderung bei Migranten

Rainer Hornung

Migranten: eine heterogene Bevölkerungsgruppe

Der Begriff **Migrant** umfasst eine heterogene, vielschichtige Bevölkerungsgruppe. In seiner allgemeinen Bedeutung bezeichnet er alle Menschen, die ihren Wohnsitz in ein anderes Land verlegen. Das jeweilige Motiv der Migration ermöglicht eine erste Differenzierung (z.B. Arbeitsmigranten, Spätaussiedler, politische Flüchtlinge). Weitere Differenzierungen berücksichtigen den kulturellen, religiösen, wirtschaftlichen und sozialen Hintergrund sowie den rechtlichen Status eines Migranten.

In der Bundesrepublik Deutschland lebten 2005 gemäß Mikrozensus rund 15,3 Millionen Menschen mit einem Migrationshintergrund (Statistisches Bundesamt). Davon besitzen 7,3 Millionen eine ausländische Staatsangehörigkeit (rund 9 % der Gesamtbevölkerung), 3,5 Millionen wurden eingebürgert, 1,8 Millionen sind der Kategorie Spätaussiedler zuzuordnen und weitere 2,7 Millionen sind Migranten der zweiten Generation (Spallek und Razum 2007). Knapp zwei Drittel der nach Deutschland migrierten Menschen stammen aus Europa. Die Türkei (14,2 %), Russland (9,4 %), Polen (6,9 %), Italien (4,2 %), Rumänien, Serbien und Montenegro (je 3 %) sind die wichtigsten Herkunftsländer.

Struktur und Prozess der Migration wandeln sich in verschiedener Hinsicht: Durch die erhöhte Mobilität und das starke wirtschaftliche Gefälle zwischen den Staaten wird eine **Beschleunigung der Migration** eintreten, neue Herkunftsländer werden bedeutsam (z.B. afrikanische Staaten), der Anteil an Frauen und Kindern nimmt zu und die demografische Struktur wird sich in Richtung **höherer Anteil an älteren Migranten** verändern (Akgün 2002). Ein besonderes Problem stellen die in Illegalität lebenden Migranten dar, deren Zahl – so wird vermutet – zunimmt (Collatz 2001).

Erfahrungen und Forschungsergebnisse belegen, dass Migranten in hohem Maße **gesundheitlichen Gefährdungen** ausgesetzt sind (Bundesamt für Gesundheit 2002). Auch ist der Zugang der Migrationsbevölkerung zum Gesundheitssystem häufig schwieriger als für die einheimische Bevölkerung. **Zugangsbarrieren**, schlechte Erfahrungen mit dem Medizinsystem und eine daraus resultierende negative Erwartungshaltung erschweren oder verhindern insbesondere auch die Inanspruchnahme präventiver und gesundheitsfördernder Maßnahmen. Andererseits bewirkt eine gelungene Versorgung durch das leistungsfähigere Gesundheitssystem des Einwanderungslandes einen **positiven Effekt** auf den Gesundheitszustand von Migranten.

Folgende Fragen stehen im Zentrum dieses Beitrags: Welchen spezifischen Belastungen und gesundheitlichen Gefährdungen sind Migranten ausgesetzt? Über welche Ressourcen verfügen Migranten? Und: Wie ist erfolgreiche Prävention und Gesundheitsförderung bei Migranten möglich?

Belastungen, gesundheitliche Gefährdungen und Ressourcen von Migrantinnen und Migranten

Gesundheit und Krankheit eines Menschen werden durch zahlreiche Faktoren beeinflusst; Migration kann ein solcher Faktor sein. Migration per se macht nicht krank, sie kann auch Ressourcen aktivieren im betroffenen Menschen und in seinem sozialen Umfeld. In vielen Fällen jedoch kumulieren bei Migranten Belastungen und Beeinträchtigungen und erhöhen damit die gesundheitliche Vulnerabilität.

Welche Belastungen sind mit Migration verknüpft? Gibt es ein migrationsspezifisches Krankheitsspektrum und über welche Ressourcen verfügen Migranten?

Migration kann als **kritisches Lebensereignis** (life event) betrachtet werden, das mit Veränderungen und Anpassungsanforderungen verknüpft ist. Eine Migration ist nicht nur eine Verlegung des Wohnortes, es ist oft die Konfrontation mit einer neuen natürlichen, sozialen und kulturellen Umwelt (Faltermaier 2001). Eine **Kumulierung von notwendigen Anpassungsleistungen** – so die Grundthese der Lebensereignisforschung – führt zu einer erhöhten Anfälligkeit für körperliche und psychische Erkrankungen (Holmes und Rahe 1967). Solche Anpassungsansprüche sind für Migranten in vielfacher Hinsicht gegeben: in den Bereichen Arbeit, Wohnen, Bildung, Ernährung sowie im allgemeinen gesellschaftlichen und kulturellen Umfeld. Ob die Bewältigung dieser stressreichen Situation gelingt, hängt zum einen von den **persönlichen und sozialen Ressourcen**, über die ein Migrant verfügt, ab sowie von der **subjektiven Bedeutung**, die das Ereignis Migration für ihn besitzt (z.B.: Ist sie frei gewählt, mit positiven Erwartungen und Hoffnungen verbunden, oder wurde sie durch widrige politische Umstände im Herkunftsland erzwungen?).

Unter Migranten ist der Anteil sozial deprivierter Personen besonders hoch. Sie teilen so das Krankheitsrisiko der einheimischen Bevölkerung in einer ähnlichen sozioökonomischen Lage. Das bedeutet: Für viele gesundheitliche Probleme bei Migrantinnen und Migranten ist nicht die Migration per se, sondern ihre soziale und materielle Deprivation verantwortlich.

Aus dem Migrationsprozess resultieren jedoch auch **spezifische Belastungen**, die sich von denen der einheimischen Bevölkerung in Inhalt und Ausmaß unterscheiden (Gün 2003): Trennungserfahrungen und Entwurzelung, Verlust von familiären Bezugspersonen, Statusverlust, unsichere Zukunftsperspektive, Identitätskrisen sowie Diskriminierungen und Bedrohtheitsgefühle. Der letztgenannte Punkt verweist darauf, dass Migranten oft Angehörige gesellschaftlicher Minoritätsgruppen sind. Das **gesellschaftliche Klima**, das den Umgang mit Fremden prägt, kann ein zentraler Belastungsfaktor sein und sich in sozialen Vorurteilen, Ausgrenzungstendenzen oder physischer Gewalt manifestieren.

Migranten, die in ihrem Herkunftsland Opfer von politischer Verfolgung, Haft und Folter wurden, können **posttraumatische Störungen** entwickeln. Die dahinter liegende traumatische Erfahrung zu erkennen, **bedarf hoher transkultureller Kompetenz** und Sensibilität der medizinischen oder psychosozialen Fachperson. Denn oft ist es den Opfern aus Scham oder sprachlichen Problemen nicht möglich, ihre Verfolgungs- und Opfererlebnisse zu verbalisieren.

Die stärkere gesundheitliche Gefährdung und die **erhöhten Krankheitsrisiken** von Migranten, verglichen mit der einheimischen deutschen Bevölkerung, wurden in einer Reihe nationaler und internationaler Studien bestätigt (z.B. erhöhte Raten von Infektionskrankheiten, Störungen im Magen-Darm-Bereich, Erkrankungen des Stütz- und Bewegungsapparates sowie von Unfällen; Mengistu 2002).

Die **defizitorientierte Sichtweise**, die den Blick auf das Beschädigte und Pathologische richtet, prägt in dominanter Weise die Migrationsforschung und den Umgang der Professionellen mit Migrantinnen und Migranten. Sie bedarf einer Ergänzung durch eine **salutogenetische Sichtweise**, die den Blick auf die Ressourcen von emigrierenden Menschen lenkt (siehe Kap. 4).

Ressourcen sind **Schutzfaktoren bzw. gesundheitsfördernde Kräfte**, die im einzelnen Menschen selbst, in seiner sozialen Umgebung, in der physikalisch-materiellen Umwelt und im gesellschaftlichen Umfeld eines Menschen liegen. Für Migranten ist es wichtig, dass sie für die **Bewältigung** ihrer Lebenssituation flexible Bewältigungsstrategien und Vertrauen in die Wirksamkeit des eigenen Handelns entwickeln (Razum und Geiger 2003). Das Faktum der Migration lässt auf **personale Ressourcen** schließen, wie aktiver und selbstbestimmter Lebensstil, Selbstwirksamkeit, Optimismus oder interne Kontrollorientierung. Die Familie und die ethnische Eigengruppe können als **soziale Ressourcen** betrachtet werden, die als protektive Kräfte gegen eine gesundheitliche Beeinträchtigung schützen (Weiss 2003). Ein Zitat aus einer Studie bei jugendlichen Drogenkonsumenten, die aus Italien in die Schweiz emigrierten, illustriert die Bedeutung der Familie als soziale Ressource (Domenig 2001, S. 111–112):

Es gibt Vater und Mutter und das sind ja im Prinzip meine Wurzeln. Jetzt in meinem Fall ist es so, dass ich merke, dass dies das Einzige ist, das ich immer hatte, das immer da war, trotz meiner turbulenten Vergangenheit. Und ich denke, jetzt merke ich, dass es wichtig ist, dass ich sie überhaupt habe. Ich hatte schon unzählige Auseinandersetzungen mit ihnen, aber sie sind immer noch da. Das gibt mir in einem gewissen Sinne einen Halt.

Ein weiteres Zitat aus dieser Studie verweist auf den ambivalenten Charakter, den starke soziale Bindungen an die Herkunftsgruppe für einen Migranten haben können (Domenig 2001, S. 115):

Es (die Familienunterstützung) hat beide Seiten. Die eine ist die, dass du weißt, du kannst immer zurück, du kannst Mist bauen, doch du kannst zurück. Das ist einerseits gut, andererseits kann es auch hinderlich sein, wenn du eine Änderung durchziehen willst. Denn es ist so einfach, nicht einfach, aber es vereinfacht es, so wie eine Abhängigkeit: Du weißt genau, die helfen dir auf Gedeih und Verderben.

Familie und ethnische Eigengruppe können einerseits Halt und Geborgenheit bieten, andererseits können sie Prozesse der persönlichen Entwicklung und der Integration in das Einwanderungsland blockieren.

Probleme und Barrieren beim Zugang zum Gesundheitssystem

Ungenügende Information über bestehende Angebote

Migranten nutzen das System gesundheitlicher und psychosozialer Versorgung in der Regel weniger als die einheimische Bevölkerung. Die mangelnde bzw. unangemessene Inanspruchnahme solcher Leistungen hat unterschiedliche Gründe. Es können Barrieren sein, die den Zugang verhindern oder die Kommunikation im Falle einer Kontaktnahme erschweren.

Migrantinnen und Migranten kommen häufig aus Ländern, in denen das System gesundheitlicher Versorgung nicht so ausdifferenziert ist wie in Deutschland. Erfahrungen von Migranten, die in ländlichen Regionen aufgewachsen sind, werden geprägt durch fehlende Krankenversicherung, geringe Ärztedichte, z.T. Eigenversorgung der Patienten im Krankenhaus (Eberding und v. Schlippe 2001). Das heißt: Sie bringen oft kein Wissen und keine Erfahrungen mit, auf die sie im Bedarfsfall zurückgreifen können. Dieses Nichtwissen kann sich auch in überhöhten Erwartungen an die Leistungsfähigkeit des Gesundheitssystems des Einwanderungslandes äußern. **Wissensdefizite** können längere Zeit andauern, wenn keine gezielten Maßnahmen in Richtung einer **interkulturellen Öffnung** der Dienste erfolgen, z.B. in Form von **Informationsmaterialien in der Muttersprache** der jeweiligen Zielgruppe. Die trans- bzw. interkulturelle Öffnung medizinischer und psychosozialer Institutionen kann nur gelingen, wenn gleichzeitig gesamtgesellschaftliche Anstrengungen erfolgen, Migranten zu integrieren und sozial zu akzeptieren.

Sprach- und Verständigungsprobleme

Eine Barriere im Zugang zu den bestehenden Angeboten liegt in den oft **nicht vorhandenen Sprachkenntnissen** von Migranten (Domenig 2001). Selbst wenn eine rudimentäre Sprachkompetenz gegeben ist, reicht sie in vielen Fällen nicht aus, um die komplexen

Zusammenhänge im Bereich Gesundheit und Krankheit ausreichend differenziert beschreiben und verstehen zu können. Sprachbarrieren erschweren insbesondere die Annahme von **psychosozialen und präventiven Angeboten**, die nur selten mehrsprachig gemacht werden. Weiter können kulturell geprägte Schamgefühle und der kulturell unterschiedliche Stellenwert der nonverbalen Sprache die Kommunikation belasten. **Dolmetscherdienste** in Krankenhäusern und Arztpraxen sind eine mögliche Antwort auf Sprachbarrieren der Klienten, sie sind jedoch nicht der Regelfall.

Interaktionsprobleme zwischen ärztlicher Fachperson und Patienten mit einem Migrationshintergrund können dazu führen, dass wichtige Informationen verloren gehen, ein Übermaß an Diagnostik und medikamentöser Therapie zum Einsatz gelangt, verstärkt Noncompliance auftritt und bestehende negative Einstellungen gegenüber dem Medizinsystem bei Migranten verstärkt werden.

Kulturell geprägte Gesundheits- und Krankheitskonzepte

Menschen haben unterschiedliche Vorstellungen über Gesundheit und Krankheit, die in starkem Maße ihre Wahrnehmungen (z.B. Symptomwahrnehmung und -interpretation), Einstellungen und ihr Verhalten prägen. Diese **subjektiven Gesundheits- und Krankheitskonzepte** sind abhängig vom sozialen, kulturellen und religiösen Hintergrund (Faltermeier 2001). Die Institutionen der medizinischen und psychosozialen Versorgung sind Orte, an denen diese Alltagsvorstellungen der Klienten mit dem professionellen Wissen zusammentreffen. Ein kultureller Einfluss kann sich in Form unterschiedlicher ätiologischer Konzepte ausdrücken. Häufig werden Krankheiten in anderen kulturellen Kontexten als Ergebnis des Eindringens äußerer Kräfte (z.B. Dämonen, böser Blick) verstanden (Gün 2003). **Ursachenattributionen** sind nicht nur bedeutsam für die Erklärung und Deutung einer Krankheit, sondern vor allem im Hinblick auf mögliche Verhaltenskonsequenzen. Es ist evident, dass eine verhaltensassoziierte Krankheit wie z.B. eine Herzkreislauferkrankung, die extern attribuiert wird (z.B. «böser Blick»), nicht zu den möglichen und nötigen präventiven und rehabilitativen Verhaltensänderungen führt (Haisch 1995).

Eine weitere kulturell geformte Phase ist diejenige der **Symptomwahrnehmung** und -interpretation. So beschreiben Patienten aus dem türkisch-islamischen Kulturkreis ihre Beschwerden ganzheitlich und unspezifisch, ohne sie somatisch lokalisieren zu können. Oft werden bei der **Symptompräsentation** Organchiffren verwendet, die nur auf dem Hintergrund ihrer kulturellen Bedeutung verstanden werden können (z.B. «Ich habe meinen Kopf erkältet» als Code für «Ich befürchte, verrückt geworden zu sein»; oder «Mein Herz wurde eng» als Bild für Heimweh und nicht als Symptom einer organischen Herzkrankheit; Gün 2003, S. 37). Dies bedeutet: In der Interaktion zwischen ärztlicher Fachperson und Patient mit einem Migrationshintergrund muss neben der sprachlichen Verständigung auch eine **kulturelle Übersetzung** der präsentierten Symptome geleistet werden.

Prävention und Gesundheitsförderung bei Migranten: Ansatzpunkte

Das Aufzeigen von präventiven und gesundheitsfördernden Maßnahmen bei Migranten ist Gegenstand des letzten Kapitels.

Primär-, Sekundär- und Tertiärprävention

Eine auf Caplan (1964) zurückgehende Differenzierung unterscheidet zwischen primärer, sekundärer und tertiärer Prävention. Es ist eine Einteilung nach dem Zeitpunkt der Maßnahmen und enthält eine Rangfolge der Wünschbarkeit des Erfolgs (siehe Kap. 3).

Ein Beispiel für **Primärprävention** ist Suchtprävention durch Stärkung der Persönlichkeit und Vermittlung von sozialen Kompetenzen bei jugendlichen Spätaussiedlern (Körber 2003).
Von der **sekundärpräventiven** Maßnahme «Früherkennung» werden bessere Behandlungs- und Heilungschancen erwartet. Ein Beispiel hierfür sind an Migrationsfamilien gerichtete Informationen, Früherkennungsmaßnahmen

beispielsweise für Kinder angemessen wahrzunehmen.

Unter **Tertiärprävention** fallen Maßnahmen der Rehabilitation und sozialen Wiedereingliederung. Beispiel: Maßnahmen der medizinischen und sozialen Wiedereingliederung nach Krankheit für Migranten.

Von der Prävention zur Gesundheitsförderung

Der Begriff Prävention ist in seinem Wortsinne immer auf potenzielle Störungen und Defizite ausgerichtet. Neuere Ansätze der Weltgesundheitsorganisation (WHO) betonen unter dem Begriff **Gesundheitsförderung** in Übereinstimmung mit einer salutogenetischen Perspektive die Bedeutung gesundheitsförderlicher Lebenswelten und Verhaltensweisen für die menschliche Gesundheit (siehe Kap. 4). Prägnant wurde dieser Ansatz in der Ottawa-Charta der WHO (Hildebrandt und Trojan 1987) formuliert:

Gesundheitsförderung zielt auf einen Prozess, allen Menschen ein höheres Maß an Selbstbestimmung über ihre Gesundheit zu ermöglichen und sie damit zur Stärkung ihrer Gesundheit zu befähigen […]. Gesundheit steht für ein positives Konzept, das in gleicher Weise die Bedeutung sozialer und individueller Ressourcen für die Gesundheit betont wie die körperlichen Fähigkeiten. Die Verantwortung für Gesundheitsförderung liegt deshalb nicht nur beim Gesundheitssektor, sondern bei allen Politikbereichen und zielt über die Entwicklung gesünderer Lebensweisen hinaus auf die Förderung von umfassendem Wohlbefinden hin.

Zentral ist in dieser Definition die Befähigung von Menschen zur Selbstverantwortung für ihre Gesundheit, die Bedeutung personaler und sozialer Ressourcen sowie die Zuständigkeit aller Politikbereiche. Kurz gesagt: Es geht um die **Verbesserung von sozialen Lebenslagen**, die eine weitgehend störungsfreie Entwicklung des einzelnen Menschen erst ermöglichen.

	Person	Struktur
Belastungsabbau	1	2
Ressourcenstärkung	3	4

Abbildung 1: Bezugsrahmen für gesundheitsfördernde Maßnahmen

Maßnahmen der Gesundheitsförderung bei Migranten

In einem nächsten Schritt sollen konkrete Ansatzpunkte für gesundheitsfördernde Maßnahmen bei Migranten ausgeführt werden. Bezugsrahmen hierfür ist einerseits die Dimension «**Belastungsabbau** versus **Ressourcenstärkung**» und andererseits die Dimension «**Person**- versus **Strukturorientierung**». Die erste Dimension bezieht sich auf Inhalte, die zweite auf Zielbereiche von Interventionen. Die individuumszentrierten Maßnahmen können sich auf Migranten oder Fachpersonen im Gesundheitssystem beziehen. Eine Kombination der beiden Dimensionen führt zu einer Vier-Felder-Matrix, mit deren Hilfe gesundheitsfördernde Interventionsansätze bei Migranten klassifiziert werden können (**Abb. 1**).

Abbau von Belastungen auf der individuellen Ebene (Feld 1)

Mit der Migration sind, wie bereits ausgeführt, oft spezifische Belastungen verknüpft. In einer extremen Form können als Folge traumatischer Erfahrungen im Herkunftsland posttraumatische Störungen auftreten. Für den Bereich der **Traumatherapie** sind zwei Aspekte bedeutsam (Bundesamt für Gesundheit 2002): Zum einen müssen die Angebote differenziert auf die spezifischen Bedürfnisse von Kriegs- und Folteropfern ausgerichtet sein; zum anderen müssen sie **niederschwellig** sein, um eine leichte Zugänglichkeit zu ermöglichen. Eine besondere Aufmerksamkeit muss den Zielgruppen Frauen, Kinder und Jugendliche gelten.

Abbau von Belastungen auf der strukturellen Ebene (Feld 2)

Die erhöhten gesundheitlichen Belastungen, denen Migranten am Arbeitsplatz ausgesetzt sind, können durch eine entsprechende Gesetzgebung bzw. durch eine konsequente Umsetzung bestehender **Arbeitsschutzmaßnahmen** abgebaut werden.

Im Zentrum stehen muss der Abbau von Barrieren, die den Zugang zum Bereich medizinischer und psychosozialer Versorgung erschweren. Grundsätzlich gilt es, eine Veränderung der Ausrichtung der Dienste weg von einer «Komm»- hin zu einer «Bring»-Struktur anzustreben. Konkret bedeutet dies, dass verstärkt gesundheitsfördernde **Angebote in die Lebenswelt von Migranten** gebracht werden sollten, z.B. in Bildungsstätten für Migranten oder Freizeittreffs. Und schließlich, nicht zuletzt, muss es darum gehen, **Stigmatisierungs- und Diskriminierungserfahrungen** von Migranten abzubauen durch Gesetzgebung und eine entsprechende Integrationspolitik.

Stärkung von Ressourcen auf der individuellen Ebene (Feld 3)

Zentral ist die **Qualifizierung von Fachpersonen** in Aus-, Fort- und Weiterbildung im Hinblick auf **interkulturelle Kompetenz.** Wichtige Inhalte und Zielbereiche sind: Vermittlung von Wissen über spezifische Gesundheitsgefährdungen von Migranten, Erhöhung der Sensibilität für den kulturellen Bedeutungshintergrund des in der Beratung bzw. der ärztlichen Konsultation Gesagten und die Stärkung der transkulturellen Handlungskompetenz. So empfiehlt Domenig (2001, S. 88–89), dass anstelle eines sogenannten Nähe-Distanz-Konzeptes für professionelles Handeln im Erstgespräch mit Migranten eher ein «familiäres» Konzept Anwendung finden sollte.

Bei der **Stärkung von Ressourcen** seitens der Migrantinnen und Migranten stehen zwei Aspekte im Vordergrund: Zum einen geht es darum, über muttersprachliche Informationsmaterialien den gesundheitsbezogenen Wissensstand zu verbessern. Wichtige Problembereiche sind Infektionskrankheiten, Sexualität, Schwangerschaft, Geburt, Säuglingsberatung, Sicherheit am Arbeitsplatz (Bundesamt für Gesundheit 2002). Zum anderen sollte die **Eigenverantwortung von Migranten** für ihre Gesundheit gestärkt werden, etwa durch Einbezug in den Behandlungsplan und das Ernstnehmen ihres subjektiven Krankheitsverständnisses.

Ein Beispiel aus der Schweiz zur Thematik HIV/Aidsprävention berichtet Burgi (1997). Die Präventionsbotschaften wurden nach einer präzisen Zielgruppenbestimmung an den jeweiligen kulturellen Kontext angepasst, indem sie kulturell akzeptabel formuliert und über Kanäle der jeweiligen ethnischen Gemeinschaft kommuniziert wurden. Ein wichtiges partizipatives Element des Projektes war die Ausbildung und der Einsatz von **Mediatoren**, die der jeweiligen ethnischen Gruppe angehörten. Weiterbildung von Multiplikatoren und Sprach-, Kulturvermittlern sowie eine Clearingstelle waren die zentralen Elemente eines Versorgungskonzepts für Migrantinnen und Migranten in Leipzig (Wittig, Schumacher, Merbach und Brähler 2009).

Stärkung von Ressourcen auf der strukturellen Ebene (Feld 4)

Das zentrale Postulat lautet in diesem Zusammenhang: «**transkulturelle Öffnung** der Dienste». Um dieses Ziel einer inter- oder transkulturellen Öffnung zu erreichen und damit die Ressourcen des medizinischen und psychosozialen Versorgungssystems im Hinblick auf eine migrantengerechte Versorgung zu erhöhen, sind verschiedene Maßnahmen möglich:

- Integration von mehrsprachigen Mitarbeiterinnen und Mitarbeitern (evtl. mit Migrationshintergrund)
- Erleichterter Zugang für ausländische Ärztinnen und Ärzte zum medizinischen Versorgungssystem
- Einführung von **Dolmetscherdiensten**
- Vernetzung der verschiedenen Dienste der gesundheitlichen und psychosozialen Versorgung.

Auf Seiten der Migranten sind Maßnahmen bedeutsam, die auf die **Stärkung sozialer Ressourcen** zielen. Beispiele hierfür sind die Unterstützung bestehender sozialer Netze, z.B.

familiärer und verwandtschaftlicher Natur, oder die Förderung der Bildung von Selbsthilfegruppen bzw. -aktivitäten von Migranten. Die aufgeführten Maßnahmen zur Prävention und Gesundheitsförderung bei Migranten werden nur dann erfolgreich sein können, wenn sie Teil einer **politischen Gesamtstrategie zur Verbesserung der Lebensbedingungen von Migranten** sind. Wichtig ist dabei, dass Angebote auf Nachhaltigkeit zielen und im Hinblick auf ihre Wirksamkeit evaluiert werden.

Prüfungsfragen

1. Welche Merkmale charakterisieren den gegenwärtigen Migrationsprozess? Was sind mögliche Auswirkungen auf das Gesundheitssystem?
2. Was besagt die Grundthese der Lebensereignisforschung?
3. Was sind aus dem Migrationsprozess resultierende spezifische Belastungen?
4. Beschreiben und erläutern Sie die ambivalente Funktion, die soziale Unterstützung durch Familie oder ethnische Eigengruppe für einen Migranten haben kann.
5. Welche Barrieren erschweren für Migranten den Zugang zum System psychosozialer und gesundheitlicher Versorgung?
6. Welche Auswirkungen können Interaktionsprobleme zwischen ärztlicher Fachperson und Patient mit einem Migrationshintergrund haben?
7. Was sind subjektive Krankheitskonzepte? Geben Sie ein Beispiel für ein kulturell geprägtes Krankheitskonzept.
8. Nennen Sie Maßnahmen der Primär-, Sekundär- und Tertiärprävention bei Migranten.
9. Wie lassen sich Ressourcen von Migranten auf der individuellen und der strukturellen Ebene fördern?
10. Was meint das Postulat «Transkulturelle Öffnung der Dienste»? Nennen Sie mögliche Maßnahmen.

Zitierte Literatur

Akgün, L. (2002): Gesundheit zwischen kulturellen Gegebenheiten und kulturellen Patterns. In T. Hegeman / B. Lenk-Neumann (Hg.): Interkulturelle Beratung. Grundlagen, Anwendungsbereiche und Kontexte in der psychosozialen und gesundheitlichen Versorgung. Berlin: Verlag für Wissenschaft und Bildung, 15–21.

Bundesamt für Gesundheit (2002): Migration und Gesundheit. Strategische Ausrichtung des Bundes 2002–2006. Bern: BAG.

Burgi, D. (1997): Gesundheitsförderung und Prävention bei der ausländischen Bevölkerung in der Schweiz: Schritt für Schritt vorwärts… PRAXIS, 86, 906–910.

Caplan, G. (1964): Principles of Preventive Psychiatry. New York: Basic Books.

Collatz, J. (2001): Kernprobleme des Krankseins in der Migration – Versorgungsstruktur und ethnozentrische Fixiertheit im Gesundheitswesen. In M. David / Th. Borde / H. Kentenich (Hg.): Migration und Gesundheit (3. Auflage). Frankfurt am Main: Mabuse, 33–58.

Domenig, D. (2001): Migration, Drogen, transkulturelle Kompetenz. Bern: Huber.

Eberding, A. / v. Schlippe, A. (2001): Konzept der multikulturellen Beratung und Behandlung von Migranten. In P. Marschalck / K.H. Wiedl (Hg.): Migration und Krankheit. Osnabrück: Universitätsverlag Rasch, 261–282.

Faltermaier, T. (2001): Migration und Gesundheit: Fragen und Konzepte aus einer salutogenetischen und gesundheitspsychologischen Perspektive. In P. Marschalck/K.H. Wiedl (Hg.): Migration und Gesundheit. Osnabrück: Universitätsverlag Rasch, 95–112.

Gün, A.K. (2003): Therapie und Rehabilitation. In: Beauftragte der Bundesregierung für Migration, Flüchtlinge und Integration (Hg.): Gesunde Integration. (Dokumentation der Fachtagung am 20. und 21. Februar 2003 in Berlin) Bonn: Bonner Universitäts-Buchdruckerei, 36–42.

Haisch, J. (1995): Attributionsverändernde Maßnahmen in Psychotherapie und Medizin: Theoretische Begründung, Ansatzpunkte und Erfolg. Zeitschrift für Klinische Psychologie, Psychopathologie und Psychotherapie, 43, 234–248.

Hildebrandt, H./Trojan, A. (Hg.) (1987): Gesündere Städte – Kommunale Gesundheitsförderung. Hamburg: Hein, 10–13.

Holmes, T.H./Rahe, R.H. (1967): The social readjustment rating-scale. Journal of Psychosomatic Research, 11, 211–218.

Körber, J.M. (2003): Prävention mit Migranten. In: Beauftragte der Bundesregierung für Migration, Flüchtlinge und Integration (Hg.): Gesunde Integration (Dokumentation der Fachtagung am 20. und 21. Februar 2003 in Berlin). Bonn: Bonner Universitäts-Buchdruckerei, 32–35.

Mengistu, D. (2002): Public Health für Migranten. In: T. Hegemann/B. Lenk-Neumann (Hg.): Interkulturelle Beratung. Grundlagen, Anwendungsbereiche und Kontexte in der psychosozialen und gesundheitlichen Versorgung. Berlin: Verlag für Wissenschaft und Bildung, 89–97.

Razum, O./Geiger, I. (2003): Migranten. In F.W. Schwartz/B. Badura/R. Busse/R. Leidl/H. Raspe/J.Siegrist/U. Walter (Hg.): Das Public Health Buch. Gesundheit und Gesundheitswesen. München, Jena: Urban und Fischer, 686–692.

Spallek J./Razum, O. (2007): Gesundheit von Migranten: Defizite im Bereich der Prävention. Medizinische Klinik, 102, 451–456.

Weiss, R. (2003): Macht Migration krank? Eine transdisziplinäre Analyse der Gesundheit von Migrantinnen und Migranten. Zürich: Seismo.

Wittig, U./Schumacher, G./Merbach, M./Brähler, E. (2009): Verbesserung der Gesundheitsversorgung von Migrant(inn)en und Flüchtlingen am Beispiel von Leipzig. Zeitschrift für Medizinische Psychologie, 18, 162–169.

Leseempfehlungen

Borde, T./David, M. (Hg.) (2006): Migration und psychische Gesundheit, Belastungen und Potentiale. Frankfurt am Main: Mabuse.

Dettmers, C./Albrecht, N.-J/Weiller, C. (Hg.) (2002): Gesundheit, Migration, Krankheit. Bad Honnef: Hippocampus.

Kizilhan, J./Bermejo, I. (2009): Migration, Kultur, Gesundheit. In: J. Bengelmann/M. Jerusalem (Hg.): Handbuch der Gesundheitspsychologie und Medizinischen Psychologie. Göttingen: Hogrefe, 509–518.

Krämer, A. Prüfer-Krämer, L. (Hg.) (2004): Gesundheit von Migranten. Weinheim/München: Juventa.

6 Gesundheitspolitische Umsetzung

33 Gesundheitspolitische Umsetzung von Prävention und Gesundheitsförderung

Kai Mosebach, Friedrich Wilhelm Schwartz und Ulla Walter

Gesundheitspolitik in Deutschland

Gesundheitspolitik wandelt sich. Gesundheitspolitischer Wandel ist jedoch eingebettet in historisch gewachsene Gesundheitssysteme. Das deutsche Gesundheitssystem ist geprägt durch die unter Reichskanzler Otto von Bismarck 1883 gesetzlich verankerte Krankenversicherung (GKV). Die Geschichte der Krankenversicherung in Deutschland ist seitdem gekennzeichnet als ein «**Kampf um Lebenschancen organisierter Interessengruppen**» (Alber 1992, S. 41).

Bei diesem Kampf ging und geht es nicht nur um materielle Interessen, sondern stets auch um ordnungspolitische Fragen: nämlich wie ein Gesundheits- und Gemeinwesen zu organisieren sei. Solche Vorstellungen verändern sich naturgemäß, gerade auch im Kontext großer politischer Änderungen, sei es im Übergang vom Kaiserreich zur Weimarer Republik oder zur Zeit der Neugründung einer parlamentarischen Demokratie in Deutschland nach der Niederschlagung des Nationalsozialismus (Alber 1992; Stöckel und Walter 2002).

Die Entwicklung und Ausdehnung des deutschen Sozialstaates nach dem Zweiten Weltkrieg bewirkte institutionell eine Erweiterung und Ausdehnung von gesundheitspolitischen **Kompetenzen und Zuständigkeiten** auf **verschiedene Träger** im Rahmen der Gesundheitspolitik. Hierzu zählen neben dem Staat (einschließlich des Öffentlichen Gesundheitsdienstes) die Sozialversicherungen und die professionelle Medizin (Blanke 1994). Die Gesetzliche Krankenversicherung (GKV) blieb aber der wichtigste ordnungspolitische Rahmen, in dem Gesundheitspolitik stattfand und sich entwickelte. Es kam zu einer «**Strukturbildung in der Gesundheitspolitik**», in der organisierte Interessen im Rahmen der Selbstverwaltung unter der Aufsicht staatlicher Ministerien und Behörden eine wesentliche Rolle bei der Politikformulierung und -implementierung übernahmen (Döhler und Manow 1997).

Gesundheitsförderung und Prävention gerieten nach dem Missbrauch sozialhygienischen Gedankenguts durch die Nationalsozialisten erst im Verlauf der 1970er- und 1980er-Jahre wissenschaftlich und gesundheitspolitisch wieder ins Visier von Politik und den Akteuren des Gesundheitswesens (Walter und Stöckel 2002). Seitdem ist die Gesundheitspolitik einem inhaltlichen Wandel unterworfen, der die Möglichkeit in sich trägt, der deutschen Gesundheitspolitik einen Paradigmenwechsel zu «verordnen».

Gesundheitspolitik als integriertes Konzept

Der Begriff Gesundheitspolitik wird interdisziplinär sehr unterschiedlich verwandt. In der Politikwissenschaft galt lange Zeit die Überzeugung, dass Gesundheitspolitik sich vor allem durch das Politikfeld konstituiert. Gesundheitspolitik wäre demnach alles das, was die «Gesundheitspolitiker» von Parteien, aber auch Verbänden, in dem Politikfeld Gesundheit unternehmen und welche Interessen sie auf welche Weise durchzusetzen gedenken. Traditionell wurde Gesundheitspolitik daher oft mit der sehr stark **kurativmedizinisch ausgerichteten GKV** gleichgesetzt (Döhler und Manow 1997).

Aus Public-Health-Perspektive wird Gesundheitspolitik auf andere Weise bestimmt. Angelehnt an das Verständnis der Weltgesundheitsorganisation (WHO) ist Gesundheit nicht nur die Abwesenheit von Krankheit, sondern ein «Zustand des umfassenden körperlichen, geistigen und sozialen Wohlbefindens». Konsequenterweise wird daher zwischen **Krankenversorgung und Public Health unterschieden** (Schwartz et al. 2003).

Ein integriertes Verständnis von Gesundheitspolitik umfasst zum einen alle Maßnahmen der Gesamtheit der organisierten Akteure des Gesundheitssystems, die **Gesundheit von Einzelnen oder von gesellschaftlichen (Teil-) Gruppen erhalten, verbessern oder wiederherstellen**. Hiermit geht Gesundheitspolitik über die Grenzen der GKV hinaus und kann als ressortübergreifende Querschnittsaufgabe verstanden werden. Zum anderen zielt Gesundheitspolitik darauf, die **gesundheitliche Lage der Bevölkerung** durch die Minderung krankheitsbedingter Einschränkungen der Lebensqualität und Vermeidung vorzeitiger Mortalität zu verbessern oder zu erhalten. Gesundheitspolitik richtet sich damit auf einer evidenzbasierten Grundlage neu aus, zu der die Public-Health-Community vielfältig beitragen konnte.

Der Begriff Gesundheitspolitik hat hiermit neben einem analytischen auch einen dezidiert normativen Aspekt, der die Bedeutung von Prävention und Gesundheitsförderung für eine zukunftsfähige Politik betont. Aus einer solchen Perspektive lässt sich ein integratives Bild entwickeln, welches sich sowohl zur beschreibenden Analyse der historischen Entwicklung von Gesundheitspolitik als Politikfeld als auch zur Darstellung von Gesundheitspolitik als **normativ gesteuertem Interventionsfeld** eignet (Rosenbrock und Gerlinger 2012).

Phasen der Gesundheitspolitik in Deutschland

Die Entwicklung der Gesundheitspolitik in der Bundesrepublik Deutschland lässt sich in vier Phasen einteilen (Alber 1992). In der ersten Phase, der **Phase der Restauration** (1951–1956), wurden wesentliche Weichenstellungen für die Weiterentwicklung der gesetzlichen Krankenversicherung getroffen. So wurde das sozialpartnerschaftliche Selbstverwaltungsmodell verankert und das Monopol der Kassenärzteschaft bestätigt als auch erweitert.

In der **Phase der gescheiterten Strukturreformen** (1957–1963) wurde in zwei Anläufen unter dem damaligen Gesundheitsminister Blank (CDU) versucht, weitreichende Umstrukturierungen durchzusetzen. So sollte das Leistungsrecht neu geordnet und die Zuzahlung für Patienten eingeführt werden.

In den beiden ersten Phasen der Entwicklung spielte eine präventive oder gar gesundheitsförderliche Gesundheitspolitik praktisch keine Rolle. Dies war zum einen Reaktion auf die nach den Kriegszerstörungen notwendige Restauration des deutschen Gesundheitswesens, mit dem die eher kurativ ausgerichtete medizinische Profession gestärkt wurde. Zum anderen erklärt sich diese Zurückhaltung auch über den menschenverachtenden Missbrauch sozialhygienischer Ideen für die Rassenideologie und Judenvernichtung der nationalsozialistischen Diktatur vermittels des hierfür eigens zentralisierten Öffentlichen Gesundheitsdienstes (ÖGD).

In der dritten Phase der Gesundheitspolitik (1965–1975) wurden der **Ausbau der Versorgungsstrukturen** vorangetrieben und verschiedene Leistungsverbesserungen in der Versorgung eingeführt. Beispiele hierfür sind die Lohnfortzahlung im Krankheitsfall, die nach dem Zweiten Weltkrieg erstmalige Einführung präventiver Maßnahmen wie Vorsorgeuntersuchungen in die GKV und die Umstellung in der Krankenhausfinanzierung. In diesen Zeitraum fällt auch eine beispiellose Ausgabenexpansion, die jedoch nur vor dem Hintergrund des «kurzen Traums immerwährender Prosperität» verständlich wird (Lutz 1989).

Seit 1976 wird eine vierte Phase der Gesundheitspolitik beobachtet, welche vor dem Hintergrund eines stagnierenden Wirtschaftswachstums und steigender Arbeitslosenzahlen vor allem als **Phase der Kostendämpfung** bezeichnet wird. Zentrales Ziel war die Begrenzung der Ausgabenexpansion. Frühe Instrumente waren die Entwicklung der Bedarfsplanung der kassenärztlichen Versorgung, die Einführung einer Negativliste in der Arzneimittelversorgung und die Ausgrenzung von Bagatellarzneimitteln aus dem Leistungskatalog sowie die Einführung von Festbetragsregelungen. Eines der wichtigsten Instrumente stellt(e) die sektorale Budgetierung dar, die schrittweise über alle Leistungsbereiche der Gesetzlichen Krankenversicherung ausgedehnt wurde.

Spätestens seit dem **Gesundheitsstrukturgesetz** (1992) stellt sich freilich die Frage, ob die Entwicklung des deutschen Gesundheitswesens nicht in eine qualitativ neue Phase eingetreten ist. So wurden durch dieses Gesetz zahlreiche Elemente einer solidarischen Wettbewerbsordnung (Kassenwahlfreiheit, Service-Orientierung) eingeführt, welche die Beitragssatzstabilität mit einer stärkeren Effizienzorientierung der Krankenkassen zu verbinden suchten. Zudem wurde mit dem **Gesundheitsreformgesetz** (1988) den Krankenkassen erstmalig im Rahmen der GKV die Möglichkeit gegeben, primärpräventive und gesundheitsförderliche Maßnahmen auf eigene Initiative zu starten (Eberle 2002).

Die verstärkte **Wettbewerbsorientierung der Krankenkassen** war nicht immer förderlich für die Ausarbeitung qualitativ hochwertiger und effektiver präventiver und gesundheitsförderlicher Maßnahmen (Kirschner, Radoschewski und Kirschner 1995). Auch ergaben sich nach dem Zweiten Weltkrieg immer wieder Kompetenzstreitigkeiten bzw. Verschiebungen der Aufgabenstellungen zwischen dem ÖGD und den Akteuren der GKV hinsichtlich Prävention und Gesundheitsförderung, in der Regel zu Gunsten der medizinischen Profession (Schmacke 2002). Auf der politischen Agenda steht somit, die solidarische Wettbewerbsordnung mit dem Erfordernis einer stärkeren Orientierung des Gesundheitswesens an Prävention und Gesundheitsförderung in Einklang zu bringen.

Akteure, Steuerungsinstrumente und Interventionsfelder

Idealtypisch lassen sich einem integrierten Verständnis von Gesundheitspolitik vier Interventionsfelder und zugehörige Interventionstypen unterscheiden (siehe **Abb. 1**). Die Zuordnung von gesundheitspolitischen Akteuren zu den unterschiedenen Interventionsfeldern ist höchst komplex. Auf Grund der historischen Genese des deutschen Gesundheitswesens kommt es notwendigerweise zu Programm- und Kompetenzüberschneidungen zwischen diesen Akteuren. Die Verteilung der Interventionstypen auf die Akteure des Gesundheitswesens ist keineswegs gleichartig, sondern bestimmt sich letztlich aus dem Spannungsverhältnis von gesetzlich zugewiesenem Organisationsauftrag und sich herausgebildeten organisatorischen Eigeninteressen.

Die gesundheitspolitischen Akteure sind daher im deutschen Gesundheitssystem ausgesprochen vielfältig. Grundsätzlich kann man **staatliche Institutionen, öffentlich-rechtliche Körperschaften und freie Träger** unterscheiden. Zudem lassen sich dem politischen System der Bundesrepublik Deutschland gemäß auch drei horizontale Ebenen differenzieren (Bund, Länder, Gemeinden).

Staatliche Institutionen sind auf allen politischen Ebenen (Bund, Länder, Gemeinden) an-

Zustand/Interventionsfeld			
Gesundheit und Wohlbefinden	spezifische und unspezifische Gesundheitsrisiken, Befindlichkeitsstörungen	behandlungsfähige Befunde ohne Symptome	akute und chronische Erkrankungen, Behinderungen
Interventionstyp			
Gesundheitsförderung	Belastungssenkung und Gesundheitsförderung (Primärprävention)	Früherkennung und Frühbehandlung, Belastungssenkung und Gesundheitsförderung (Sekundärprävention)	medizinische Behandlungen; medizinische, berufliche und soziale Rehabilitation; Pflege; Belastungssenkung und Gesundheitsförderung (Tertiärprävention)

Abbildung 1: Interventionsfelder und Interventionstypen der Gesundheitspolitik
Quelle: Adaptiert nach Rosenbrock und Gerlinger (2004: 23).

zutreffen. Sie umfassen sowohl Ministerien als auch nachgeordnete Behörden, wie z.B. die Bundeszentrale für gesundheitliche Aufklärung oder das Robert Koch-Institut. Entsprechend unterschiedlich sind die Funktionen des Staates im Gesundheitswesen. Zentrale **Steuerungsinstrumente** sind Gesetze und Verordnungen, welche den Akteuren des Gesundheitswesens im Sinne von Geboten und Verboten Rahmenbedingungen für ihre alltägliche Tätigkeit zuweisen (regulative Politik). Andererseits verfügt der Staat über finanzielle und andere materielle Ressourcen (redistributive Politik) sowie über Medien der Information wie Aufklärung, Überzeugung etc. (weiche Politik), mit denen er das Verhalten der Akteure des Gesundheitswesens, einschließlich des Nutzers beeinflussen kann (Mosebach und Walter 2006).

Staatliche Instanzen sind bei der Politikimplementierung im Gesundheitswesen zentral auf die (Selbst-)Steuerungsressourcen seiner Akteure angewiesen. Da diese hierdurch ein relativ hohes Blockadepotenzial politischer Steuerung haben, liegt es im Interesse der (staatlichen) Politik, deren Interessen sowohl bei der Initiierung von Politikprogrammen als auch ihrer Implementierung zu integrieren. Daher spielt prozedurale Politik in einem durch **Selbstverwaltung** geprägten Gesundheitssystem eine besondere Rolle. Dem Wechselspiel von Staat und Gemeinsamem Bundesausschuss, bestehend aus Vertretern der Krankenkassen und der Leistungserbringer, kommt in dieser Hinsicht eine zentrale Bedeutung zu (§§ 91ff. SGB V).

Dieser strenge Verhandlungsmodus (**Korporatismus**), vor allem im Bereich der kurativen Medizin, wird zunehmend durch eine stärkere (rhetorisch wie institutionell gefestigte) Patientenorientierung ergänzt. Diese drückt sich beispielsweise in der Institutionalisierung von Patienteninteressen im Rahmen des Gemeinsamen Bundesausschusses und der Schaffung der Institution einer Patientenbeauftragten aus (§§ 140f–h SGB V). Organisatorische Innovationen im Bereich der Präventionspolitik (gesundheitsziele.de, Deutsches Forum Prävention und Gesundheitsförderung) orientieren sich an einem noch breiteren **partizipatorischen Ansatz** (s.u.). Man könnte hier von einem **pluralisierten Korporatismus** sprechen.

Öffentlich-rechtliche Körperschaften (z.B. Krankenkassen und Kassenärztliche Vereinigungen) und freie Träger auf der kommunalen bzw. lokalen Ebene sind die zentralen Akteure, zwischen denen die Regeln für gesundheitspolitische Interventionen (Prävention, Kuration, Rehabilitation, Pflege) der unmittelbaren Leistungserbringer (ÖGD, Ärzte, Krankenhäuser etc.) ausgehandelt werden. Deren Bundesverbände sind in der Regel in den Prozess der Politikformulierung eingebunden, während Landesverbände oftmals die konkreten Bedingungen der Versorgung vor Ort gestalten, wobei die regulativen Bestimmungen durch den Gesetzgeber vorgegeben werden. Durch die Beteiligung der Akteure des Gesundheitswesens am Gesetzgebungsprozess entsteht ein **legislativer Zirkel**, der solange unproblematisch ist, wie allen Beteiligten ein formal gleiches Anhörungsrecht zugestanden wird. Die öffentlich-rechtlichen Körperschaften prägen die (bislang) wenig integrierten Bereiche der Krankenversorgung (ambulanter Sektor und stationärer Sektor) zu stark. In ihrer politischen Vertretungsmacht drückt sich institutionell ein **Übergewicht der kurativen Medizin** im deutschen Gesundheitswesen aus (Rosenbrock und Gerlinger 2012).

Die Träger und Orte von Gesundheitsförderung sind wesentlich vielfältiger. Neben staatlichen Einrichtungen wie der Bundeszentrale für gesundheitliche Aufklärung (BZgA) gibt es viele örtliche und kommunale Initiativen. Entsprechend dem «weichen Konzept» der Gesundheitsförderung (**Salutogenese**) sind Vernetzungsinitiativen und bürgerschaftliches Engagement in diesem Bereich zentral für die Umsetzung von gesundheitsförderlichen Maßnahmen. Die Befähigung zur selbstständigen Wahrnehmung individueller und kollektiver Gesundheitsbedürfnisse (**Empowerment**) und die Nutzung und Erhaltung von sozialen Interaktionen als Gesundheitsressourcen (**Sozialkapital**) spielen hier eine zentrale Rolle (Kickbusch 2003).

Der Anteil von Prävention und Gesundheitsförderung an den gesamten Gesundheitsausgaben der Bundesrepublik Deutschland (287,3 Milliarden Euro) betrug im Jahr 2010 lediglich 3,6 %. Dies unterstreicht nachdrücklich die bislang noch geringe Bedeutung von Prävention und Gesundheitsförderung in Deutschland. Ein Vergleich der Ausgabenträger für Prävention und Gesundheitsschutz des Jahres 2010 zeigt zudem, dass von insgesamt 10,354 Millionen Euro 4,597 Millionen Euro (44,4 %) auf die Gesetzliche Krankenversicherung entfielen. Es folgen öffentliche Haushalte (2,009 Millionen Euro, 19,4 %), private Haushalte (1,211 Millionen Euro, 11,7 %), die Gesetzliche Unfallversicherung (1,046 Millionen Euro, 10,1 %), Arbeitgeber (828 Millionen Euro, 8,0 %), die Soziale Pflegeversicherung (311 Millionen Euro, 3,0 %), die Gesetzliche Rentenversicherung (186 Millionen Euro, 1,8 %) und die Private Krankenversicherung (166 Millionen Euro, 1,6 %) (Statistisches Jahrbuch 2012, Tab. 4.3.2.; eigene Berechnungen).

Gesundheitspolitik im Wandel: von der Kranken- zur Gesundheitsversorgung

Öffentlicher Gesundheitsdienst

Der Öffentliche Gesundheitsdienst (ÖGD) ist in der Bundesrepublik Deutschland aus verschiedenen Gründen von wesentlich geringerer Bedeutung als in staatlich organisierten Gesundheitssystemen. Der Öffentliche Gesundheitsdienst wurde im Sinne der Gleichschaltung von den Nationalsozialisten zentralisiert. Nach der Befreiung und der Neugründung der Demokratie in Deutschland verzichtete der Bund vor diesem historischen Hintergrund auf Kompetenzen in diesem Bereich. Erst allmählich wurde in den Bundesländern begonnen, die noch aus der Herrschaft des Nationalsozialismus gültigen gesetzlichen Regelungen grundsätzlich zu ändern. «Die Abstinenz der Legislative bei der Neuregelung des ÖGD über lange Zeit kann durchaus als Ausdruck einer geringen politischen Wertschätzung des ÖGD in den Aufbaujahren der Bundesrepublik gewertet werden» (Gostomzyk 2003, S. 585).

Der Verzicht des Bundes auf seine Kompetenzen im ÖGD und die an der Selbstverwaltung ausgerichtete Rekonstruktion des deutschen Gesundheitswesens nach dem Ende des Zweiten Weltkrieges haben dazu geführt, dass Aufgaben des ÖGD in den Bereich der Selbstverwaltung überführt wurden (Gostomzyk 2003). Erst allmählich – eingebettet in internationale Entwicklungen – wurde dem Öffentlichen Gesundheitsdienst wieder eine größere Bedeutung zugewiesen. Die Aufarbeitung der Verwicklungen des ÖGD in die Herrschaftsstruktur des Nazi-Regimes und eine Auseinandersetzung mit den positiven Vorläufern von Public Health führte zu der Herausbildung von **New Public Health** (Flick 2002).

Die Aufgaben des in Deutschland kommunal verankerten ÖGD (Gesundheitsämter) beziehen sich auf zahlreiche Felder der Primärprävention (Infektionsschutz, Zahnprophylaxe, Umwelthygiene) und der Gesundheitsförderung, aber ebenso auf wissenschaftliche Begutachtungen und Überwachung epidemiologischer Entwicklungen (Gesundheitsberichterstattung). Zudem überwacht der ÖGD Einrichtungen und Berufe des Gesundheitswesens. Aufgrund der gesetzlichen Kompetenzen der Länder ist der Öffentliche Gesundheitsdienst in seiner Aufgabendurchführung und Organisation recht heterogen (Brand, Schmacke und Brand 2003).

Prävention und Gesundheitsförderung in der Gesetzlichen Krankenversicherung (GKV)

Die **Früherkennung von Krankheiten (Sekundärprävention)** ist seit 1971 wesentlicher Bestandteil der vertragsärztlichen Versorgung. Im Gesetz zur Weiterentwicklung des Rechts der gesetzlichen Krankenversicherung (Zweites Krankenversicherungsänderungsgesetz – 2. KVÄG) vom 21.12.1970 regelte die sozialliberale Regierungskoalition erstmals diesen Anspruch von Versicherten auf Maßnahmen zur Früherkennung von Krankheiten (§§ 181–181b Reichsversicherungsordnung [RVO]). Hierzu gehören einerseits **Krebsvorsorgeuntersuchungen für Erwachsene** ab dem 20. (Frauen) bzw. 45. Lebensjahr (Männer). Andererseits werden seitdem bei Kindern (in der Regel bis zur Vollendung des fünfzehnten Lebensjahres) Untersuchungen zur Früherkennung von Krankheiten durchgeführt, die deren körperliche oder geistige Entwicklung in nicht geringfügigem Maße gefährden (§§ 25/26 SGB V).

Nach einer langen «Durststrecke» kam es erst mit dem Gesundheitsreformgesetz (GRG) unter dem für Gesundheit zuständigen Arbeits- und Sozialminister Norbert Blüm (1988) wieder zu einer präventivpolitischen Anstrengung auf Bundesebene. Im neu kodifizierten fünften Sozialgesetzbuch (SGB V) verankerte der Gesetzgeber Leistungen der **Gesundheitsförderung und Krankheitsverhütung** (**Primärprävention**). Hiermit wurde den Krankenkassen im Rahmen der GKV ein neuer gesundheitspolitischer Gestaltungsspielraum erschlossen, den einzelne Kassen allerdings bereits vorher auszufüllen begannen (z.B. Modellprojekt im Kreis Mettmann der AOK in den 1970er-Jahren, Eberle 2002). Auch die zahnmedizinische Prophylaxe und Krankheitsverhütung (§§ 21/22 SGB V) sowie die Früherkennung von Herz-Kreislauf-, Nierenerkrankungen und Diabetes ab dem 35. Lebensjahr (§ 25 SGB V) wurden durch das GRG in den Leistungskatalog der Gesetzlichen Krankenversicherung aufgenommen.

Die Stärkung und gesetzliche «Anerkennung» der Prävention und Gesundheitsförderung ist kein «Dekret von oben», sondern Ergebnis gesellschaftlicher Auseinandersetzungen. Im Wechselspiel einer erstarkenden Medikalisierungskritik an der kurativ-biomedizinischen Ausrichtung des deutschen Gesundheitswesens und einer Erneuerung und Wiederbelebung der Idee der Gesundheitserziehung, einschließlich wissenschaftlicher Anstrengungen zur Begründung eines breiteren Gesundheitskonzepts (so etwa im Rahmen der «Ottawa-Charta» der Weltgesundheitsorganisation), kam es in der Bundesrepublik Deutschland zu einer Art «Klimawandel» in der Gesundheitspolitik. Im Kontext der Ottawa-Charta wurde Gesundheit als soziale und ökologische Herausforderung «wiederentdeckt» (Walter und Stöckel 2002).

Der § 20 SGB V (Gesundheitsförderung, Krankheitsverhütung) des GRG verpflichtete die Krankenkassen dazu, die Versicherten über Gesundheitsgefährdungen und Verhütung von Krankheiten aufzuklären. Zudem konnten sie bei arbeitsbedingten Gesundheitsgefahren mit den Trägern der gesetzlichen Unfallversicherung zusammenarbeiten und hatten diese bei neuen Erkenntnissen über den Zusammenhang von Erkrankungen und Arbeitsbedingungen zu informieren. Krankenkassen erhielten darüber hinaus die Möglichkeit, in ihren Satzungen Ermessensleistungen zur Erhaltung und Förderung der Gesundheit und zur Krankheitsverhütung vorzusehen und mit anderen Akteuren des Gesundheitswesens zusammenzuarbeiten (v.a. Kassenärztliche Vereinigungen, einzelne erfahrene Ärzte, Gesundheitsämter und Bundeszentrale für gesundheitliche Aufklärung).

Im Gesetz zur Entlastung der Beiträge in der gesetzlichen Krankenversicherung (**Beitragsentlastungsgesetz**) wurden unter dem CSU-Gesundheitsminister Horst Seehofer die Maßnahmen des GRG wieder weitgehend zurückgenommen: «Ab dem 1. Januar 1997 war den Krankenkassen von ihrem gesetzlichen Präventionsauftrag nur noch die Möglichkeit verblieben, im Bereich der betrieblichen Gesundheitsförderung Erkenntnisse über Zusammenhänge zwischen Erkrankungen und Arbeitsbedingungen zu gewinnen [...] und die Träger der gesetzlichen Unfallversicherung, mit denen sie zusammenarbeiten, darüber zu unterrichten» (Eberle 2002, S. 240). Hiermit blieb den Krankenkassen eine eigeninitiative Betätigung in der betrieblichen Gesundheitsförderung und der Primärprävention im Rahmen der GKV verwehrt. Gesundheitsfördernde Leistungen konnten nur noch als Satzungsleistungen angeboten werden, waren aber alleine von den Versicherten zu finanzieren (Deppe 2000, S. 133).

Die ab 1998 in Regierungsverantwortung stehende rot-grüne Regierungskoalition hat mit der Gesundheitsreform 2000 (GKV-Gesundheitsreformgesetz) nach einer dreijährigen Zwangspause wieder primärpräventive Maßnahmen als Regelleistung der Krankenkassen verankert. Über den alten **§ 20 SGB V** hinausgehend bestimmt der neue Paragraf («**Prävention und Selbsthilfe**») nun, dass die

Spitzenverbände der Krankenkassen gemeinsam und unter Hinzuziehung von externem Sachverstand prioritäre Handlungsfelder und Kriterien für Leistungen der primären Prävention erarbeiten sollen (SVR 2002, S. 227 f.). Dies ist Reflex der vielfach geäußerten wissenschaftlichen Kritik an der unzureichenden qualitätsbezogenen Evaluation von präventiven Maßnahmen, die in Folge des GRG von den Krankenkassen initiiert wurde (Eberle 2002, S. 240).

Im GKV-Gesundheitsreformgesetz wird auch erstmalig rechtlich verankert, dass primärpräventive Maßnahmen der Krankenkassen einen Beitrag zur «Verminderung **sozial bedingter Ungleichheit** von Gesundheitschancen» leisten sollen (§ 20 Abs.1 SGB V). Hiermit wird die wissenschaftlich schon lange bekannte Tatsache, dass Krankenkassen bei der Umsetzung von präventiven Maßnahmen Probleme haben, sogenannte Risikogruppen zu erreichen, politisch im Rahmen der GKV anerkannt. Die Krankenkassen sollen daher ihre präventiven Leistungen im Charakter verändern.

Weg von sogenannten «Komm-Leistungen», welche nur bei individueller Inanspruchnahme aktiviert werden, soll eine stärkere **Zielgruppenorientierung** zu mehr «Aktiv-zugehenden-Leistungen» beispielsweise im Rahmen des Setting-Ansatzes führen (Walter et al. 2003).

Zudem wurden monetäre Zielgrößen für den Anteil von primärpräventiven Maßnahmen und zur Unterstützung von Selbsthilfegruppen aufgestellt (§ 20 Abs.3/4 SGB V). So sollten für jeden Versicherten im Jahr 2002 2,60 Euro für primärpräventive Maßnahmen und 0,52 Euro für die Unterstützung und Förderung von Selbsthilfegruppen aufgewandt werden. Tatsächlich wurden jedoch im Jahr 2002 pro Versichertem lediglich 1,19 Euro für präventive Maßnahmen und 0,30 Euro zur Unterstützung von Selbsthilfegruppen aufgewandt. Offensichtlich ist es den Krankenkassen nicht gelungen, ihre Versicherten zu einer höheren Inanspruchnahme dieser Maßnahmen zu bewegen. Dies lag auch in unklaren Regelungen über Verpflichtungen zur Zusammenarbeit zahlreicher Akteure des Gesundheitswesens begründet (Wanek, Heinrich und Chavet 2002).

Im GKV-Modernisierungsgesetz (GMG), welches am 01.01.2004 in Kraft trat, ist daher neu geregelt, dass Krankenkassen in ihren Satzungen verschiedene **Bonusregelungen** für gesundheitsbewusstes Verhalten festlegen können (§ 65a SGB V). Dies gilt sowohl für Leistungen der Früherkennung von Krankheiten als auch für qualitätsabgesicherte Leistungen der Krankenkasse im Rahmen der Primärprävention. Ebenfalls können Arbeitgeber sowie teilnehmende Versicherte im Rahmen der betrieblichen Gesundheitsförderung Boni von den Krankenkassen erhalten. Mittelfristig werden die Krankenkassen jedoch dazu verpflichtet, dass die Boni für Maßnahmen der Krankheitsfrüherkennung und Primärprävention zu keinen Beitragserhöhungen führen sollen. Die Aufwendungen für diese Maßnahmen müssen aus ihren mittelfristig erhofften **Einsparungen und Effizienzsteigerungen** finanziert werden (§ 65a Abs.4 SGB V). Erstmals wird damit die Bestimmung der **Wirtschaftlichkeit** (§ 12 SGB V) **mit Prävention verknüpft**.

Im GKV-Wettbewerbsstärkungsgesetz (WSG), von der zweiten Großen Koalition mit Wirkung zum 01.04.2007 verabschiedet, wurden einzelne Elemente der **Krankheitsprävention und Gesundheitsförderung** in eigenständigen Paragrafen in ihrer normativen Bedeutung **aufgewertet**. Die Krankenkassen werden zum einen zu einer stärkeren Beteiligung an der betrieblichen Gesundheitsförderung und zur Prävention arbeitsbedingter Gesundheitsgefahren verpflichtet. Dabei sind sie zur Kooperation mit betrieblichen Akteuren und zum Informationsaustausch mit der Gesetzlichen Unfallversicherung angehalten (§§ 20a und 20b SGB V). Zudem wurden Impfleistungen von Satzungsleistungen der Krankenkassen zu Pflichtleistungen der GKV (§ 20d SGB V). Im Jahr 2008 haben sich die Krankenkassen **freiwillige Präventionsziele** gesetzt und die gesetzlichen Vorgaben des Finanzierungsumfangs primärpräventiver Maßnahmen von 2,78 Euro pro Versichertem mit 4,83 Euro erstmalig übertroffen. Besonders hohe Zuwachsraten hatten Setting-bezogene primärpräventive Maßnahmen; doch auch individuelle Maßnahmen wurden ausgeweitet (GKV und MDS 2009).

Gesundheitsziele, Deutsches Forum Prävention und Gesundheitsförderung und Präventionsgesetz

Die Kritik an der institutionellen Zersplitterung von Trägern der Prävention und Gesundheitsförderung in Deutschland entlang zumeist organisatorischer Eigeninteressen veranlasste engagierte Akteure des Gesundheitswesens dazu, über organisatorische Innovationen der **Koordinierung und Trägerschaft** von präventiven und gesundheitsförderlichen Maßnahmen nachzudenken. Zwei große Vernetzungsprojekte sind hier zu nennen, welche die Vorteile der Netzwerksteuerung (konsensuale und sachbezogene Selbststeuerung zahlreicher Akteure) für eine stärkere Präventionsorientierung im deutschen Gesundheitswesen nutzen wollen. Beide Projekte wurden von der rot-grünen Regierungskoalition initiiert: gesundheitsziele.de und das Deutsche Forum Prävention und Gesundheitsförderung.

Priorisierung in Deutschland: gesundheitsziele.de

Gesundheitsziele sind ein international verbreitetes Verfahren, um die Gesundheitspolitik zielgenauer und überprüfbarer zu machen. Zudem sollen sie zu einem effizienteren Einsatz von materiellen wie personellen Ressourcen führen und die rasche und nachhaltige Bearbeitung für dringend erachteter gesundheitlicher Probleme ermöglichen (Busse und Wismar 2002; Wismar und Busse 2002).

Im Rahmen von gesundheitsziele.de arbeiten Vertreter von Leistungserbringern, Krankenkassen, staatlichen Stellen und Patientenverbänden sowie Wissenschaftler aus dem Public-Health-Bereich seit dem Jahr 2000 daran, im Rahmen eines patientenorientierten Prozesses und partizipatorischen Verfahrens Gesundheitsziele für Deutschland zu entwickeln. Organisatorisch ist gesundheitsziele.de bei der Gesellschaft für Versicherungswissenschaft und -gestaltung in Köln (GVG) angegliedert (GVG 2002) und wird seit der rot-grünen Regierungszeit (1998–2005) finanziell gefördert.

Das Verfahren der Definition von Gesundheitszielen erfolgt im Spannungsfeld **wissenschaftlich-epidemiologischer Definition von Gesundheitszielen** (Abbau von Gesundheitsproblemen) und dem **partizipatorischen Verfahren der Zieldefinition**, in dem die politischen Akteure aufgrund von Werte- und Konsensentscheidungen Prioritäten setzen (Priorisierung). Mit der Erarbeitung von Gesundheitszielen werden Steuerungshoffnungen darauf gelegt:

- zu einer besseren gesundheitspolitischen Orientierung zu gelangen, die es ermöglicht, stärker «wichtige» von «weniger wichtigen» Problemen zu trennen
- zu einer stärkeren Transparenz von Entscheidungen im Bereich der Gesundheitspolitik zu kommen
- einen gemeinsamen Problemhorizont bei allen gesundheitsrelevanten Akteuren zu entwickeln
- neue gesundheitspolitische Allianzen zu initiieren
- mit der Wahrnehmung und Spezifizierung von Gesundheitsproblemen auch das Qualitätsbewusstsein bezüglich der Bearbeitung dieser Gesundheitsprobleme zu stärken
- durch die Ausrichtung an Gesundheitszielen die Organisationsbarrieren unterschiedlicher gesundheitspolitischer Akteure (Sozialversicherungsträger, staatliche Behörden, Selbsthilfegruppen) in synergetischer und kooperativer Weise zu überwinden und
- für das Gesundheitswesen im Ganzen gesellschaftliche Lernprozesse in Gang zu setzen (GVG 2002, S. 21 ff.).

Im Rahmen von gesundheitsziele.de haben sich die Akteure mittlerweile auf einige Gesundheitsziele verständigt, die in Arbeitsgruppen bearbeitet werden (GVG 2003). Zu Gesundheitszielen für Deutschland wurden formuliert:

- Diabetes mellitus Typ 2: Erkrankungsrisiko senken, Erkrankte früh erkennen und behandeln (2003)
- Brustkrebs: Mortalität vermindern, Lebensqualität erhöhen
- Tabakkonsum reduzieren (2003)
- gesund aufwachsen: Ernährung, Bewegung, Stressbewältigung (2003)

- gesundheitliche Kompetenz erhöhen, Patientensouveränität stärken (2003)
- depressive Erkrankungen verhindern, früh erkennen, nachhaltig behandeln (2006).
- im Laufe des Jahres 2008 wurde «Gesund älter werden» als ein weiteres Gesundheitsziel bestimmt, dessen inhaltliche Konkretisierung seit dem Frühjahr 2009 erarbeitet wird.

Deutsches Forum Prävention und Gesundheitsförderung

Am 11.07.2002 wurde in Berlin das **Deutsche Forum Prävention und Gesundheitsförderung** gegründet. Hervorgegangen aus dem **Runden Tisch** unter der sozialdemokratischen Gesundheitsministerin Ulla Schmidt einigten sich die 41 Gründungsmitglieder, zu denen zahlreiche Verbände, Institutionen, Behörden, Körperschaften und Einrichtungen gehören, auf folgende Ziele (Forum Prävention 2002). So sollte durch die Gründung des Forums:
- die gemeinsame Entwicklung und Umsetzung breitenwirksamer Präventionskonzepte vorangetrieben werden, z.B. in bedeutenden Präventionsbereichen wie Bewegung, Ernährung, psychische Belastungen und Sucht/Drogen
- die Beteiligung an einer zu schaffenden Kommunikations- und Informationsplattform zur Verbesserung der Transparenz für Anbieter und Nutzer von Präventionsangeboten zugesichert werden
- eine Verbesserung von Kooperation, Vernetzung und Koordinierung aktiv betrieben und die Grundlagen für den Ausbau einer neuen tragfähigen, auf Dauer angelegten Organisationsstruktur gelegt werden, die in der Lage sein soll, Mittel für Prävention und Gesundheitsförderung zu akquirieren.

Im Gegensatz zu gesundheitsziele.de ist die Agenda des Forums wesentlich breiter, aber bislang auch unspezifischer und weniger konkretisiert. Sie umfasst den Bereich Herz-Kreislauf-Erkrankungen, Prävention im Alter (AG 3) und betriebliche Gesundheitsförderung (AG 2). Der Themenbereich Gesundheitsförderung in Kindergarten und Schule (AG 1) wurde bislang von gesundheitsziele.de bearbeitet. Daher gibt es nunmehr eine enge Kooperation zwischen den beiden Projekten, welche aber noch verbesserungswürdig ist. Mit dem Ende der Großen Koalition (2009) ging das Deutsche Forum in der Bundesvereinigung Prävention und Gesundheitsförderung e.V. (BVPG) auf. Das **Ende der sozialdemokratischen Leitung des Bundesgesundheitsministerium** (Ulla Schmidt, 2009) beendete auch die Eigenständigkeit des Deutschen Forums.

Das mehrfache Scheitern eines bundesweiten Präventionsgesetzes

Aus sozialmedizinischer Sicht sprechen sehr viele Argumente für einen breiten Ansatz präventiver und gesundheitsförderlicher Maßnahmen, um dem Ziel der Senkung sozial bedingter Ungleichheit von Gesundheitschancen näher zu kommen (CSDH 2008). Dies erfordert aufgrund der Vielgestaltigkeit der Maßnahmen- und Ausgabenträger und für Krankheitspräventions- und Gesundheitsförderungsmaßnahmen in Deutschland zudem eine **stärkere Koordination zur Verbesserung der Effizienz präventiver und gesundheitsförderlicher Maßnahmen** (Walter 2003). Allerdings scheiterte während der zweiten Großen Koalition (2005–2009) der (erneute) Versuch, ein bundesweites Präventionsgesetz zu erlassen, welches die Koordination und zielgerichtete Projektvergabe der vielfältigen Träger von präventiven und gesundheitsförderlichen Maßnahmen ermöglichen sollte. Bereits zum Ende der rot-grünen Regierungsperiode (2005) war ein erster Anlauf zur Stärkung der nicht-medizinischen Primärprävention und Gesundheitsförderung nicht von Erfolg gekrönt. Unklarheit bzw. **Uneinigkeit hinsichtlich der finanziellen Basis und der Abgrenzungen von Zuständigkeiten** bei der Gründung einer (privaten) Stiftung als Organisationsbasis einer sektoren- und gebietskörperschaftenübergreifenden Präventions- und Gesundheitsförderungspolitik verhinderten in beiden Fällen eine positive Entscheidung (Hajen 2005, Rosenbrock und Gerlinger 2012). Die christdemokratisch-liberale Bundesregierung brachte zum Ende ihrer Legislaturperiode ein eigenes Präventionsgesetz auf den Weg. Dieses erntete breite Kritik nicht nur von der parlamentarischen Opposition, sondern auch von zahlreichen Verbänden aus dem Bereich Sozialmedizin/Public Health (vgl z.B. DGPH 2013; DGSMP 2013). Zum Zeitpunkt der Drucklegung dieses Buches scheint daher auch dieser – dritte – Versuch, ein Präventionsgesetz zu etablieren, zu scheitern. Diesmal aber offenbar wegen offenkundig konzeptioneller Differenzen über die Gestaltungsprinzipien einer bundesweiten Präventionsstrategie, insofern der Hauptkritikpunkt an diesem Gesetzentwurf die übermäßige Betonung der Indivdualebene als Interventionsfeld betrifft.

Stattdessen wurden über die **Schaffung sozialrechtlicher Ansprüche der Versicherten bzw. Verpflichtungen der Sozialversicherungsträger** präventive und gesundheitsförderliche Maßnahmen in zahlreichen Sozialversicherungszweigen verankert. Neben der bereits dargestellten Stärkung primärpräventiver Maßnahmen in der GKV sind hier insbesondere einzelne gesetzliche Maßnahmen in der Gesetzlichen Rentenversicherung (GRV), der Sozialen Pflegeversicherung (SPV) und im Arbeitsförderungsrecht zu nennen. Die **Rehabilitationsträger** sind nunmehr dazu verpflichtet, den Vorrang der Prävention zu beachten und den Eintritt einer Behinderung bzw. einer chronischen Erkrankung möglichst zu vermeiden (§ 3 SGB IX). Durch die jüngste Pflegeversicherungsreform wurde ein ähnlicher Grundsatz im elften Sozialgesetzbuch verankert, welcher die **Pflegekassen** dazu veranlasst, in Zusammenarbeit mit relevanten Anbietern von präventiven und rehabilitativen (tertiärpräventiven) Maßnahmen den Eintritt von Pflegebedürftigkeit möglichst zu vermeiden (§ 5 SGB XI). Die präventiven Potenziale im **Arbeitsförderungsrecht** (SGB II und SGB III) werden nur wenig zur Krankheitsvermeidung und Gesundheitsförderung genutzt (Walter und Mosebach 2006; Hollederer 2009).

Perspektiven einer zukunftsfähigen Gesundheitspolitik

In Organisationen handeln individuelle Akteure inmitten unterschiedlicher institutioneller Kontexte. Um institutionelle Sklerosen zu verhindern, kommt es, neben grundlegenden institutionellen Reformen eines besseren Organisations- und Leistungsmanagements (Blanke 2004) im öffentlichen Sektor, wohl in besonderer Weise darauf an, einen gemeinsamen Problem- und Lösungshorizont zu entwickeln. Statt staatlicher Steuerung «von oben» sollte auf sachorientierte Akteurskonstellationen gezielt werden, welche innovative Lösungsmodelle in einem institutionell segregierten Gesundheitssystem entwickeln können (Mosebach und Walter 2006). Vertrauen, reziprokes Handeln und gemeinsame Werteüberzeugungen können zu einem effektiven und effizienten Interorganisationsmanagement beitragen (Scharpf 2000).

Doch auch neuartige Formen der Netzwerksteuerung sind nicht gegen Politikblockaden gefeit. Unter den Bedingungen knapper finanzieller Ressourcen, aber auch grundlegend unterschiedlicher Wertentscheidungen, ist auch eine Politikblockade trotz gemeinsamen Problem- und Lösungshorizonts nicht auszuschließen. Die Entwicklung von gesundheitsziele.de und dem Deutschen Forum für Prävention und Gesundheitsförderung einerseits, das mehrfache Scheitern des Präventionsgesetzes andererseits zeigen sowohl die Hartnäckigkeit etablierter Institutionen als auch die Bedeutung der Verfügbarkeit finanzieller Ressourcen. Trotz des Scheiterns eines auf den Abbau sozial bedingter Ungleichheit von Gesundheitschancen zielenden Präventionsgesetzes hat die Bedeutung von Prävention und Gesundheitsförderung im deutschen Gesundheitswesen zugenommen. Es besteht jedoch die Gefahr, dass die zunehmende (mittelschichtenbezogene) **Individualisierung von Krankheitsprävention und Gesundheitsförderung** bei gleichzeitigem Verzicht auf zielgerichtete primärpräventive Maßnahmen die individuellen Gesundheitschancen paradoxerweise sozial ungleicher werden lassen (Kühn/Rosenbrock 1994).

Prüfungsfragen

1. Erläutern Sie die beiden Dimensionen von Gesundheitspolitik.
2. Warum sind Prävention und Gesundheitsförderung nach dem Zweiten Weltkrieg so wenig im deutschen Gesundheitswesen verankert?
3. Welche Interventionsfelder und Interventionstypen von Gesundheitspolitik können unterschieden werden?
4. Welche Rolle spielt der Staat im korporatistischen Gesundheitswesen der Bundesrepublik Deutschland?
5. Welche Rolle spielen Krankenkassen bei der Organisation und Finanzierung von Prävention und Gesundheitsförderung in Deutschland?
6. Was sind die Gründe für eine Wiederbelebung der Idee von der «Gesundheitserziehung»?
7. Wie wird versucht, den Krankenkassenwettbewerb mit einer an Zielgruppen orientierten Präventionspolitik zu verbinden? Diskutieren Sie mögliche Entwicklungen.
8. Wie werden Gesundheitsziele definiert und welche Vorteile erhofft man sich hiervon?
9. Wie können die institutionelle Vielfalt und die Verhinderung möglicher Politikblockaden miteinander in Einklang gebracht werden?

Zitierte Literatur

Alber, J. (1992): Bundesrepublik Deutschland. In: J. Alber/B. Bernardi-Schenkluhn (Hg.) (1992): Westeuropäische Gesundheitssysteme im Vergleich. Bundesrepublik Deutschland, Schweiz, Frankreich, Italien, Großbritannien. Frankfurt a.M./New York: Campus, 31–176.

Blanke, B. (Hg.) (1994): Krankheit und Gemeinwohl. Gesundheitspolitik zwischen Staat, Sozialversicherung und Medizin. Opladen: Leske + Budrich.

Blanke, B. (2004): Vom Sozialversicherungsstaat zum «sozialen Dienstleistungsstaat». In: T. Hitzel-Cassagnes/Th. Schmidt (Hg.) (2004): Demokratie in Europa und europäische Demokratie. Festschrift für H. Abromeit. Opladen (i.E.).

Brand, H./Schmacke, N./Brand, A. (2003): Der öffentliche Gesundheitsdienst. In: F.W. Schwartz/B. Badura/R. Busse/R. Leidl/H. Raspe/J. Siegrist/U. Walter (Hg.) (2003): Das Public Health Buch. Gesundheit und Gesundheitswesen. München und Jena: Urban und Fischer, 367–375.

Busse, R./Wismar, M. (2002): Health target programmes and health care services – any link? A conceptual and comparative study (part 1). Health Policy 59, 209–221.

CSDH – Commission on Social Determinants of Health (2008): Closing the Gap in a Generation: Health Equity through Action on the Social Determinants of Health. Final Report. Geneva: World Health Organization.

Deppe, H.U. (2000): Zur sozialen Anatomie des Gesundheitssystems. Neoliberalismus und Gesundheitspolitik in Deutschland. Frankfurt a.M.: Verlag für Akademische Schriften.

DGPH – Deutsche Gesellschaft für Public Health (2013): Stellungnahme der Deutschen Gesellschaft für Public Health (DGPH) zum Referentenentwurf des BMG für ein Gesundeitsförderungs- und Präventi-onsstärkungsgesetz und zu den «Eckpunkten für eine Präventionsstrategie» vom 13.12.2012, Ausschussdrucksache 17(14)0415(7) des Deutschen Bundestages.

DGSMP – Deutsche Gesellschaft für Sozialmedizin und Prävention (2013): Stellungnahme der Deutschen Gesellschaft für Sozialmedizin und Prävention zu dem am 21. Januar 2013 zugesandten Referentenentwurf des Bundesministeriums für Gesundheit «Entwurf eines Gesetzes zur Förderung der Prävention», URL: http://www.dgsmp.de/files/stellungnahmen/DGSMP_Stellungnahme_Gesetzesnwturf_Foerd_Praev_Jan_2013.pdf (05.07.2013)

Döhler, M./Manow, P. (1997): Strukturbildung von Politikfeldern. Das Beispiel bundesdeutscher Gesundheitspolitik seit den fünfziger Jahren. Opladen: Leske+Budrich.

Eberle, G. (2002): Prävention in der Gesetzlichen Krankenversicherung von 1970 bis heute. In: S. Stöckel/U. Walter (Hg.) (2002): Prävention im 20. Jahrhundert. Historische Grundlagen und aktuelle Entwicklungen in Deutschland. Weinheim und München: Juventa, 237–249.

Flick, U. (Hg.) (2002): Innovation durch New Public Health. Göttingen: Hogrefe.

Forum Prävention (2002): Gemeinsame Erklärung zur Gründung des Deutschen Forums Prävention und Gesundheitsförderung: http://www.bmgs.bund.de/deu/gra/themen/praevention/praevention/index_2280.cfm (Download am: 05.02.2004)

GKV/MDS – GKV-Spitzenverband/Medizinischer Dienst des Spitzenverbandes Bund der Krankenkassen (Hg.) (2009): Leistungen der Gesetzlichen Krankenversicherung: Primärprävention und betriebliche Gesundheitsförderung. Essen, Berlin: GKV/MDS.

Gostomzyk, J.G. (1998): Versorgungsleistungen des öffentlichen Gesundheitsdienstes (ÖGD). In: K. Hurrelmann/U. Laaser (Hg.) (2003): Handbuch Gesundheitswissenschaften. 3. Auflage. Weinheim, München: Juventa, 581–593.

GVG – Gesellschaft für Versicherungswissenschaft und -gestaltung e.V. (2002): gesundheitsziele.de. Gesundheitsziele für Deutschland: Entwicklung, Ausrichtung, Konzepte. Berlin: Akademische Verlagsgesellschaft Aka.

GVG – Gesellschaft für Versicherungswissenschaft und -gestaltung e.V. (2003): gesundheitsziele.de. Forum zur Entwicklung und Umsetzung von Gesundheitszielen. Verstehen, was sich verbessert. Hg. vom Bundesministerium für Gesundheit und Soziale Sicherung (BMGS). Berlin: BMGS.

Hajen, L. (2005): Neue Chance für Präventionsgesetz. Das Gesundheitswesen 68, 3-10.

Hollederer, A. (Hg.) (2009): Gesundheit von Arbeitslosen fördern! Ein Handbuch für Wissenschaft und Praxis. Gefördert von der Bundeszentrale für gesundheitliche Aufklärung und der Vereinten Dienstleistungsgewerkschaft/ver.di. Frankfurt a.M.: Fachhochschulverlag.

Kickbusch, I. (2003): Gesundheitsförderung. In: F.W. Schwartz/B. Badura/R. Busse/R. Leidl/H. Raspe/J. Siegrist/U. Walter (Hg.) (2003): Das Public Health Buch. Gesundheit und Gesundheitswesen. München und Jena: Urban und Fischer, 181–189.

Kirschner, W./Radoschewski, M./Kirschner, R. (1995): § 20 SGB V. Gesundheitsförderung, Krankheitsverhütung. Untersuchung zur Umsetzung durch die Krankenkassen. Sank Augustin: Asgard.

Kühn, H./Rosenbrock, R. (1994): Präventionspolitik und Gesundheitswissenschaften. Eine Problemskizze. In: R. Rosenbrock/H. Kühn/B. Köhler (Hg.) (1994): Präventionspolitik. Gesellschaftliche Strategien der Gesundheitssicherung. Berlin: Edition Sigma, 29–53.

Lutz, Burkhart (1989[1984]): Der kurze Traum immerwährender Prosperität. Eine Neuinterpretation der industriell-kapitalistischen Entwicklung im Europa des 20. Jahrhunderts. Frankfurt a.M./New York: Campus.

Mosebach, K./Walter, U. (2006): Was vermag der Staat? Möglichkeiten und Grenzen politischer Steuerung in der Prävention und Gesundheitsförderung. Jahrbuch für Kritische Medizin 43: Prävention, 8–24.

Rosenbrock, R./Gerlinger, T. (2004): Gesundheitspolitik. Eine systematische Einführung, Bern: Huber.

Rosenbrock, R./Gerlinger, T. (2012): Lehrbuch Gesundheitspolitik. Eine systematische Einführung. 3., vollständig überarbeitete Auflage, Bern: Huber.

Scharpf, F.W. (2000): Interaktionsformen. Akteurszentrierter Institutionalismus in der Politikforschung. Opladen: Leske+Budrich.

Schmacke, N. (2002): Die Individualisierung der Prävention im Schatten der Medizin. In: S. Stöckel/U. Walter (IIg.) (2002): Prävention im 20. Jahrhundert. Historische Grundlagen und aktuelle Entwicklungen in Deutschland. Weinheim und München: Juventa, 178–189.

Schwartz, F.W./Badura, B./Busse, R./Leidl, R./Raspe, H./Siegrist, J./Walter, U. (Hg.) (2003): Das Public Health Buch. Gesundheit und Gesundheitswesen. München und Jena: Urban und Fischer.

Statistisches Bundesamt (2012): Statistisches Jahrbuch 2012. Für die Bundesrepublik Deutschland. Wies-baden: Destatis. Stöckel, S./Walter, U. (Hg.) (2002): Prävention im 20. Jahrhundert. Historische Grundlagen und aktuelle Entwicklungen in Deutschland. Weinheim und München: Juventa.

SVR – Sachverständigenrat für die Konzertierte Aktion im Gesundheitswesen (2002): Bedarfsgerechtigkeit und Wirtschaftlichkeit. Band I: Zielbildung, Prävention, Nutzerorientierung und Partizipation. Baden-Baden: Nomos.

Walter, U. (2003): Wahrnehmung und Umsetzung rechtlicher Bestimmungen zur Prävention in Deutschland. Expertise aus sozialmedizinischer Sicht im Auftrag des Bundesministeriums für Gesundheit und Soziale Sicherung. Hg. vom Bundesministerium für Gesundheit und Soziale Sicherung (BMGS). Bonn: BMGS.

Walter, U./Mosebach, K. (2006): Präventionspotenziale im Arbeitsförderungsrecht. In: A. Hollederer/H. Brand (Hg.) (2006): Arbeitslosigkeit, Gesundheit und Krankheit. Bern: Huber, 157–177.

Walter, U./Schwartz, F.W. (2003): Prävention: Institutionen und Strukturen. In: F.W. Schwartz/B. Badura/R. Busse/R. Leidl/H. Raspe/J. Siegrist/U. Walter (Hg.) (2003): Das Public Health Buch. Gesundheit und Gesundheitswesen. München und Jena: Urban und Fischer, 254–268.

Walter, U./Schwartz, F.W./Robra, B.-P./Schmidt, T. (2003): Prävention. In: F.W. Schwartz/B. Badura/R. Busse/R. Leidl/H. Raspe/J. Siegrist/U. Walter (Hg.) (2003): Das Public Health Buch. Gesundheit und Gesundheitswesen. München und Jena: Urban und Fischer, 189–214.

Walter, U./Stöckel, S. (2002): Prävention und ihre Gestaltung vom Kaiserreich bis zur Jahrtausendwende. Zusammenfassung und Ausblick, in: S. Stöckel/U. Walter (Hg.) (2002): Prävention im 20. Jahrhundert. Historische Grundlagen und aktuelle Entwicklungen in Deutschland. Weinheim und München: Juventa, 273–299.

Wanek, V./Heinrich, S./Chavet, A. (2002): Gesundheitspolitik zur Verringerung der «sozial bedingten Ungleichheit von Gesundheitschancen». Ansatzpunkte und Notwendigkeiten im Feld der Prävention, in: H.U. Deppe/W. Burkhardt (Hg.) (2002): Solidarische Gesundheitspolitik. Alternativen zu Privatisierung und Zwei-Klassen-Medizin. Hamburg: VSA, 159–170.

Wismar, M./Busse, R. (2002): Outcome-related health targets – political strategies for better health outcomes. A conceptual and comparative study (part 2). Health Policy 59, 223–241.

Leseempfehlungen

Mosebach, K./Walter, U. (2006): Was vermag der Staat? Möglichkeiten und Grenzen politischer Steuerung in der Prävention und Gesundheitsförderung. Jahrbuch für Kritische Medizin 43: Prävention, 8–24.

Rosenbrock, R./Gerlinger, T. (2012): Lehrbuch Gesundheitspolitik. Eine systematische Einführung. 3., vollständig überarbeitete Auflage, Bern: Huber.

34 Prävention gesundheitlicher Ungleichheiten

Simone Weyers und Matthias Richter

Einleitung

Wie andere westliche Gesellschaften hat auch Deutschland in den vergangenen Jahrzehnten einen enormen gesundheitlichen Zuwachs verzeichnet. Die durchschnittliche Lebenserwartung bei Geburt beträgt gegenwärtig für in Deutschland geborene Jungen mehr als 77, für Mädchen mehr als 82 Jahre – Tendenz steigend (Statistisches Bundesamt 2013). Eine Vielzahl von Untersuchungen weist jedoch darauf hin, dass nicht alle Angehörigen unserer Gesellschaft von diesem Zuwachs profitieren. Es bestehen markante soziale Unterschiede bezüglich Lebenserwartungen und Gesundheitschancen in der Bevölkerung. Insofern diese Unterschiede nicht auf natürlichen, biologischen Variationen, sondern auf ungerechtem Zugang zu Gesundheitschancen oder ungerechter Exposition gegenüber gesundheitsschädigenden Einflüssen beruhen, spricht man von «**gesundheitlichen Ungleichheiten**».

Der Beitrag stellt zunächst dar, inwiefern Gesundheit und Krankheit in der Bevölkerung sozial ungleich verteilt sind und welche Erklärungsfaktoren hierfür diskutiert werden. Mit Bezug auf die Prävention gesundheitlicher Ungleichheiten wird dann der gesundheitspolitische Rahmen angedeutet, danach werden beispielhaft einige Interventionen vorgestellt, welche die sozialen Determinanten von Gesundheit berücksichtigen. Ausblickend wird auf Leerstellen bezüglich der Prävention gesundheitlicher Ungleichheiten verwiesen.

Gesundheitliche Ungleichheit: Die soziale Verteilung von Gesundheit und Lebenserwartung in der Bevölkerung

Soziale Ungleichheiten in der Gesundheit lassen sich auch in Deutschland für die **meisten Gesundheitsindikatoren** nachweisen, wobei die gesellschaftlichen Teilhabechancen in der Regel über Statusindikatoren wie Bildung, Beruf oder Einkommen gemessen werden (zum Überblick siehe Mielck 2005, Siegrist und Marmot 2008, Richter und Hurrelmann 2009):

- Bezüglich der **Lebenserwartung** konnte gezeigt werden, dass diese bei Männern und Frauen, die weniger als 60 % des mittleren Einkommens verdienen, um elf bzw. acht Jahre kürzer ist als bei denjenigen, die mehr als 150 % des mittleren Einkommens verdienen (Kroll und Lampert 2009).
- Untersuchungen auf Basis der Gesundheitsberichterstattung und bevölkerungsbasierter Studien weisen ferner darauf hin, dass die Auftretenswahrscheinlichkeit **chronischer Krankheiten** und Beschwerden bei Personen mit niedriger Bildung oder niedrigem Einkommen meist erhöht ist, etwa bei koronaren Herzkrankheiten, Diabetes Typ 2, bösartigen Neubildungen oder chronischen Atemwegserkrankungen (Lampert, Ziese, Saß und Häfelinger 2005).
- Auch die **verhaltensbezogenen Risikofaktoren** für diese chronischen Krankheiten sind in der Bevölkerung sozial ungleich verteilt. Obwohl das Zigarettenrauchen insgesamt einen rückläufigen Trend in der Bevölkerung aufweist, ist die Wahrscheinlichkeit des Rauchens bei Personen mit niedrigem sozialem

Status deutlich erhöht. Dies betrifft gleichermaßen körperliche Inaktivität, ungesunde Ernährung und Übergewicht (Helmert und Schorb 2009).
- Schließlich finden wir soziale Ungleichheiten in der **subjektiven Gesundheit**. Sozial benachteiligte Männer und Frauen schätzen ihre Gesundheit deutlich häufiger als schlecht ein (Lampert et al. 2005).

Interessanterweise ist überall zu beobachten, dass nicht ausschließlich die niedrigste soziale Schicht besonders stark von Krankheiten betroffen ist, sondern dass es einen **sozialen Gradienten** der Morbidität und Mortalität gibt, der sich durch die gesamte Gesellschaft zieht: Je weiter man auf der sozialen Leiter nach oben steigt, desto besser ist der Gesundheitszustand.

In einem von der britischen EU Ratspräsidentschaft in Auftrag gegebenen Gutachten wurde vor einigen Jahren dokumentiert, dass gesundheitliche Ungleichheiten **in allen europäischen Ländern** anzutreffen sind – trotz unterschiedlicher politischer, wirtschaftlicher, kultureller und wohlfahrtsstaatlicher Systeme. In Schweden wie in Spanien, in Estland wie in England – überall tragen Angehörige mit einer niedrigen sozialen Stellung in der Regel ein erhöhtes Risiko eingeschränkter Gesundheit und frühzeitiger Sterblichkeit (zum Überblick siehe Mackenbach 2007). Dies ist auch als Hinweis darauf zu verstehen, dass der Zugang zur gesundheitlichen Versorgung keine ausreichende Erklärung für gesundheitliche Ungleichheiten ist. Im Übrigen macht eine Übersichtsarbeit von Janßen (2009) deutlich, dass die kurative medizinische Versorgung in Deutschland vergleichsweise gerecht ist.

Die Verteilung von Gesundheitschancen und Lebenserwartung in der Bevölkerung kann anhand weiterer Aspekte beleuchtet werden, die uns wichtige Hinweise auf die Prävention gesundheitlicher Ungleichheiten liefern: Erstens determiniert Sozialschicht zwar zu allen Zeiten des **Lebenslaufes** die individuelle Gesundheit; die stärkste Ausprägung des Gradienten können wir jedoch in der frühen Kindheit und im mittleren Erwachsenenalter beobachten. Weniger ausgeprägte Ungleichheit besteht im Jugend- und höheren Alter. Zweitens ist der Gradient **bei Männern meist steiler als bei Frauen**. Gerade im mittleren Erwachsenenalter wirken sich berufsassoziierte Risiken auf die Gesundheit aus, was sich besonders in einem erhöhten Herzinfarktrisiko bei Männern niederschlägt. Hier sind Frauen einerseits durch ihre Rollenvielfalt, andererseits durch ihre biologische Ausstattung begünstigt (zum Überblick siehe Kuh und Ben Shlomo 2004, Blane 2006).

Entstehung gesundheitlicher Ungleichheiten

Doch was begründet nun den oben aufgeführten Zusammenhang von sozialer Ungleichheit und Gesundheit? Sowohl im Hinblick auf die Erklärung als auch Prävention gesundheitlicher Ungleichheiten ist es wichtig hervorzuheben, dass soziale Schichtzugehörigkeit an sich noch kein Gesundheitsrisiko darstellt. Vielmehr sind mit ihr vielfältige, miteinander verzahnte Faktoren verbunden, welche die Gesundheit schädigen oder schützen (zum Überblick Siegrist und Marmot 2008; Richter und Hurrelmann 2009):
- Dies sind einerseits **materielle Faktoren**, die mit Einkommen und beruflicher Stellung zusammenhängen und eine direkte Wirkung auf die Gesundheit haben, wie Mangel an Sicherheitsmaßnahmen, Gefährdungen am Arbeitsplatz oder schlechte Wohnverhältnisse. Unter dem Begriff «Kontexteffekte» konnte gezeigt werden, dass das Leben in einem ärmlichen Wohnbezirk ein Risikofaktor für Frühsterblichkeit, chronische Krankheiten und gesundheitsschädigenden Lebensstil ist. Direkte Wirkpfade sind durch Umweltbelastungen oder Verkehrsaufkommen gegeben. Indirekte Wirkpfade bestehen, indem das Wohnumfeld gesundheitsschädigendes Verhalten fördert, etwa durch Werbung, Verfügbarkeit von Tabak oder Alkohol, mangelnde Verfügbarkeit von Sportstätten oder Gemüseläden (Van Lenthe 2008).
- **Psychosoziale Einflüsse** spielen vermutlich überall dort eine große Rolle, wo der Lebensstandard einer Bevölkerung jenseits bitterer Armut und Benachteiligung liegt. Unter «psychosozialer Umwelt» wird die Gesamt-

heit soziostruktureller Möglichkeiten verstanden, die einer Person zur Verfügung stehen, um zentrale Bedürfnisse nach Wohlbefinden, Produktivität und positiver Selbsterfahrung zu erfüllen. Diese Möglichkeiten erwerben Individuen durch zentrale soziale Rollen im Erwachsenenalter, insbesondere der Partnerschafts- und Familienrolle, der Arbeitsrolle und der Bürgerrolle. Viele Studien haben die gesundheitliche Bedeutung psychosozialer Faktoren belegt. So haben beispielsweise sozial isolierte Personen ein erhöhtes Krankheitsrisiko (Berkman und Glass 2000). Gesundheitliche Beschwerden sind für Berufstätige erhöht, welche am Arbeitsplatz Kontrollverlust oder mangelnde Gratifikationen erfahren (Siegrist und Theorell 2008; vgl. auch Kap. 20 in diesem Buch). Personen, welche sich im höheren Lebensalter sozial engagieren, erfreuen sich häufiger guter Gesundheit (Wahrendorf und Siegrist 2010). Zudem zeigt sich, dass psychosoziale Faktoren, z.B. soziale Isolation, mitunter gesellschaftlich ungleich verteilt sind (Weyers et al. 2008).

- Natürlich tragen auch **gesundheitsbezogene Lebensstile** zu gesundheitlichen Ungleichheiten bei. Zahlreiche Modelle versuchen, gesundheitsschädigendes Verhalten aus psychologischer Perspektive zu erklären (Schwarzer 1996), schließen jedoch häufig keine gesellschaftliche Aspekte ein. Die Frage: «Why do poor people behave poorly» (Lynch, Kaplan und Salonen 1997) ist soziologisch bisher nur unzureichend beantwortet worden. Es kann jedoch gesagt werden, dass gesundheitsschädigendes bzw. -förderndes Verhalten Teil des allgemeinen Lebensstils ist, der durch schichtspezifische Prozesse der Sozialisation und Bildung geformt wird. Wichtige Mechanismen sind in diesem Zusammenhang Sprachcodes, Zukunftsorientierung und Einstellungen zum eigenen Körper (Siegrist 2005). Ein umfassenderer Ansatz findet sich im Habitus-Konzept (Bourdieu 1982), welches auf den Zusammenhang zwischen sozialstrukturellen Chancen bzw. Beschränkungen und alltäglichen Lebenspraktiken verweist. Durch Sozialisationsprozesse werden diese Praktiken als Wahrnehmungs-, Bewertungs- und Handlungsschemata verinnerlicht und als Verhaltensdispositionen über Generationen vererbt.
- Während bisher der Einfluss der Sozialschicht auf die Gesundheitschancen dargestellt wurde, sollte auch berücksichtig werden, dass schlechte Gesundheit umgekehrt zur **sozialen Abwärtsmobilität** führen kann. Allerdings ist der Beitrag sozialer Abwärtsmobilität zu den beobachteten gesundheitlichen Ungleichheiten eher gering.
- Eine zunehmende Bedeutung erhält die Lebenslaufperspektive, die besagt, dass es Ansammlungen, Verkettungen oder Laufbahnen von sozialen und gesundheitlichen Benachteiligungen über den Lebenslauf gibt. Immer mehr Studien legen Beweise dafür vor, dass die Interaktion und Akkumulation der oben skizzierten Faktoren über die Lebensspanne eine zentrale Rolle bei der Erklärung gesundheitlicher Ungleichheit im Erwachsenenalter spielt (Dragano und Siegrist 2009).

Die Verminderung der beschriebenen gesundheitliche Ungleichheiten, die in den letzten Jahren und Jahrzehnten erstaunlicherweise zu- und nicht abgenommen haben (Mackenbach et al. 2003, Singh und Siahpush 2006, Kroll und Lampert 2010), stellt für die Gesundheitspolitik eine große Herausforderung dar. Hierbei erfahren neben den klassischen verhaltensbezogenen Interventionen diejenigen zunehmende Bedeutung, welche an den oben genannten sozialen Ursachen, den sogenannten «social determinants» (Dahlgren und Whitehead 1991) von Gesundheit und Krankheit ansetzen.

Im Folgenden wird beschrieben, welche Maßnahmen zur Verminderung gesundheitlicher Ungleichheiten sich anbieten. Bevor beispielhaft drei Interventionen dargestellt werden, werden zunächst einige zentrale gesundheitspolitische Rahmenbedingungen in Deutschland aufgezeigt.

Prävention gesundheitlicher Ungleichheiten

Eines vorweg: Im Gegensatz zu anderen europäischen Ländern wie England («Tackling health inequalities: A Programme for Action») oder Norwegen («The Challenge of the Gradient») kann Deutschland **keine nationale Regierungsstrategie** zur Verbesserung gesundheitlicher Chancengleichheiten vorweisen. Dies ist u.a. darin begründet, dass die gesundheitspolitischen Kompetenzen auf Länderebene angesiedelt sind.

Um Whiteheads (1998) Typologie anzuwenden, welche Länder hinsichtlich ihres Engagements zur Verminderung gesundheitlicher Ungleichheiten einordnet, befindet sich Deutschland in einem Stadium, welches gesundheitliche Ungleichheiten empirisch nachgewiesen hat, jedoch bisher in Einzelinitiativen verharrt. Doch wie sehen diese Einzelinitiativen aus? Einige aktuelle gesundheitspolitische Aktivitäten zur Verminderung gesundheitlicher Ungleichheit stellen wir nachfolgend vor:

- Nach **§ 20 SGB V** heißt es, dass Leistungen der Krankenkassen zur Primärprävention den allgemeinen Gesundheitszustand verbessern und insbesondere einen Beitrag zur Verminderung sozial bedingter Ungleichheit von Gesundheitschancen erbringen sollen. Unter Berücksichtigung des erschwerten Zugangs zur Zielgruppe sozial Benachteiligter werden von den Spitzenverbänden der Krankenkassen im «Leitfaden Prävention» Hinweise zur Umsetzung des Paragrafen gegeben. Demnach werden Settings wie Kindergarten, Schule oder Betriebe als erfolgversprechend gesehen (GKV Spitzenverband 2010).
- Der seit 1995 jährlich in Berlin stattfindende **Kongress «Armut und Gesundheit»** ist das größte regelmäßige Public-Health-Forum in Deutschland. Ihn zeichnet eine einzigartige Mischung an Teilnehmenden aus: Betroffene debattieren mit Politikern, Vertreter von Krankenkassen mit der Selbsthilfe und Mitglieder von Wohlfahrtsverbänden mit der Ärzteschaft.
- Das 1999 vom Bundesministerium für Verkehr, Bau und Stadtentwicklung initiierte **Bund-Länder-Programm «Soziale Stadt»** mit dem Ziel, der zunehmenden sozialen Spaltung in den Städten entgegenzuwirken, förderte im Jahr 2012 376 Maßnahmen in Stadtteilen mit «besonderem Entwicklungsbedarf». Hierbei hat sich Gesundheitsförderung zu einem wichtigen Querschnittsthema entwickelt.
- Der bundesweite **Kooperationsverbund «Gesundheitliche Chancengleichheit»** wurde 2001 von der Bundeszentrale für gesundheitliche Aufklärung (BZgA) initiiert mit dem Ziel der Stärkung und Verbreitung guter Praxis in Projekten und Maßnahmen der Gesundheitsförderung bei sozial Benachteiligten (Bundeszentrale für gesundheitliche Aufklärung 2003). Der Verbund umfasst derzeit 58 Partner, alle Landesvereinigungen für Gesundheit, die Bundesvereinigung Prävention und Gesundheitsförderung, alle Spitzenverbände der gesetzlichen Krankenkassen, weitere Krankenkassen, die kommunalen Spitzenverbände, die Bundesagentur für Arbeit, die Bundesverbände der Ärzteschaft, fünf Wohlfahrtsverbände und drei Länderministerien. Die Arbeit des Kooperationsverbundes wird begleitet durch einen Arbeitskreis von Experten aus Wissenschaft, Praxis, Gesundheitsförderung und Wohlfahrt. Nach einer bundesweiten Erhebung von Maßnahmen der Gesundheitsförderung bei sozial Benachteiligten sind zurzeit mehr als 2000 Angebote online recherchierbar. Die Datenbank ist eingebettet in die Internet-Plattform **www.gesundheitliche-chancengleichheit.de**. Hier finden sich Informationen, Veranstaltungshinweise und Forschungsergebnisse. Ein Arbeitsschwerpunkt ist die Auswahl und Präsentation von Beispielen guter Praxis der soziallagenbezogenen Gesundheitsförderung. Die Beispiele sollen zur Nachahmung motivieren und damit den Prozess der Qualitätsverbesserung unterstützen. Hierzu hat der beratende Arbeitskreis Kriterien guter Praxis entwickelt, die die Grundlage eines Auswahlprozesses in Zusammenarbeit mit Partnern in den Bundesländern darstellen (s.u.). Um die Vernetzung auf Ebene der Bundesländer zu unterstützen, wurden «Regionale Knoten» aufgebaut, die in allen 16 Bundesländern arbeiten. Diese knüpfen mit ihrer Arbeit an landesbezogene Strukturen an oder bauen neue Arbeitskreise in Land und Kommune auf, um den Austausch zwischen den Akteuren zu verbessern und «Good Practice» zu identifizieren, zu fördern oder zu verbreiten.
- Zunehmend findet ein systematisches Monitoring gesundheitlicher Ungleichheiten statt. In der **Gesundheitsberichterstattung** des Bundes werden die Sozialschicht und die da-

mit verbundene gesundheitliche Chancenungleichheit als Schwerpunkt- und als Querschnittsthemen behandelt. Das Robert Koch-Institut führt regelmäßig Gesundheitssurveys durch, welche epidemiologische Analysen zum Einfluss der Sozialschicht auf die Gesundheit, das Gesundheitsverhalten und die Gesundheitsversorgung ermöglichen (DEGS: Studie zur Gesundheit Erwachsener in Deutschland, KiGGS: Studie zur Gesundheit von Kindern und Jugendlichen in Deutschland, GEDA: Gesundheit in Deutschland aktuell; zum Überblick siehe Kurth 2012). Darüber hinaus beteiligt sich das Robert Koch-Institut an der **Armuts- und Reichtumsberichterstattung der Bundesregierung**: Expertise zum Thema «Armut, soziale Ungleichheit und Gesundheit – Zur sozial ungleichen Verteilung der Gesundheitschancen und Krankheitsrisiken in Deutschland».

Unter Berücksichtigung des sozialen Gradienten von Gesundheit und Krankheit müssten Maßnahmen zur Prävention gesundheitlicher Ungleichheiten eigentlich gesamtgesellschaftlich ansetzen und den Gradienten gewissermaßen begradigen (Graham und Kelly 2004). Dies wird in der Praxis jedoch kaum getan. Stattdessen werden Maßnahmen konzipiert, die auf **vulnerable Gruppen** fokussieren wie z.B. Arbeitslose, Alleinerziehende, Migranten, Hauptschüler. Während der Wirksamkeitsnachweis dieser Maßnahmen oft ausbleibt, wurde in keinem uns bisher bekannten Fall geprüft, ob sich nach einer Intervention der gesundheitliche Abstand zwischen der vulnerablen Gruppe und einer besser gestellten Gruppe verkleinert hat. Ein weiteres Problem beim Ansatz vulnerabler Gruppen ist, dass «Mittelschichtangehörige» nicht berücksichtigt werden, die relativ, d.h. im Vergleich zu höheren Sozialschichten, gesundheitlich benachteiligt sind.

Gleichwohl ist es als Fortschritt zu verzeichnen, dass Maßnahmen der Prävention und Gesundheitsförderung (1) nicht mehr nur auf die Verbesserung des Gesundheitsverhaltens der Allgemeinbevölkerung abheben, sondern benachteiligte Personen in den Blickpunkt rücken und (2) in der Kausalkette gesundheitlicher Ungleichheiten «**stromaufwärts**», d.h. ursächlich angesiedelt sind. Einige dieser Maßnahmen werden im Folgenden beispielhaft vorgestellt. Sie greifen auf innovative Weise die oben beschriebenen Aspekte der sozialen Stellung und damit verbunden Gesundheitsdeterminanten auf.

Interventionen

Bildung

«**Komm auf Tour – meine Stärken, meine Zukunft**» richtet sich an Schülerinnen und Schüler der 7. und 8. Klassen an Haupt- und Gesamtschulen und unterstützt diese bei der frühzeitigen Entdeckung ihrer Stärken und Interessen. Hintergrund für das von der Bundeszentrale für gesundheitliche Aufklärung entwickelte Projekt ist die Tatsache, dass sich eine drohende berufliche Perspektivlosigkeit bei Jugendlichen auf die gesamte Lebensplanung auswirkt. In der Tendenz riskieren bildungsferne Jugendliche auch häufiger eine ungeplante Schwangerschaft und haben eher Schwierigkeiten, gleichberechtigte Beziehungen aufzubauen. Diesbezüglich ist die Entwicklung realisierbarer Zukunftsperspektiven neben Verhütungsinformation der wirkungsvollste Präventionsbeitrag. Dazu gehören die Entwicklung eines gesunden Selbstbewusstseins und das Vertrauen in die eigenen Stärken. Das Angebot verbindet geschlechtersensibel die Auseinandersetzung mit dem Ausbildungs- und privaten Lebensweg. Im Mittelpunkt steht ein Erlebnisparcours für die Schülerinnen und Schüler. Begleitend finden ein Elternabend und ein vorbereitender Workshop für Lehrkräfte statt. Die Projektumsetzung und nachhaltige Einbettung in die regionalen Maßnahmen werden über Kooperationstreffen der örtlichen Institutionen der Berufsorientierung und der Lebensplanung vereinbart. Mehr Informationen unter www.komm-auf-tour.de.

Arbeitslosigkeit

Arbeitslose weisen häufiger gesundheitliche Belastungen als Berufstätige auf. Diese Belastungen wirken sich wiederum negativ auf Beschäftigungsfähigkeit und Integrationschancen aus. «**JobFit**» ist ein Angebot zur Verbesserung der Beschäftigungsfähigkeit von Arbeitslosen durch Gesundheitsförderungsmaßnahmen. In der Trägerlandschaft wird Arbeitslosen sowohl eine individuelle Gesundheitsberatung als auch ein Präventionskurs zur Stressbewältigung in der Arbeitslosigkeit angeboten. Damit Beschäftigungs- und Qualifizierungsgesellschaften diese Gesundheitsangebote ihren Kunden anbieten und durch die JobCenter/Arbeitsagenturen (Beratung) und Krankenkassen (Kurs) refinanzieren können, werden ihre Mitarbeiter geschult. Die Implementation gesundheitsfördernder Elemente in die Regelstrukturen der Arbeitsmarktpolitik ist an verschiedenen Standorten bereits im Regelbetrieb (z.B. Bayern). Die Kernidee von JobFit – individuelle Gesundheitsberatung und Präventionskurs durch den Träger aus einer Hand – lebt mittlerweile auch in anderen Projekten fort.

Wohnumfeld

Das vom Berliner Bezirksamt Friedrichshain-Kreuzberg entwickelte Projekt «**Kiezdetektive**» bindet seit 1999 Kinder in die Planung und Gestaltung ihres direkten Lebensumfeldes ein. Es wendet sich an Kinder aus sozial belasteten Gebieten und will sie darin unterstützen, ihren unmittelbaren Lebensraum näher kennenzulernen, sich ihre Lebenswelt aktiv anzueignen und mitzugestalten. In einem umfassenden Ansatz der Gesundheitsförderung will das Projekt die Entwicklung von Selbst- und Verantwortungsbewusstsein fördern und das Erleben demokratischen Handelns ermöglichen. Mit wachem Blick streifen die jungen Kiezdetektive durch ihren Bezirk und dokumentieren Probleme wie weggeworfene Spritzen oder kaputte Spielplätze. Im Rahmen einer Kinderversammlung und Ausstellung melden sie ihren «Befund». Politik und Verwaltung versuchen daraufhin, innerhalb der nächsten Monate die Probleme zu lösen – die Kinder sind auch hier mit von der Partie. Über 500 Kinder haben bisher bei Kiezdetektive mitgewirkt. Die Ergebnisse bisheriger Streifzüge beinhalten u.a. Spielplatzerneuerung, Konfliktschlichtung, Reinigung. Das Projekt «Kiezdetektive» findet in Kooperation mit den Schulen vor Ort, zahlreichen Behörden und lokalen Initiativen statt.

Kriterien guter Praxis in der Gesundheitsförderung bei sozial Benachteiligten

Um die Auswahl guter Praxisbeispiele nachvollziehbar zu machen, sollten ihr klare Kriterien zu Grunde liegen. Der beratende Arbeitskreis des oben vorgestellten Kooperationsverbundes «Gesundheitsförderung bei sozial Benachteiligten» hat **zwölf Kriterien guter Praxis** in der Gesundheitsförderung mit sozial benachteiligten Menschen entwickelt (Bundeszentrale für gesundheitliche Aufklärung 2011). Die Kriterien spiegeln das umfassende Konzept von Gesundheitsförderung der WHO wider, berücksichtigen aber auch das wachsende Interesse an der Qualität von Projekten und der Verwendung öffentlicher Mittel. Die Orientierung an folgenden Kriterien eröffnet Interventionen einerseits Chancen der Qualitätsverbesserung. Beispiele guter Praxis, welche diese Kriterien bereits umsetzen, zeigen andererseits auf anschauliche Weise innovative und nachahmenswerte Strategien auf.

1. **Gesundheitsbezug**: Die Konzeption des Angebotes macht einen klaren Gesundheitsbezug deutlich.
2. **Klarer Zielgruppenbezug**: Das Angebot berücksichtigt in besonderer Weise die Bedürfnisse von Menschen in schwieriger sozialer Lage.
3. **Innovation und Nachhaltigkeit**: Das Angebot wendet erfolgreich innovative Methoden an oder entfaltet nachhaltige Wirkungen bei der Zielgruppe und in deren Lebenswelt.
4. **Multiplikatorenkonzept**: Das Angebot bindet systematisch Multiplikatoren in die Arbeit ein.
5. **Niedrigschwellige Arbeitsweise**: Zugangshürden für die Nutzung des Angebotes werden vermieden, z.B. durch aufsuchende Arbeit oder kostenlose Angebote.
6. **Beteiligung der Zielgruppe (Partizipation)**: Die Zielgruppe wird systematisch in Bedarfsermittlung, Planung, Umsetzung oder Bewertung des Angebotes einbezogen.
7. **Befähigung der Zielgruppe (Empowerment)**: Die Zielgruppe wird zu einer eigenständigen und selbstbestimmten Lebensweise befähigt.

8. **Gestaltung der Lebenswelt (Setting-Ansatz)**: Das Angebot ist gleichermaßen auf die Beeinflussung von Verhaltensweisen und auf die Gestaltung der Lebensbedingungen ausgerichtet.
9. **Integriertes Handlungskonzept/Vernetzung**: Das Angebot arbeitet professionsübergreifend und bezieht auch gesundheitsferne Kooperationspartner mit ein.
10. **Qualitätsmanagement/Qualitätsentwicklung**: Das Angebot verbessert seine Qualität unter Zuhilfenahme eines Systems der Qualitätsentwicklung.
11. **Dokumentation/Evaluation**: Das Angebot nutzt Konzepte und Instrumente zur Dokumentation oder Evaluation der eigenen Arbeit.
12. **Kosten-Nutzen-Verhältnis**: Die Kosten des Angebotes stehen in einem günstigen Verhältnis zum erzielten Nutzen.

Ausblick

Zusammenfassend können wir sagen, dass in Deutschland zahlreiche Belege für die Existenz gesundheitlicher Ungleichheiten vorhanden sind, eine Vielzahl einzelner Aktivitäten in verschiedenen Bereichen durchgeführt, jedoch keine abgestimmte nationale politische Strategie zur Verminderung gesundheitlicher Ungleichheiten vorhanden ist. In diesem Zusammenhang möchten wir abschließend auf einige Herausforderungen hinweisen:

Evidenzbasierung

Die Datenlage zur gesundheitlichen Ungleichheit setzt sich in Deutschland aus verschiedenen Quellen zusammen. Eine umfassende und systematische, auch politisch geförderte Forschungsstrategie existiert bisher nicht. Um Umfang, Bedingungsfaktoren gesundheitlicher Ungleichheiten und besonders Interventionsansätze zur ihrer Verringerung besser untersuchen zu können, wäre ein entsprechendes **Forschungsprogramm** vonnöten. Insbesondere die Untersuchung der Qualität und Wirksamkeit von Maßnahmen der Prävention und Gesundheitsförderung bleibt problematisch und zwar nicht nur im Hinblick auf die Zielgruppe sozial Benachteiligter. In diesem Zusammenhang diskutiert die Scientific Community Konzepte in der Bandbreite von randomisierten kontrollierten Studien bis Good Practice (Kolip 2009).

Sektorenübergreifende Zusammenarbeit

Die Verminderung gesundheitlicher Ungleichheiten kann nicht alleine durch das Gesundheitssystem gelöst werden, sondern es werden sektorübergreifende Strategien benötigt, an denen weitere gesellschaftliche Bereiche (z.B. Beschäftigungs-, Bildungs- und Sozialwesen) beteiligt sind. In einem sogenannten «**Health-In-All-Policies**»-Ansatz werden gesundheitliche Belange in anderen politischen Themenfeldern verankert. Die Erfahrung aus europäischen Projekten wie «Closing the Gap» oder «Determine» zeigt, dass intersektorale Kooperation häufig unsystematisch erfolgt. Institutionalisierte Kooperationsstrukturen werden jedoch u.a. begünstigt durch ein gemeinsames Verständnis gesundheitlicher Aspekte, gemeinsame Ziele mit Win-Win-Situation und die Nutzung bzw. Implementierung von Gesetzen und Leitlinien (Determine 2009, vgl. auch www.health-inequalities.eu).

Europäischer Kontext

Der Blick über den europäischen Tellerrand ist nicht uninteressant, da die **Europäische Kommission** die Gesundheitschancen spezifischer Personengruppen nicht nur fördert (wie etwa durch Strukturfonds), sondern auch unbeabsichtigt vermindert (beispielsweise, indem nationale Auspreisung und Besteuerung von Nahrungsmitteln oder Alkohol aufgeweicht werden). Glücklicherweise hat die Kommission das Thema gesundheitliche Ungleichheiten an einigen Stellen strukturell und strategisch verankert. So hieß es in der EU-Strategie «Gemeinsam für die Gesundheit – ein strategischer Ansatz der EU für 2008–2013», dass die Werte zur Verbesserung der Gesundheit auch die Verringerung gesundheitlicher Benachteiligungen einschließen müssen. Bleibt zu hoffen, dass die Verminderung gesundheitlicher Ungleichheiten es in Deutschland vom Querschnittsthema an eine ähnlich prominente gesundheitspolitische Stelle schafft.

Prüfungsfragen

1. Definieren Sie den Begriff «gesundheitliche Ungleichheiten».
2. Für welche Gesundheitsindikatoren lassen sich gesundheitliche Ungleichheiten nachweisen?
3. Definieren Sie den Begriff «sozialer Gradient von Gesundheit».
4. Welche Phasen im Lebenslauf weisen besonders starke gesundheitliche Ungleichheiten auf?
5. Welche materiellen Faktoren begründen den Zusammenhang zwischen Sozialschicht und Gesundheit?
6. Welche psychosozialen Faktoren begründen den Zusammenhang zwischen Sozialschicht und Gesundheit?
7. Welche verhaltensbezogenen Faktoren begründen den Zusammenhang zwischen Sozialschicht und Gesundheit?
8. Welche Rolle spielt der Zugang zum Gesundheitssystem bei der Entstehung gesundheitlicher Ungleichheiten?
9. Wie könnte eine konkrete Maßnahme zur Verminderung gesundheitlicher Ungleichheiten aussehen?
10. Benennen und erläutern Sie mindestens fünf Kriterien guter Praxis zur Gesundheitsförderung bei sozial Benachteiligten.

Zitierte Literatur

Berkman, L./Glass, T. (2000): Social integration, social networks, social support, and health. In L. Berkman/I. Kawachi (Hg.): Social Epidemiology. New York: Oxford University Press, 137–173.

Blane, D. (2006). The life course, the social gradient and health. In: Marmot, M., Wilkinson, R. (Eds). Social determinants of health. Oxford: Oxford University Press, 54-77.

Bourdieu, P. (1982): Die feinen Unterschiede. Kritik der gesellschaftlichen Urteilskraft. Frankfurt am Main: Suhrkamp.

Bundeszentrale für gesundheitliche Aufklärung (2003): Gesundheitsförderung für sozial Benachteiligte. Forschung und Praxis der Gesundheitsförderung (Band 22). Köln: BZgA.

Bundeszentrale für gesundheitliche Aufklärung (2011): Kriterien guter Praxis in der Gesundheitsförderung bei sozial Benachteiligten. Gesundheitsförderung Konkret Band 5. Köln: BZgA.

Dahlgren, G./Whitehead, M. (1991): Policies and Strategies to Promote Equity in Health. Stockholm: Institute for Future Studies.

Determine (2009): Voices from other fields. Brussels: EuroHealthNet.

Dragano, N./Siegrist, J. (2009): Die Lebenslaufperspektive gesundheitlicher Ungleichheit. In M. Richter/K. Hurrelmann (Hg.): Gesundheitliche Ungleichheit: Grundlagen, Probleme, Perspektiven. Wiesbaden: VS Verlag, 171–184.

GKV Spitzenverband (Hg.) (2010): Leitfaden Prävention. Berlin.

Graham, H./Kelly, M. (2004): Health inequalities: concepts, frameworks and policy. London: Health Development Agency.

Helmert, U./Schorb, F. (2009): Die Bedeutung verhaltensbezogner Faktoren im Kontext der sozialen Ungleichheit der Gesundheit. In M. Richter/K. Hurrelmann (Hg.): Gesundheitliche Ungleichheit. Wiesbaden: VS Verlag, 125–141.

Janßen, C. (2009): Der Einfluss sozialer Ungleichheit auf die medizinische und gesundheitsbezogene Bevölkerung in Deutschland. In M. Richter/K. Hurrelmann (Hg.): Gesundheitliche Ungleichheit. Wiesbaden: VS Verlag, 139–153.

Kolip, P. (2009): Qualität von Gesundheitsförderung und Prävention. Bern: Huber.

Kroll, L./Lampert, T. (2009): Soziale Unterschiede in der Lebenserwartung – Datenquellen in Deutschland und Analysemöglichkeiten des SOEP. Methoden – Daten – Analysen, 3, 3–30.

Kroll, L./Lampert, T. (2010). Zunehmende Unterschiede im subjektiven Gesundheitszustand zwischen den Einkommensschichten. Informationsdienst Soziale Indikatoren, 43, 5–8 Kuh, D./Ben

Shlomo, Y. (2004): A life course approach to chronic disease epidemiology. Oxford: Oxford University Press.

Kurth, B.M. (2012): Das RKI-Gesundheitsmonitoring – was es enthält und wie es genutzt werden kann. Public Health Forum, 20, 4.e1–4.e3. Lampert, T./Ziese, T./Saß, A./Häfelinger, M. (2005): Armut, soziale Ungleichheit und Gesundheit. Expertise des Robert Koch-Instituts zum 2. Armuts- und Reichtumsbericht der Bundesregierung. Berlin: Robert Koch-Institut.

Lynch, J./Kaplan, G./Salonen, J.T. (1997): Why do poor people behave poorly? Variation in adult health behaviours and psychosocial characteristics by stages of the socioeconomic lifecourse. Social Science and Medicine, 44, 809–819.

Mackenbach, J.P. (2007): Tackling Health Inequalities in Europe. An Integrated Approach EUROTHINE. Final Report. Rotterdam. Erasmus MC.

Mackenbach, J.P./Bos, V./Andersen, O./Cardano, M./Costa, G./Harding, S. et al. (2003): Widening socioeconomic inequalities in mortality in six Western European countries. International Journal of Epidemiology, 32, 830–837.

Mielck, A. (2005): Soziale Ungleichheit und Gesundheit. Einführung in die aktuelle Diskussion. Bern: Huber.

Richter, M./Hurrelmann, K. (2009): Gesundheitliche Ungleichheit. Grundlagen, Probleme, Perspektiven. Wiesbaden: VS Verlag.

Schwarzer, R. (1996): Psychologie des Gesundheitsverhaltens. Göttingen: Hogrefe.

Siegrist, J. (2005): Medizinische Soziologie. München: Urban und Fischer.

Siegrist, J./Marmot, M. (2008): Soziale Ungleichheit und Gesundheit: Erklärungsansätze und gesundheitspolitische Folgerungen. Bern: Huber.

Siegrist, J./Theorell, T. (2008): Sozioökonomischer Status und Gesundheit: Die Rolle von Arbeit und Beschäftigung. In J. Siegrist/M. Marmot (Hg.): Soziale Ungleichheit und Gesundheit: Erklärungsansätze und gesundheitspolitische Folgerungen. Bern: Huber, 99–130.

Singh, G.K., Siahpush, M. (2006): Widening socioeconomic inequalities in US life expectancy, 1980-2000. International Journal of Epidemiology, 35, 969-79. Statistisches Bundesamt (2013): Lebenserwartung in Deutschland. Durchschnittliche und fernere Lebenserwartung nach ausgewählten Altersstufen. www.destatis.de vom 9. April 2013.

Van Lenthe, F.J. (2008): Aggregierte Deprivation und ihre Folgen für die Gesundheit. In J. Siegrist/M. Marmot (Hg.): Soziale Ungleichheit und Gesundheit: Erklärungsansätze und gesundheitspolitische Folgerungen. Bern: Huber, 213–244.

Wahrendorf, M./Siegrist, J. (2010): Are changes in productive activities of older people associated with changes in their well-being? Results of a longitudinal European study. European Journal of Ageing, 7, 59–68.

Weyers, S./Dragano, N./Möbus, S./Beck, E.M./Stang, A./Möhlenkamp, S. et al. (2008): Low socio-economic position is associated with poor social networks and social support: results from the Heinz Nixdorf Recall Study. International Journal for Equity in Health, 7, doi: 10.1186/1475-9276-7–13.

Whitehead, M. (1998): Diffusion of ideas on social inequalities in health: a European perspectice. Milbank Quarterly, 76, 469.

Leseempfehlungen

Bauer, U./Bittlingmayer, U./Richter, M. (Hg.) (2008). Health Inequalities. Determinanten und Mechanismen gesundheitlicher Ungleichheit. Wiesbaden: VS Verlag für Sozialwissenschaften.

Richter, M./Hurrelmann, K. (Hg.) (2009). Gesundheitliche Ungleichheit. Grundlagen, Probleme, Perspektiven (2. Auflage). Wiesbaden: VS Verlag für Sozialwissenschaften.

Siegrist, J./Marmot, M. (Hg.) (2008). Soziale Ungleichheit und Gesundheit: Erkärungsansätze und gesundheitspolitische Folgerungen. Bern: Huber.

35 Präventionspolitik im europäischen Vergleich

Christian Gericke und Reinhard Busse

Die gesundheitspolitische Umsetzung von Prävention und Gesundheitsförderung variiert erheblich zwischen Ländern innerhalb und außerhalb Europas, selbst wenn diese vergleichbare nationale Einkommen und Lebensstandards aufweisen. Dies liegt zum einen an Unterschieden in der **Prävalenz** von Krankheiten und **Risikofaktoren** zwischen einzelnen Ländern und Ländergruppen, die eine dementsprechend andere Schwerpunktsetzung verlangen. Zum anderen sind gerade in der Gesundheitspolitik viele Entscheidungen nur in ihrem **historischen und kulturellen Zusammenhang** zu verstehen und nicht auf die biowissenschaftlich relevanten Fragen wie Epidemiologie und Effektivität der Maßnahmen zurückzuführen. Eine besondere Bedeutung kommt hier den unterschiedlichen Institutionen und Akteuren im Gesundheits- und Sozialwesen und der damit verbundenen Aufgabenteilung im Bereich der Prävention und Gesundheitsförderung zwischen diesen zu. Es gibt einige unterschiedliche Definitionen für Europa. Im folgenden Beitrag werden in erster Linie die Länder der Europäischen Union (EU), einschließlich der 2004 bzw. 2007 beigetretenen Staaten in Mittel- und Osteuropa, betrachtet.

Nach einem Überblick über die gegenwärtige rechtliche Grundlage der Präventionspolitik innerhalb der EU folgt ein Vergleich ausgewählter präventionspolitischer Maßnahmen für bedeutende Erkrankungen bzw. Risikofaktoren. Auf der Ebene der **Primärprävention** werden Maßnahmen am Beispiel der Verkehrsunfälle verglichen. Auf der Ebene der **Sekundärprävention** geschieht dies anhand des Zervixkarzinomscreenings und als Beispiel für die **Tertiärprävention** werden Maßnahmen zur Prävention von Folgeerkrankungen des Diabetes mellitus in mehreren europäischen Ländern verglichen. Das Kapitel schließt mit einem Ausblick auf mögliche Verbesserungen nationaler Präventionsmaßnahmen durch EU-weite Standards und Gesetzgebung ab.

Präventionspolitik zwischen einzelnen europäischen Ländern variiert erheblich. Unterschiede sind in erster Linie historisch und systembedingt zu verstehen und sind meist nicht epidemiologisch begründet.

Gegenwärtige europäische Präventionspolitik

Der **Artikel 168 des Vertrags über die Arbeitsweise der Europäischen Union** (in Kraft seit Dezember 2009; vorher: Artikel 152 des Vertrags zur Gründung der Europäischen Gemeinschaft) bildet die rechtliche Grundlage für die gemeinschaftliche Präventionspolitik. Der Artikel stellt zunächst fest, dass bei allen Politiken und Maßnahmen der EU ein hohes Gesundheitsschutzniveau sichergestellt wird. Konkret soll die Tätigkeit der EU dabei die Politik der Mitgliedsstaaten bei der Verbesserung der Gesundheit der Bevölkerung, der Verhütung von Humankrankheiten und bei der Beseitigung von Ursachen für die Gefährdung der körperlichen und geistigen Gesundheit ergänzen. Sie umfasst die Bekämpfung der weit verbreiteten schweren Krankheiten, wobei die Erforschung der Ursachen, der Übertragung und der Verhütung dieser Krankheiten sowie Gesundheitsinformation und -erziehung gefördert werden. Daneben werden drogenkonsumbedingte Gesundheitsschäden spezifisch erwähnt. Dem **Europäischen Parlament** gemeinsam mit dem **Rat** (d.h. den Gesundheitsministern der EU-

Staaten) kommen dabei die folgenden Aufgaben zu:
- Festlegung von Qualitäts- und Sicherheitsstandards für Organe und Substanzen menschlichen Ursprungs
- Maßnahmen in den Bereichen Veterinärwesen und Pflanzenschutz zum Schutz der Bevölkerung
- Maßnahmen zur Festlegung hoher Qualitäts- und Sicherheitsstandards für Arzneimittel und Medizinprodukte.

Daneben können Parlament und Rat «unter Ausschluss jeglicher Harmonisierung der Rechts- und Verwaltungsvorschriften der Mitgliedstaaten» Fördermaßnahmen zum Schutz und zur Verbesserung der menschlichen Gesundheit sowie insbesondere zur Bekämpfung der weit verbreiteten schweren grenzüberschreitenden Krankheiten erlassen. Die Verantwortung der Mitgliedstaaten für die **Organisation des Gesundheitswesens** bleibt dabei aber in vollem Umfang gewahrt.

Die Charta der Grundrechte der EU spricht jedem Menschen ein Recht auf **Zugang zur Gesundheitsvorsorge und auf ärztliche Versorgung** nach Maßgabe der einzelstaatlichen Rechtsvorschriften und Gepflogenheiten zu.

Die gemeinschaftliche Präventionspolitik in der Europäischen Union beschränkt sich zurzeit auf die Förderung von Maßnahmen zur Ergänzung nationaler Aktivitäten und zur Festlegung und Sicherung von Mindeststandards für Organe und Substanzen menschlichen Ursprungs, das Veterinärwesen und den Pflanzenschutz sowie Qualitäts- und Sicherheitsstandards für Arzneimittel und Medizinprodukte. In der Charta der EU-Grundrechte wird überdies jedem Menschen ein Recht auf Zugang zur Gesundheitsfürsorge und auf ärztliche Versorgung garantiert.

Vergleich nationaler präventionspolitischer Maßnahmen

Zur vergleichenden Betrachtung präventionspolitischer Maßnahmen in Europa werden für ausgewählte Beispiele auf jeder der drei Präventionsebenen epidemiologische Trends für den Zeitraum 1970 bis 2011 in Deutschland, im EU-Durchschnitt und in Ländern dargestellt, die für die behandelte Erkrankung wegen ihrer besonderen epidemiologischen Situation oder wegen ihrer Präventionspolitik für die Betrachtung besonders interessant sind. Als epidemiologische Datenbasis liegt allen Beispielen die «European Health for All Database» (HFA-DB) der Weltgesundheitsorganisation/Europa (Version Januar 2013) zugrunde, die auch von anderen Autoren genutzt wird (vgl. etwa Mackenbach et al. 2013). Die üblichen Limitierungen bei vergleichenden Betrachtungen zwischen Ländern mit unterschiedlichen Datenquellen treffen für diese Untersuchung ebenfalls zu. Da altersstandardisierte Mortalitätsraten über Ländergrenzen hinweg noch am ehesten vergleichbar sind, werden für alle Beispiele mit Ausnahme des Diabetes nur diese dargestellt. Zudem liegen für viele Länder und Erkrankungen keine zuverlässigen oder vergleichbaren Daten zu Krankheitsinzidenz oder -prävalenz vor.

Primärprävention

Verkehrsunfälle sind weltweit die häufigste Ursache für einen Unfalltod. Die WHO prognostiziert einen starken Anstieg an Verkehrsunfällen und der damit verbundenen Krankheitslast von zurzeit neunter Stelle auf Platz drei im Jahr 2020 (Peden et al. 2004). Dies kontrastiert mit der Entwicklung in Industrieländern und den meisten europäischen Ländern in den letzten 30 Jahren, in denen die relative Zahl der Verkehrsunfälle mit tödlichem Ausgang trotz steigender Motorisierung und Verkehrsdichte deutlich rückläufig ist (siehe **Abb. 1**). Diese Entwicklung beruht hauptsächlich auf der Implementierung von **verkehrspolitischen Maßnahmen** zur Prävention von Verkehrsunfällen, da die folgenden Hauptfaktoren, die zu Verkehrsunfällen mit Verletzung oder Tod führen, vermeidbar sind (Peden et al. 2004):
- Fahren unter Alkoholeinfluss
- zu schnelles Fahren
- Nichtbenutzung von Sicherheitsgurten und Kindersitzen
- schlechter Straßenzustand und Straßenumgebung

- unsicheres Fahrzeugdesign
- Nicht-Implementierung von Straßensicherheitsstandards.

Die europäischen Länder, in denen Verkehrsunfälle mit Verletzung oder Todesfolge deutlich häufiger sind, finden sich sämtlich in Südeuropa oder Mittel- und Osteuropa. Während in Deutschland, Österreich, Schweiz, Großbritannien, Frankreich, den Benelux- und den skandinavischen Ländern die Todesraten durch Verkehrsunfälle von rund 30/100 000 Einwohner (E) im Jahr 1970 auf im Schnitt unter 10/100 000 E im Jahr 2010 gesunken sind, stieg die verkehrsbedingte Mortalität in Süd- und Osteuropa in den 1990er-Jahren z.T. bis auf über 40 Todesfälle/100 000 E pro Jahr um dann parallel zur Entwicklung in den nördlichen Ländern wieder abzufallen (sämtliche Daten aus der International Road Traffic and Accident Database [IRTAD] der Organisation für wirtschaftliche Zusammenarbeit und Entwicklung [OECD]).

Der Anstieg der Verkehrstoten in den betroffenen Ländern lag in erster Linie an einer Zunahme der Verkehrsdichte bei gleichzeitigem Mangel an ausgleichenden präventionspolitischen Maßnahmen. Beispielsweise benutzten im Jahr 2000 nur 35 % der ungarischen und 43 % der tschechischen Autofahrer einen Sicherheitsgurt, während in den meisten westeuropäischen Ländern 90–95 % der Autofahrer regelmäßig einen Sicherheitsgurt benutzten (Bundesanstalt für Straßenwesen und OECD 2003). Zwischen 2000 und 2011 ist die Anzahl der Verkehrstoten deutlich gesunken, was sich vor allem bei Autoinsassen bemerkbar macht (Spanien -70 %, Frankreich -61 %, Portugal -59 %, Niederlande -57 %, Deutschland -55 % und Ungarn -46 %), weniger jedoch bei

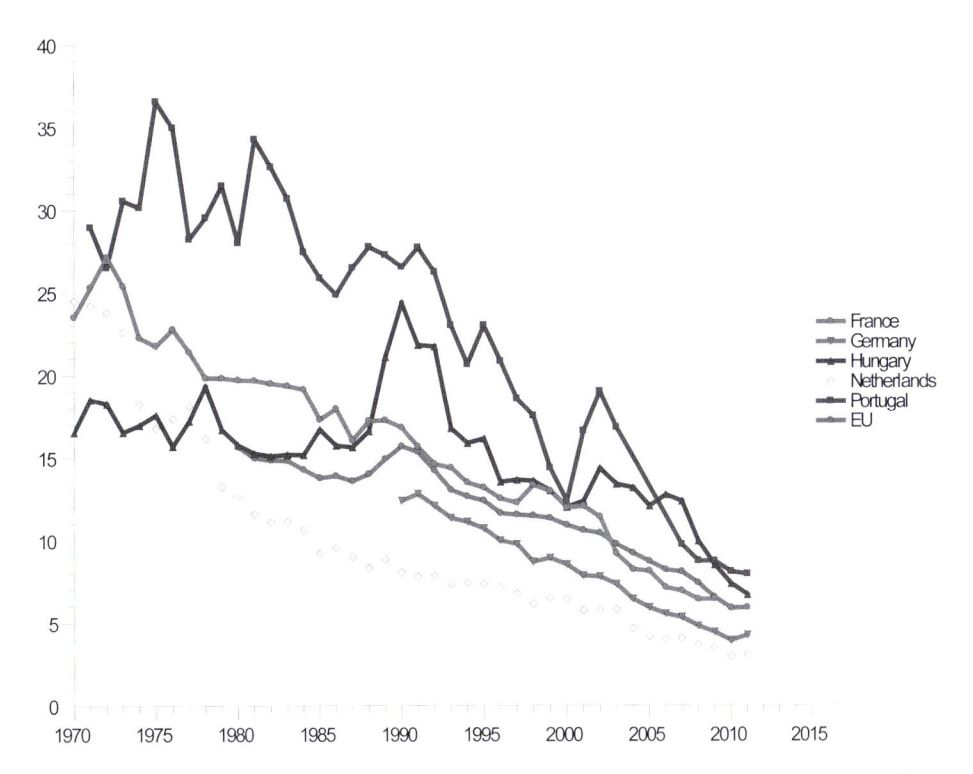

Abbildung 1: Altersstandardisierte Mortalitätsrate durch Verkehrsunfälle in allen Altersgruppen pro 100 000 Einwohner in ausgewählten europäischen Ländern und im EU-Durchschnitt 1970–2011
Quelle: Eigene Darstellung anhand von Daten der HFA-DB, WHO/Europa.

Fußgängern (-58%/-38%/-53%/-35%/-38%/ -64%) und Radfahrern (-42%/-48%/-29%/ -14%/-40%/-53%) (OECD & IRTAD 2013).

Während Deutschland in Bezug auf Todesraten in etwa dem EU-Durchschnitt folgt, erzielen einige Länder wie zum Beispiel die Niederlande und Großbritannien mit ihrer Verkehrspolitik deutlich bessere Ergebnisse. Da es noch keine großen Interventionsstudien zur Effektivität von verkehrs- und gesundheitspolitischen Maßnahmen zur Vermeidung von Verkehrsunfällen gibt, sind die Ursachen für diese Unterschiede nicht eindeutig zu belegen. Die konsequente **Implementierung von Tempolimits** und ihre Beachtung aufgrund hoher Geldbußen und häufiger Kontrollen in beiden Ländern könnte eine mögliche Erklärung sein. Für das **Fahren unter Alkoholeinfluss** zeigte in Frankreich eine große ökologische Studie, dass dies dort mit Abstand der Hauptfaktor für Verkehrsunfälle mit tödlichem Ausgang war. Während bei Unfällen mit Verletzungen, aber ohne Todesfolge im Durchschnitt 9,8 % der Fahrer unter Alkoholeinfluss standen, waren es bei Unfällen mit Todesfolge 31,5 % (Reynaud et al. 2002).

Warum Deutschland bei der Anzahl der Verletzungen insgesamt durch Verkehrsunfälle weit über dem EU-Durchschnitt liegt (siehe **Abb. 2**), ist nicht eindeutig geklärt. Eine plausible Erklärung ist, dass die weit überdurchschnittliche Zahl an Autobahnunfällen mit Verletzungsfolge durch das Fehlen einer **nationalen Geschwindigkeitsbegrenzung** bedingt ist. Im Jahr 2001 belief sich die Zahl der Autobahnunfälle mit Verletzung in Deutschland auf 31,7/100 000 E. In anderen großen Ländern mit nationalen Tempolimits auf Autobahnen lagen diese Raten deutlich darunter. In Frankreich betrug sie 13,1/100 000 E, in Großbritannien 15,9/100 000 E (eigene Berechnung mit IRTAD-Daten, Bundesanstalt für Straßenwesen und OECD 2003). Obwohl diese Raten nicht für die Verkehrsdichte auf Autobahnen kontrolliert sind, die eine intervenieren-

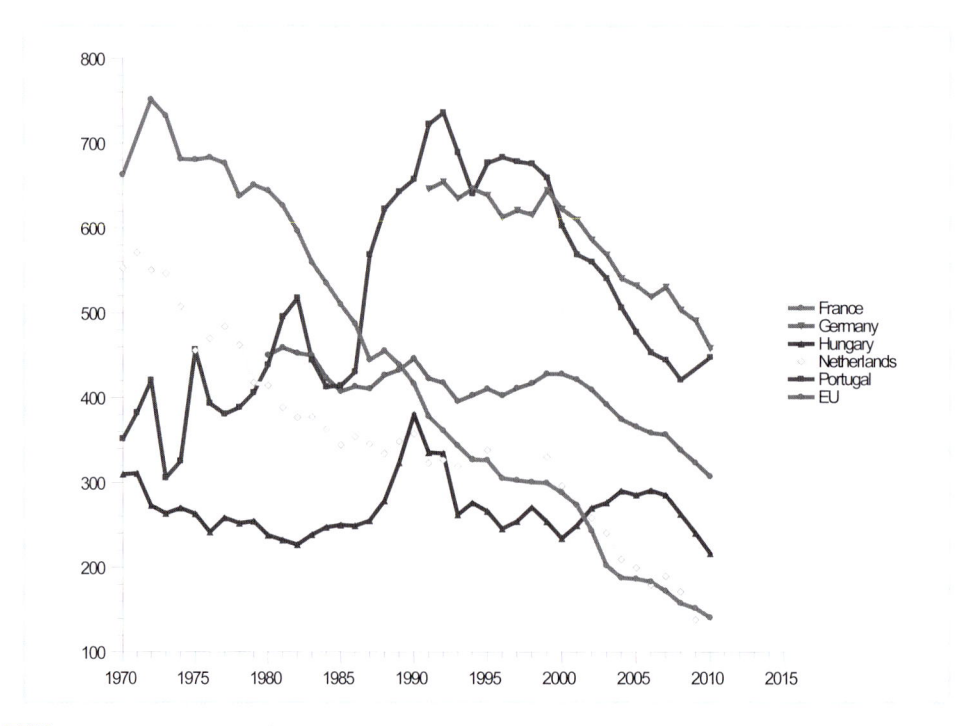

Abbildung 2: Anzahl der Todesfälle und Verletzungen durch Verkehrsunfälle pro 100 000 Einwohner in ausgewählten europäischen Ländern und im EU-Durchschnitt 1970–2010.
Quelle: Eigene Darstellung anhand von Daten der HFA-DB, WHO/Europa.

de Variable darstellen könnte, scheint hier dringender politischer Handlungsbedarf gegeben. Der zweijährliche Bericht der IRTAD zeigt jeweils die neuesten Zahlen auf, analysiert die Ursachen und bietet umfangreiche Berichte zu den Strategien der einzelnen Länder (OECD & IRTAD 2013).

Verletzung und Tod durch Verkehrsunfälle sind größtenteils vermeidbar. Obwohl Deutschland bei den Unfällen mit Todesfolge nahe dem EU-Durchschnitt liegt, liegt es bei der Zahl der Unfälle mit Verletzungen zusammen mit einigen süd- und osteuropäischen Ländern weit über dem EU-Durchschnitt. Präventionsmaßnahmen zur Reduktion von Fahren unter Alkoholeinfluss und die konsequente Implementierung und Kontrolle von Tempolimits auch auf Autobahnen scheinen am ehesten geeignet, diesen Missstand zu verbessern.

Sekundärprävention

Das **Zervixkarzinom**, also der Krebs des Gebärmutterhalses, ist nach Brustkrebs weltweit die zweithäufigste bösartige Erkrankung bei Frauen (Waggoner 2003; siehe Kap. 10). Wie in **Abbildung 3** ersichtlich, ist die durch Zervixkarzinom bedingte Mortalität in vielen Ländern Westeuropas und im EU-Durchschnitt seit den 1970er-Jahren stark rückläufig.

Dieser Rückgang der Mortalität wird vor allem auf die Einführung von Maßnahmen zur Früherkennung der Erkrankung durch Zervixabstrich nach Papanicolaou und anschließende chirurgische Laser-Behandlung der Frühstadien zurückgeführt (Levi et al. 2000). Bekannte Risikofaktoren für die Entstehung von Zervixkarzinomen sind in erster Linie Faktoren, die eine Infektion mit humanen Papillomaviren begünstigen. Dies sind ein früher Beginn sexueller Aktivität, häufig wechselnde Partner und eine

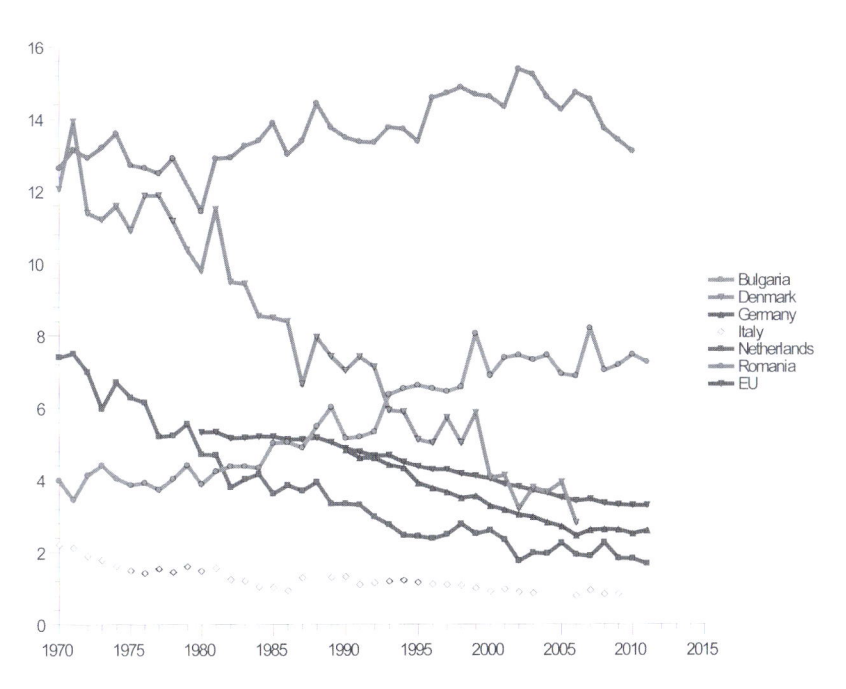

Abbildung 3: Altersstandardisierte Mortalitätsrate durch Zervixkarzinome in allen Altergruppen pro 100 000 Einwohner in ausgewählten europäischen Ländern und im EU-Durchschnitt 1970–2011.
Quelle: Eigene Darstellung anhand von Daten der HFA-DB, WHO/Europa.

Vorerkrankung mit Warzen im Genitalbereich. Aber auch Nikotinabusus und die regelmäßige Einnahme von Immunsuppressiva erhöhen das Krankheitsrisiko (Waggoner 2003).

Beobachtungsstudien zeigen einen deutlichen zeitlichen Zusammenhang zwischen der Einführung von Zervixabstrichen und dem Rückgang der krankheitsspezifischen Mortalität (Levi et al. 2000). Auch wurde in einigen Studien eine signifikante Verbesserung der Programme durch **organisierte Screeningmaßnahmen** mit Patientenregistern und Rückrufsystemen gegenüber opportunistischem Ad-hoc-Screening gezeigt (Bos et al. 1998). Allerdings gibt es auch Beispiele für eine Inanspruchnahme von Screeningtests durch Hochrisikogruppen in opportunistischen Screeningprogrammen (Madlensky et al. 2003).

Demgegenüber könnte eine **niedrige Inanspruchnahme** von Zervixabstrichen durch Frauen mit besonders hohem Risiko eventuell auch erklären, warum Deutschland trotz einer hohen durchschnittlichen Screeninginanspruchnahme von 80 %[1] (van Ballegooijen et al. 2000) mit 2,6 altersstandardisierten Todesfällen/100 000 E im Jahr 2011 nur knapp unter dem Durchschnitt aller EU-Länder von 3,29 lag. Ein anderer wichtiger Faktor ist die immer noch höhere Mortalität in den neuen Ländern. Im Jahr 2000 betrug die altersstandardisierte Mortalität dort 4,4/100 000 E im Vergleich zu 3,1/100 000 E im alten Bundesgebiet[2] (Statistisches Bundesamt und Robert Koch-Institut 2003). Anfang der 1980er-Jahre lag die altersstandardisierte Mortalität in der DDR allerdings noch bei über 10/100 000 E (Statistisches Bundesamt 1998), sodass sich auch hier die Situation schon erheblich verbessert hat.

In einigen osteuropäischen Ländern, insbesondere in Rumänien, aber auch in Dänemark, liegt die Zervixkarzinom-bedingte Mortalität allerdings noch weitaus höher als in Deutschland. Gleiches galt lange auch für Dänemark. In Osteuropa sind der **Mangel an Kondomen** und die hohe Inzidenz von **Geschlechtskrankheiten** sicher Hauptursachen für die hohen Infektionsraten (McKee and Zatonski 2003). Der **Zusammenbruch der staatlichen Gesundheitsfürsorge** in ehemals sozialistischen Ländern zu Beginn der 1990er-Jahre ist aber ebenfalls ein wichtiger Faktor. So wurde für Bulgarien eine deutliche Abnahme der Effektivität des Zervixkarzinom-Screeningprogramms im Zeitraum 1975 bis 1996 beschrieben (Kostova and Zlatkov 2000). Die Mortalität in den großen südeuropäischen Ländern wie Portugal, Spanien und Italien hingegen liegt schon seit 1970 deutlich unter dem EU-Durchschnitt. Mögliche Erklärungen hierfür könnten zum einen ein unterschiedliches Sexualverhalten in diesen überwiegend katholischen Ländern zu Beginn der Latenzzeit der Erkrankung der jetzt Verstorbenen sein. Zum anderen begann die **Tabakabusus-Epidemie** in der weiblichen Bevölkerung in diesen Ländern deutlich später als in Mittel- und Nordeuropa (Schiaffino et al. 2003). Es ist zu erwarten, dass die Einführung der HPV-Impfung seit 2008 in vielen EU Ländern im Laufe der kommenden Jahre einen einschlägigen Effekt auf die Inzidenz des Zervixkarzinoms haben wird. Allerdings könnte ein durch die Impfung verursachter Rückgang an den Screeningmaßnahmen einen gegenteiligen Effekt auf die Mortalität haben (Gericke 2008).

Die durch Zervixkarzinome verursachte Mortalität ist im EU-Durchschnitt und in Deutschland im letzten Jahrzehnt rückläufig. Allerdings liegt die Mortalitätsrate in Deutschland immer noch leicht über dem EU-Durchschnitt und weit über den Raten in anderen Ländern wie z.B. Italien. Überlegungen, wie gegenwärtige Maßnahmen zum Screening verbessert werden können sind deshalb ebenso nötig, wie die Förderung von Maßnahmen zur Primärprävention der Infektion mit humanen Papilloma-Viren und zur Reduktion des Nikotinabusus bei jungen Frauen.

Tertiärprävention

Der zunehmende Mangel an körperlicher Bewegung bei gleichzeitig hoher Nahrungszufuhr hat seit 1980 zu einer Verdreifachung der

---

1 Geschätzte 3-Jahres-Inanspruchnahme (van Ballegooijen et al. 2000).
2 Altes Bundesgebiet mit Ost-Berlin, neue Länder ohne Ost-Berlin, alte Europastandardisierung.

Adipositasprävalenz in einigen Regionen Europas wie auch in anderen Regionen der Welt geführt (World Health Organization 2002). Übergewicht und Adipositas führen zu diversen metabolischen Störungen wie arterieller Hypertonie, Cholesterin- und Triglyceridstoffwechselstörungen sowie zu einer Insulinresistenz. Letztere ist die Ursache des Typ 2 Diabetes mellitus, der – früher auf ältere Erwachsene begrenzt – inzwischen immer häufiger schon bei adipösen Jugendlichen zu beobachten ist (World Health Organization 2002).

In Deutschland ist der **Diabetes mellitus** inzwischen als endemische Volkskrankheit zu bezeichnen, deren Prävalenz im Jahr 2007 auf 8,9 % der Bevölkerung beziffert wurde (Schütt 2012). Die diabetesbedingten Mortalitätsraten in den letzten vier Jahrzehnten haben sich in verschiedenen europäischen Ländern sehr unterschiedlich entwickelt (Abb. 4).

In den meisten mitteleuropäischen Ländern sind die **altersstandardisierten diabetesbedingten Mortalitätsraten** in den letzten Jahrzehnten, in Deutschland auf hohem Niveau, relativ unverändert geblieben und sind im EU-Durchschnitt im Zeitraum 1970 bis 2011 sogar leicht gesunken. In einigen Ländern aber, wie in Portugal oder Lettland, ist die diabetesbedingte Mortalität in diesem Zeitraum deutlich angestiegen. Zypern und Portugal weisen inzwischen weit höhere Mortalitätsraten auf als Deutschland, die Niederlande oder Italien. Die Prävalenz ist in allen Ländern mit Angaben zur Prävalenz des Diabetes gestiegen; dazu gehören – zumindest bei der WHO – weder Deutschland noch Zypern (Abb. 5).

Zur Prävention des Diabetes mellitus Typ 2 werden Maßnahmen auf allen drei Präventionsebenen benötigt. In diesem Beitrag beschränken wir uns auf eine Diskussion von ausgewählten Maßnahmen zur Tertiärprävention von Folgeerkrankungen des Diabetes mellitus. Diese umfassen u. a. neben einer adäquaten **Blutzucker-Einstellung** und regelmäßigen Kontrollen des **HbA1c**, des **Blutdrucks** und des **Cholesterinspiegels**, regelmäßige Rou-

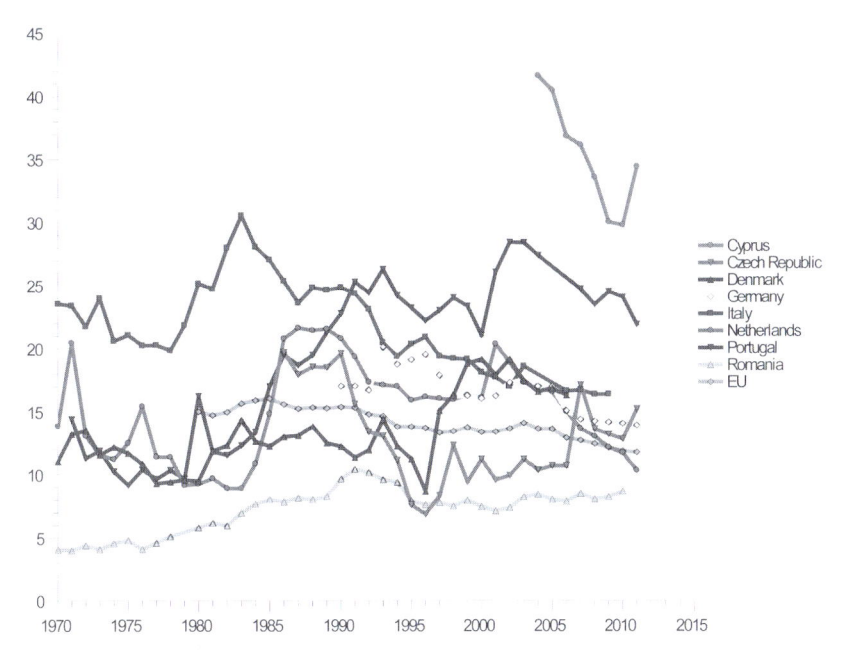

Abbildung 4: Auf Diabetes mellitus zurückgeführte, altersstandardisierte Mortalitätsraten in allen Altergruppen pro 100 000 Einwohner in ausgewählten europäischen Ländern und im EU-Durchschnitt 1970–2011
Quelle: Eigene Darstellung anhand von Daten der HFA-DB, WHO/Europa.

tineuntersuchungen der Augen und Füße zur Früherkennung von diabetischer Retinopathie und des diabetischen Fuß-Syndroms (Murphy 2003).

Die «EURODIAB IDDM Complications Study» verglich die Behandlung von arterieller Hypertonie bei Typ 1 Diabetikern in 16 europäischen Ländern im Zeitraum 1989 bis 1990 (Collado-Mesa et al. 1999). Das Hauptergebnis dieser Studie war eine **massive Unterbehandlung** einer gleichzeitig bestehenden Hypertonie in diesem Patientenkollektiv. Obwohl 24 % der Diabetiker eine behandlungsbedürftige arterielle Hypertonie hatten, erhielten nur 42,2 % von ihnen eine antihypertensive Therapie. Bei nur 11,3 % der Diabetiker mit Hypertonie war der arterielle Blutdruck mit der verschriebenen Therapie adäquat kontrolliert. Die Unterschiede in der Behandlungshäufigkeit zwischen einzelnen Zentren waren bedeutend. In Italien fanden sich sowohl das Zentrum mit der höchsten (80 %) und der niedrigsten Behandlungsrate (12 %). Die zwei deutschen Zentren lagen mit 44 % und 48 % leicht über dem Durchschnitt. Eine vergleichende Analyse auf Länderebene oder ein Vergleich der adäquaten Therapie erfolgte leider nicht.

In einer anderen Studie wurden die Prozessqualität und die Behandlungskosten des Typ 2 Diabetes in Praxen von niedergelassenen Ärzten in sieben europäischen Ländern im Zeitraum 2000 bis 2001 miteinander verglichen (Gandjour et al. 2002). Auch hier war die erreichte Qualität der Behandlung mit einem kombinierten Qualitätsindex (1 = Maximum nach europäischen Behandlungsrichtlinien) zwischen 0,40 in den Niederlanden und 0,62 in Großbritannien erschreckend niedrig. Deutschland lag mit einem Qualitätsindex von 0,49 im Mittelfeld, hatte aber mit Indexkosten von 522 Euro pro Fall und Jahr von allen Ländern den höchsten Verbrauch an Ressourcen. In Großbritannien hingegen betrugen die Indexkosten nur 122 Euro/Fall/Jahr. Entscheidend für den Qualitätsvorsprung Großbritanniens in der Tertiärprävention von Folgeerkrankungen des Diabetes dürften die bei

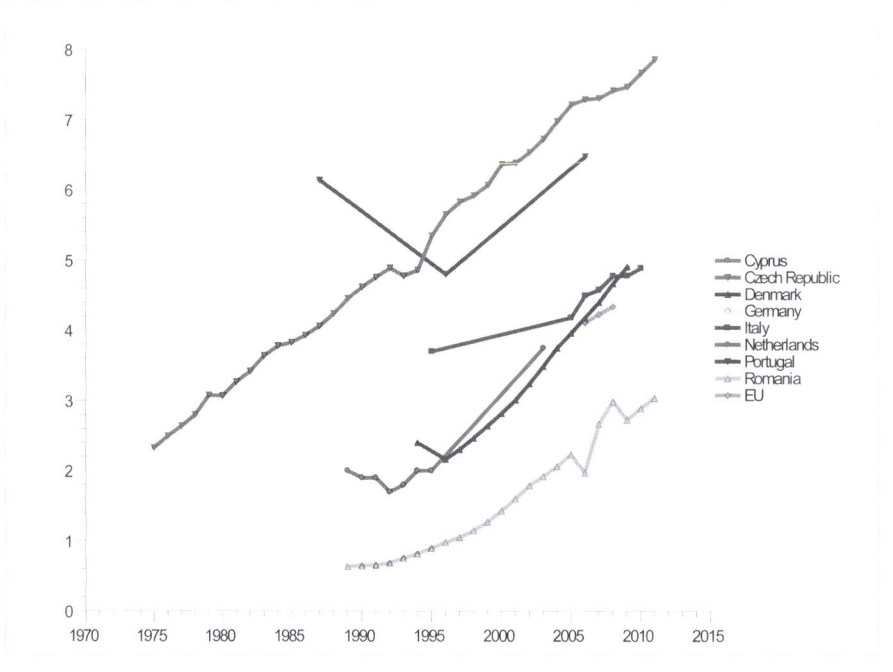

Abbildung 5: Prävalenz des Diabetes mellitus in % der Bevölkerung in ausgewählten europäischen Ländern und im EU-Durchschnitt 1975–2011
Quelle: Eigene Darstellung anhand von Daten der HFA-DB, WHO/Europa.

Hausärzten weit verbreiteten **elektronischen Patientenregister** für Diabetes mellitus sein, die den Arzt automatisch an regelmäßig nötige Untersuchungen erinnern und die auf den Standards von **evidenzbasierten medizinischen Leitlinien** aufgebaut sind.

Diabetes ist auch die Krankheit, bei der international am meisten Erfahrungen mit sogenannten **Disease-Management-Programmen** vorliegen. Diese verbinden eine leitliniengerechte Versorgung mit Patientenschulungen und dem Einsatz moderner Informations- und Kommunikationstechnologie (Busse et al. 2010). Neben den DMPs sind noch die Entwicklung **neuer Berufsfelder** – wie z.B. den sogenannten «nurse practioners» in den Niederlanden, die in limitierten Umfang auch Rezepte ausstellen können und so Ärzte entlasten – und die Nutzung **finanzieller Anreize** als tertiärpräventive Innovationen zu nennen. In England ist z.B. im Rahmen der neuen Allgemeinarztverträge das sogenannte «Quality and Outcomes Framework» eingeführt worden, wo Ergebnisse der Struktur- (z.B. Führen eines Registers mit allen Schlaganfallpatienten), Prozess- (etwa Prozentsatz der Patienten, die nach einem Herzinfarkt ACE-Hemmer erhalten) und Ergebnisqualität (z.B. Blutdruck bei Diabetikern im Normbereich) den Hausarztpraxen bis zu deutlich über 100 000 Euro Bonus verschaffen können (Nolte et al. 2008).

Die durch Diabetes bedingte, alterstandardisierte Mortalitätsrate liegt in Deutschland etwas über dem EU-Durchschnitt und ist im letzten Jahrzehnt weitgehend unverändert geblieben. Maßnahmen zur Tertiärprävention von Folgeerkrankungen des Diabetes, die die Hauptursache für eine Beeinträchtigung der Lebensqualität von Diabetikern sind und zudem den Gesundheitssystemen hohe Kosten verursachen, sind in vielen europäischen Ländern unzureichend. Sowohl nationale als auch EU-weite gesundheitspolitische Maßnahmen zur Verbesserung der Qualität der tertiärpräventiven Maßnahmen beim Diabetes sind dringend nötig. Dabei nutzen Länder zunehmend sogenannte Disease-Management-Programme, deren Effekte und Kosten aber sorgfältig evaluiert werden sollten.

Ausblick

Wie aus den oben dargestellten Beispielen ersichtlich, gibt es schon innerhalb der EU und noch stärker im gesamten europäischen Raum erhebliche Unterschiede in der Krankheitsprävalenz und -mortalität sowie der spezifischen gesundheitspolitischen Maßnahmen zu deren Vermeidung auf allen drei Präventionsebenen. **Konsequent umgesetzte Maßnahmen des Gesetzgebers**, z.B. zur Kontrolle des Fahrens unter Alkoholeinfluss oder mit zu hoher Geschwindigkeit, sind effektive Instrumente der Gesundheitsprävention. Auch Maßnahmen, die in die **Organisation des Gesundheitssystems** eingreifen, wie z.B. die Einführung eines nationalen Screeningprogramms oder eines flächendeckenden, automatisierten Diabetikerregisters, sind nachweislich wirksam und ihr Einfluss ist sogar in den nationalen Mortalitätsstatistiken nachzuvollziehen. Dies ist für den Großteil der kurativen Maßnahmen nicht möglich. Besonders betont werden muss hier, dass alle aufgezeigten Präventionsmaßnahmen sowohl Elemente der **Verhältnisprävention** als auch von **Verhaltensprävention** aufweisen. Dies widerspricht der gängigen Meinung, dass Gesundheitspolitik unfähig ist, das Verhalten der Bürger und Patienten zu ändern. Die Frage stellt sich vielmehr, ob ein Staat willens und fähig ist, Maßnahmen zur Gesundheitsprävention und -förderung durchzusetzen, die den Interessen einflussreicher Lobbyisten entgegenstehen (Gericke und Busse 2004). Ein gutes Beispiel hierfür ist die starke Automobilindustrie in Deutschland und das Fehlen eines nationalen Tempolimits auf Autobahnen.

Die gegenwärtige und für die nächste Zeit geplante **EU-Gesetzgebung** beschränkt sich darauf, nationale Maßnahmen zu ergänzen, und setzt nur in Randgebieten **Minimalstandards**, die nicht wesentlich zur Gesundheitsförderung beitragen sondern eher dem Schutz vor Gesundheitsschäden dienen. Höhere, EU-weite Standards und Gesetzgebung wären eine Möglichkeit, die Qualität von Präventionsmaßnahmen für häufige Erkrankungen und damit den Gesundheitszustand der Bevölkerung in Europa länderübergreifend zu verbessern. Aber auch weniger formelle gesundheitspolitische Instrumente, wie zum

Beispiel europäische medizinische **Behandlungsrichtlinien**, die es zurzeit nur für einige wenige Krankheitsbilder gibt, sowie deren gezielte Verbreitung und Unterstützung durch nationale Organisationen wären geeignet, die gegenwärtige Situation im Bereich der gemeinschaftlichen Präventionspolitik zu verbessern.

Die Förderung von vergleichender **Versorgungsforschung**, die eine bessere Ausgangsdatenlage und damit erst die Möglichkeit eröffnet, die Effektivität und Effizienz von gesundheitspolitischen Maßnahmen zu beurteilen, ist eine Grundvoraussetzung für eine konsequente und wissenschaftlich nachvollziehbare Systemverbesserung. Dies würde auch eine korrigierende Steuerung von Maßnahmen ermöglichen, die sich als nicht effektiv oder nicht effizient erweisen.

Prüfungsfragen

1. Was regelt die gegenwärtige EU-Gesetzgebung in Bezug auf gesundheitspolitische Präventionsmaßnahmen der Mitgliedstaaten?
2. Welches sind die Hauptursachen für Unterschiede in der Präventionspolitik zwischen europäischen Ländern?
3. Welche verkehrspolitischen Maßnahmen können die Zahl an schweren Verkehrsunfällen mit Verletzung oder tödlichem Ausgang verringern?
4. Was ist die wahrscheinlichste Erklärung dafür, dass die Häufigkeit von Verkehrsunfallbedingten Verletzungen in Deutschland weit über dem EU-Durchschnitt liegt?
5. Warum hat die durch Zervixkarzinome bedingte Mortalität in vielen Ländern Europas in den letzten Jahrzehnten abgenommen?
6. In welcher Ländergruppe Europas hat die Zervixkarzinom-bedingte Mortalität in den letzten 20 Jahren nicht abgenommen und was ist die wahrscheinlichste Erklärung hierfür?
7. Welche Maßnahmen könnten die gegenwärtig in vielen Ländern unzureichende Qualität der Tertiärprävention von Folgeerkrankungen des Diabetes mellitus am ehesten verbessern?
8. Welche Möglichkeiten eröffnet eine über die bestehende EU-Gesetzgebung weiter gehende Präventionspolitik auf Unionsebene?
9. Welche anderen Maßnahmen auf Gemeinschaftsebene wären ebenfalls geeignet die aktuelle Gesundheitsprävention in der EU zu verbessern?
10. Welche Rolle spielt die Versorgungsforschung bei der Verbesserung der Präventionspolitik in Europa?

Zitierte Literatur

Berger, M./Mühlhauser, I. (2003): Ernährungs- und Stoffwechselkrankheiten am Beispiel des Krankheitsbildes Diabetes mellitus. In F.W. Schwartz/B. Badura/R. Busse/R. Leidl/H. Raspe/J. Siegrist/U. Walter (Hg.): Public Health. Gesundheit und Gesundheitswesen. München und Jena: Urban und Fischer, 576–591.

Bos, A.B./van Ballegooijen, M./Gessel-Dabekaussen, A.A./Habbema, J.D. (1998): Organised cervical cancer screening still leads to higher coverage than spontaneous screening in the Netherlands. Eur J Cancer, 34, 1598–1601.

Bundesanstalt für Straßenwesen und OECD (2003): OECD-International Road Traffic Accident Database (IRTAD). http://www.bast.de/htdocs/fachthemen/irtad/utility/p103.pdf (accessed 24. October 2003): Bundesanstalt für Straßenwesen/Organisation for Economic Cooperation and Developement (OECD).

Busse, R./Blümel, M./Scheller-Kreinsen, D./Zentner, A. (2010): Tackling Chronic Disease in Europe. Strategies, Interventions, and Challenges. Copenhagen: World Health Organization on behalf of the European Observatory on Health Systems and Policies.

Collado-Mesa, F./Colhoun, H.M./Stevens, L.K./Boavida, J./Ferriss, J.B./Karamanos, B./Kempler, P./Michel, G./Roglic, G./Fuller, J.H. (1999): Prevalence and management of hypertension in type 1 diabetes mellitus in Europe: the EURODIAB IDDM Complications Study. Diabet Med, 16, 41–48.

Gandjour, A./Kleinschmit, F./Lauterbach, K.W. (2002): European comparison of costs and quality in the prevention of secondary complications in Type 2 diabetes mellitus (2000–2001). Diabet Med, 19, 594–601.

Gericke, C.A. (2008): Human papillomavirus vaccination: Paradox of vaccination in cervical cancer and screening. BMJ, 337, a1049.

Gericke, C.A./Busse, R (2004): Policies for disease prevention in Germany in the European context: a comparative analysis. J Public Health (Oxf), 26, 230–238.

IRTAD/OECD (2013): Road Safety Annual Report 2013. Paris: International Transport Forum. http://internationaltransportforum.org/irtadpublic/pdf/13IrtadReport.pdf (Zugang am 6. September 2013).

Kostova, P./Zlatkov, V. (2000): Effectiveness of cervical screening – expectation and reality. Sofia: Akush Ginekol, 39, 23–24.

Levi, F./Lucchini, F./Negri, E./Franceschi, S./la Vecchia, C. (2000): Cervical cancer mortality in young women in Europe: patterns and trends. Eur J Cancer, 36, 2266–2271.

Mackenbach, J.P./Karanikolos, M./McKee, M. (2013): The unequal health of Europeans: successes and failures of policies. Lancet, 381, 1125–1134.

Madlensky, L./Goel, V./Polzer, J./Ashbury, F.D. (2003): Assessing the evidence for organised cancer screening programmes. Eur J Cancer, 39, 1648–1653.

McKee, M./Zatonski, W. (2003): Public Health in eastern Europe and the former Soviet Union. In R. Beaglehole (Ed.): Global Public Health: a new era. Oxford: Oxford University Press, 87–104.

Murphy, D. (2003): Diabetes Prevention and Control: A Public Health Imperative. In: National Center for Chronic Disease Prevention and Health Promotion and Centers for Disease Control and Prevention (CDC): Promising Practices in disease Prevention and Control. A framework for action. Atlanta: Department of Health and Human Services, 2.1–2.19. http://sparkpolicy.com/buildingbridges/documents/PromisingPractices.pdf (Zugang am 6. September 2013).

Nolte, E./Knai, C./McKee, M. (Hg.) (2008): Managing chronic conditions. Experience in eight countries. Copenhagen: World Health Organization on behalf of the European Observatory on Health Systems and Policies.

Peden, M./Scurfield, R./Sleet, D./Mohan, D./Hyder, A.A./Jarawan, E./Mathers, C. (Hg.) (2004): World report on road traffic injury prevention. Geneva: WHO.

Reynaud, M./Le Breton, P./Gilot, B./Vervaille, F./Falissard, B. (2002): Alcohol is the main factor in excess traffic accident fatalities in France. Alcoholism – clinical and experimental research, 26, 1833–1839.

Schiaffino, A./Fernandez, E./Borrell, C./Salto, E./Garcia, M./Borras, J.M. (2003): Gender and educational differences in smoking initiation rates in Spain from 1948 to 1992. Eur J Public Health, 13, 56–60.

Schütt, M. (2012): Ernährungs- und Stoffwechselkrankheiten am Beispiel des Krankheitsbildes Diabetes mellitus. In F.W. Schwartz / U. Walter / J. Siegrist / P. Kolip / R. Leidl / M.L. Dierks / R. Busse / N. Schneider (Hg.): Public Health. Gesundheit und Gesundheitswesen. 3. aufl. München: Urban und Fischer, 609–621.

Statistisches Bundesamt (1998): Zervixkarzinom. In Statistisches Bundesamt (Hg.): Gesundheitsbericht für Deutschland. Stuttgart: Metzler-Poeschel, 182–185.

Statistisches Bundesamt/Robert Koch-Institut (2003): Die Gesundheitsberichterstattung des Bundes. http://www.gbe-bund.de.

van Ballegooijen, M./van den Akker-van Marle, P.J./Lynge, E./Arbyn, M./Anttila, A./Ronco, G./Dik, J./Habbema, F. (2000): Overview of important cervical cancer screening process values in European Union (EU) countries, and tentative predictions of the corresponding effectiveness and cost-effectiveness. European Journal of Cancer, 36, 2177–2188.

Waggoner, S.E. (2003): Cervical cancer. Lancet, 361, 2217–2225.

World Health Organization (2002): The World Health Report 2002. Reducing Risks, Promoting Healthy Life. Geneva: WHO.

Leseempfehlungen

Busse, R. / Blümel, M. / Scheller-Kreinsen, D. / Zentner, A. (2010): Tackling Chronic Disease in Europe. Strategies, Interventions, and Challenges. Copenhagen: World Health Organization on behalf of the European Observatory on Health Systems and Policies.

Jakubowski, E. / Noack, H. (2012): Public Health in Europa. In: F.W. Schwartz / U. Walter / J. Siegrist / P. Kolip / R. Leidl / M.L. Dierks / R. Busse / N. Schneider (Hg.): Public Health. Gesundheit und Ge-sundheitswesen. 3. Aufl. München: Urban und Fischer, 13–26.

Mackenbach, J.P. / McKee, M. (eds.) (2013): Successes and failures of Health Policy in Europe. Four decades of divergent trends and converging challenges. Maidenhead: Open University Press.

Powles, J. (2009): Public health policy in developed countries. In R. Detels / R. Beaglehole / M.A. Lansang / M. Gulliford (Eds.): Oxford Textbook of Public Health, Vol. 1. 5th ed. Oxford: Oxford University Press, 263–80.

Weinbrenner, S. / Wörz, M. / Busse, R. (2007): Gesundheitsförderung im europäischen Vergleich. Bonn: Kompart.

36 Kosten und Finanzierung von Prävention und Gesundheitsförderung

Evelyn Plamper und Stephanie Stock

In industrialisierten Ländern ist eine Zunahme chronischer Erkrankungen als Folge demografischer Entwicklungen und wohlstandsbedingter Lebensumstände zu verzeichnen. Obwohl bekannt ist, dass Prävention wichtige chronische Erkrankungen verhindern oder hinauszögern kann, fehlt bis heute ein übergreifendes sozialpolitisches Konzept sowie die gesetzliche Verankerung für die Umsetzung flächendeckender medizinischer Präventionsmaßnahmen. Es ist bisher nicht gelungen, die Prävention gleichberechtigt neben die Kuration in der Gesetzlichen Krankenversicherung zu stellen. Dies spiegelt sich auch in den Verhältniszahlen der Ausgaben für Prävention allgemein und im Vergleich zu anderen Bereichen wider: Weniger als **4 % der Gesundheitsausgaben** werden für Prävention und Gesundheitsschutz ausgegeben.

Trotz breiter Appelle aus der Wissenschaft (siehe unter anderem SVR 2000/2001) wurde eine Stärkung der gesundheitspolitischen Bedeutung von **Prävention** und Gesundheitsförderung durch die Verankerung in einem Präventionsgesetz bislang nicht realisiert. Ein gesellschafts- und gesundheitspolitischer Konsens zur Neuordnung von **Stellenwert und Zuständigkeiten** der medizinischen Prävention, zur Förderung von Präventionsmaßnahmen in allen Sozialversicherungszweigen und zur strukturellen Koordinierung von Einzelmaßnahmen fehlt. Die Anforderungen an Prävention und Gesundheitsförderung, bedingt durch den demografischen Wandel und weiter bestehende soziale Ungleichheit (Mielck 2008), werden nur unzureichend im breiten gesellschaftlichen, sektorenübergreifenden Diskurs bearbeitet. In Zeiten knapper Mittel ist zudem die Frage zu beantworten, ob durch Prävention die Gesamtkosten der medizinischen Versorgung sinken oder steigen werden und ob dies, wenn sie steigen, in einem vernünftigen Verhältnis zu dem zu erwartenden Nutzen steht.

Prävention wird im Allgemeinen dann als ökonomisch vorteilhaft bezeichnet, wenn sie Kosten spart oder ein positives Kosten-Nutzen-Verhältnis aufweist (kosteneffektiv ist). Die Datenlage zur Evidenz in Deutschland ist weiterhin unzureichend, nicht zuletzt, weil Forschungskosten, die nicht durch Produkt-/Leistungsverkauf refinanziert werden können, hauptsächlich als öffentliches Gut relevant sind (Suhrcke 2009). Dies betrifft im Wesentlichen nicht-klinische Interventionen. Um dennoch Entscheidungen treffen zu können, kann die **Kosten-Effektivität** von Präventionsmaßnahmen mit Hilfe von Modellrechnungen abgeschätzt werden, die klinische und epidemiologische Parameter berücksichtigen.

Eine Studie aus den USA untersuchte das Kosten-Nutzen-Verhältnis von 599 Präventionsmaßnahmen (Cohen et al. 2008). Im Ergebnis zeigte die Studie, dass die Kosten-Nutzen-Verhältnisse von Präventions- und Therapiemaßnahmen einer ähnlich breiten Streuung unterliegen. Anders ausgedrückt gibt es Präventionsmaßnahmen, die die Sterblichkeit senken können und dabei entweder Kosten sparen oder nur geringe Kosten verursachen. Hierzu gehören beispielsweise der ärztliche Rat, mit dem Rauchen aufzuhören, Screeningprogramme auf Dickdarmkrebs und Impfprogramme gegen Influenza. Andererseits gibt es Präventionsmaßnahmen, die trotz höherer Kosten nur einen geringen medizinischen Zusatznutzen aufweisen. In solchen Fällen sollte aus ethischer und medizinischer Sicht abgewogen werden, ob und wie diese Programme durchgeführt werden sollten.

Allgemein sollte bei der Durchführung von Präventionsmaßnahmen die Zielgruppe sehr genau definiert werden, da dies häufig darüber entscheidet, ob eine Maßnahme kosteneffektiv ist. Beispielsweise ist die Behandlung mit cholesterinsenkenden Medikamenten wesentlich kosteneffektiver, wenn die Zielgruppe Patienten sind, die ein hohes Risiko aufweisen, an einer koronaren Herzkrankheit zu erkranken bzw. einen Herzinfarkt zu erleiden, im Vergleich zum breiten Einsatz in der Allgemeinbevölkerung. Für welche Zielgruppen einzelne Präventionsmaßnahmen besonders kosteneffektiv sind, kann ebenfalls mittels gesundheitsökonomischer Modelle abgeschätzt werden.

In diesem Kapitel sollen die **gesetzlichen Finanzierungsgrundlagen** von Prävention in Deutschland, die **gesundheitsökonomischen Methoden** zur Bewertung der **Kosteneffektivität** von Präventionsmaßnahmen sowie ausgewählte Beispiele der Anwendung dieser Methoden dargestellt werden.

Finanzierung von Prävention

Gesetzliche Regelungen

Die Finanzierung von Prävention wird in Deutschland überwiegend durch das **Sozialrecht** geregelt (Tab. 1).

Gemäß der Konzeption der sozialen Sicherungssysteme ist es die Aufgabe von Prävention, das **Eintreten eines Versicherungsfalls zu verhindern**. In den verschiedenen Zweigen der sozialen Sicherungssysteme führt dies zu Ausgaben unterschiedlicher Höhe für Prävention und Gesundheitsschutz.

Maßnahmen der medizinischen Primärprävention werden bisher zu großen Teilen von der **Gesetzlichen Krankenversicherung** und der **Gesetzlichen Unfallversicherung** getragen. Maßnahmen der medizinischen Sekundär- und Tertiärprävention sind dagegen oft von der Kuration nicht klar zu trennen und fallen daher überwiegend in den Bereich der Krankenversicherung, soweit sie nicht die Rehabilitation betreffen. Im Bereich der Rehabilitation werden sie je nach Zuständigkeit von Kranken-, Unfall-,

Tabelle 1: Die gesetzlichen Regelungen und die Verteilung der Finanzverantwortung auf die Sozialgesetzbücher

Sozialgesetzbuch	Kostenträger
SGB III Arbeitsförderung	Bundesamt für Arbeit
SGB V § 20 Primäre Prävention	Krankenkassen
SGB V §§ 21–26* Vorsorge / Früherkennung	Krankenkassen
SGB V, VI, IX Selbsthilfe	Krankenkassen, Rentenversicherung
SGB V Zahnprophylaxe	Krankenkassen, Länder
SGB VIII Kinder- und Jugendhilfe	Kinder- u. Jugendhilfe, Länder, Kommunen
SGB VII Unfallversicherung	Unfallversicherung, Betriebe, Arbeitgeber
SGB IX Reha	Bundesamt für Arbeit, Unfallversicherung, Kinder- u. Jugendhilfe, Krankenkassen, Rentenversicherung
SGB VI Rente	Rentenversicherung
SGB XI Pflege	Pflegekassen

* Die Grenzen zwischen Prävention, Früherkennung und Vorsorge sind nicht immer streng zu ziehen, besonders wenn Screening als Teil von Präventionsmaßnahmen durchgeführt wird.
Quelle: Eigene Darstellung

Renten-, Arbeitslosen- oder Sozialversicherung getragen.

Grundsätzlich gilt, dass derjenige **Sozialversicherungsträger** die Präventionsmaßnahme finanzieren soll, der auch das finanzielle Risiko bei Misslingen der Prävention trägt. Sowohl bei der Zuordnung des finanziellen Risikos als auch des finanziellen Nutzens sind die Verhältnisse jedoch nicht immer klar. Besonders bei Maßnahmen der Primärprävention wird der finanzielle Nutzen häufig erst langfristig erzielt.

Gleichzeitig beeinflussen einzelne Interventionen zahlreiche Outcomes, die unterschiedlichen Sozialversicherungsträgern zugeordnet werden können. Finanzieren beispielsweise Krankenkassen Maßnahmen zur primären medizinischen Prävention, so sinken die Kosten durch einen **geringeren Krankheitsstand** und **vermiedene Frühberentung** auch für Arbeitgeber, Betriebe und die Rentenversicherung. Umgekehrt senken Präventionsmaßnahmen, die von der Unfallversicherung getragen werden, Kosten für die Krankenversicherung aufgrund besserer **Gesundheitskompetenz** (z.B. umsichtiges Verkehrsverhalten der Kinder auch in der Freizeit).

Finanzierung medizinischer Primärprävention

Mit der Neufassung des § 20 SGB V im Jahr 2000 wurden die Finanzierungsmöglichkeiten für medizinische Primärprävention um Leistungen erweitert, die zur Verbesserung des **allgemeinen Gesundheitszustandes**, zur Verminderung von **sozial bedingter Ungleichheit**, zur Stärkung **betrieblicher Gesundheitsförderung** und zur Unterstützung von **Selbsthilfegruppen** beitragen. Die in diesem Rahmen vorgesehenen Maßnahmen konzentrieren sich auf Setting-Ansätze (an der Lebenswelt orientierte Maßnahmen) und individuelle Ansätze zur primären Prävention. Beide Ansätze gehen über die reine Vermeidung versicherter Risiken hinaus, wie sie im Rahmen der Vorsorge (§§ 21–24 SGB V) und Früherkennung (§§ 25, 26 SGB V) bzw. in den präventiven Ansätzen der Rehabilitation verankert sind.

Die Beiträge der Krankenkassen für die Finanzierung solcher Maßnahmen sollten ab dem Jahr 2000 ausgehend von einem Betrag von 2,56 Euro pro Versichertem kontinuierlich und anteilig für die Förderung von Selbsthilfegruppen und -organisationen sowie für die **Individualförderung und Settingmaßnahmen** entsprechend der prozentualen Veränderung der monatlichen Bezugsgrößen nach § 18 Abs.1 SGB IV gesteigert werden (Prümel-Philippsen 2001). Im Jahr 2011 wurden rund 270 Millionen Euro für Primärprävention und Gesundheitsförderung ausgegeben (MDS 2012), das entsprach 3,87 Euro pro Versichertem.

Auf Projektebene wird primäre Prävention häufig durch Sozialversicherungsträger und Settingträger **mischfinanziert**. Im Bereich der nicht betrieblichen Gesundheitsförderung wurden 2011 insgesamt 25% aller Aktivitäten von den Gesetzlichen Krankenkassen alleine getragen und 75% der Ressourcen von anderen Trägern in gemeinsamen Aktivitäten genutzt (MDS 2012).

Die GKV setzt sich seit 2007 Präventionsziele in der Primärprävention und der betrieblichen Gesundheitsförderung und bildet die Zielerreichung in den Präventionsberichten ab.

Finanzierung medizinischer Sekundär- und Tertiärprävention

Während den Kassen für Leistungen der Primärprävention ein abgegrenztes Budget zur Verfügung steht, werden Leistungen der medizinischen Sekundär- und Tertiärprävention, mit Ausnahme von Leistungen der Rehabilitation, nicht gesondert ausgewiesen. Dies rührt daher, dass einerseits Prävention und Kuration in vielen Fällen nicht klar getrennt werden können und andererseits die Kuration eine präventive Ausrichtung im Sinne einer vermiedenen Verschlechterung hat. Weiterhin können im Rahmen der Sekundärprävention von den **Krankenkassen** auch Leistungen anderer Anbieter übernommen werden wie z.B. die Schulung des Patienten in Ernährungsfragen. **Unklarheit bei der Zuständigkeit** von Maßnahmen der Sekundärprävention ergibt sich häufig bei der medizinischen Rehabilitation. Hier führt das komplizierte Sozialrecht immer wieder zu Streitigkeiten darüber, welcher Träger welche Leistungen übernehmen sollte. Prinzipiell werden Leistungen zur medizinischen Rehabilitation von der Krankenkasse übernommen, wenn andere **Sozialversicherungsträger** solche Leistungen nicht erbringen. Die **Rentenversicherungsträger** finanzieren Leistungen zur medizinischen Rehabilitation und zur Teilhabe am Arbeitsleben, um ein vorzeitiges Ausscheiden des Versicherten aus dem Erwerbsleben zu vermeiden. Die **Unfallversicherung** finanziert Prävention von Arbeitsunfällen und Berufskrankheiten nach SGB VII §§ 1, 14, 26.

Für **Gesundheitsförderung** in kommunaler und regionaler Regie werden aufgrund der begrenzten Ressourcen zur finanziellen und Sachleistungsförderung neue **Kooperationsmodelle** beispielsweise mit privaten Unternehmen und Akteuren erprobt (Loss et al. 2009). Die Potenziale von Fundraising und Public-Private-Partnership-Konstrukten müssen sowohl «win-win»-Aspekte als auch Interessenkonflikte, Abhängigkeiten und Nachteile einer Kommerzialisierung berücksichtigen.

Aufgrund der sich verändernden Bevölkerungsstruktur und Lebensbedingungen in Industrieländern ist eine Zunahme chronischer und degenerativer Erkrankungen zu erwarten. Das Eintreten und Fortschreiten dieser Erkrankungen kann in vielen Fällen durch gezielte Präventionsmaßnahmen hinausgezögert oder verhindert werden. Aufgrund dieser Tatsache sollte Prävention als gleichberechtigte Säule neben die Kuration gestellt werden. Dies erfordert eine Neuordnung der Finanzierung und der Strukturen von Prävention.

Wirksamkeit und Kosten von Prävention

Versichertenbezogene Leistungen sollten auf das individuelle Risiko abgestimmt und ebenso wie an der **Lebenswelt orientierte Maßnahmen** nach den Prinzipien Wirksamkeit, Qualität und Wirtschaftlichkeit ausgewählt werden.

Zum **Wirtschaftlichkeitsgebot** der Gesetzlichen Krankenversicherung heißt es in § 12 SGB V: «Leistungen, die nicht notwendig oder unwirtschaftlich sind, können Versicherte nicht beanspruchen, dürfen Leistungserbringer nicht bewirken und die Krankenkassen nicht bewilligen». Grundsätzlich gilt dies auch für Maßnahmen der medizinischen Primär- und Sekundärprävention. Die Bewertung der **Wirksamkeit** von Präventionsmaßnahmen erfolgt nach den Methoden der evidenzbasierten Medizin, die Bewertung der Kosten nach etablierten gesundheitsökonomischen Verfahren (Hannoveraner Konsens 2007). Dabei entsprechen die Realbedingungen besonders im Bereich primärer Prävention nicht immer den methodischen Anforderungen evidenzbasierter Medizin. Beispielsweise fehlt oft die Möglichkeit zur Bildung randomisierter Kontrollgruppen. Zur Qualitätsbewertung müssen deshalb weitere Aspekte der Planung, Durchführung und Evaluation der Interventionen herangezogen werden.

Wirksamkeit von Prävention

Seit den frühen 1990er-Jahren hat die Lebenserwartung ab Geburt in allen OECD-Ländern für Frauen um 4,2 Jahre, für Männer um 5,4 Jahre zugenommen. Nach Angaben der OECD beruht der größte Teil des Gesamtgewinns an Lebenszeit auf verhaltens- und verhältnisbezogenen Veränderungen, der kleinere Teil auf der Zunahme der Pro-Kopf-Ausgaben für Gesundheit (OECD 2013).

Für Präventionsmaßnahmen, die beim Verhalten ansetzen und den Lebensstil beeinflussen sollen, gibt es in der Literatur nur **wenige Wirksamkeitsnachweise** mit hohem Evidenzgrad. Dies trifft insbesondere auch dann zu, wenn wie gefordert, Maßnahmen kombiniert werden (policy mix), die keine klare Zuordnung von Outcomes zu Einzelmaßnahmen erlauben. Dennoch konnte in Cochrane Reviews und Metaanalysen (Lancaster und Stead 2002; Stead und Lancaster 2001) nachgewiesen werden, dass z.B. **Interventionen zur Raucherentwöhnung** hoch effektiv sind und dieser Risikofaktor für das Erkrankungsrisiko mehrerer chronischer Krankheiten eine Rolle spielt. Entsprechende Studienergebnisse zur Wirksamkeit von Raucherentwöhnungsmaßnahmen sind in Tabelle 2 zusammengestellt.

Tabelle 2: Metaanalytische Befunde zu Raucherentwöhnungsmaßnahmen

Interventionsart	Studien	Odds ratio (95 % CI)
Screening Raucherstatus	3	2,0 (0,8–4,8)
Ärztlicher Ratschlag	10	1,3 (1,1–1,6)
Beratung 1–3 Min	19	1,3 (1,01–1,6)
Beratung 1–10 Min	16	1,6 (1,2–2,0)
Beratung >10 Min	55	2,3 (2,0–2,7)
Gruppentherapie	52	1,3 (1,1–1,6)
Einzeltherapie	67	1,7 (1.4–2,0)
Bupropion	4	2,1 (1,5–3,0)
Nikotin-Kaugummi	18	1,5 (1,3–1,8)

Quelle: Eigene Darstellung nach The Tobacco Use and Dependence Clinical Practice Guideline 2000.

Schwierigkeiten beim Wirksamkeitsnachweis von Präventionsmaßnahmen ergeben sich bei chronischen Erkrankungen in erster Linie aus der zeitlichen Verzögerung, mit der die erwarteten klinischen Endpunkte, wie z.B. vermiedene Todesfälle, Erblindungen oder Dialysefälle, eintreten, sowie durch die Interaktion von Risikofaktoren, die auf einen klinischen Endpunkt einwirken.

Tabakrauchen spielt beispielsweise eine wichtige Rolle in der Entstehung von über 40 verschiedenen Erkrankungen. Nach Fagerström (2002) ist Rauchen daher weltweit die statistisch wichtigste und zugleich eine vermeidbare Ursache von:
- Lungen- und Bronchialkrebs
- koronarer Herzkrankheit
- chronisch obstruktiven Atemwegserkrankungen
- frühkindlichen Entwicklungsstörungen infolge Rauchens in der Schwangerschaft
- vorzeitigem Tod.

Mindestens 1,5 Millionen Jahre Lebenserwartung gehen allein in Deutschland jährlich durch Rauchen verloren (DKFZ 2002). Für die genannten Krankheitsfolgen lässt sich die tabakattributable Mortalitätsrate auf 143 390 Todesfälle pro Jahr in Deutschland beziffern (John und Hanke 2001), das entspricht rund 13 % aller Todesfälle (DKFZ 2009).

Kosten von Prävention

Bevor eine **ökonomische Evaluation** einer Präventionsmaßnahme durchgeführt werden kann, müssen neben einer Bewertung der Wirksamkeit die Kosten der Präventionsmaßnahme entweder als Krankheitskosten der zu vermeidenden Erkrankung oder im Vergleich zu einer Handlungsalternative (z.B. verschiedene Screeningsmaßnahmen im Vergleich) erhoben werden.

Die Kosten der zu vermeidenden Erkrankung können mit einer **Krankheitskosten-Studie** berechnet werden. Sie gehört zu den sogenannten nicht vergleichenden Studienformen. Sollen Präventionsmaßnahmen im Vergleich zu Alternativen (z.B. Regelversorgung oder andere Präventionsmaßnahmen) evaluiert werden, sollte eine vergleichende Studienform herangezogen werden. Solche Studien berechnen Kosten und Nutzen verschiedener Handlungsalternativen anhand von Modellierungen. Die Ergebnisse werden als inkrementelle Analyse dargestellt. Unabhängig davon welcher Ansatz gewählt wird, können in die Bewertung der Kosten von Präventionsmaßnahmen je nach gewählter Perspektive direkte, indirekte und intangible Kosten eingehen (**Tab. 3**).

Zu den direkten Kosten gehören alle der Präventionsmaßnahme bzw. der Krankheit direkt zuzurechnenden Kosten wie z.B. Medikamente, Personal oder Kosten zur Behandlung von Nebenwirkungen. Allerdings setzen viele Präventionsstudien für die direkten Kosten der Präventionsmaßnahmen und die vermiedenen Krankheitskosten lediglich die nachgewiesenen Kosten an wie z.B. Kosten für Krankenhausaufenthalte, Arztbesuche oder Arzneimittel. Bei den indirekten Kosten handelt es sich, vereinfacht ausgedrückt, um den durch die Erkrankung verursachten Produktivitätsverlust. Eine Abschätzung wird in der Regel mit dem **Humankapitalansatz** oder dem **Friktionskostenansatz** vorgenommen (Schnell 2001). Bei beiden wird unterstellt, dass die indirekten Kosten einer Erkrankung dem Verlust an Arbeitskraft entsprechen. Während der Humankapitalansatz diesen auf die Restlebenserwartung bezieht, berücksichtigt der Friktionskostenansatz nur einen definierten Zeitraum. Entsprechend problematisch ist die Berücksichtigung indirekter Kosten von Personen, die nicht im Erwerbsleben stehen. Intangible Effekte werden zur Bewertung von monetär nicht

Tabelle 3: Krankheitskosten

Direkte Kosten	Krankheitskosten wie z.B. direkte Behandlungskosten (ambulant, stationär, Arzneimittel, Fahrtkosten...)
Indirekte Kosten	Indirekte Kosten außerhalb des medizinischen Sektors, wie z.B. Produktionsverluste durch Krankheit, verkürzte Lebenserwartung oder Berufsunfähigkeit
Intangible Effekte	Psychosoziale Kosten, wie z.B. verringerte Lebensqualität/Schmerzen

Quelle: Eigene Darstellung nach Schöffski 2000.

Tabelle 4: Direkte und indirekte Kosten der Influenza bei 281 Patienten

Quelle	Jahr	Methode	Direkte Kosten pro Patient und Jahr	Gesamte direkte Kosten pro Jahr
Statistisches Bundesamt	2002	Top-down	k.A.	4,0 Mrd. EUR
Friemel et al.	2002	Bottom-up	686 EUR	1,6 Mrd. EUR
Salize et al.	2001	Bottom-up	2541 EUR	k.A.

Quelle: In Anlehnung an König und Friemel 2006

messbaren Effekten wie Schmerzen herangezogen. Sie erlauben Aussagen über die **Wohlbefindensverbesserungen** von Patienten. In Kostenstudien werden sie in der Regel anhand von Lebensqualitätswirkungen gemessen.

Beispiel 1: Vergleich von Krankheitskostenstudien zu psychischen Krankheiten in Deutschland

Als Beispiel für das Vorgehen bei Krankheitskostenstudien sollen drei Studien zu Kosten psychischer Krankheiten in Deutschland vorgestellt werden. Obwohl es keine Präventionsstudien sind, können an ihnen exemplarisch wichtige Punkte erläutert werden, die auch für Präventionsstudien gelten. Die erste Studie des Statistischen Bundesamtes ermittelt die Kosten der Depression (Diagnosen F32-F34 nach ICD-10) für das Jahr 2002 in Deutschland in einem top-down Ansatz (Statistisches Bundesamt 2004). Dazu werden aggregierte Inanspruchnahme- oder Kostendaten z.B. von Finanzierungsträgern und Krankenhausdiagnosestatistiken zusammengeführt. Häufig fehlen bei solchen top-down Ansätzen Daten zu ambulanten Leistungen. Zudem ist aufgrund der hohen Aggregation kaum eine Aufsplittung nach Krankheitsstadien möglich. Friemel et al. (2005) erheben in einer bottom-up Studie die direkten Kosten für die Behandlung der Major und Minor Depression und der Disthymie nach DSM-IV an einer repräsentativen Stichprobe der nicht institutionalisierten Bevölkerung (über 18 Jahre) im Rahmen einer retrospektiven Befragung. Salize et al. (2004) berechnen die direkten Krankheitskosten von Patienten mit Depression für eine selektierte Patientenstichprobe, die in Hausartzpraxen und Fachpraxen rekrutiert wurden. Alle drei Studien kommen zu unterschiedlichen Ergebnissen bezüglich der direkten Kosten (**Tabelle 4**). Die Kostendifferenz kann u.a. auf die Einbeziehung unterschiedlicher Populationen, Krankheitsklassifikationssysteme, Leistungsbereiche (ambulanter, stationärer Bereich, private Kosten) sowie auf die unterschiedliche Erhebung der Kostendaten (retrospektive Selbsteinschätzung vs. administrative Daten) zurückgeführt werden (König und Friemel 2006).

Ökonomische Evaluation von Prävention

Evaluation ist die Bewertung einer Maßnahme unter den Aspekten von Kosten und Nutzen aus einer gegebenen Perspektive. Bei der Evaluation von Präventionsprojekten ist zu berücksichtigen, dass der **Nutzen von Präventionsprojekten in der Zukunft** liegt und dass es für viele Fragestellungen der Primär- und Sekundärprävention keine Langzeitstudien mit verlässlicher Qualität gibt. Daher werden Kosten und Nutzen häufig mit Hilfe von Modellen (z.B. **Markov-Modell, Abb. 1**) simuliert und die Robustheit der Annahmen mit Hilfe von **Sensitivitätsanalysen** in verschiedenen Szenarien geprüft. Solche Modelle bilden die Wirklichkeit möglichst genau ab und treffen eine definierte Anzahl von Annahmen, die dann zu bestimmten Ergebnissen führen. Um der Tatsache Rechnung zu tragen, dass einem in der Zukunft erzielbaren Nutzen weniger Wert beigemessen wird als einem Nutzen, der in der Gegenwart erreicht werden kann, werden Kosten und Nutzen, die zu unterschiedlichen Zeiten anfallen, vergleichbar gemacht, indem für künftige Kosten und Nutzen ein geringerer Wert ermittelt wird (**Diskontierung**).

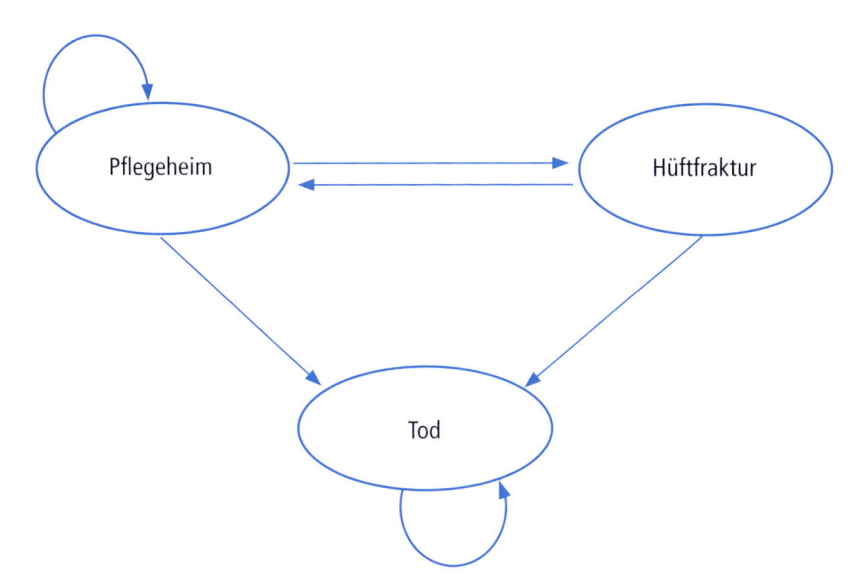

Abbildung 1: Markov-Modell. Ellipsen stehen für Gesundheitszustand (im Pflegeheim, Hüftfraktur mit und ohne Rehabilitation, Tod) und Pfeile für Übergänge in Gesundheitszustände
Quelle: In Anlehnung an Gandjour und Weyler 2008

Dieser Umstand führt auch dazu, dass viele Präventionsprogramme nach Durchführung einer gesundheitsökonomischen Evaluation weniger effizient sind als erwartet; denn Präventionskosten entstehen heute und bleiben undiskontiert. Der Nutzen liegt aber in der Zukunft und muss durch Diskontierung reduziert werden. Ein zurzeit in der gesundheitsökonomischen Evaluation noch strittiger Punkt ist die Einbeziehung von Kosten, die in den gewonnenen Lebensjahren durch das Auftreten anderer Erkrankungen anfallen (unrelated costs). Beispielsweise fallen darunter Kosten für die Therapie eines Schlaganfalls in den durch ein Krebsscreening gewonnenen Lebensjahren.

Bei der Erstellung solcher Modelle und bei der Evaluation präventiver Maßnahmen kommt der **Risikoreduktion** durch die Verminderung von Risikofaktoren eine große Bedeutung zu. Sie stehen häufig in einem statistischen und in der Regel quantitativen Zusammenhang mit dem Auftreten der Zielkrankheit. Steigt oder sinkt ihr Wert, so steigt oder sinkt das Risiko, eine Erkrankung zu entwickeln. Gleichzeitig kommt es zwischen den verschiedenen Risikofaktoren einer Erkrankung zu **Synergieeffekten**, die nur schwer quantifiziert werden können. Besonders in der Genese chronischer Erkrankungen interagieren Risikofaktoren wie Fehlernährung, Bewegungsmangel und Suchtverhalten, Bluthochdruck und Hypercholesterinämie (Liebson und Amsterdam 1999). Aus diesem Grund können Risikoreduktionen von Risikofaktoren durch Interventionen nicht addiert werden.

Daher wird die absolute Risikoreduktion durch die Reduktion eines einzelnen Risikofaktors nur selten betrachtet, sondern die verschiedenen Risikofaktoren werden zu einem **Gesamtrisikoprofil** verdichtet wie z.B. dem Procam-Score zur Koronaren Herzkrankheit (Assmann 2000; Assmann et al. 2002). Dies geschieht auf der Grundlage empirischer Längsschnittuntersuchungen an großen Kollektiven. Entsprechend ist die präventive Intervention nicht mehr auf das Vorhandensein eines einzelnen Risikofaktors abgestimmt, sondern auf eine nachgewiesene Risikoreduktion bei erhöhtem **Risikoprofil**, unabhängig davon, welche Risikofaktoren für die Risikoerhöhung verantwortlich sind. So wird beispielsweise die Gabe eines Statins zur Prävention der Koronaren Herzkrankheit ab einer bestimmten Erhöhung des Gesamtrisikos, das aus mehreren Faktoren ermittelt wird, unabhängig von einer Erhöhung der Blutfette emp-

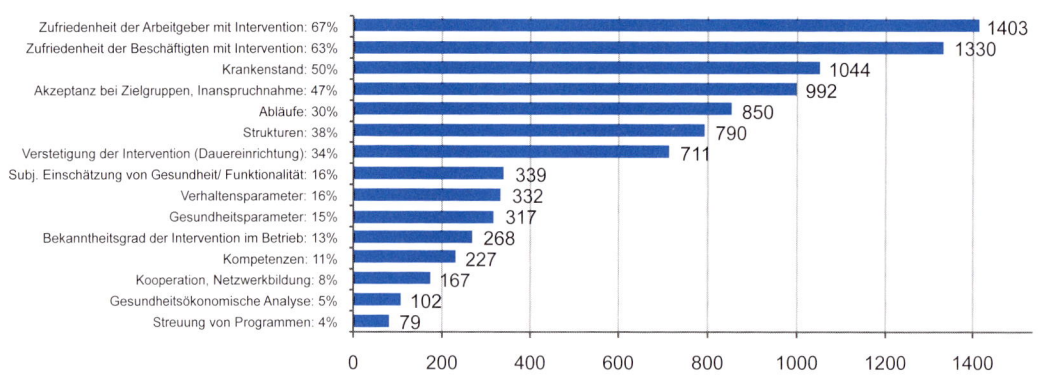

Abbildung 2: Dokumentation der Erfolgskontrolle (MDS 2012; n=2.104)
Quelle: In Anlehnung an MDS 2012

Kategorie	Wert
Zufriedenheit der Arbeitgeber mit Intervention: 67%	1403
Zufriedenheit der Beschäftigten mit Intervention: 63%	1330
Krankenstand: 50%	1044
Akzeptanz bei Zielgruppen, Inanspruchnahme: 47%	992
Abläufe: 30%	850
Strukturen: 38%	790
Verstetigung der Intervention (Dauereinrichtung): 34%	711
Subj. Einschätzung von Gesundheit/ Funktionalität: 16%	339
Verhaltensparameter: 16%	332
Gesundheitsparameter: 15%	317
Bekanntheitsgrad der Intervention im Betrieb: 13%	268
Kompetenzen: 11%	227
Kooperation, Netzwerkbildung: 8%	167
Gesundheitsökonomische Analyse: 5%	102
Streuung von Programmen: 4%	79

fohlen. Entsprechend wird die **Kosteneffektivität** von Präventionsmaßnahmen zur Koronaren Herzkrankheit (KHK) häufig anhand des absoluten KHK-Risikos bestimmt (Wendland et al. 2002).

Bei der **Evaluation primärer Präventionsmaßnahmen** zur Lebensstiländerung kommt erschwerend hinzu, dass die Beobachtungszeit der Kollektive in der Regel unzureichend lange ist und die Probanden rasch wieder in ihre alten Verhaltensweisen zurückfallen, wenn keine kontinuierliche Stabilisierung der neuen Verhaltensweisen erfolgt.

Im Präventionsbericht 2012 hat der Medizinische Dienst des Spitzenverbandes Bund der Krankenkassen Angaben zur Erfolgskontrolle in den verschiedenen Präventionskontexten ausgewertet. 29% der befragten Institutionen gaben an, keine Erfolgskontrolle durchzuführen. Bei rund 71% der dokumentierten Projekte (hauptsächlich schulische Präventionsprojekte) wurden Erfolgskontrollen durchgeführt oder geplant. Diese erfassten am häufigsten die Zufriedenheit der Zielgruppe mit der Intervention, Verhaltensparameter, Abläufe, Kompetenzen und die Verstetigung der Intervention. Eine gesundheitsökonomische Evaluation erfolgte in 4%, Messinstrumente wurden nicht näher bezeichnet.

Erfolgskontrollen bei betrieblicher Prävention (überwiegend Maßnahmen zur Reduktion körperlicher Belastung durch Verbesserung der Umgebungsbedingungen) erfassten Parameter in der Rangfolge Zufriedenheit der Beschäftigten mit der Intervention, Zufriedenheit der Arbeitgeber, Veränderungen von Krankenstand, Inanspruchnahme, Abläufen, Strukturen und Verhaltensparametern. Eine gesundheitsökonomische Analyse erfolgte in 5% der Rückmeldungen (**Abb. 2**).

Gesundheitsökonomische Verfahren zur ökonomischen Evaluation von Präventionsmaßnahmen

Gemeinsam ist allen Verfahren, dass sie die **gesundheitlichen Auswirkungen** von Interventionen mit den **eingesetzten Kosten** vergleichen. Die Bewertung von Kosten und Nutzen einer Maßnahme lässt jedoch noch keine Aussage darüber zu, ob eine Maßnahme auch kosteneffektiv ist und gegenüber anderen präventiven Maßnahmen bevorzugt finanziert werden sollte. Um diese Frage beantworten zu können, müssen eingesetzte Kosten und zu erwartender Nutzen von unterschiedlichen Maßnahmen im Rahmen der ökonomischen Evaluation vergleichbar gemacht

Tabelle 5: Gesundheitsökonomische Evaluation: Analysearten und Outcome-Einheiten

Analyseart	Outcome-Einheit
Kosten-Nutzen-Analyse	Monetär bewertete Outcomes / Kosten (monetär)
Kosten-Effektivitäts-Analyse	Physische Outcomes / Kosten (monetär)
Kosten-Nutzwert-Analyse	Nutzwert (QALY) / Kosten (monetär)

Quelle: Eigene Darstellung

werden. Es ist daher wichtig, im Vorfeld einer Evaluation die für die Fragestellung geeignete **Evaluationsform** auszuwählen.

Die **Kosten-Nutzen-Analyse** (engl. Cost-benefit analysis) ist die klassische Form einer ökonomischen Evaluation. Sie bewertet Kosten und Nutzen einer Therapie in **monetären Einheiten**. Als Schwachpunkt gilt bei dieser klassischen Form der ökonomischen Evaluation die Bewertung jeglichen Nutzens, also beispielsweise die Bewertung der Änderung der Lebensqualität in Geldeinheiten. Damit erlaubt die Kosten-Nutzen-Analyse zwar auch den Vergleich von Maßnahmen im Gesundheitswesen mit Maßnahmen außerhalb des Gesundheitswesens, wird aber den Besonderheiten der ökonomischen Evaluation im Gesundheitswesen nur eingeschränkt gerecht.

Die **Kosten-Effektivitäts-Analyse** (auch Kosten-Wirksamkeits-Analyse genannt, engl. Costeffectiveness analysis) bewertet die medizinischen Ergebnisse einer Maßnahme nicht in Geldeinheiten, sondern in **physischen Einheiten**. Je nach Studie werden sehr spezifische Einheiten gewählt, wie z.B. die Senkung des Blutdrucks in mmHg, Senkung des Cholesterinspiegels, schmerzfreie Gehstrecke oder übergreifende Kriterien, wie z.B. gewonnene Lebensjahre, Anzahl vermiedener Amputationen oder Erblindungen. Wenn die Ergebnisse von zwei Maßnahmen in den gleichen Einheiten gemessen werden können, erlaubt es die Kosten-Effektivitäts-Analyse, **zwei unterschiedlich wirksame Maßnahmen** hinsichtlich ihrer Wirksamkeit und Kosten **zu vergleichen**. Klassische Beispiele dafür sind Studien zum Vergleich der Kosten-Effektivität von Arzneimitteln. Sollen zwei Maßnahmen miteinander verglichen werden, die nicht die gleichen physischen Einheiten als Ergebnis haben, wie z.B. ein Programm zur Raucherprävention und ein Programm zum Screening bei Brustkrebs, werden die Ergebnisse in weiter gefassten Einheiten wie gewonnene Lebensjahre gemessen.

Die **Kosten-Nutzwert-Analyse** (engl. Costutility analysis) bewertet die **Kosten einer Maßnahme in monetären Einheiten, die Ergebnisse in standardisierten Nutzwerten**. Dazu werden aus den unterschiedlichen Ergebniseinheiten nach definierten Verfahren Nutzwerte ermittelt und den Kosten gegenüber gestellt. Das am häufigsten angewandte Verfahren zur Ermittlung von Nutzwerten ist das **QALY-Konzept**, das mit sogenannten qualitätsadjustierten Lebensjahren (engl. quality adjusted life years) arbeitet. Qualitätsadjustierte Lebensjahre werden berechnet, indem ein Maß für die relative Lebensqualität (der Nutzwert) mit der Zeit multipliziert wird, die in diesem Zustand verbracht wird. Der Nutzwert wird mit Fragebögen wie z.B. dem «EuroQol» erhoben, die den Gesundheitszustand auf einer Skala zwischen 0 und 1 bewerten. Die Kosten-Nutzwert-Analyse erlaubt es, die **Bewertung des Behandlungserfolgs** zu normieren und **aus Patientensicht** zu bewerten. Damit werden weitreichende Vergleiche von Maßnahmen im Gesundheitswesen möglich.

Beispiele für Kosten und Nutzwerte von Präventionsmaßnahmen im Vergleich zu therapeutischen Maßnahmen liefern Cohen et al. (2008). Anhand von Analysen von Gandjour und Weyler (2008) und Dietl et al. (2009) werden gesundheitspolitisch und ökonomisch bedeutsame Beispiele für Kosten-Nutzwert-Analysen vorgestellt.

Beispiel 2: Präventionskosten bei einer Kosten-Nutzwert-Analyse

Zur Darstellung einer vergleichenden Studienform soll eine Studie zur Kostenwirksamkeit von Hüftprotektoren im Vergleich zu keiner Präventionsmaßnahme vorgestellt werden (Gandjour und Weyler 2008). Die untersuchte Studie ist eine Kosten-Nutzwert-Analyse. Das bedeutet, dass die Kosten in monetären Einheiten und der Nutzen in QALYs ausgedrückt werden. Bei der Datenerhebung wurden Personen mit ständigem Wohnsitz in Pflegeheimen und mit einem Durchschnittsalter von 81 Jahren berücksichtigt, die zuvor weder eine Hüftfraktur erlitten noch in diesem Zusammenhang Behandlungen erhalten hatten. Zur Bestimmung des Nutzens wurden Meta-Analysen in PubMed identifiziert. Für die Kosten von Hüftprotektoren wurde ein Preis von 112 Euro für vier Paare (Annahme: Pro Jahr sind zwei Paare an Hüftprotektoren je Patient notwendig) angesetzt, welcher zum Zeitpunkt der Studie die Preisuntergrenze des Sortiments darstellte. Die Analyse ergab, dass durch den Einsatz von Hüftprotektoren im Vergleich zu keiner

Präventionsmaßnahme eine Kostenersparnis von 315 Euro und ein zusätzlicher Gewinn von 0,13 QALYs pro Patient erzielt werden können.

Bei diesem Beispiel wurde die gesellschaftliche Perspektive eingenommen, ohne allerdings indirekte Kosten einzubeziehen, die für die Zielpopulation mit einem Durchschnittsalter von 81 Jahren nicht relevant sind. Folgende Kosten wurden berücksichtigt: Kosten für Prävention, Behandlungskosten, Rehabilitationskosten und Kosten für die Langzeitpflege. Auch aus der Perspektive der gesetzlichen Krankenversicherung (ohne Berücksichtigung von Pflegekosten und Investitionskosten für Krankenhausgebäude und -ausstattung) ergab die Präventionsmaßnahme Kostenersparnissen von 257 Euro pro Patient und jährliche Kostenersparnisse von ca. 12,9 Millionen Euro bezogen auf die Zielpopulation.

Beispiel 3: Kosten-Nutzwert-Analyse eines ambulanten Hilfeangebots für pflegende Angehörige von Demenzkranken

Die Belastungen pflegender Angehöriger sind nicht nur individuell für die betroffenen Pflegenden und für die von ihnen gepflegten Demenzkranken bedeutsam, sondern auch gesundheitspolitisch und ökonomisch relevant. Aus gesellschaftlicher Sicht können mit ambulanten Interventionsangeboten Kosten gespart werden, wie eine Studie von Dietl et al. (2009) nachweist.

Zur Beschreibung der gesellschaftlichen Perspektive wird eine Studie zum Vergleich eines ambulanten Hilfeangebots für pflegende Angehörige von Demenzkranken mit der Standardpflege anhand einer Kosten-Nutzwert-Analyse vorgestellt. Die Daten für die Analyse stammen aus einer englisch- und deutschsprachigen Literaturrecherche. Verwendet wurden nur die direkten Pflegekosten, keine indirekten Kosten. Die Kosten für die ambulante Pflege betrugen 1706 Euro und für die stationäre Pflege 6481 Euro. Unter Einbezug ambulanter Hilfeangebote beliefen sich die jährlichen Kosten auf 2320 Euro pro Fall und wiesen ein QALY von 0,84 auf, während die Standardpflege jährliche Kosten von 3070 Euro verursachte bei einem QALY von 0,77. Über einen einjährigen Zeithorizont wurden **0,07 QALY gewonnen und 750 Euro an inkrementellen Kosten eingespart**.

Die durchschnittlichen zusätzlichen Kosten pro gewonnenem QALY liegen demnach bei 2778 Euro für ambulante Hilfeangebote und 3990 Euro für Standardpflege. Angesichts über einer Million Demenzkranken in Deutschland, von denen knapp zwei Drittel ambulant betreut werden, sind diese Ergebnisse bedeutsam.

Anwendung gesundheitsökonomischer Evaluationsverfahren in Deutschland

In Deutschland werden standardisierte Evaluationen als Erfolgskontrollen von Präventionsmaßnahmen nur selten durchgeführt. Beispielhaft wurden die Analysen von Gandjour und Weyler (2008) sowie von Dietl et al. (2009) exemplarisch angeführt. Es liegen bisher jedoch keine ökonomischen Evaluationen vor, welche insgesamt die Korrelation der häufigsten, ermittelten Risikofaktoren und der Krankheitslast berücksichtigen. International betrachtet hat sich die Studienqualität bezüglich der Kosteneffektivität für einzelne Präventionsmaßnahmen jedoch seit ca. 1990 deutlich verbessert (Chapman et al. 2000).

Zusammenfassung

Gesundheitsökonomische Evaluationen haben das Ziel, den Ressourceneinsatz für Handlungsalternativen bei Präventionsmaßnahmen zu analysieren und den größtmöglichen Nutzen in der Versorgung zu ermitteln, um Entscheidungsgrundlagen für Prioritätensetzungen zu schaffen. Die Kostenträger interessiert, ob Präventionsmaßnahmen anhand der zu erwartenden ökonomischen Auswirkungen als attraktiv zu betrachten sind und ob sie die Gesundheit der Versicherten derart erhalten oder verbessern, dass künftige Ausgaben für Krankheit eingespart werden können. Eine sektorenübergreifende, gesamtpolitische Strategie für Prävention und Gesundheitsförderung ist nicht zuletzt angesichts des demografischen Wandels und weiter wachsender Ungleichheit in der Gesellschaft notwendig.

Es ist zu erwarten, dass die **Bedeutung von Präventionsmaßnahmen** im Rahmen von Setting- und Individualmaßnahmen ebenso wie im Bereich von betrieblicher Gesundheitsförderung und im Rahmen der Pflege steigen wird, um den **Herausforderungen der demografischen Entwicklung** begegnen zu können. Die zunehmende Überalterung der Bevölkerung mit einer Abnahme der Zahl potenzieller Erwerbstätiger in Deutschland erfordert, dass alle Anstrengungen unternommen werden, um den durchschnittlichen Gesundheitszustand der Bevölkerung durch eine gezielte Prävention zu verbessern. Um mit den zur Verfügung stehenden **Ressourcen** einen möglichst großen medizinischen Nutzen zu erzielen, ist es notwendig, die eingesetzten Kosten zu dem erzielten Nutzen in Beziehung zu setzen. Standardisierte **gesundheitsökonomische Bewertungsverfahren** erlauben es darüber hinaus, auch Kosten und Nutzen unterschiedlicher Interventionen unter Beachtung der Limitationen, die solche Verfahren aufweisen, miteinander zu vergleichen. Damit stehen Instrumente zur Abschätzung der Kosteneffektivität von Präventionsmaßnahmen zur Verfügung. Bisher kommen diese Verfahren in Deutschland allerdings nur in geringem Maße zum Einsatz.

Prüfungsfragen

1. Haben Kostenträger präventiver Maßnahmen immer einen finanziellen Nutzen daraus?
2. Welche Kosten- und Nutzenarten werden bei der Evaluation von Präventionsmaßnahmen berücksichtigt?
3. Bei welcher Art von Präventionsmaßnahmen sind Einsparungen bei Krankheitskosten zu erwarten?
4. Welche Analysemethode beschreibt die Kosten eines Gesundheitsproblems bzw. die Folgen gesundheitsschädlichen Verhaltens?
5. Welche Analysemethoden können die Grundlage für Entscheidungen zwischen verschiedenen Handlungsmöglichkeiten liefern?
6. Was ist bei der Ermittlung des Nutzens von Präventionsprogrammen zu berücksichtigen?

Zitierte Literatur

Arbeitsgemeinschaft der Spitzenverbände der Krankenkassen (2001): Leitfaden Prävention. Gemeinsame und einheitliche Handlungsfelder und Kriterien der Spitzenverbände der Krankenkassen zur Umsetzung von §§ 20 und 20a SGB V vom 21. Juni 2000 in der Fassung vom 2. Juni 2008.

Assmann, G. / Cullen, P. / Schulte, H. (1998): The Munster Heart Study (PROCAM). Results of follow-up at 8 years. European Heart Journal 19 (Suppl. A), A2–A11.

Assmann, G. / Cullen, P. / Schulte, H. (2002): Simple Scoring Scheme for Calculating the Risk of Acute Coronary Events Based on the 10-Year Follow-Up of the Prospective Cardiovascular Munster (PROCAM) Study. Circulation 105 (3): 310–315.

Chapman, R.H. / Stone, P.W. / Sandberg, E.A. / Bell, C. / Neumann, P.J. (2000): A Comprehensive League Table of Cost-Utility Ratios and a Sub-table of «Panel-worthy» Studies. Medical Decision Making 20, 451–467.

Cohen, J.T. / Neumann, P.J. / Milton, C. / Weinstein, M.C. (2008): Does Preventive Care Save Money? Health Economics and the Presidential Candidates. NEJM Vol 358 (7), 661–663.

Deutsches Krebsforschungszentrum (2002): Gesundheit fördern – Tabakkonsum verringern: Handlungsempfehlungen für eine wirksame Tabakkontrollpolitik in Deutschland. Rote Reihe, Sonderband 1, Heidelberg.

Deutsches Krebsforschungszentrum (2009): Tabakatlas Deutschland 2009. Steinkopff Verlag. Heidelberg.

Dietl, M. / Kornhuber, J. / Schöffski, O. / Gräßel, E. (2009): Kosteneffektivitätsmodell eines ambulanten Hilfeangebotes für pflegende Angehörige von Demenzkranken. Gesundheitswesen. DOI: 10.1055/s-0029-1220758

Fagerström, K. (2002): The epidemiology of smoking: health consequences and benefits of cessation. Drugs 2002. Suppl. 2, 1–9.

Friemel, S./Benert, S./Angermeyer, M.C./König, H.H. (2005): Die direkten Kosten von depressiven Erkrankungen in Deutschland. Ergebnisse aus dem European Study of the Epidemiology of Mental Disorders (ESEMeD) Projekt. Psychiatr Prax 32, 113–121

Gandjour, A./Weyler, E.-J. (2008): Cost-effectiveness of preventing hip fractures by hip protectors in elderly institutionalized residents in Germany. Value in Health 11(7, 1088–1095.

Hannoveraner Konsens (2007): Deutsche Empfehlung zur gesundheitsökonomischen Evaluation - dritte und aktualisierte Fassung des Hanoveraner Konsens. Gesundh ökon Qual manag 12:285-290

John, U./Hanke, M. (2001): Tabakrauch-attributable Mortalität in den deutschen Bundesländern. Gesundheitswesen 63, 363–369.

König, H.H./Friemel, S. (2006): Gesundheitsökonomie psychischer Krankheiten. Bundesgesundheitsbl - Gesundheitsforsch - Gesundheitsschutz 49, 46-56

Lancaster, T./Stead, L.F. (2002): Individual behavioural counselling for smoking cessation. Cochrane Database Systematic Reviews 2002 (3).

Liebson, P.R./Amsterdam, E.A. (1999): Prevention of Coronary Heart Disease. Disease Management, 12, 499–571.

Loss, J./Böhme, M./Nagel, E. (2009): Finanzierung von Gesundheitsförderung auf kommunaler Ebene. Prävention und Gesundheitsförderung. DOI 10.1007/s11553-009-0175-z

Medizinischer Dienst des Spitzenverbandes Bund der Krankenkassen e.V. MDS. Hg. (2012): Präventionsbericht 2012. Leistungen der gesetzlichen Krankenversicherung in der Primärprävention und der betrieblichen Gesundheitsförderung. Essen.

Mielck, A. (2008): Soziale Ungleichheit und Gesundheit in Deutschland. Bundesgesundheitsbl – Gesundheitsforsch – Gesundheitsschutz 51, 345–352.

OECD (2013): OECD Health Data 2013. http://www.oecd.org/health/health-systems/oecdhealthdata.htm. Abfrage 05.07.2013

Prümel-Philippsen, U. (2001): Die Neufassung des § 20 SGB V im Rahmen des GKV-Gesundheitsreformgesetzes 2000 Stand und Perspektiven. HAG-Stadtpunkte. Hamburgische Arbeitsgemeinschaft für Gesundheitsförderung e.V. (Hg.) 3/2001.

Rosenbrock, R. (2005). Das deutsche Präventionsgesetz 2005 – ein gescheiterter Anlauf. http://www.forum-gesundheitspolitik.de/dossier/PDF/Rosenbrock-Praeventionsgesetz.pdf. Abfrage 3.1.2010.

Sachverständigenrat zur Begutachtung der Entwicklung im Gesundheitswesen SVR (2000/2001): Bedarfsgerechtigkeit und Wirtschaftlichkeit – Band 1: Zielbildung, Prävention, Nutzerorientierung und Partizipation.

Salize, H.J./Stamm, K./Schubert, M. et al. (2004): Behandlungskosten von Patienten mit Depressionsdiagnose in haus- und fachärztlicher Versorgung in Deutschland. Psychiatr Prax 31, 147–156

Schnell, G. (2001): Kostenanalyse. In K.W. Lauterbach/M. Schrappe (Hg.): Gesundheitsökonomie und Qualitätsmanagement.

Statistisches Bundesamt (2004) Gesundheit: Krankheitskosten 2002. Eigenverlag, Wiesbaden

Stead, L.F./Lancaster, T. (2001): Telephone counseling for smoking cessation. Cochrane Database Systematic Reviews 2003 (1).

Suhrcke, M. (2009): Ökonomische Aspekte der Prävention: Eine internationale Perspektive. Gesundheitswesen (71): 610–616.

The Tobacco Use and Dependence Clinical Practice Guideline Panel, Staff, and Consortium Representatives (2000): A clinical practice guideline for treating tobacco use and dependence. Journal of the American Medical Association JAMA 283, 3244–3254.

Walter, U. (2002/3): Wahrnehmung und Umsetzung rechtlicher Bestimmungen zur Prävention in Deutschland. Expertise aus sozialmedizinischer Sicht. Im Auftrag des Bundesministeriums für Gesundheit und Soziale Sicherung.

Wendland, G./Klever-Deichert, G./Lauterbach, K.W. (2002): Kosten-Effektivität der KHK-Prävention. Zeitschrift für Kardiologie 91: Suppl. 2, II/49–II/60.

Leseempfehlungen

Lauterbach, K.W./Schrappe, M. (2009): Gesundheitsökonomie, Qualitätsmanagement und Evidence-based Medicine. Eine systematische Einführung. Stuttgart: Schattauer. 2. Aufl. in Druck.

Lauterbach, K.W./Stock, S./Brunner, H. (Hg.) (2009): Gesundheitsökonomie. Lehrbuch für Mediziner und andere Gesundheitsberufe. Bern: Huber., 2. Aufl.

37 Neue Medien der Prävention und Gesundheitsförderung[1]

Jacqueline Kerr und Ernesto Ramirez

Was sind Neue Medien?

Neue Medien bestehen aus Prinzipien der Kommunikation sowie technischen Möglichkeiten zum leichteren Gebrauch dieser Prinzipien. Die Grundlagen der Neuen Medien bestehen in den Regeln, wie Menschen miteinander kommunizieren. Dabei spielt der Austausch in Zwei-Personen-Interaktionen genauso eine Rolle wie die Interaktion unter vielen Menschen und der Wissensaustausch unter zahlreichen Gruppen. Die Technik unterscheidet sich von der einseitig auf den Empfänger gerichteten Kommunikation der traditionellen Medien wie etwa dem Fernsehen. Die Technik, bisweilen als Web 2.0 umschrieben, umfasst beispielsweise: AJAX, Blogs, WIKIs, Podcasts, RSS, Widgets und Tagging. Das wachsende Angebot von Internetseiten zum sozialen Austausch (Facebook, Friendster, YouTube, Blogger, MySpace) zeigt das veränderte Interesse der Öffentlichkeit am Internet als einer Suchmaschine hin zum Internet als einem Mechanismus zur gemeinsamen Schaffung von Inhalten und deren Verbreitung.

Der Begriff «Neue Medien» ist relativ zum gegenwärtigen Zeitpunkt, im Jahre 2010 stellen wir die aktuell verfügbaren neuen Prinzipien und neuen Techniken vor, die sich in den nächsten Jahren sehr rasch verändern können. Im vergangenen Jahrzehnt wurden Mobiltelefone und das Internet als Neue Medien angesehen. Forschungsübersichten zu Internetbasierten Gesundheitsmaßnahmen sind in größerer Zahl bereits veröffentlicht. Das vorliegende Kapitel wird sich daher nur kurz mit den als Web 1.0 bezeichneten internetbasierten Arbeiten aus den 1990er-Jahren bis zu den frühen 2000er-Jahren beschäftigen, in denen es um einen statischen Informationsfluss hin zum Empfänger (und nicht um eine zweiseitige Kommunikation) ging. Die Nutzung der Mobiltelefone ist zwar seit einem Jahrzehnt weit verbreitet, «smart phones» und Maßnahmen der Gesundheitsförderung mittels Mobiltelefon sind erst seit jüngerer Zeit verfügbar.

Die Innovationen der gegenwärtigen Neuen Medien haben zu einer Flut neuer Begriffe geführt. Wir werden deshalb Definitionen der Schlüsselbegriffe in unser Kapitel aufnehmen. Während der Leser durchaus persönliche Erfahrungen mit den Neuen Medien im Alltag haben mag, kann es fraglich sein, wie die Neuen Medien Professionelle im Gesundheitswesen und deren Interaktion mit Patienten beeinflussen können. In unseren Beispielen werden wir uns auf die zentralen Kommunikationsformen Neuer Medien konzentrieren. Wir werden aber auch neue Techniken besprechen, die Gesundheitswissenschaftlern und Ärzten optimalere Messungen von Gesundheitsverhalten sowie die Vermittlung stärker zielgerichteter Interventionen erlauben. Auf die durch die neue Technik ermöglichten Verbesserungen der Diagnostik werden wir so weit eingehen, wie sie auf mobiler Basis stattfinden.

Definition zentraler Begriffe

EHealth ist ein recht neuer Begriff für Gesundheitsverhalten, das durch elektronische Prozesse

---

[1] Aus dem Englischen übersetzt von Jochen Haisch. Dieses Kapitel bezieht sich vor allem auf die Situation in den Vereinigten Staaten von Amerika. Die Situation in Deutschland kann, auch bei den erwähnten technischen Geräten, davon teilweise abweichen.

und Kommunikation gefördert wird. Der Begriff wird nicht einheitlich benutzt; manche Autoren sehen ihn als austauschbar mit «health care informatics» oder «health informatics»; andere definieren den Begriff enger als Gesundheitsverhalten auf der Basis des Internets. Mit dem Begriff kann eine Reihe von Dienstleistungen aus dem Bereich von Medizin, Gesundheitsversorgung und Informationstechnologie verbunden werden.

MHealth ist ein neuer Begriff für medizinische und Public-Health-Maßnahmen auf mobiler Basis wie Mobiltelefone, Monitoring für Patienten, Personal Digital Assistants (PDAs) und anderen drahtlosen Geräten. Anwendungen von mHealth finden sich bei der Sammlung gemeindebezogener und klinischer Gesundheitsdaten, bei der Vermittlung von Gesundheitsinformationen an Gesundheitswissenschafter, Praktiker und Patienten sowie bei der Echtzeit-Vermittlung vitaler Patientendaten und der Soforthilfe (über mobile Telemedizin).

Health 2.0 (wie auch der eng verwandte Begriff **Medicine 2.0**) bezieht sich auf die Möglichkeiten der Gesundheitsversorgung im Rahmen von eHealth und Web 2.0. Der Begriff ist durch eine Flut von Publikationen durch Ärzte und Bibliotheken in Gebrauch gekommen.

Eine Definition von Health 2.0 lautet: der Gebrauch spezieller Internetangebote (Blogs, Podcasts, Tagging, Search, Wikis etc.) durch Handelnde im Gesundheitswesen, inklusive Ärzte, Patienten, Wissenschaftler, die gemeinsam Inhalte erarbeiten und bearbeiten, sodass die Stärke der Netzwerke im Bereich der Gesundheitsversorgung personalisiert, die Zusammenarbeit ermöglicht und Gesundheitserziehung gefördert wird. Eine mögliche Erklärung dafür, dass Health einen eigenen «2.0»-Begriff geschaffen hat, ist die Anwendung über die allgemeine Gesundheitsversorgung hinaus und vor allen Dingen ihr Potenzial in der bevölkerungsweiten Gesundheitsförderung.

Theoretischer Hintergrund

Theorien der Gesundheitskommunikation gehen davon aus, dass zielgruppenspezifisch zugeschnittene Kommunikation effektiver ist als die Annahme «einer Intervention für alle». Soziales Marketing, das allgemein die Grundlage von Public-Health-Informationen ist, betont ebenfalls die Bedeutung spezifischer Zielpopulationen. Der Vorteil von Kommunikation im Rahmen der Neuen Medien besteht darin, dass Personen rasch auf die empfangene Kommunikation reagieren und Rückmeldung geben können, damit die Kommunikation besser zu ihrer Situation passt. Außerdem können sie oft bei der Entwicklung der Information mithelfen. Eine neue Theorie, die den Technikaspekt der Neuen Medien einbezieht, ist B.J. Foggs Persuasive Technology. Persuasive Techniken können durch ihre Funktionen eingeteilt werden: Sie wirken als Arbeitsgeräte, Medien, soziale Akteure, oder als Kombinationen daraus. Als Arbeitsgeräte (Tools) können die Techniken Personen bei der Verbesserung ihrer Fähigkeiten zur Zielerreichung helfen, indem sie diese vereinfachen oder neu strukturieren (Fogg 2002, Kap. 3). Beispielsweise kann ein technischer Helfer (installation wizard) die Installation von Software unterstützen, indem er diese Aufgabe vervollständigt. Als Medien können interaktive Techniken mittels Erfahrungsaustausch überzeugende Informationen schaffen, die das Einüben von Verhalten und das Erkennen kausaler Zusammenhänge unterstützen (Fogg 2002, Kap. 4). Beispielsweise können Simulationen und Spiele persönliche Regeln und Verfahrensweisen entstehen lassen, die Verhaltensweisen und Überzeugungen steuern (Prozedurale Rhetorik, Bogost 2007). Techniken können auch als soziale Akteure fungieren (Reeves und Nass 1996; Turkle 1984). Damit wird für Computer die Tür zum sozialen Einfluss geöffnet (Fogg 2002, Seite 90).

Interaktive Techniken können durch ihren Sprachgebrauch, ihre angegebenen Sozialrollen oder durch ihre schlichte Existenz soziale Reaktionen auslösen. Beispielsweise können Computer Sprechagenten besitzen oder sie können Nutzer zu einer unüberlegten Erwiderung anregen (Fogg 1997 b; Moon 2000). Persuasive Techniken können außerdem danach eingeteilt werden, ob sie Einstellungen und Verhalten durch direkte Interaktion oder durch Vermittlung verändern: Überzeugen können sie durch eine Mensch-Computer-Interaktion oder durch eine

Computer-vermittelte Kommunikation (Oinas-Kukkonen und Harjumaa 2008). Beispiele für ersten Aspekt wurden bereits genannt, solche für den letzten Aspekt sind Kommunikationen, die andere durch eine veränderte Interaktion überzeugen oder deren Überzeugung stärken (Licklider 1968; Bailenson et al. 2004), indem sie gemeinsame Rückmeldung zur Interaktion geben (DiMicco 2004) oder den Kommunikationsprozess neu strukturieren (Winograd 1986).

Welche Bedeutung haben Neue Medien für Ärzte?

Das in **Abbildung 1** dargestellte Modell spezifiziert, wie Individuen und Gruppen in den Neuen Medien interagieren und Kommunikation, gegenseitiges Verständnis, Wissen und Mitwirkung verbessern. Im Zentrum des Modells stehen Beispiele der Formen von Technik, die zur Verbesserung des Kommunikationsprozesses genutzt werden können, einschließlich Telefone, Sensoren und Foren der sozialen Netzwerkbildung. Wir werden alle Beispiele ausführlich besprechen. Das Modell zeigt vier Gruppen Interagierender: Ärzte, Patienten, Bezugspersonen und Organisationen. Ein Arzt oder Medizinstudent kann die Neuen Medien bei Wissensfragen als schnellen Informationszugang auf neue, interaktive und dynamische Weise nutzen. Ein Arzt kann darüber hinaus Informationen an Patienten über die Neuen Medien übermitteln, oder auch seine Erfahrung als Experte an potenzielle neue Patienten herantragen. Ein Arzt hat bei fallbezogenen Fragen auch Zugang zu relevanten Daten öffentlicher oder privater Organisationen und Datenquellen. **Tabelle 1** listet einige Beispiele auf, wie Ärzte von den

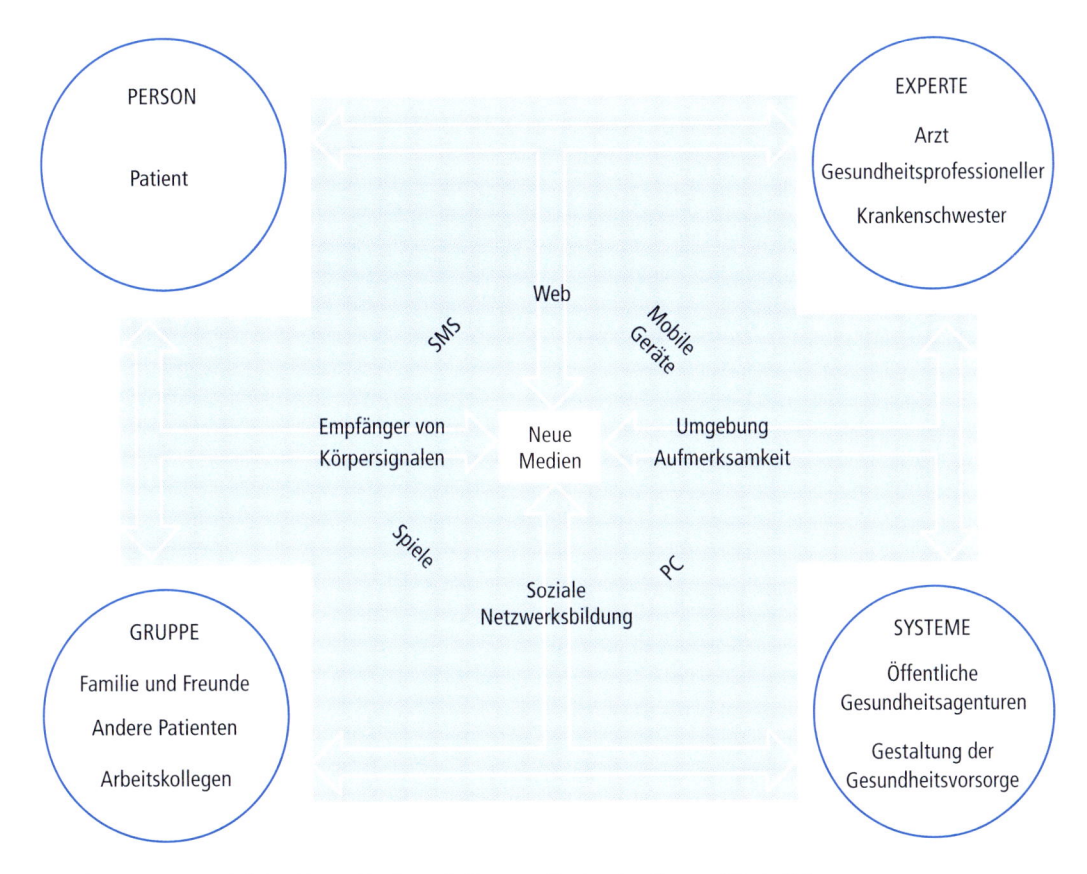

Abbildung 1: Ein Modell der Neuen Medien mit Kommunikationskanälen und Technikformen

Tabelle 1: Nutzen Neuer Medien für Ärzte

Zielsetzung	Beschreibung	Beispiel	Nutzer
Informiert sein	Informiert über neueste Entwicklung in einem Feld	Podcasts, Suchmaschinen (Giustini 2006)	Gesundheitsprofessionelle und Öffentlichkeit
Aufklärung über medizinisches Wissen	Berufliche Fortbildung für Ärzte, Public Health Maßnahmen für Gesundheitsprofessionelle und die Öffentlichkeit	Nutzung der Podcasts zur Vereinfachung der Fortbildung (Sanders und Haythornthwaite 2007); Anwendung auf öffentliche Gesundheit (Crespo 2007)	Gesundheitsprofessionelle und Öffentlichkeit
Zusammenarbeit und praktische Nutzung	Web 2.0 Geräte in der medizinischen Informationssuche und Entscheidungsfindung	Google-Suche liefert in 15 von 26 Fällen (95 % Konfidenzintervall bei 38 % und 77 %) korrekte Diagnosen (Tan und Ng 2006)	Ärzte, Krankenschwestern
Gemeinsame Datennutzung für Forschung	Ergänzung patientenberichteter Resultate und Zusammenfassung der Daten für die Forschung	Krankheitsspezifische Kontakte für Patienten mit seltenen Erkrankungen, Zusammenfassung der Ergebnisse zur Behandlung, Symptomen, Resultate, Verbesserung der Entscheidungen, Unterstützung der Forschung (Frost et al. 2008)	Gesundheitsprofessionelle und Öffentlichkeit

Kommunikationskanälen der Neuen Medien profitieren können. In der neueren Literatur finden sich Diskussionen der Vorteile, aber auch der Nachteile einer praktischen Medizin im Umfeld der Neuen Medien.

Möglicherweise betrachten Ärzte die Neuen Medien für die Mehrheit ihrer Patienten als unbedeutend, weil sie vermuten, überwiegend junge Leute würden die Neuen Medien nutzen. Demgegenüber tauschen interessanterweise in einer neueren Erhebung von Deloitte und Touche über 43 % der 61 Jahre alten Internetnutzer Photos mit anderen und 36 % schauen sich persönliche Inhalte anderer an. Der durchschnittliche Blogger ist ein Weißer, 37 Jahre alter Mann. 38 % der Facebook-Nutzer sind über 35 Jahre. Über 67 % der MySpace-Nutzer sind 26 Jahre und älter. Diese Befunde zeigen, dass nicht nur die junge Generation diese Technik regelmäßig nutzt. Die Nutzung der Neuen Medien durch die Medizin kann nicht nur die Qualität von Diagnosen, Behandlungen und der Patientenversorgung verbessern, sondern kann auch besser informierte Patienten erreichen, die den Vorteil einer persönlichen Interaktion mit ihrem Arzt genießen. Die Nachteile der Neuen Medien werden von Randeree (2009) diskutiert und am Schluss dieses Kapitels besprochen.

Dieselben Technikformen, die Ärztefortbildung und Arzt-Patient-Kommunikation unterstützen, machen es für Interessengruppen, Regierungsagenturen und Gesundheitsanbieter möglich, Verbrauchern den aktuellen Wissensstand zu Gesundheitsneuigkeiten zu vermitteln und persönliche Gesundheitswarnungen sowie Erinnerungen an E-Mailadressen, drahtlose Geräte oder Mobiltelefone zu senden. Online-Kooperationen, bekannt als Wikis, die verschiedene Nutzer zur gemeinsamen Arbeit an einer webbasierten Information (z.B. Photoalben, Kontaktadressen) zusammenführen, werden entwickelt, um Gemeinden Pläne für Notfallsituationen zur Verfügung zu stellen, beispielsweise «fluwikie.com», eine Internetseite zur Planung der Reaktion auf eine Influenza-Pandemie. Verbraucherschützer und Regierungsagenturen bieten eigene gesundheitsbezogene Informationen für Verbraucher und experimentieren sogar mit dreidimensionalen Computerwelten mit Surrogaten, sogenannten Avatars, mit denen Besucher interagieren.

Ein Beispiel vom «American Center for Disease Control and Prevention» (CDC) illustriert, wie Regierungsagenturen sich die Möglichkeiten der Neuen Medien zunutze machen. Dessen nachgeordnetes «National Center for Health Marketing» (http://www.cdc.gov/healthmarketing/ehm/.) widmet sich wichtigen, aktuellen und verhaltensbezogenen Gesundheitsinformationen und macht Inhalte, Werkzeuge und Dienstleistungen der CDC-Arbeit für Jedermann jederzeit verfügbar. Geleistet wird dies mithilfe einer Sammlung interaktiver Kanäle, die einen Zwei-Wege-Austausch zwischen Anbieter und Nutzer erlauben. Die Bedeutung interaktiver Medien als soziale Netzwerke, Blogs, gemeinsame Internetseiten, mobile Einrichtungen und andere Web-2.0-Techniken wächst rasch. Sie stehen im Zentrum entstehender «Online Communities» und Netzwerke, die ihrerseits wichtige Zugänge zu relevanten Gesundheitsinformationen erschließen können.

Die American Cancer Society mit einem Schwerpunkt in präventiver Information und Behandlung durch Experten plant ein Portal, das die Informationssuche der Nutzer kundenfreundlicher macht. Sie arbeitet an einem System zur Erinnerung an Gesundheitsinformation, das Gesundheitsinformation und gesundheitliche Anleitungen zum Beispiel über das Telefon oder E-Mail versendet, interaktiv Möglichkeiten der Prävention behandelt und Nutzern erlaubt, rasch Information zu Krebs zu erhalten und in Kontakt zu anderen Betroffenen zu treten.

Diese Beispiele belegen die bevölkerungsweite Nutzung Neuer Medien durch Regierungsagenturen und gemeinnützige Einrichtungen mit dem Ziel, die Gesundheitsversorgung und Krankheitsprävention zu verbessern. Programme, die Neue Medien und mHealth-Techniken nutzen, haben ihren Fokus auf Wissensvermittlung und Aufmerksamkeitslenkung, auf Datensammlung und Gesundheitsüberwachung (Monitoring) über Distanzen, auf der Registrierung von Krankheits- sowie Epidemieausbrüchen, auf der Unterstützung bei Diagnose und Behandlung und auf der Motivierung zu persönlicher Verhaltensänderung. Viele der Maßnahmen werden weltweit bei Populationen mit chronischen und Infektionskrankheiten angewandt. Wir werden diese Maßnahmen zusammen mit Beispielen aus der Forschung und aus Gemeindeprojekten illustrieren. Dabei werden wir uns auf die «UN Foundation – Vodafone Foundation Zusammenarbeit» zur Entwicklung der mHealth beziehen (Vital Wave Consulting 2009).

Wissensvermittlung und Aufmerksamkeitslenkung

Kurznachrichten (SMS) bieten eine kostengünstige, wirksame und zunehmend angewandte Möglichkeit, weitreichende Dienste für Gesundheitsbelange zu vermitteln. Im Zusammenhang mit der Information und Aufmerksamkeitslenkung vermitteln SMS-Nachrichten direkt auf dem Mobiltelefon des Nutzers Informationen über Test- und Behandlungsmethoden, über verfügbare Gesundheitsdienste und über Möglichkeiten der Krankheitsbewältigung. SMS-Warnsignale haben möglicherweise einen größeren Einfluss auf Verhalten als Radio- und Fernsehkampagnen. SMS-Warnsignale sind recht unaufdringlich und bieten den Empfängern Vertraulichkeit in einem Umfeld, in dem die Krankheit tabuisiert ist (vor allen Dingen bei HIV/AIDS). In der Dritten Welt haben sich SMS-Warnsignale als besonders wirksam bei schwer zu erreichenden Zielpopulationen in ländlichen Gebieten erwiesen, wo fehlende Kliniken, fehlendes medizinisches Personal und ein eng begrenzter Zugang zu Gesundheitsinformationen Personen allzu oft informierte Entscheidungen über ihre Gesundheit verwehren. SMS-Nachrichten können entweder in der Form einseitiger Warnungen oder interaktiv zur Gesundheitserziehung und -kommunikation konstruiert sein. Beispielsweise kann eine Person sich an einer Umfrage über SMS beteiligen, bei der das Wissen zu HIV/AIDS sowie die nächstliegenden Testmöglichkeiten abgefragt werden. Je nach gegebener Antwort kann Information zur nächstgelegenen, kostenlosen Testmöglichkeit übermittelt werden. Dieses interaktive Vorgehen wurde in mehreren Ländern (z.B. Indien, Südafrika, Uganda) zur AIDS-Information und AIDS-Testung eingesetzt und wurde mit zusätzlicher Information über weitere ansteckende Krankheiten sowie über Müttergesundheit und Sexualerziehung verknüpft.

Tabelle 2: Beispiele für mHealth Gesundheitsinformation und Self Monitoring

Population	Technik	Ziel	Wirkung
Tbc Patienten (Thailand)	SMS	Medikamenten-Compliance	tägliche SMS-Erinnerung, 90% Compliance
HIV Patienten (USA)	SMS	Medikamenten-Compliance	Verbesserung gegenüber Kontrolle ohne SMS
Südafrika	SMS	Verbesserung von Bewusstsein und Behandlung bei HIV und Tbc	erste Ergebnisse zeigen 3fach häufigere Anrufe bei der nationalen Hotline innerhalb 3-Wochenfrist
Uganda	SMS	besseres Wissen über HIV/AIDS	17,4% Nutzer eines SMS-basierten Quiz; 40% mehr getestete Patienten innerhalb einer 6-Wochenfrist
Thailand	Telefon	bessere Medikamenten-Compliance bei Tbc-Patienten	geringere Koten pro Patient; 90% ige Verbesserung der Compliance

Datensammlung und Gesundheitsüberwachung über Distanzen

Die Datensammlung ist ein weiterer kritischer Punkt von bevölkerungsweiten Gesundheitsprogrammen. Politiker und Professionelle des Gesundheitssystems brauchen exakte Daten aus nationaler, überregionaler und regionaler Ebene, um die Wirkung bestehender Maßnahmen abschätzen und um neue Maßnahmen planen zu können. In der Dritten Welt ist die Sammlung von Daten aus dem Feld von besonderer Bedeutung, weil große Bevölkerungsteile kaum in der Lage sind, auch bei ernsthaften Krankheiten ein Krankenhaus aufzusuchen. Eine Datensammlung bei Patienten vor Ort ist daher wichtig, und die Daten sollten idealerweise aktuell und zeitnah verfügbar sein. Der Prozess des Datensammelns ist effektiver und reliabler, wenn er durch Mobiltelefone, Smartphones oder PDAs geschieht; Umfragen auf Papierbasis bedürfen dagegen den direkten Kontakt zur Person und müssen gesondert in eine zentrale Datenbasis eingegeben werden. Programme zur Datensammlung wurden in zahlreichen Ländern der Dritten Welt eingeführt, hauptsächlich als Pilotprojekte. Die erfolgreichsten Programme wurden übernommen und sind in immer mehr Ländern im Einsatz.

Ein einzigartiges Feld zur gemeinsamen Nutzung der Mobiltechnik ist die Gesundheitsüberwachung von Patienten (Monitoring). Gesundheitsüberwachung über Distanzen eröffnet neue Möglichkeiten der nichtstationären Behandlung vor allen Dingen von Patienten in der Dritten Welt, wo der Zugang zu Krankenhausbetten und Krankenhäusern beschränkt ist. Diese Anwendungsmöglichkeiten bestehen aus einseitig oder zweiseitig gerichteter Kommunikation zur Überwachung von Gesundheitszuständen, zur Absprache von Behandlungsterminen oder zur Sicherung der Medikamentencompliance des Patienten. Empirische Evidenz zeigt klar die Bedeutung der Medikamentencompliance für eine effektive Behandlung von AIDS bis Diabetes mellitus. Darüberhinaus verbessert die Gesundheitsüberwachung chronisch kranker Patienten zuhause dramatisch deren Überlebensraten. Gesundheitsüberwachungen über Distanzen wird in Ländern der Dritten Welt relativ selten eingesetzt, sie gewinnen aber insbesondere bei chronisch Kranken allmählich an Anziehungskraft. Je mehr die Vorteile der Gesundheitsüberwachung über Distanzen in der Dritten Welt bekannt werden und finanziell gefördert werden, umso mehr wird diese Technik den Stand bei Infektionskrankheiten und chronischen Krankheiten in diesen Ländern verbessern.

Tabelle 3: Beispiele für mHealth-Überwachungssysteme

Population	Technik	Ziel	Wirkung
Uganda	PDA	verbesserte Krankheitsüberwachung	24% Kosteneinsparung gegenüber Papiermaßnahme, 87% schneller und genauer
Brasilien	Web/ GPS Mobiltelefon	Überwachung des Dengue Fiebers. Befragung von Gesundheitsbehörden, Maßnahmen zum Herunterladen	Zeit der Datensammlung sinkt. Informationen zur Analyse und Zusammenfassung schneller
Peru	Mobiltelefon mit Sprach-Gebrauch und SMS	Datensammlung über Gesundheitsereignisse und Krankheitssymptome in entlegenen Gebieten	entdeckt ungünstige Gesundheitsereignisse und reagiert mit SMS
Mozambik	PDA und GPS	Malaria entdecken	verbessert Wissen über die örtliche Verbreitung der Malaria und über Hilfsbedarf
China	Smartphone	verfolgt Verhalten und Einstellung älterer Diabetiker, gibt Empfehlungen	wird entwickelt
Indien und UK	Smartphone und Drahtlose Sensoren	verfolgt die Entwicklung von Gesundheitsmaßen (z.B. Blutzucker) bei Diabetikern	wird entwickelt

Registrierung von Krankheits- sowie Epidemieausbrüchen

Ausbrüche von Infektionskrankheiten beginnen oftmals im Kleinen und können sich, falls unentdeckt, zur Epidemie entwickeln. Neuere Beispiele solcher verheerender Ausbrüche sind zahlreich: von Cholera bis Tbc, Dengue Fieber und Severe Acute Respiratory Syndrome (SARS). Die Verteilung von Mobilgeräten mit der Möglichkeit schneller Datenerfassung und Datenübermittlung zu neuen Krankheitsfällen kann entscheidend sein für die Prävention und Beherrschung der Krankheit. In Peru, Ruanda und Indien sind mHealth-Techniken als Frühwarnsysteme von Krankheits- und Epidemieausbrüchen eingesetzt worden und haben eine Überwachung der Verbreitung der Infektionskrankheiten ermöglicht. Davor haben die Behörden der Länder sich auf schriftliches oder über Satellit und Radio kommuniziertes Material verlassen. Der Einsatz der mobilen Techniken hat gleichzeitig die Datenqualität und die Kosten günstig beeinflusst. Die Schweinegrippe und neue Buschfeuer in Kalifornien haben gezeigt, wie einzelne Personen Daten über öffentliche Ereignisse (zum Beispiel als Hobby) sammeln und zeitnah weitergeben können. Dieser Weg der Datensammlung, oft als «Crowdsourcing» bezeichnet, macht sich das Interesse der Öffentlichkeit, informiert zu sein, zunutze, wirft aber auch die Frage nach der Datenqualität und der Verifizierbarkeit und Verlässlichkeit der Informationen auf.

Unterstützung bei Diagnose und Behandlung

Unterstützung bei der Diagnostik und Behandlung ist von zentraler Bedeutung bei der Gesundheitsversorgung. Fehldiagnosen oder die Unfähigkeit zur Diagnose können ernsthafte, lebensbedrohliche Schritte sein. Anwendungen von mHealth sind entwickelt worden, um Rat bei Diagnose und Behandlung zu geben und Gesundheitsprofessionellen und medizinischem Personal durch den drahtlosen Zugang zu medizinischen Informationsgrundlagen die richtigen Schritte zu vermitteln. Patienten können mit der Unterstützung durch mHealth Behandlungen zu Hause erhalten und teure Krankenhausbesuche

Tabelle 4: Beispiele für mHealth-Diagnostik

Population	Technik	Ziel	Wirkung
Südafrika	Mobiltelefon	HIV/AIDS-Diagnose für Patienten	unbekannt
Indien	Mobiltelefon	Zusammenschluss von Ärzten, Gesundheitsprofessionellen und Patienten in ländlichen Gebieten	Ärzte erhalten zeitnah Information, stellen Diagnosen und verschreiben Behandlungsmaßnahmen. Preisgekrönt, ohne Daten

abwenden, die für viele in den USA unbezahlbar sind. Diagnostik und Behandlung durch mHealth fußen auf dem Telefon als Gesundheitsversorger. Spezielle Telefone für Gesundheitsprofessionelle haben eingebaute Spezialprogramme, die einen schrittweisen Diagnoseprozess vorgeben. Sobald die Daten (z.B. Symptome, Fotos von Verletzungen) eingegeben sind, können Ärzte von einem anderen Ort aus die Diagnose mitteilen und die Behandlung verordnen. Da mit diesem Vorgehen Patienten nicht mehr zu Fahrten zum Krankenhaus gezwungen sind, hat es das Potenzial zur Verbesserung der Inanspruchnahme von Gesundheitsleistungen.

Die Patientenperspektive: Informationssammlung und soziale Netzwerkbildung

Die bisherigen Beispiele befassen sich mit Ärzten oder Gesundheitsprofessionellen, die eine Kommunikation initiieren. Untersuchungen zeigen, dass Patienten demgegenüber andere Strategien der Nutzung Neuer Medien haben, je nachdem, ob sie eine neue Diagnose erhalten oder an einer schweren Langzeiterkrankung leiden. Langzeit-Patienten schließen sich eher einer Gemeinschaft in Health 2.0 an (Ferguson 2007). Der Internetgebrauch zur Suche nach gesundheitsbezogener Information wuchs im Jahre 2009 auf 80 Prozent und die Gesamtzahl Erwachsener, die im Netz nach Gesundheitsinformation suchten, wuchs um 16 Prozent auf 136 Millionen US-Amerikaner.

Die Revolution in der Bildung sozialer Netzwerke bezieht sich seit der Einführung neuer Internettechniken und neuer Programme auch auf die Gesundheitsversorgung, da es für Nutzer leichter geworden ist, auf schnellem Wege personenbezogene Gesundheitsinformationen zu erhalten. Patienten, die früher untereinander durch E-Mail-Diskussionsgruppen und Chat Rooms in Kontakt standen, gründen heute virtuelle Gemeinschaften zum Informationsaustausch über Behandlungsweisen und Krankheitsbewältigungen mit einem persönlichen Netzwerk von Freunden. Gleichzeitig entwickeln herkömmliche Webseiten mit einem ursprünglich schwerfälligen Angebot statischer Daten heutzutage Blogs, Podcasts und Suchmaschinen mit dem Angebot relevanter und aktueller Information zu Gesundheitsthemen. Die Webseiten zur sozialen Netzwerkbildung bieten die Möglichkeit zu verzweigten Kommunikationen und zur Herstellung spezifischer Beziehungen.

Es mag noch etwas früh sein, um vorherzusagen, wie die gesundheitsbezogenen sozialen Netzwerke sich entwickeln werden, denn sie hängen von der Arbeit ihrer Mitglieder ab. Möglicherweise werden Websites zur sozialen Netzwerkbildung einen Leiter brauchen, der die Kommunikation führt und vertrauenswürdige Experten einführt.

In den USA bestehen bereits einige neuer gesundheitsbezogener Websites zur sozialen Netzwerkbildung: «Daily Strength», «Healia», «HopeCube», «ICYou», «iMedix», «I'm Too Young for This», «MDJunction», «MedHelp», «SugarStats», «TauMed», «Trusera», «TuDiabetes», «WEGOHealth» und «PatientsLikeMe». Beispielsweise ist Trusera eine Website, die Menschen den Austausch ihrer im tatsächlichen Leben gesammelten Gesundheitserfahrungen erlaubt und einen Anhang («Erlebe die Erfahrung, wirklich da gewesen zu sein») hat. Trusera hat keine spezifischen Krankheiten oder Gesundheitsthemen zum Inhalt. Trusera bietet die Möglichkeit, dass Nutzer zueinander finden. Teilnehmer können die Information bewerten, die auf der Website vermittelt wird. Trusera und iMedix betonen stärker den praktischen Ratschlag, DailyStrength dagegen die emotionale Unterstützung. Oftmals werden diese Websites von Personen gestartet, die krank waren und keine zufriedenstellende Diagnose erhielten, bis sie sich mit jemandem unterhielten, der dieselben Symptome hatte. Sie schätzen besonders die gemeinsamen Informationen und Erfahrungen bei der Diagnosefindung und Behandlungsentscheidung sowie bei der emotionalen Unterstützung und dem Hilfsangebot an andere.

Manche dieser Websites nutzen nicht alle technischen Möglichkeiten wie bei einigen Websites zur sozialen Netzwerkbildung, sie nutzen aber den Vorteil, spezielle Teilnehmer erreichen zu können. Die «Wellness Society», eine nichtkommerzielle Gruppierung, die Unterstützung und Aufklärung für Krebspatienten und ihre Familien kostenfrei anbietet, hat eine Website («grouploop.org»), die Jugendliche mit Krebs darin unterstützt, in einem privaten und sicheren Rahmen miteinander in Kontakt zu treten. Die Gruppierung berichtet, dass sie mit der Website über 15 Prozent der etwa 50 000 jugendlichen Krebsüberlebenden der USA erreicht und darüber hinaus auch Jugendliche in neun anderen Ländern. Ergänzend zu den wöchentlich angebotenen und professionell moderierten Unterstützergruppen können Jugendliche zu jeder Tageszeit auf der Website passwortgeschützt Nachrichten empfangen und versenden. Eine Suchmaschine erlaubt es Nutzern, spezifiziert nach Alter, Wohnort und Krebsdiagnose nach anderen krebskranken Jugendlichen zu suchen.

Sowohl die «American Cancer Society» (cancer.org) wie auch die «Centers for Disease Control and Prevention» (CDC.gov) experimentieren mit virtuellen Computerwelten wie dem populären «Second Life» und prüfen, ob sogenannte soziale Medien bei der Verbreitung von Themen wie Nahrungsbewusstsein, Prävention von Infektionskrankheiten und Krebsscreening hilfreich sein können. Die CDC haben auf der Second-Life-Website virtuelle Gesundheitsmärkte abgehalten, wo sich Besucher beispielsweise über Themen wie die Ursachen einer pandemischen Influenza informieren konnten. Allerdings setzt das videospielähnliche Second Life eine spezielle Software voraus, die für Besucher ohne schnellen Internetzugang nur schwer verfügbar ist. Die schnell anwachsende virtuelle Gemeinde bietet aber Alternativen mit eher herkömmlichen Methoden der raschen Aufklärung über neue Behandlungsmöglichkeiten oder Gesundheitsgefahren vor allem für einen jungen Personenkreises, der nicht gerne eine Regierungswebsite wie CDC.gov besucht.

Arzt-Patient-Interaktion in der neuen Medienwelt

Ein Patient kommt zu seinem Hausarzt mit Beschwerden, über die er sich zuvor im Internet informiert hat. Der behandelnde Arzt stellt eine Diagnose oder führt Tests durch, deren Ergebnis er direkt der elektronischen Patientenakte hinzufügt. Sollte ein zweiter Termin erforderlich sein, hat der Patient Zeit, sich im Netz über die Bedeutung der Testresultate zu informieren, welche Diagnose damit wahrscheinlich ist und was andere Patienten mit ähnlichen Testresultaten dazu sagen. Im Rahmen des zweiten Arztbesuchs kann es zu einer Überweisung zum Spezialisten kommen. Der Patient hat dann eventuell die Gelegenheit, sich über die Meinung anderer Patienten, welches der beste Spezialist für ihn ist, zu informieren und kann gemeinsam mit dem Hausarzt die Wahl des geeigneten Spezialisten treffen. Der Spezialist stellt eine Diagnose zusammen mit einer Prognose und nennt mögliche Behandlungsoptionen. Der Patient kann im Netz diese Behandlungsmöglichkeiten überprüfen und sich für die geeignete Behandlung gemeinsam mit den behandelnden Ärzten entscheiden. Gemeinsam können Arzt und Patient auch entscheiden, weitere Informationen zu erheben, beispielsweise über weitere Risikofaktoren mit Einfluss auf die Prognose. Im Verlauf der Behandlung kann der Patient seinen gesundheitlichen Zustand mit anderen Patienten vergleichen und entscheiden, ob die Behandlung den gewünschten gesundheitlichen Effekt hat. Dazu kann er sich auch über einschlägige Forschungsresultate und klinische Ergebnisse informieren. Schließlich kann der Patient sich um soziale

Unterstützung bei anderen Patienten mit derselben Diagnose weltweit bemühen.

Motivierung persönlicher Verhaltensänderung

Die meisten der bislang berichteten Beispiele haben sich auf Information, Aufklärung und Selbstüberwachung (Self Monitoring) bei der Behandlung von Krankheiten bezogen. Es gibt aber noch einen weiteren Bereich von Krankheitsprävention und Gesundheitsförderung, den die Neuen Medien voranbringen. Studien haben gezeigt, dass die leichter durch Neue Medien vermittelten Angebote im Web mit speziell zugeschnittener Information effektiver sind als herkömmliche Angebote auf Papierbasis. Allerdings finden Aufklärung und Selbstüberwachung ihre Grenze darin, dass sie keine dauerhafte Verhaltensänderung zur Reduktion des Krankheitsrisikos und Vermeidung gesundheitlicher Probleme vermitteln können. Dazu müssen Personen Fähigkeiten erwerben und Rückmeldungen zu ihren Zielsetzungen und Fortschritten bei der Zielverwirklichung erhalten. Die folgenden Studien geben Beispiele für die Anwendung Neuer Medien zur Motivierung persönlicher Verhaltensänderungen. Im ersten Abschnitt wird ein Überblick über webbasierte Techniken gegeben, die Erfolge schon vor der Einführung der interaktiven Neuen Medien erbrachten.

Herkömmliche Webtechniken

Studien zur Internet/Webnutzung bei der Veränderung von Ernährungsverhalten zeigen zum Beispiel Erfolge. Ein webbasiertes Ernährungsprogramm bewirkte Veränderungen in den zentralen Determinanten des Ernährungsverhaltens (Oenema, Brug und Lechner 2001) oder verbesserte den Verbrauch von Früchten, Gemüse, Faserstoffen und Fett (Anderson et al. 2001). Weitere Studien berichten über Erfolge mit Internet-vermittelten oder über E-Mail versandten Gewichtsreduktionsprogrammen (Tate, Wing und Winnett 2001; Tate, Jackvony und Wing 2003). Eine Übersicht über randomisierte kontrollierte Studien von computerspezifischen Maßnahmen zur Verbesserung körperlicher Aktivität und des Ernährungsverhaltens berichtet über signifikante Ergebnisse im Ernährungsverhalten in 20 von 26 Studien, wohingegen nur 3 von 11 Studien signifikante Ergebnisse bei der körperlichen Aktivität zeigten (Kroeze, Werkman und Brug 2006).

Eine weitere Übersicht über aktuelle eHealth-Interventionen der «zweiten Generation» (die also nur interaktive Techniken wie E-Mail oder das Internet nutzten) zeigt bei 51 % der Studien einen Vorteil der Interventionsgruppe gegenüber den Kontrollen und betont damit die Notwendigkeit zur weiteren Evaluation der Faktoren, die erfolgreiche Komponenten der Interventionen darstellen (Norman et al. 2007). Die große Reichweite des Internets lässt es als verlockende Möglichkeit erscheinen, ein bevölkerungsweites Problem wie Übergewicht und Adipositas anzupacken. Leider sind die Ergebnisse typischerweise schwach ausgeprägt und im Wesentlichen auf weiße Bevölkerungsteile beschränkt (Fontaine und Allison 2002). Außerdem sind internetspezifische Programme durch verschiedene Punkte beeinträchtigt. Die Programme erfüllen nicht die Bedürfnisse solcher Nutzer, die nur unregelmäßigen oder sporadischen Zugang haben wollen. Die Computernutzung hängt auch ab von der Ethnie und den Einkommensverhältnissen; Minoritäten haben weniger Zugangsmöglichkeiten zuhause und bei der Arbeit. Adherence ist ein verbreitetes Problem, denn der Gebrauch der Onlineprogramme sinkt signifikant über die Zeit. Schließlich ist der Wert von Selbstüberwachungen durch Erinnerungsverzerrungen begrenzt, auch dann, wenn die Programmteilnehmer täglich von ihrer Nahrungsaufnahme und körperlichen Aktivität berichten. Während es allgemeiner Konsens zu sein scheint, auf die Chancen der Verhaltensänderung durch Webtechnik zu setzen, gibt es doch Forschungsbedarf zum Wert der neueren mobilen Techniken bei der Überwindung der genannten Schwierigkeiten zur Verbesserung der gesundheitlichen Resultate.

Textnachrichten

Die Anzahl von Mobiltelefonen versandter Textnachrichten wird 2010 etwa 2,3 Trillionen

Nachrichten erreichen (www.gartner.com). Etwa 936 Billionen SMS wurden 2005 übermittelt; der Gebrauch ist unter den Jüngeren stärker verbreitet, Erwachsene holen aber auf. Eine Übersicht aus 2005 (Pewinternet.org) ergab, dass 27 % der amerikanischen Erwachsenen SMS-Nachrichten versenden. Die Rechenkapazität und Beweglichkeit der Mobiltelefone machen neue Anwendungen automatischer, zeitnaher und individuell zugeschnittener Gesundheitsnachrichten möglich, allerdings gibt es in diesem Zusammenhang nur sehr begrenzte Forschungsbemühungen. Einige Arbeiten haben mit Erfolg Mobiltelefone und Personal Digital Assistants (PDAs) zur Datensammlung und Bewertung in klinischen Studien eingesetzt. Das «Wireless Health Outcomes Monitoring System»-Projekt (WHOMS) erreichte eine Teilnahme von 100 % der Krebspatienten, die Mobiltelefone zur Beantwortung von Fragebogen zur Lebensqualität und zum Bericht von Symptomveränderungen nutzten (Bielli et al. 2004). PDAs wurden in einer Untersuchung zum Zusammenhang von persönlicher Stimmungslage und «Fressattacken» (binge eating) eingesetzt (Wegner 2002), eine Sonderform der Mobiltelefone (Cell Phone) wurde bei der Untersuchung von Stimmungslage und Alkoholkonsum angewandt (Collins, Kashdan und Gollnish 2003). Collins et al. berichten einige Vorteile der Mobiltelefone gegenüber einem papierbasierten Monitoring, unter anderem die Erfassung der Daten mit aktueller Zeit und die leichte Integration in den Tagesablauf. SMS-Nachrichten zeigen neuerdings eine erfolgreiche Wirkung bei der Übernahme und Beibehaltung von Gesundheitsverhalten. Werden beispielsweise Textnachrichten auf Mobiltelefone gesandt, kann dadurch die Wirksamkeit einer Raucherentwöhnung bei Collegestudenten verbessert werden (Obermayer et al. 2004). Eine Untersuchung junger Erwachsener in Neuseeland zeigte, dass Teilnehmer, die Textnachrichten erhielten, innerhalb einer Sechswochenfrist eher das Rauchen aufgaben als Vergleichsteilnehmer ohne Textnachrichten (Rodgers et al. 2005). Teilnehmer an einem Programm für jugendliche Typ-1-Diabetiker erhielten täglich Textnachrichten, die ihre Blutzucker-Selbstkontrolle, ihre Selbstwirksamkeit und Behandlungs-Adherence sowie ihre Zufriedenheit verbesserten. In einer randomisierten kontrollierten Studie zur Internet- und Mobiltelefon-basierten körperlichen Aktivierung übergewichtiger Erwachsener mit telefonischer Erinnerung an Trainingstermine zeigten Teilnehmer der Experimentalgruppe zwei Stunden mehr körperliche Aktivität in der Woche als Vergleichspersonen ohne Zugang zu diesen Nachrichten (Hurling et al. 2007). In einer Untersuchung ohne Kontrollen in Korea, in der einmal wöchentlich Textnachrichten zum Ernährungsverhalten versandt wurden, ergaben die körperliche Aktivität und Verhaltensänderung einen Gewichtsverlust bei den Teilnehmern über zwölf Wochen (Joo und Kim 2009). In einer weiteren randomisierten kontrollierten Untersuchung war schließlich der Gewichtsverlust unter den Empfängern von SMS-Textnachrichten über vier Monate größer als bei den Vergleichspersonen (Patrick et al. 2009).

Bildung sozialer Netzwerke

Gruppen zur Online-Unterstützung durch gleichgestellte Bezugspersonen (Peers) gibt es seit Längerem; eine Übersicht aus dem Jahr 2004 zeigte gemischte Resultate für ihre Wirkung auf Gesundheitsergebnisse (Eysenbach et al. 2004). Diese Resultate fußen allerdings auf recht zurückhaltenden Kommunikationsformen in den E-Mails. Neuere Formen der sozialen Medien haben durch Grafiken, Videoaufnahmen und stark personenbezogene Inhalte mehr Möglichkeiten. Allerdings ist noch sehr wenig über die Wirkungen aktueller sozialer Medien wie MySpace, Facebook or Blogging auf die Vermittlung verbesserten Gesundheitsverhaltens und besserer Gesundheitseffekte bekannt. Forschungen wurden begonnen, wie die Medien zur sozialen Netzwerkbildung die Verhaltensänderung beispielsweise im Rahmen der Gewichtsreduktion unterstützen können; Ergebnisse sind aber noch nicht veröffentlicht. In einer Pilotstudie wurde Facebook zur Veränderung des individuellen Energie- bzw. Stromverbrauchs eingesetzt. Dazu konnte der individuelle häusliche Energieverbrauch gemessen werden. Dann gaben die Teilnehmer die Ergebnisse an Facebook weiter. Facebook präsentiert daraufhin eine Visualisierung des Stromverbrauchs des Nutzers sowie seiner Freunde. Die Einschätzungen der Nutzer zu diesem Vorgehen wurden analysiert. Die mehrheitliche Einschätzung scheint die zugrundeliegende Erwartung zu stützen, dass die Rückmeldungen zum individuellen Energieverbrauch zum Wettbewerb unter den Teilnehmern führt und den Energieverbrauch senkt (Foster, Lawson und Doughty 2009).

Spiele

Gesundheitsspiele gehören zu den vielen neuen und aufregenden Möglichkeiten, den Wunsch nach Veränderung und einem gesunden Leben zu realisieren. Spiele umfassen eine Reihe von Komponenten, die sie für ein breites Altersspektrum und einen großen Bevölkerungsteil passend erscheinen lassen:
- Sie verwenden Techniken wie Mobiltelefone, Laptops oder MP3-Player, die fester Bestandteil unseres Alltags geworden sind.
- Sie vermitteln Spaß und Abwechslung und sprechen die kompetitive menschliche Natur an. Dieser Aspekt fehlte früheren Patientenaufklärungen.
- Sie können für einzelne Spieler oder die Gruppendynamik konzipiert sein und erlauben damit den Spielern die Wahl desjenigen Spielumfelds, in dem sie am bequemsten lernen können.
- Sie optimieren soziale Medien und die Verbundenheit, die Personen bislang oft vermissten, wenn sie ihren Lebensstil oder ihre Gesundheit verbessern wollten und sich damit allein gelassen fühlten.

Eine Stiftung (Robert Wood Johnson Foundation) hat die Forschung zu Gesundheitsspielen gefördert (http://www.healthgameresearch.org). Eine Reihe von Förderprojekten untersucht den Einfluss von Computerspielen, wie zum Beispiel «Nintendo Wii», auf das Verhalten. Andere untersuchen den Effekt von Spielen bei der Gesundheitsaufklärung oder der Einübung neuer Fähigkeiten wie beispielsweise der Vermeidung von Alkohol. Forschung zu Gesundheits-Computerspielen hat schließlich Bedeutung in der Rehabilitation. Die «HeathGamers»-Website (http://www.healthgamers.com) fasst Gesundheitsspiele zu den Themen Influenza, Ernährung, Spielsucht etc. zusammen. Durch die Förderung der Forschung zu bereits populären Computerspielen kann das Potenzial der Spiele zum Beispiel von Ärzten bestimmt werden, wenn sie die Spiele bei der Aufklärung über gesunden Lebensstil einsetzen wollen.

Kritische Inhalte Neuer Medien

Die Nutzung und Verbreitung der Neuen Medien wirft Fragen zur Qualität, Vertrauenswürdigkeit und Gestaltung auf (Randeree 2009). Wird eine Information ins Netz eingestellt, können Meinungsführer in einem Netzwerk diese als die eigene nutzen und mit der Information rasch eine Zielpopulation erreichen. Sobald diese Einflussnehmer die Information zur angestrebten Verhaltensänderung mit Freunden teilen (Blogs, Twitter, Text), entsteht ein Eigenleben der Information. Mitglieder des Netzwerkes werden zu Kommentaren angeregt, verändern die Information oder geben sie weiter, und plötzlich wirkt sie wirklichkeitsgetreu, aussagestark und ansteckend. Mit dieser Form ansteckender Nachrichtenstrategie verliert man die Kontrolle über die Nachricht selbst, erzielt aber ihre Vervielfältigung und Authentiziät, wodurch soziale Normen zur Verhaltensbestimmung geformt werden können.

Die Zunahme der Nutzung sozialer Netzwerke und von Blogs zur Gesundheitsversorgung (Health Care Blogging) hat eine wachsende Bewegung zur Entwicklung und Verbreitung von Regeln der Gesundheitsversorgung ins Leben gerufen. Bei einem kürzlich abgehaltenen Treffen zum Health-Care-Blogging forderten die Teilnehmer Regeln für die Offenlegung von Interessenkonflikten und zum Schutz der Privatsphäre. Die Vermarktung sozialer Medien betont den Vorteil geringer Kosten, schneller Verbreitung in einer großen Gemeinschaft und die Interaktion der Nutzer. Nachteile sind unbekannte Quellen von Nachrichten, fehlende Zitierung von Quellen und die Darstellung von Meinungen als Fakten.

Im Zusammenhang mit Gesundheitsinformationen sind vor allen Dingen Bedenken zur

Patientensicherheit angebracht, wenn die Verlässlichkeit einer Information nicht geregelt ist, wenn eine Information gar falsch oder ungenau ist, wenn sie irrelevant oder überholt ist. Wenn Patienten falsch informiert werden und die Information zur selbständigen Diagnose oder Selbstbehandlung nutzen, dann besteht für sie ein Risiko. Die Überprüfung der Datenquellen und Informationen durch namhafte Websites passt nicht zur Ideologie der Neuen Medien, frei für alle und jeden zu sein. Wichtig im Zusammenhang mit der Präsentation von Informationen ist auch, dass Patienten damit umgehen und sie auch verstehen können müssen, damit Irritationen und Informationsüberlastungen (Information Overload) vermieden werden.

Schlussfolgerungen

Neue Medien können von Ärzten und Gesundheitsprofessionellen nicht ignoriert werden. Sie prägen die Welt, in der sie und ihre Patienten und Zielpersonen leben. Ärzte können die neuen Techniken und ihre Anwendungen zur Verbesserung ihrer Patientenaufklärung, ihres Fachwissens und ihrer Interaktion mit Patienten nutzen. Es muss anerkannt werden, dass Patienten durch die Neuen Medien eine neue Form des Empowerment erleben, die die Arzt-Patient-Interaktion verändert, aber für Ärzte nicht bedrohlich ist oder sie in Frage stellt. Gleichzeitig sollten Ärzte ihren Patienten helfen, sich im Angebot medizinischer Informationen der Neuen Medien zurechtzufinden.

Prüfungsfragen

1. Wie können die Neuen Medien für die Optimierung Ihrer Berufssituation sorgen?
2. Wie können Sie die Neuen Medien für eine verbesserte Kommunikation mit Ihren Patienten nutzen?
3. Nach welchen Prinzipien gehen Sie bei Ihrer Nutzung der Neuen Medien vor?
4. Wie können Sie Ihre Patienten in der Welt der Neuen Medien anleiten?
5. Welche negativen Aspekte der Neuen Medien sind Ihnen aufgefallen?
6. Wie können Sie Informationen über die Nutzung Neuer Medien auffinden, die Ihnen und Ihren Patienten helfen können?
7. Wie können die Neuen Medien das «Shared Decision Making» unterstützen?

Zitierte Literatur

Anderson, E.S./Winett, R.A./Wojcik, J.R./Winett, S.G./Bowden, T.: A computerized social cognitive intervention for nutrition behavior: direct and mediated effects on fat, fiber, fruits, and vegetables, self-efficacy, and outcome expectations among food shoppers Ann Behav Med 2001;23(2), 88–100.

Bailenson, J.N./Beall, A.C./Loomis, J./Blascovich, J./Turk, M. (2004): Transformed Social Interaction: Decoupling Representation from Behavior and Form in Collaborative Virtual Environments. Presence: Teleoperators und Virtual Environments, 13(4), 428–441.

Bielli, E./Carminati, F./La, C.S./Lina, M./Brunelli, C./Tamburini, M.: A Wireless Health Outcomes Monitoring System (WHOMS): development and field testing with cancer patients using mobile phones. BMC Med Inform Decis Mak 2004 June 15;4(1), 7.

Bogost, I. (2007): Persuasive Games: The Expressive Power of Videogames. MIT Press.

Chak, A. (2003): Guiding Users with Persuasive Design: An Interview with Andrew Chak, by Christine Perfetti, User Interface Engineering.

Collins, R.L./Kashdan, T.B./Gollnisch, G.: The feasibility of using cellular phones to collect ecological momentary assessment data: application to alcohol consumption. Exp Clin Psychopharmacol 2003 February;11(1), 73-8.

Crespo, R.: Virtual community health promotion. Prev Chronic Dis. 2007 Jul;4(3):A75. PMID: 17572979.

Foster, D./Lawson, S./Doughty, M.: Social networking sites as platforms to persuade behaviour change in domestic energy consumption http://www.aisb.org.uk/convention/aisb09/Proceedings/PERSUASIVE/FILES/FosterD.pdf.

DiMicco, J.M./Pandolfo, A./Bender, W. (2004): Influencing group participation with a shared display. In Proceedings of CSCW 2004 (pp. 614-623). Chicago, Illinois, USA: ACM. doi: 10.1145/1031607.1031713.

Elton, C.: «‹Laura› makes digital health coaching personal.» The Boston Globe, May 21, 2007.

Eysenbach, G./Powell, J./Englesakis, M./Rizo, C./Stern, A.: Health related virtual communities and electronic support groups: systematic review of the effects of online peer to peer interactions. *BMJ* 2004 May 15;328(7449), 1166.

Eysenbach, G.: The impact of the Internet on cancer outcomes CA Cancer J Clin 2003 November; 53(6), 356–371.

Ferguson, T.: ePatients white paper. www.e-patients.net. 2007. URL: http://www.e-patients.net/e-Patients_White_Paper.pdf on 22/1/08.

Fogg, B.J. (1998): Persuasive computers: perspectives and research directions. Proceedings of CHI 1998, ACM Press, 225–232.

Fogg, B.J. (2002): Persuasive Technology: Using Computers to Change What We Think and Do. Morgan Kaufmann.

Fogg, B.J./Eckles, D. (Eds.) (2007): Mobile Persuasion: 20 Perspectives on the Future of Behavior Change. Stanford, California: Stanford Captology Media.

Fogg, B.J./Nass, C. (1997a): Silicon sycophants: the effects of computers that flatter. International Journal of Human-Computer Studies, 46(4), 551–561.

Fogg, B.J./Nass, C. (1997b): How users reciprocate to computers: an experiment that demonstrates behavior change. In Proceedings of CHI 1997, ACM Press, 331–332.

Fontaine, K./Allison, D.: Obesity and the internet. In: Fairburn, C./Brownell, K. (editors): Eating disorders and obesity. Guilford Press, 2002.

Franklin, V.L./Waller, A./Pagliari, C./Greene, S.A.: A randomized controlled trial of Sweet Talk, a text-messaging system to support young people with diabetes. Diabet Med 2006 December; 23(12), 1332–1338.

Frost, J.H./Massagli, M.P./Wicks, P./Heywood, J. (2008): How the social web supports patient experimentation with a new therapy: The demand for patient-controlled and patient-centered informatics, AMIA Annu Symp Proc 6, 217–221.

Giustini, D. (2006): How Web 2.0 is changing medicine: Editorial. British Medical Journal, 333, 1283–1284.

Hurling, R./Catt, M./Boni, M.D. et al.: Using internet and mobile phone technology to deliver an automated physical activity program: randomized controlled trial. J Med Internet *Res* 2007; 9(2):e7.

Joo, N.S./Kim, B.T.: Mobile phone short message service messaging for behaviour modification in a community-based weight control programme in Korea. J Telemed Telecare 2007;13(8), 416–20.

Kroeze, W./Werkman, A./Brug, J.: A systematic review of randomized trials on the effectiveness of computer-tailored education on physical activity and dietary behaviors. *Ann Behav Med* 2006 June;31(3), 205–223.

Licklider, J.C.R./Taylor, R.W. (1968): The Computer as a Communication Device. Science and Technology, 76 (2).

Moon, Y. (2000): Intimate Exchanges: Using Computers to Elicit Self-Disclosure from Consumers. The Journal of Consumer Research, 26(4), 323–339.

Nass, C./Moon, Y. (2000): Machines and Mindlessness: Social Responses to Computers. Journal of Social Issues, 56(1), 81–103.

Norman, G.J./Zabinski, M.F./Adams, M.A./Rosenberg, D.E./Yaroch, A.L./Atienza, A.A.: A review of eHealth interventions for physical activity and dietary behavior change. Am J Prev Med 2007 October;33(4), 336–345.

Norman, G.J.: A text message-based intervention for weight loss: randomized controlled trial. J Med Internet Res. 2009 Jan 13;11 (1):e1.

Obermayer, J.L./Riley, W.T./Asif, O./Jean-Mary, J.: College smoking-cessation using cell phone text messaging. J Am Coll Health 2004 September; 53(2), 71–78.

Oenema, A./Brug, J./Lechner, L.: Web-based tailored nutrition education: results of a randomized controlled trial 3. Health Educ Res 2001 December;16(6), 647–60.

Oinas-Kukkonen, H./Harjumaa, M. (2008): A Systematic Framework for Designing and Evaluating Persuasive Systems. Proceedings of Persuasive Technology: Third International Conference, 164–176.

Oinas-Kukkonen, H./Hasle, P./Harjumaa, M./Segerståhl, K./Øhrstrøm, P. (Eds.) (2008): Proceedings of Persuasive Technology: Third International Conference. Oulu, Finland, June 4–6, 2008. Lecture Notes in Computer Science. Springer.

Patrick, K./Raab, F./Adams, M.A./Dillon, L./Zabinski, M./Rock, C.L./Griswold, W.G./Randeree E.: Exploring technology impacts of Healthcare 2.0 initiatives. Telemed J E Health. 2009 Apr; 15 (3), 255–260.

Reeves, B./Nass, C. (1996): The Media Equation: how people treat computers, television, and new media like real people and places. Cambridge University Press.

Rodgers, A./Corbett, T./Bramley, D. et al.: Do u smoke after txt? Results of a randomised trial of smoking cessation using mobile phone text messaging. Tob Control 2005 August; 14(4), 255–61.

Sandars, J./Haythornthwaite, C.: New horizons for e-learning in medical education: ecological and Web 2.0 perspectives.Med Teach. 2007 May; 29(4), 307–310. Review. PMID: 17786742.

Tan, H./Ng, J.H.K.: Googling for a diagnosis—use of Google as a diagnostic aid: internet based study. BMJ 2006;333, 1143–1145.

Tate, D.F./Wing, R.R./Winett, R.A.: Using Internet technology to deliver a behavioral weight loss program. JAMA 2001 March 7;285(9), 1172–1177.

Tate, D.F./Jackvony, E.H./Wing, R.R.: Effects of Internet behavioral counseling on weight loss in adults at risk for type 2 diabetes: a randomized trial. JAMA 2003 April 9;289(14), 1833–1836.

Turkle, S. (1984): The second self: computers and the human spirit. Simon und Schuster, Inc. New York, NY, USA.

Vital Wave Consulting. mHealth for Development: The Opportunity of Mobile Technology for Healthcare in the Developing World. Washington, D.C. and Berkshire, UK: UN Foundation-Vodafone Foundation Partnership, 2009.

Wegner, K.E./Smyth, J.M./Crosby, R.D./Wittrock, D./Wonderlich, S.A./Mitchell, J.E.: An evaluation of the relationship between mood and binge eating in the natural environment using ecological momentary assessment. Int J Eat Disord 2002 November;32(3), 352–361.

Winograd, T. (1986): A language/action perspective on the design of cooperative work. Proceedings of the 1986 ACM conference on Computer-supported cooperative work, 203–220.

38 Qualitätsentwicklung und Evaluation in Gesundheitsförderung und Prävention

Petra Kolip

Einleitung

In den vergangenen Jahren haben die Themen Qualitätsentwicklung und Evaluation in Gesundheitsförderung und Prävention stark an Bedeutung gewonnen, nicht zuletzt, weil die Gesetzlichen Krankenkassen auch in diesem Bereich dem Wirtschaftlichkeitsgebot folgen müssen und nur solche Interventionen finanzieren können, deren Wirksamkeit belegt ist. Auch Praktiker und Praktikerinnen der Gesundheitsförderung und Prävention sind vermehrt an der Frage interessiert, welche Wirkungen mit ihren Interventionen erzielt werden bzw. wie sich teilweise recht komplexe Maßnahmen auch qualitätsgesichert umsetzen lassen (Kolip & Müller 2009). Im folgenden Beitrag sollen die vier zentralen Qualitätsdimensionen der Gesundheitsförderung und Prävention beleuchtet und Instrumente vorgestellt werden, wie sich die Qualität gesundheitsbezogener Interventionen erhöht werden kann. An zwei Beispielen soll zudem illustriert werden, wie Maßnahmen der Evaluation und Qualitätsentwicklung konkret umgesetzt werden.

Qualitätsdimensionen der Gesundheitsförderung und Prävention

In Medizin und Pflege ist eine Einteilung der Qualität in drei Dimensionen üblich: Struktur-, Prozess- und Ergebnisqualität. Diese Einteilung erfolgte bereits Ende der 1960er Jahre durch Avedis Donabedian (1966). Sie verdeutlicht, dass die Qualität der Versorgung (z.B. Komplikationsrate nach einer Bypass-Operation) von Struktur- (z.B. Ausstattung der Operationssäle, Personal) und Prozessbedingungen (z.B. Abläufe bei Diagnostik und Therapie) beeinflusst wird.

Für die Gesundheitsförderung und Prävention wurde die Einteilung in die drei Qualitätsdimensionen Struktur-, Prozess- und Ergebnisqualität übernommen, denn auch hier spielen Aspekte der Strukturen (z.B. Qualifikation des Personals) und Prozesse (z.B. Standardisierung von Interventionen) eine zentrale Rolle, um eine hohe Ergebnisqualität zu erreichen. Sie werden in der Prävention und Gesundheitsförderung um die Planungsqualität ergänzt.

Die **Strukturqualität** in Gesundheitsförderung und Prävention drückt sich in dem Grad des Vorhandenseins organisatorischer und institutioneller Voraussetzungen aus, die für eine erfolgreiche Umsetzung eines Projekts relevant sind. Dazu gehört z.B., dass qualifiziertes Personal für die Planung, Umsetzung und Evaluation eingesetzt wird. Auf diesen Aspekt legen die Gesetzlichen Krankenkassen besonderen Wert, wenn es um die Maßnahmen nach § 20 SGB V geht (GKV Spitzenverband, 2010). Hier ist z.B. festgelegt, welche Qualifikationen Anbieter von Bewegungskursen aufweisen müssen, damit das Angebot mit Mitteln der Solidargemeinschaft finanziert werden kann. Da zahlreichen Interventionen in Form von Projekten durchgeführt werden, ist darüber hinaus relevant, dass das Projekt mit ausreichenden finanziellen Ressourcen ausgestattet ist und dass bei komplexen Interventionen die Zuständigkeiten geklärt sind. Weitere Aspekte, die für die Strukturqualität bedeutsam sind, beziehen sich u.a. auf die Einbindung von relevanten NetzwerkpartnerInnen, auf die interne und externe Kommunikationsstruktur des Projekts, aber z.B. auch konkret auf das Vorhandensein von Räumlichkeiten für die Umsetzung von geplanten Maßnahmen (LZG.NRW, 2010; Kolip et al. 2013).

Die **Prozessqualität** bezieht sich auf die Umsetzung von Interventionen und umfasst die Bewertung von Umsetzungsprozessen. Dazu gehört z.B., dass überprüft wird, inwieweit die zuvor gesetzten Ziele planmäßig verfolgt werden (siehe unten «Planungsqualität»). Eine entsprechende Dokumentation bzw. Zeitplanung, die auch Teilziele sowie Maßnahmen zur Zielerreichung umfasst, unterstützt dabei, den schrittweisen Verlauf des Projekts hinsichtlich der Erfolgswahrscheinlichkeit einzuschätzen und zu beurteilen. Verläuft eine Intervention nicht wie geplant, können die Gründe hierfür rechtzeitig reflektiert und nötige Anpassungen zur Zielerreichung vorgenommen werden. Im Rahmen des Projektmanagements ist es deshalb unerlässlich, Reflexionsräume und Feedbackmöglichkeiten einzurichten, um den Verlauf eines Projektes oder einer Maßnahme regelmäßig überprüfen zu können (Kolip et al. 2012).

Ergebnisqualität meint im Fall der Interventionen in Gesundheitsförderung und Prävention, dass das gewünschte Ergebnis – z.B. die Reduktion der Übergewichtsprävalenz in einer Bevölkerungsgruppe, die Veränderung des Ernährungs- und Bewegungsverhaltens oder die Weiterentwicklung einer Schule in Richtung Gesundheitsförderung (siehe hierzu den Beitrag von Thomas Altgeld und Petra Kolip in diesem Band) – auch erreicht wird. Wichtig hierbei ist, dass die Ziele auch klar definiert sind. Anders als in der medizinischen und pflegerischen Versorgung, bei der die gewünschten Endpunkte einer Intervention meist klar bestimmt werden können, ist die Definition der Outcomes, gerade bei komplexen Interventionen (Robert Koch-Institut und Bayerisches Landesamt für Gesundheit und Lebensmittelsicherheit 2012), eine große Herausforderung.

Der Erfolg eines Projektes kann nur dann überprüft werden, wenn vor der Intervention geklärt wurde, auf welchen Ebenen Effekte erwartet wurden. Üblicherweise werden zur Überprüfung der Ergebnisqualität Evaluationsstudien durchgeführt, die sowohl die erwünschten als auch die unerwünschten, die intendierten als auch die nicht intendierten Effekte in den Blick nehmen.

Die zentrale Frage der Evaluation ist, ob die Intervention die gesteckten Ziele (ggf. in welchem Ausmaß) erreicht werden. Im Kontext der settingorientierten Gesundheitsförderung (siehe hierzu Altgeld und Kolip in diesem Band) ist darüber hinaus relevant, ob die Effekte nachhaltig sind und ob z.B. langfristige Strukturen etabliert werden konnten. Ein Beispiel für diesen letztgenannten Aspekt sind die Aktionsbündnisse Gesunde Lebensstile und Lebenswelten, die im Rahmen des Aktionsprogramms für mehr Bewegung und gesündere Ernährung, das von den Bundesministerien für Gesundheit sowie Ernährung, Landwirtschaft und Verbraucherschutz initiiert wurde («IN FORM»), eingerichtet wurden. An diesem Beispiel sollen an anderer Stelle Methoden zur Qualitätsentwicklung erläutert werden (s. unten S. 443–446).

Bei vergleichsweise einfachen Interventionen, z.B. zur Prävention des Nikotinkonsums in der Schule, zur Verhinderung/Reduzierung psychischer Belastungen alleinerziehender Mütter oder die Förderung des Bewegungsverhaltens von Personen im Rentenalter, die auf standardisierten Maßnahmen (z.B. Kursen oder Beratung) basieren, bieten sich randomisierte kontrollierte Interventionsstudien an (für einen Überblick über solche Evaluationsstudien siehe die Internetseite www.knp-forschung.de, in der die Präventionsforschungsprojekte, die im Rahmen eines Forschungsprogramms der Bundesregierung finanziert wurden, dokumentiert sind).

Ähnlich wie in RCTs zu medizinischen Interventionen werden die Studieneinheiten (Personen, Schulklassen, Wohneinheiten in stationären Pflegeeinrichtungen etc.) per Zufall in eine Interventions- und eine Kontrollgruppe eingeteilt. Auf der Grundlage der zuvor definierten Ziele werden Parameter festgelegt, anhand derer der Erfolg der Intervention beurteilt werden soll. Vor Beginn der

Intervention erfolgt eine Basismessung, nach Abschluss der Intervention erfolgt eine weitere Messung und es schließen sich – sofern die Mittel vorhanden sind – weitere Follow-up-Untersuchungen an, um die langfristigen Effekte abschätzen zu können.

Im Abschnitt *Die Evaluation des Gesundheitsförderungsprogramms «Klasse2000»* (s. unten S. 442–443) wird das Procedere am Beispiel der Evaluation des Gesundheitsförderungsprogramms Klasse2000, das in Grundschulen umgesetzt wird, illustriert.

Die drei genannten Qualitätsdimensionen – Struktur-, Prozess- und Ergebnisqualität – sind in der Gesundheitsförderung und Prävention nicht ausreichend. Vielmehr hat sich gezeigt, dass eine sorgfältige Planung, ein theoriegestütztes Konzept, die Abschätzung des Bedarfs und die Erfassung der Bedürfnisse der Zielgruppe ebenfalls wesentliche Qualitätskomponenten darstellen (Ruckstuhl, Kolip & Gutzwiller 2001). Aus diesem Grunde wird in der Qualitätsdebatte in der Gesundheitsförderung verstärkt Augenmerk auf diese Aspekte gelegt und die **Planungs-, Konzept- und Assessmentqualität** wird als viertes Element der Qualitätsentwicklung explizit benannt.

Eine sorgfältige Planung ist eine wichtige Voraussetzung für ein gelingendes Projekt. Ideen, die in dieser Phase gesammelt werden und vielversprechend erscheinen oder sich in anderen Zusammenhängen bereits bewährt haben, müssen nicht unbedingt mit den Rahmenbedingungen und Bedürfnissen vor Ort in Einklang zu bringen sein. Deshalb ist es in dieser ersten Phase von besonderer Bedeutung, den jeweiligen Bedarf sowie die Bedürfnisse zu erfassen. Darüber hinaus ist es für die Planung von Interventionen erforderlich, wissenschaftliche Grundlagen (wie z.B. Theorien der Verhaltensänderung oder der Umweltgestaltung) zu berücksichtigen (Ruckstuhl et al. 2001).

Kernintention der Planungsqualität ist es letztlich, die Ziele der Intervention präzise und messbar zu formulieren. Zielformulierungen direkt zu Beginn sind wegweisend für eine erfolgreiche Umsetzung und bilden eine entscheidende Basis für die Qualität der Intervention, denn sie sind die Grundlage für Ergebnisqualität. Nur wenn präzise definiert wird, was erreicht werden soll, kann auch erfasst werden, ob die Intervention erfolgreich war.

Was sich banal anhört, erweist sich in der Praxis als recht schwierig, denn Praktikern und Praktikerinnen ist die Unterscheidung von Zielen und Maßnahmen nicht immer geläufig. Eine präzise Zieldefinition ist nicht zuletzt deshalb bedeutsam, weil die Ziele im weiteren Projektverlauf und nicht zuletzt im Rahmen der Ergebnisqualität für die Einschätzung, Messung und Bewertung der Zielerreichung des Projekts herangezogen werden können (Ruckstuhl et al. 2001, Kolip & Schaefer 2013).

Instrumente der Qualitätsentwicklung

Übersicht über Qualitätsinstrumente

Wie eingangs erwähnt, haben Qualitätsaspekte in Gesundheitsförderung und Prävention an Bedeutung gewonnen. In den vergangenen Jahren sind deshalb zahlreiche Instrumente zur Qualitätsentwicklung in Gesundheitsförderung und Prävention entwickelt worden, die sich entweder auf einzelne Qualitätsaspekte konzentrieren (z.B. Planungsqualität) oder als umfassende, generische Instrumente und Verfahren ein breites Spektrum an Qualitätsdimensionen abdecken. So unterstützt das Instrument des **Goal Attainment Scaling** (GAS) Maßnahmenentwickler und -entwicklerinnen darin, Ziele klar zu formulieren und zu operationalisieren, u.a. damit sie im Rahmen einer Evaluationsstudie überprüft werden können (Kolip & Schaefer 2013). Die **Partizipative Qualitätsentwicklung** hingegen fokussiert auf die Frage, wie sich denn die Bedürfnisse der Zielgruppe erfassen lassen und wie die Zielgruppe in die Intervention selbst, aber auch in die Evaluation eingebunden werden kann (Wright 2010) – eine Frage, die insbesondere dann spannend wird, wenn es sich um eine Zielgruppe handelt, die in ihren Lebensbedingungen und in ihrem Gesundheitsverständnis weit entfernt ist von denjenigen, die die Maßnahme entwickeln. Andere

Instrumente und Verfahren nehmen für sich in Anspruch, Qualitätsentwicklung in verschiedenen Bereichen zu unterstützen, das wohl etablierteste, Quint-essenz der Stiftung Gesundheitsförderung Schweiz, wird im folgenden Abschnitt vorgestellt.

Um Praktikerinnen und Praktikern den Einstieg in das Thema zu ermöglichen, wurden mittlerweile einige Überblicksangebote erstellt, die die wichtigsten Verfahren und Instrumente darstellen und bewerten.

Die interessierte Leserin, der interessierte Leser sei verwiesen auf LZG.NRW (2010) und Tempel et al. (2013), die auf diese Vorarbeiten aufbauende IN FORM-Toolbox (www.in-form.de/profiportal/in-form-erleben/projekte/in-form-wege-zur-qualitaet.html) sowie eine wissenschaftliche Aufbereitung verschiedener Qualitätsansätze (Kolip & Müller 2009).

Das Qualitätssystem Quint-essenz

Quint-essenz ist ein in der Schweiz entwickeltes Qualitätssystem, das Qualitätsentwicklung und Projektmanagement miteinander verknüpft. Dabei finden sich für alle Projektphasen ausführliche Informationen, Qualitätskriterien, Checklisten sowie weitere praxisnahe Arbeitshilfen (z.B. Planungs-, Steuerungs- und Evaluationstabellen) zur qualitätsgestützten Planung, Umsetzung und Evaluation von Projekten in den Bereichen Gesundheitsförderung und Prävention.

Quint-essenz steht unter www.quint-essenz.ch kostenfrei zur Verfügung und kann sowohl kontinuierlich in Qualitätsentwicklungsprozesse integriert als auch punktuell für bestimmte Fragen von Anwendern und Anwenderinnen herangezogen werden. Ziel von Quint-essenz ist es, Praktiker und Praktikerinnen, aber auch Institutionen kontinuierlich in der Planung, Umsetzung und Evaluation von Projekten zu unterstützen und durch die Verknüpfung von Qualitätsentwicklung und Projektmanagement eine kriteriengeleitete sowie systematische Vorgehensweise zu ermöglichen. Das Qualitätssystem umfasst dabei alle Phasen der Projektarbeit und leistet Unterstützung für die Planungs-, Struktur-, Prozess- und Ergebnisqualität.

Quint-essenz ist im Kern ein internetbasiertes Qualitätssystem. Zur besseren Orientierung wurde auf der Internetseite eine Einteilung in die sechs Bereiche «Gesundheitsförderung», «Projektbegründung», «Projektplanung», «Projektorganisation», «Projektsteuerung» und «Wirkungen» vorgenommen. Jedem Bereich sind entsprechende Materialien zugeordnet, so dass ein gezieltes Nachschlagen für den jeweils gewünschten Projektbereich möglich ist.

Als Kernstück von Quint-essenz ist eine Qualitätskriterienliste anzusehen, die insgesamt 24 Kriterien umfasst. Die Kriterien sind den oben genannten sechs Bereichen zugeordnet und durch Indikatoren spezifiziert (siehe **Abb. 1**).

Die zentrale Bedeutung dieser Liste spiegelt sich auch im Aufbau der Internetseite wider. Unter dem Menüpunkt «Qualitätssystem» orientieren sich die zur Verfügung gestellten Informationen sowie die Instrumente an der Kriterienliste und unterstützen die Umsetzung der Kriterien in die Praxis. An konkreten Instrumenten finden sich sowohl Checklisten als auch Vorlagen (z.B. eine Planungstabelle, eine Projektskizze oder eine Evaluationstabelle), die als Word-Dokumente heruntergeladen und individuell bearbeitet werden können.

Insgesamt betrachtet bietet die Internetseite somit zahlreiche Möglichkeiten für eine systematische und strukturierte Arbeitsweise. Die einzelnen Instrumente enthalten jeweils ausführliche Anleitungen zur Anwendung, die den Einsatz in der Praxis erleichtern. Die Qualitätskriterien können übergreifend als Orientierungsrahmen für die Arbeit mit Quint-essenz angesehen werden. Es wird allerdings darauf hingewiesen, dass die Erfüllung aller Kriterien in der Regel nicht möglich ist, so dass die angestrebten Qualitätsziele jeweils projektbezogen festgelegt werden sollten. Mindestkriterien für eine qualitativ gute Projektarbeit sind in diesem Zusammenhang nicht zu Grunde gelegt. Auch werden keine projektspezifischen Empfehlungen zur Verbesserung gegeben. Die systematische Selbstreflexion ermöglicht es aber, Verbesserungspotenzial aufzudecken und

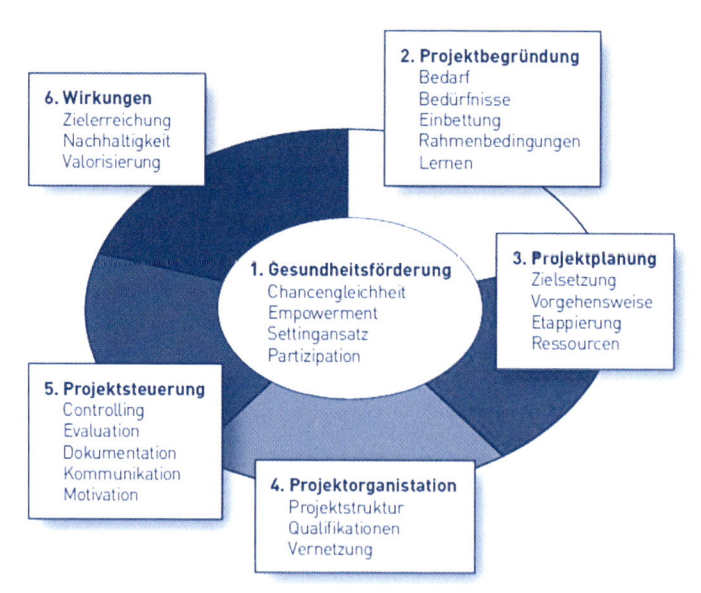

Abbildung 1: Übersicht über die sechs Bereiche und die 24 Qualitätskriterien des Qualitätssystems (Kolip et al. 2012, S. 79).

die konkreten Arbeitshilfen sowie praxistaugliche Tipps können dazu beitragen, entsprechende Verbesserungen vorzunehmen.

Qualitätsentwicklung und Evaluation in der Praxis

Die Evaluation des Gesundheitsförderungsprogramms «Klasse2000»

Am Beispiel des Gesundheitsförderungsprogramms Klasse2000 soll illustriert werden, wie ein Evaluationsprojekt in der Praxis entwickelt und umgesetzt wird. Klasse2000 ist das bundesweit größte Unterrichtsprogramm, das in Grundschulen zur Gesundheitsförderung, Gewaltprävention und Suchtprävention eingesetzt wird. Es basiert auf ca. 15 Unterrichtsstunden pro Schuljahr, die in den Klassen 1 bis 4 umgesetzt werden und ein breites Spektrum abdecken: Neben der Vermittlung von Lebenskompetenzen stehen die Förderung eines gesunden Ernährungs- und Bewegungsverhaltens, Stressbewältigung und Strategien zur Problem- und Konfliktlösung sowie suchtpräventive Elemente im Zentrum des Programms. Die Unterrichtseinheiten werden standardisiert durch Lehrkräfte und externe Klasse2000-Gesundheitsfördererinnen vermittelt. Mit insgesamt über 800 000 erreichten Kindern ist es das größte Programm, das derzeit in Deutschland an Grundschulen etabliert ist.

Im Rahmen einer Evaluationsstudie soll in den Jahren 2012 bis 2015 überprüft werden, welche Effekte das Programm auf das Bewegungs- und Ernährungsverhalten hat[1]; Effekte auf den Substanzkonsum wurden bereits überprüft (Maruska, Isensee & Hanewinkel 2011; Isensee & Hanewinkel 2009).

Da die Effektivität des Programms in den Bereichen körperlicher Aktivität und Ernährung untersucht werden soll, steht die Veränderung des Verhaltens in diesen Gesundheitsförderungsbereichen im Zentrum der angestrebten Untersuchung. Als primäre Fragestellung wird daher formuliert, ob sich das Ernährungs- und Bewegungsverhalten von Grundschulkindern drei Jahre nach ihrer Einschulung bei Teilnahme am Programm Klasse2000 im Vergleich

---

[1] Das Projekt untersucht auch Aspekte der Prozessqualität, auf die im Folgenden aber nicht eingegangen werden soll.

zu Schülerinnen und Schülern aus dem regulären Schulbetrieb verbessert.

Als Zielindikatoren/Ergebnisparameter wurden definiert:
- Verzehrhäufigkeit verschiedener Lebensmittel; Qualität des Pausenbrotes sowie
- Häufigkeit und Umfang körperlicher Aktivität und sitzender Tätigkeiten.

Darüber hinaus ist von Interesse, inwieweit Klasse2000 einen Beitrag zur Förderung der Lebenskompetenz liefert. Zusätzlich werden deshalb erfragt:
- Entspannungsfähigkeit
- Wohlbefinden in der Klasse sowie
- Stärken und Schwächen des Kindes auf Verhaltensebene aus Elternsicht.

Als moderierende Faktoren werden soziodemografische Merkmale (Geschlecht, Bildung der Eltern, Migrationshintergrund), aber auch strukturelle Merkmale der Schule sowie die Gesundheitsförderungsorientierung der Schule (erfasst über einen Schulleiterfragebogen) berücksichtigt.

Der Überprüfung der Effekte der Intervention liegt ein randomisiertes Wartekontrollgruppen-Design zugrunde. Akquiriert wurden im Herbst 2012 62 Schulen aus Nordrhein-Westfalen mit insgesamt 128 Schulklassen und 3163 Schülerinnen und Schülern. Die Schulen wurden per Zufall der Interventions- und der Kontrollgruppe zugewiesen. Während in der Interventionsgruppe das Programm Klasse2000 im Schuljahr 2012/13 begann (zweites Schulhalbjahr), erfolgt die Einführung der Intervention in den Kontrollschulen erst ein Jahr später, so dass die Schülerinnen und Schüler der 1. Klasse als Kontrollgruppen genutzt werden können.

Vorgesehen sind vier Messzeitpunkte (vgl. **Abb. 2**):
- Basiserhebung t0 vor Beginn der Intervention (Februar/März 2013)
- t1 (nach Ende des ersten Schuljahres, vor den Sommerferien; Juni/Juli 2013)
- t2 (zu Beginn des zweiten Schulhalbjahres 2013/14; Februar/März)
- t3 (Ende des dritten Schuljahres; Juni/Juli 2014).

Die Evaluationsstudie verfolgt das Ziel, die Zielparameter aus unterschiedlichen Perspektiven zu erfassen. Aus diesem Grund werden nicht nur die Eltern, sondern auch die Kinder selbst befragt. Aufgrund der eingeschränkten Lese- und Schreibfähigkeiten in der ersten Klasse erfolgt die Befragung der Schülerinnen und Schüler kindgerecht (wenige Fragen, einfache Formulierungen, Projektion per Tageslichtschreiber und standardisierte Erläuterung der Fragen). Darüber hinaus soll auch ein objektiver Parameter das Ernährungsverhalten abbilden. Hierzu wird der Pausenbrotcheck eingesetzt, der die mitgebrachte Pausenverpflegung standardisiert erfasst. Die eingesetzten Erhebungsinstrumente wurden in einem Pretest erprobt.

Nach Abschluss der Erhebung zum vierten Messzeitpunkt ist es möglich, die Veränderungen im Bewegungs- und Ernährungsverhalten sowie in den Lebenskompetenzen in der Interventions- und Kontrollgruppe abzubilden. Es wird erwartet, dass sich die genannten Parameter in der Interventionsgruppe positiver entwickeln als in der Kontrollgruppe, so dass sich die Kinder am Ende des 3. Schuljahres signifikant unterscheiden.

Die wissenschaftliche Begleitung der Aktionsbündnisse Gesunde Lebensstile und Lebenswelten

Während die Evaluation des Gesundheitsförderungsprogramms Klasse2000 dem traditionellen Muster eines RCTs folgt (mit Randomisierung in eine Interventions- und eine Kontrollgruppe und klar definierten Ergebnisparametern), ist die Begleitung von komplexen Gesundheitsförderungsangeboten auf diesem Wege nicht möglich, denn weder gibt es ein standardisiertes Programm, noch lässt sich die Zielgruppe in der Regel in eine Interventions- und eine Kontrollgruppe unterteilen. Auch die Ergebnisse der Interventionen sind häufig nicht einfach zu benennen. In solchen Fällen bietet es sich eher an, Methoden der Qualitätsentwicklung einzusetzen. Das Beispiel der «Aktionsbündnisse Gesunde Lebensstile und Lebenswelten» soll dies illustrieren.

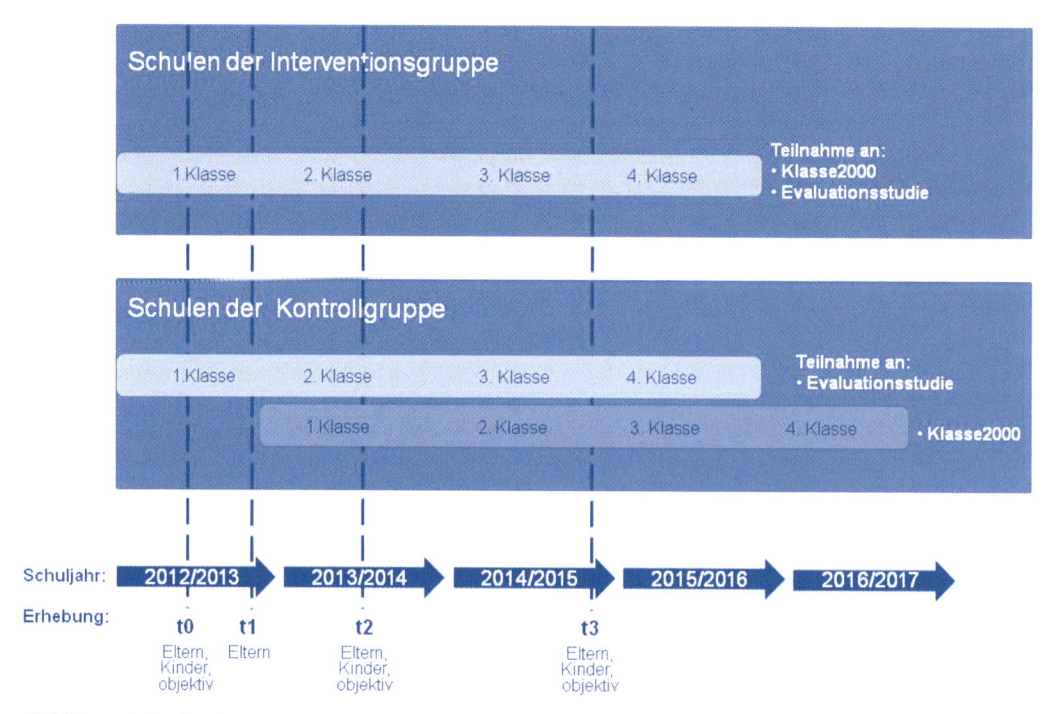

Abbildung 2: Design der Ergebnisevaluation Klasse2000

Im Februar 2008 initiierte das Bundesministerium für Gesundheit eine Ausschreibung, die Bewegung in die deutsche Gesundheitsförderungsszene brachte: Zur Umsetzung des Aktionsplans der Bundesregierung zur Prävention von Fehlernährung, Bewegungsmangel, Übergewicht und damit zusammenhängenden Krankheiten («IN FORM») sollten lokale Zusammenschlüsse gefördert werden, die «vor Ort» – in Quartieren, Stadtvierteln, Kleinstädten oder ländlichen Regionen – das Bewegungsverhalten der Bevölkerung fördern.

Im Mittelpunkt der Aktionsbündnisse sollen Projekte im Stadtteil/im Stadtquartier bzw. in der Kommune und in ländlichen Gebieten nach dem Vorbild des WHO-Settingansatz stehen. Es sollen erfolgversprechende Konzepte identifiziert und entwickelt werden, die eine dauerhafte Zunahme der körperlichen Aktivität im Alltag erzielen und auf andere Regionen übertragen werden können. Um die Nachhaltigkeit sicherzustellen, ist es wünschenswert, Multiplikatorinnen und Multiplikatoren einzubeziehen. (BMG 2008, S. 2).

Mit der Förderung war die Erwartung verbunden, dass Strukturen etabliert werden, die auch über die Förderphase hinaus Bestand haben. Aus diesem Grund wurde als Fördervoraussetzung formuliert, dass sich mindestens drei Praxispartner zusammenschließen und die Kommune (als potenzieller Akteur, der die Aktivität weiterführt) eingebunden wird.

Insgesamt elf Aktionsbündnisse erhielten den Zuschlag, ihr Konzept im Rahmen einer Projektlaufzeit von (nur) zwei Jahren umzusetzen. Die Themen der Aktionsbündnisse waren weit gesteckt. Sie reichten von der Etablierung einer bewegungsförderlichen Philosophie in Kindertagesstätten einer Kleinstadt über die partizipative Umgestaltung sozial benachteiligter Berliner Stadtteile bis hin zur Umnutzung von Brachflächen als «Gärten für Jeden» zur generationenübergreifenden Bewegungsförderung (für einen Überblick siehe Lernende Region 2012). Alle Aktionsbündnisse agierten auf regionaler bzw. kommunaler Ebene, adressierten aber unterschiedliche Zielgruppen. Die Zielgruppen waren in den meisten Aktionsbündnissen Kinder und Jugendliche.

Das Begleitforschungsprojekt verfolgte zwei Ziele (siehe ausführlicher Kolip et al. 2013): Es sollte zum einen die Aktionsbündnisse in ihrer Arbeit unterstützen und Angebote zur Qualitätsentwicklung machen. Zum anderen sollten am Ende verallgemeinerbare Aussagen zu den Hinderungs- und Gelingensfaktoren settingbezogener Netzwerkarbeit getroffen werden, die für weitere Förderinitiativen genutzt werden können. Dabei standen vor allem Aspekte der Planungs-, Struktur- und Prozessqualität im Vordergrund. Hierzu musste ein breites Methodenrepertoire eingesetzt werden, das es erlaubte, die unterschiedlichen Facetten angemessen zu erfassen. Es wurde zunächst ein Analyserahmen erarbeitet, der den Stand der Diskussionen zu erfolgreicher Netzwerkarbeit umfasst. Netzwerke sind in der Gesundheitsförderung ja nicht neu und haben sich zu einer wesentlichen Organisationsform in der Gesundheitsförderung entwickelt (Broesskamp-Stone 2004). Mit der Förderung der «Aktionsbündnisse Gesunde Lebensstile und Lebenswelten» wird dieser Ansatz nun auf lokaler bzw. regionaler Ebene unterstützt.

In der Gesundheitsförderung sind unter Netzwerken besonders interorganisationale Netzwerke (ION) zu verstehen. Dieses sind nicht-hierarchische Zusammenschlüsse von Organisationen, deren Ziel ausdrücklich nicht nur der Austausch, sondern auch das abgestimmte Handeln sowie die gemeinsame Generierung von gesundheitsförderlichen Angeboten ist (Broesskamp-Stone 2004). Netzwerke sollen zur Synergieerzeugung und effektiven Ressourcennutzung beitragen, aber sie sind in der Gesundheitsförderung bislang nur wenig erforscht (Broesskamp-Stone 2004). In der Literatur werden folgende Faktoren als wesentliche Erfolgsfaktoren für Netzwerkarbeit genannt: Ressourcenausstattung und Autonomie, Gemeinsamkeiten in Visionen, Leitbildern und Zielsetzungen (Netzwerkidentität), partnerschaftliche und gleichberechtigte Arbeitsformen, kontinuierliche und vertrauensvolle Kommunikation sowie die systematische Dokumentation und Evaluation. Weiterhin strukturelle Bedingungen wie die Involvierung aller wichtigen Akteure und eine kommunale Unterstützung (Strobel et al. 2008, Broesskamp-Stone 2004). Daneben gibt es weitere Faktoren, die eher den persönlichen Fähigkeiten und Eigenschaften der in Netzwerken beteiligten Personen zuzurechnen sind: beispielsweise das Engagement der Beteiligten, die Neutralität der Organisation und Moderation, Moderations- und Motivationskompetenzen der Koordination sowie die Kontinuität der Schlüsselpersonen (Strobel et al. 2008).

In den Analysen und Untersuchungen zur Frage, welche Bedingungen Netzwerkarbeit behindern, wird neben den Rahmenbedingungen (z.B. unzureichende Ressourcen, Wechsel von Schlüsselpersonen, fehlende wichtige Partnerinnen und Partner) besonders der Aspekt möglicher Interessenskonflikte und damit einhergehender Konkurrenzen und resultierendes Misstrauen zwischen den Partnern benannt (Strobel et al. 2008, Spiekermann 2008).

Aus den genannten Studien wurden folgende Faktoren herausgearbeitet, die die Grundlage für die folgenden Analysen bilden:
- Planungsqualität (z.B. Ausgangsdiagnose, Konzept, Qualitätsentwicklung)
- Bündnisstruktur (z.B. Zusammensetzung, Kontinuität/Stabilität, Einbindung der Kommune)
- Gemeinsame Vision (z.B. gemeinsame Zieldefinition, Balance zwischen Konkurrenz und Vertrauen)
- Rahmenbedingungen der Kooperation (z.B. eindeutige Aufgabenverteilung)
- Projektsteuerung (z.B. Kommunikation intern/extern, Transparenz im Bündnis)
- Nachhaltigkeit.

Auf der Grundlage dieser Faktoren wurde eine Matrix erstellt, die eine Zuordnung aller in Frage kommenden Faktoren und der vom Evaluationsteam zu bearbeitenden Fragestellungen abbildet. Diese Matrix war Basis für die zu entwickelnden Erhebungsinstrumente.

Für die wissenschaftliche Begleitung der Aktionsbündnisse wurden in der Folge die vorliegenden Anträge analysiert, die Koordinatorinnen und Koordinatoren der Netzwerke sowie Kernakteure in den lokalen Bündnissen interviewt und mittels eines Dokumentationsbogens wurden die laufenden Aktivitäten quartalsweise dokumentiert.

Mit diesem Vorgehen konnten einerseits die Aktionsbündnisse unterstützt werden (etwa indem bei der Analyse der Anträge auf unklare Zielformulierungen aufmerksam gemacht wurde, so dass diese gegebenenfalls noch präzisiert werden konnten), andererseits konnten aber auch verallgemeinerbare Aussagen darüber getroffen werden, welche Faktoren die erfolgreiche Netzwerkarbeit unterstützen und welche sie behindern (zu den Ergebnissen siehe Kolip et al. 2013).

Fazit

Fragen der Qualität von Gesundheitsförderung und Prävention haben zu Recht an Bedeutung gewonnen, denn die Zeiten, da es reichte, gut gemeinte Interventionen zu entwickeln und umzusetzen, sind vorbei. Gut gemeint ist nicht gut genug, denn gesundheitsförderliche und präventive Interventionen müssen unter Beweis stellen können, dass sie auch etwas bewirken. Andernfalls wären finanzielle und personelle Ressourcen verschwendet. Die Qualitätsentwicklung darf sich dabei nicht nur auf die Strukturqualität oder auf die Erfassung dessen, was gemacht wird, beschränken (Dokumentation), sondern muss alle Qualitätsdimensionen berücksichtigen und dabei besonderes Augenmerk auf die Planungsqualität legen.

Glücklicherweise wurden in den vergangenen Jahren zahlreiche Instrumente und Verfahren entwickelt, die unterschiedliche Qualitätsaspekte und die unterschiedlichen Bedürfnisse verschiedener Akteursgruppen abdecken. Allerdings zeigt die Praxis auch, dass das bloße Zur-Verfügung-Stellen von Materialien nicht ausreicht. Vielmehr müssen Qualifizierungs- und Beratungsangebote bereitgestellt werden, die Praktiker und Praktikerinnen mit ihren konkreten Qualitätsfragen beraten und dabei den jeweiligen Kontext berücksichtigen, wie auch wissenschaftlich überprüft werden muss, wie die Angebote in der Praxis aufgenommen und eingesetzt werden. Anknüpfung für Qualifizierung und Beratung könnten die Landesvereinigungen für Gesundheit sein, die in allen Bundesländern (in unterschiedlicher Organisationsform) etabliert sind und die Qualitätsdiskussion mitgestaltet haben. Verbunden mit einer noch einzurichtenden nationalen Koordinierungsstelle, die die vorhandenen Qualitätsinstrumente sichtet und verbreitet, wären große Gewinne für die Qualität der Gesundheitsförderungspraxis zu erwarten.

Prüfungsfragen

1. Welche Aspekte sind für die Strukturqualität von Maßnahmen der Prävention und Gesundheitsförderung relevant?
2. Wie lässt sich die Prozessqualität in Prävention und Gesundheitsförderung erfassen?
3. Wie wird die Ergebnisqualität in Prävention und Gesundheitsförderung erfasst? Bitte skizzieren Sie ein typisches Forschungsdesign.
4. Weshalb wird in der Prävention und Gesundheitsförderung ergänzend zur Struktur-, Prozess- und Ergebnisqualität die Konzept-, Assessment- und Planungsqualität betrachtet?
5. Welche Zusammenhänge bestehen zwischen den vier Qualitätsdimensionen?
6. Bitte erläutern Sie, weshalb der Zieldefinition in der Prävention und Gesundheitsförderung besonders relevant ist und erläutern Sie Herausforderungen, die dabei zu berücksichtigen sind.
7. Bitte skizzieren Sie das Qualitätssystem Quint-essenz.
8. Wie wird die Ergebnisqualität des Gesundheitsförderungsprogramms Klasse2000 erfasst? Wie beurteilen Sie das Forschungsdesign?
9. Wie würden Sie bei dieser Maßnahme die anderen Qualitätsaspekte erfassen?

Zitierte Literatur

BMG – Bundesministerium für Gesundheit (2008). Öffentliche Bekanntmachung des Bundesministeriums für Gesundheit (BMG) im Rahmen des Nationalen Aktionsplans zur Prävention von Fahlernährung, Bewegungsmangel, Übergewicht und damit zusammenhängenden Krankheiten – «Aktionsbündnisse gesunde Lebensstile und Lebenswelten» vom 29. Februar 2008 veröffentlich im Bundesanzeiger am 7.3.2008 (Ausgabe Nr. 38).

Broesskamp-Stone, U. (2004). Assessing Networks for Health Promotion. Framework and Examples. Münster: LIT-Verlag.

Donabedian, A. (1966). Evaluating the quality of medical care. The Milbank Memorial Fund Quarterly, 44, 166–203.

GKV-Spitzenverband (Hg.) (2010). Leitfaden Prävention. Handlungsfelder und Kriterien des GKV-Spitzenverbandes zur Umsetzung von §§ 20 und 20a SGB V vom 21. Juni 2000 bis in der Fassung vom 27. August 2010. Berlin. Verfügbar unter: http://www.gkv-spitzenverband.de/krankenversicherung/praevention_selbsthilfe_beratung/praevention_und_betriebliche_gesundheitsfoerderung/leitfaden_praevention/leitfaden_praevention.jsp [Zugriff am 25.7.2013]

Isensee, B. / Hanewinkel, R. (2009). Klasse2000: Evaluation des Unterrichtsprogramms in Hessen. Abschlussbericht. Verfügbar unter: http://www.ift-nord.de/publikationen/projektbezogen.html&projekt=Klasse2000 [Zugriff 25.7.2013].

Kolip, P. / Ackermann, G. / Ruckstuhl, B. / Studer, H. (2012). Gesundheitsförderung mit System. Quintessenz – Qualitätsentwicklung in Projekten der Gesundheitsförderung und Prävention. Bern: Huber.

Kolip, P. / Gerken, U. / Schaefer, I. / Mühlbach, A. / Gebhardt, B. (2013). Gesundheit fördern in vernetzten Strukturen. Evaluation settingorientierter Gesundheitsförderung. Weinheim: Beltz Juventa.

Kolip, P. / Müller, V. E. (2009) (Hg.). Qualität von Gesundheitsförderung und Prävention. Bern: Huber.

Kolip, P. / Schaefer, I. (2013). Goal attainment scaling as a tool to enhance quality in community-based health promotion. International Journal of Public Health, 58, 633–636.

Landeszentrum Gesundheit Nordrhein-Westfalen (LZG.NRW) (2010). Leitfaden «Qualitätsinstrumente in Gesundheitsförderung und Prävention». Verfügbar unter: http://www.lzg.gc.nrw.de/themen/Gesundheit_schuetzen/praevention/qualitaetsinitiative/qualitaetsentwicklung/index.html [Zugriff am 25.7.2013]

Lernende Region – Netzwerk Köln (Hg.) (2012). Aktionsbündnisse für gesunde Lebensstile und Lebenswelten. Köln: Lernende Region – Netzwerk Köln.

Maruska, K. / Isensee, B. / Hanewinkel, R. (2011). Universelle Prävention des Substanzkonsums: Effekte des Grundschulprogramms Klasse2000. Sucht, 57, 301–312.

Robert Koch-Institut und Bayerisches Landesamt für Gesundheit und Lebensmittelsicherheit (Hg.) (2012). Evaluation komplexer Interventionsprogramme in der Prävention: Lernende Systeme, lehrreiche Systeme? Berlin: Robert Koch-Institut.

Ruckstuhl, B. / Kolip, P. / Gutzwiller, F. (2001). Qualitätsparameter in der Prävention. In BZgA (2001) (Hg.), Qualitätsmanagement in Gesundheitsförderung und Prävention. Grundsätze. Methoden und Anforderungen, 38–50. Köln: Bundeszentrale für gesundheitliche Aufklärung.

Strobel, C. / Kuwan, H. / Reupold, A. (2008). Erfolge, Erfolgsbedingungen und Hindernisse. In R. Tippelt et al. (Hg.), Lernende Regionen – Netzwerke gestalten: Teilergebnisse zur Evaluation des Programms «Lernende Regionen – Förderung von Netzwerken», 131–150. Bielefeld: Bertelsmann.

Tempel, N. / Bödeker, M. / Reker, N. / Schaefer, I. / Klärs, G. / Kolip, P. (2013). Qualitätssicherung von Projekten zur Gesundheitsförderung in Settings. Köln: Bundeszentrale für gesundheitliche Aufklärung.

Wright, M.T. (Hg.). (2010). Partizipative Qualitätsentwicklung in der Gesundheitsförderung und Prävention. Bern: Huber.

Leseempfehlungen

Kolip, P./Ackermann, G./Ruckstuhl, B./Studer, H. (2012). Gesundheitsförderung mit System. Quintessenz – Qualitätsentwicklung in Projekten der Gesundheitsförderung und Prävention. Bern: Huber.

Landeszentrum Gesundheit Nordrhein-Westfalen (LZG.NRW) (2010). Leitfaden «Qualitätsinstrumente in Gesundheitsförderung und Prävention». Verfügbar unter: http://www.lzg.gc.nrw.de/themen/Gesundheit_schuetzen/praevention/qualitaetsinitiative/qualitaetsentwicklung/index.html [Zugriff am 25.7.2013]

Robert Koch-Institut und Bayerisches Landesamt für Gesundheit und Lebensmittelsicherheit (Hg.) (2012). Evaluation komplexer Interventionsprogramme in der Prävention: Lernende Systeme, lehrreiche Systeme? Berlin: Robert Koch-Institut.

39 Die Zukunft von Prävention und Gesundheitsförderung

Jochen Haisch, Theodor Klotz und Klaus Hurrelmann

Die Beiträge zum vorliegenden Buch zeigen die enorme Bandbreite der Möglichkeiten, aber auch die Grenzen von Prävention und Gesundheitsförderung. Die Möglichkeiten umfassen den gesamten Lebenslauf eines Individuums, seine körperlichen und seelischen Erkrankungen. Sie beziehen sich auf sehr unterschiedliche Lebenswelten, die Gesundheit und Krankheit auf direktem oder auch weniger direktem Wege prägen. Und sie bestehen neben den individuumzentrierten auch in bevölkerungsweiten Interventionen, die sowohl politischer, wirtschaftlicher, sozialer wie auch massenmedialer Natur sein können.

Idealerweise fußen alle diese breitgefächerten Interventionen auf grundlegenden Theorieüberlegungen, wie sie in Teil 1 des vorliegenden Bandes angesprochen werden. Theoretische Vorüberlegungen sollten die Planung, Durchführung und Interpretation der präventiven und gesundheitsfördernden Maßnahmen lenken. Die **theoretische Begründung ist ein zentrales Qualitätsmerkmal** jeder entsprechenden Intervention. Das gilt nicht nur, weil Theorien eminent praktisch sind (sie lenken den Blick bei einer Intervention auf das empirisch «Wesentliche», auf das Machbare und Erwartbare), empirisch bewährte Theorien machen eine Intervention auch ethisch vertretbar. Findet eine Intervention auf der Basis einer empirisch bewährten Theorie statt, dann ist bereits geklärt, welche Effekte mit welcher Maßnahme erwartet werden können. Dieser Wissensvorsprung durch die zugrundeliegende Theorie macht die Intervention ethisch dadurch vertretbarer, dass ihre Wirkungen umschriebener und vorhersagbarer sind als im Falle eines Interventionsversuches ohne explizite Theoriebegründung.

Ein im vorliegenden Band immer wieder auftauchendes Theoriekonzept ist das **bio-psycho-soziale Modell**, also die Vorstellung eines dynamischen Gleichgewichts von Gesundheit und Krankheit auf der Grundlage biomedizinischer, psychosozialer und auch ökologischer Einflussfaktoren (also genaugenommen ein **bio-psycho-sozio-ökologisches Modell**, Hurrelmann 2006). Diesem übergeordneten allgemeinen Modell können weitere inhaltliche Theorien zugeordnet werden, wie dies in einigen Buchbeiträgen geschieht.

Möglichkeiten von Prävention und Gesundheitsförderung

Orientiert man Programme von Prävention und Gesundheitsförderung am biopsychosozialen Risiko- und Ressourcenmodell von Gesundheit und Krankheit, zeigt sich eine weite **Vielfalt von Möglichkeiten der Prävention und Gesundheitsförderung. Sie ist bislang noch nicht ausgeschöpft**. Zu den Defiziten gehört, dass nur wenige Fächer der Medizin bereits biopsychosozial arbeiten und die große Mehrheit der Fächer schwerpunktmäßig dem biomedizinischen Modell von Gesundheit und Krankheit verbunden bleibt. Als Beispiel sei die Epidemiologie genannt, die sich zum methodischen und empirischen Basisfach für die Medizin entwickelt hat. Hier werden eine eigenständige Terminologie, aber auch eigene Verfahren und Tests entwickelt, die ohne Bezug zu den Methoden und der Statistik beispielsweise der Sozialwissenschaften erscheinen.

Besonders eindrücklich sind die abgrenzenden und verwirrenden Neuentwicklungen im Zusammenhang mit der «**Evidenzbasierten Medizin**» und ihren Forderungen und Anleitungen zur empirischen Basierung praktischen Handelns. Sie sind in der Psychologie oder den Gesundheitswissenschaften seit Jahrzehnten Standard und werden dennoch als scheinbar neue Begrifflichkeit dort gerade reimportiert. Eine «**Evidenzbasierte Psychotherapie**» kann aber nur als Pleonasmus verstanden werden, soweit beispielsweise die aus der experimentellen Lernpsychologie hervorgegangene Verhaltenstherapie darunter verstanden wird. Diese Form von Psychotherapie war schon immer «evidenzbasiert».

Eine **terminologische Abschottung** lässt sich auch für die politischen Möglichkeiten von Prävention und Gesundheitsförderung konstatieren. Prävention und Gesundheitsförderung ist in den **politischen Ressorts** bereits viel breiter etabliert, als es den Anschein hat. Prävention und Gesundheitsförderung wird nämlich im Arbeitsressort, Justizressort, Wirtschafts- und Sozialressort genauso betrieben wie zum Beispiel im Familienressort oder Gesundheitsressort. Nur stehen die jeweiligen Maßnahmen von Prävention und Gesundheitsförderung unvermittelt nebeneinander, ohne Erfahrungs- und Ergebnisaustausch, weil die Maßnahmen terminologisch unterschiedlich gefasst sind. Die Möglichkeiten von Prävention und Gesundheitsförderung weiter ausschöpfen heißt in diesem Zusammenhang, ohne Abschottungen gemeinsame und unterschiedliche theoretische Hintergründe von Prävention und Gesundheitsförderung zu erkennen, gemeinsame und unterschiedliche Methoden und Interventionen zu bestimmen, gemeinsame und unterschiedliche Resultate zusammenzutragen. Die Teile 5 und 6 des vorliegenden Buches geben lebendige Beispiele dafür, wie der Erfahrungsschatz von Prävention und Gesundheitsförderung über herkömmliche Abschottungen hinausgehend erkannt und genutzt werden kann.

Die im Teil 5 angesprochenen **Settings** beinhalten besonders zahlreiche Anregungen für Möglichkeiten der Prävention und Gesundheitsförderung. Gerade der **ambulante Bereich**, die Arztpraxen, sind durch ihre **Einbettung in das natürliche Umfeld der Patienten für biopsychosozial orientierte Maßnahmen prädestiniert**. Dort kennt man das soziale Umfeld des Einzelnen, kennt den Patienten oft über Jahre hinweg und damit auch seine Persönlichkeit mit ihren Stärken und Schwächen, kennt seine Krankheitsgeschichte. Diese spezifische Kenntnis, die sich aus der Einbindung von Arzt und Patient in ein ähnliches gemeinsames Umfeld von Stadt, Quartier oder Gemeinde ergibt, begründet die enormen Möglichkeiten der ambulanten Medizin für eine erfolgreiche Prävention und Gesundheitsförderung.

Das Setting **Krankenhaus** ist demgegenüber bezüglich der systematischen Kenntnis psychologischer und sozialer Risiken und Ressourcen eher benachteiligt. Eine **bessere Vernetzung des ambulanten mit dem stationären Versorgungsbereich** wird deshalb seit längerem gefordert. Eine ambulante Vorbereitung könnte zusammen mit einer ambulanten Nachsorge bei enger Verzahnung mit dem stationären Versorgungsbereich zu einer umfassenden biopsychosozialen Gesundheitsversorgung führen. Das subsidiäre, das heißt unterstützende Tätigwerden des **Öffentlichen Gesundheitsdienstes** kann außerdem eventuelle Defizite ausgleichen helfen und psychosoziale Risiken und Ressourcen zum Einzelfall ergänzen. Dazu stehen dem ÖGD sogar die **Möglichkeiten der aufsuchenden Gesundheitsfürsorge** offen, während für niedergelassene Ärzte die Kommstruktur gilt, wonach der Patient den Kontakt zum Arzt aufnimmt.

Der **Arbeitsplatz** sowie die Furcht vor Verlust oder sein tatsächlicher Verlust belasten die Gesundheit und damit das Gesundheitssystem in allen seinen Facetten in zunehmender Weise. Ein biopsychosoziales Risiko- und Ressourcenmodell verlangt hier nicht nur von Ärzten der Primärmedizin als erster Anlaufstelle ein Umdenken. Wollen Hausärzte ihrer **Lotsenfunktion im Gesundheitssystem** gerecht werden, müssen sie dementsprechende Gesundheitsbelastungen erkennen und einer geeigneten Behandlung zuführen können. Die **hohe Zahl nicht erkannter psychischer Patientenprobleme** im Bereich der ambulanten Versorgung (Härter, Ruf und Bermejo 2006) verweist auf die dringliche Nutzung der Möglichkeiten von Prävention und Gesundheitsförderung gerade hier.

Familien und Schulen rücken als Orte von Prävention und Gesundheitsförderung stark in den Fokus der öffentlichen Aufmerksamkeit. Je stärker Jugendgewalt, Alkohol- und Drogenkonsum, Essstörungen oder auch das Aufmerksamkeits-Defizit-Syndrom (ADS) sowie das Aufmerksamkeits-Defizit-Hyperaktivitäts-Syndrom (ADHS) zunehmen, umso mehr werden Konzepte der Prävention und Gesundheitsförderung bedeutsam.

Klare Möglichkeiten von Prävention und Gesundheitsförderung ergeben sich schließlich durch die **gesundheitswissenschaftliche und medizinische Ausbildung**. Kolip (2007) betont, dass die **Ausbildung in gesundheitswissenschaftlichen Studiengängen** in den vergangenen Jahren stark entwickelt wurde und sich eine Vielzahl von Möglichkeiten zur Aus-, Fort- und Weiterbildung bietet. Die Bezugsdisziplinen dieser Studiengänge sind zuvorderst Psychologie, Soziologie und Pädagogik mit Fächern wie zum Beispiel Gesundheitspsychologie, Arbeits-, Betriebs- und Organisationspsychologie, wie Gesundheitssoziologie und Medizinsoziologie, wie Gesundheitspädagogik und -bildung. Darüber hinaus haben die Sozialarbeit, die Sportwissenschaft, die Pflegewissenschaft, die Ökotrophologie, Architektur und Städteplanung vielfältige Erfahrungen mit Prävention und Gesundheitsförderung. Seit Anfang der 1990er-Jahre kommen Public-Health-Studiengänge hinzu, die ein breites Verständnis von Prävention und Gesundheitsförderung eint und die als Bezugspunkt die Ottawa-Charta für Gesundheitsförderung der Weltgesundheitsorganisation definieren. Diese Studiengänge zielen neben den medizinischen Präventionsansätzen auf verhaltens- und verhältnisbezogene Ansätze und die Gestaltung gesundheitsförderlicher Lebenswelten ab.

Auf die Möglichkeiten von **Prävention und Gesundheitsförderung im Medizinstudium** geht Heimpel (2007) ein. Als an Primärprävention beteiligte Fächer hebt er die Pädiatrie, die Augenheilkunde, Allgemeinmedizin und Sportmedizin, die Sozialmedizin, Psychiatrie und Innere Medizin, die Pharmakologie, Virologie und Psychotherapie besonders hervor. Fächer mit sekundärpräventiven Möglichkeiten sind demnach vor allen Dingen Sozialmedizin, Pädiatrie, Allgemeinmedizin und Innere Medizin, Genetik, Kardiologie, Gynäkologie und Onkologie. Sogar die Chirurgie hat präventive Möglichkeiten (etwa das Magenband zur Verhinderung einer Adipositas permagna). Ziel der Ausbildung in präventiver Medizin ist die Vermittlung und der Erwerb allgemeiner und grundlegender Kenntnisse, Fähigkeiten und Einstellungen, die für ärztliche Berufe wichtig sind, um Krankheit zu verhindern und Gesundheit zu fördern.

Grenzen von Prävention und Gesundheitsförderung

Oberflächlich betrachtet ist die Grenze von Prävention und Gesundheitsförderung erreicht, wenn eine Krankheit diagnostiziert ist. Dann sollte – bei dieser Betrachtung – die Kuration an die Stelle von Prävention und Gesundheitsförderung treten, eventuell auch Pflege und Palliation. Bei einem Krebspatienten im finalen Krankheitsstadium und nur knapper Überlebenszeit scheint exemplarisch so eine Grenze von Prävention und Gesundheitsförderung erreicht zu sein. Dem ist aber eindeutig nicht so, wie etwa die moderne Psychoonkologie zeigt (Faller 2009).

Wenngleich dieser Krebspatient keine Hoffnung mehr hat, den Krebs zu besiegen, so kann er doch Hoffnung haben, im verbleibenden Rahmen sein Leben zu gestalten. Eine Ressourcenförderung – etwa im Sinne eines Möglichmachens der Dinge, die noch Freude bedeuten können – ist auch bei diesem Patienten hilfreich und kann die verbleibende Qualität des Lebens verbessern sowie zu einer psychischen Stabilisierung beitragen, vielleicht sogar die Überlebenszeit verlängern. Allerdings können Maßnahmen von Prävention und Gesundheitsförderung Krankheit und Leiden als Elemente eines Lebens niemals vollkommen ausschließen. Sie werden auch bei noch so erfolgreicher Prävention und Gesundheitsförderung als Grenzen erhalten bleiben.

Weitere Grenzen von Prävention und Gesundheitsförderung lassen sich als organisatorische oder ökonomische, politische oder psychologische klassifizieren. Fehlen

Angebote oder Anbieter von Prävention und Gesundheitsförderung, so liegt eine organisatorische Grenze vor, die in ländlichen Räumen offenbar immer bedeutsamer wird. Vor allem in der **ambulanten Medizin** kann der ausreichende Zeitrahmen für eine präventive oder gesundheitsfördernde Intervention fehlen und auch geeignetes Personal oder geeignete Methoden können nicht verfügbar sein. Gerade im ambulanten Bereich erscheint es daher zunehmend attraktiv, den organisatorischen Rahmen von Einzelpraxen hin zu Medizinischen Versorgungszentren mit einer größeren Anbietervielfalt zu erweitern.

Ob **Screening** zu den geeigneten Methoden der (Sekundär-) Prävention zu zählen ist, ist umstritten. Wir haben bereits im Einleitungskapitel darauf hingewiesen. Diese Angebote finden zwar sowohl in der Bevölkerung als auch in der Ärzteschaft einen hohen Zuspruch. Allerdings müssen, um ein Beispiel zu nennen, sich etwa 1400 Männer einem PSA-Screening unterziehen, um ein Männerleben bezüglich des Prostatakarzinoms zu retten. Von diesen 1400 Männern werden 48 Männer übertherapiert mit den entsprechenden Konsequenzen an iatrogener Morbidität oder Einschränkung der Lebensqualität (siehe dazu die einschlägigen Beiträge in diesem Band).

Im **stationären Rahmen** scheinen sich Präventions- und Gesundheitsförderungsangebote vor allen Dingen bei gesundheits- oder wellness-orientierten Häusern zu finden, andere wollen sich dezidiert auf die Behandlung körperlicher Erkrankungen konzentrieren. Auch wenn man solchen Häusern ihre Entscheidungsfreiheit lässt, so ist doch darauf hinzuweisen, dass mit Angeboten von Prävention und Gesundheitsförderung die **Patientenzufriedenheit und -compliance** steigen könnte. Der damit verbundene, durchaus nicht unerhebliche «Werbeeffekt», wäre dann wieder eine Möglichkeit von Prävention und Gesundheitsförderung.

Prävention und Gesundheitsförderung verursacht allerdings erhebliche **Kosten**, die vom Gesundheitssystem nur teilweise getragen werden (können). Krämer (2006) verweist darauf, dass **Prävention und Gesundheitsförderung keinesfalls Kosten einspart, vielmehr sie lediglich in der individuellen Lebensspanne hinausschiebt**. Und er betont im Anschluss an die statistische Theorie konkurrierender Risiken, dass mit der Eliminierung von Risiken in früherer Zeit, etwa von Typhus und Pocken, noch erheblich mehr Lebensjahre gewonnen wurden (bevölkerungsweit 10 bis 20 Jahre), als es heute mit der Eliminierung von Krebs (knapp drei gewonnene Jahre möglich) oder Herz-Kreislauf-Erkrankungen (sieben gewonnene Jahre möglich) der Fall wäre. Gelänge deren Eliminierung, wäre das mit sehr viel höherem Kostenaufwand verbunden als die seinerzeitige Eliminierung der Infektionskrankheiten Typhus und Pocken. Und, wie gesagt, wesentliche Kosten würden dennoch am Ende der Lebensspanne auflaufen.

Krämer verweist auch auf eine politische Grenze von Prävention und Gesundheitsförderung. **Gesundheit darf nicht staatlich verordnet** oder zur staatlich kontrollierten und sanktionierten Pflicht des Einzelnen werden. Maßnahmen von Prävention und Gesundheitsförderung sollen vielmehr der **Entscheidung des Einzelnen** anheim gestellt werden. Wer will, soll Risikoträger bleiben dürfen; wer will soll sich einer Ressourcenförderung verweigern dürfen. Wir glauben allerdings, dass jeder Bürger über die Möglichkeiten von Prävention und Gesundheitsförderung informiert oder auch in die Lage versetzt sein soll, diese prinzipiell in Anspruch zu nehmen.

Dass es sich bei einer freiwilligen Entscheidung für Prävention und Gesundheitsförderung nicht nur in Krisenzeiten um eine Gratwanderung handeln kann, zeigen Beispiele aus der Wirtschaft oder aus dem Staatsdienst. Hier wird gelegentlich Risikoträgern, wie etwa Adipösen, zur Auflage gemacht, abzunehmen, oder auf einen beruflichen Aufstieg (oder gar die Anstellung) zu verzichten. In solchen Fällen verfolgen zum Beispiel Wirtschaftsunternehmen an der Vermeidung von gesundheitlichen Risiken festgemachte finanzielle Interessen und verordnen und kontrollieren «Gesundheit». Gerade in wirtschaftlich schwierigen Zeiten hat ein entsprechender Arbeitnehmer kaum Entscheidungsfreiheit und wird sich dem Zwang zu Prävention und Gesundheitsförderung beugen. Eine Grenze von Prävention und Gesundheitsförderung ist damit aber allemal erreicht.

Schließlich lassen sich **psychologische Grenzen von Prävention und Gesundheitsförderung** feststellen. Dabei handelt es sich um psychologische Prozesse, die eine Akzeptanz und Mitwirkung an Angeboten von Prävention und Gesundheitsförderung behindern. Vorrangig ist hier die Erwartung zu nennen, bereits ausreichend zur Gesunderhaltung und Krankheitsbewältigung ausgestattet zu sein. In diesem Fall wird die aktive Mitarbeit an Angeboten von Prävention und Gesundheitsförderung abgelehnt, weil man schließlich versichert ist, einen **kompetenten Arzt und Zugang zu einem leistungsstarken Gesundheitssystem** hat.

So häufig und ernsthaft solche psychologischen Grenzen von Prävention und Gesundheitsförderung sein mögen, kompetente Angebote und Anbieter von Prävention und Gesundheitsförderung sollten in der Lage sein, damit erfolgreich umzugehen. Motivation der Unmotivierten kann geradezu als Qualitätsmerkmal von Programmen und Maßnahmen der Prävention und Gesundheitsförderung angesehen werden. Insoweit bezeichnen manche der aufgeführten «Grenzen», der psychologischen genauso wie manche der organisatorischen, ökonomischen oder politischen, eher eine Aufforderung an professionelle Gesundheitsförderer, sie aufzulösen und erst einmal die Voraussetzungen für erfolgreiche Maßnahmen der Prävention und Gesundheitsförderung zu schaffen (Haisch 2000).

Die Zukunft von Prävention und Gesundheitsförderung[1]

Deutschland

Für **Deutschland** hat die Bundesvereinigung Prävention und Gesundheitsförderung (2009) Forderungen an den Deutschen Bundestag zur Weiterentwicklung von Gesundheitsförderung und Prävention formuliert, denen wir uns voll anschließen können:

Erstens sollen Prävention und Gesundheitsförderung nicht als Aufgabe des Gesundheitsressorts alleine, sondern vieler Ressorts wahrgenommen werden. Es wird daher gefordert, alle Ziele und Inhalte von Prävention und Gesundheitsförderung **ohne sektorale Abgrenzungen** transparent zu machen. Es soll damit geklärt werden, welche nicht als gesundheitsfördernd gekennzeichnete Maßnahmen Gesundheitspotenziale der Bevölkerung bereits befördern und welche Investitionen hier verdeckt bereits getätigt werden.

Zweitens wird verlangt, dass Gesundheitsförderung und Prävention als **verbindliches Handlungsprinzip in alle Politikbereiche** Eingang finden. Nur so kann wirtschaftliches Wachstum gesichert und der demografischen Entwicklung entsprochen werden.

Drittens sollen **Strukturen genutzt und fortentwickelt** werden. Dazu zählen beispielsweise Gesundheitskonferenzen auf kommunaler Ebene, die Landesvereinigungen für Gesundheitsförderung oder das Gesunde Städte-Netzwerk auf Landesebene sowie beim Zusammenwirken von Bund und Ländern beispielsweise die gesetzliche Unfallversicherung (Arbeitsschutz) oder die gesetzliche Sozialversicherung (Betriebliche Gesundheitsförderung).

Viertens wird gefordert, **Qualität sichtbar zu machen**, Wirksamkeit nachzuweisen und Zielorientierungen zu verbessern. Dazu sollen insbesondere wissenschaftlich fundierte Standards für Qualitätssicherung und Evaluation von Prävention und Gesundheitsförderung entwickelt und von der öffentlichen Hand mit ausreichenden Mitteln ausgestattet werden.

Die fünfte Forderung bezieht sich auf **gesetzliche Regelungen**, die über die bisherigen Regelungen zum Bereich «Gesetzliche Krankenversicherung/Sozialversicherung» hinausgehen und Prävention und Gesundheitsförderung als gesamtgesellschaftliche Aufgabe verankern.

Schließlich wird sechstens ein **öffentlicher Diskurs** zum Thema Gesundheit gefordert, mit

---

[1] Wir danken sehr herzlich Frau Professor Dr. Ilse Kryspin-Exner, Universität Wien, für die Bereitstellung der aktuellen Materialien aus Österreich, Herrn Professor Dr. Rainer Hornung, Universität Zürich, für die Materialien aus der Schweiz und Herrn Professor Dr. Bernd Röhrle, Universität Marburg, für die aktuellen Materialien zur Situation in Deutschland aus dem German Network for Mental Health, Newsletter 2 vom Dezember 2012.

dem einerseits die Eigenverantwortlichkeit der Bürger für ihre Gesundheit verdeutlicht, andererseits «Krankheit», «Behinderung» und «Leiden» als Elemente menschlicher Existenz – auch im Falle optimaler Prävention und Gesundheitsförderung – verankert werden.

Auch im Jahre 2013 bleibt in Deutschland die Frage nach einem **«Präventionsgesetz»** offen. Politisch diskutiert wird eine (knappe) Erhöhung der Pro-Kopf-Investitionsmittel für Prävention und Gesundheitsförderung sowie eine stärkere Einbindung und Weiterentwicklung der Bundeszentrale für gesundheitliche Aufklärung (als Nationales Zentrum für Prävention und Gesundheitsförderung) in die Risikoaufklärung. Im Fokus stehen soll dabei die Aufklärung in Lebensumfeldern wie Kindertagesstätten und Schulen.

Dazu ist kritisch anzumerken, dass die Finanzierung von Prävention und Gesundheitsförderung nicht ausreicht, ein regionaler Risikobezug der Aufklärungskampagnen zu berücksichtigen und eine Kooperation mit den regionalen Trägern, wie vor allem dem Öffentlichen Gesundheitsdienst, notwendig ist. Als problematisch erachtet werden muss auch, dass damit der grundlegend zu fordernde biopsychosoziale Risiko- und Ressourcenansatz nicht verwirklicht werden kann; nicht, wenn die gesetzlichen Regelungen auf Prävention, nicht, wenn sie auf Gesundheitsförderung konzentriert werden sollen. Trotz jahrzehntelanger Forschung auf diesen Gebieten ist damit immer noch und deutlich darauf zu verweisen: Aufklärung über Gesundheitsrisiken alleine reicht nicht. Ähnliches gilt auch für die Implementierung von Präventionsprogrammen, deren Erfolg regelmäßig an die Erarbeitung neuer Rahmenkonzeptionen, wie etwa bei Schulen oder etwa auch bei Arztpraxen, gebunden ist. Detaillierte Auflistungen von für eine erfolgreiche Prävention und Gesundheitsförderung insgesamt zu berücksichtigender Einflussgrößen finden sich auf gesicherter empirischer Basis hier im Lehrbuch und zum Beispiel auch bei Fröhlich-Gildhoff (2013). Diese Befunde den politischen Entscheidungsträgern zur Kenntnis zu bringen, wird eine zentrale Aufgabe der Zukunft sein (Kickbusch, Lister, Told und Drager 2013).

Österreich

Prägend für die **Situation in Österreich** sind zwei Gesetze: das Gesundheitsförderungsgesetz von 1998 und das Gesundheitsqualitätsgesetz von 2005. Beide berufen sich auf die einschlägigen WHO-Deklarationen und wollen vor allem den Setting-Ansatz stärken.

Österreich nimmt für sich in Anspruch, Geburtsland des internationalen WHO-Netzwerkes gesundheitsfördernder Krankenhäuser zu sein (Österreichisches Ministerium für Gesundheit). Aktuell stehen hier die Fragen nach den entstandenen Netzwerken gesundheitsfördernder Krankenhäuser und der institutionellen Verankerung der Gesundheitsförderung in den Krankenhäusern zusammen mit den tragenden Berufsgruppen im Vordergrund.

Mit dem österreichischen Gesundheitsförderungsgesetz ist die gesetzliche Grundlage für eine Verankerung von Gesundheitsförderung und Prävention gelegt worden. Es orientiert sich an der Ottawa-Charta der WHO von 1986 und hat einen Budgetrahmen von 7,25 Millionen Euro jährlich für die Umsetzung von Aktivitäten der Gesundheitsförderung. Dazu zählen Maßnahmen und Initiativen zur Gesundheitsförderung sowie die Aufklärung.

Das Gesundheitsqualitätsgesetz schreibt bei der Erbringung von Gesundheitsleistungen Patientenorientierung, Patientensicherheit, Transparenz, Effizienz und Effektivität der Maßnahmen in fachlich gebotener Qualität und gesundheitsförderlichem Umfeld vor.

Mit dem **Fonds «Gesundes Österreich»** wurde eine nationale Kompetenzstelle für Gesundheitsförderung eingerichtet. Sie fördert nicht nur praxisorientierte wissenschaftliche Projekte, sie zielt auch auf möglichst gesunde Lebenswelten für möglichst viele Österreicher ab. Ihre Handlungsfelder sind die Risikofaktoren Bewegungsmangel, Fehlernährung, die seelische Gesundheit, gesunde Arbeitsplätze, Kinder und Jugendliche sowie Ältere Menschen. Der Fonds Gesundes Österreich will Evidenz in der Gesundheitsförderung schaffen und verbreiten. Bei der 10. Konferenz im Jahre 2008 wurde dies für die inhaltlichen Themen der Gesundheitsförderung Schule, Betriebe, Gemeinde und Arbeit geleistet; zusätzlich wurden Strategien zur praktischen

Berücksichtigung von gesundheitsfördernden Maßnahmen («Best Practice») entwickelt (Fonds Gesundes Österreich 2008).

Schweiz

In der **Schweiz** ist die «Gesundheitsförderung Schweiz» als Stiftung seit 1998 aktiv, nachdem der Entwurf eines Präventivgesetzes 1984 (inzwischen auch in «abgemagerter» Form) und eine Nationale Gesundheitspolitik 1998 nicht erfolgreich umgesetzt werden konnten. Es ist vorgesehen, der **Nationalen Stiftung Gesundheitsförderung** Schweiz die künftigen Planungen in die Hände zu legen. Die Gesundheitsförderung Schweiz ist mit dem Fonds Gesundes Österreich verbunden und teilt mit diesem auch die Ausrichtung am Setting-Ansatz sowie an den verschiedenen WHO-Deklarationen. Aus einem umfangreichen Bericht zur Gesundheitsförderung in der Schweiz (Van der Linde 2005) ergeben sich zahlreiche, vor allen Dingen politische Hemmnisse für einen nationalen Erfolg der Gesundheitsförderung, insbesondere die stark föderalistisch aufgebaute Struktur der Schweizer Gesundheitsförderung. Dazu gehören die fehlenden nationalen Gesundheitsziele, ein fehlendes ressortübergreifendes Verständnis der Gesundheitsförderung, fehlende Zusammenfassungen von Evidenz und Best Practice. Es zählen aber auch die fehlende Gemeinsamkeit von Arbeitsplatzsicherheit und betrieblicher Gesundheitsförderung, das fehlende Interesse der Ärzte an Gesundheitsförderung und Prävention und die mangelhafte Ausrichtung von einschlägigen Weiterbildungen an Politik und Wirtschaft zu den politischen Hemmnissen für Gesundheitsförderung.

Dem entsprechen die Herausforderungen an die Politik der Schweiz, unter anderen die Kernbegriffe der WHO-Chartas als handlungsrelevant zu verstehen, Gesundheitsförderung als staatliche Aufgabe anzuerkennen, Gesundheitsförderung als Basismaßnahme in den Gemeinden zu verankern sowie die politischen Entscheidungsträger mit Evidenz der Gesundheitsförderung zu versorgen. Politische Herausforderungen sind dann auch, die Botschaften der Gesundheitsförderung in die Bevölkerung zu transportieren und gesundheitsförderliches Verhalten ohne kurzfristigen Nutzen anzustreben. Neben der Politik werden als Adressaten der Gesundheitsförderung insbesondere Schulen (wachsende Anforderungen bei knapper werdenden Ressourcen), Arbeitgeber (betriebliche Gesundheitsförderung) und Ärzte (nachhaltige Gesundheitsberatung) gesehen.

Damit ist für den deutschsprachigen Raum eine Fülle politischer und inhaltlicher Schwerpunkte sowie alter wie neuer Möglichkeiten und Aufgaben umschrieben. Diese Schwerpunkte und Möglichkeiten von Prävention und Gesundheitsförderung können zusammen mit einer kompetenten Bearbeitung der psychologischen Barrieren den Weg frei machen für mehr Gesundheit – und das weit über die Belange der Gesundheitssysteme hinaus.

Literatur

Bundesvereinigung Prävention und Gesundheitsförderung (2009): Potential Gesundheit. Empfehlungen der Bundesvereinigung Prävention und Gesundheitsförderung e.V. (BVPG) zur Weiterentwicklung von Gesundheitsförderung und Prävention in der 17. Legislaturperiode. Vom Vorstand der BVPG zur Weiterleitung and die BVPG-Mitgliedsorganisationen freigegebene Fassung vom 23.10.2009.

Faller, H. (2009): Erfolg psychologischer Interventionen – ein Review. In: U. Koch / J. Weis (Hg.), Psychoonkologie. Eine Disziplin in der Entwicklung. Jahrbuch der Medizinischen Psychologie. Band 22, 189–198). Göttingen: Hogrefe.

Fonds Gesundes Österreich (2008). Was kann Gesundheitsförderung? Evidenz in Theorie und Praxis. Tagungsband der 10. Österreichischen Gesundheitsförderungskonferenz 2008 in Graz. Gesundheit Österreich GmbH.

Fröhlich-Gildhoff, K. (2013): Einführung in den Präventionsgedanken. www.Kultusportal-bw.de/servlet/KFG-Einführung-Präventionsgedanke.pdf. Aufgerufen am 11.05.2013.

Härter, M. / Ruf, D. / Bermejo, I. (2006): Früherkennung psychischer Störungen in der Haus- und

Facharztpraxis. In: J. Haisch / K. Hurrelmann / T. Klotz (Hg.), Medizinische Prävention und Gesundheitsförderung, 111–115. Bern: Huber.

Haisch, J. (2000): Gesundheitspsychologie. In: J. Straub / A. Kochinka / H. Werbik (Hg.), Psychologie in der Praxis. Anwendungs- und Berufsfelder einer modernen Wissenschaft, 561–580. München: Deutscher Taschenbuch Verlag.

Heimpel, H. (2007): Prävention und Gesundheitsförderung im Medizinstudium. In: K. Hurrelmann / T. Klotz / J. Haisch (Hg.), Lehrbuch Prävention und Gesundheitsförderung. 2. überarbeitete Auflage, 381–389. Bern: Huber.

Hurrelmann, K. (2006): Gesundheitssoziologie. Weinheim, München: Juventa. 6., völlig überarbeitete Auflage.

Kickbusch, I. / Lister, G. / Told, M. / Drager, N. (eds.) (2013):, Global Health Diplomacy. Concepts, issues, actors, instruments, fora an cases. New York: Springer.

Kolip, P. (2007): Gesundheitsförderung und Prävention in sozial- und gesundheitswissenschaftlichen Studiengängen. In: K. Hurrelmann / T. Klotz / J. Haisch (Hg.), Lehrbuch Prävention und Gesundheitsförderung. 2. überarbeitete Auflage, 390–396. Bern: Huber.

Krämer, W. (2006): Prävention und Gesundheitswesen: Bestandsaufnahme und kritische Bewertung. In: H. Michna / P. Oberender / J. Schultze / J. Wolf (Hg.): Prävention auf dem Prüfstand: Wieviel organisierte Gesundheit – wie viel Eigenverantwortung? II. Interdisziplinärer Kongress Junge Naturwissenschaft und Praxis, 27–36. Köln: Hanns Martin-Schleyer-Stiftung.

Van der Linde, F. (2005): Gesundheitsförderung und Prävention stärken. Grundlagen für die Erarbeitung einer Strategie in der Schweiz. Bern: Gesundheitsförderung Schweiz.

Autorinnen und Autoren

Dr. Thomas Altgeld
Landesvereinigung für Gesundheit
Niedersachsen
Fenskeweg 2
30165 Hannover
thomas.altgeld@gesundheit-nds.de

Prof. Stefan Aretz
Universitätsklinikum Bonn
Institut für Humangenetik
Sigmund-Freud Str. 25
53127 Bonn
stefan.aretz@ukb.uni-bonn.de

PD Dr. Thomas Böhler
Medizinischer Dienst der Krankenversicherung Baden-Württemberg
Begutachtungs- und Beratungszentrum Karlsruhe
Steinhäuserstraße 7a
76135 Karlsruhe
thomas.boehler@mdkbw.de

Prof. Dr. Michael Böhm
Universitätsklinik des Saarlandes
Medizinische Klinik und Poliklinik
66421 Homburg
michael.boehm@uks.eu

Prof. Dr. Elmar Brähler
Universitätsklinikum Leipzig
Abt. für Med. Psychologie und Med. Soziologie
Philipp-Rosenthal-Straße 55
04103 Leipzig
elmar.braehler@medizin.uni-leipzig.de

PD Dr. Johannes Brettschneider
Neurologische Universitätsklinik Ulm
Steinhövelstr. 1 und 9
89081 Ulm
johannes.brettschneider@uni-ulm.de

Dr. Anneke Bühler
IFT – Institut für Therapieforschung
Parzivalstr. 25
80804 München
buehler@ift.de

Prof. Dr. Gerhard Bühringer
Professur für Suchtforschung
Institut für Klinische Psychologie und Psychotherapie
Technische Universität Dresden
Chemnitzer Straße 46
01187 Dresden
buehringer@psychologie.tu-dresden.de

Prof. Dr. Reinhard Busse
Technische Universität Berlin
Department Health Care Management
H 80, Straße des 17. Juni 135
10623 Berlin
mig@tu-berlin.de

Priv.-Doz. Dr. med. Ralf Decking
Chefarzt Orthopädie und Endoprothetik
Klinik für Orthopädie und Unfallchirurgie
St. Remigius Krankenhaus Opladen
An St. Remigius 26
51379 Leverkusen
decking@k-plus.de

Autorinnen und Autoren

Mag. Dr. Christina Dietscher
Ludwig Boltzmann Institute
Health Promotion Research
Untere Donaustraße 47/3
A-1020 Wien
christina.dietscher@lbihpr.lbg.ac.at

Prof. Dr. med. Karsten Dreinhöfer
Charité Universitätsmedizin Berlin
Abt. Orthopädie und Unfallchirurgie
Medical Park Berlin Humboldtmühle
An der Mühle 2–9,
13507 Berlin
karsten.dreinhoefer@charite.de

Dr. Michael Dziuk
Medizinischer Dienst der Krankenversicherung Rheinland-Pfalz
Hauptverwaltung
Albiger Str. 19d
55232 Alzey
michael.dziuk@mdk-rlp.de

Dr. Michael Erhart
Universitätsklinikum Hamburg-Eppendorf
Zentrum Kinder- und Jugendpsychiatrie,
-psychotherapie und -psychosomatik
Martinistr. 52, W29
20246 Hamburg
m.erhart@uke.de

Prof. Dr. Toni Faltermaier
Universität Flensburg
Institut für Ernährungs- und Sportwissenschaft
Auf dem Campus 1
24943 Flensburg
faltermaier@uni-flensburg.de

Dr. Markus Flören
Warburger Strasse 96a
33098 Paderborn
markfloeren@freenet.de

Prof. Dr. Alexa Franke
Technische Universität Dortmund
Rehabilitationspsychologie
44221 Dortmund
alexa.franke@tu-dortmund.de

Prof. Dr. Christian Gericke
University of Queensland
The Wesley Research Institute
Toowong QLD 4066 Brisbane, Queensland
Australia
c.gericke@uq.edu.au

Prof. Dr. Jochen Haisch
Universität Ulm
Institut für Allgemeinmedizin
Helmholtzstr. 20
89069 Ulm
jochen.haisch@uni-ulm.de

Prof. Dr. Dr. Wildor Hollmann
Deutsche Sporthochschule Köln
Institut für Kreislaufforschung und
Sportmedizin
50933 Köln
wildor.hollmann@nexgo.de

Prof. Dr. Rainer Hornung
Universität Zürich
Psychologisches Institut
Binzmühlestrasse 14/14
CH-8050 Zürich
rainer.hornung@psychologie.uzh.ch

Prof. Dr. Klaus Hurrelmann
Hertie School of Governance
Quartier 110, Friedrichstr. 180
10117 Berlin
hurrelmann@hertie-school.org

Prof. Dr. Dr. Andrea Icks
Heinrich-Heine-Universität Düsseldorf
Center for Health and Society
Medizinische Fakultät
Moorenstr. 5
40225 Düsseldorf
andrea.icks@uni-duesseldorf.de

Prof. Dr. Jacqueline Kerr
Department of Family and Preventive Medicine
Center for Wireless and Population
Health Systems
University of California, San Diego
9500 Gilman Drive, Dept. 0811
La Jolla, CA 92093-0811, USA
jkerr@ucsd.edu

Prof. Dr. Theodor Klotz, MPH
Klinik für Urologie, Andrologie und
Kinderurologie
Klinikum Weiden
Söllnerstr. 16
92637 Weiden
theodor.klotz@kliniken-nordoberpfalz.ag

Prof. Dr. Olaf von dem Knesebeck
Institut für Medizin-Soziologie
Universitätsklinikum Hamburg-
Eppendorf
Martinistraße 52
20246 Hamburg
o.knesebeck@uke.uni-hamburg.de

Prof. Dr. Petra Kolip
Universität Bielefeld
Fakultät für Gesundheitswissenschaften
Postfach 100131
33501 Bielefeld
petra.kolip@uni-bielefeld.de

Dr. Peter Koppe
Centrum für Sportwissenschaften und
Sportmedizin (CSSB)
Charité Universitätsmedizin Berlin
Abt. Orthopädie und Unfallchirurgie
Medical Park Berlin Humboldtmühle
An der Mühle 2-9
13507 Berlin
p.koppe@medicalpark.de

Prof. Dr. Andreas Kruse
Universität Heidelberg
Institut für Gerontologie
Bergheimer Straße 20
69115 Heidelberg
andreas.kruse@gero.uni-heidelberg.de

Prof. Dr. Ilse Kryspin-Exner
Universität Wien
Fakultät für Psychologie
Liebiggasse 5
A-1010 Wien
ilse.kryspin-exner@univie.ac.at

Dr. Uwe Lenhardt
Bundesanstalt für Arbeitsschutz und
Arbeitsmedizin
Nöldnerstr. 40–42
10317 Berlin
lenhardt.uwe@baua.bund.de

Prof. Dr. Anja Leppin
Universität Süd-Dänemark
Fakultät für Gesundheitswissenschaften
Nils Bohr Vej
DK-6700 Erbjerg
aleppin@health.sdu.dk

Prof. Dr. Albert C. Ludolph
Universitäts- und Rehabilitations-
kliniken Ulm
Neurologie
Oberer Eselsberg 45
89081 Ulm
albert.ludolph@rku.de

Dr. Martin Merbach
Evangelisches Zentralinstitut für
Familienberatung
Augustr. 80
10117 Berlin
merbach@ezi-berlin.de

Dipl. Pol. Kai Mosebach
Hochschule Ludwigshafen am Rhein
Fachbereich Sozial- und Gesundheitswesen
Maxstr. 29
67059 Ludwigshafen am Rhein
kai.mosebach@hs-lu.de

Dr. Uta Nennstiel-Ratzel, MPH
Bayerisches Landesamt für
Gesundheit und Lebensmittelsicherheit
Veterinärstr.2
85762 Oberschleißheim
uta.nennstiel-ratzel@lgl.bayern.de

Dr. Veronika Ottová-Jordan, MPH
Universitätsklinikum Hamburg-Eppendorf
Zentrum für Kinder- und Jugendpsychiatrie,
-pschotherapie und -psychosomatik
Martinistr. 52, W29
20246 Hamburg
v.ottova@uke.de

Prof. Dr. phil. Jürgen M. Pelikan
Ludwig Botzmann Institut
Health Promotion Research
Untere Donaustr. 47/3
A-1020 Wien
juergen.pelikan@lbihpr.lgb.ac.at

Prof. Dr. Franz Petermann
Universität Bremen
Zentrum für Klinische Psychologie
und Rehabilitation
Grazer Str. 6
28359 Bremen
fpeterm@uni-bremen.de

Prof. Dr. Martin Pinquart
Universität Marburg
Fachbereich Psychologie
Gutenbergstr. 18
35032 Marburg
pinquart@staff.uni-marburg.de

Mag. Nina Pintzinger
Universität Wien
Fakultät für Psychologie
Liebiggasse 5
A-1010 Wien
nina.pintzinger@univie.ac.at

Dr. Evelyn Plamper, MPH
Stabsabteilung Unternehmens-
entwicklung
Universitätsklinikum Köln
Josef-Stelzmann Str. 9A
50931 Köln
evelyn.plamper@uk-koeln.de

Prof. Dr. Peter Propping
Universitätsklinikum Bonn
Institut für Humangenetik
Universitätsklinikum Bonn AöR
Sigmund-Freud-Str. 25
53127 Bonn
propping@uni-bonn.de

Ernesto Ramirez PhD
Department of Family and Preventive
Medicine
Center for Wireless and Population
Health Systems
University of California, San Diego
9500 Gilman Drive, Dept. 0811
La Jolla, CA 92093-0811, USA
erramirez@ucsd.edu

PD Dr. Wolfgang Rathmann MSPH
Deutsches Diabetes-Zentrum
Institut für Biometrie und Epidemiologie
Auf'm Hennekamp 65
40225 Düsseldorf
rathmann@ddz.uni-duesseldorf.de

Prof. Dr. Ulrike Ravens-Sieberer MPH
Universitätsklinikum Hamburg-
Eppendorf
Poliklinik für Kinder- und
Jugendpsychosomatik
Martinistr. 52, W29
20246 Hamburg
ravens-sieberer@uke.de

Walter Rätzel-Kürzdörfer, M.Sc.
Ergotherapie am Bezirkskrankenhaus
Bayreuth
Nordring 2
95445 Bayreuth
walter.raetzel@bezirkskrankenhaus-
bayreuth.de

Prof. Dr. Matthias Richter
Martin Luther Universität Halle
Institut für Medizinische Soziologie
Magdeburger Str. 8
06112 Halle
m.richter@medizin.uni-halle.de

Dr. Hedwig Roggendorf
Kinder-und Jugendgesundheitsdienst
Gesundheitsamt
Hindenburgstr.29
45127 Essen
hedwig.roggendorf@gesundheitsamt.
essen.de

Prof. Dr. Rolf Rosenbrock
Der Paritätische Gesamtverband
Oranienburger Str. 13-14
10178 Berlin
vorstand@paritaet.org

Dr. Michael Schäfer
Centrum für Sportwissenschaften und
Sportmedizin (CSSB)
Charité Universitätsmedizin Berlin
Abt. Orthopädie und Unfallchirurgie
Medical Park Berlin Humboldtmühle
An der Mühle 2-9
13507 Berlin
m.schaefer@medicalpark.de

Dr. Ursula Schlipköter, MPH
Ludwig Maximilians Universität
München
Institut für Medizinische
Informationsverarbeitung, Biometrie
und Epidemiologie
Marchioninistraße 15
81377 München
schli@ibe.med.uni-muenchen.de

Hermann Schmied MPH
Ludwig Boltzmann Institute
Health Promotion Research
Untere Donaustraße 47/3
A-1020 Wien
hermann.schmied@lbihpr.lbg.ac.at

Prof. Dr. Peter-Ernst Schnabel
Universität Bielefeld
Fakultät für Gesundheitswissenschaften
Postfach 100 131
33501 Bielefeld
peter-ernst.schnabel@uni-bielefeld.de

Prof. Dr. Friedrich Wilhelm Schwartz
Irschenhauser Straße 79
82057 Icking
fw.schwartz@web.de

Prof. Dr. Johannes Siegrist
Heinrich-Heine-Universität Düsseldorf
Liefe Science Center
Merowinger Platz 1a
40001 Düsseldorf
siegrist@med.uni-duesseldorf.de

Prof. Dr. Rainer K. Silbereisen
Friedrich-Schiller-Universität Jena
Institut für Psychologie
Am Steiger 3, Haus 1
07743 Jena
rainer.silbereisen@uni-jena.de

Prof. Dr. Stephanie Stock
Klinikum der Universität zu Köln
Institut für Gesundheitsökonomie und
kleinische Epidemiologie
Gleueler Str. 176–178
50935 Köln
stephanie.stock@uk-koeln.de

Dr. Harald Strippel, M.Sc.
Medizinischer Dienst des Spitzenverbandes Bund e.V.
Zahnmedizinische Versorgung
Theodor Althoff Str. 47
45133 Essen
h.strippel@mds-cv.de

Dipl. Soz. Waldemar Süß
Universitätsklinikum Hamburg-
Eppendorf
Institut für Medizin-Soziologie
Martinistraße 52
20246 Hamburg
suess@uke.uni-hamburg.de

Prof. Dr. Dr. Alf Trojan
Universitätsklinikum Hamburg-
Eppendorf
Institut für Medizin-Soziologie
Martinistraße 52
20246 Hamburg
trojan@uke.uni-hamburg.de

Dr. Ulrike de Vries
Universität Bremen
Zentrum für Klinische Psychologie
und Rehabilitation
Grazer Str. 6
28359 Bremen
udevries@uni-bremen.de

Prof. Dr. Ulla Walter
Medizinische Hochschule Hannover
Institut für Epidemiologie, Sozialmedizin
und Gesundheitssystemforschung
Carl-Neuberg-Str. 1
30625 Hannover
walter.ulla@mh-hannover.de

PD Dr. Rolf Weitkunat
Universität Fribourg
Department für Psychologie
Rue de Faucigny 2
CH-1700 Fribourg
rweit@bluewin.ch

Prof. Dr. Nikos Werner
Medizinische Klinik und Poliklinik II
Universitätsklinikum Bonn
Sigmund-Freud-Str. 25
53105 Bonn
nikos.werner@ukb.uni-bonn.de

Dr. Simone Weyers
Heinrich-Heine-Universität,
Universitätsklinikum
Institut für Medizinische Soziologie
Universitätsstraße 1
40225 Düsseldorf
weyerss@uni-duesseldorf.de

Prof. Dr. Manfred Wildner, MPH
Bayrisches Landesamt für Gesundheit
und Lebensmittelsicherheit
Veterinärstr. 2
85764 Oberschleissheim
manfred.wildner@lgl.bayern.de

Prof. Dr. Dr. h. c. Manfred Wolfersdorf
Bezirkskrankenhauses Bayreuth
Klinik für Psychiatrie, Psychotherapie und
Psychosomatik
Nordring 2
95445 Bayreuth
manfred.wolfersdorf@bezirkskrankenhaus-bayreuth.de

Sachregister

Abhängigkeitssyndrom 255
Adipositas 62, 165ff.
Adipositas, assoziierte Krankheiten 167
–, Definition und Epidemiologie 165
–, Grundlagen der Prävention 168ff.
–, im europäischen Vergleich 404
–, nach Sozialstatus und Altersgruppe 166
–, Netzwerk kausaler Faktoren 168
–, Pathogenese 167f.
–, Prävention 165ff.
–, Risikoindikator/-faktor 166
Aids 183ff.
Aids-Prävention 350
Aktivität, kognitive 94
Aktivität, körperliche 92, 108, 141ff., 149
Alkoholkonsum, moderater 107
Allgemeine Lebenskompetenzen und Fertigkeiten (ALF) 263f.
Alter, Gesundheitsbegriff und Präventionsziele 89ff.
–, spezifische Präventionsmaßnahmen 92
Amniozentese 226f.
Anforderungs-Kontroll-Modell 237, 249
Angststörung 243ff.
Angststörung, Prävention 243ff.
Anorexia nervosa 266ff.
–, gesundheitspolitische Ansätze 268
–, individuumzentrierte Ansätze 270
–, Krankheitsbild 266f.
–, Prävention 266ff.
–, Präventionsansätze 267f.
–, Risiko- und Protektivfaktoren 267f.
Antonovsky, Aaron 14, 45f., 83
Arbeit und Depression 246ff.
Arbeitsplatz, Prävention und Gesundheitsförderung 333ff.
Arbeitsplatzgestaltung, gesundheitsgerechte 333f.
Arbeitsschutz, sozialer 338
Arbeitsschutzgesetz 337
Arbeitsschutzorganisation, betriebliche 339
Arbeitswelt, Strukturwandel 335
Arteriosklerose 144
Arthrose 161

Arzt-Patient-Interaktion 431
Arztpraxis, Arztvariablen 288f.
–, Gesundheitsberatung 294
–, Patientenvariablen 287f.
–, Prävention und Gesundheitsförderung 287ff.
–, Qualität der Versorgung 290ff.
–, Setting-Variablen 289f.
Asthma bronchiale 128
–, Krankheitsbild und Epidemiologie 128
–, Prävention 130
Atemwegserkrankungen, Prävention 128ff.
–, Primärprävention 129ff.
–, Sekundärprävention 132ff.
–, Tertiärprävention 134ff.

Behandlungsrichtlinie, europäische medizinische 407
Beschwerdedruck 360
–, GBB-Skala 361
Beschwerden, subjektive 360
Bevölkerungsmedizin 314
Bevölkerungsscreening 223
Bewegungsmangel 141ff., 149, 160
Bewegungs-Neurowissenschaft 149
Binge-Eating-Störung 267
Biofeedbacksystem 147
biomedizinisches Modell 25
biopsychologisches Modell 25
Bismarck, Otto von 377
Body-Mass-Index (BMI) 131, 165, 269
–, nach Geschlecht 362
Bronchialkarzinom (Lungenkrebs) 122
Brustkrebs 122f.
Bulimia nervosa 267
Bund-Länder-Programm «Soziale Stadt» 393

Chancenungleichheit, soziale 347
chronisch obstruktive Lungenerkrankung (COPD) 128f.
Compliance 289, 292, 299
Demenz, Alzheimertyp 210
–, vaskuläre (VD) 211
Depression 243ff.
– und Arbeit 246ff.

–, Einflussfaktoren 246
–, Konsequenzen für die Prävention 250
–, Langzeittherapie 247
–, Prävention 243ff.
Deutsche Gesellschaft für Essstörungen 269
Deutsche Herz-Kreislauf-Präventionsstudie 350
Deutsches Forum Prävention und Gesundheitsförderung 385
Deutsches Netzwerk Gesundheitsfördernder Krankenhäuser 51
Deutschland, Gesundheitspolitik 377ff.
–, Phasen der Gesundheitspolitik 378f.
–, Rahmenbedingungen der Gesundheitsförderung 53
Diabetes mellitus, Entstehungsbedingungen und Einflussfaktoren 178
–, im europäischen Vergleich 404ff.
–, individuelle und gesellschaftliche Belastungen 177f.
–, Primär-/Sekundärprävention 178
Diabetes mellitus Typ 2 62
–, Definition und Krankheitsbild 175f.
–, Epidemiologie 176
–, Prävention 175ff.
–, Symptome und Verlauf 176
Diagnostik, molekulargenetische 215
–, prädiktive 215
Disease Management 290

eHealth, Definition 423f.
Empowerment 49, 84, 299, 380
Entwicklungs- und Lernstörungen 63f.
Ergebnisqualität 439
Erkrankungen, depressive 245
–, demenzielle 210f.
–, genetisch bedingte 215f.
–, geschlechtsspezifische 356ff.
–, hereditäre 222f.
–, kardiovaskuläre 103ff.
–, monogene 218
–, multifaktorielle 227
–, muskuloskeletale 155ff.
–, neurologische 205ff.
–, zerebrovaskuläre 206, 210
Ernährung 121, 362
–, gesundheitsbewusste 107
Ernährungsverhalten, angemessenes 93
Erwachsenenalter, Gesundheit 79
–, Prävention und Gesundheitsförderung 79ff., 84
–, Sport und Belastung 161f.
Europa, Adipositas im Ländervergleich 404
–, Diabetes mellitus im Ländervergleich 404ff.
–, gegenwärtige Präventionspolitik 399ff.
–, Primärprävention 400ff.

–, Sekundärprävention 403f.
–, Tertiärprävention 404ff.
–, Vergleich der Präventionsmaßnahmen 400ff.
–, Verhältnis- und Verhaltensprävention 407
–, Zervixkarzinom im Ländervergleich 403ff.
Evaluation 438ff.
–, gesundheitsökonomische 416ff.
Evaluationsverfahren, gesundheitsökonomische 420f.
evidenzbasierte Medizin 290, 449f.
– Psychotherapie 450

Familie, als Interventionsfeld der Gesundheitsförderung 322ff.
–, als Sozialisationsagentur 323
–, Prävention und Gesundheitsförderung 321ff.
–, Sozialisationsfähigkeit 325
–, Stärkung von Gesundheitsressourcen 325
–, Suchtprävention 260
Familienpolitik 326
Finanzierung und Kosten von Prävention und Gesundheitsförderung 411ff.
Fluoridlackanwendung 201
Framingham-Risk-Score 105
Framingham-Studie 141f.
Frau, Prävention und Gesundheitsförderung 356ff.
Frauenrolle 364
Freizeit, Suchtprävention 261
Früherkennung von Krankheiten 381
Früherkennungsmaßnahme, ambulante 289
Früherkennungsuntersuchung 219
Frühförderprogramme 330
Frühförderung, integrierte 329f.

Gehirn und körperliche Aktivität 149ff.
Gemeinde 346
Gemeindeinterventionsprogramme 349f.
Gemeinsame Deutsche Arbeitsschutzstrategie (GDA) 338
Genforschung 363
Geschlecht und gesundheitsbezogene Kognition 358ff.
– und Gesundheitsverhalten 361ff.
Geschlechterrolle 72, 364
Geschlechterunterschiede 356
Gesund leben lernen 52
Gesundheit, im Erwachsenenalter 79
–, Geschlechtervergleich 355
– und Krankenhaus, WHO-Projekt 305
– und sozialer Status 95
–, sozialökologisches Modell 345f.
–, subjektive 358ff., 391
Gesundheitsamt 312
Gesundheitsaufklärung 189

Gesundheitsausgaben 411
–, Reduktion 92
Gesundheitsbegriff und Präventionsziele im Alter 89ff.
Gesundheitsberatung, in der Arztpraxis 294
Gesundheitsbericht, kommunaler 351
Gesundheitsdienst, Neuorientierung 304
Gesundheitserziehung 52, 300
Gesundheitsförderprogramme, in der Schule 328
Gesundheitsförderung, Ansätze und Präventionsstrategien 84
–, Ansatzpunkte im Lebenslauf Erwachsener 85
–, betriebliche 50, 239ff., 339ff.
–, in der Familie 322ff.
–, Finanzierungsmodelle 54
–, Geschichte 48f.
–, Grenzen 451ff.
–, Grundlagen und Konzepte 11ff.
–, Kernstrategien 49
–, für Kinder und Jugendliche 321
–, kommunale 414
–, Konzepte und Strategien 45ff.
–, konzeptionelle Grundlagen 79ff.
–, Kosten und Finanzierung 411ff.
–, Möglichkeiten 449ff.
–, Neue Medien 423ff.
–, Österreich 454
–, personale und strukturelle Ansätze 86
–, Praxis in ausgewählten Settings 50ff.
–, Rahmenbedingungen in Deutschland 53ff.
–, in der Schule 326ff.
–, settingbezogene Ansätze 84f.
–, bei sozial Benachteiligten 395
–, WHO 298
–, Wirkungsprinzip und Möglichkeiten 16
–, zielgruppenbezogene Ansätze 85
Gesundheitsförderung und Krebsprävention 117ff.
Gesundheitsförderung und Prävention, Abgrenzungsproblematik 38
– im Alter 89ff.
–, Ansätze 74ff.
– am Arbeitsplatz 333ff.
– in der Arztpraxis 287ff.
–, Bestandteile der Versorgung 18
– im Erwachsenenalter 79ff.
– in Familien und Schulen 321ff.
–, gesundheitspolitische Umsetzung 377ff.
– im Jugendalter 70ff.
– im Kindheitsalter 59ff.
– in Kommunen 345ff.
– im Krankenhaus 297ff.
– im Lebenslauf 57ff.
– bei Männern und Frauen 356ff.

– bei Migranten 367ff.
–, Wirkungsprinzipien 17
Gesundheitsförderung Schweiz 455
Gesundheitsförderungsforschung 328f.
Gesundheitsgewinn 14
Gesundheitshilfe, Aufgaben 316f.
Gesundheitskommunikation, Theorien der 424
Gesundheitskompetenz 84
Gesundheitskonferenz, kommunale 348, 351
Gesundheitskonzepte, kulturell geprägte 370
Gesundheitskultur, schichtbezogene 329
Gesundheitspolitik 53, 377ff.
–, Phasen 378f.
–, Perspektiven 386
–, von der Kranken- zur Gesundheitsversorgung 381
Gesundheitspolitische Umsetzung von Prävention und Gesundheitsförderung 377ff.
Gesundheitsprävention, Finanzierung 413ff.
–, gesetzliche Finanzierungsgrundlage 412
–, ökonomische Evaluation 416ff.
–, Risikoreduktion 417
–, Vergleich nationaler Maßnahmen 400ff.
–, Wirksamkeit und Kosten 414ff.
Gesundheitsprobleme, im Kindesalter 61ff.
Gesundheitsreform 18
Gesundheitsreformgesetz 379, 382
Gesundheitsstrukturgesetz 379
Gesundheitssystem, einzelne Versorgungssegmente 19f.
Gesundheitsüberwachung (Monitoring) 428
Gesundheitsverhalten und Geschlecht 361ff.
Gesundheitsverhalten 27
–, Dimensionen 188
–, Einfluss auf interindividuelle Unterschiede 73f.
–, Theorien 25ff.
Gesundheitswesen, öffentliches 311
Gesundheitsziele 384ff.
Gewichtsreduktion 107
Gießener Beschwerdebogen (GBB) 360
GKV-Gesundheitsreformgesetz 383
GKV-Modernisierungsgesetz 383
Glukosetoleranz, abnorme 176
Goal Attainment Scaling 440
Gradient, sozialer 239, 391
Green Hospital 304
Grenzen von Prävention und Gesundheitsförderung 451ff.
Guthrie-Test 221

Hämochromatose, hereditäre 223f.
Harnblasenkarzinom 124f.
Hausbesuch, präventiver 96
HDL-Cholesterin 109, 145

Health Action Process Approach (HAPA) 31
Health Promoting Hospitals (HPH), internationales
    WHO-Netzwerk 305
Health-Belief-Modell 28
Heart Outcomes Prevention Evaluation Study
    (HOPE) 110
Herzerkrankung, hypertensive 108
Herzinfarkt 144
Herz-Kreislauf-Krankheiten, Prävention 103ff.
–, Risikoprofil 105
HIV 183
Hodenkarzinom 124
Hormone, geschlechtsspezifische 363
Humangenetik 214ff.
Hygieneverhalten 188ff.
Hyperglykämie 175
Hypertonie, arterielle 107, 144, 206

impaired fasting glucose (IFG) 176
impaired glucose tolerance (IGT) 176
Impfbereitschaft 191
Impfkalender nach STIKO 185
Impfmüdigkeit 187
Impfprogramme 184
Impfung 316
Impfverhalten 190
Inaktivität, körperliche 149
Individualmedizin 314
Infektion, nosokomiale 298
Infektionskrankheiten 183ff.
–, Bevölkerungsprävention und
    Individualverhalten 186f.
–, meldepflichtige 187
–, Prävention 183ff.
intrazerebrale Blutung, Prävention 210
investment for health 53
ischämischer Insult, Prävention 206ff.

Jugendalter, Entwicklungsaufgaben 71f.
–, negatives Gesundheitsverhalten 71
–, Prävention und Gesundheitsförderung 70ff.
–, Präventionsprogramme 75
–, Verlaufsformen des Gesundheitsverhaltens 70ff.
Jugendliche, Gesundheitsförderung 321

kardiovaskuläres Kontinuum 103f.
Karies 195ff.
Kieferkrankheiten, Prävention 195ff.
Kinder- und Jugendgesundheitsdienst 317
Kinder, Gesundheitsförderung 321
Kinderkrankheiten 65
Kinder-Vorsorgeprogramm 63

Kindesalter, Gesundheitsprobleme 61ff.
–, Prävention und Gesundheitsförderung 59ff.
–, primäre Prävention 61ff.
–, Risiko- und Schutzfaktoren 60
–, sekundäre Prävention 63
–, tertiäre Prävention 64f.
Kognition, protektive 26
Kohärenzgefühl 83, 360
Kolonkarzinom (Darmkrebs) 124
kommunale Suchtprävention 261
Kommune, Prävention und
    Gesundheitsförderung 345ff.
–, systematische Evaluierung der
    Gesundheitsförderung 350
Kongress «Armut und Gesundheit» 393
Konzept der gesundheitsfördernden Settings 49f.
koronare Herzkrankheit 103
Kosten und Finanzierung von Prävention und
    Gesundheitsförderung 411ff.
Kosten-Effektivitäts-Analyse (Cost-effectiveness
    analysis) 418
Kosten-Nutzen-Analyse (Cost-benefit analysis) 418
Kosten-Nutzwert-Analyse (Cost-utility analysis) 418
Krankenhaus, betriebliche Gesundheitsförderung 302
–, Gesundheitsbelastungen für Mitarbeiter 301
–, gesundheitsförderndes 50f., 304f.
–, Hygienemanagement 299
–, integrierte sektorenübergreifende Versorgung 303
–, «nachhaltiges» 304
–, Prävention und Gesundheitsförderung für
    Mitarbeiter 297, 301ff.
–, Präventionsthemen 302f.
–, Sekundär- und Tertiärprävention 300
– als Setting 298, 450
–, Verbesserung der Patientensicherheit 298
Krankenhausaufenthalt als Risikofaktor 298f.
Krankenhausmanagement 300
Krankenkasse und Krankheitsprävention 18
Krankenversicherung, gesetzliche 53, 377
–, Prävention und Gesundheitsförderung 381
–, Beitragsentlastungsgesetz 382
Krankheit, chronische 20, 64, 390
– und chronischer Stress 238f.
–, psychosomatische und psychische, Prävention 233ff.
–, somatische, Prävention 214ff.
Krankheitskonzepte, kulturell geprägte 370
Krankheitskosten 415f.
Krankheitskosten-Studie 415f.
Krankheitsprävention, Theorien 25ff.
–, Wirkungsprinzip und Möglichkeiten 14f.
Krankheitsvermeidung 13
Krebskrankheiten 114ff.

Sachregister **467**

–, genetische Grundlagen 115f.
–, Komorbiditäten 115
–, Prävention 114ff.
–, Risikofaktoren 116
Krebsprävention und Gesundheitsförderung 117ff.
Krebsvorsorgeuntersuchung 381

Labeling-Effekt (Stigmatisierung) 39
LDL-Cholesterin 109, 145
Leben hat Gewicht 266, 268
Lebensbedingungen, riskante 82
Lebenserwartung 356, 390
Lebenskompetenz 74
Lebensqualität älterer Bevölkerungsgruppen 119
Lebensstil, gesundheitsbezogener 392
Lebensstilentwicklung 300
Leitlinie, evidenzbasierte medizinische 406
Lifestyle-Faktoren 118

Magenkrebs 123
Mammografiescreening 114, 121, 123
Mann, Prävention und Gesundheitsförderung 356ff.
Männersuizid 279
Markov-Modell 416, 418
Medien, Suchtprävention 261
Medizinische Versorgungszentren (MVZ) 290
Medizinstudium, Prävention und
  Gesundheitsförderung 451
metabolisches Syndrom 144f.
mHealth, Definition 424
– Diagnostik 430
– Gesundheitsinformation 428
– Überwachungssysteme 429
Migranten, Barrieren beim Zugang zum
  Gesundheitssystem 369
–, Belastungen/gesundheitliche Gefährdungen 367f.
–, Definition 367
–, Dolmetscherdienste 370, 372
–, erhöhte Krankheitsrisiken und Belastungen 368
–, Maßnahmen der Gesundheitsförderung 371
–, Prävention und Gesundheitsförderung 367ff.
–, Primär-/Sekundär-/Tertiärprävention 370f.
–, Sprach- und Verständigungsprobleme 369f.
–, Stärkung von Ressourcen 372
Mitarbeitergesundheit 334
Mobilität erhalten und wiedererlangen 162
Mobilität sinnvoll nutzen 161
Modell beruflicher Gratifikationskrisen 237, 249
–, biomedizinisches 25
–, bio-psycho-soziales 25, 117, 449
–, bio-psycho-sozio-ökologisches 449
Mortalität, verkehrsbedingte 401f.

Mortalitätsverhältnis, geschlechtsspezifisches 358
Motivierung persönlicher Verhaltensänderung 432
Motorik, Hauptbeanspruchungsformen 146ff.
Mundgesundheit, Bevölkerungsstrategie vs.
  Risikostrategie 198
–, Früherkennung und Individualprophylaxe 201
–, Gruppenprophylaxe 201
–, Präventionsansätze 198f.
–, Problemlage und Präventionsziele 195ff.
–, soziale Ungleichheit 196
–, Vermeiden von Über-, Unter- und
  Fehlbehandlung 199
–, Versorgungssystem 196
Mundkrankheiten, Prävention 195ff.
Myokardinfarkt, Inzidenz und Letalität im
  Geschlechtervergleich 357

Nationale Arbeitsschutzkonferenz (NAK) 338
Netzwerk Gesunde Städte 348, 350
Netzwerke, soziale 430ff.
Neue Medien 423ff.
–, Arzt-Patient-Interaktion 431
–, Bedeutung für Ärzte 425ff.
–, Bildung sozialer Netzwerke 433
–, Datensammlung und Gesundheitsüberwachung 428f.
–, Kommunikationskanäle und Technikformen 425
–, kritische Inhalte 434
– der Prävention und Gesundheitsförderung 423ff.
–, Unterstützung bei Diagnose und Behandlung 429f.
–, Wissensvermittlung und
  Aufmerksamkeitslenkung 426f.
Neugeborenen-Screening 221, 317
neurologische Erkrankungen 205ff.
New Public Health 49, 315, 381
Nikotinkarenz 106f.

Öffentlicher Gesundheitsdienst 381, 450
–, allgemeine Gesundheitsförderung 315
–, Beratungsangebote 317
–, Definition 311
–, Dienstleistungen 315
–, Kernaufgaben 313ff.
–, Organisation 312
–, Prävention und Gesundheitsförderung 311
–, zukünftige Herausforderungen 318
Orthopädie, Definition und Ziel 155
–, präventive 155ff.
Osteoporose 159f.
Österreich, Gesundheitsförderung 454
Ottawa-Charta zur Gesundheitsförderung 48f., 304

Parodontitis 195
Parodontitisprävention 200
partizipative Qualitätsentwicklung 440
Patient, Informationssammlung und Netzwerkbildung 430
Patientenregister, elektronisches 406
Peniskarzinom 123
Persönlichkeitsmerkmale, gesundheitsrelevante 358f.
–, riskante 82
Persönlichkeitsmodell 359
Pflege, präventive 96
Pflegekasse 386
Prädiktionsmodell, kontinuierliches 28f.
Präimplantationsdiagnostik (PID) 225f.
Pränataldiagnostik 223f.
Pränatalmedizin, präventive Aspekte 225f.
Prävention bei Asthma und COPD 130
– chronischer Stressbelastungen 235ff.
– epidemiologisch relevanter Tumoren 121ff.
– gesundheitlicher Ungleichheiten 390ff.
– des ischämischen Insults 206ff.
– durch körperliche Aktivität 141ff.
– muskuloskeletaler Erkrankungen 155ff.
– neurologischer Erkrankungen 205ff.
– psychosomatischer und psychischer Krankheiten 233ff.
– somatischer Krankheiten durch Humangenetik 214ff.
– somatischer Störungen und Krankheiten 101ff.
– des Typ-2-Diabetes 175ff.
Prävention und Gesundheitsförderung, Abgrenzungsproblematik 38
–, im Alter 89ff.
–, Ansätze 74ff.
– am Arbeitsplatz 333ff.
– in der Arztpraxis 287ff.
– im Erwachsenenalter 79ff.
– in Familien und Schulen 321ff.
–, gesundheitspolitische Umsetzung 377ff.
– im Jugendalter 70ff.
– im Kindheitsalter 59ff.
– in Kommunen 345ff.
– im Krankenhaus 297ff.
– im Lebenslauf 57ff.
– bei Männern und Frauen 356ff.
– bei Migranten 367ff.
– im Öffentlichen Gesundheitsdienst 311ff.
Prävention und Sport 117f.
Prävention von Adipositas 165ff.
– von Anorexia nervosa 266ff.
–, Anreiz- und Bestrafungssysteme 42
–, Ansätze 38f.
–, arbeitsweltbezogene 335f.

– von Atemwegserkrankungen 128ff.
–, Definitionen und Konzepte 45ff.
–, demenzielle Erkrankungen 210f.
– von Depressionen und Angststörungen 243ff.
–, Grenzen der 451ff.
–, Grundlagen und Konzepte 11ff.
– von Herz-Kreislauf-Krankheiten 103ff.
– von Infektionskrankheiten 183ff.
–, intrazerebrale Blutung 210
–, Klassifikation 26
–, kommunale 346
–, Konzepte und Strategien 36ff.
–, konzeptionelle Grundlagen 79ff.
–, Kosten und Finanzierung 411ff.
– von Krebskrankheiten 114ff.
–, Methoden 41f.
–, Möglichkeiten 449ff.
–, Neue Medien 423ff.
–, primäre und sekundäre 15
–, Strategien 38ff.
–, substanzbezogene 259f.
– von Suchterkrankungen 255ff.
– von Suiziden 274ff.
– von Zahn-, Mund- und Kieferkrankheiten 195ff.
Präventionsangebote, Inanspruchnahme nach Geschlecht 363
Präventionsforschung 328f.
Präventionsgesetz 385
Präventionsmaßnahmen, Klassifikation 37
–, Qualitätsmanagement und Bewertung 66f.
–, spezifische im Alter 92
–, Wirksamkeitsnachweis 414
Präventionsparadox 39
Präventionspolitik, europäische 399ff.
Präventionsprogramme, im Jugendalter 75
Präventionsressourcen 65f.
Primärprävention 26, 36f.
– der Anorexia nervosa 270f.
–, in Europa 400ff.
–, onkologische 118f.
–, zerebrale Ischämie 208
Primärprophylaxe, kardiovaskuläre Erkrankung 106ff.
Primordialprävention 26
Procam-Score 105
Prostatakarzinom 121f.
Protection Motivation Theory 28f.
Prozessmodell gesundheitlichen Handelns, sozial kognitives 31
Prozessmodell präventiven Handelns 30
Prozessqualität 439
Public Health Genetics 15
Public Health, zahnmedizinische 201

QALY-Konzept (quality adjusted life years) 419f.
Qualitätsdimensionen 438
Qualitätsentwicklung 438ff.
Qualitätsinstrumente 440ff.
Qualitätszirkel, multiprofessionelle 292
Quint-essenz 441ff.

Rauchen 122, 132ff.
Raucherentwöhnungsmaßnahme 414
Rauchgewohnheiten 361f.
Registrierung von Krankheits-/
 Epidemieausbrüchen 429
Relapse-Prevention-Modell 32
Ressourcen, gesundheitliche 83
Rezidivprophylaxe, zerebrale Ischämie 208
Risiken, gesundheitliche 81f.
Risiko- und Ressourcenmodell, bio-psycho-soziales 292
Risikobedingungen, psychosoziale 82
Risikofaktor Krankenhausaufenthalt 298f.
Risikofaktoren, kardiovaskuläre 103, 206f.
–, Klassifikation 15
–, Krebskrankheiten 116
–, zerebrale Ischämie 208
Risikofaktorenmodell, biomedizinisches 346
Risikofamilie 325
Risikostratifizierung 104f.
Risikoverhalten 70, 74, 361
Rolle, soziale 236f.
Rückfallprozess 32

Salutogenese 14, 45f., 83, 380
SARS 185
Schizophrenie und Suizid 279
Schlaganfall 209
–, Rehabilitation 209
Schlaganfallrisiko 206
Schule als soziales System 326
–, gesundheitsfördernde 52
–, gesundheitsfördernde, europaweites Netzwerk 52
–, Gesundheitsförderprogramme 328
–, Gesundheitsförderung 327
–, Leistungsdruck/Stressoren 327
–, Prävention und Gesundheitsförderung 321ff.
–, Suchtprävention 260
Schutzfaktoren, Klassifikation 16
Schutzmotivation 28f.
Schwangerenberatung 317f.
Schwangerschaftskonfliktberatung 318
Schweiz, Gesundheitsförderung 455
Screening, geeignet zur Prävention? 452
Screeningprogramme, hereditäre Erkrankungen 222f.

Screeningverfahren, im Kindes- und Jugendalter 157
Sekundärprävention 26, 37
–, Atemwegserkrankungen 132ff.
–, in Europa 403f.
–, onkologische 118f.
Sekundärprophylaxe, kardiovaskuläre
 Erkrankung 106ff.
Selbstmord 276
Selbstmordrate, im Geschlechterunterschied 358
Selbsttötung 276
Selbstwert 236
Selbstwirksamkeit 236f.
Sense of Coherence (Kohärenzgefühl) 360
Setting, Konzept des gesundheitsfördernden 49f.
– Krankenhaus 298, 450
–, Praxis der Gesundheitsförderung 50ff.
Setting-Ansatz WHO 321
Settings und Zielgruppen der Prävention und
 Gesundheitsförderung 285ff.
Sexualaufklärung 317f.
Sozialgesetzbuch (SGB) 337
Sport und Prävention 117f.
Stadienmodell, dynamisches 29ff.
Ständige Impfkommission am Robert-Koch-Institut 67
Stoffwechselerkrankung, präventive Erfolge 221
Störung, depressive 272
–, substanzbezogene 255
Stress 225ff.
–, chronischer und Krankheit 238f.
Stressbelastung, chronische, Definition 235
–, Prävention 235ff.
Stressbewältigungsprogramme, betriebliche 240
Stressor 82, 225ff.
–, psychosozialer 236ff.
Stressprävention, Ebenen und Ansätze 239ff.
Strukturqualität 438
Suchterkrankung 26, 255ff.
–, Epidemiologie 255f.
–, Prävention 255ff.
–, Prävention und Gesundheitsförderung 257
–, Risiko- und Schutzfaktoren 257f.
–, Verhaltens- und Verhältnisprävention 257f.
Suchtmittel und Suizid 278f.
Suchtprävention 316
Suchttheorien, moderne 256ff.
Suizid 274ff.
–, Einflussfaktoren 278
–, Epidemiologie 276f.
–, ethische Fragestellungen 277f.
–, Prävention 274ff.
–, Primär-/Sekundär-/Tertiärprävention 279f.
–, Risikogruppen 278

– und Schizophrenie 279
– und Suchtmittel 278f.
Suizidalforschung 277
Suizidalität, Begriffsbestimmung 274f.
Suizidprävention 251
–, Ebenen 282
Suizidraten 276f.
Suizidversuch 275
Suizidzahlen 276

Tertiärprävention 26, 37
–, Atemwegserkrankungen 134ff.
–, in Europa 404ff.
Theorie der Schutzmotivation 28f.
Todesfälle, vorzeitige, im Geschlechtervergleich 357
Todesursachenstatistik 357
Training, körperliches, experimentelle Untersuchungen 145
Transtheoretisches Modell der Verhaltensänderung 29f.
Trinkgewohnheiten 361
Trisomie 21 (Down-Syndrom) 226
Tuberkulose 186
Tumor, epidemiologisch relevanter 121ff.
Tumordispositionserkrankungen, hereditäre 218f.
Tumorspektrum, familiäre Häufung 220
Tumorsyndrome, hereditäre, Früherkennungsprogramme 219

Übergewicht 62, 144, 161f.
–, assoziierte Krankheiten 167
–, Definition und Epidemiologie 165
–, Risikoindikator/-faktor 166
Unfallversicherung, gesetzliche 337
Ungleichheit, gesundheitliche 390ff.
–, Prävention 390ff.
Ungleichheit, soziale 95
–, Entstehung 391f.

–, im europäischen Kontext 396
–, sektorenübergreifende Zusammenarbeit 396
Unterschiede, schichtspezifische 95

Veränderungen von Lebens- und Umweltbedingungen 90f.
Verhaltens- versus Verhältnisprävention 40, 47
Verhaltensprävention 40, 84
–, Suchterkrankung 257f.
Verhältnisprävention 40, 84
–, Suchterkrankung 257f.
Verkehrsunfälle, im Geschlechterunterschied 357f.
–, im europäischen Vergleich 400ff.
Versorgung, gemeindenahe 345
–, hausarztzentrierte 290
Versorgungsforschung, vergleichende 407
Versorgungssystem, Grenzen des 19

Wahrnehmung des eigenen Gesundheitszustandes 360f.
Weltgesundheitsorganisation (WHO) 13, 48, 313
–, Setting-Ansatz 321
–, Netzwerk Health Promoting Hospitals 305
Wohnumfeld 395

Zahnkrankheiten, Prävention 195ff.
zerebrale Ischämie, Primärprävention 208
–, Rehabilitation 210
–, Rezidivprophylaxe 208
–, Risikofaktoren 208
zerebrovaskuläre Erkrankungen 206
Zervixkarzinom 123
–, im europäischen Vergleich 403ff.
–, Screening 399
Zielgruppen und Settings der Prävention und Gesundheitsförderung 285ff.
Zukunft der Prävention und Gesundheitsförderung 449ff., 453ff.